TIZIANO TESTORI   FABIO GALLI   MASSIMO DEL FABBRO

SOFORTBELASTUNG

Eine neue Ära der dentalen Implantologie

Titel des italienischen Originals:
Il carico immediato.
La nuova era dell'implantologia orale
© 2009 ACME, Viterbo

Die dieser Ausgabe zugrunde liegende englische Ausgabe
erschien unter dem Titel:
Immediate Loading. A New Era in Oral Implantology
© 2011 Quintessence Publishing Co. Ltd., London

Bibliografische Informationen der Deutschen Nationalbibliothek
Die Deutsche Nationalbibliothek verzeichnet diese Publikation
in der Deutschen Nationalbibliografie; detaillierte bibliografische
Daten sind im Internet über <http://dnb.ddb.de> abrufbar.

Quintessenz Verlags-GmbH
Ifenpfad 2–4
12107 Berlin
www.quintessenz.de

Übersetzung: Dr. med. Sibylle Tönjes, Kiel
Lektorat: Stefan Fischer, Berlin
Herstellung und Reproduktionen: Quintessenz Verlags-GmbH, Berlin
Druck: Bosch-Druck GmbH, Ergolding

ISBN: 978-3-86867-056-1
Printed in Germany

TIZIANO TESTORI   FABIO GALLI   MASSIMO DEL FABBRO

SOFORTBELASTUNG

Eine neue Ära der dentalen Implantologie

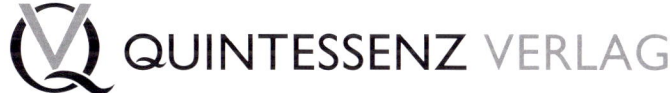

QUINTESSENZ VERLAG

BERLIN, CHICAGO, TOKIO, BARCELONA, ISTANBUL, LONDON, MAILAND, MOSKAU, NEU-DELHI, PARIS, PEKING, PRAG, SÃO PAULO, SEOUL, SINGAPUR UND WARSCHAU

Herausgeber

TIZIANO TESTORI

Dr. Tiziano Testori ist Leiter der Abteilung für Implantologie und orale Rehabilitation der Zahnmedizinischen Klinik am Istituto Ortopedico Galeazzi, Abteilung für Gesundheitstechnologien der Universität Mailand. Außerdem ist er Gastprofessor am New York University College of Dentistry in New York. Der ehemalige Präsident der Italienischen Gesellschaft für Oralchirurgie und Implantologie (SICOI) ist Gründungsmitglied der Advanced Implantology Study Group (AISG), Autor von mehr als 200 wissenschaftlichen Artikeln und Mitherausgeber von *Sinusbodenaugmentation. Chirurgische Techniken und alternative Konzepte* (Quintessenz, 2010). Dr. Testori betreibt eine Privatpraxis in Como.

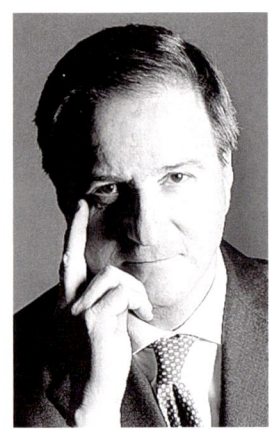

FABIO GALLI

Dr. Fabio Galli ist Leiter der Prothetik an der Abteilung für Implantologie und orale Rehabilitation der Zahnmedizinischen Klinik am Istituto Ortopedico Galeazzi, Abteilung für Gesundheitstechnologien der Universität Mailand. Er ist Gründungsmitglied der Advanced Implantology Study Group (AISG) und Mitautor von *Sinusbodenaugmentation. Chirurgische Techniken und alternative Konzepte* (Quintessenz, 2010). Dr. Galli ist Dozent und Autor in den Bereichen zahnärztliche Implantologie und Prothetik und betreibt eine Privatpraxis in Monza.

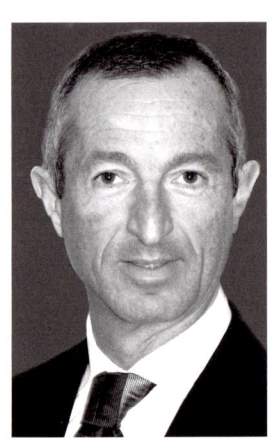

MASSIMO DEL FABBRO

Dr. Massimo Del Fabbro ist Leiter der Abteilung für orale Pathophysiologie der Zahnmedizinischen Klinik am Istituto Ortopedico Galeazzi, Abteilung für Gesundheitstechnologien der Universität Mailand. Er ist Autor mehrerer Artikel auf den Gebieten Parodontologie, zahnärztliche Implantologie, Endodontologie, Physiologie und Biochemie. Außerdem ist er Mitherausgeber von *Sinusbodenaugmentation. Chirurgische Techniken und alternative Konzepte* (Quintessenz, 2010). Dr. Del Fabbro forscht auf den Gebieten Zahnheilkunde, orale Chirurgie und orale Medizin an der medizinischen Fakultät der Universität Mailand.

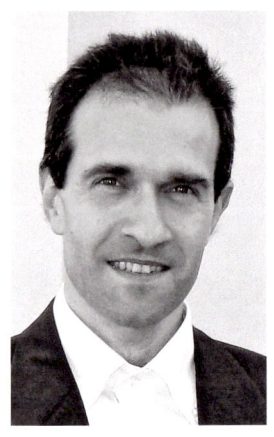

Das Galeazzi-Implantationsteam

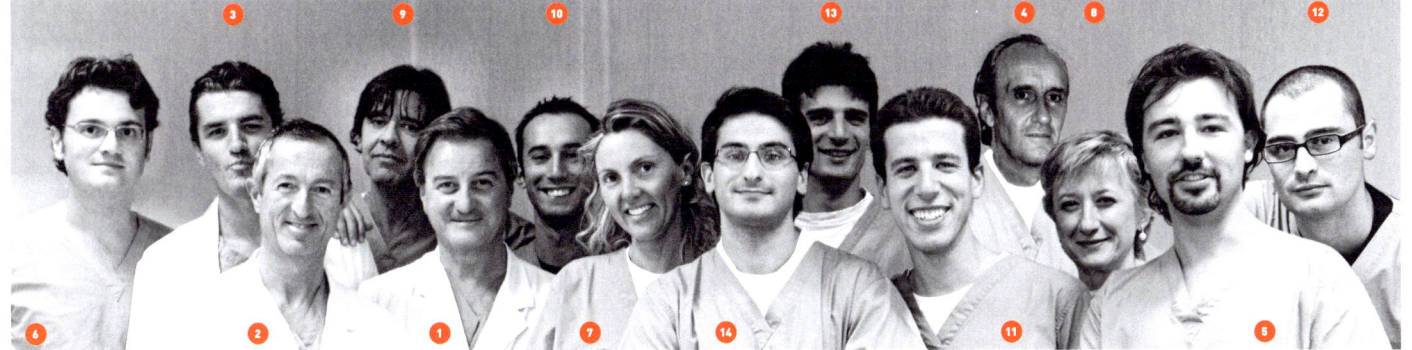

1 TIZIANO TESTORI

2 FABIO GALLI

3 MATTEO CAPELLI

4 FRANCESCO ZUFFETTI

5 ANDREA PARENTI

6 LUCA FUMAGALLI

7 ILARIA FRANCHINI

8 MARIA CRISTINA ROSSI

9 CARLO VAI TORTA

10 ROBERTO CASTELLANETA

11 LUIGI DAVERIO

12 MATTEO DEFLORIAN

13 MARCO FOSSATI

14 PIERPAOLO RACCO

MATTEO CAPELLI   Dr. Capelli ist Dozent und Tutor an der Abteilung für orale Pathophysiologie der Zahnmedizinischen Klinik am Istituto Ortopedico Galeazzi, Abteilung für Gesundheitstechnologien der Universität Mailand. Er ist Gründungsmitglied der Advanced Implantology Study Group (AISG), Autor vieler Fachartikel zur zahnärztlichen Implantologie und Koautor des Buches *Sinusbodenaugmentation. Chirurgische Techniken und alternative Konzepte* (Quintessenz, 2010). Dr. Capelli betreibt eine Privatpraxis in Mailand.

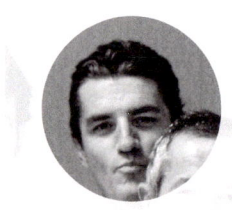

FRANCESCO ZUFETTI   Dr. Zuffetti ist Dozent und Tutor an der Abteilung für orale Pathophysiologie der Zahnmedizinischen Klinik am Istituto Ortopedico Galeazzi, Abteilung für Gesundheitstechnologien der Universität Mailand. Er ist Gründungsmitglied der Advanced Implantology Study Group (AISG) und des European Board of Oral Surgery (EFOSS), Autor von mehr als 80 wissenschaftlichen Artikeln sowie Koautor des Buches *Sinusbodenaugmentation. Chirurgische Techniken und alternative Konzepte* (Quintessenz, 2010). Dr. Zuffetti betreibt Privatpraxen in Mailand und Crema.

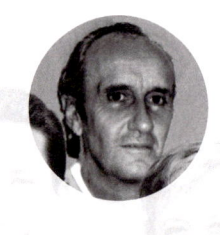

ANDREA PARENTI   Dr. Parenti ist Dozent und Tutor an der Abteilung für orale Pathophysiologie der Zahnmedizinischen Klinik am Istituto Ortopedico Galeazzi, Abteilung für Gesundheitstechnologien der Universität Mailand. Er ist Gründungsmitglied der Advanced Implantology Study Group (AISG), Autor vieler wissenschaftlicher Artikel im Bereich der zahnärztlichen Implantologie und Koautor des Buches *Sinusbodenaugmentation. Chirurgische Techniken und alternative Konzepte* (Quintessenz, 2010). Dr. Parenti betreibt eine Privatpraxis in Piacenza.

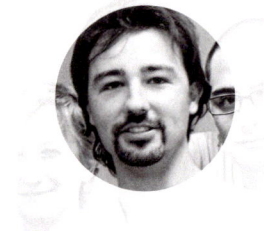

LUCA FUMAGALLI   Dr. Fumagalli ist Dozent und Tutor an der Abteilung für orale Pathophysiologie der Zahnmedizinischen Klinik am Istituto Ortopedico Galeazzi, Abteilung für Gesundheitstechnologien der Universität Mailand. Er ist Gründungsmitglied der Advanced Implantology Study Group (AISG), Autor vieler wissenschaftlicher Artikel im Bereich der zahnärztlichen Implantologie und Koautor des Buches *Sinusbodenaugmentation. Chirurgische Techniken und alternative Konzepte* (Quintessenz, 2010). Dr. Fumagalli betreibt eine Privatpraxis in Mailand.

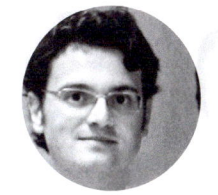

ILARIA FRANCHINI   Dr. Franchini ist Tutorin an der Abteilung für orale Pathophysiologie der Zahnmedizinischen Klinik am Istituto Ortopedico Galeazzi, Abteilung für Gesundheitstechnologien der Universität Mailand. Sie ist Autorin und Dozentin auf den Gebieten zahnärztliche Implantologie und Implantatchirurgie sowie Koautorin des Buches *Sinusbodenaugmentation. Chirurgische Techniken und alternative Konzepte* (Quintessenz, 2010). Dr. Franchini betreibt eine Privatpraxis in Mailand.

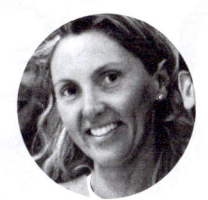

MARIA CRISTINA ROSSI   Dr. Rossi ist Tutorin an der Abteilung für orale Pathophysiologie der Zahnmedizinischen Klinik am Istituto Ortopedico Galeazzi, Abteilung für Gesundheitstechnologien der Universität Mailand. Sie ist Autorin und Koautorin vieler wissenschaftlicher Artikel auf dem Gebiet der zahnärztlichen Implantologie sowie Koautorin des Buches *Sinusbodenaugmentation. Chirurgische Techniken und alternative Konzepte* (Quintessenz, 2010). Dr. Rossi betreibt eine Privatpraxis in Mailand.

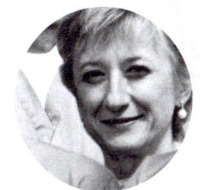

CARLO VALTORTA   Dr. Valtorta ist Tutor an der Abteilung für orale Pathophysiologie der Zahnmedizinischen Klinik am Istituto Ortopedico Galeazzi, Abteilung für Gesundheitstechnologien der Universität Mailand, wo er derzeit als Assistenzarzt arbeitet.

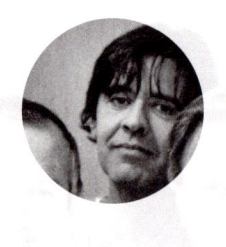

FRANCESCA BIANCHI   Dr. Bianchi ist Dozentin und Tutorin an der Abteilung für orale Pathophysiologie der Zahnmedizinischen Klinik am Istituto Ortopedico Galeazzi, Abteilung für Gesundheitstechnologien der Universität Mailand. Sie ist Autorin und Koautorin vieler wissenschaftlicher Artikel auf dem Gebiet der zahnärztlichen Implantologie und Parodontologie. Dr. Bianchi betreibt eine Privatpraxis in Como.

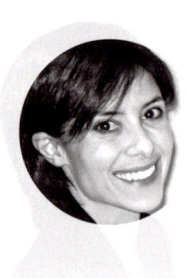

ROBERTO CASTELLANETA   Dr. Castellaneta ist Tutor an der Abteilung für orale Pathophysiologie der Zahnmedizinischen Klinik am Istituto Ortopedico Galeazzi, Abteilung für Gesundheitstechnologien der Universität Mailand, wo er derzeit als Assistenzarzt arbeitet. Er ist Autor und Koautor vieler wissenschaftlicher Artikel auf dem Gebiet der zahnärztlichen Implantologie. Dr. Castellaneta betreibt eine Privatpraxis in Mailand.

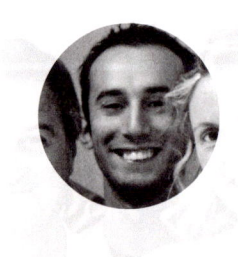

LUIGI DAVERIO   Dr. Daverio ist Tutor an der Abteilung für orale Pathophysiologie der Zahnmedizinischen Klinik am Istituto Ortopedico Galeazzi, Abteilung für Gesundheitstechnologien der Universität Mailand, wo er derzeit als Assistenzarzt arbeitet. Er ist Autor und Koautor vieler wissenschaftlicher Artikel auf dem Gebiet der zahnärztlichen Implantologie. Dr. Daverio betreibt eine Privatpraxis in Mailand.

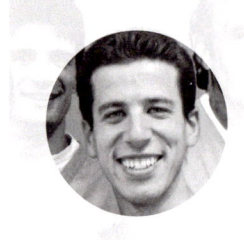

MATTEO DEFLORIAN

Dr. Deflorian ist Tutor an der Abteilung für orale Pathophysiologie der Zahnmedizinischen Klinik am Istituto Ortopedico Galeazzi, Abteilung für Gesundheitstechnologien der Universität Mailand, wo er derzeit als Assistenzarzt arbeitet. Er ist Autor und Koautor vieler wissenschaftlicher Artikel auf dem Gebiet der zahnärztlichen Implantologie. Dr. Deflorian betreibt Privatpraxen in Mailand und Piacenza.

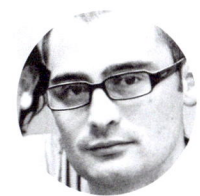

MARCO FOSSATI

Dr. Fossati ist Tutor an der Abteilung für orale Pathophysiologie der Zahnmedizinischen Klinik am Istituto Ortopedico Galeazzi, Abteilung für Gesundheitstechnologien der Universität Mailand, wo er derzeit als Assistenzarzt arbeitet. Er ist Autor und Koautor vieler wissenschaftlicher Artikel auf dem Gebiet der zahnärztlichen Implantologie. Dr. Fossati betreibt eine Privatpraxis in Mailand.

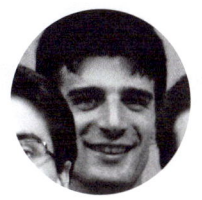

FEDERICO MANDELLI

Dr. Mandelli ist Tutor an der Abteilung für orale Pathophysiologie der Zahnmedizinischen Klinik am Istituto Ortopedico Galeazzi, Abteilung für Gesundheitstechnologien der Universität Mailand. Er ist postgradualer Student der Implantologie und oralen Rehabilitation am New York University College of Dentistry in New York. Dr. Mandelli betreibt eine Privatpraxis in Mailand.

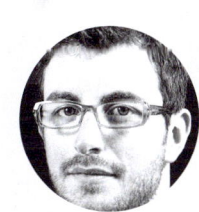

PIERPAOLO RACCO

Dr. Racco ist Tutor an der Abteilung für orale Pathophysiologie der Zahnmedizinischen Klinik am Istituto Ortopedico Galeazzi, Abteilung für Gesundheitstechnologien der Universität Mailand, wo er derzeit als Assistenzarzt arbeitet. Er ist Autor und Koautor vieler wissenschaftlicher Artikel auf dem Gebiet der zahnärztlichen Implantologie. Dr. Racco betreibt eine Privatpraxis in Cantù.

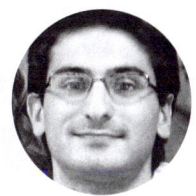

Koautoren

ENRICO AGLIARDI Dr. Agliardi ist implantologischer und implantatprothetischer Berater für das Brånemark-Implantatsystem sowie Instruktor für die NobelGuide-Implantatmethode bei Nobel Biocare. Er ist Dozent und Autor auf dem Gebiet der zahnärztlichen Implantologie und hat mehrjährige Erfahrung in der oralen, kieferorthopädischen, präprothetischen und präimplantären Chirurgie.

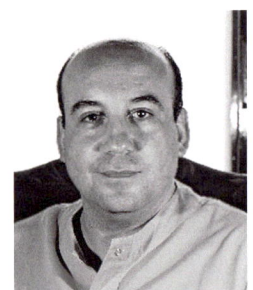

MICHEL ARAÚJO Dr. Araújo ist Forschungsassistent in der Gruppe von Dr. J. E. Davies an der University of Toronto.

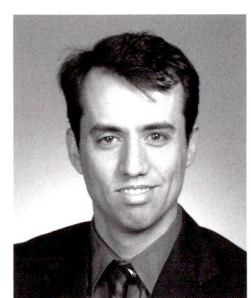

MATTEO BASSO Dr. Basso koordiniert die klinischen Abläufe an der Zahnmedizinischen Klinik des Istituto Ortopedico Galeazzi, Abteilung für Gesundheitstechnologien der Universität Mailand, an der er Gastprofessor für zahnmedizinische Ergonomie ist. Außerdem ist er Dozent und Autor auf den Gebieten Parodontologie und zahnärztliche Implantologie.

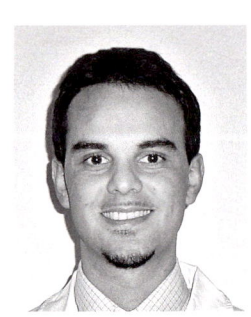

ALBERTO BECCATTELLI Dr. Beccattelli betreibt eine Privatpraxis in Villa Bartolomea, die auf Oral- und Implantatchirurgie spezialisiert ist.

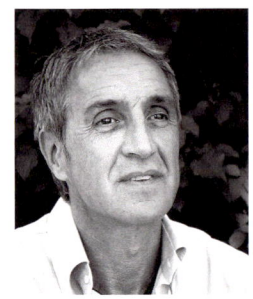

LEO BISCARO Dr. Biscaro ist gewählter Präsident der Accademia Italiana di Odontoiatria Protesica (AIOP). Seine Fachgebiete sind Prothetik sowie parodontale und Implantatchirurgie. Dr. Biscaro betreibt eine private Gemeinschaftspraxis in Adria.

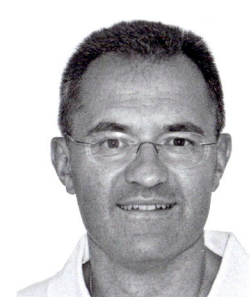

GIORGIO CASTELLAZZI Dr. Castellazzi arbeitet als Radiologe in der Abteilung für diagnostische und interventionelle Radiologie am Istituto Ortopedico Galeazzi, Abteilung für Gesundheitstechnologien der Universität Mailand.

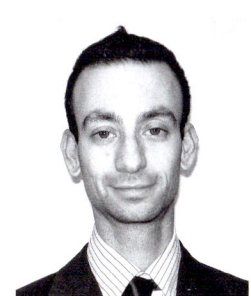

ROBERTO COCCHETTO Dr. Cocchetto ist Dozent des Postgraduiertenprogramms für zahnärztliche Implantologie an der G. d'Annunzio-Universität Chieti. Er ist Dozent für zahnärztliche Implantologie und Prothetik sowie Autor und Koautor vieler wissenschaftlicher Artikel zu diesen Themen. Dr. Cocchetto betreibt eine Privatpraxis in Verona.

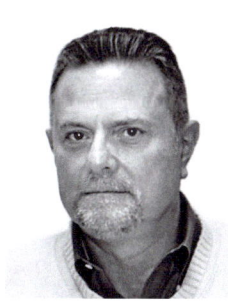

MITHRIDADE DAVARPANAH Dr. Davarpanah ist Leiter des Zentrums für orale Rehabilitation am Amerikanischen Krankenhaus Paris. Er ist Autor von mehr als 100 wissenschaftlichen Artikeln und sieben Lehrbüchern in den Bereichen klinische Implantologie und Chirurgie, einschließlich des *Handbuchs der zahnärztlichen Implantologie* (Quintessenz, 2003), das in acht Sprachen übersetzt wurde. Dr. betreibt eine auf Parodontologie und Implantatchirurgie spezialisierte Privatpraxis.

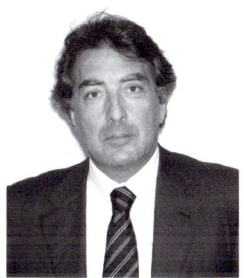

JOHN DAVIES   Dr. Davies ist Professor für Biomaterialien an der Universität Toronto in der zahnmedizinischen Fakultät sowie am Institut für Biomaterialien und Biomedical Engineering. Er ist Mitherausgeber von *Bone-Biomaterial Interface* (Universität Toronto, 1991) und Herausgeber des Buches *Bone Engineering* (Em Squared, 2000). Außerdem ist Dr. Davies Gründungsmitglied und erster Präsident der biotechnologischen Gesellschaft Tissue Regeneration Therapeutics.

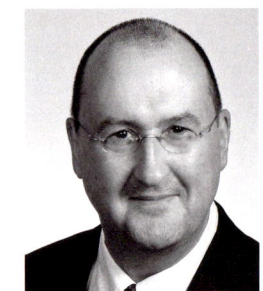

LUCA FRANCETTI   Dr. Francetti ist außerordentlicher Professor und Leiter der Abteilung für Parodontologie am Istituto Ortopedico Galeazzi, Abteilung für Gesundheitstechnologien der Universität Mailand. Er ist Präsident der Società Italiana di Parodontologia (SIDP) und Dozent sowie Autor in den Bereichen zahnärztliche Prothetik und Zahnhygiene.

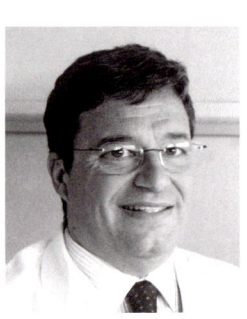

JEFFREY GANELES   Dr. Ganeles ist Parodontologe am Florida Institute for Periodontics und Dental Implants in Boca Raton, Florida. Außerdem ist er außerordentlicher klinischer Professor an der Nova Southeastern University in Fort Lauderdale, Florida. Er ist Dozent und Autor in den Bereichen Parodontologie, zahnärztliche Implantologie, technologische Anwendungen in der Zahnmedizin, Patientenschulung und Behandlungsplanung. Dr. Ganeles betreibt eine Privatpraxis in Florida.

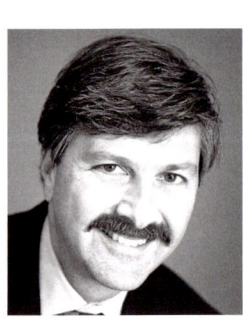

STEFANO GRACIS   Dr. Gracis gehört zur Redaktionsleitung des International Journal of Prosthodontics, des European Journal of Esthetics und des European Journal of Oral Implantology. Er war Präsident der Accademia Italiana di Odontoiatria Protesica (AIOP) und ist Dozent sowie Autor auf den Gebieten der restaurativen Zahnheilkunde und zahnärztlichen Prothetik. Dr. Gracis betreibt eine Privatpraxis in Mailand.

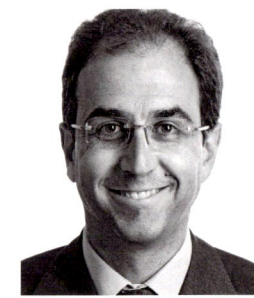

PAUL KHOURY Dr. Khoury hat gemeinsam mit Serge Szmukler-Moncler und Mithridade Davarpanah neue kieferorthopädische Apparate mit dreidimensionaler Modeling Software entworfen. Er ist Koautor mehrerer implantologischer Lehrbücher.

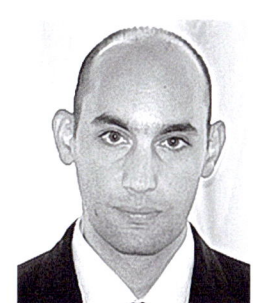

IGNAZIO LOI Dr. Loi ist Autor und Dozent auf dem Gebiet der zahnärztlichen Prothetik. Er betreibt eine auf Prothetik spezialisierte Privatpraxis in Cagliari.

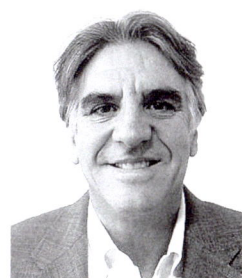

VANESSA MENDES Dr. Mendes ist Post-Doktorandin an der Universität Toronto in der Gruppe von Dr. Davies. Sie forscht zu den Mechanismen der frühen enossären periimplantären Heilung bei komplexen Oberflächentopografien.

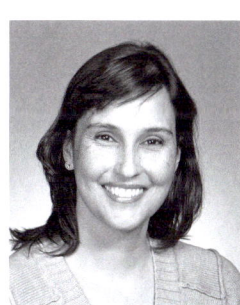

FABRIZIO MONTAGNA Dr. Montagna ist Gastprofessor an der Abteilung für Zahn, Mund- und Kieferkrankheiten der Universität Cagliari. Er ist Koautor mehrerer wissenschaftlicher Artikel auf den Gebieten Munderkrankungen und forensische Zahnheilkunde. Dr. Montagna betreibt eine Privatpraxis in Sommacampagna.

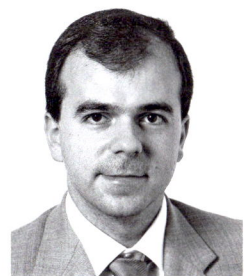

ALESSANDRO MOTRONI

Dr. Motroni ist Ingenieur für Biomedizin und befasst sich mit der medizinischen Anwendung dreidimensionaler Rekonstruktionsverfahren. Außerdem entwickelt er radiologische Filter zur Bildsegmentierung für diagnostische Zwecke sowie zur Planung und Simulation operativer Eingriffe.

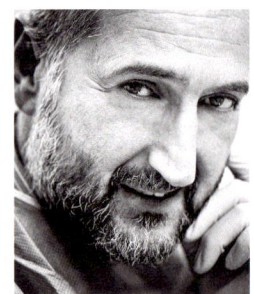

FRANCO PERONA

Dr. Perona ist Facharzt für Radiologie und Leiter der operativen Radiologie am Istituto Ortopedico Galeazzi, Abteilung für Gesundheitstechnologien der Universität Mailand. Er ist Dozent und Autor auf dem Gebiet der Röntgendiagnostik und war in diesem Bereich als Lehrer in Genua und Mailand tätig.

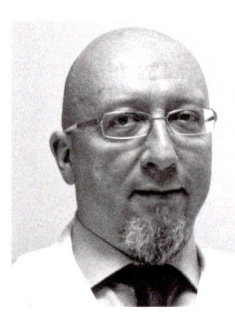

PAOLA MARIA POGGIO

Dr. Poggio ist Fachärztin für Kieferorthopädie und festsitzende Prothesen. Sie betreibt eine Privatpraxis in Adria.

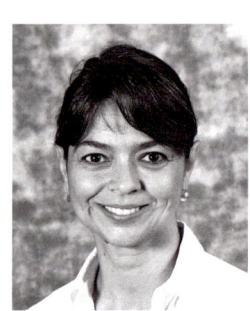

JOERG MICHAEL RITZMANN

Dr. Ritzmann forscht auf dem Gebiet der Fotopolymerisation am Akademischen Zentrum für Zahnheilkunde in Amsterdam und ist derzeit Berater von Implantatherstellern bei der Entwicklung neuer prothetischer Komponenten. Außerdem ist er Dozent auf dem Gebiet der Implantatprothetik. Dr. Ritzmann betreibt eine Privatpraxis in Mailand.

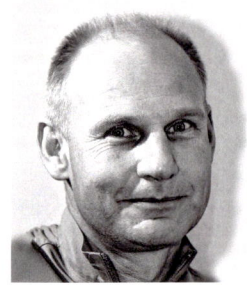

DAVIDE ROMEO Dr. Romeo ist derzeit als Doktorand im Bereich der Erforschung neuartiger Verfahren bei der oralen Implantologie am Istituto Ortopedico Galeazzi, Abteilung für Gesundheitstechnologien der Universität Mailand angestellt. Er ist Koautor mehrerer wissenschaftlicher Artikel auf den Gebieten Parodontologie und Implantatprothetik.

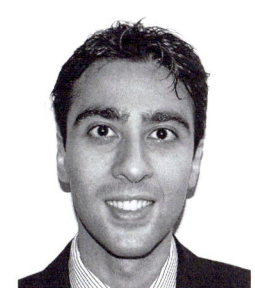

MARCO LORENZO SCARPELLI Dr. Scarpelli ist forensischer Zahnarzt und koordiniert den Master-Studiengang der forensischen Zahnheilkunde an der Universität Florenz, wo er als Gastprofessor in der Zahnmedizinischen Abteilung tätig ist und Kurse über Verhalten und Ethik im Beruf abhält. Er betreibt eine Privatpraxis in Mailand.

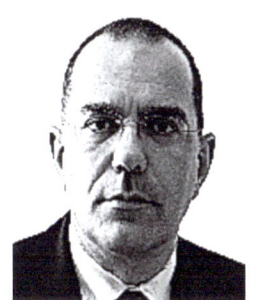

FABIO SCUTELLÀ Dr. Scutellà ist Dozent auf dem Gebiet der zahnärztlichen Prothetik. Er betreibt auf Prothetik spezialisierte Privatpraxen in Rom und Como.

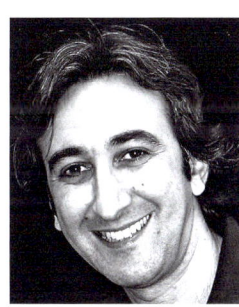

CHIARELLA SFORZA Dr. Sforza ist ordentliche Professorin für menschliche Anatomie an der Fakultät für Medizin, Zahnmedizin und Krankenpflege sowie Direktorin der Abteilung für humane Morphologie und biomedizinische Wissenschaften an der Universität Mailand. Sie ist Gastprofessorin an der Schule für Zahnheilkunde der Universität São Paulo in Ribeirão Preto sowie Autorin und Koautorin von mehr als 200 wissenschaftlichen Veröffentlichungen.

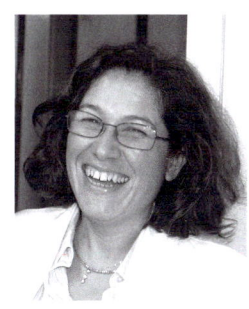

SERGE SZMUKLER-MONCLER

Dr. Szmukler-Moncler ist außerordentlicher Professor der Abteilung für Stomatologie und Kiefer-Gesichts-Chirurgie an der Universität Paris 6 (UPMC) sowie Gastprofessor der Abteilung für Zahnheilkunde am Istituto Ortopedico Galeazzi, Abteilung für Gesundheitstechnologien der Universität Mailand. Außerdem ist er Dozent an der Universität in Straßburg und der Universität La Sapienza in Rom. Dr. Szmukler-Moncler betreibt eine Beraterfirma mit Sitz in Basel, die sich auf Biomaterialien und Implantologie spezialisiert hat.

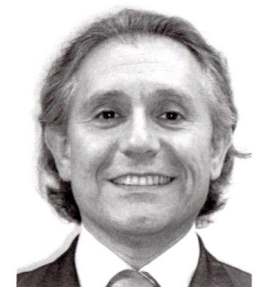

GIANLUCA TARTAGLIA

Dr. Tartaglia ist Gastprofessor an der Abteilung für menschliche Anatomie und beratender Professor für Gnathologie an der zahnmedizinischen Fakultät der Universität L'Aquila. Außerdem ist er Gastprofessor an der zahnmedizinischen Fakultät der Universität São Paulo in Ribeirão Preto und der zahnmedizinischen Fakultät der Universität Mailand. Dr. Tartaglia ist Autor von mehr als 80 wissenschaftlichen Artikeln zur funktionellen Anatomie und betreibt eine Privatpraxis in Mailand.

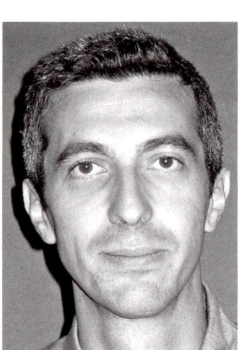

SILVIO TASCHIERI   Dr. Taschieri ist Gastprofessor und Leiter der Abteilung für Endodontologie und endodontische Chirurgie am Istituto Ortopedico Galeazzi, Abteilung für Gesundheitstechnologien der Universität Mailand.
Er ist Autor zahlreicher wissenschaftlicher Artikel auf dem Gebiet der Endodontie. Dr. Taschieri betreibt eine Privatpraxis in Mailand.

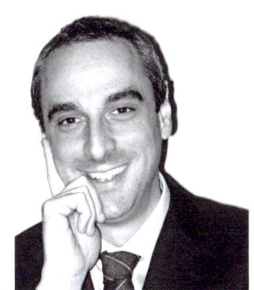

PAOLO TRISI   Dr. Trisi ist wissenschaftlicher Leiter des Biomaterial Clinical Research Association Center (BIOCRA) in Pescara, Italien, wo er auch eine Privatpraxis betreibt. Daneben ist er Dozent an den Universitäten Chieti und Genua und Direktor des Labors für Biomaterialien und Biomechanik am Istituto Ortopedico Galeazzi, Abteilung für Gesundheitstechnologien der Universität Mailand. Er ist Gründungsmitglied des International Congress of Oral Implantologists (ICOI) und Autor von mehr als 70 wissenschaftlichen Artikeln auf den Gebieten Gewebereaktion auf Implantatmaterialien und Knochenregeneration.

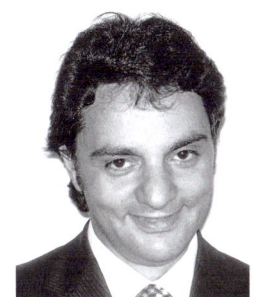

Inhalt

Geleitwort

Unter den innovativen Verfahren, die die Qualität der Implantationsprotokolle nachhaltig verbessert haben, spielt die Sofortbelastung aufgrund ihrer Bedeutung im klinischen Alltag eine besondere Rolle. Die Entwicklung des Protokolls zur Sofortbelastung ist das markanteste Beispiel dafür, in welchem Umfang die Implantologie in den letzten Jahren durch neue biologische und biomechanische Konzepte aus anderen Wissenschaftszweigen auf neue Wege geführt wurde und sich gewandelt hat. Die Sofortbelastung geht für Patienten mit teil- oder unbezahntem Kiefer mit psychischen und sozialen Vorteilen einher und ist außerdem ein hocheffizientes Operationsverfahren, durch das sich sowohl die Behandlungsdauer als auch die Invasivität auf ein Minimum reduzieren lassen.

Während der letzten zehn Jahre wurden von angesehenen internationalen Zentren zahlreiche Studien zur Sofortbelastung durchgeführt und veröffentlicht. Aus dieser beeindruckenden Sammlung von Daten und wissenschaftlichen Belegen leiten sich die idealen Indikationen, klinischen Parameter und Behandlungsziele ab. Die beteiligten Ärzte und Wissenschaftler haben die Anwendbarkeit und den Nutzen des Behandlungsansatzes mit zahlreichen Artikeln in den wichtigsten Fachzeitschriften dokumentiert. Die Patienten profitieren nachweislich von der Sofortbelastung, wenn die von der internationalen wissenschaftlichen Gemeinschaft aufgestellten Regeln befolgt werden.

Im vorliegenden Buch werden in 21 Kapiteln ausführlich alle Aspekte der Sofortbelastung in der dentalen Implantologie zusammengetragen und dargestellt: wissenschaftliche und klinische Komponenten, Protokolle und forensische Auswirkungen.

Bemerkenswert an diesem Buch sind vor allem die umfassende Abhandlung des Themas und die Vollständigkeit der Informationen. Die biologischen und biomechanischen Grundlagen der Sofortbelastung werden ebenso besprochen wie der Zusammenhang mit der neusten Generation von Implantatoberflächen, der Medizingeschichte, der Diagnostik, Chirurgie, Prothetik und medizinrechtlichen Aspekten.

Das zweite herausragende Merkmal dieses Buches: Es stellt den Patienten in den Mittelpunkt des Behandlungsplans. Der Patient ist der Protagonist während der Behandlungsplanung und im Behandlungskonzept, das seinen Bedürfnissen angepasst wird, um bestmögliche ästhetische und funktionelle Ergebnisse zu erzielen und zugleich die Vorhersagbarkeit der Ergebnisse zu garantieren, die Operationsdauer gering zu halten und das Verfahren für den Patienten möglichst angenehm zu gestalten.

Ein drittes bemerkenswertes Charakteristikum ist die Stringenz und Klarheit, mit der die Kausalzusammenhänge dargestellt werden. Da auch auf Grundlagen und deren wissenschaftliche Belege eingegangen wird, erhält der Leser Antworten auf alle seine Fragen. Viele Übersichten und Tabellen vereinfachen das Verständnis der Behandlungsmethoden und -abläufe sowie des Zeitrahmens der Implantatheilung. Die Autoren analysieren, wie sich diese Faktoren auf das Behandlungsergebnis auswirken, wie die Topografie der Implantatoberfläche und neue Wachstumsfaktoren die Primärstabilität fördern können und inwieweit neue biotechnologische Produkte zur periimplantären Knochenrekonstruktion beitragen.

In all dies fließt die umfassende klinische Erfahrung der Autoren ein, die ihre klinischen Entscheidungen auf den aktuellen Forschungsstand und einen ausgereiften interdisziplinären Ansatz stützen, der die zahlreichen individuellen Fähigkeiten der Teammitglieder nahtlos miteinander verschmilzt. Die Ärzte und Wissenschaftler dieses bewährten Teams werden weltweit für ihre fachliche Qualifikation, ihre Leidenschaft und ihre Hingabe an die zahnärztliche Implantologie sowie für ihre fachliche Kompetenz geschätzt.

Hauptanliegen dieses Buches ist es, dem Leser alle Elemente an die Hand zu geben, die er benötigt, um ein Behandlungskonzept erfolgreich in seinen klinischen Alltag zu integrieren, das die Autoren mittels ihrer Erfahrung und durch ausführlichen Wissensaustausch erarbeitet haben. Wir möchten allen Autoren hierfür danken und sie zu diesem Werk beglückwünschen. Wir sind sicher, dass es sehr erfolgreich zur Verbesserung der Gesundheit unserer Patienten beitragen wird – ein Ziel, nach dem alle Ärzte streben.

Richard Lazzara
PROFESSOR AM
PERIODONTAL AND IMPLANT
REGENERATIVE CENTER
DER UNIVERSITY OF MARYLAND
BALTIMORE

Dennis Tarnow
PROFESSOR UND DIREKTOR
DES IMPLANT EDUCATION
COLLEGE OF DENTAL MEDICINE
DER COLUMBIA UNIVERSITY
NEW YORK

Geleitwort

Die sogenannte Young-Gleichung lautet:

I + E = M

Was bedeutet das?

I steht für Intelligenz, **E** für Anstrengung (engl. effort) und **M**, das Ergebnis der Gleichung, für Verdienst (engl. merit).

Dieses wunderschöne Buch, das ich die Ehre und das Vergnügen habe hier vorzustellen, wird durch diese Gleichung bestens beschrieben: Das Werk wurde mit viel Intelligenz, feiner Bildung und didaktischem Gespür zusammengestellt und ist so zu einem Lehrbuch von hohem Wert für den Leser geworden.

Die große Hingabe und Anstrengung der Autoren bei der Darstellung dieses implantologischen Themas zeigt sich ebenso an den vielen klinischen Fällen, die ausführlich und in ausgezeichneter Qualität präsentiert werden, wie an den vielen in den renommiertesten Fachzeitschriften veröffentlichten Artikeln, die Zeugnis von der Qualität der Grundlagenforschung geben, auf der das neue Therapiekonzept fußt.

Das Verdienst dieser Arbeit ist sehr groß: Die Autoren haben in Synthese von höchster klinischer Intelligenz und größter wissenschaftlicher Anstrengung ein modernes Buch verfasst, das dem Leser fundiertes Wissen auf diesem Fachgebiet vermitteln kann.

Das gesamte Buch ist von wissenschaftlicher Präzision durchdrungen, da die Autoren die Prinzipien wissenschaftlicher Methodik auf die klinische Forschung und deren Anwendung übertragen haben. Nach der Lektüre dieses Buches wird der Leser feststellen, dass er das gesamte aktuell verfügbare Wissen zum Thema erworben hat.

Ich habe nicht nur die Freude dieses Buch vorzustellen, sondern auch das große Glück im Alltag mit den Autoren, die sich hervorragende Qualität zur Lebensmaxime gemacht haben, zusammenarbeiten zu dürfen.

Roberto Lodovico Weinstein

DIREKTOR DER ZAHNMEDIZINISCHEN KLINIK
DES ISTITUTO ORTOPEDICO GALEAZZI IRCCS
ABTEILUNG FÜR GESUNDHEITSTECHNOLOGIEN
DER UNIVERSITÄT MAILAND

Vorwort

Es ist nicht einfach, ein umfassendes und aktuelles Buch über ein Thema zu schreiben, das – wie die Sofortbelastung von Implantaten – in kontinuierlicher Entwicklung begriffen ist. Die Sofortbelastung ist eine der wichtigsten Neuerungen in der modernen oralen Implantologie. Seit ihrer Einführung hat sie auf breiter Front Einzug in die klinische Praxis gehalten. Durch kontinuierliche klinische und experimentelle Forschungen war es möglich, viele der ihrem Erfolg zugrunde liegenden Mechanismen zu verstehen. Dieser Erfolg hängt nicht nur von den Fähigkeiten des Arztes ab, sondern beruht auch auf der engen Zusammenarbeit von Fachleuten mit einander ergänzenden Fähigkeiten, die ein Höchstmaß an Vorhersagbarkeit ermöglichen. Die Notwendigkeit zusammenzuarbeiten und verschiedene Fähigkeiten zu integrieren, um ein möglichst vollendetes Ergebnis erzielen zu können, war Grundlage für die Entstehung dieses Buches. Die Kapitel zu den einzelnen Themen wurden von Experten auf diesen Gebieten verfasst, sodass der Leser möglichst genaue, verlässliche und aktuelle Informationen erhält.

Das Werk richtet sich an Spezialisten, die sich bereits lange Zeit mit der zahnärztlichen Implantologie beschäftigen und dieses faszinierende klinische Verfahren mit der hohen Vorhersagbarkeit anwenden wollen, die aus der Befolgung verbindlicher wissenschaftlich fundierter Richtlinien resultiert. Aber es ist auch für die Studierenden und für diejenigen gedacht, die sich erst in dieses Gebiet einarbeiten wollen. Sie möchte es in die Lage versetzen, die Sofortbelastung in der zahnärztlichen Implantologie mit fundiertem theoretischem Wissen über die biologischen Reaktionen, die Vorhersagbarkeit der verschiedenen Indikationen und die geeigneten chirurgischen und prothetischen Verfahren anwenden zu können. Somit kombiniert dieses Buchprojekt den Anspruch eines Lehrbuchs für das Studium mit dem eines Fachbuches, das den erfahrenen Zahnarzt auf den aktuellen Wissensstand bringen möchte.

Ein solches Projekt zu koordinieren war selbstverständlich nicht einfach. Dank der Kooperationsbereitschaft und Professionalität aller Beteiligten ist es dennoch gelungen, das Werk zu einem guten Abschluss zu führen. Wir hoffen, dass das Ergebnis unseren Lesern von Nutzen sein wird.

Tiziano Testori
Fabio Galli
Massimo Del Fabbro

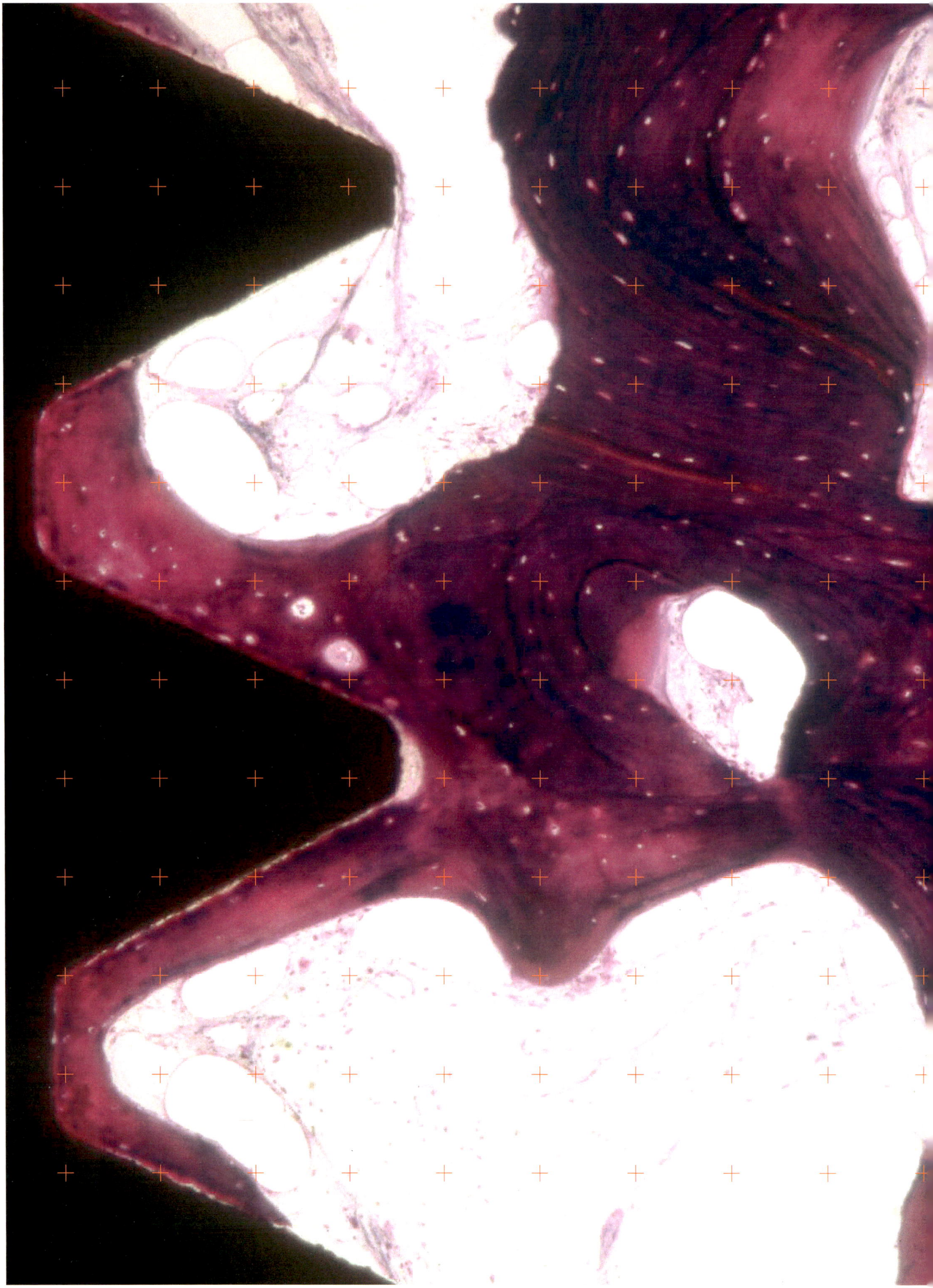

M. DEL FABBRO
P. TRISI

Biologische Grundlagen

01

01

EINHEILZEITEN FRÜHER UND HEUTE

Das Konzept der Sofortbelastung von dentalen Implantaten ist keineswegs neu; bereits in den 1960er- und 1970er-Jahren belegten Studien von Leonard I. Linkow ihre Machbarkeit.[1,2] Diese Studien, die an Implantaten mit ganz anderen Eigenschaften und Formen erfolgten, als sie heute üblich sind, ermittelten jedoch hohe Implantatversagensraten, überwiegend aufgrund der Bildung einer Manschette aus fibrösem Gewebe um die Implantate. Aus diesen ersten Versuchen und Misserfolgen wurde deutlich, dass ein besserer Ansatz zur Implantatrehabilitation gefunden werden musste, sodass die Ärzte die Einheilzeiten vor der funktionellen Implantatbelastung auf mehrere Monate verlängerten.

Ursachen für diese unbefriedigenden ersten klinischen Ergebnisse waren vor allem das schlechte Verständnis der Heilungsmechanismen am Knochen-Implantat-Übergang, eine falsche Okklusion, ein schlechtes Prothesendesign, die Verwendung ungeeigneter Materialien sowie Form und Struktur der Implantatoberflächen. Lange wurde davon ausgegangen, dass eine ausreichende Einheilzeit ohne funktionelle Belastung die Grundvoraussetzung für die Osseointegration oraler Implantate ist. Am

Unterkiefer dauert dies etwa drei, am Oberkiefer fünf bis sechs Monate. Der Knochen des Oberkiefers besitzt eine geringere Dichte als der des Unterkiefers, sodass die Primärstabilität schlechter und die für eine Osseointegration erforderliche Einheilzeit länger ist.

Bei der Osseointegration handelt es sich letztlich um ein histologisches Konzept, das ursprünglich als „direkter Kontakt zwischen Implantatoberfläche und vitalem Knochen" definiert wurde. Aus klinischer Sicht ist die Osseointegration die asymptomatische starre Fixierung eines alloplastischen Materials im Knochen, die funktionellen Belastungen standhält. Die einzige valide Methode zum Nachweis der Osseointegration besteht im Grunde in der histologischen Untersuchung von Knochen-Implantat-Präparaten unter dem Mikroskop.

Forscher der schwedischen Schule von P.-I. Brånemark legten in ihrer Pionierarbeit die Dauer der Einheilzeit für Implantate ohne funktionelle Belastung fest, was damals ein Meilenstein der modernen oralen Implantologie war.[3–6] In diesen frühen Studien wurden mehrere Schlüsselfaktoren der Osseointegration ermittelt: Biokompatibilität, Implantatdesign und -oberfläche, Zustand des Implantatbetts, Operationsverfahren und Art der Belastung. Obwohl die von diesen Forschern erarbeiteten klinischen Protokolle weiterhin valide Referenzstandards sind, wurde infrage gestellt, ob die normale Kaufunktion wirklich so lange hinausgezögert werden sollte. Denn obwohl die von den schwedischen Forschern vorgeschlagene Einheilzeit empirisch ermittelt worden war,[5] gab es keine wissenschaftlichen Belege dafür, dass eine mehrmonatige funktionelle Entlastung tatsächlich Voraussetzung für eine Osseointegration ist.

In den 1970er-Jahren zeigten histologische Untersuchungen am Tiermodell, dass sich bei der Einheilung bestimmter Implantate bei frühzeitiger Belastung periimplantär eine fibröse Kontaktzone bildet und kein knöcherner Kontakt.[7] Diese Studien lieferten erste Hinweise auf die Bedeutung mechanischer Faktoren für die Vorgänge am Knochen-Implantat-Kontakt. In der Anfangszeit der Implantologie, kurz vor den klinischen Arbeiten der schwedischen Schule, wurden Implantate oft sofort belastet, weil das Einwachsen von fibrösem Gewebe zwischen Knochen und Implantat als positiver Faktor betrachtet wurde, da es einen Kontakt ähnlich dem Ligamentum parodontale herstellt, das zwischen Zahn und Alveolarknochen verläuft.[2] Allerdings wurde bald klar, dass die bindegewebige Einscheidung sich negativ auf auf die Langlebigkeit der Implantate auswirkt und in der Regel zum Langzeitversagen führt.[3,8–10]

Dank der schwedischen Schule wissen wir inzwischen, dass der klinische Langzeiterfolg von dentalen Implantaten von deren Osseointegration abhängt, d. h., es muss direkt Knochen an die Implantatoberfläche angelagert werden. In Anbetracht dieser Belege galt eine Frühbelastung als schädlich, da sie zum Einwachsen von fibrösem Gewebe zwischen Knochen und Implantatoberfläche führte. Übermäßige Mikrobewegungen an der Kontaktfläche gefährdeten die Implantatstabilität und behinderten die normale Heilung des Knochengewebes, sodass sich die Stammzellen in Fibroblasten und nicht in Osteoblasten differenzierten.[11] Diese Schlussfolgerung ist nachvollziehbar und rechtfertigte es, mehrere Monate zu warten, damit die Implantate osseointegriert werden können. Allerdings kamen spätere experimentelle Studien zum entgegengesetzten Ergebnis und zeigten, dass sich am Knochen-Implantat-Kontakt auch bei frühzeitiger oder Sofortbelastung der Implantate Knochen bilden kann,[12–18] sodass weitere, ausführlichere Studien erforderlich wurden.

EINFLUSSFAKTOREN DER OSSEOINTEGRATION

IMPLANTATEIGENSCHAFTEN

Das Ergebnis der Osseointegration wird von zahlreichen Faktoren bestimmt und nicht nur von der fibrösen Integration des Implantats. Dazu gehören vor allem die typischen Eigenschaften des Implantats, wie Material, Makrogeometrie (Form und Design) und Mikrogeometrie (Oberflächenmerkmale).

Bereits bei den ersten Implantatsystemen wurden zahlreiche Formen entwickelt: klingenförmige, konische, zylindrische, schraubenförmige, hohle und solide Implantate mit verschiedenen Gewindeformen oder Rillen zur Verbesserung der Schneideigenschaften und der Knochenretention. Außerdem wurden verschiedene Materialien verwendet, wie reines Titan, Titanlegierungen, Aluminium und Zirkon, sowie unterschiedliche Oberflächen: glatt (maschinell bearbeitet), makro-, mikro- und nanorau, porös, mit Hydroxylapatit (HA) beschichtet, mit Titanplasma (TPS) beschichtet, säuregeätzt, sandgestrahlt und grobkörnig. Daneben wurden verschiedene Verbindungsmöglichkeiten mit dem Abutment entwickelt, um die Stabilität der Verbindung zwischen Anker und Abutment zu verbessern (z. B. innere Verbindung). Um den Knochenverlust zu minimieren oder das ästhetische Ergebnis zu verbessern wurden zudem unterschiedliche Formen für den koronalen Implantatanteil entwickelt (z. B. Platform-Switching, breite Plattform oder Scalloped-Implantate).

Es wurde gezeigt, dass das Knochengewebe abhängig von den Implantatmerkmalen sehr unterschiedlich auf jede dieser Eigenschaften reagiert.[19] Viele Implantathersteller haben zur Optimierung der Implantateigenschaften mehrere dieser Merkmale kombiniert.

Manche Oberflächen besitzen osteokonduktive Eigenschaften. So besitzen Oberflächen, die mit einer Mischung aus Salzsäure und Schwefelsäure geätzt wurden, wie

Osseotite (Biomet 3i), durch das während der periimplantären Koagulation entstehende Fibrinnetz eine hohe Retentionskapazität. Während der Rückbildung des Gerinnsels kann sich der periimplantäre Wundrand nur schwer von der Implantatoberfläche ablösen. Außerdem fördern die Fibrinfäden die geführte Zuwanderung osteogener Zellen zur Implantatoberfläche, wo sie das von der Implantatoberfläche ausgehende Knochenwachstum durch Kontakt fördern. Derartige Oberflächen sind besonders gut für die frühzeitige und Sofortbelastung geeignet, da sie für ein rasches Knochenwachstum sorgen und die Osseointegration beschleunigen.[20–24]

Dieses Phänomen ließ sich auch am menschlichen Modell bestätigen. Im Rahmen einer histomorphometrischen Studie wurde der Anteil des Knochen-Implantat-Kontakts (BIC) an der Oberfläche von Osseotite-Implantaten mit derjenigen an der Oberfläche von glatten Implantaten aus reinem Titan verglichen.[25] Um eine mögliche Beeinflussung durch die Dichteunterschiede des Knochens in den verschiedenen Mundbereichen auszuschließen, wurden speziell hergestellte Titan-Gewindeimplantate verwendet, die zwei gegenüberliegende Oberflächen mit verschiedener Mikrogeometrie aufwiesen: Eine Hälfte entsprach der Osseotite-Oberfläche, die andere Hälfte einer glatten (maschinierten) Oberfläche. Die histologische und histomorphometrische Analyse von elf im Seitenzahnbereich von elf Patienten eingesetzten Implantaten, die nach sechsmonatiger Einheilung ohne funktionelle Belastung entfernt wurden, erbrachte für die Osseotite-Oberfläche signifikant höhere mittlere BIC-Werte (72,96 % ± 25,13 %) als für die glatte, maschinell bearbeitete Oberfläche (33,98 % ± 31,04 %). Diese Ergebnisse legen nahe, dass die Osseotite-Oberfläche einen signifikant stärkeren osteogenen Effekt hat als die glatte Oberfläche, was sich besonders bei schlechter Knochenqualität (Typ III oder IV) bemerkbar macht, wie sie für den oberen Seitenzahnbereich typisch ist.

Auch andere mikrostrukturierte Oberflächen haben ähnliche osteokonduktive Eigenschaften; allerdings muss die Bedeutung der Mikrogeometrie des Implantats gegen die Signifikanz der zur Verbesserung der Implantateigenschaften veränderten Parameter abgewogen werden (d. h. der BIC). Obwohl mikrostrukturierte Oberflächen (zumindest kurzfristig) höhere BIC-Werte erzielen als maschinell bearbeitete Oberflächen, wurde bislang kein BIC-Mindestwert festgelegt, unterhalb dessen mikrostrukturierte Implantate als nicht osseointegriert zu betrachten sind. Auch der Zusammenhang (sofern es ihn denn gibt) zwischen BIC und Implantatstabilität wurde noch nicht definiert. Implantatstabilität entsteht durch die Verankerung des Implantats in der Kortikalis und wird eher von der Makrogeometrie des Implantats beeinflusst (z. B. durch ein Schraubengewinde, das die Retention in kräftiger Kortikalis verbessert) als von seiner Oberflächenkonfiguration. Ein Implantat mit gutem BIC kann weniger stabil sein (und daher mit höherer Wahrscheinlichkeit versagen) als ein Implantat mit einem niedrigen BIC, wenn an Ersteres überwiegend Spongiosa angelagert wurde. Spongiosa ist zwar stoffwechselaktiver als Kortikalis, kann das Implantat aber bei okklusaler Belastung weniger gut abstützen. Somit gibt der BIC zwar Auskunft über die Osteokonduktivität einer Oberfläche, liefert aber keine Messwerte für die Implantatstabilität, die für eine Sofortbelastung essenziell ist.

BEDEUTUNG VON MIKROBEWEGUNGEN AM KONTAKT

Die meisten initialen Studien zur Frühbelastung erfolgten an zylindrischen Implantaten mit poröser Oberfläche, zylindrischen Implantaten mit einer TPS-Oberfläche oder klingenförmigen oder Schraubenimplantaten mit einer glatten Oberfläche.[26] Alle diese

Implantattypen haben eine Gemeinsamkeit, auf welche die Autoren dieser Studien immer wieder hinwiesen: Es können Mikrobewegungen in Form von reziprokem Gleiten am Knochen-Implantat-Kontakt auftreten, die zur Bildung von periimplantärem fibrösem Gewebe während der Einheilung führen. Es wurde vermutet, dass zwischen den Mikrobewegungen und der periimplantären Gewebedifferenzierung ein Zusammenhang besteht[11] und nicht die Frühbelastung an sich die Osseointegration störte, sondern die Unmöglichkeit die belastungsinduzierten Mikrobewegungen unter eine bestimmte Schwelle zu reduzieren.

Mehrere nachfolgende Studien haben gezeigt, dass die Einheilung von Implantaten, die eine gute Primärstabilität gewährleisten und Mikrobewegungen auf 50–150 μm einschränken können, bei einer Belastung innerhalb der ersten drei bis sechs Monate gemäß dem klassischen Protokoll ohne Zwischenlagerung von fibrösem Gewebe und mit direktem Knochen-Implantat-Kontakt stattfinden kann.[26]

Dadurch nahmen die belastungsfreien Einheilzeiten immer weiter ab, bis die funktionelle Belastung zwei bis drei Tage nach der Implantation erfolgte (Sofortbelastung). Zahlreiche experimentelle Studien am Tiermodell sowie histologische Belege haben gezeigt, dass weder die frühzeitige noch die Sofortbelastung die Osseointegration beeinträchtigen, sofern die Mikrobewegungen am Knochen-Implantat Kontakt unter einer bestimmten Schwelle bleiben (100–150 μm).[26–29] Diese Bewegungen werden als tolerierte Mikrobewegungen bezeichnet. Bewegungen, die aufgrund einer schlechten Primärstabilität oder einer übermäßigen Belastung über 150 μm hinausgehen, werden als schädliche Mikrobewegungen oder Makrobewegungen bezeichnet. Bei Letzteren besteht ein hohes Risiko dafür, dass es bei der Heilung zur Zwischenlagerung von fibrösem Gewebe kommt.[26–28,30]

Weitere Faktoren, die im Zusammenspiel den Umfang der Belastung der einzelnen Implantate mitbestimmen, sind beispielsweise die Ernährung (harte oder weiche Speisen), die biomechanischen Eigenschaften der Prothese (Form, Material) und eine eventuelle Verblockung (Splinting) der Implantate mit den Nachbarzähnen. Verblocken scheint die mechanische Belastung von Implantaten durch Krafteinwirkung und Ablenkung zu reduzieren. In einem theoretischen Modell schlug Richard Skalak vor, dass die Verteilung des Moments mit der Anzahl der Implantate zusammenhängt, die eine festsitzende Teilprothese abstützen.[31] Dies wurde später von Brunski et al. experimentell am Tiermodell bestätigt, die zeigten, dass die korrekte Verteilung der funktionellen Last auf mehrere Implantate für günstige biomechanische Bedingungen sorgt, welche die Stabilität der prothetischen Rekonstruktion verbessern und Mikrobewegungen bis unter einen kritischen Wert begrenzen, sodass eine ungestörte Heilung möglich ist.[27,28]

Die Implantateinheilung wird oft mit der Frakturheilung verglichen, die durch Instabilitäten beeinträchtigt wird. Seit Langem ist in der Orthopädie bekannt, dass Fragmentenden ohne Stabilisierung und Reduktion oft Spiel haben, sodass die Heilung im Sinne einer indirekten Ossifikation erfolgt (d. h. initiale Bildung eines knöchernen Kallus, der allmählich durch reifen Knochen ersetzt wird) und länger dauert. Daher immobilisieren orthopädische Chirurgen in der Regel den Bereich, in dem die Fraktur aufgetreten ist.[32,33]

Allerdings wäre es auch nicht ganz richtig, zu behaupten, dass bei vollständigem Fehlen von Mikrobewegungen eine optimale Knochenheilung gewährleistet ist. Es gibt Hinweise, wonach eine frühzeitige, leichte Belastung die Frakturheilung beschleunigen kann.[34,35] So heilen Frakturen, die periodisch

Bewegungen ausgesetzt sind, schneller als mechanisch nicht stimulierte.[36,37] Daraus ergibt sich, dass die fehlende Belastung für die Frakturheilung nicht entscheidend ist, da sich eine angemessen starke und häufige mechanische Stimulation positiv auf die Reparaturprozesse bei Knochenbrüchen auswirken kann.

Das gleiche Prinzip kann auch auf orale Implantate angewandt werden. Es ist bekannt, dass der Knochenverlust in unbezahnten Bereichen größer ist als in Bereichen, die mit osseointegrierten Implantaten rehabilitiert wurden. Sowohl das Einsetzen der Implantate als auch deren funktionelle Belastung ermöglichen eine optimale Heilung der Knochengewebe mit Knochenerhalt in unbezahnten Bereichen.[38] In ihrer Studie von 1994 untersuchten Rubin und McLeod das Knochenwachstum in porösen Zylindern aus einer Titanlegierung, die während der Einheilphase unterschiedlich starker mechanischer Belastung ausgesetzt waren.[39] Bei Implantaten, die während der Einheilung überhaupt keiner mechanischen Belastung ausgesetzt wurden, wurde kein Knochenwachstum beobachtet, dafür fand sich aber gelegentlich fibröses Gewebe im Kontaktbereich. Außerdem nahm das Knochenvolumen um 8,3 % ab, was auf die fehlende Benutzung zurückgeführt wurde. Eine tägliche mechanische Stimulation mit 1 oder 20 Hz für 100 Sekunden induzierte eine Zunahme des Knochenvolumens um 28 % bzw. 69 %. Die Studie kam zu dem Ergebnis, dass ein kurzer mechanischer Reiz, der zu einer leichten, vorübergehenden Verformung der Knochenstruktur führt, die Osteogenese fördert und die Implantatretention verbessert. Somit unterstützt eine frühe oder sofortige mechanische Reizung mäßiger Intensität vermutlich sogar die Osseointegration und beschleunigt die Reaktion des Knochengewebes in der Einheilungsphase.[40]

Vor diesem Hintergrund sollten die Studien von Frost zur mechanischen Beeinflussung von Knochengewebe und dessen Anpassungsfähigkeit an Belastungen reevaluiert werden.[41,42] Wirkt eine mechanische Kraft auf den Knochen ein, durch die er sich im physiologischen Bereich von 200–2 500 Microstrain für Kompressionskräfte verformt, besteht ein Gleichgewicht zwischen der Geweberverformung und der Festigkeit der tragenden Struktur und die Knochenmasse bleibt unverändert. In diesem Fall durchläuft das Gewebe durch den normalen Umbauvorgang einen physiologischen Turn-over. Bei korrekter Art und Kraft der physiologischen Belastung kann das Gewebe seine Festigkeit und seine Gefäßversorgung durch strukturelle Veränderungen verbessern. Bei zunehmenden mechanischen und metabolischen Anforderungen wird das vormalige primäre Knochengewebe, das nicht immer anpassungsfähig ist, allmählich durch Lamellenknochen ersetzt.

Eine sehr geringe oder zu vernachlässigende Belastung (beispielsweise bei gedeckt einheilenden Implantaten), die den Knochen innerhalb eines kritischen Bereichs nur geringfügig verformt, kann zu einer allmählichen Gewebeerosion und zu einer Atrophie führen. Eine dreidimensionale Volumenreduktion des Knochens gilt als unabdingbar, da sie den Knochen zwar vorübergehend schwächt, er dadurch aber andererseits das Verhältnis zwischen Deformation und Dimension wieder in den physiologischen Belastungsbereich bringen und somit das Turn-over fördern kann, das seine Struktur verstärkt. Umgekehrt kann eine überhohe Belastung, die zu einer unphysiologisch starken Verformung führt, zunächst durch Anlagerung von primärem Knochen eine Zunahme der Knochenmasse bewirken (funktionelle Hypertrophie), bei übermäßiger (pathologische Überlastung) oder zu langer Belastung jedoch führt sie zur Fraktur.

Wie lassen sich diese Überlegungen nun auf orale Implantate übertragen, vor allem hinsichtlich der funktionellen Sofortbelastung nach Implantation bei guter Primärstabilität (d. h. bei Einschränkung der Mikrobewegungen an der Kontaktfläche)? Eine physiologische Belastung wäre nicht nur nicht schädlich, sondern ein positiver mechanischer Reiz, der den Heilungsprozess und den anschließenden Umbau des periimplantären Knochens fördert.

Experimentelle Studien am Tiermodell haben belegt, dass eine angemessene Mikrobelastung zu einer guten Mineralisierung des Kollagens an der Oberfläche von Titanimplantaten führt.[43,44] Außerdem gibt es zahlreiche histologische Belege aus Knochen-Implantat-Biopsien, die durch Trepanation im Tiermodell und am Menschen gewonnen wurden, wonach die Sofortbelastung schneller zu einer qualitativ besseren periimplantären Knochenbildung führt als das Bedecken von Implantaten ohne funktionelle Belastung.[18,45–51]

EXPERIMENTELLE STUDIEN AM TIERMODELL

Die meisten initialen Studien zur Früh- und Sofortbelastung von oralen Implantaten erfolgten am Tiermodell, meistens Hunden und Affen. Obwohl viele Faktoren beim Menschen im Grunde gleich sind (z. B. Biologie des Knochengewebes, Knochenwachstum und -anlagerung an die Implantatoberfläche, Ablauf der Heilung, Remodeling), treten diese Prozesse aufgrund von Differenzen bei Metabolismus, Knochen-Turn-over und Hormonspiegeln oft mit unterschiedlicher Geschwindigkeit auf. Außerdem muss berücksichtigt werden, dass sich das Kaumuster, die wirkenden Kräfte, die Übertragung der Momente und die okklusalen Kräfte bei Affen deutlich von denen beim Menschen unterscheiden können, sodass sich die experimentellen Ergebnisse nicht einfach von einer Spezies auf die andere übertragen lassen, ohne die anatomischen und physiologischen Verschiedenheiten zu berücksichtigen. Generell lassen sich im Tiermodell erzielte Ergebnisse nicht immer auf die klinische Situation beim Menschen übertragen.

So ist eine okklusale Belastung eine Woche nach der Implantation beim Hund nicht zwingend demselben Zeitraum beim Menschen gleichzusetzen. Studien haben gezeigt, dass ein Monat bei Hunden 1,5 Monaten beim Menschen entspricht[52] und 15 Tage beim Rhesusaffen sieben bis acht Wochen beim Menschen.[53] Somit kommt eine „Sofortbelastung" im Tiermodell theoretisch einer „Frühbelastung" beim Menschen gleich.

Allerdings ist Tiermodellen die Erkenntnis zu verdanken, dass eine Einheilzeit von drei bis sechs Monaten ohne Belastung, wie sie initial von Brånemark vorgeschlagen wurde, tatsächlich keine Grundvoraussetzung der Osseointegration ist und dass eine Früh- oder Sofortbelastung die Knochenanlagerung an die Implantatoberfläche nicht behindert, sofern die Mikrobewegungen am Kontakt unter einer kritischen Schwelle bleiben.

In einigen histologischen Studien an Tieren wurde die Resorption des Knochenrandes im Bereich sofort- oder frühbelasteter Implantate untersucht und festgestellt, dass die Knochenresorption nach drei Monaten ohne funktionelle Belastung höher war als bei gedeckt einheilenden Implantaten nach der gleichen Zeit.[16,17] Diese Studien stellten einen Zusammenhang zwischen dem Ausmaß des Knochenverlusts und dem angewandten Implantationsprotokoll her.

Die Annahme, dass eine Sofortbelastung alleine schon deshalb schädlich ist, weil sie eine stärkere Knochenresorption verursacht als sie bei der belastungsfreien Einheilung auftritt, scheint falsch zu sein. Das Knochen-Remodeling im Anschluss an die funktionelle Belastung des Implantats reduziert das apikale Volumen des Alveolarkamms. Dies bedeutet, dass die Knochenresorption durch die Belastung gedeckt eingeheilter Implantate der Knochenresorption in den ersten Monaten der Sofortbelastung entspricht. Der zwischen sofortbelasteten und gedeckt eingeheilten Implantaten beobachtete Unterschied betrifft also einfach nur den zeitlichen Ablauf. Er kann nicht dem Protokoll selber zugeschrieben werden, sondern beruht auf dem unterschiedlichen Zeitpunkt, ab dem das Implantat in okklusale Funktion tritt. Nach Stabilisierung des Knochenverlusts ist die Knochenresorption insgesamt bei beiden Protokollen gleich.

In einigen experimentellen In-vivo-Studien, wie den oben besprochenen, wurden Gewebeanpassung und -differenzierung bei unterschiedlichen Belastungen untersucht. Die meisten widmeten sich jedoch der Reaktion von Knochengewebe auf mechanische Reize.

Ein paar kontrollierte experimentelle In-vivo-Studien befassten sich mit den Auswirkungen der mechanischen Belastung auf die Gewebedifferenzierung. Als Versuchsobjekt dient meistens ein leerer Knochenraum, in dem sich die mechanischen Reize isolieren und kontrollieren lassen, sodass das im Raum entstehende Knochengewebe untersucht werden kann.[54–58] Auch Zell- und Gewebedifferenzierung können unter lastfreien Bedingungen oder nach Anwendung von Mikrobewegungen oder einer konstanten Belastung auf oder im Apparat untersucht werden.

Vor Kurzem wurde anhand eines Knochenraums ein experimentelles Modell entwickelt, um die periimplantäre Gewebereaktion bei Titanimplantaten unter kontrollierten mechanischen Bedingungen zu untersuchen.[59] Durch dieses Gerät lässt sich die komplexe biologische Ereigniskaskade, die zur periimplantären Regeneration von neuem Knochengewebe und zur Osteogenese führt, in einer geschützten Umgebung untersuchen, die alle äußeren Einflüsse ausschließt. Dadurch kann jeder für die Gewebereaktion möglicherweise relevante biomechanische Parameter isoliert betrachtet werden. Außerdem ermöglicht das Versuchsmodell auch eine wiederholte Probenahme. Die Durchführung verschiedener Experimente am selben Tier verhindert Schwankungen abhängig von der Stelle oder dem Objekt und ermöglicht den Vergleich,

wie verschiedene Belastungssituationen die periimplantäre Gewebereaktion beeinflussen.

Lange Zeit ging man davon aus, dass die Frühbelastung die periimplantäre Osteogenese verhindern, das Risiko einer fibrösen Integration erhöhen und dadurch ein biologisches Implantatversagen begünstigen würde.[6,60] Allerdings belegen zahlreiche Studien, insbesondere an Tieren, dass eine leichte, physiologische Belastung eine frühe Osteogenese fördert.[51,61–65] Es besteht Einigkeit darüber, dass die Bildung der periimplantären Gewebe mit der lokalen mechanischen Situation am Knochen-Implantat-Kontakt zusammenhängt.[26,66]

Dieser Zusammenhang wurde vor Kurzem experimentell durch eine Untersuchung der Auswirkungen unterschiedlich starker Mikrobewegungen auf die Gewebedifferenzierung in der Umgebung zylindrischer Implantate bei Sofortbelastung bestätigt.[67] In dieser Studie wurden die Implantate sofortbelastet und Verschiebungen von 0 (Kontrollen), 30, 60 und 90 μm für sechs Wochen in einem Knochenraum induziert. Obwohl sich das Ausmaß der Bewegung signifikant auf die Gewebedifferenzierung auswirkte, schienen die Mikrobewegungen den Knochen-Implantat-Kontakt negativ zu beeinflussen. Zwar wurde nur selten ein Knochen-Implantat-Kontakt beobachtet, in den meisten Gewebeproben fanden sich aber Hinweise auf eine aktive Knochenbildung. Daraufhin wurde vermutet, dass eine Zeit von sechs Wochen ausreicht, um ein Gleichgewicht der Differenzierungsvorgänge zu erreichen.

In einem ähnlichen Experiment wurde anschließend im Kaninchenmodell die Belastung für zwölf Wochen beibehalten[68] und eine deutlich stärkere Mineralisierung im Vergleich zu beiden Kontrollarmen ermittelt: zwölf Wochen ohne Belastung und sechswöchige Belastung. Auch der Knochen-Implantat-Kontakt und die periimplantäre Gewebedifferenzierung nahmen bei den zylindrischen Implantaten mit glatter Oberfläche zu. Die Autoren kamen zu dem Schluss, dass sich die kontrollierten

Mikrobewegungen bei der Sofortbelastung von Implantaten (bis zu 50 μm) positiv auf die Knochenbildung am Kontakt auswirken. Ähnliche Ergebnisse wurden für Schraubenimplantate mit rauer Oberfläche ermittelt, die sofort und für neun Wochen mit Bewegungen im Bereich von 0–90 μm belastet wurden.[69]

In einer anderen experimentellen Knochenraumstudie an der Kaninchentibia wurde die periimplantäre Knochenreaktion bei sofortbelasteten zylindrischen und Schraubenimplantaten mit derjenigen bei belastungsfreien Schraubenimplantaten als Kontrolle verglichen.[70] Die Knochenmineralisierung am Knochen-Implantat-Kontakt war bei Sofortbelastung beschleunigt und es fand sich vermutlich aufgrund der Knochenreizung durch die bessere mechanische Verankerung eine stärkere Knochenbildung bei Schraubenimplantaten.

Schließlich untersuchten Duyck et al.[71] die relative Bedeutung der Rauigkeit von Implantatoberflächen und der mechanischen Belastung für die Osseointegration. Sie ermittelten die periimplantäre Knochenbildung bei Schraubenimplantaten im Knochenraummodell an Albinokaninchen unter folgenden Bedingungen:
- Keine Belastung und glatte Oberfläche
- Keine Belastung und raue Oberfläche
- Belastung und glatte Oberfläche
- Belastung und raue Oberfläche

Die Autoren kamen zu dem Ergebnis, dass die Belastung bei glatter Oberfläche keinen Einfluss auf die Knochenbildung hatte und dass die Rauigkeit der Oberfläche die Knochenbildung bei fehlender Belastung nicht signifikant erhöhte. Sobald die Implantate belastet wurden, hatten raue Oberflächen jedoch einen stimulierenden Effekt auf die Knochenbildung. Diese Ergebnisse bestätigen die zahlreichen klinischen Erfolge von Implantaten mit rauer Oberfläche bei Sofortbelastung und untermauern die Evidenz aus kürzlich durchgeführten systematischen Literaturreviews.[72]

HISTOLOGISCHE UNTERSUCHUNGEN DER SOFORTBELASTUNG AM MENSCHEN

Die ermutigenden Ergebnisse der präklinischen Studien veranlassten viele Forscher zur Durchführung von klinischen Protokollen mit immer kürzeren belastungsfreien Einheilphasen, bis die Belastung durch die Prothese schließlich am Tag der Implantation erfolgte. Ein Review von Szmukler-Moncler[29] beschreibt diese Versuche ausführlich, ebenso die klinischen Untersuchungen, welche die ersten Anwendungsversuche der Sofortbelastungsprotokolle begleitet haben.

In klinischen Studien, die durch histologische Untersuchungen ergänzt wurden, untersuchten Testori et al. Osseotite-Implantate, die nur vier Stunden nach dem Einsetzen belastet und nach zwei- oder viermonatiger funktioneller Belastung zur histologischen Untersuchung entfernt wurden. Dabei zeigten sich histologische Beweise für eine Osseointegration und es konnte gezeigt werden, dass die Knochenqualität am Kontakt derjenigen von Knochen in der Umbauphase entsprach.[45,46,73] Bei zwei Patienten wurden nach einem von Schnitman et al.[74] im Jahre 1990 vorgeschlagenen Protokoll zum einen gedeckt einheilende Implantate (klassisches Protokoll), zum anderen Implantate, die sofortbelastet wurden, inseriert. Letztere wurden sämtlich mit guter Primärstabilität eingesetzt (Eindrehmoment ≥ 32 Ncm) und stützen ein Kunststoffprovisorium, sodass die Kaufunktion sofort wiederhergestellt war. Die histologische Auswertung erfolgte an mehreren Implantaten, die so eingesetzt worden waren, dass ihre Entnahme den prothetischen Behandlungsplan nicht gefährden konnte.[45,46] Die histologische Untersuchung nach zwei- und viermonatiger Belastung zeigte die Bildung von qualitativ hochwertigem Knochengewebe (ABB. 1-1 UND 1-2). Bei der radiologischen Untersuchung der Patienten fand sich bei den sofortbelasteten

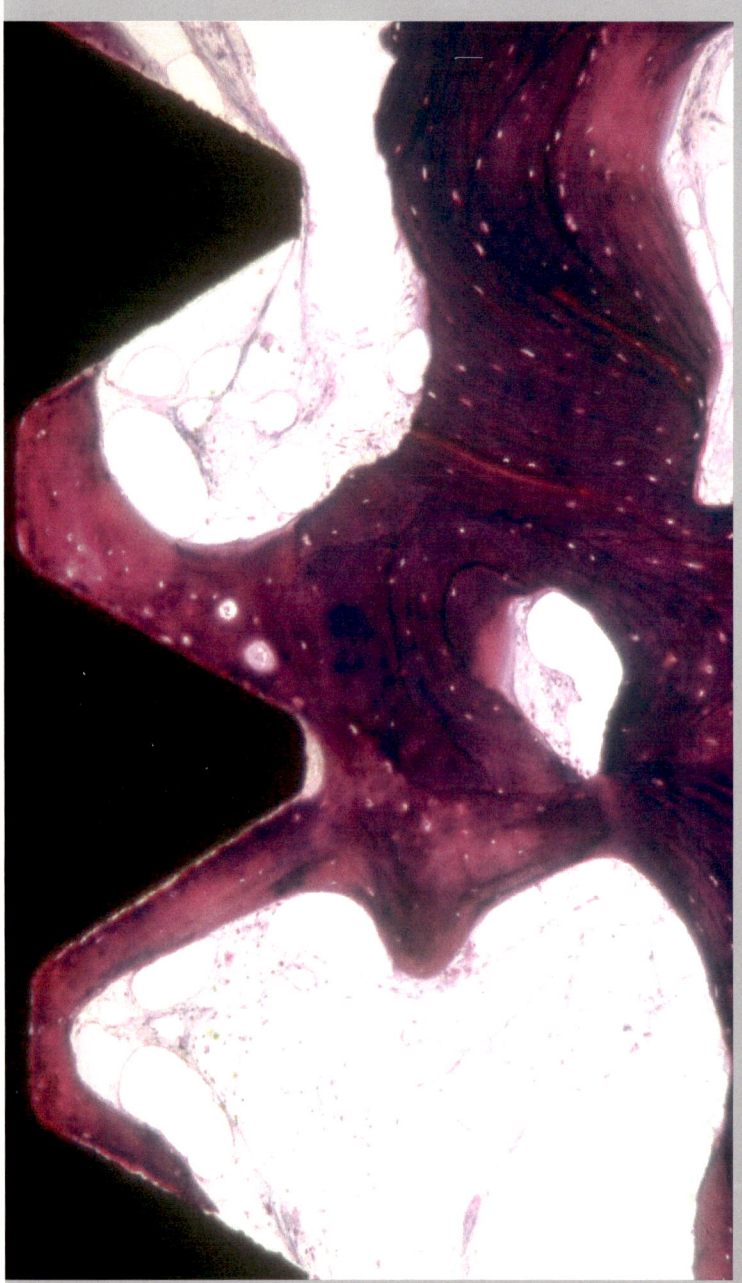
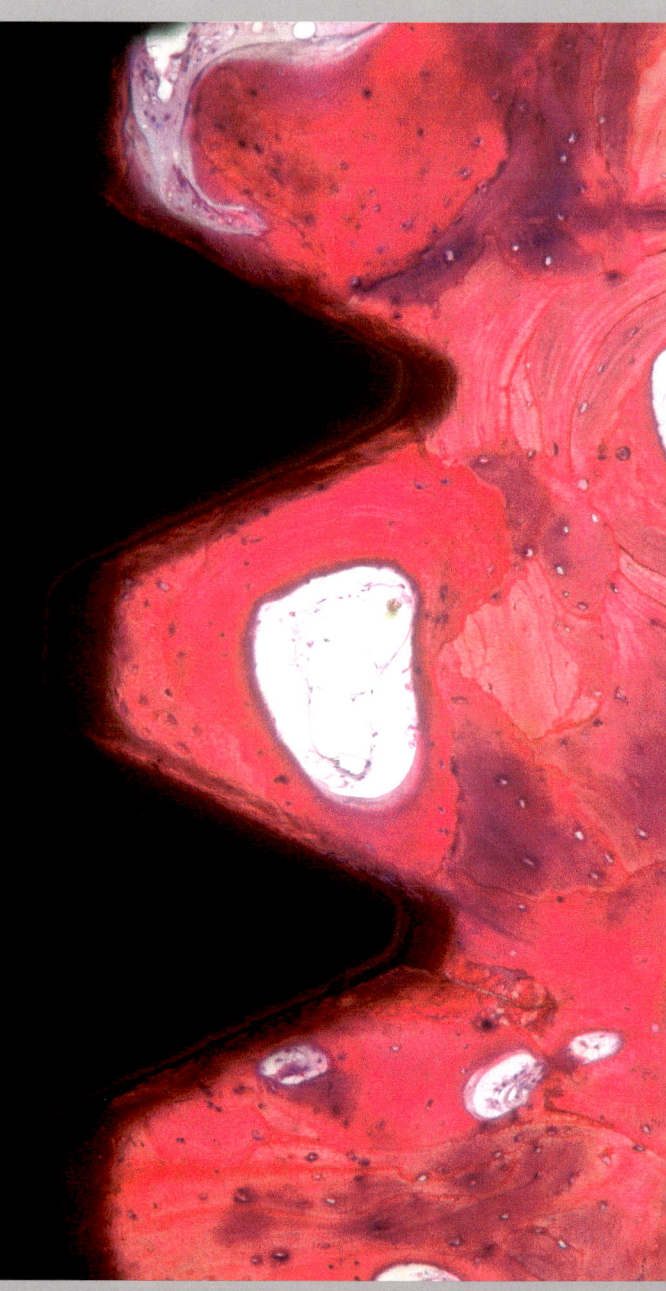

Abb. 1-1 Histologischer Schnitt der vestibulären Seite eines sofortbelasteten Implantats im Bereich des ersten rechten unteren Prämolaren nach zweimonatiger funktioneller Belastung. Die Knochenqualität ist gut. Beachte das neu gebildete Knochengewebe nahe der Implantatoberfläche sowie zwischen der Oberfläche und dem bereits vorhandenen Knochen. Somit ist es trotz funktioneller Belastung während der Einheilphase zum Knochen-Remodeling und zur Anlagerung von neuem Knochen gekommen (Originalvergrößerung x15). (Histologie von Dr. Paolo Trisi, Pescara, Italien.)

Abb. 1-2 Histologischer Schnitt der vestibulären Seite eines sofortbelasteten Implantats im Bereich des zweiten linken unteren Prämolaren nach viermonatiger funktioneller Belastung. Die Knochenqualität ist gut. Die Osseointegration ist erfolgt, der mittlere BIC beträgt 81,5 %. Beachte das neu gebildete Knochengewebe (stärker angefärbt) nahe der Implantatoberfläche sowie zwischen der Oberfläche und dem bereits vorhandenen Knochen (schwächer angefärbt). Der neue Knochen wird umgebaut (Originalvergrößerung x15). (Histologie von Dr. Paolo Trisi, Pescara, Italien.)

Implantaten ein sehr begrenzter periimplantärer Knochenverlust, der dem an den gedeckt eingeheilten Implantaten vergleichbar war.[73] In beiden Fällen war die Resorption in den ersten vier Monaten am stärksten und stabilisierte sich danach allmählich (ABB. 1-3).

Außerdem wurde gezeigt, dass nicht invasive Methoden, wie Röntgenuntersuchungen, bei sorgfältiger Durchführung unter Verwendung entsprechender Software eine korrekte Abschätzung des Knochenverlusts erlauben. Die Ergebnisse entsprechen denen histologischer Untersuchungen.[75] In klinischen Langzeitstudien[6] wurde der Gesamtknochenverlust durch funktionelle Belastung oft mit 1,5–2,0 mm angegeben und er gehört auch weiterhin zu den Kriterien, anhand derer der Implantaterfolg gemessen wird. Bei Implantaten, die nach klassischem Protokoll eingesetzt wurden, gilt ein Gesamtknochenverlust am Alveolarkamm von weniger als 2,0 mm nach fünfjähriger funktioneller Belastung als Kriterium für den Erfolg.[76] Dieses Kriterium kann auch auf sofortbelastete Implantate angewandt werden, da, wie gezeigt, die periimplantäre Knochenresorption bei diesem neuen Protokoll derjenigen an gedeckt eingeheilten Implantaten nach mindestens einjähriger funktioneller Belastung vergleichbar ist.

In den vergangenen Jahren haben viele weitere histologische und histomorphometrische Studien mit unterschiedlichen Implantatsystemen bestätigt, dass die Sofortbelastung eine Osseointegration mit hohen BIC-Werten,

qualitativ hochwertigem neu gebildeten Knochen und einem Knochenverlust am Alveolarkamm ermöglicht, der weit im konventionellen Rahmen für Implantaterfolge liegt.[48,77–79]

SCHLUSSFOLGERUNGEN

Dank zahlreicher histologischer Studien (klinischer Studien ebenso wie Tierstudien) gibt es ausreichende Informationen über das Phänomen des Knochenmodelings und -remodelings am Knochen-Implantat-Kontakt ohne und mit Belastung. Vorhersagbare Ergebnisse hängen vom fundierten Wissen über alle für die Knochenheilung relevanten Faktoren sowie von der Kenntnis der Implantatmerkmale und der bei der Sofortbelastung wirkenden mechanischen Kräfte ab. Mechanische Reize sind essenziell, da sie biologische Vorgänge, wie Zellteilung und -differenzierung, regulieren können und Art und Aufbau der zu entstehenden Gewebe bestimmen. Dieses Phänomen wird als *mechanische Morphogenese* bezeichnet.[80] Kontrollierte Mikrobewegungen am Knochen-Implantat-Kontakt stören die Knochenintegration nicht. Tatsächlich ist die Implantatbelastung ein Schlüsselfaktor bei der Stimulation der periimplantären Osteogenese.

TERMINOLOGIE

Vor Kurzem ist die Generierung einer einheitlichen Terminologie für Früh- und Sofortbelastungen in das Zentrum des Interesses

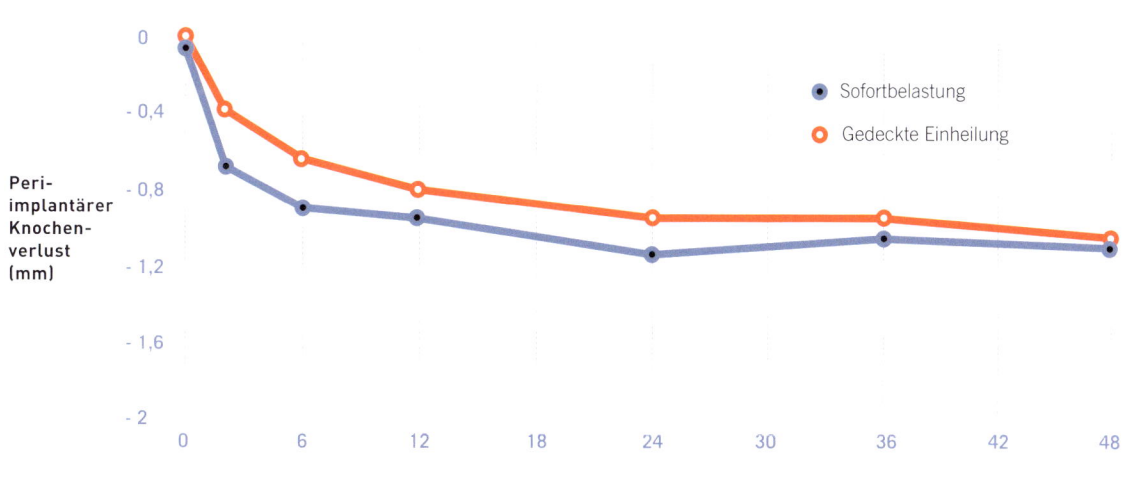

Abb. 1-3 Verlust von angrenzendem Knochen bei Sofortbelastung und bei gedeckt einheilenden Implantaten im Laufe der Zeit.

Peri-implantärer Knochenverlust (mm)

Funktionelle Belastung (Monate)

● Sofortbelastung
○ Gedeckte Einheilung

37. Kenwright J, Richardson JB, Cunningham JL, et al. Axial movement and tibial fractures. A controlled randomised trial of treatment. J Bone Joint Surg Br 1991;73:654–659.

38. Reddy MS, Geurs NC, Wang IC, et al. Mandibular growth following implant restoration: Does Wolff's law apply to residual ridge resorption? Int J Periodontics Restorative Dent 2002;22:315–321.

39. Rubin CT, McLeod KJ. Promotion of bony ingrowth by frequency-specific, low-amplitude mechanical strain. Clin Orthop Relat Res 1994;(298):165–174.

40. Linkow LI, Glassman PE, Asnis ST. Macroscopic and micro-scopic studies of endosteal bladevent implants (six month dog study). Oral Implantol 1973;3:281–309.

41. Frost HM. Bone "mass" and the "mechanostat": A proposal. Anat Rec 1987;219:1–9.

42. Frost HM. Strain and other mechanical influences on bone strength and maintenance. Curr Opin Orthop 1997;8:60–70.

43. De Smet E, Jaecques S, Vandamme K, Vander Sloten J, Naert I. Positive effect of early loading on implant stability in the bi-cortical guinea-pig model. Clin Oral Implants Res 2005;16:402–407.

44. Joos U, Büchter A, Wiesmann HP, Meyer U. Strain driven fast osseointegration of implants. Head Face Med 2005;1:6.

45. Testori T, Szmukler-Moncler S, Francetti L, et al. Immediate loading of Osseotite implants. A case report and histologic analysis after 4 months of occlusal loading. Int J Periodontics Restorative Dent 2001;21:451–459.

46. Testori T, Szmukler-Moncler S, Francetti L, Del Fabbro M, Trisi P, Weinstein RL. Healing of Osseotite implants under submerged and immediate loading conditions in a single patient: A case report and interface analysis after 2 months. Int J Periodontics Restorative Dent 2002;22:345–353.

47. Romanos GE, Toh CG, Siar CH, Swaminathan D. Histologic and histomorphometric evaluation of peri-implant bone subjected to immediate loading: An experimental study with Macaca fascicularis. Int J Oral Maxillofac Implants 2002;17:44–51.

48. Romanos GE, Testori T, Degidi M, Piattelli A. Histologic and histomorphometric findings from retrieved, immedi-ately occlusally loaded implants in humans. J Periodontol 2005;76:1823–1832.

49. Nkenke E, Lehner B, Weinzierl K, et al. Bone contact, growth, and density around immediately loaded implants in the mandible of mini pigs. Clin Oral Implants Res 2003;14:312–321.

50. Meyer U, Wiesmann HP, Fillies T, Joos U. Early tissue reac-tion at the interface of immediately loaded dental implants. Int J Oral Maxillofac Implants 2003;18:489–499.

51. Meyer U, Joos U, Mythili J, et al. Ultrastructural character-ization of the implant/bone interface of immediately loaded dental implants. Biomaterials 2004;25:1959–1967.

52. Roberts WE. Bone tissue interface. J Dent Educ 1988;52:804–809.

53. Piattelli A, Corigliano M, Scarano A, Quaranta M. Bone reactions to early occlusal loading of two-stage titanium plasma-sprayed implants: A pilot study in monkeys. Int J Periodontics Restorative Dent 1997;17:162–169.

54. Goodman SB, Song Y, Doshi A, Aspenberg P. Cessation of strain facilitates bone formation in the micromotion chamber implanted in the rabbit tibia. Biomaterials 1994;15:889–893.

55. Guldberg RE, Caldwell NJ, Guo XE, Goulet RW, Hollister SJ, Goldstein SA. Mechanical stimulation of tissue repair in the hydraulic bone chamber. J Bone Miner Res 1997;12:1295–1302.

56. Tägil M, Aspenberg P. Cartilage induction by controlled mechanical stimulation in vivo. J Orthop Res 1999;17:200–204.

57. Moalli MR, Caldwell NJ, Patil PV, Goldstein SA. An in vivo model for investigation of mechanical signal transduction in trabecular bone. J Bone Miner Res 2000;15:1346–1353.

58. de Rooij PP, Siebrecht MA, Tägil M, Aspenberg P. The fate of mechanically induced cartilage in an unloaded environment. J Biomech 2001;34:961–966.

59. Duyck J, Cooman MD, Puers R, Van Oosterwyck H, Sloten JV, Naert I. A repeated sampling bone chamber methodology for the evaluation of tissue differentiation and bone adapta-tion around titanium implants under controlled mechanical conditions. J Biomech 2004;37:1819–1822.

60. Brånemark PI, Svensson B, van Steenberghe D. Ten-year survival rates of fixed prostheses on four or six implants ad modum Brånemark in full edentulism. Clin Oral Implants Res 1995;6:227–231.

61. Carter DR. Mechanical loading history and skeletal biology. J Biomech 1987;20:1095–1109.

62. Piattelli A, Ruggeri A, Franchi M, Romasco N, Trisi P. A histologic and histomorphometric study of bone reactions to unloaded and loaded non-submerged single implants in monkey: A pilot study. J Oral Implantol 1993;19:314–320.

63. Simmons CA, Valiquette N, Pilliar RM. Osseointegration of sintered porous-surfaced and plasma spray-coated implants: An animal model study of early postimplantation healing response and mechanical stability. J Biomed Mater Res 1999;47:127–138.

64. Simmons CA, Meguid SA, Pilliar RM. Mechanical regulation of localized and appositional bone formation around bone-interfacing implants. J Biomed Mater Res 2001;55:63–71.

65. Romanos GE. Present status of immediate loading of oral implants. J Oral Implantol 2004;30:189–197.

66. Pilliar RM. Quantitative evaluation of the effect of movement on bone ingrowth into porous-surfaced implants. In: Davies JE (ed). The Bone-Biomaterial Interface. Toronto: University of Toronto, 1991:380–387.

67. Duyck J, Vandamme K, Geris L, et al. The influence of micro-motion on the tissue differentiation around immedi-ately loaded cylindrical turned titanium implants. Arch Oral Biol 2006;51:1–9.

68. Vandamme K, Naert I, Geris L, Sloten JV, Puers R, Duyck J. Histodynamics of bone tissue formation around immediately loaded cylindrical implants in the rabbit. Clin Oral Implants Res 2007;18:471–480.

69. Vandamme K, Naert I, Geris L, Vander Sloten J, Puers R, Duyck J. The effect of micro-motion on the tissue response around immediately loaded roughened titanium implants in the rabbit. Eur J Oral Sci 2007;115:21–29 [erratum 2007;115:167].

70. Vandamme K, Naert I, Geris L, Vander Sloten J, Puers R, Duyck J. Influence of controlled immediate loading and implant design on peri-implant bone formation. J Clin Periodontol 2007;34:172–181

71. Duyck J, Slaets E, Sasaguri K, Vandamme K, Naert I. Effect of intermittent loading and surface roughness on peri-implant bone formation in a bone chamber model. J Clin Periodontol 2007;34:998–1006.

72. Del Fabbro M, Testori T, Francetti L, Taschieri T, Weinstein R. Systematic review of survival rates for immediately loaded dental implants. Int J Periodontics Restorative Dent 2006;26:249–263.

73. Testori T, Del Fabbro M, Szmukler-Moncler S, Francetti L, Weinstein RL. Immediate occlusal loading of Osseotite implants in the completely edentulous mandible. Int J Oral Maxillofac Implants 2003;18:544–551.

74. Schnitman PA, Wöhrle PS, Rubenstein JE. Immediate fixed interim prostheses supported by two-stage threaded implants: Methodology and results. J Oral Implantol 1990;16:96–105.

75. Hermann JS, Schoolfield JD, Nummikoski PV, Buser D, Schenk RK, Cochran DL. Crestal bone changes around titanium implants: A methodologic study comparing linear radiographic with histometric measurements. Int J Oral Maxillofac Implants 2001;16:475–485.

76. Wennström JL, Palmer RM. Consensus report of session C. In: Lang NP, Karring T, Lindhe J (eds). Proceedings of the 3rd European Workshop on Periodontology: Implant Dentistry. Berlin: Quintessence, 1999:258.

77. Degidi M, Petrone G, Lezzi G, Piattelli A. Histologic evaluation of 2 human immediately loaded and 1 titanium implants inserted in the posterior mandible and submerged retrieved after 6 months. J Oral Implantol 2003;29:223–229.

78. Degidi M, Scarano A, Piattelli M, Piattelli A. Histologic evaluation of an immediately loaded titanium implant retrieved from a human after 6 months in function. J Oral Implantol 2004;30:289–296.

79. Degidi M, Scarano A, Piattelli M, Perrotti V, Piattelli A. Bone remodeling in immediately loaded and unloaded titanium dental implants: A histologic and histomorphometric study in humans. J Oral Implantol 2005;31:18–24.

80. Benjamin M, Hillen B. Mechanical influences on cells, tissues and organs—"Mechanical morphogenesis." Eur J Morphol 2003;41:3–7.

81. Aparicio C, Rangert B, Sennerby L. Immediate/early loading of dental implants: A report from the Sociedad Española de Implantes World Congress consensus meeting in Barcelona, Spain, 2002. Clin Implant Dent Relat Res 2003;5:57–60.

82. Cochran DL, Morton D, Weber HP. Consensus statements and recommended clinical procedures regarding loading protocols for endosseous dental implants. Int J Oral Maxillofac Implants 2004;19(suppl):109–113.

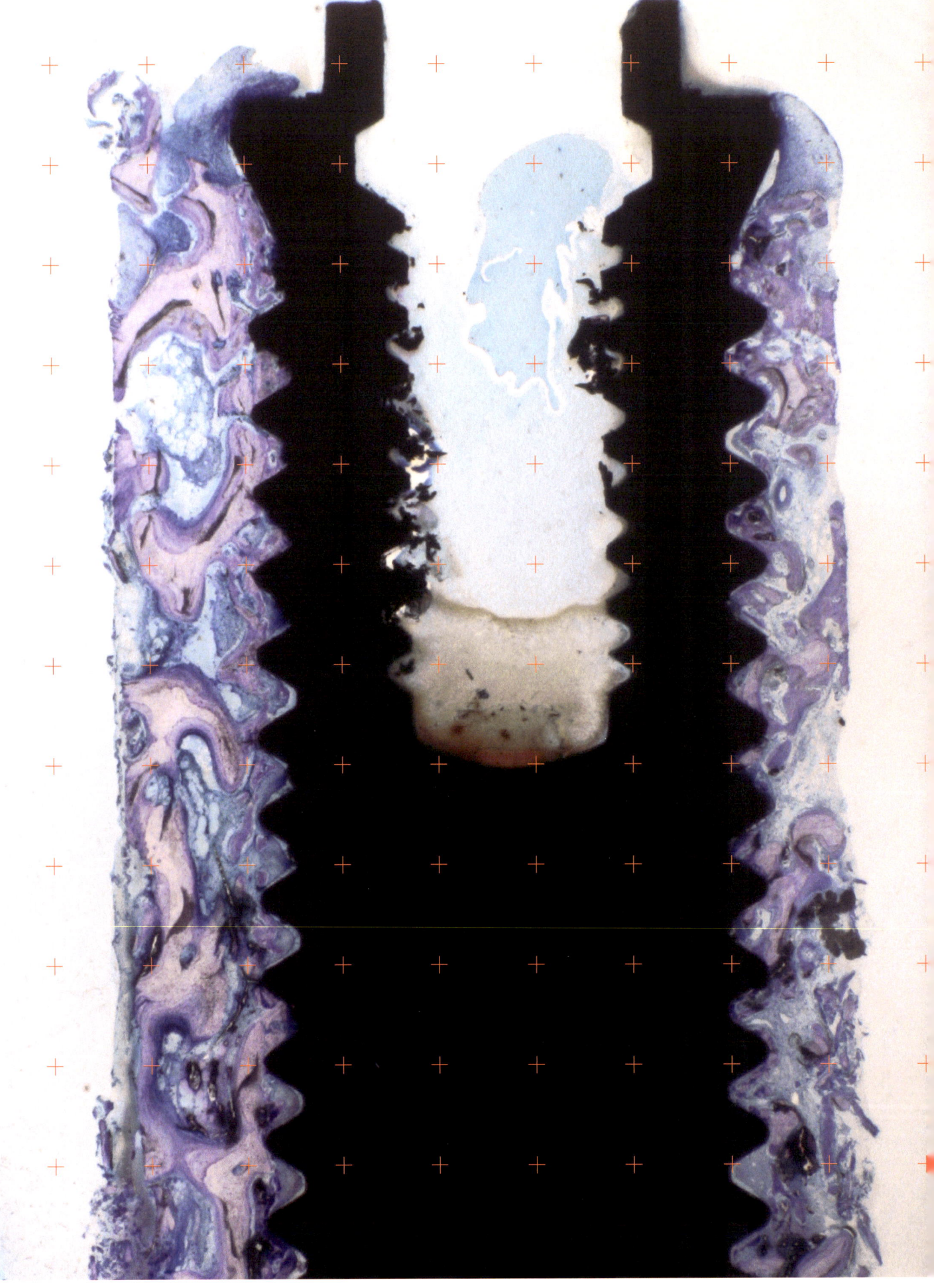

P. TRISI
M. DEL FABBRO

Biologie und Biomechanik der Sofortbelastung

02

02

Die Knochenheilung nach Implantation lässt sich mit der primären Heilung von stabilen Frakturen vergleichen.[1] Unabhängig davon, ob ein Implantat eingesetzt wurde, wird die Phase unmittelbar nach der Implantation vom Operationstrauma eingeleitet.[2] Histologische und biomechanische Untersuchungen der Knochenheilung lassen jedoch vermuten, dass Belastung und Bioaktivität der Osteoblasten synergistisch auf die Osseointegration wirken, was für die Hypothese spricht, dass eine frühzeitige Belastung die Osseointegration anstößt.[3]

Das Operationstrauma aktiviert die Osteogenese durch Freisetzung zahlreicher Wachstumsfaktoren in den Extrazellulärraum, wie Transforming Growth Factor-β1, Acidic Fibroblast Growth Factor, Basic Fibroblast Growth Factor und die Bone Morphogenetic Proteins 2 und 7.[4–16] Bei verzögerter Belastung der Implantate beginnt dieser Prozess wenige Minuten nach dem Trauma mit der Bildung eines Gerinnsels und setzt sich in der ersten Woche mit der Bildung von Kapillaren und Fibroblasten fort, die das Granulationsgewebe bilden. In den nachfolgenden Wochen bildet sich zunächst unreifer Geflechtknochen, dann beginnt das Remodeling.[17] Die Ablagerung neuen Knochens geht von den Schnittwänden des Implantatbetts

aus, da die eröffnete Knochenmatrix Bone Morphogenetic Proteins freisetzt.[18–20]

STADIEN DER PERIIMPLANTÄREN HEILUNG BEI SOFORTBELASTUNG

2. WOCHE

In der zweiten Woche befindet sich die Heilung weiterhin in der Anfangsphase. Es bildet sich ein Kallus aus unreifem periimplantären Knochen sowie allmählich auch primärer Knochen mit parallelen Fasern und breiten Bändern aus lamellärem Osteoid, die fast ein Viertel der Oberflächen der Knochentrabekel bedecken. Außerdem lassen sich einige kleine Osteoidinseln identifizieren, die direkt an den osteokonduktiven und nicht osteokonduktiven Implantatoberflächen haften (ABB. 2-1).

Direkt am Implantat anliegend findet sich durch den Initialkontakt beim Einsetzen vor allem reifer Knochen. Ein weiteres biologisches Phänomen in dieser Phase ist die aktive Resorption von altem Knochen durch Osteoklasten. Etwa 25 % der Knochenoberfläche sind mit aktiven Osteoklasten bedeckt, die in dem bereits vorhandenen Knochen Lakunen erzeugen.

3. WOCHE

In der dritten Woche bildet sich noch mehr neues, unreifes Knochengewebe, gleichzeitig wird der alte Knochen am Implantatkontakt nahezu vollständig resorbiert (ABB. 2-2). Der Spalt zwischen den frakturierten periimplantären Knochentrabekeln und der Implantatoberfläche wird zunehmend mit periimplantären Mikrokallus ausgefüllt. In dieser Phase findet sich an der Implantatoberfläche nur wenig neu gebildeter (schwacher) Geflechtknochen. Da der primäre periimplantäre Knochen teilweise resorbiert wurde und nur wenig und brüchiger neuer Knochen vorhanden ist, weist der Implantat-Knochen-Komplex eine schlechte mechanische Widerstandskraft auf.

4. WOCHE

Zwischen der zweiten und vierten Woche verlangsamt sich die Knochenresorption, während die Knochenneubildung immer schneller erfolgt, sodass der alte, beschädigte Knochen durch neuen Knochen ersetzt wird. Mittlerweile ist der Großteil der osteokonduktiven Implantatoberflächen von feinen, neuen Knochentrabekeln bedeckt und umgeben [ABB. 2-3]. Allerdings handelt es sich bei dem neu gebildeten Knochen weiterhin überwiegend um unreifen Geflechtknochen [ABB. 2-4 UND 2-5].

In der Kortikalis des Alveolarkamms beginnen Osteoklasten mit dem Umbau des nekrotischen interfazialen Knochens [ABB. 2-6]. In den Gewindegängen der Schrauben tauchen immer mehr primäre Osteone auf. Gleichzeitig nimmt die Menge von neuem Kompositknochengewebe aus Lamellenknochen und Faserknochen zu [ABB. 2-7].

Der Knochenumbau beginnt in einiger Entfernung vom Knochen-Implantat-Kontakt [ABB. 2-8]. Außerdem werden die alten periimplantären Trabekel nun mit mehreren Schichten aus neuem Lamellenknochen bedeckt, sodass es zur Nettozunahme der Dicke der alten Trabekel kommt [ABB. 2-8].

Wenn die belasteten Implantate nicht ausreichend stabil oder überlastet sind, besteht eine hohe Wahrscheinlichkeit für ein Implantatversagen. Da bei der Knochenresorption der überwiegende Teil des primären periimplantären Knochens entfernt wird und sich bei Mikrobewegungen an der Kontaktfläche kein neuer Knochen bilden kann [ABB. 2-9], bildet sich dann fibröses Bindegewebe zwischen Implantat und Knochen.

6. WOCHE

Im Laufe der sechsten Woche nimmt die Resorptionsaktivität weiter ab. Gleichzeitig wird weiterhin Lamellenknochen gebildet, der die neuen Knochentrabekeln weiter verstärkt [ABB. 2-10]. Durch die Dickenzunahme der spongiösen Knochentrabekel wird der Knochen insgesamt fester; ein Phänomen, das als *periimplantäre Kortikalisierung* bezeichnet wird. Zwischen den Trabekeln und den Gewindegängen des Implantats entstehen neue primäre Osteone [ABB. 2-11].

Durchmesser und Vernetzung (d. h. die Fähigkeit einer Knochenstruktur zur Weitergabe und zum Abbau der auf das Skelett einwirkenden Kräfte) der dünnen Trabekel auf der osteokonduktiven Implantatoberfläche nehmen zu. Sie sind zudem als Zeichen des weiterhin erfolgenden Knochenumbaus von Osteoidbändern bedeckt [ABB. 2-12]. Diese Vorgänge belegen ein positives Knochen-Remodeling mit Nettozunahme der periimplantären Knochendichte.

2. MONAT

Meistens tritt ein Implantatversagen im zweiten Monat nach Sofortbelastung auf, sodass dies eine für die Osseointegration kritische Phase ist. Unter normalen Bedingungen wurde das alte periimplantäre Knochengewebe in den ersten Wochen überwiegend resorbiert. Bei einem Implantatversagen findet jedoch periimplantär noch immer eine erhebliche Knochenresorption statt, hat sich noch kein neuer Knochen auf der Implantatoberfläche gebildet und ist der Knochen-Implantat-Kontakt (BIC) kaum vorhanden. Außerdem zeigt sich eine deutliche fibröse Einscheidung [ABB. 2-13].

Erfolgreiche Implantate imponieren hingegen gut integriert mit den Zeichen einer periimplantären Kortikalisierung [ABB. 2-14]. Die Räume zwischen den alten Trabekeln mit medullärem Gewebe wurden überwiegend mit neuem Knochen aus primären Osteonen ausgefüllt [ABB. 2-15]. Die Bildung der Osteoidschicht ist noch nicht abgeschlossen; sie bedeckt fast 40 % der Knochenoberflächen. Nahe der Implantatoberfläche können noch Osteoklasten vorhanden sein, die Knochendebris und alten, nekrotischen periimplantären Knochen resorbieren [ABB. 2-16], ebenso nahe der

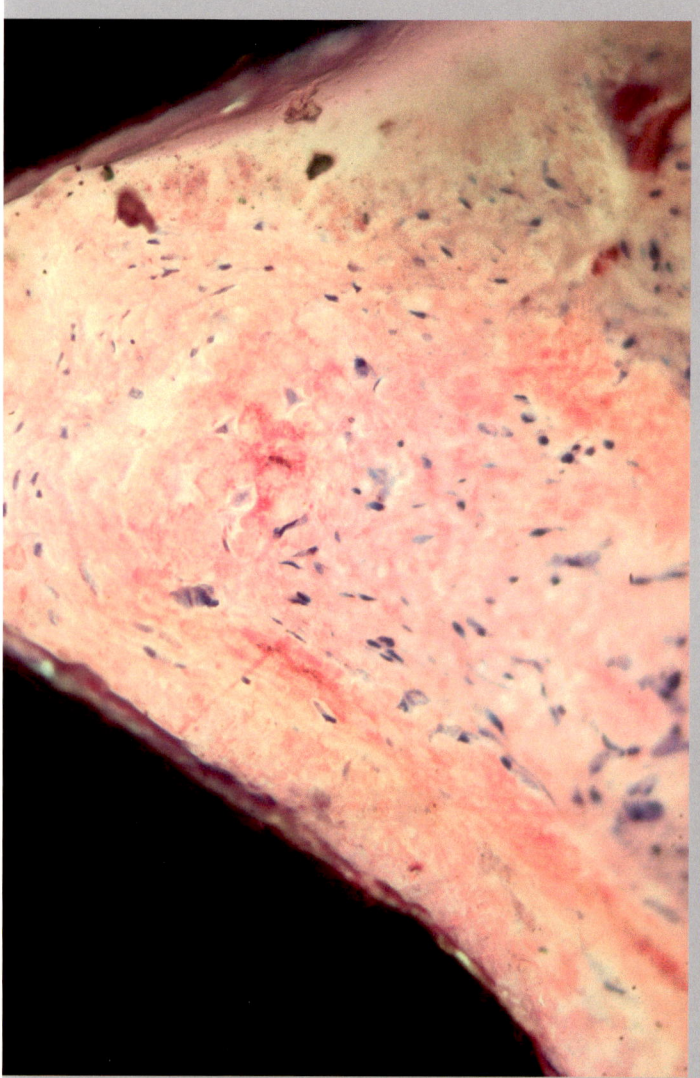
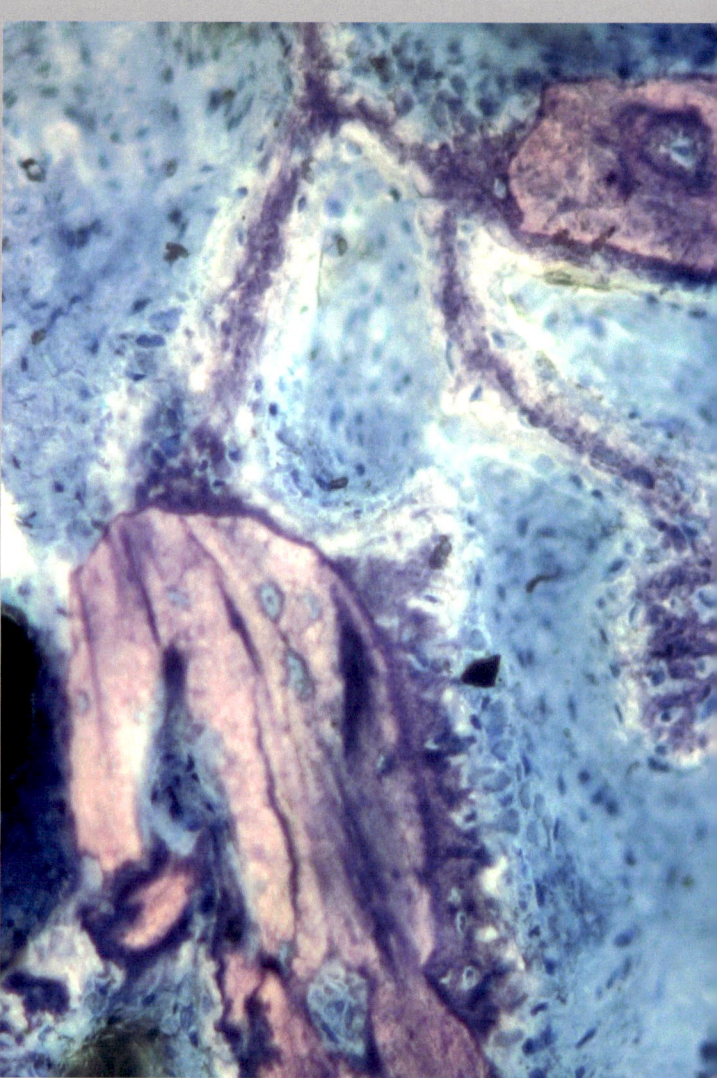

| 1 | 2 | 3 | 4 |
| 5 | | | |

Abb. 2-1 Titanimplantat, das zwei Wochen nach der Sofortbelastung entnommen wurde. In den Gewindegängen sind nahe dem Knochen-Implantat-Kontakt kleine Inseln aus neu gebildetem Knochen und Osteoidgewebe zu erkennen.

Abb. 2-2 Titanimplantat, das drei Wochen nach der Sofortbelastung entnommen wurde. Beachte die kleinen Knocheninseln, welche die alten periimplantären Trabekeln mit der Implantatoberfläche verbinden. Außerdem besteht eine starke Resorptionsaktivität.

Abb. 2-3 Implantat mit osteokonduktiver Oberfläche vier Wochen nach Sofortbelastung. Die Implantatoberfläche ist überwiegend von neuen, feinen Knochentrabekeln überzogen.

Abb. 2-4 Bei dem in dieser Phase neu gebildeten Knochen handelt es sich überwiegend um unreifen Geflechtknochen.

Abb. 2-5 Implantat, das vier Wochen nach der Sofortbelastung entnommen wurde. Bei dem in dieser Phase neu gebildeten Knochen handelt es sich überwiegend um unreifen Geflechtknochen.

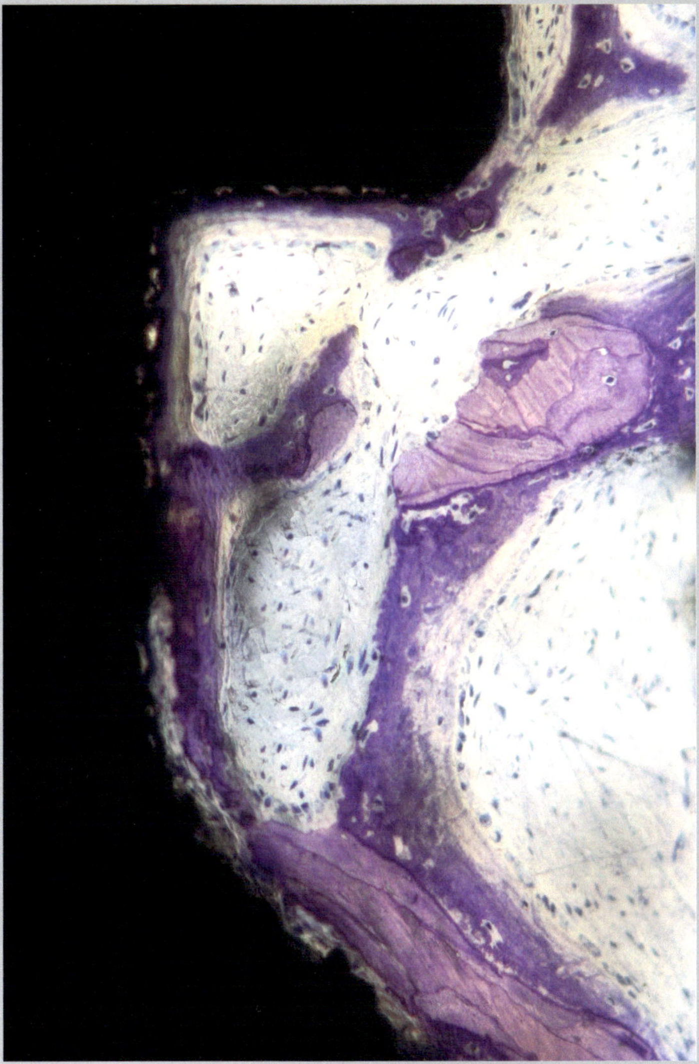

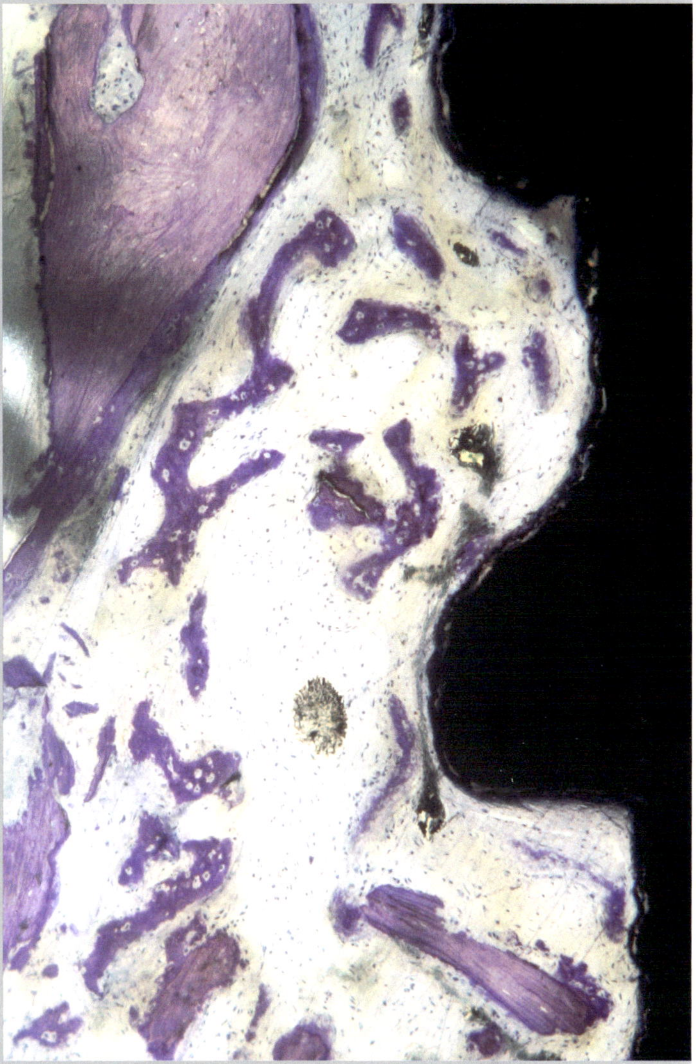

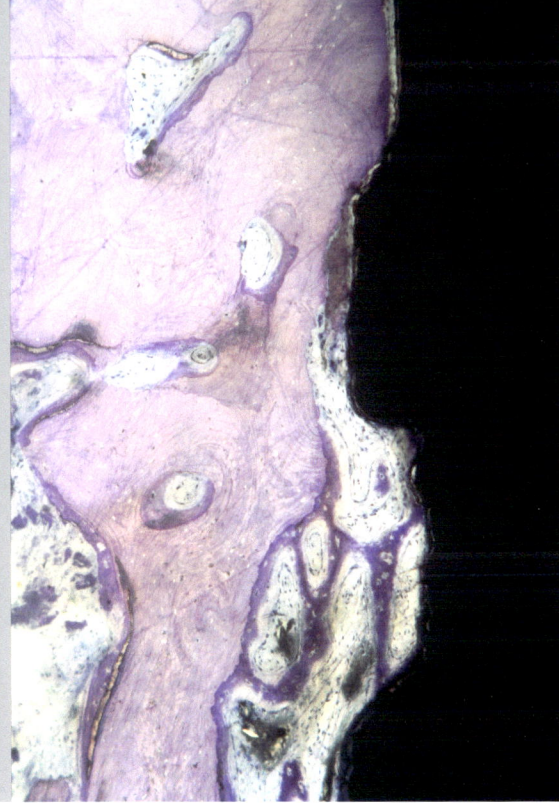

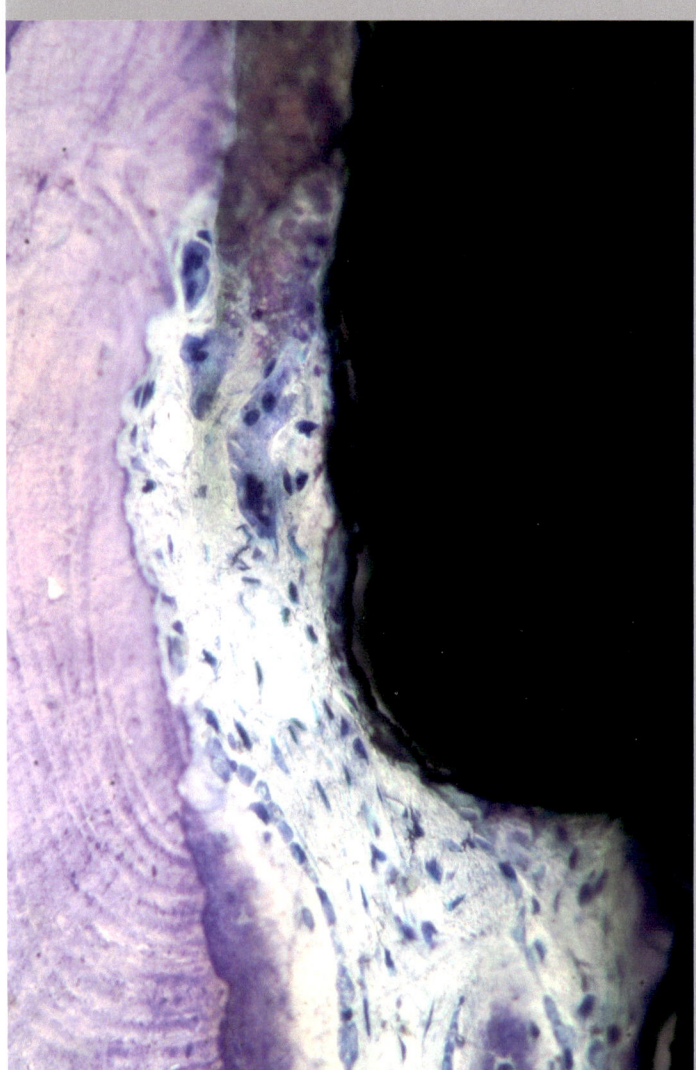
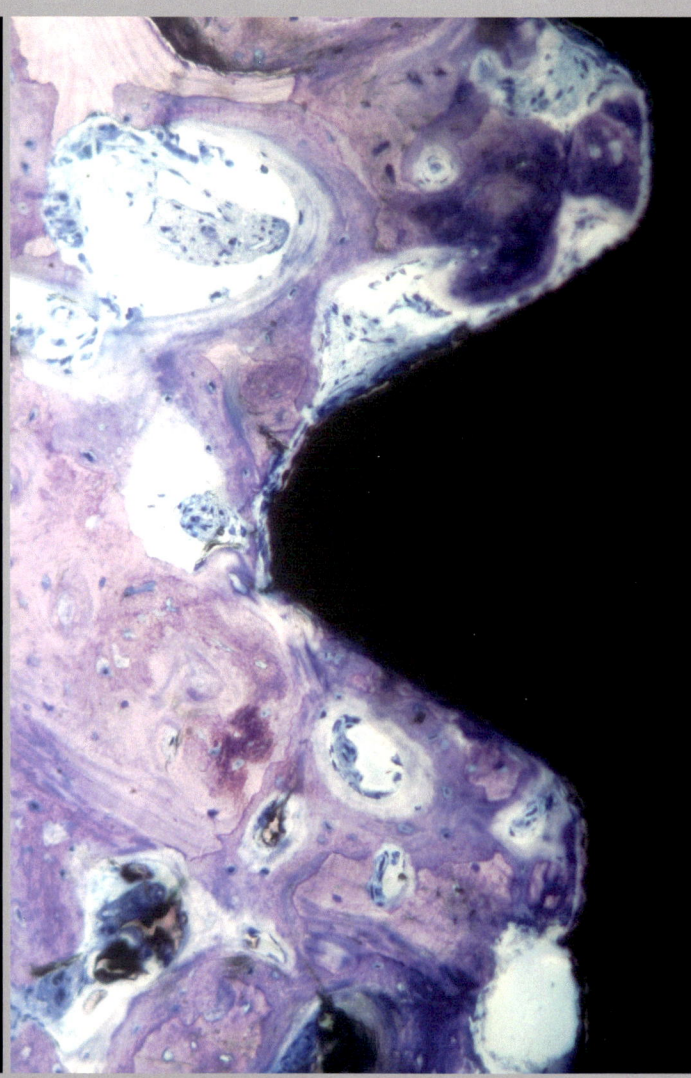

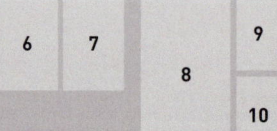

Abb. 2-6 Implantat, das vier Wochen nach der Sofortbelastung entnommen wurde. An der Kortikalis des Alveolarkamms beginnen Osteoklasten mit dem Umbau des nekrotischen interfazialen Knochens.

Abb. 2-7 Implantat, das vier Wochen nach der Sofortbelastung entnommen wurde. Es tauchen zunehmend primäre Osteone auf. Gleichzeitig nimmt die Menge des neuen Kompositknochens aus unreifem Knochen und Lamellenknochen in den Gewindegängen zu.

Abb. 2-8 Implantat, das vier Wochen nach der Sofortbelastung entnommen wurde. Auch in einiger Entfernung vom Knochen-Implantat-Kontakt ändert sich die Knochenstruktur. Langsam werden die periimplantären Knochentrabekel schichtweise von neuem Lamellenknochen bedeckt, sodass die Dicke deutlich zunimmt.

Abb. 2-9 Implantat, das vier Wochen nach der Sofortbelastung entnommen wurde. Bei instabilen oder überlasteten Implantaten finden sich Zeichen des Versagens. Aufgrund der andauernden Resorption von altem periimplantären Knochen und der gestörten Knochenneubildung am instabilen oder überlasteten Knochen-Implantat-Kontakt findet sich zwischen Implantat und Knochen fibröses Gewebe.

Abb. 2-10 Implantat, das sechs Wochen nach der Sofortbelastung entnommen wurde. Zu diesem Zeitpunkt hat die Resorptionsaktivität deutlich abgenommen, während weiterhin Lamellenknochen gebildet wird, der die Knochentrabekel weiter verstärkt.

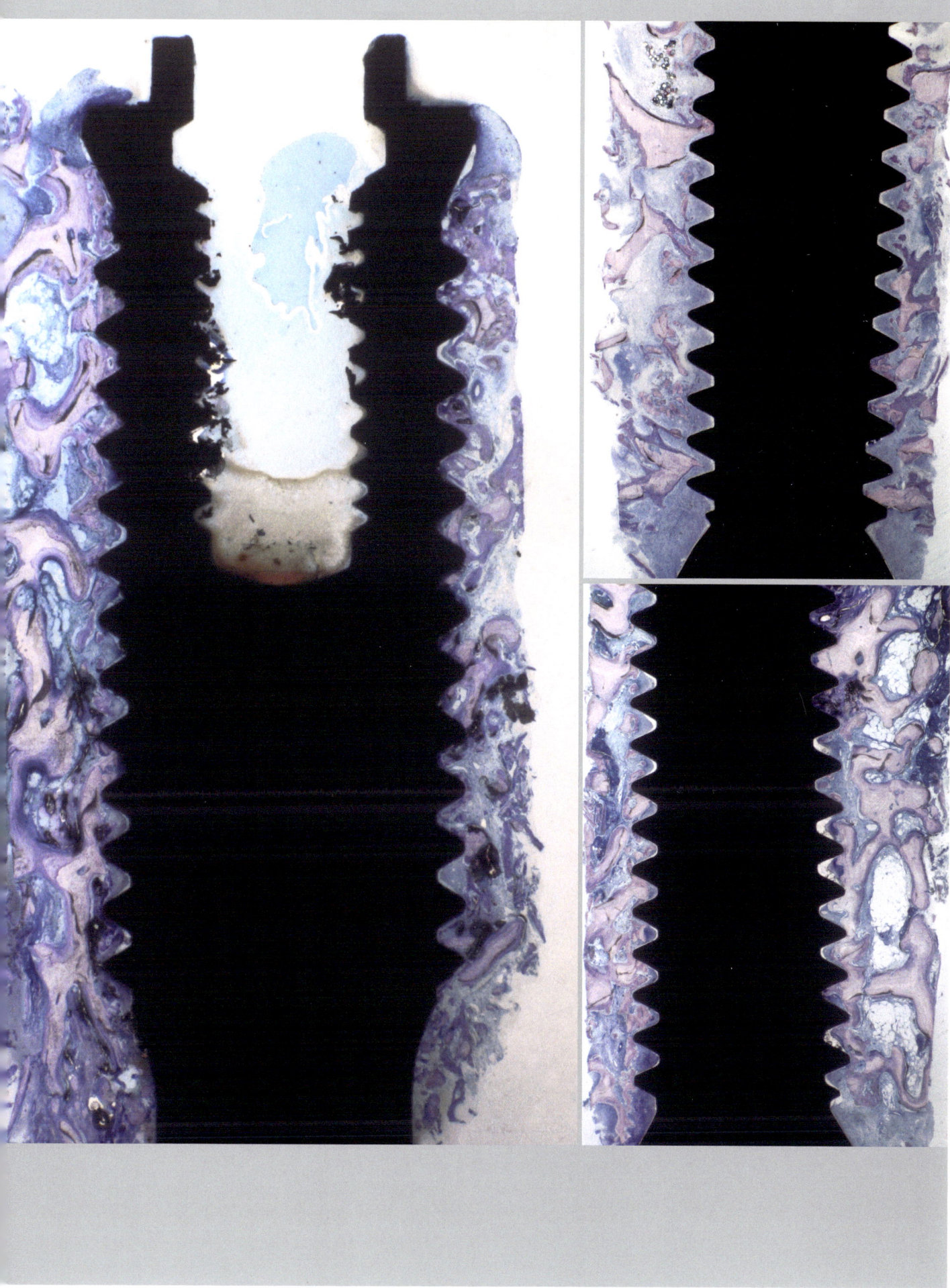

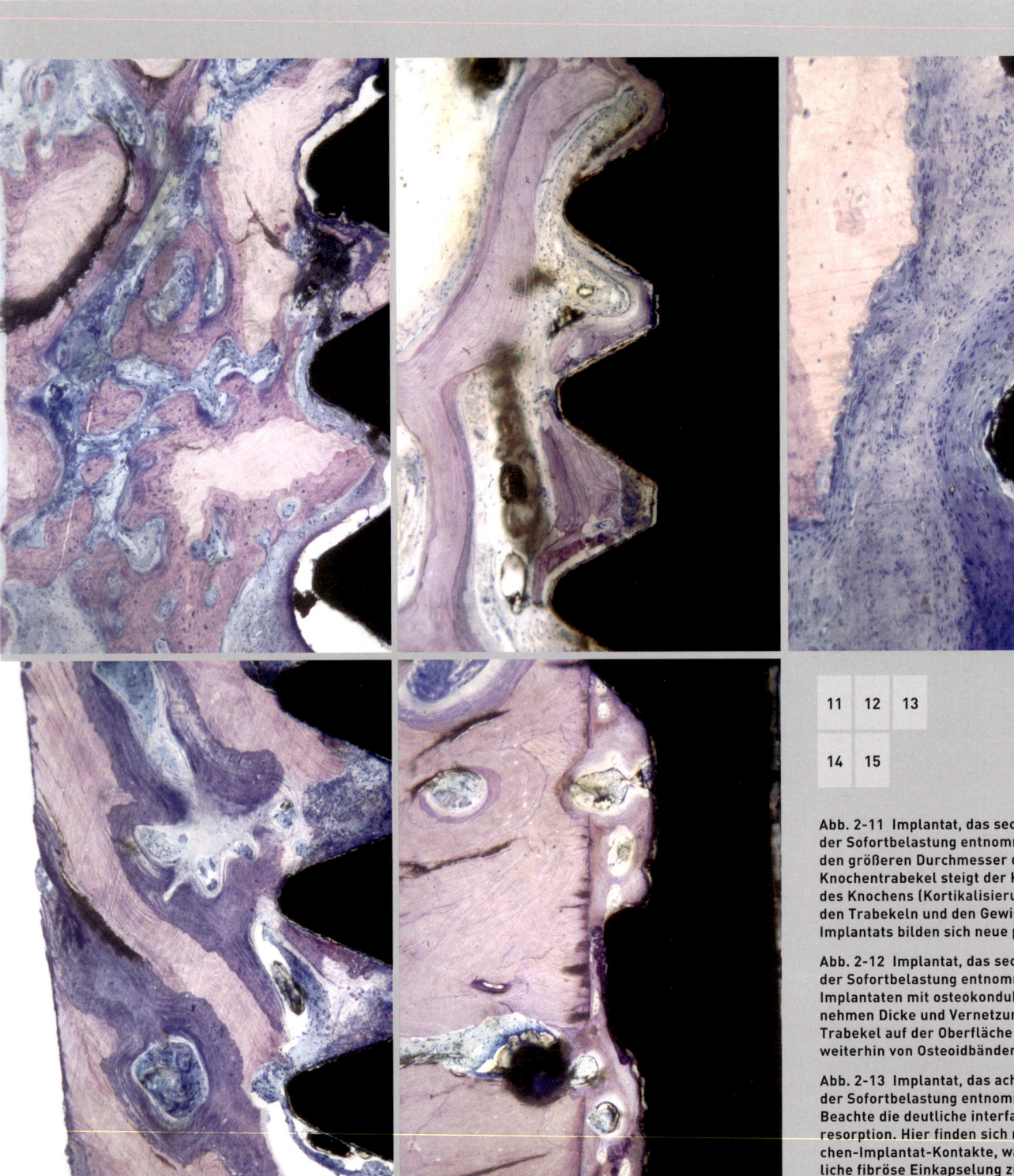

11	12	13
14	15	

Abb. 2-11 Implantat, das sechs Wochen nach der Sofortbelastung entnommen wurde. Durch den größeren Durchmesser der spongiösen Knochentrabekel steigt der Kortikalisanteil des Knochens (Kortikalisierung). Zwischen den Trabekeln und den Gewindegängen des Implantats bilden sich neue primäre Osteone.

Abb. 2-12 Implantat, das sechs Wochen nach der Sofortbelastung entnommen wurde. Bei Implantaten mit osteokonduktiver Oberfläche nehmen Dicke und Vernetzung der dünnen Trabekel auf der Oberfläche zu; sie sind weiterhin von Osteoidbändern bedeckt.

Abb. 2-13 Implantat, das acht Wochen nach der Sofortbelastung entnommen wurde. Beachte die deutliche interfaziale Knochenresorption. Hier finden sich nur wenige Knochen-Implantat-Kontakte, während eine deutliche fibröse Einkapselung zu erkennen ist.

Abb. 2-14 Implantat, das acht Wochen nach der Sofortbelastung entnommen wurde. Hier zeigt sich durch die sehr gut sichtbare Kortikalisierung eine erfolgreiche Osseointegration.

Abb. 2-15 Implantat, das acht Wochen nach der Sofortbelastung entnommen wurde. Die periimplantäre Kortikalisierung ist gut zu erkennen. Die Zwischenräume der Trabekel des alten Knochens wurden mit neuem Knochen aus primären Osteonen ausgefüllt.

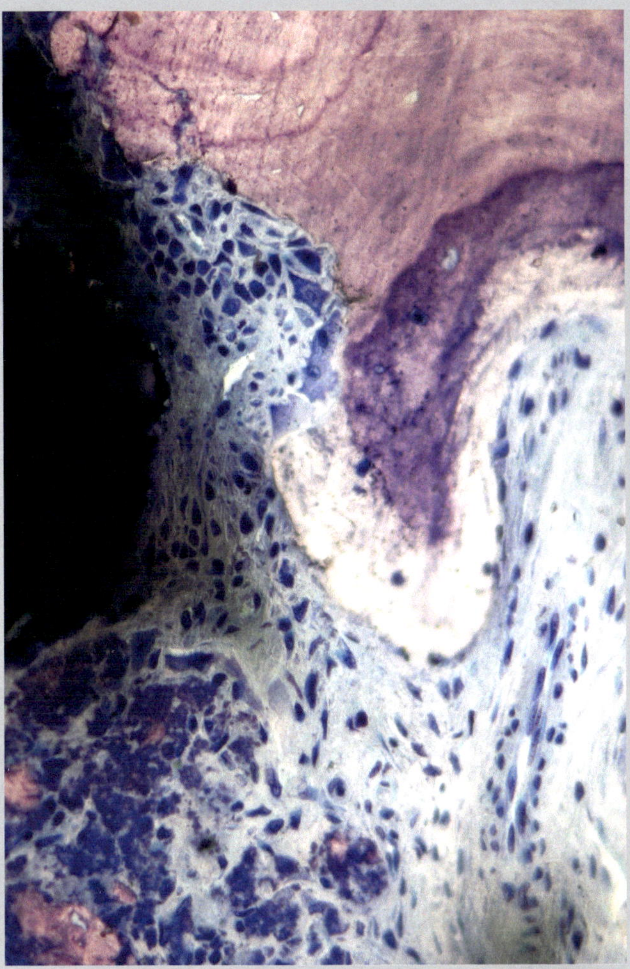

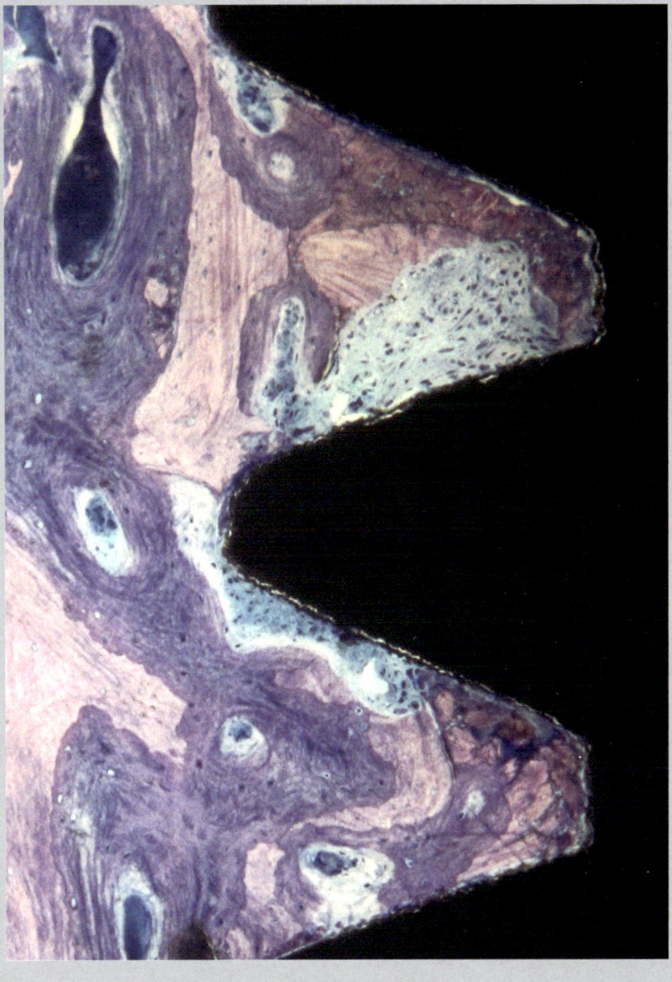

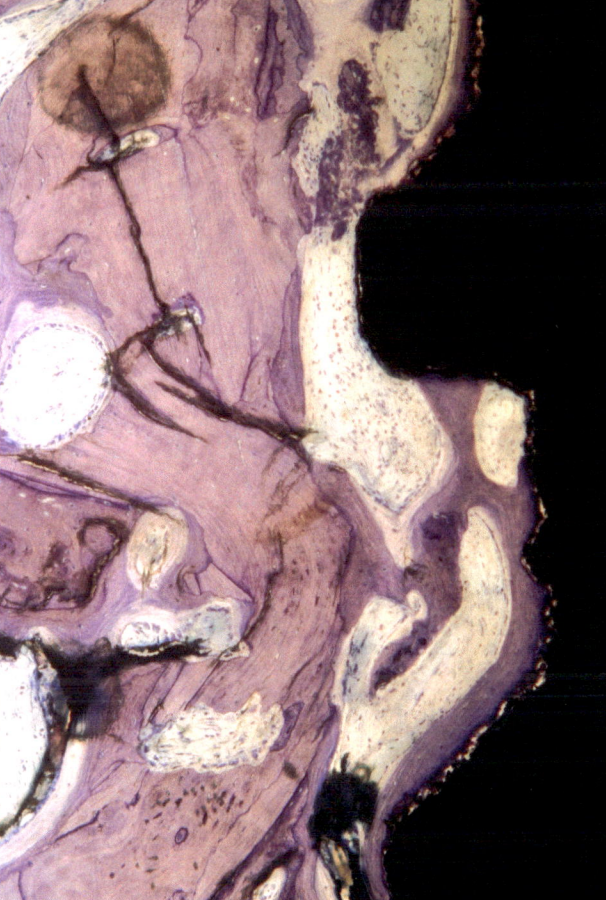

16   17

18   Abb. 2-16 Implantat, das acht Wochen nach
der Sofortbelastung entnommen wurde.
Nahe der Implantatoberfläche sind ein paar
Osteoklasten zu erkennen, die Knochendebris
und alten nekrotischen Knochen resorbieren,
ebenso nahe der Knochenbildungsfront.

Abb. 2-17 Implantat, das acht Wochen
nach der Sofortbelastung entnommen
wurde. Der Knochendebris zwischen
Implantatoberfläche und Knochenwand
wurde in den neu gebildeten Knochen
eingebaut und wird nun umgebaut.

Abb. 2-18 Implantat, das acht Wochen
nach der Sofortbelastung entnommen
wurde. Der Anteil der mit Osteoidgewebe
bedeckten Knochenoberfläche liegt weiterhin weit über dem Ausgangsniveau,
während die Anzahl der Lakunen mit osteo-
klastischer Resorption inzwischen auf
den Ausgangswert zurückgekehrt ist.

Front der Knochenneubildung, wo sie am Knochenumbau beteiligt sind. Der Knochendebris zwischen Implantatoberfläche und dem neu gebildeten Knochen wird ebenso wie Knochendebris im neu gebildeten Knochen umgebaut (ABB. 2-17). Der Anteil der mit Osteoidgewebe bedeckten Knochenoberfläche hat seit der Implantation deutlich zugenommen (ABB. 2-18), während die Resorption durch Osteoklasten auf das Ausgangsniveau zurückgekehrt ist.

3. MONAT

Im Rahmen einer histologischen Untersuchung der Sofortbelastung bei Macaca fascicularis fanden Romanos et al.[21] nach drei Monaten parallel zu den Gewindegängen des Implantats verlaufende Knochenlamellen sowie mehr Knochen auf Kammhöhe und in den zentralen Implantatanteilen als an der Implantatspitze. Außerdem fand sich in den Gewindegängen von sofortbelasteten Implantaten dichterer Knochen als bei den verzögert belasteten Kontrollen.

In humanen Biopsien (ABB. 2-19) fanden die Autoren eine hohe Knochenbildungsaktivität, wobei mehr als 50 % der Knochenoberfläche mit Osteoidbändern bedeckt waren (ABB. 2-20). Die alten Knochentrabekeln waren teilweise umgebaut und von mehreren Schichten aus Lamellenknochen bedeckt. Außerdem waren dicke neue Trabekeln mit primären Osteonen in den Gewindegängen des Implantats verbunden, während die Oberfläche osteokonduktiver Implantate fast vollständig von einer durchgehenden Knochenschicht bedeckt war (ABB. 2-21).

4. BIS 8. MONAT

Implantate, die den Patienten vier Monate nach Sofortbelastung wieder entnommen wurden, zeigen einen überwiegend dichten, kortikalisierten periimplantären Knochen (ABB. 2-22). Diese periimplantäre Kortikalis besteht in einem zentralen Kern aus Faserknochen, der von mehreren Schichten aus Lamellenknochen umgeben ist. Diese Strukturen sind für jungen

funktionellen Knochen typisch, der noch nicht viele Umbauzyklen durchlaufen hat. Knochenbildung und -resorption sind fast auf den Ausgangswert zurückgekehrt und der Anteil der Knochen-Implantat-Kontakte (% BIC) ist recht hoch. Der Großteil der periimplantären Kortikalis weist neue primäre Osteone auf (ABB. 2-23).

Die weitere Entwicklung des periimplantären Knochens weist leichte Änderungen auf. Das acht Monate nach Sofortbelastung entnommene Implantat zeigt einen dichten kortikalen Kompositknochen (ABB. 2-24 UND 2-25) mit primären Osteonen und geringen Hinweisen auf ein Remodeling. Der einzige offensichtliche Unterschied zwischen Implantaten nach vier und acht Monaten ist das Vorhandensein sekundärer Osteone bei Letzteren (ABB. 2-26).

DYNAMIK DER KNOCHENHEILUNG BEI SOFORTBELASTUNG

Da sich die interfazialen Bedingungen des Implantats und die strukturellen Veränderungen des periimplantären Knochens während der Heilung auf die Implantatstabilität auswirken, ist ein tief greifendes Verständnis der an der Knochenreifung und Heilung beteiligten Vorgänge erforderlich.

In mehreren neueren Studien (Rocci, Martignoni, Trisi, unveröffentlichte Daten) wurden den Patienten zwischen Tag 15 und 240 aus unterschiedlichen Gründen einige sofortbelastete Implantate wieder entnommen und histologisch untersucht. Im Rahmen einer umfassenden quantitativen histomorphometrischen Evaluation wurden die Menge des Osteoidgewebes, der Anteil der Oberflächen mit Resorptionsvorgängen, die Knochendichte und der Anteil der Knochen-Implantat-Kontakte bestimmt, um den zeitlichen Ablauf und die Entwicklung des periimplantären Knochens bei Sofortbelastung zu ermitteln. Der Anteil der osteoidbedeckten Oberfläche nimmt von der zweiten zur vierten Woche entsprechend dem Entwicklungsstadium des vorübergehenden Knochenkallus allmählich zu [ABB. 2-27]. Aus der histologischen Beschreibung geht hervor, dass in dieser Phase die Reparatur der frakturierten periimplantären Knochentrabekel erfolgt. Dieses für die Knochenreparatur grundlegende Ereignis verschließt exponierte Knochenoberflächen und führt zur diffusen und schnellen Bildung von neuem Knochen mit geringer mechanischer Festigkeit, da es sich um Geflechtknochen handelt. Nach diesem initialen Gipfel nimmt der Anteil der osteoidbedeckten Knochenoberfläche ab. Später etwa im dritten Monat gibt es einen erneuten Gipfel der Knochenbildung. Nach der Reparatur der frakturierten Trabekel beginnt der Knochenumbau, der den Knochen wieder in seinen intakten Zustand überführt.

Bei der Knochenfrakturheilung beim Hund erreicht der Knochenumbau nach zwei Monaten seinen Gipfel.[22] Für sofortbelastete Implantate ermittelten die Autoren beim Menschen für die Osteoidbildung einen zweiten Gipfel nach drei Monaten. Dieser entspricht höchstwahrscheinlich der Phase des stärksten positiven Knochenumbaus [SIEHE ABB. 2-27], durch den die Knochenmasse als Reaktion auf die neue funktionelle Belastung zunimmt, ohne dass die Neubildung durch eine entsprechende Resorption ausgeglichen wird. Nach etwa vier bis fünf Monaten kehrt der Anteil der osteoidbedeckten Knochenoberfläche auf das Ausgangsniveau zurück.

Im Gegensatz dazu findet sich die stärkste Resorption [SIEHE ABB. 2-27] zwischen der zweiten und vierten Woche mit einem Höchstwert ungefähr in der dritten Woche und geht anschließend allmählich innerhalb von zwei Monaten auf den Ausgangswert zurück. Somit finden Knochenbildung und -resorption in den ersten zwei bis drei Heilungsmonaten mit unterschiedlicher Geschwindigkeit statt und nicht wie beim normalen Knochenumbau in einem ausgewogenen Verhältnis.

Diese Daten und die histologischen Bilder lassen vermuten, dass das Remodeling nach der initial im Rahmen der Reparaturvorgänge beschleunigten Knochenbildung (1. Monat) in Form einer unausgewogenen Knochenbildung (positives Modeling) als Reaktion auf die neuen funktionellen Anforderungen einsetzt, sodass es binnen etwa vier Monaten zur Kortikalisierung kommt. Diese Zunahme der Knochendichte geht mit einer allmählichen Zunahme der Knochenablagerung auf den Implantatoberflächen einher [ABB. 2-28], die in den ersten beiden Monaten recht gering ausfällt (15–20 %), anschließend aber deutlich zunimmt.

Bei unzureichender Implantatstabilität entsteht jedoch durch die Knochenresorption nach nur einem Monat eine periimplantäre Spalte und nach zwei Monaten ist das Implantat fibrointegriert.

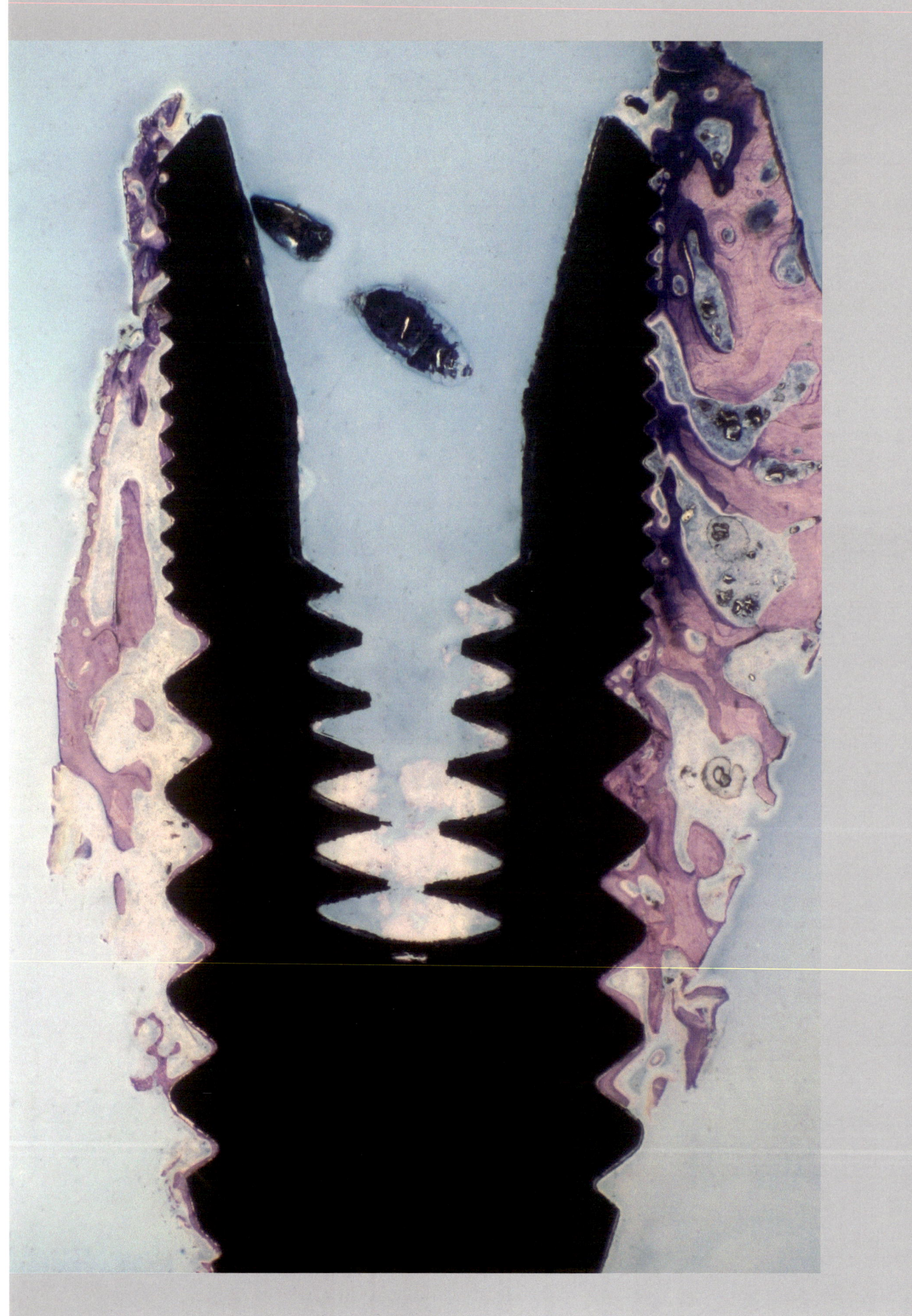

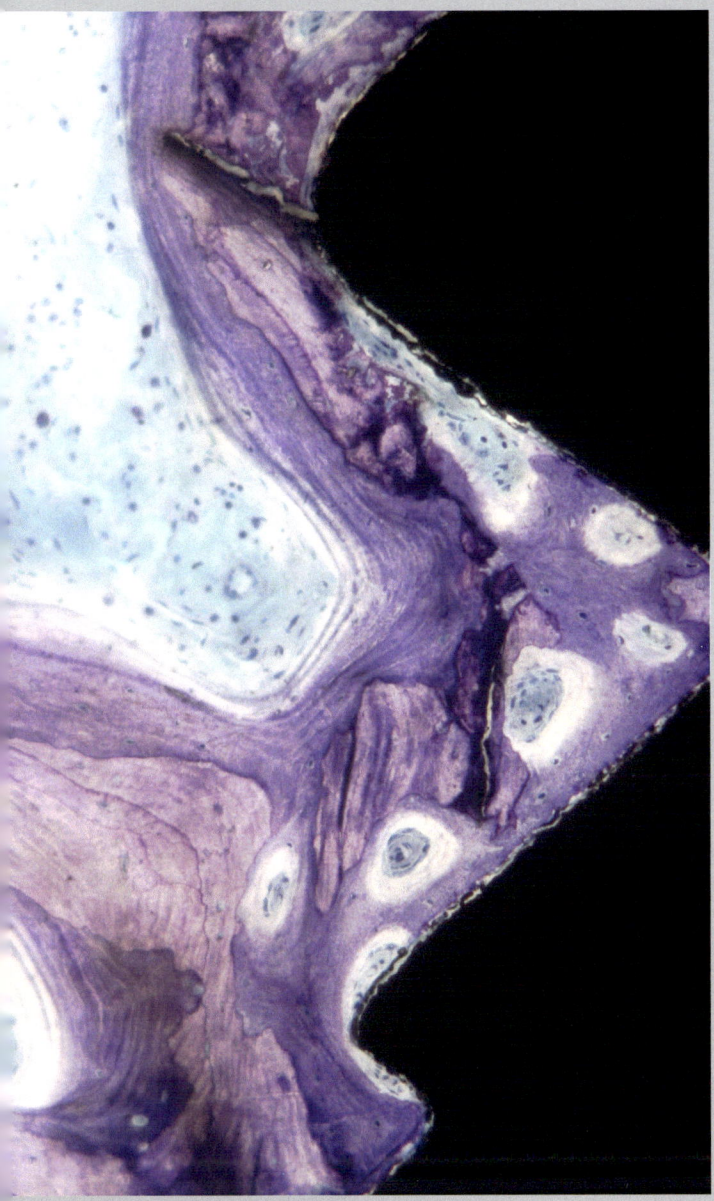

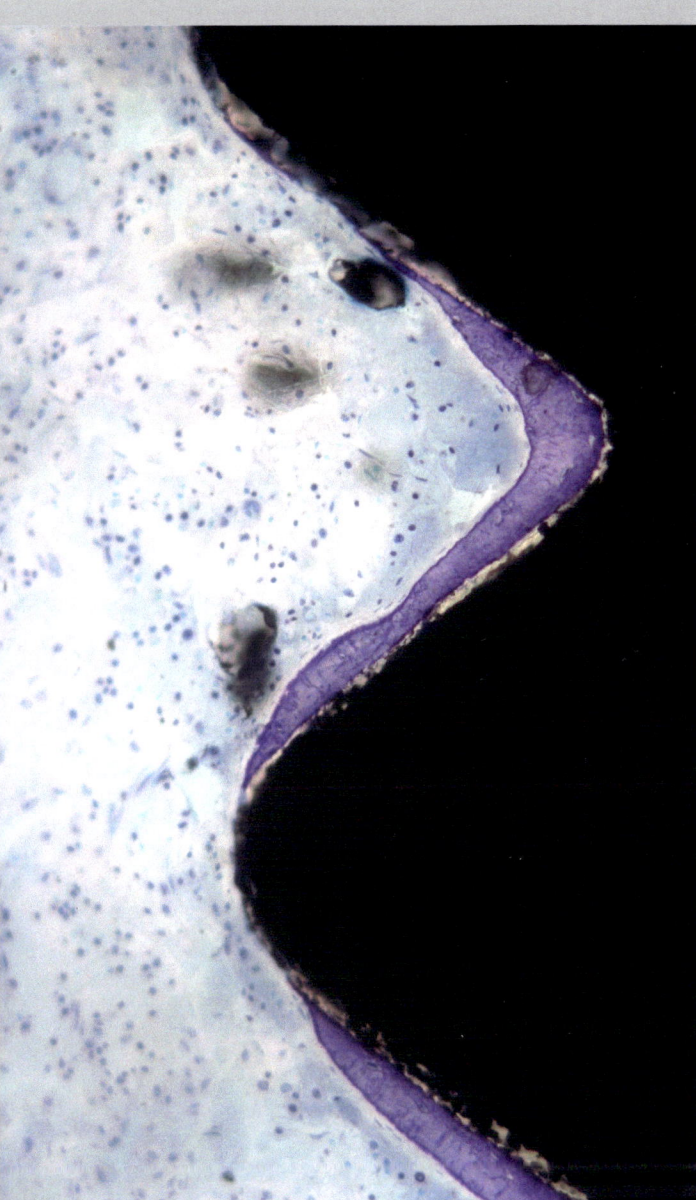

Abb. 2-19 Implantat, das drei Monate nach
Beginn der Sofortbelastung entnommen wurde.

Abb. 2-20 Implantat, das drei Monate nach
Beginn der Sofortbelastung entnommen wurde.
Zu erkennen ist eine hohe Knochenbildungsaktivität, wobei mehr als 50 % der Knochenoberfläche von Osteoidbändern bedeckt sind.

Abb. 2-21 Implantat mit osteokonduktiver
Oberfläche, das drei Monate nach Beginn der
Sofortbelastung entnommen wurde. Das Implan-
tat ist fast durchgehend von Knochen bedeckt.

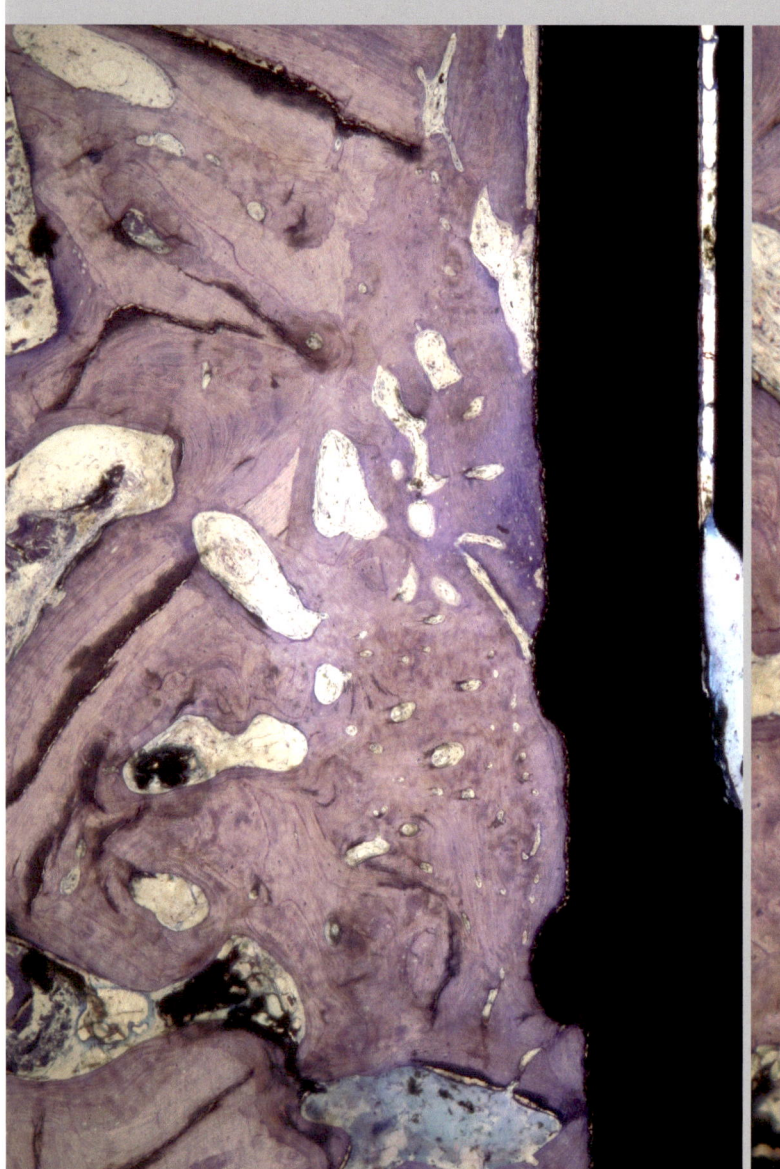
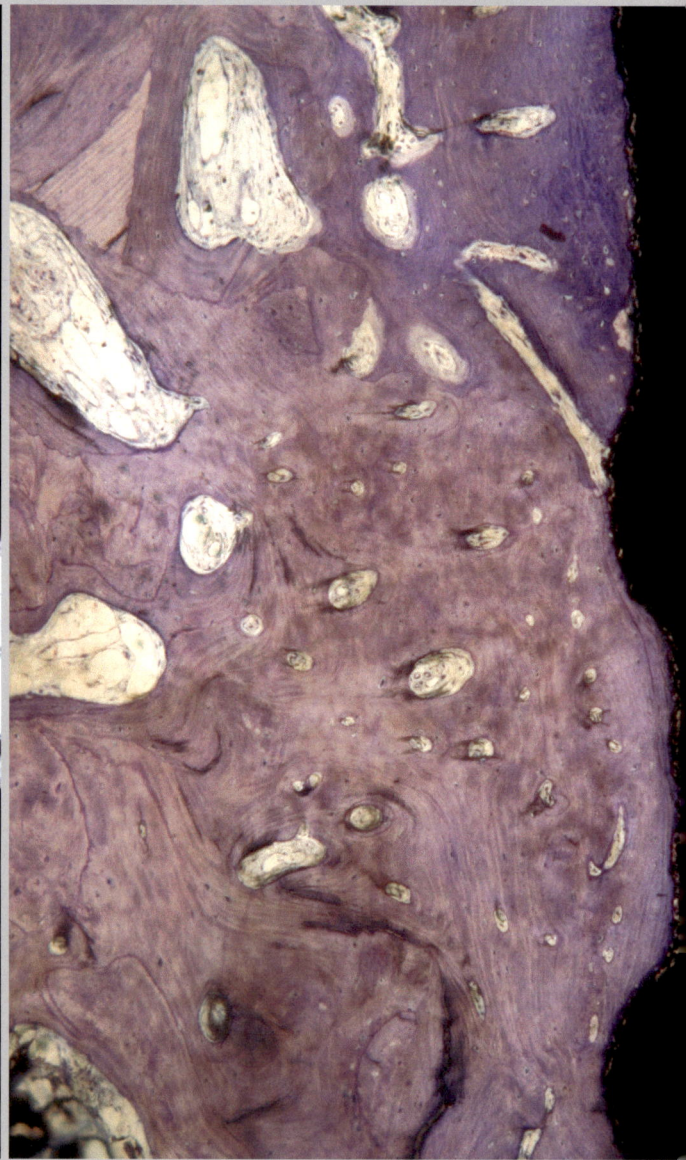

22	23	24	25
			26

Abb. 2-22 Implantat, das vier Monate nach Beginn der Sofortbelastung entnommen wurde. Beachte den überwiegend dichten, kortikalisierten periimplantären Knochen.

Abb. 2-23 Implantat, das vier Monate nach Beginn der Sofortbelastung entnommen wurde. Der kortikalisierte Knochen ist überwiegend Mischknochen und enthält neue primäre Osteone.

Abb. 2-24 Implantat, das acht Monate nach Beginn der Sofortbelastung entnommen wurde.

Abb. 2-25 An dem Implantat, das acht Monate nach Beginn der Sofortbelastung entnommen wurde, findet sich eine ähnliche Situation wie nach vier Monaten, wobei der kortikale Kompositknochen dicht ist und kaum Remodeling-Zeichen aufweist.

Abb. 2-26 Implantat, das acht Monate nach Beginn der Sofortbelastung entnommen wurde. Der wichtigste Unterschied gegenüber Implantaten, die nach vier Monaten entnommen wurden, sind die sekundären Osteone.

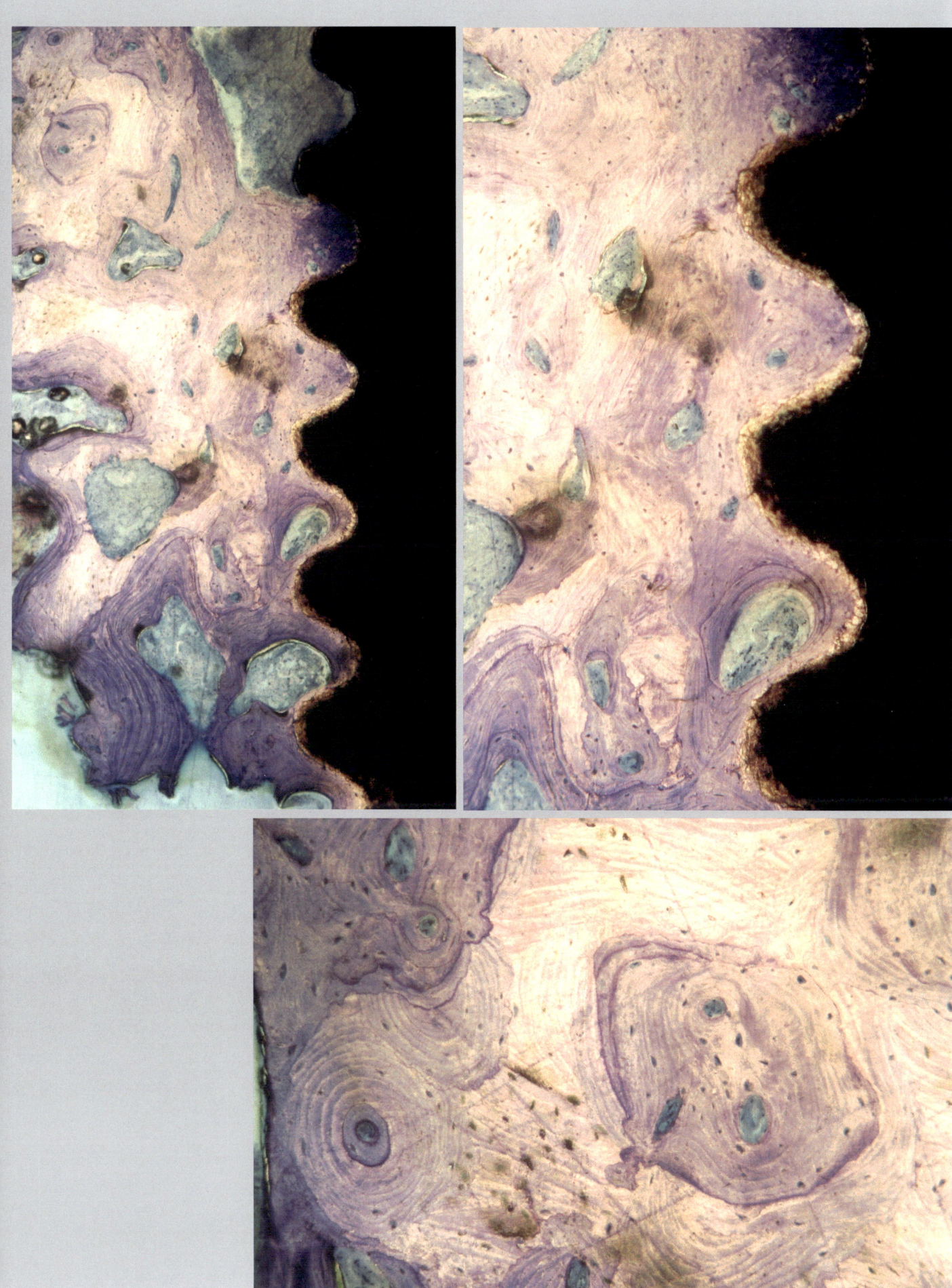

IMPLANTATSTABILITÄT

PRIMÄRE UND SEKUNDÄRE IMPLANTATSTABILITÄT

Primärstabilität lässt sich als initiale Fixierung des Implantats im Knochen definieren, die ausreichend stark ist, um den auf das Implantat einwirkenden Abscherkräften zu widerstehen. Diese initiale Stabilisierung erfolgt mechanisch und wird durch eine korrekte Implantatbettaufbereitung ermöglicht. Die primäre Stabilität hängt von der operativen Knochenpräparation, der Implantatgeometrie, der Schneideigenschaften, der konischen oder zylindrischen Form, der Geometrie des Schraubengewindes und vor allem von der Knochendichte ab. Sie ist für die Osseointegration unabdingbar[23,24] und der bei der Sofortbelastung wichtigste Faktor. Eine auch nur geringfügige Mobilisierung des Implantats während der Einheilzeit durch Abscherkräfte stört die Knochenbildung und kann in der Phase der Osseointegration zum Implantatversagen führen.

Die Widerstandsfähigkeit des Knochens gegenüber Mikrobewegungen des Implantats während der Einheilung ist gering. Die Knochenheilung beginnt nach der Implantation und ersetzt den durch das Operationstrauma beschädigten Knochen an der Implantatoberfläche durch neu gebildeten Knochen. Auch wenn die Operation zum Einsetzen des Implantats noch so sorgfältig erfolgt ist, nekrotisiert durch die Gefäßschäden in den Havers- und Volkmann-Kanälen trotzdem ein gewisser Anteil des periimplantären Knochens, welche die Osteone mit Nährstoffen und Sauerstoff versorgen, die per Diffusion zu den Osteozyten gelangen. Die Gefäßschäden sind Folge der Schneidwirkung der Knochenfräse mit nachfolgender Nekrose der Osteozyten und Devitalisierung des Knochens.

Auch die nicht vitale, nekrotische Kortikalis stützt das Implantat in der Einheilphase weiterhin mechanisch ab, bis sie durch neuen, vitalen Knochen ersetzt wird, dessen Stützfunktion für ein Langzeitüberleben des Implantats ausreicht.[25] Gleichzeitig wird der alte, beschädigte Knochen allmählich resorbiert, um Platz für den neuen Knochen zu schaffen. Dabei nimmt die Primärstabilität unweigerlich so lange ab, bis durch Osseointegration und neuen Knochen eine neue Form der Stabilität erreicht wurde, die *Sekundärstabilität* **(ABB. 2-29)**.

Die mit den biologischen Ereignissen bei der Osseointegration zusammenhängende Sekundärstabilität wird von mehreren Faktoren beeinflusst, wie der Knochendichte, der Reaktion des Patienten, der Implantatoberfläche, der Implantatgeometrie und der Belastung während des Einheilens. Für die Bestimmung des Zeitpunktes und der Art der Implantatbelastung ist eine genaue Kenntnis dieser Phänomene unabdingbar.

Die Mikromobilität von Implantaten ändert sich mit der Zeit abhängig von Veränderungen der primären und sekundären Stabilität. Da sich diese beiden nicht unterscheiden lassen, ist die effektiv vorhandene Stabilität eine kumulative Stabilität, nämlich die Summe der primären und sekundären Stabilität. Unmittelbar nach der Implantation entspricht die kumulative der primären Stabilität. Nach mehreren Monaten ist die kumulative Stabilität vor allem durch die sekundäre Stabilität gewährleistet. Allerdings nimmt die Primärstabilität während der Einheilphase ab, während die Sekundärstabilität erst mehrere Wochen nach der Implantation gegeben ist. Daher kann sich die kumulative Stabilität während des Einheilens von Implantaten deutlich bis unterhalb der Schwelle von Mikromobilität verringern und den Erfolg gefährden. Diese Faktoren müssen bei der Planung sofortbelasteter Implantate unbedingt berücksichtigt werden.

Die Sofortbelastung an sich stört die Osseointegration nicht, Mikrobewegungen an der Oberfläche eines sofortbelasteten Implantats hingegen können den Behandlungserfolg gefährden. Orthopädische Experimente zur Ermittlung tolerierbarer Mikrobewegungen haben bestimmte Schwellenwerte für Mikrobewegungen hervorgebracht, oberhalb derer bei fortgesetzter Resorption des basalen Knochens kein Knochen auf der Implantatoberfläche gebildet wird, sodass es zum Verlust der Stabilität und zur Mobilisierung kommt. Bislang ging man davon aus, dass das Versagen orthopädischer Implantate Folge einer Knochenresorption durch Überlastung sei.[26] Allerdings zeigte die Überprüfung von Mikrobewegungen und Belastungen im Rahmen mehrerer Experimente,[26-28] dass die Resorption eine Folge der Instabilität ist, da sie auch bei minimaler Belastung auftritt, während ohne Mikromobilität auch bei hoher Belastung keine Knochenresorption zu beobachten ist. Diese Experimente haben belegt, dass eine Mobilität von wenigen Mikron an der Kontaktfläche mit der Kortikalis zur Resorption der Knochenoberfläche mit nachfolgender Vergrößerung der Lücke zwischen den Oberflächen der beiden Knochenfragmente führt.[26,28]

Gemäß der Grundthese der Belastungstheorie[26] kann ein deformiertes Gewebe nicht regenerieren, sofern die Deformation die Schwelle der Zellruptur im zu bildenden Gewebe überschreitet. Eine geringgradige mechanisch induzierte Gewebedeformierung scheint für die Bildung des Knochenkallus erforderlich zu sein, da große, gut stabilisierte Defekte nicht unter Bildung von Knochengewebe heilen. Überschreitet die Mobilität der Knochenfragmente im Frakturspalt jedoch ein bestimmtes Ausmaß, kann die Deformierung des heilenden Weichgewebes zum Zelltod führen [ABB. 2-30]. Die Effekte der Spannung auf

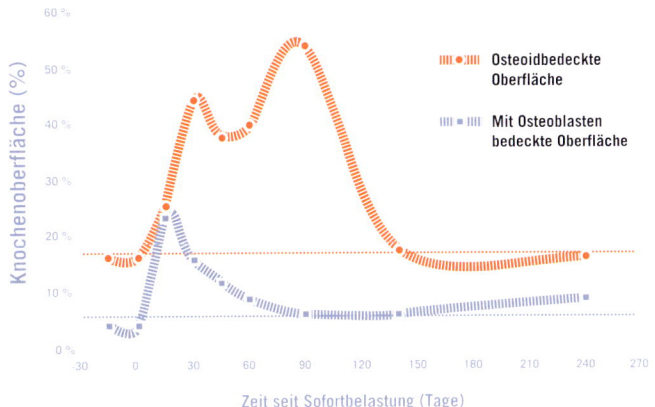

Abb. 2-27 Anteil der Knochenoberfläche mit Resorption oder Knochenbildung in Abhängigkeit von der Belastungszeit. Im periimplantären Knochen nimmt der Umfang der osteoidbedeckten Oberfläche zwischen Wochen zwei und vier zu (Knochenreparaturphase); anschließend erreicht sie einen zweiten Gipfel im dritten Monat. Im Gegensatz dazu betrifft die Resorption an Tag 15 den größten Oberflächenanteil und kehrt nach drei Monaten wieder auf den Ausgangswert zurück. Die *gepunkteten Linien* entsprechen den Ausgangswerten des Knochenumbaus an den mit Osteoid und Osteoblasten bedeckten Oberflächen.

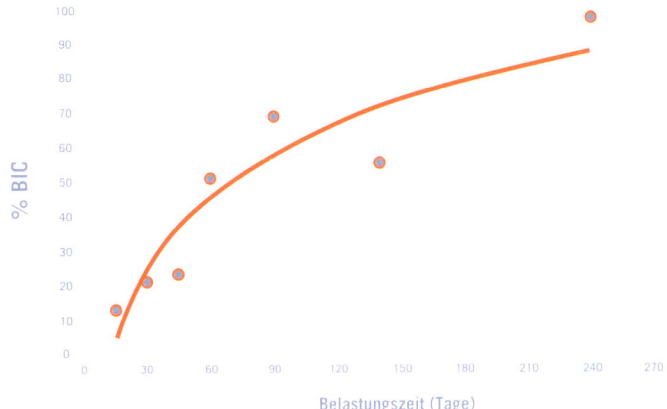

Abb. 2-28 Prozentuale Osseointegration der Implantatoberfläche abhängig von der Belastungszeit. Der Anteil der Implantatoberfläche mit Knochenanlagerung, der in den ersten beiden Monaten recht klein ist (15–20 %), nimmt nach zwei Monaten deutlich zu.

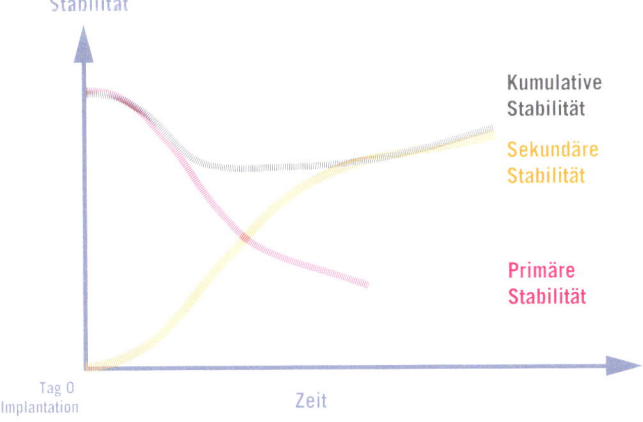

Abb. 2-29 Mögliche Veränderungen der primären und sekundären Stabilität. Die Mikromobilität des Implantats verändert sich im Laufe der Zeit abhängig von Veränderungen der primären und sekundären Stabilität. Da sich die beiden nicht unterscheiden lassen, ist die effektive Stabilität als kumulative Stabilität definiert, nämlich als Summe aus primärer und sekundärer Stabilität.

die Knochenreparatur lassen sich aufgrund der Beobachtungen von Hente und anderen[28] wie folgt zusammenfassen: Eine geringfügige Deformierung führt zur Bildung eines Knochenkallus, Lamellenknochen toleriert eine Deformierung bis zu 2 % und Faserknochen eine Deformierung der dreidimensionalen Konfiguration von bis zu 10 %. Eine Deformierung von 10–30 % aktiviert die Resorption.

In Studien zur Frakturheilung wurde gezeigt, dass Zellen im Frakturspalt durch Mikrobewegungen gedehnt oder komprimiert werden und das Ausmaß der Deformierung von der Spaltenbreite abhängt. Unter diesen Umständen ist die Knochenresorption eine der biologischen Möglichkeiten des Systems zur Verminderung dieser übermäßigen Deformierung aller Zellen im Frakturspalt, die zur Gewebenekrose führen kann. Bei einem schmalen Spalt werden die Zellen stark deformiert **(SIEHE ABB. 2-30)** und selbst kleinste Mikrobewegungen können aufgrund der Zellnekrose zur Knochenresorption führen. Bei

breiteren Spalten **(ABB. 2-31)** wird die Deformierung auf viele Zellschichten verteilt, sodass die einzelnen Zellen weniger stark deformiert werden[29] und mit höherer Wahrscheinlichkeit Bewegungen der Frakturenden überleben. Eine Verbreiterung des Spaltes durch Knochenresorption schafft ausreichend Platz für die Invasion bei gebildetem Weichgewebe und es besteht nicht mehr das Risiko einer übermäßigen Zellschädigung. Allerdings wird das Bonding dadurch erheblich verzögert.[29]

Höchstwahrscheinlich tritt dasselbe Phänomen am Knochenkontakt sofortbelasteter dentaler Implantate auf. Mikrobewegungen zwischen Implantat und Knochen können die in Regeneration befindlichen Gewebe schädigen, mit anschließender Nekrose und Resorption. Die Höhe der Implantatbelastung ist dabei nicht entscheidend: Wichtig ist der Umfang der Mikromobilität am Kontakt während der Funktion. Der Bewegungsumfang ist proportional zur einwirkenden Belastung und umgekehrt proportional zur Festigkeit des

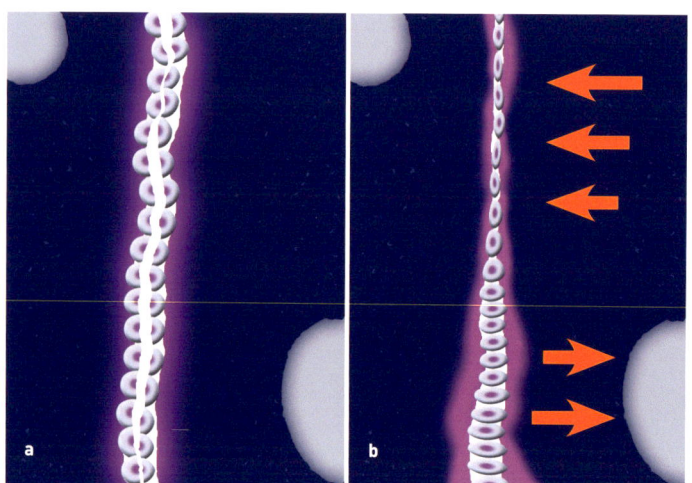

Abb. 2-30 Störung der Geweberegeneration in einem schmalen Frakturspalt mit nachfolgendem Zelltod durch Bewegungen der beiden Frakturenden gegeneinander. (a) Ein schmaler Spalt enthält nur wenige Zellen. (b) In diesem Fall führen schon leichte Bewegungen der Fragmente gegeneinander zum Zelltod.

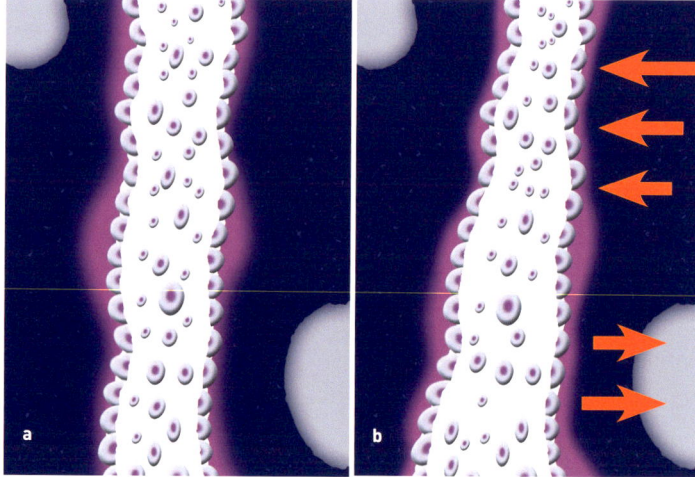

Abb. 2-31 Die Knochenresorption der interponierten Fragmente ist ein Verteidigungssystem des Körpers, um die Verkrümmung der einzelnen Zellen zu reduzieren. Ein breiter Spalt kann mehr Zellen aufnehmen (a), sodass die Zellen weniger gestaucht werden und eher überleben können (b).

Knochen-Implantat-Komplexes am Kontakt.[30]
Auch die interfazialen Bewegungen erfolgen
proportional zur auf das Implantat einwirkenden Kraft, die wiederum vom muskulären
Biotyp, der Knochendichte, der Art der antagonistischen Zähne sowie der Anzahl, Position
und Verbindung der Implantate abhängt.

MESSUNG DER IMPLANTATSTABILITÄT

Aufgrund der Bedeutung der Implantatstabilität sollte ein Instrument zu ihrer Ermittlung
auf jeden Fall zum normalen Instrumentarium
gehören. Die Primärstabilität muss ohnehin
ermittelt werden; darüber hinaus wäre ein
derartiges Instrument auch außerordentlich
hilfreich zur Überwachung der Stabilität eines
Implantats während und nach der Einheilung,
da es die Osseointegration quantifizieren kann.

Zu den für die Evaluation der Osseointegration nach der Einheilung vorgeschlagenen
Indikatoren gehören die klinisch erfassbare
Mobilität, Schmerzen, das Geräusch bei der
Perkussion des Implantats und die periimplantäre Strahlendurchlässigkeit.[31] Dabei
handelt es sich jedoch jeweils nicht um objektive Messwerte, sodass mit zunehmender
Verbreitung der enostalen Implantologie ein
wissenschaftlicheres Instrument zur Ermittlung der Stabilität erforderlich geworden ist.

Als mögliche Parameter der Stabilität
wurden das Eindreh- und das Ausdrehmoment, der Periotest (Medizintechnik Gulden)
sowie vor Kurzem die Resonanzfrequenzanalyse (RFA) vorgeschlagen. Allerdings wurde
die Beziehung zwischen dem exakten Ausmaß
der Mikrobewegungen und der mit marktüb-
lichen Instrumenten ermittelten Primärstabilität bislang in keiner Studie untersucht.[32]
Daher gibt es keine verbindlichen Aussagen
über die Zuverlässigkeit der derzeit zur Sta-
bilitätsmessung erhältlichen Instrumente.

EINDREH- UND AUSDREHMOMENT

Das Ausdrehmoment ergibt sich daraus,
dass ein osseointegriertes Implantat eng mit

dem umgebenden Knochen verbunden ist. Je
stärker diese Verbindung ist, umso schwieriger lässt sich das Implantat aus seinem
knöchernen Sitz herausdrehen. Die für das
Herausdrehen eines Implantats erforderliche
Kraft ist ein Maß für die interfaziale Verbindung zwischen Knochen und Implantat.

Sullivan untersuchte die für das Herausdrehen von Titanimplantaten mit glatter
Oberfläche in der zweiten Operationsphase
erforderliche Kraft. Nicht integrierte Implantate
konnten nach sechsmonatiger, belastungs-
freier Einheilung mit einem Ausdrehmoment
von weniger als 20 Ncm entfernt werden.[33] Da
der Test ein Maß für die Stärke der interfazialen Verbindung ist, ließ sich durch ihn das
prothetische Versagen deutlich reduzieren,
weswegen er zur Ermittlung der Biomechanik
der Osseointegration nach unterschiedlich
langer Einheilung vorgeschlagen wurde.[34]

Beim Vergleich von Spongiosa und Kortikalis bei Tieren korrelierte das Ausdrehmoment auch mit der Knochenart und war in
der Kortikalis höher als in der Spongiosa.[35]
Da außerdem ein Zusammenhang zwischen
der Einheilungszeit, der Implantatoberfläche,
der Implantatgröße und -geometrie sowie
der Knochenmenge und -qualität besteht,
handelt es sich um einen ausgezeich-
ten Indikator der interfazialen Verankerung
eines osseointegrierten Implantats. Leider
handelt es sich um einen für den klinischen
Alltag ungeeigneten, destruktiven Test, da
das Implantat so weit herausgedreht werden
muss, bis sich das Titan vom Knochen löst.
Trotzdem ist das Ausdrehmoment bei der
Erforschung von Implantatoberflächen der
Biomechanik der Heilung sehr hilfreich.

Das Eindrehmoment gibt die Kraft
an, mit der ein Implantat in den Knochen
geschraubt werden muss. Ein hohes Eindrehmoment gilt als günstig, da es die Primärstabilität verbessern soll.[36] Das Eindrehmoment hängt von zahlreichen Faktoren ab,
allen voran der Knochendichte: Je dichter

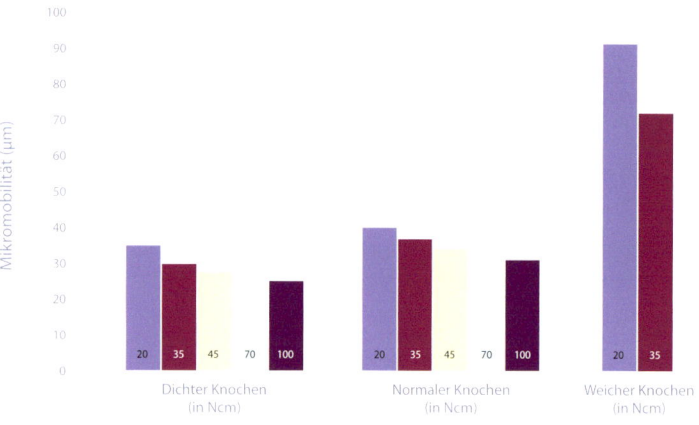

Abb. 2-32 Veränderungen der Mikromobilität des Implantats abhängig von Knochendichte und Eindrehmoment.

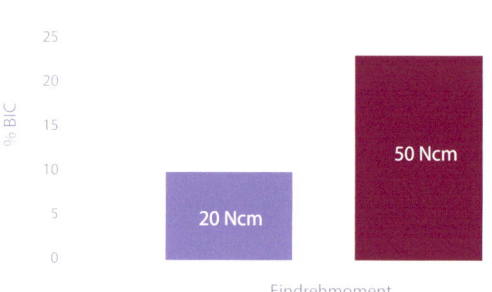

Abb. 2-33 Enger Zusammenhang zwischen Eindrehmoment und primärem Knochenkontakt gemessen in vitro nach Einsetzen der Implantate mit unterschiedlichem Drehmoment.

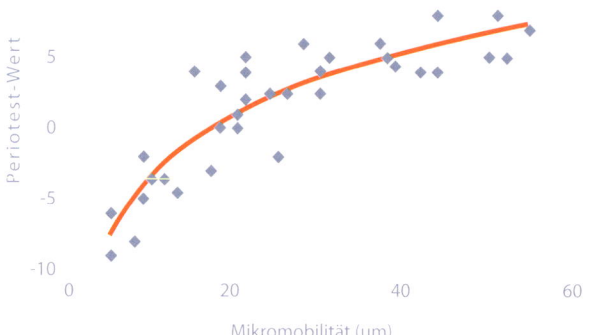

Abb. 2-34 Zusammenhang zwischen Periotest-Werten und Mikrobewegung. Beachte, dass die Periotest-Werte proportional zu den Mikrobewegungen des Implantats sind. Die Daten beziehen sich auf ein Implantat mit einem Periotest-Wert von etwa +5 im oberen mittleren Frontzahnbereich bei einer Kraft von 8 Ncm, die 10 Sekunden lang einwirkt.

der Knochen ist, umso schwerer lässt sich das Implantat vollständig eindrehen. Der Widerstand beim Einsetzen hängt zudem von der Art der Knochenpräparation ab, davon, wie gut das Implantat in das Implantatbett passt, sowie von der Implantatgeometrie.

In einer In-vitro-Studie zeigten Trisi und andere[37] den engen Zusammenhang zwischen Eindrehmoment und Mikromobilität des Implantats (ABB. 2-32). Mit zunehmendem Drehmoment nahm die Mikromobilität des Implantats allmählich ab. Diese an Knochen unterschiedlicher Qualität durchgeführten Messungen belegten den starken Einfluss der periimplantären Knochendichte auf die Mikromobilität und das Eindrehmoment, da in weichem Knochen weder hohe Momente noch eine hohe Stabilität erzielt werden können. Außerdem belegten histologische In-vitro-Studien derselben Gruppe[37] den engen Zusammenhang zwischen Eindrehmoment und primärem Knochenkontakt (ABB. 2-33). Daher ist das Eindrehmoment ein gutes Maß für Mikromobilität, Knochendichte und Ausmaß des Primärkontakts zwischen Knochen und Implantat.

PERIOTEST

Der Periotest wurde ursprünglich für die Parodontologie entwickelt, um die Zahnmobilität zu ermitteln, wurde jedoch anschließend auch zur Untersuchung der Implantatstabilität verwendet. Der Test erfolgt mit einer Sonde, die einen Beschleunigungsmesser enthält und auf das Implantat aufgesetzt wird. Nachdem ein kleiner Metallzylinder gegen die Oberfläche des Abutments geschlagen hat, ermittelt ein elektronisches System die Kontaktzeit zwischen Implantat und Sonde, die von der Oberflächenmobilität abhängt. Da der Periotest ein Handinstrument ist, werden die Messungen durch Abweichungen von Aufschlagwinkel, Kontaktoberfläche und Abstand des Messpunkts vom Alveolarkamm beeinflusst. Die Sensibilität des Periotests liegt im Mikrometerbereich, er ist sensitiv für die Makrogeometrie der Implantate nach Heilung,[38] die Knochendichte und die Alveolarkammresorption.[39–42]

Kawahara und Kollegen[43] untersuchten in einer Reihe von Experimenten an Hunden die Voraussetzungen für einen Erfolg bei Sofortbelastung abhängig vom Verhältnis zwischen biomechanischer Belastung und Knochendeformation. Dazu führten sie auch eine klinische Parallelgruppenstudie an Menschen durch, bei der sie einen ähnlichen Zusammenhang ermittelten. Die Ergebnisse zeigten, dass Mikrobewegungen von weniger als 30 µm weder die Osteogenese noch das Wachstum von neuem Knochen am Kontakt hindern. In dieser Studie wurden die Periotest-Werte auch in Bezug zu den Mikrobewegungen gesetzt und ein direkt proportionaler Zusammenhang ermittelt. Diese Daten zeigen, dass ein Implantat mit einem Periotest-Wert von etwa +5 im Bereich des oberen mittleren Schneidezahns Mikrobewegungen von 30–40 µm aufweist, wenn es zehn Sekunden lang einer Kraft von 8 Ncm ausgesetzt wird. Die Implantatmobilität nimmt proportional zum Periotest-Wert ab [ABB. 2-34]. Gemäß dieser interessanten Studie bedeuten Periotest-Werte unter null vermutlich eine Mobilität von weniger als 20 µm bei funktioneller Belastung von 8–10 Ncm, bei der eine Knochenapposition am Kontakt möglich ist [SIEHE ABB. 2-34].[43]

Zwar wurden Reliabilität und Reproduzierbarkeit der Periotest-Werte in vielen Studien belegt,[44,45] da es jedoch keine klar definierten Referenzwerte gibt, ist der Periotest nur von begrenztem klinischen Nutzen.[46]

RESONANZFREQUENZANALYSE

Vor Kurzem wurde die Resonanzfrequenzanalyse (RFA) als Methode zur Ermittlung der Implantatstabilität im Markt eingeführt.[47] Sie basiert auf der Messung der Schwingungen des Implantat-Knochen-Komplexes. Die physikalische Schwingung des untersuchten Implantats wird von einem kleinen Wandler erfasst, der auf das Implantat geschraubt wurde. Das Gerät misst die interfaziale Festigkeit zwischen Implantat und Knochen sowie die Festigkeit des periimplantären Knochens in Form des Implantatstabilitätsquotienten (ISQ) mit einem Messbereich von 1 bis 100. Die RFA-Werte sollen zwar mit dem Ausmaß des Knochen-Implantat-Kontaktes korrelieren, in experimentellen Tierstudien[48] wurde jedoch bislang kein derartiger statistischer Zusammenhang bestätigt. Daher gibt es bislang keine klar definierten Schwellenwerte der Implantatstabilität, die dem Arzt verbindliche Rückschlüsse auf die Belastungsdauer erlauben.

In einer klinischen Studie untersuchten Nedir und Kollegen,[49] ob sich anhand des ISQ klinisch mobile und stabile Implantate unterscheiden und der jeweilige klinische Erfolg ermitteln lässt. Die Autoren kamen zu dem Ergebnis, dass nur 8,7 % der klinisch mobilen Implantate als Hinweis auf eine Implantatmobilität ISQ-Werte unter 47 aufwiesen. Ähnliche Ergebnisse wurden auch für die Resonanzfrequenzkurve ermittelt, die als wichtiger Messwert für die Implantatstabilität gilt.[50,51] Außerdem scheint sich der ISQ während der Einheilung manchmal entgegengesetzt zum Ausdrehmoment zu der im Tiermoment dokumentierten Osseointegration zu verändern.[52]

In einer klinischen Studie testeten Bischof und Mitarbeiter[53] sechs mit der Primärstabilität korrelierende Variablen: die Lage in Ober- oder Unterkiefer sowie in Front- oder Seitenzahnbereich, die Knochenqualität, den Implantatdurchmesser, die Implantatlänge und die Eindringtiefe in den Alveolarkamm. Diese Studie zeigte ebenso wie andere,[48,54,55] dass der ISQ im Unterkiefer höher ist als im Oberkiefer, aber weder zwischen Front- oder Seitenzahnbereich noch zwischen allen anderen untersuchten Variablen unterscheiden kann.

In weiteren Studien wurde untersucht, ob die RFA zwischen Implantatoberflächen oder Eindrehmomenten unterscheiden kann,[36,56] aber es wurde kein statistischer Zusammenhang ermittelt. Studien zur Sensitivität des ISQ beim Nachweis von Unterschieden in der

erfolgen, wenn der neue Knochen eine ausreichende Sekundärstabilität gewährleistet, sodass das Implantat dem Auf- und Abschrauben des Abutments widerstehen kann.

PRIMÄRSTABILITÄT UND KNOCHENDICHTE

Wie bereits erwähnt, hängt die Primärstabilität mit mehreren Faktoren zusammen, von denen die Knochendichte mit am wichtigsten ist. Engelke und Mitarbeiter[32] setzten in frischen bovinen Knochen 15-mm-Implantate ein und untersuchten mittels Kontaktendoskopie die Mikromobilität bei unterschiedlicher Knochendichte. Sie ermittelten einen starken Zusammenhang zwischen der angewandten Kraft und der beobachteten Bewegung sowie zwischen der Knochenqualität und den Mikrobewegungen.

Insbesondere stellten sie fest, dass die Anwendung einer Kraft von 30 Ncm in Typ-2-Knochen zu einer Mobilität von mehr als 100 µm führte, in Typ-3-Knochen sogar von mehr als 150 µm, während eine Kraft von 5–20 Ncm eine Mobilität von 50 µm verursachte. In Typ-4-Knochen führten 30 Ncm zu einer Mobilität von mehr als 250 µm und 20 Ncm zu Mikrobewegungen von 100 µm. Damit belegte diese Studie experimentell die hohe Gefahr für Mikrobewegungen in gefährlichem Umfang in Typ-3- und Typ-4-Knochen.

In einer bereits erwähnten In-vitro-Studie stellten Trisi und Kollegen[37] einen engen Zusammenhang zwischen Mikromobilität und Knochendichte her. In weichem Knochen betrug die Mikromobilität etwa 90 µm und es konnten keine hohen Eindrehmomente erzielt werden. In hartem und mäßig hartem Knochen lag die Mikromobilität unter 50 µm.

Daher muss die Behandlung mit sofortbelasteten Implantaten bei schlechter Knochenqualität sehr sorgfältig geplant werden. Dazu sollte die Knochendichte anhand einer Computertomografie mit Angabe der Hounsfield-Werte ermittelt werden.[62] Zeigt

sich dabei eine sehr geringe Knochendichte im geplanten Implantatbereich sollte besser keine Sofortbelastung erfolgen.

PRIMÄRSTABILITÄT UND KNOCHENKOMPRESSION

Wie bereits dargestellt, verbessert sich die Primärstabilität mit Zunahme des Eindrehmoments des Implantats. Klinisch lässt sich dies durch zurückhaltende Aufbereitung des Implantatbetts mit selbstbohrenden konischen Schrauben und kraftvollem Eindrehen der Implantate in den Knochen erzielen. Durch das kraftvolle Eindrehen wird zwar die Primärstabilität verbessert, allerdings kommt es unweigerlich zur Kompression und Deformation des periimplantären Knochens. Hohe Kompressionskräfte mit Eindrehmomenten über 40 oder 45 Ncm stören die Mikrozirkulation des Knochens und können eine Nekrose der Osteozyten und Knochenresorption auslösen.[36,63] Daher wird empfohlen, diese Schwelle nicht zu überschreiten. Um eine gute Primärstabilität auch ohne übermäßige Drehmomente im periimplantären Knochen zu gewährleisten, sollten Implantate sowohl bei Vollprothesen mit Sofortbelastung im Unterkiefer[64,65] als auch bei Teilprothesen in Unter- oder Oberkiefer[64] mit einem Drehmoment von etwa 30 Ncm eingesetzt werden.

Wichtig sind in dieser Hinsicht orthopädische Studien zur Frakturstabilisierung, denen zufolge eine Kompression der Knochenmatrix im Kontaktbereich der Frakturenden durch Platten oder Kompressionsschrauben nicht zur Knochenresorption im Bereich der osteosynthetischen Schrauben führt, sofern die Frakturenden absolut stabilisiert sind und vor allem sofern an der Kortikalis durch den Druck aufgrund der inneren Fixierung keine Kompressionsnekrose auftritt.[22] Es ist sogar im Gegenteil so, dass die Stabilität durch die Kompression der Frakturenden verbessert wird, sodass eine komplikations- und resorptionsfreie Heilung möglich ist.

Die kleinen durch die mechanische Kompression plastisch verformten Knochenbereiche werden nicht durch die Oberflächenresorption beseitigt, sondern durch inneres Remodeling.[22] Eine statische Kompression der Kortikalis verändert die Umbaugeschwindigkeit nicht [22] begünstigt aber die Stabilität gegenüber Seiten- und Scherkräften.

Im Kontaktbereich zwischen den komprimierten Frakturenden kommt es erst dann zu Bewegungen, wenn die Vorbelastung durch die Kompression höher ist als die von außen einwirkenden Kräfte.[29] Zur weiteren Klärung dieses wichtigen chirurgischen Aspekts der Implantation wurde eine Studie an der Schafmandibula durchgeführt,[66] in deren Rahmen eine Gruppe von Implantaten mit hohem Eindrehmoment (110 Ncm) und eine zweite Gruppe mit niedrigem Eindrehmoment (20 Ncm) in die kontralaterale Hemimandibula eingesetzt wurden. Nach 7, 14, 21, 28 und 45 Tagen gedeckter Heilung wurde das Ausdrehmoment der Implantate ermittelt, außerdem erfolgten eine histologische Untersuchung und eine Radiofrequenzanalyse. In der Gruppe mit hohem Drehmoment nahm das Ausdrehmoment von Tag sieben bis drei Wochen nach Implantation um 50 % gegenüber dem Eindrehmoment ab; nach vier Wochen stieg das Ausdrehmoment wieder. In dieser Gruppe kam es zu keinem Fall von Implantatversagen mit fibröser Einkapselung. Unabhängig von der Höhe des Ausdrehmoments wiesen alle Implantate in der zweiten Operationsphase einen ähnlichen ISQ auf.

In einer Tierstudie setzten Wilke und Kollegen[58,59] mit einem Drehmoment von 100 Ncm Implantate in die Schaftibia ein. Nach zwei Wochen ermittelten sie Ausdrehmomente von 84–88 Ncm, nach drei Monaten erreichte das Ausdrehmoment 300 Ncm.

Die Ergebnisse dieser Studie zeigen eine kritische Abnahme der initialen Stabilität wenige Tage nach dem Einsetzen, wobei erst nach vier Wochen eine klinische Sekundärstabilität erreicht wird. Außerdem erhöht das kraftvolle Eindrehen von Implantaten in sehr dichten Knochen die Primärstabilität, ohne dass es wie früher angenommen zur Knochennekrose oder zum Implantatversagen kommt. Zu ähnlichen Ergebnissen kam eine klinische Studie zur verzögerten Belastung bei zwei Gruppen von Patienten, einer mit hohem Eindrehmoment und einer mit niedrigem Eindrehmoment. In der klinischen Nachbeobachtung fanden sich in beiden Gruppen bei verzögerter Belastung weder Implantatversagen noch Knochenresorption.[67]

Diese Daten liefern sehr wertvolle Informationen über die klinische Dynamik der sofortbelasteten implantatgestützten prothetischen Rehabilitation. Obwohl die durch das höhere Eindrehmoment erhöhte Primärstabilität die Osseointegration bei Sofortbelastung fördert, muss auch berücksichtigt werden, dass diese Stabilität binnen weniger Tage abnimmt. Es kann daher riskant sein, ein Abutment zur Abdrucknahme und zum Anpassen von sofortbelasteten Prothesen abzuschrauben. Um dieses Risiko auf ein Mindestmaß zu beschränken, sollte die Fertigung der Prothese beschleunigt werden, damit sie binnen zwei bis drei Tagen nach der Implantation im Zahnbogen positioniert werden kann. So ist die Implantatstabilität noch ausreichend hoch, um den beim Auf- und Abschrauben des Heilungsabutments und der Prothese auftretenden Kräften zu begegnen.

Somit kann die Primärstabilität bei Sofortbelastung durch korrekte Aufbereitung des Implantatbetts und durch ein höheres Eindrehmoment mit reduzierten Mikrobewegungen verbessert werden. Die mit dem höheren Eindrehmoment verbundene höhere Stabilität verbessert das Implantatüberleben, wie es von Ottoni und Mitarbeitern in einer klinischen Studie belegt wurde.[68] Sie führten eine randomisierte klinische Studie zu Implantaten im ästhetischen Bereich des Oberkiefers durch (zwischen den zweiten Prämolaren). Insgesamt wurden bei 23 Patienten 46 Einzelimplantate mit einem Mindestdrehmoment von 20, 32 oder 45 Ncm eingesetzt und sofort innerhalb der ersten 24 postoperativen Stunden funktionell belastet. Während der Nachbeobachtungszeit von 6 bis 24 Monaten versagten zehn Implantate, von denen neun zu der mit 20 Ncm eingedrehten Gruppe gehörten, eines aus der 32-Ncm-Gruppe stammte. In der 45-Ncm-Gruppe ging kein Implantat verloren. Die Autoren schlussfolgerten, dass niedrige Findrehmomente bei Sofortbelastung mit einem hohen Risiko für ein Implantatversagen einhergehen, während die Primärstabilität mit der Höhe der Eindrehmomente zunimmt (≥ 32 Ncm) und auch die Prognose deutlich besser wird.[68]

Durch ein höheres Eindrehmoment werden die Lamellen der Kortikalis von dichtem Knochen komprimiert und verformt, während die Spongiosa frakturiert und sich die Knochentrabekeln am Kontakt verdichten. Tierstudien haben dargestellt, dass dies die Entwicklung der Sekundärstabilität hinauszögern kann.[69]

Studien zur Sofortbelastung an Hunden haben gezeigt, dass die Aufbereitung des Implantatbetts mit Osteotomen grundsätzlich zum Implantatversagen führt, während die Präparation mit Standardfräsen eine Erfolgsrate der Implantate von 100 % bedeutet.[70] Vermutlich umgibt der durch Kompression und Fraktur der Trabekel erzeugte Knochendebris die Implantatoberflächen und erzeugt eine feste Manschette aus nekrotischem Gewebe, welche die Bildung von Gerinnseln an der Kontaktfläche des Implantats verhindert und so die Osseointegration verlangsamt. Demzufolge kann die Aufbereitung des Implantatbetts mit Osteotomen bei geplanter Sofortbelastung eventuell kontraindiziert sein.

SCHLUSSFOLGERUNGEN

In diesem Kapitel wurden die Faktoren, welche die Osseointegration sofortbelasteter Implantate beeinflussen, vorgestellt und diskutiert. Es hat sich gezeigt, dass aufgrund dieser Einflussfaktoren ein stabiler Knochen-Implantat-Komplex, der nur minimale Bewegungen zulässt, essenziell für die Bildung von Lamellenknochen entlang der Implantatoberfläche ist. Die biologischen Abläufe dieses Prozesses sind inzwischen durch sorgfältige histologische Untersuchungen en détail beschrieben.

Die Histologie ist Grundlage des Verständnisses der biologischen Mechanismen, die zur Osseointegration des Implantats führen. Die quantitative Histologie oder Histomorphometrie ist das einzige Verfahren, das eine dynamische Evaluation der Knochenanlagerung ermöglicht und seit der kürzlichen Einführung computerassistierter Methoden auch eine Abklärung der Knochenmikroarchitektur erlaubt.

Aufgrund der histologischen Unterscheidung von Zellphänotypen und Identifikation der verschiedenen Phasen der Gewebereifung lassen sich präzise Schlüsselereignisse benennen, die für den Erfolg der Implantationsverfahren entscheidend sind. Für jeden Arzt, der sich mit der Implantologie befasst, sollte das Wissen um diese Ereignisse ein essenzieller Teil seines Instrumentariums sein.

LITERATUR

1. Hobo S, Ichida E, Garcia LT. Osseointegration and Occlusal Rehabilitation. Tokyo: Quintessence, 1990.

2. Schwartz Z, Lohmann CH, Cochran D, Silvya VS, Dean DD, Boyan BD. Bone regulating mechanisms on implant surface. In: Lang NP, Karring T, Lindhe J (eds). Proceedings of the 3rd European Workshop on Periodontology: Implant Dentistry. Berlin: Quintessence, 1999:41–54.

3. Ko CC, Douglas WH, DeLong R, et al. Effects of implant healing time on crestal bone loss of a controlled-load dental implant. J Dent Res 2003;82:585–591.

4. Joyce ME, Jingushi S, Bolander ME. Transforming growth factor-beta in the regulation of fracture repair. Orthop Clin North Am 1990;21:199–209.

5. Bolander ME. Regulation of fracture repair by growth factors. Proc Soc Exp Biol Med 1992;200(2):165–170.

6. Bourque WT, Gross M, Hall BK. Expression of four growth factors during fracture repair. Int J Dev Biol 1993;37:573–579.

7. Sandberg MM, Aro HT, Vuorio EI. Gene expression during bone repair. Clin Orthop Relat Res 1993;(289):292–312.

8. Bostrom MP, Lane JM, Berberian WS, et al. Immunolocalization and expression of bone morphogenetic proteins 2 and 4 in fracture healing. J Orthop Res 1995;13:357–367.

9. Onishi T, Ishidou Y, Nagamine T, et al. Distinct and overlapping patterns of localization of bone morphogenetic protein (BMP) family members and a BMP type II receptor during fracture healing in rats. Bone 1998;22:605–612.

10. Sakou T. Bone morphogenetic proteins: From basic studies to clinical approaches. Bone 1998;22:591–603.

11. Trippel SB. Potential role of insulinlike growth factors in fracture healing. Clin Orthop Relat Res 1998;(355 suppl):301S–313S.

12. Tatsuyama K, Maezawa Y, Baba H, Imamura Y, Fukuda M. Expression of various growth factors for cell proliferation and cytodifferentiation during fracture repair of bone. Eur J Histochem 2000;44:269–278.

13. Nakajima A, Nakajima F, Shimizu S, et al. Spatial and temporal gene expression for fibroblast growth factor type I receptor (FGFR1) during fracture healing in the rat. Bone 2001;29:458–466.

14. Rundle CH, Miyakoshi N, Ramirez E, Wergedal JE, Lau KH, Baylink DJ. Expression of the fibroblast growth factor receptor genes in fracture repair. Clin Orthop Relat Res 2002;(403):253–263.

15. Yu Y, Yang JL, Chapman-Sheath PJ, Walsh WR. TGF-beta, BMPS, and their signal transducing mediators, Smads, in rat fracture healing. J Biomed Mater Res 2002;60:392–397.

16. Cho TJ, Gerstenfeld LC, Einhorn TA. Differential temporal expression of members of the transforming growth factor beta superfamily during murine fracture healing. J Bone Miner Res 2002;17:513–520.

17. Joyce ME, Roberts AB, Sporn MB, Bolander ME. Transforming growth factor-beta and the initiation of chondrogenesis and osteogenesis in the rat femur. J Cell Biol 1990;110:2195–2207.

18. Boyne PJ, James RA. Grafting of the maxillary sinus floor with autogenous marrow and bone. J Oral Surg 1980;38:613–616.

19. Schenk RK. Cytodynamics and histodynamics of primary bone repair. In: Lane JM (ed). Fracture Healing. New York: Churchill Livingstone, 1987:23–32.

20. Misch CE. Contemporary Implant Dentistry. St Louis: Mosby, 1993.

21. Romanos GE, Toh CG, Siar CH, Swaminathan D. Histologic and histomorphometric evaluation of peri-implant bone subjected to immediate loading: An experimental study with Macaca fascicularis. Int J Oral Maxillofac Implants 2002;17:44–51.

22. Schenk RK. Biology of fracture repair. In: Browner BD, Jupiter JB, Levine AM, Trafton PG (eds). Skeletal Trauma: Fractures, Dislocations, Ligamentous Injuries. Philadelphia: Saunders, 1992:31–76.

23. Brånemark R, Ohrnell LO, Nilsson P, Thomsen P. Biomechanical characterization of osseointegration during healing: An experimental in vivo study in the rat. Biomaterials 1997;18:969–978.

24. Adell R, Lekholm U, Rockler B, Brånemark PI. A 15-year study of osseointegrated implants in the treatment of the edentulous jaw. Int J Oral Surg 1981;10:387–416.

25. Roberts WE. Bone tissue interface. J Dent Educ 1988;52:804–809.

26. Perren SM. Evolution of the internal fixation of long bone fractures. The scientific basis of biological internal fixation: Choosing a new balance between stability and biology. J Bone Joint Surg Br 2002;84:1093–1110.

27. Ganz R, Perren SM, Ruter A. Mechanical induction of bone resorption [in German]. Fortschr Kiefer Gesichtschir 1975;19:45–48.

28. Hente R, Lechner J, Fuechtmeier B, Schlegel U, Perren SM. Der Einfluss einer zeitlich limitierten kontrollierten Bewegung auf die Frakturheilung. Hefte Unfallchirurg 2001;283:23–24.

29. Rahn B. Bone healing: Histologic and physiologic concepts. In: Sumner-Smith G, Fackelman GE (eds). Bone in Clinical Orthopedics, ed 2. Stuttgart: Thieme, 2002:287–326.

30. Chao EY, Kasman RA, An KN. Rigidity and stress analyses of external fracture fixation devices—A theoretical approach. J Biomech 1982;15:971–983.

31. Albrektsson T, Zarb G, Worthington P, Eriksson AR. The long-term efficacy of currently used dental implants: A review and proposed criteria of success. Int J Oral Maxillofac Implants 1986;1:11–25.

32. Engelke W, Decco OA, Rau MJ, Massoni MC, Schwarzwäller W. In vitro evaluation of horizontal implant micromovement in bone specimen with contact endoscopy. Implant Dent 2004;13:88–94.

33. Sullivan DY, Sherwood RL, Collins TA, Krogh PH. The reverse-torque test: A clinical report. Int J Oral Maxillofac Implants 1996;11:179–185.

34. Johansson C, Albrektsson T. Integration of screw implants in the rabbit: A 1-year follow-up of removal torque of titanium implants. Int J Oral Maxillofac Implants 1987;2(2):69–75.

35. Sennerby L, Thomsen P, Ericson LE. A morphometric and biomechanic comparison of titanium implants inserted in rabbit cortical and cancellous bone. Int J Oral Maxillofac Implants 1992;7:62–71.

36. O'Sullivan D, Sennerby L, Meredith N. Measurements comparing the initial stability of five designs of dental implants: A human cadaver study. Clin Implant Dent Relat Res 2000;2(2):85–92.

37. Trisi P, Perfetti G, Baldoni E, Berardi D, Colagiovanni M, Scogna G. Implant micromotion is related to peak insertion torque and bone density. Clin Oral Implants Res 2009;20:467–471.

38. Ochi S, Morris HF, Winkler S. The influence of implant type, material, coating, diameter, and length on periotest values at second-stage surgery: DICRG interim report no. 4. Dental Implant Clinical Research Group. Implant Dent 1994;3:159–162.

39. Buser D, Weber HP, Lang NP. Tissue integration of non-submerged implants. 1-year results of a prospective study with 100 ITI hollow-cylinder and hollow-screw implants. Clin Oral Implants Res 1990;1:33–40.

40. Olivé J, Aparicio C. Periotest method as a measure of osseointegrated oral implant stability. Int J Oral Maxillofac Implants 1990;5:390–400.

41. Truhlar RS, Lauciello F, Morris HF, Ochi S. The influence of bone quality on Periotest values of endosseous dental implants at stage II surgery. J Oral Maxillofac Surg 1997;55(12 suppl 5):55–61.

42. Cranin AN, DeGrado J, Kaufman M, et al. Evaluation of the Periotest as a diagnostic tool for dental implants. J Oral Implantol 1998;24(3):139–146.

43. Kawahara H, Kawahara D, Hayakawa M, Tamai Y, Kuremoto T, Matsuda S. Osseointegration under immediate loading: Biomechanical stress-strain and bone formation—resorption. Implant Dent 2003;12:61–68.

44. Truhlar RS, Morri HF, Ochi S. Stability of the bone-implant complex. Results of longitudinal testing to 60 months with the Periotest device on endosseous dental implants. Ann Periodontal 2000;5:42–55.

45. Noguerol B, Muñoz R, Mesa F, de Dios Luna J, O'Valle F. Early implant failure. Prognostic capacity of Periotest: Retrospective study of a large sample. Clin Oral Implants Res 2006;17:459–464.

46. Hobkirk JA, Wiskott HW, Working Group 1. Biomechanical aspects of oral implants. Consensus report of Working Group 1. Clin Oral Implants Res 2006;17(suppl 2):52–54.

47. Heo SJ, Sennerby L, Odersjö M, Granström G, Tjellström A, Meredith N. Stability measurements of craniofacial implants by means of resonance frequency analysis. A clinical pilot study. J Laryngol Otol 1998;112:537–542.

48. Meredith N, Shagaldi F, Alleyne D, Sennerby L, Cawley P. The application of resonance frequency measurements to study the stability of titanium implants during healing in the rabbit tibia. Clin Oral Implants Res 1997;8:234–243.

49. Nedir R, Bischof M, Szmukler-Moncler S, Bernard JP, Samson J. Predicting osseointegration by means of implant primary stability. Clin Oral Implants Res 2004;15:520–528.

50. Meredith N. Assessment of implant stability as a prognostic determinant. Int J Prosthodont 1998;11:491–501.

51. Rasmusson L, Stegersjö G, Kahnberg KE, Sennerby L. Implant stability measurements using resonance frequency analysis in the grafted maxilla: A cross-sectional pilot study. Clin Implant Dent Relat Res 1999;1(2):70–74.

52. Buser D. Effects of various titanium surface configurations on osseointegration and clinical implant stability. In: Lang NP, Karring T, Lindhe J (eds). Proceedings of the 3rd European Workshop on Periodontology: Implant Dentistry. Berlin: Quintessence, 1999:88–101.

53. Bischof M, Nedir R, Szmukler-Moncler S, Bernard JP, Samson J. Implant stability measurement of delayed and immediately loaded implants during healing. Clin Oral Implants Res 2004;15:529–539.

54. Friberg B, Sennerby L, Gröndahl K, Bergström C, Back T, Lekholm U. On cutting torque measurements during implant placement: A 3-year clinical prospective study. Clin Implant Dent Relat Res 1999;1(2):75–83.

55. Balleri P, Cozzolino A, Ghelli L, Momicchioli G, Varriale A. Stability measurements of osseointegrated implants using Osstell in partially edentulous jaws after 1 year of loading: A pilot study. Clin Implant Dent Relat Res 2002;4(3):128–132.

56. Sul YT, Johansson CB, Jeong Y, Wennerberg A, Albrektsson T. Resonance frequency and removal torque analysis of implants with turned and anodized surface oxides. Clin Oral Implants Res 2002;13:252–259.

57. Rasmusson L, Kahnberg KE, Tan A. Effects of implant design and surface on bone regeneration and implant stability: An experimental study in the dog mandible. Clin Implant Dent Relat Res 2001;3:2–8.

58. Wilke HJ, Claes L, Teinemann SG. The influence of various titanium surfaces on the interface shear strength between implants and bone. In: Heimke G, Soltész U, Lee AJC (eds). Clinical Implant Materials: Proceedings of the Eighth European Conference on Biomaterials, Heidelberg, FRG, September 7–9, 1989, Advances in Biomaterials Series. Amsterdam: Elsevier, 1990:309–314.

59. Baker D, London RM, O'Neal R. Rate of pull-out strength gain of dual-etched titanium implants: A comparative study in rabbits. Int J Oral Maxillofac Implants 1999;14:722–728.

60. Lucente J, Galante J, Trisi P, Kenealy JN. Reintegration success of osseotite implants after intentional countertorque liberation in the endentulous human mandible. Implant Dent 2006;15:178–185.

61. Knobloch L, Larsen PA, Rashid B, Carr AB. Six-month performance of implants with oxidized and machined surfaces restored at 2, 4, and 6 weeks postimplantation in adult beagle dogs. Int J Oral Maxillofac Implants 2004;19:350–356.

62. Todisco M, Trisi P. Bone mineral density and bone histomorphometry are statistically related. Int J Oral Maxillofac Implants 2005;20:898–904.

63. Niimi A, Ozeki K, Ueda M, Nakayama B. A comparative study of removal torque of endosseous implants in the fibula, iliac crest and scapula of cadavers: Preliminary report. Clin Oral Implants Res 1997;8:286–289.

64. Testori T, Bianchi F, Del Fabbro M, Szmukler-Moncler S, Francetti L, Weinstein RL. Immediate non-occlusal loading vs. early loading in partially edentulous patients. Pract Proced Aesthet Dent 2003;15:787–794.

65. Testori T, Del Fabbro M, Szmukler-Moncler S, Francetti L, Weinstein RL. Immediate occlusal loading of Osseotite implants in the completely edentulous mandible. Int J Oral Maxillofac Implants 2003;18:544–551.

66. Trisi P, Todisco M, Consolo U, Travaglino D. High vs. low implant insertion torque. A histologic and biomechanical in vivo study. Int J Oral Maxillofac Implants 2009;24.

67. Khayat P, Arnal H, Tourbah B, Sennerby L. Clinical outcome of tapered implants placed with high insertion torques (up to 176 Ncm). Presented at the 17th European Association for Osseointegration Annual Scientific Meeting, Warsaw, 18–20 Sept, 2008.

68. Ottoni JM, Oliveira ZF, Mansini R, Cabral AM. Correlation between placement torque and survival of single-tooth implants. Int J Oral Maxillofac Implants 2005;20:769–776.

69. Buchter A, Kleinheinz J, Wiesmann HP, Jayaranan M, Joos U, Meyer U. Interface reaction at dental implants inserted in condensed bone. Clin Oral Implants Res 2005;16:509–517.

70. Stavropoulos A, Nyengaard JR, Lang NP, Karring T. Immediate loading of single SLA implants: Drilling vs. osteotomes for the preparation of the implant site. Clin Oral Implants Res 2008;19:55–65.

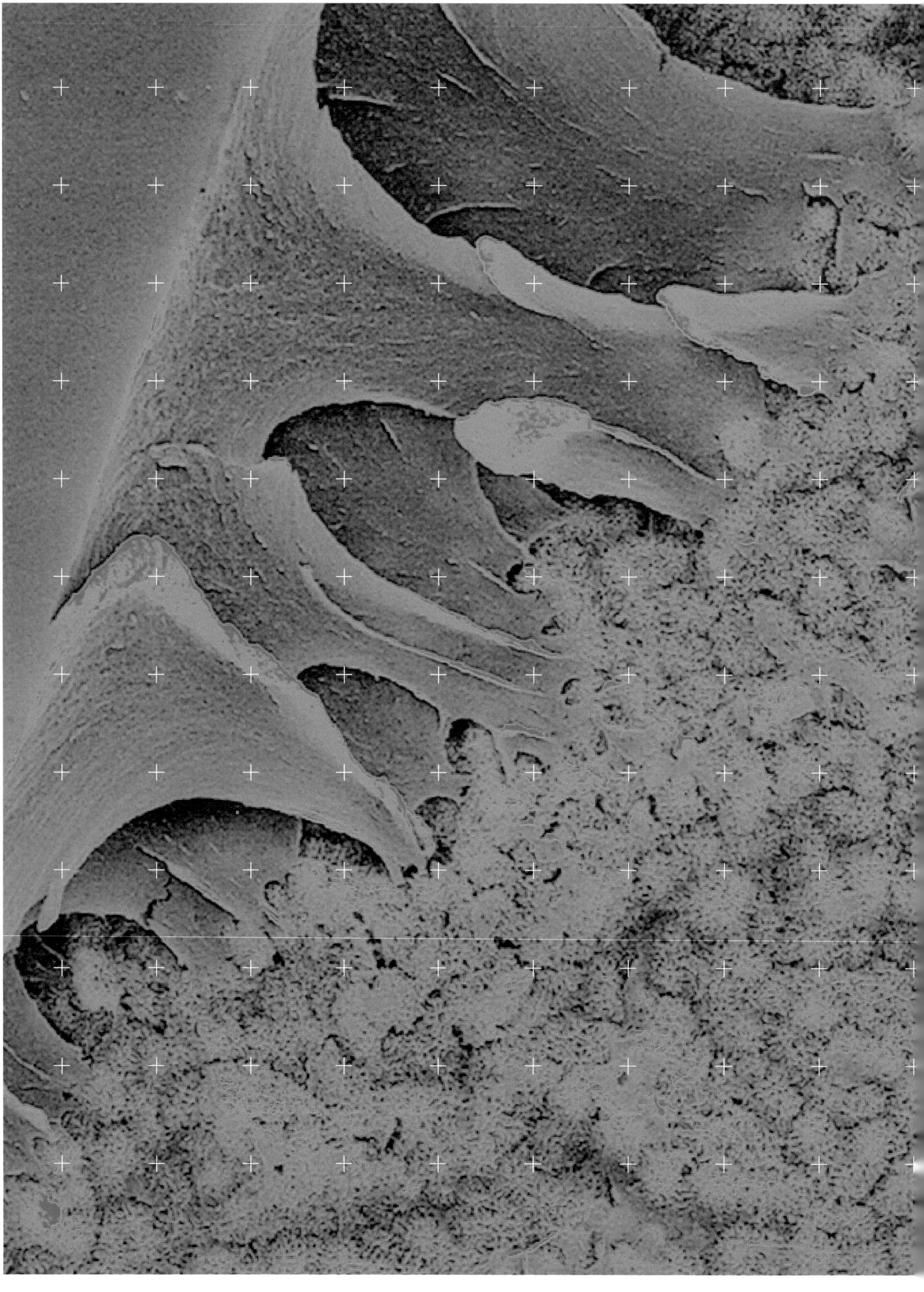

J. DAVIES
M. ARAÚJO
M. DEL FABBRO
V. MENDES
T. TESTORI

Bedeutung der Topografie der Implantatoberfläche bei der biologischen Stabilisierung

03

Designs der Implantatoberfläche auf Nano-niveau beeinflussen die Gewebereaktion während der Heilung nachweislich positiv und fördern somit die Osteogenese.[67,71,72] Es wurden zahlreiche Verfahren entwickelt, um auf enossären Implantaten nanografische Merkmale zu erzeugen, die sich experimentell als erfolgreich erwiesen haben.[69,71]

ÄTZUNG MIT FLUSSSÄURE

Ein Verfahren zur Modifikation der Nano-topografie der Implantatoberfläche ist die Behandlung der Titanimplantate mit einer Lösung aus niedrig konzentrierter Flusssäure (HF).[73] Sandgestrahlte, HF-modifizierte Titanidioxid (TiO_2)-Implantate, die für einen und drei Monate in die Kaninchentibia eingesetzt wurden, zeigten einen deutlich höheren BIC als nicht mit Flusssäure behandelte, sandgestrahlte TiO_2-Implantate.[74] Auch weitere Studien mit ähnlichen Implantaten an der Hundemandibula ermittelten im Wundkammermodell[75] und in einem Modell mit breiten, umlaufenden marginalen Knochendefekten[76] in frühen Heilungsstadien (2 Wochen) einen höheren BIC bei Implantaten, deren Oberflächen mit HF behandelt wurden.

NANOBESCHICHTUNG MIT ALUMINIUMOXID

Bei einem anderen Verfahren zur Ober-flächenbehandlung entstehen durch die Sol-Gel-Ablagerung einer Nanobeschichtung aus Aluminiumoxid (Al_2O_3) auf der Oberfläche von maschinierten, kommerziell erhältlichen reinen Titanimplantaten (cpTi-Implantaten) Nanomerkmale (Nanoporen) mit einem Durchmesser von etwa 20 nm. Die auf die maschinierten, enossären cpTi-Implantate aufgetragenen Nano-merkmale verbessern im Kaninchentibiamodell die osteogenen Eigenschaften der Zellen und die entstehende BIC gegenüber maschinierten und doppelt säuregeätzten (DAE) Oberflächen.[68]

EINZELKRISTALLAUFLAGERUNG VON KALZIUMPHOSPHAT

Ein anderes Verfahren ist die Einzel-kristallauflagerung (DCD) von Kalziumphosphat (CaP) (20–100 nm) auf der Titanober-fläche, die ebenfalls im Sol-Gel-Verfahren erfolgt.[57] Die Nanokristalle bedecken etwa 50–60 % der Implantatoberfläche und erhö-hen deren Komplexität im Nanobereich, ohne die ursprüngliche Mikrotopografie zu verändern [ABB. 3-6]. Die Kalziumphosphat-Nanopartikel haften fest an der Oberfläche von Implantaten aus DAE cpTi und Titanlegie-rungen (Titan-Aluminium-Vanadium [Ti-6Al-4V]) mit Scherfestigkeiten von 1,75 GPa für cpTi und 1,52 GPa für Ti-6Al-4V.[77]

Auswirkungen auf die Osteokonduktion

Die Autorengruppe hat die Fähigkeit der nanotopografisch komplexen DCD-Implantat-oberfläche zur Beschleunigung der frühen Heilung (Osteokonduktion) an Knochenein-wachskammern aus cpTi oder Ti-6Al-4V unter-sucht, die in den Rattenfemur implantiert wurden. Die Innenwände der Kammern wur-den mit dem DAE- oder DAE-DCD-Verfahren behandelt. Die entnommenen Proben wurden in Kunstharzblöcke eingebettet, die beschlif-fen und mittels rückgestreuter Elektronen-mikroskopie mehrfach auf unterschiedlichen Ebenen der Kammerhöhe untersucht wurden. Die BIC wurde anhand von 1 087 Mikrogra-fien ermittelt. Es zeigte sich sowohl an den cpTi- als auch an den Ti-6Al-4V-Implanta-toberflächen eine durch DCD-Nanotopografie signifikant verstärkte Osteokonduktion.[67]

Auswirkungen auf die Knochenbindung

Außerdem untersuchten die Autoren, ob metallische Oberflächen durch die DCD-Nano-merkmale für die Knochenbindung kompatibel werden. Die Knochenbindung ist eine starke

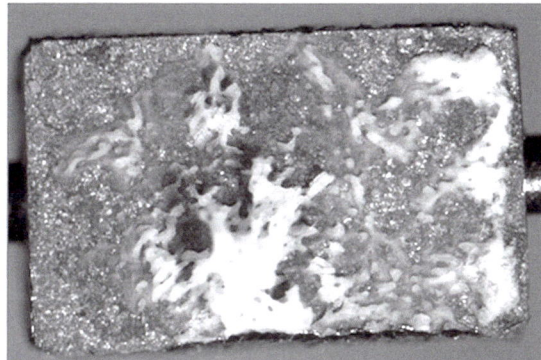

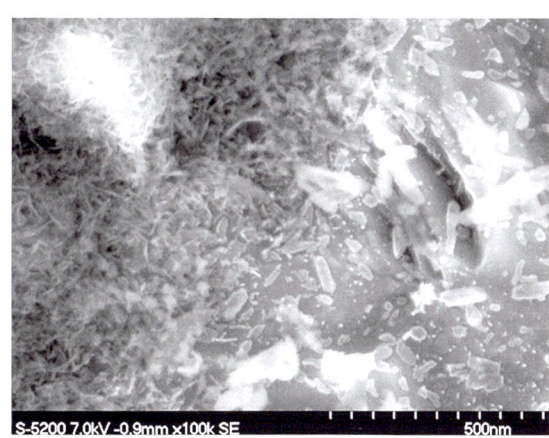

Abb. 3-7 (a) Fotografie eines entnommenen einzelangefertigten, rechteckigen DAE-DCD-Implantats (4 x 2,5 x 1,4 mm). Dieses Implantat wurde für neun Tage in den distalen Rattenfemur eingepflanzt und anschließend mechanisch getestet (Zugversuche). Nach dem Zerreißen der Probe war die Knochenbindung am Knochen-Implantat-Kontakt durch die mechanische Verankerung von Knochenmatrix und den DCD-Nanomerkmalen zu erkennen. (b) FE-REM des Knochen-Implantat-Kontaktes mit Darstellung der Zementlinie (links) auf der Implantatoberfläche (rechts) (Originalvergrößerung x100 000). Nach neuntägiger In-vivo-Implantation sind weiterhin DCD-Nanokristalle vorhanden. Durch die Matrixablagerung auf der Zementlinie und das anschließende Kristallwachstum in dieser reifenden biologischen Matrix werden die darunter liegenden DCD-Kristalle umschlossen und verbunden (Knochenbindung), wie es von Davies dargelegt wurde.[56]

Abb. 3-8 Box plot der Zugkräfte, die zum Zerreißen des experimentellen Modells erforderlich sind (Knochenbogen an der Implantatoberfläche; vollständiges Verfahren in Mendes et al.[57]). Die handgefertigten rechteckigen Platten aus Ti-6Al-4V (Ti64) DAE und Ti64 DAE-DCD wurden entweder mit UV-Licht bestrahlt oder nicht (UV-Exposition macht die Oberfläche hydrophil). Bei allen DCD-Proben wurde unabhängig von der UV-Exposition eine Knochenbindung beobachtet; die erforderlichen Zugkräfte waren signifikant höher als in den Nicht-DCD-Gruppen. Die UV-Behandlung erhöhte die zur Zerstörung des Modells erforderliche Zugkraft ebenfalls, wenn auch nur geringfügig ($P = 0,0001$).

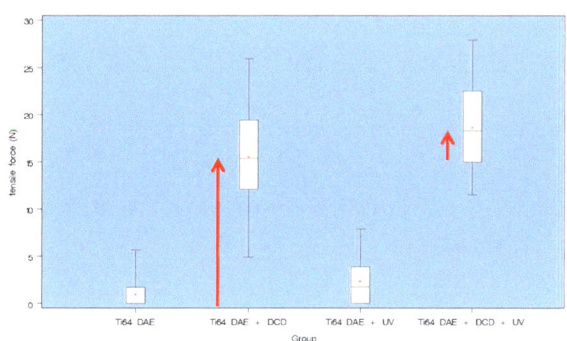

Paar	Wochen	BIC %		BV %	
		Nanotite	Osseotite	Nanotite	Osseotite
1	4	47,1	13,7	26,1	36,8
2	4	50,2	20,1	17,6	21,7
3	4	36,1	11,1	31,9	22,6
4	8	44,0	35,9	28,3	28,9
5	8	30,1	18,5	31,9	17,5
6	8	54,8	22,0	41,9	16,9
7	8	39,3	25,9	15,6	24,6
8	8	84,0	0,0	30,2	0,0
9	12	19,7	7,3	34,5	24,8
Gesamt		45.0 ± 18.1	17.2 ± 10.6	28.7 ± 8.2	21.5 ± 10.1
4-Wochen-Mittel		44.5 ± 7.4	15.5 ± 4.6	25.2 ± 7.2	27.0 ± 8.5
8-Wochen-Mittel*		45.3 ± 22.4	18.3 ± 12.9	44.5 ± 7.4	18.8 ± 10.3

Tabelle 3-1 Quantifizierung der prozentualen BIC des Knochenvolumens (% BV) nach der Entnahme von Ti-6Al-4V DAE (Osseotite, Biomet 3i) und DAE-DCD (NanoTite, Biomet 3i) Miniimplantaten aus dem oberen Seitenzahnbereich von Patienten 4, 8 und 12 Wochen postoperativ.*

* Mit freundlicher Genehmigung aus Goené et al.82

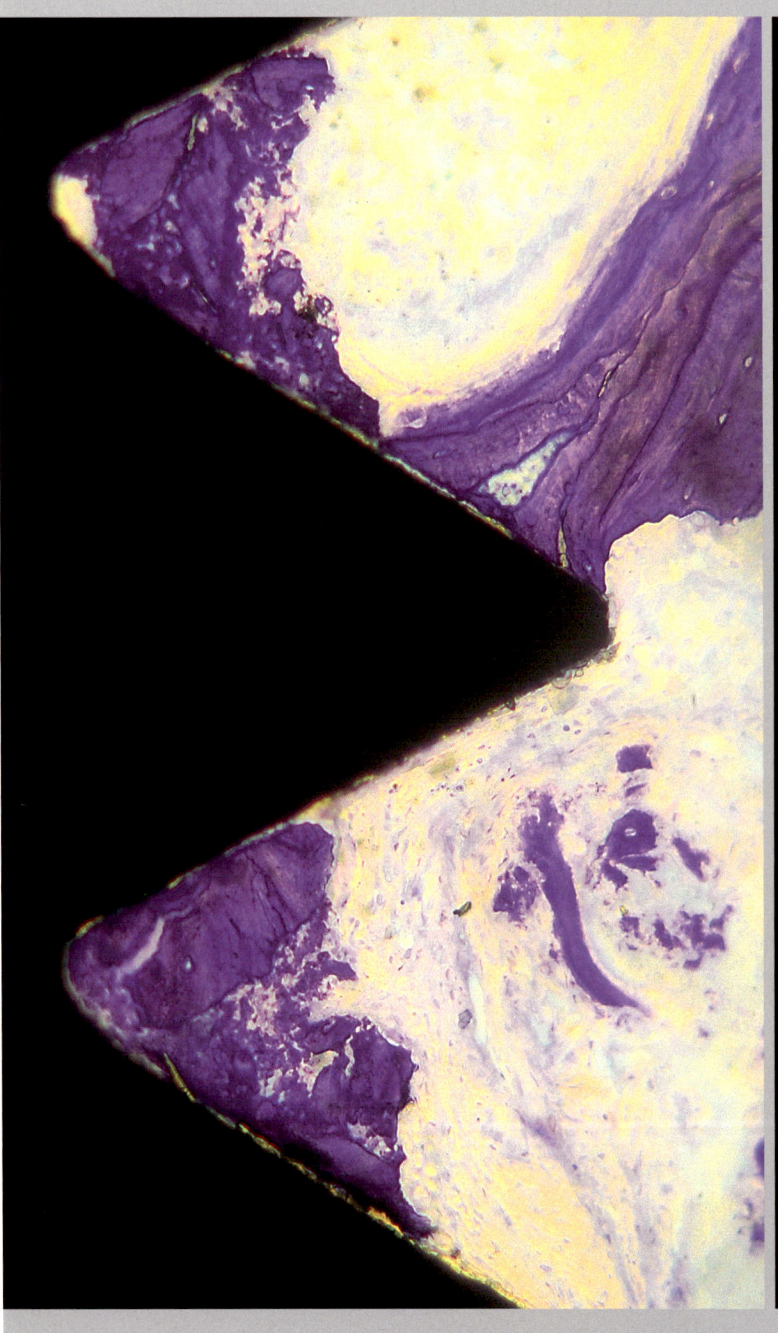
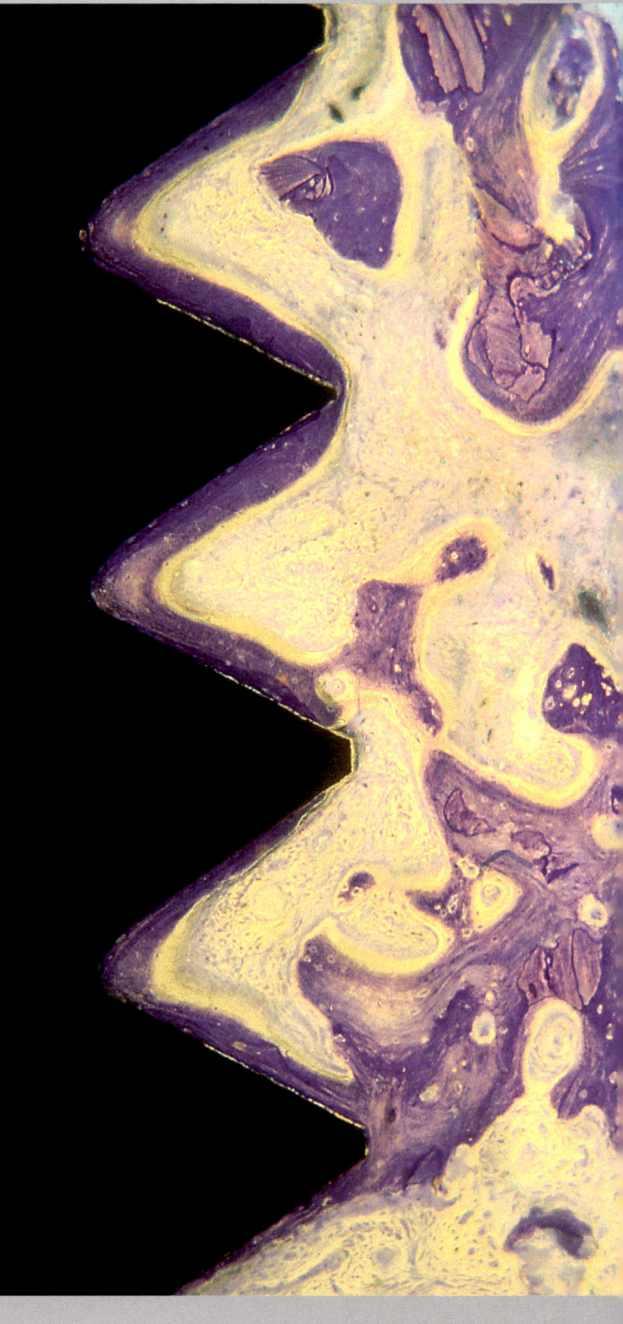

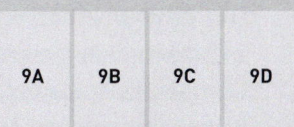

Abb. 3-9 Histologische Schnitte von Ti-6Al-4V-DAE- (a und b) und DAE-DCD- (c und d) Miniimplantaten, vier (a und c) und acht (b und d) Wochen postoperativ, die in den oberen Seitenzahnbereich der Patienten eingesetzt wurden. Nach vier Wochen ist an der DAE-Implantatoberfläche eine Distanzosteogenese zu beobachten (a), während sich nur entlang der Oberfläche der DAE-DCD-Miniimplantate eine Kontaktosteogenese findet (c). Nach acht Wochen finden sich in der Umgebung der DAE-Implantate vereinzelt Knochentrabekel (b), während sich auf der Oberfläche der DAE-DCD-Proben eine durchgehende Knochenschicht befindet (d) (mit freundlicher Genehmigung aus Goené et al.[82]).

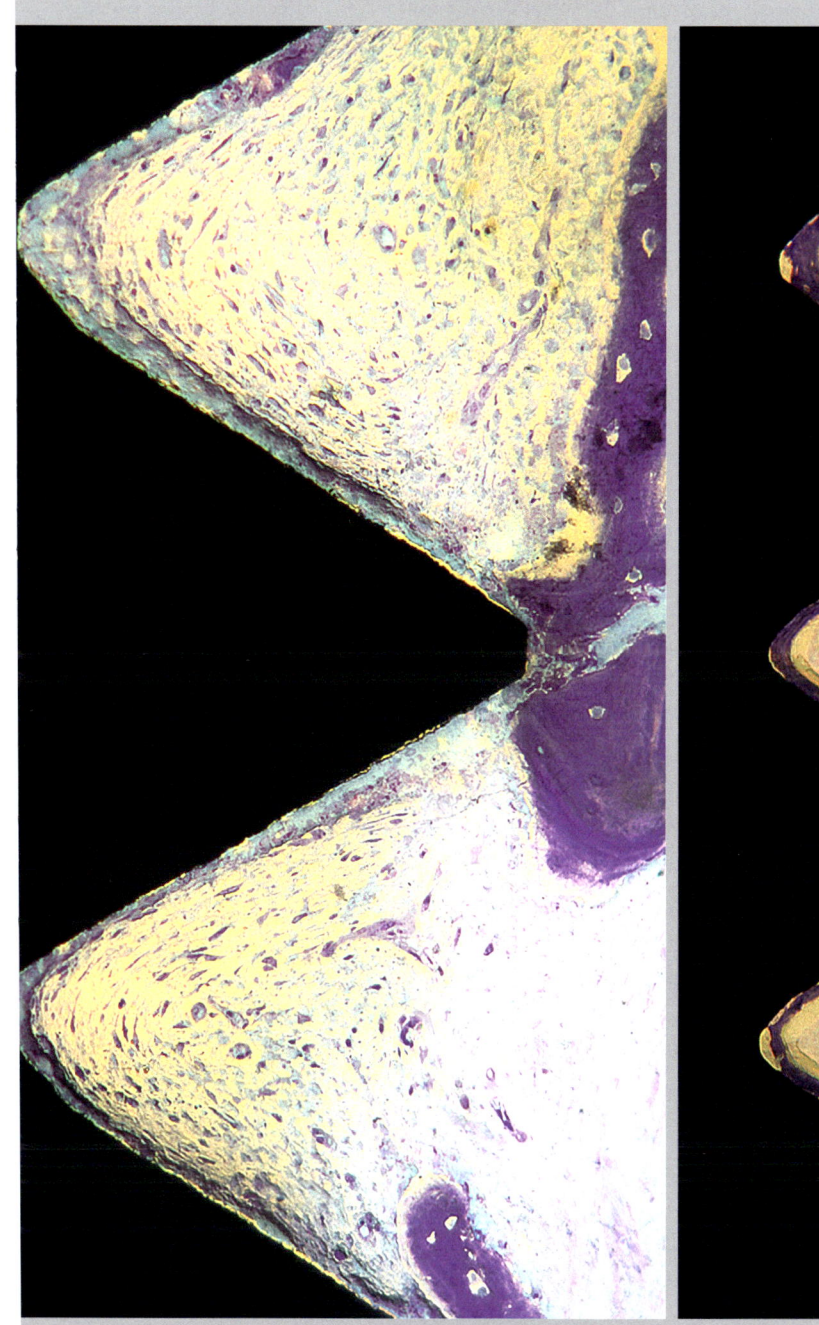

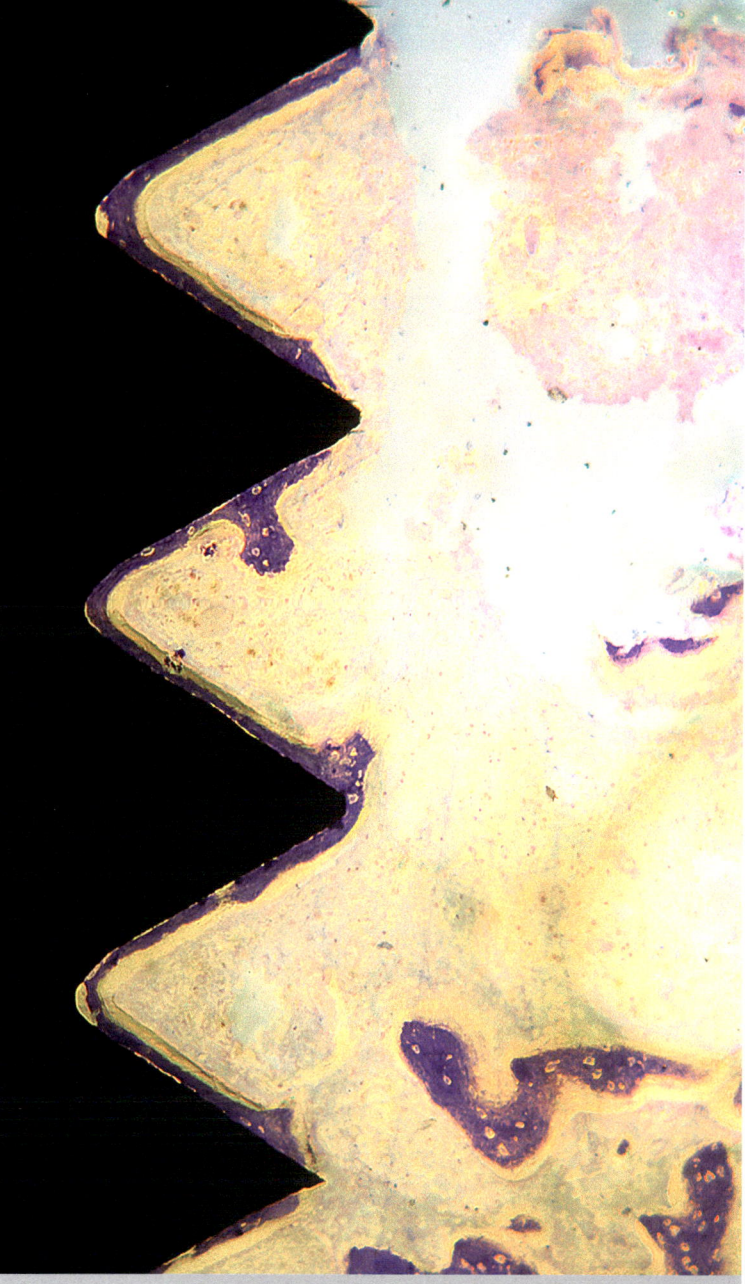

Weight %

OR (fixed) 95% CI

4.03 [0.19,
Not est
4.36 [0
2.67
0.2
?

Control n/N

15.14
10.01
14.23
45.41
15.22

100.0

0/9
0/11
1/62
0/40
1/12
0/44
0/15
0/28

9
/13
1/15
1/46
0/16
5/67
0/23
0/24

221

223

0.1 0.2 0.5 1 2 5

Favors treatment Favors cor

(Treatment), 2 (Control)
geneity: Chi² = 2.82, df = 4 (P = 0.59), I² = 0%
l effect: Z = 1.62 (P = 0.11)

M. DEL FABBRO
S. TASCHIERI

Systematischer Literatur-Review

04

04

Seitdem Forscher der Göteborger Schule unter der Leitung von Professor Per-Ingvar Brånemark die moderne Implantologie begründet haben,[1,2] ist die klinische und experimentelle Forschung auf diesem Gebiet unvermindert fortgeschritten und hat den Ärztestand mit einem umfassenden Wissen über die Physiologie der Osseointegration, die Bedeutung der mechanischen Belastung und über die nach dem Einsetzen von dentalen Implantaten ablaufenden Knochenumbauprozesse ausgestattet. Allerdings bleiben viele Fragen über die der Osseointegration zugrunde liegenden Prozesse und deren Einflussfaktoren offen. Da zudem sehr häufig eine Behandlung mit Implantaten erfolgt, ist die Anzahl der Hersteller gestiegen, die verschiedene Implantattypen und -systeme mit unterschiedlichen Implantatoberflächen anbieten.[3–5] Das Interesse an alternativen Operationsverfahren zur Implantation hat wieder zugenommen. Derzeit konzentriert sich eines dieser Forschungsgebiete auf die Vor- und Nachteile der Sofortbelastung von Implantaten bei der Behandlung vollständig und teilbezahnter Patienten. Das klinische Interesse an der Sofortbelastung spiegelt sich in der Literatur in der in den letzten 15 Jahren kontinuierlich steigenden Zahl an Veröffentlichungen zu diesem Thema wider.

Vor Kurzem wurden mehrere kritische Reviews veröffentlicht[6–13] sowie mehrere systematische Literaturanalysen, mittels deren Hinweise auf die Vorhersagbarkeit der Sofortbelastung ermittelt und klinische Leitlinien zur Standardisierung der Operationsverfahren eingeführt werden sollten.[14–17]

Abgesehen von diesen Veröffentlichungen gab es im Laufe der Jahre mehrere Konsensuskonferenzen, bei denen anhand von systematischen Literatur-Reviews klinische Indikationen für bestimmte Fragen der oralen Implantologie festgelegt wurden. Außerdem befassten sich diese Konferenzen mit den verschiedenen Aspekten der Sofortbelastung, wobei anhand der Evidenz aus der Literatur mit den Meinungen zahlreicher erfahrener Ärzte die genauen Indikationen für Klinik und Forschung ermittelt wurden.[18–27]

Ein systematischer Literatur-Review ist eine prospektive Studie, in deren Rahmen alle verfügbaren Informationen (veröffentlichte und unveröffentlichte) zu einem bestimmten Thema ausgewertet werden. Anhand präziser, zuvor festgelegter Einschlusskriterien werden die besten Studien ausgewählt. Abhängig vom Ziel des Reviews (z. B. Wirkung, Wirksamkeit, Prognose für eine Behandlungsform, Diagnostik, Ätiologie) wird festgelegt, welche Art Studien eingeschlossen werden und welche Merkmale sie aufweisen müssen. Ebenfalls typisch für systematische Reviews ist die Analyse der methodischen Studienqualität, die Rückschlüsse auf die Reliabilität der Ergebnisse erlaubt. Wenn die einbezogenen Studien einheitlich genug sind, lassen sich ihre Ergebnisse in einer *Metaanalyse* betrachten. Bei diesem statistischen Verfahren werden die Ergebnisse verschiedener Studien kombiniert, sodass sich der echte Behandlungseffekt weitaus präziser abschätzen lässt, als es die Auswertung der einzelnen Studien erlaubt. Durch die größeren Proben erhöht eine Metaanalyse die Power der statistischen Tests und damit die Reliabilität des Endergebnisses. Bei zu großen Unterschieden zwischen den untersuchten Studien ist keine Metaanalyse möglich.

Jeder systematische Review basiert auf einer präzisen klinischen Fragestellung, die bestimmt, wie der Review durchgeführt werden wird. Diese Frage legt den Patiententyp fest, die Behandlung und die zu berücksichtigenden Variablen. Ziel des hier vorgestellten Reviews ist die Ermittlung der Prognose der Sofortbelastung bei der Behandlung unbezahnter Patienten mit der Implantatüberlebensrate (oder Versagensrate) nach mindestens einem Jahr funktioneller Belastung als primärer Variable. Dieser Parameter wird am häufigsten in klinischen Studien zur Sofortbelastung eingesetzt. Somit lautet die klinische Fragestellung wie folgt: Bei welchen unbezahnten Patienten besteht eine Indikation zur Implantatbehandlung und wie ist die Überlebensrate der Implantate mit Sofortbelastung nach wenigstens einjähriger funktioneller Belastung?

Die Autoren ermittelten die Implantatüberlebensrate für verschiedene implantatgestützte prothetische Rekonstruktionen (Deckprothese, Vollprothese, Teilprothese und Einzelzahnersatz). Dabei sollte festgestellt werden, wie stark sich etwaige Einflussfaktoren, wie die Implantatoberfläche und die Position des Implantats (Unter- oder Oberkiefer, Front- oder Seitenzahnbereich), auf das Ergebnis auswirken.

METHODEN

Die Literatursuche erfolgte in den großen elektronischen Datenbanken (Medline, Embase, Cochrane Central Register of Controlled Trials) und umfasste alle bis Dezember 2008 veröffentlichten Artikel, die eines oder mehrere der folgenden Schlüsselwörter enthielten: *immediate loading, immediate function, immediate rehabilitation, early loading, dental implant, endosteal implant.*

Die bei der elektronischen Suche gefundenen Artikel wurden durch weitere Artikel ergänzt, die manuelle aus den führenden Fachzeitschriften für orale Implantologie herausgesucht wurden (*Clinical Oral Implants Research, The International Journal of Oral & Maxillofacial Implants, The International Journal of Periodontics & Restorative Dentistry, Implant Dentistry, Journal of Periodontology, The Journal of Oral Implantology, Clinical Implant Dentistry and Related Research, Journal of Prosthetic Dentistry, Journal of Prosthodontics*) und umfasste alle Ausgaben bis Dezember 2007. Schließlich erfolgte noch eine Suche anhand der Literaturverweise der wichtigsten Reviews und Artikel.

Einschlusskriterien für die Studien waren:
- Follow-up-Studien: longitudinale prospektive klinische Studie, randomisierte kontrollierte Studie (RCT), nicht randomisierte kontrollierte Studie (NCT), klinische Fallserien oder Kohortenstudie.
- Die prothetische Versorgung erfolgte innerhalb von 48 Stunden nach der Implantation.
- Es wurden mindestens zehn Patienten behandelt oder mindestens 20 Implantate eingesetzt.
- Das Follow-up erfolgte über mindestens zwölf Monate.
- Die Patienten wurden mit enossären, anatomisch geformten Titanimplantaten unter Angabe des Implantattyps und der Oberflächenmerkmale behandelt.
- Für alle Fälle von Implantatversagen wurden Anzahl, Position und Ablauf eindeutig angegeben.
- Die Implantatüberlebensrate war angegeben oder konnte berechnet werden.

Daher wurden folgende Studien ausgeschlossen: nicht klinische Studien, retrospektive Studien, Literaturreviews, Fallberichte, „technische" Artikel mit Vorstellung neuer Verfahren oder bestimmter klinischer Protokolle, mehrteilige Artikel (Berücksichtigung nur des neuesten oder desjenigen mit Daten zum Langzeit-Follow-up), Studien ohne Berücksichtigung von Implantaterfolg oder -überleben

Das gewichtete Follow-up (d. h. so berechnet, dass Studien mit größerer Stichprobe stärker ins Gewicht fallen) betrug 43,6 Monate. Von allen berücksichtigten Implantaten hatten 92,8 % eine raue Oberfläche, meistens plasma-sprayed Titan. Aufgrund des sehr niedrigen Anteils von Implantaten mit glatter Oberfläche erfolgte kein Datenvergleich anhand der Eigenschaften der Implantatoberfläche.

Von den in diesen Review eingeschlossenen Studien enthalten nur zwei[60,107] Fälle mit Oberkieferdeckprothesen. In der ersten Studie wurde ein Patient mit sechs Implantaten behandelt, in der zweiten Studie erhielten zwölf Patienten jeweils sechs Implantate, also insgesamt 72 Implantate. Keine dieser Studien berichtet über ein Implantatversagen nach zwölfmonatiger funktioneller Belastung.

FESTSITZENDE TEILPROTHESEN

UNBEZAHNTE PATIENTEN

Die untersuchten Artikel bezogen sich auf 667 Unterkiefer (32 Artikel) und 318 Oberkiefer (19 Artikel), die mit sofortbelasteten, festsitzenden Teilprothesen versorgt wurden, die von insgesamt 3 123 bzw. 2 501 Implantaten getragen wurden. Im Durchschnitt wurden für jede prothetische Rehabilitation in den Unterkiefer 4,68 sofortbelastete Implantate eingesetzt und in den Oberkiefer 7,86. Die Implantatüberlebensraten waren mit 97,53 % im Unterkiefer (mittleres gewichtetes Follow-up 24,1 Monate) und 98,16 % im Oberkiefer etwa gleich (mittleres gewichtetes Follow-up 29,5 Monate). Implantate mit rauer Oberfläche (99,29 % von 1 554 Implantaten im Unterkiefer, 98,48 % von 1 781 Implantate im Oberkiefer) schnitten signifikant besser ab als solche mit glatter Oberfläche (95,36 % von 1 421 Implantaten im Unterkiefer, 95,48 % von 199 Implantaten im Oberkiefer). Für diese Gruppe wurde nur eine RCT identifiziert,[35] in der Implantate mit glatter und rauer Oberfläche

im Unterkiefer verglichen wurden und die keinen Unterschied ermittelte (kein Implantatversagen während des Follow-up von 18 Monaten).

TEILBEZAHNTE PATIENTEN

Insgesamt fanden sich 14 Studien mit Daten zu implantatgestützten Teilprothesen im Unterkiefer bei 209 Patienten und 624 sofortbelasteten Implantaten. Die Überlebensrate betrug insgesamt 96,15 % und die mittlere gewichtete Nachbeobachtungszeit 23,3 Monate. Drei Artikel befassen sich mit Teilprothesen im unteren Frontzahnbereich mit insgesamt 33 Fällen und 89 Implantaten ohne Versagen. Für den unteren Seitenzahnbereich betreffen die Daten 171 Patienten und 511 sofortbelastete Implantate. Bei Nichtberücksichtigung der Oberfläche unterschied sich die Implantatüberlebensrate im unteren Seitenzahnbereich (95,30 %) nicht signifikant von derjenigen im unteren Frontzahnbereich (100 %). Bei Berücksichtigung der Oberfläche hingegen war die Überlebensrate von Implantaten mit glatter Oberfläche im Seitenzahnbereich signifikant geringer (88,03 %) als diejenige von Implantaten mit rauer Oberfläche (97,47 %) (P < 0,001). Für den Frontzahnbereich fanden sich keine signifikanten Unterschiede. Abbildung 4-2 zeigt die Ergebnisse aufgeschlüsselt nach den Implantatoberflächen für die verschiedenen Kieferbereiche.

Elf Studien untersuchten den Erfolg der Implantatbehandlung im Oberkiefer bei teilbezahntem Kiefer an insgesamt 126 Patienten und 372 sofortbelasteten Implantaten. Die Überlebensrate betrug insgesamt 94,35 % bei einer mittleren Nachbeobachtungszeit von 29,1 Monaten. Fünf Studien befassten sich mit Teilprothesen im oberen Frontzahnbereich bei insgesamt 31 Fällen und 86 Implantaten mit einer Überlebensrate von 97,67 %. Für den oberen Seitenzahnbereich betrafen die Daten 67 Prothesen, die von insgesamt 199 sofortbelasteten Implantaten mit einer Überlebensrate von 93,47 % getragen wurden.

Teilprothese

Oberflächen

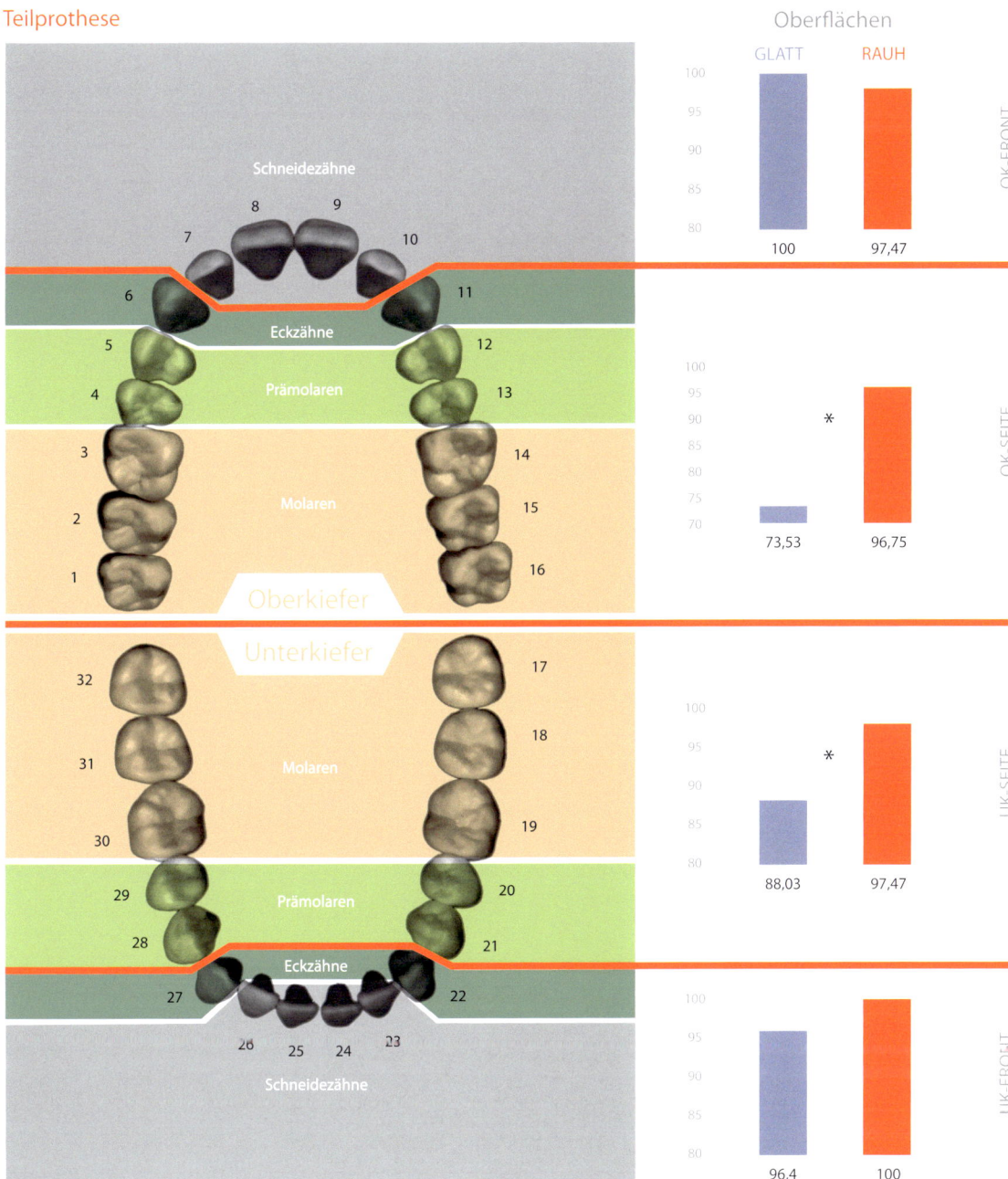

GLATT RAUH

OK-FRONT

100
95
90
85
80

100 97,47

Schneidezähne

8 9

7 10

6 11

Eckzähne

5 12

Prämolaren

4 13

3 14

2 Molaren 15

1 16

Oberkiefer

OK-SEITE

100
95
90
85
80
75
70

*

73,53 96,75

Unterkiefer

32 17

31 18

30 Molaren 19

29 Prämolaren 20

28 21

27 Eckzähne 22

26 25 24 23

Schneidezähne

UK-SEITE

100
95
90
85
80

*

88,03 97,47

UK-FRONT

100
95
90
85
80

96,4 100

Abb. 4-2 Implantüber-
lebensrate abhängig
von der Oberfläche
in unterschiedlichen
Kieferbereichen bei
sofortbelasteten, fest-
sitzenden Prothesen
bei teilbezahnten
Patienten. Statistisch
signifikante Unter-
schiede werden durch
einen Stern angezeigt.

Abb. 4-3 Implantüber-
lebensrate abhängig
von der Oberfläche in
unterschiedlichen Kie-
ferbereichen bei sofort-
belasteten Einzelzahnre-
staurationen. Statistisch
signifikante Unterschiede
werden durch einen
Stern angezeigt.

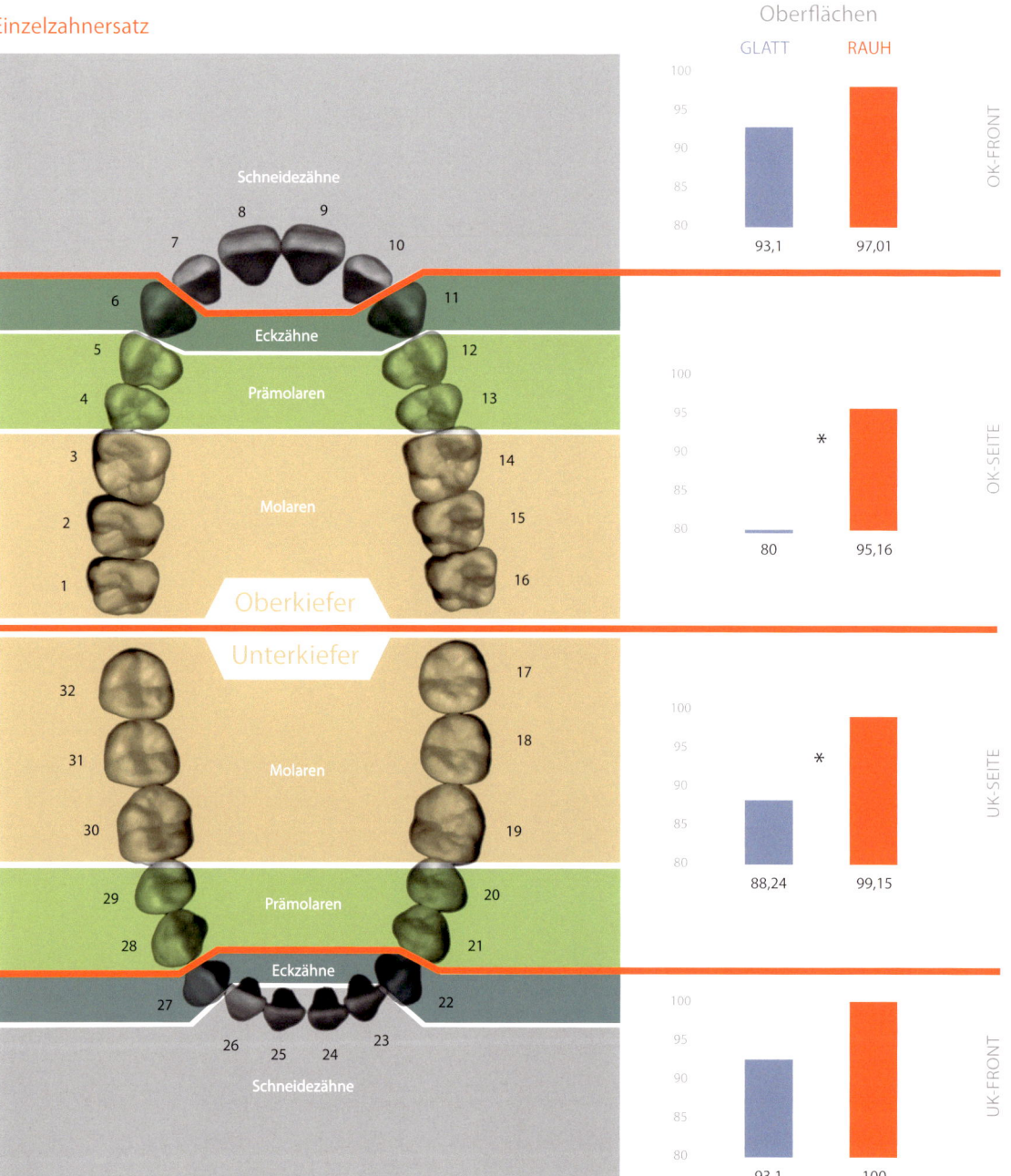

Bei der Betrachtung aller Implantate zusammen unterschieden sich die Überlebensraten der Implantate im Front- und Seitenzahnbereich unabhängig von der Oberfläche statistisch nicht signifikant ($P = 0,14$). Im oberen Seitenzahnbereich betrug die Überlebensrate für Implantate mit glatter Oberfläche 73,53 % und für Implantate mit rauer Oberfläche 96,75 % ($P < 0,001$), während sich für den Frontzahnbereich keine statistisch signifikanten Unterschiede fanden. Diese Daten zeigen, dass bei Teilprothesen in Bereichen mit schlechter Knochenqualität (oberer und unterer Seitenzahnbereich) Implantate mit rauer Oberfläche deutlich besser abschneiden als solche mit glatter Oberfläche.

EINZELZAHNIMPLANTATE

Für den Unterkiefer befassten sich 15 Studien mit insgesamt 216 Einzelzahnrestaurationen auf sofortbelasteten Implantaten bei insgesamt 187 Patienten. Die Überlebensrate betrug insgesamt 97,69 % und die mittlere gewichtete Nachbeobachtungszeit 22,1 Monate. Von den 68 Patienten (68 sofortbelastete Implantate), bei denen Implantate in den unteren Frontzahnbereich eingesetzt wurden, lag die Überlebensrate bei 97,06 %, während sie bei den 114 Patienten (134 sofortbelastete Implantate) mit Implantaten im unteren Seitenzahnbereich bei 97,76 % lag.

Die Daten zur Implantatoberfläche im unteren Seitenzahnbereich erbrachten für Implantate mit glatter Oberfläche eine Überlebensrate von 88,24 % und für solche mit rauer Oberfläche von 99,15 % ($P = 0,004$). Im unteren Frontzahnbereich gab es keine statistisch signifikanten Unterschiede (93,10 % für Implantate mit glatter Oberfläche und 100 % Implantate mit rauer Oberfläche; $P = 0,26$). Dieses Ergebnis ist vergleichbar mit dem bereits für Teilprothesen vorgestellten Ergebnis. Abbildung 4-3 zeigt die Ergebnisse

aufgeschlüsselt nach der Implantatoberfläche für die unterschiedlichen Kieferbereiche.

Für den Oberkiefer fanden sich 29 Studien an 1 033 Einzelzahnrestaurationen auf sofortbelasteten Implantaten bei insgesamt 926 Patienten. Die Überlebensrate betrug insgesamt 96,52 % und die mittlere gewichtete Nachbeobachtungszeit 21,9 Monate. Von den 852 Patienten (943 sofortbelastete Implantate), bei denen Implantate in den oberen Frontzahnbereich eingesetzt wurden, lag die Überlebensrate bei 96,71 %, während sie bei den 59 Patienten (72 sofortbelastete Implantate) mit Implantaten im oberen Seitenzahnbereich bei 93,06 % lag.

Bei Aufschlüsselung nach der Implantatoberfläche unterschied sich die Überlebensrate der Implantate mit glatter und rauer Oberfläche weder im oberen Frontzahnbereich (93,10 % bei 58 Implantaten mit glatter Oberfläche bei 44 Patienten versus 97,01 % bei 836 Implantaten mit rauer Oberfläche bei 759 Patienten, $P = 0,10$) noch im oberen Seitenzahnbereich signifikant ($P = 0,12$). In der letztgenannten Position wurden nur in einer Studie Implantate mit glatter Oberfläche eingesetzt (10 Implantate bei 8 Patienten, mit 2 Fällen von Versagen; 80 % Implantatüberlebensrate nach einem Jahr). In sieben Studien wurden bei insgesamt 51 Patienten in den oberen Seitenzahnbereich 62 Implantate mit rauer Oberfläche mit einer Gesamtüberlebensrate von 95,16 % eingesetzt.

EXTRAKTIONSALVEOLEN

Die Sofortrehabilitation von Extraktionsalveolen ist ein in den vergangenen Jahren immer beliebter werdendes klinisches Verfahren, was an der zunehmenden Anzahl der zu diesem Thema veröffentlichten Artikel erkennbar ist. Allerdings sollte zwischen der Sofortimplantation und der Sofortbelastung unterschieden werden. Bei der Sofortimplantation wird unmittelbar nach der Zahnextraktion ein Implantat in die Alveole eingesetzt und nach Abschluss der

Abb. 4-5 Verteilung der Fälle von Implantatversagen abhängig von der Belastungszeit. NA = nicht angeführt.

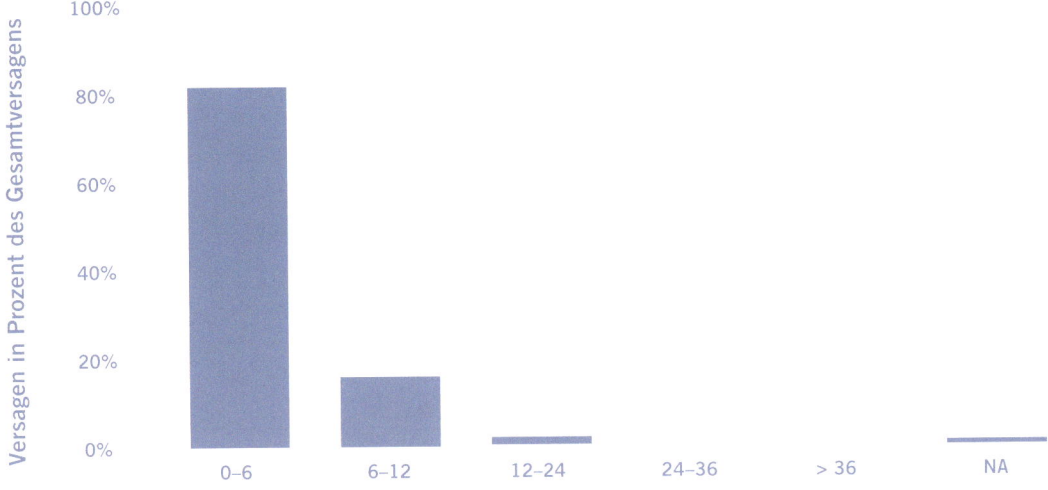

Abb. 4-6 Verteilung der mittleren Implantatüberlebensrate bei verschiedenen prothetischen Rekonstruktionen abhängig von der mittleren gewichteten Nachbeobachtungszeit. Die Größe der Kreise entspricht der Anzahl der Patienten, die von 126 für Teilprothesen am Oberkiefer bis zu 926 für Einzelzahnprothesen im Oberkiefer reicht.

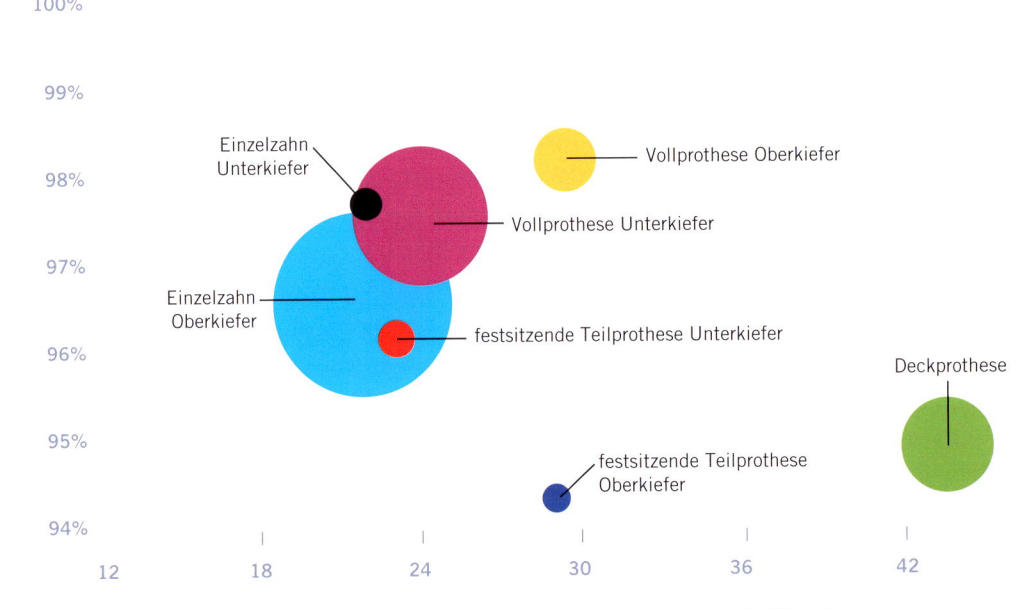

nicht von vornherein alle nicht randomisierten – und damit die meisten – Studien auszuschließen, erfolgte, weil ein möglichst großer Datensatz erreicht werden sollte, aus dem sich Hinweise für den klinischen Alltag ableiten lassen. Wäre das Ziel dieses Literatur-Reviews die Evaluation der Wirksamkeit der Sofortbelastung im Vergleich zum traditionellen Vorgehen gewesen, dann wären nur vergleichende RCTs berücksichtigt worden, da jedes andere experimentelle Design das Ziel des Reviews verfehlt hätte. Es besteht sogar die Möglichkeit, dass bei der Auswertung einer RCT methodische Fehler aufgedeckt werden, welche die Reliabilität der Schlussfolgerungen gefährden.

Ziel dieses Reviews war die Ermittlung der Prognose der Sofortbelastung, ohne dass dabei zwangsläufig ein Vergleich mit anderen Belastungsformen erfolgte. Im Vordergrund standen eher die Fälle, in denen die prothetische Rehabilitation binnen 48–72 Stunden nach der Implantation erfolgte. Aufgrund der Zielsetzung und der großen aus der Literatur verfügbaren Datenmenge galten gut angelegte Kohortenstudien (möglichst prospektive) als geeignet, um eine klinisch relevante Reaktion anzuzeigen.

Bei der Betrachtung von Wirksamkeit, Erfolgs- und Versagensrate einer Behandlung in einem bestimmten Zeitraum hängen die Behandlungsergebnisse nicht davon ab, ob die Patienten im Rahmen einer RCT oder einer Kohortenstudie behandelt wurden (einer Serie klinischer Fälle). Außerdem haben andere systematische Literatur-Reviews der oralen Implantologie, deren Einschlusskriterien das Studiendesign außer Acht ließen, berichtet, dass Überlebensrate und Implantaterfolg unabhängig von der Studienart sind, aber durch viele andere Faktoren beeinflusst werden können.[130–132]

Retrospektive Studien wurden jedoch aus diesem ausgeschlossen, da sie mit einem hohen Bias einhergehen (systematischer Fehler, welcher der Unreliabilität der Studienergebnisse entspricht), der insbesondere die Auswahl

der Variablen und die Einschlusskriterien der bereits behandelten Patienten betrifft, deren Behandlungsergebnis bereits bekannt ist.[133,134]

Allgemein ergab sich bei der Untersuchung der Artikel, dass die Methodik nicht immer stringent genug durchgehalten worden war. Oft fanden sich in den Artikeln nur wenige oder schlecht strukturierte Daten oder es fehlten Informationen zu wichtigen Punkten (z. B. die Erfolgskriterien, der Zeitpunkt und die Ursache von Versagen, Einzelheiten zum Follow-up, Studienabbrecher, Angaben zu Implantatmerkmalen und -position).

Der vorliegende systematische Review liefert den Ärzten Informationen zur Prognose der Sofortbelastung in verschiedenen klinischen Situationen anhand einer großen Fallserie. Ideal zur Analyse der Implantatüberlebensrate als primärer Variable ist das Verfahren nach Kaplan-Meier (Lebenstabelle) geeignet. Allerdings konnte dieses Verfahren in diesem Review nicht angelegt werden, da nur sehr wenige Studien die Ergebnisse in Form von Lebenstabellen angaben. Bei Studien, welche die Daten in Form von Diagrammen angeben, lassen sich die nummerischen Daten aus verschiedenen Studien nur sehr schwer zusammenfügen. Außerdem lieferten Studien mit mehreren verschiedenen prothetischen Rekonstruktionen kumulative Überlebenstabellen, sodass eine nach Untergruppen aufgeschlüsselte Analyse unmöglich wurde, was jedoch eine der Zielsetzungen dieses Reviews war.

Andere mögliche Kontroversen betreffen die Definition der Sofortbelastung bezüglich der Zeit zwischen Implantation und Aufsetzen des Provisoriums. Eingeschlossen wurden nur die Fälle, in denen die Prothese entsprechend der aktuellen Definition 48–74 Stunden nach der Implantation aufgesetzt wurde.[20]

Ein weiterer kritischer Punkt ist die Definition von *Implantaterfolg* und *-überleben*. Der *Implantaterfolg* wird unter Berücksichtigung zahlreicher Faktoren ermittelt, wie Funktionserhalt, Stabilität, Symptomfreiheit, keine periimplantäre Strahlendurchlässigkeit, begrenzter Abbau des Knochenrandes und Gesundheit der periimplantären Weichgewebe.[135,136] Allerdings berücksichtigten nicht alle Studien dieselben Faktoren oder waren auf die Evaluation des Implantatüberlebens beschränkt. Da das Implantatüberleben in fast allen Studien erfasst war, wurde es als primäre Ergebnisvariable ausgewählt.

Abbildung 4-6 zeigt die Verteilung der mittleren Implantatüberlebensrate abhängig von der prothetischen Rekonstruktion mit mittlerer Wichtung während des Follow-up. Die Größe jedes Kreises entspricht der Anzahl der Patienten. Je größer der Kreis ist und je weiter oben rechts er sich befindet, umso besser sind die Dokumentation und die mit dieser Form der prothetischen Rekonstruktion assoziierte Prognose.

EINFLUSS DER IMPLANTATOBERFLÄCHE

Oft lässt sich nur schwer feststellen, ob der Erfolg einer Behandlung Folge des guten Ansprechens des Patienten, der operativen Fertigkeiten des Chirurgen, der günstigen Eigenschaften des verwendeten Materials oder einer Kombination dieser und anderer Faktoren ist. In einem Fachgebiet wie der Implantologie, bei der Implantate und Implantatsysteme verwendet werden, sind die verwendeten Materialien natürlich von erheblicher Bedeutung. Bei dieser Analyse wurde die Rolle der Implantatoberfläche untersucht und die Ergebnisse von festsitzenden Prothesen auf Implantaten mit glatter und rauer Oberfläche verglichen. Kapitel 3 widmet sich ausführlich der Bedeutung der Implantatoberfläche. In diesem Review hatten bei fast allen Rehabilitationsformen Implantate mit rauer Oberfläche eine höhere Überlebensrate also solche mit glatter Oberfläche, was in Bereichen mit schlechter Knochenqualität, wie dem oberen

Seitenzahnbereich, besonders gut zu erkennen war. Diese Befunde bestätigen frühere klinische Beobachtungen aufgrund von histologischen Untersuchungen.[137] Die osteokonduktiven Eigenschaften von rauen Oberflächen fallen weniger ins Gewicht, wenn die Implantate in Knochen mit hoher oder normaler Dichte eingesetzt werden, der eine gute bis ausgezeichnete Stabilität für den Knochen-Implantat-Komplex gewährleistet. In diesem Fall waren Implantate mit rauer Oberfläche denen mit glatter Oberfläche kaum noch überlegen.

Die ausgezeichneten Ergebnisse von festsitzenden Vollprothesen im Oberkiefer bei beiden Typen von Implantatoberflächen lassen sich vermutlich durch Faktoren, die unabhängig von der Knochenqualität sind, erklären. Erstens und vor allem wurden die festsitzenden Vollprothesen im Oberkiefer durchschnittlich von acht Implantaten getragen (fast doppelt so viele wie im Unterkiefer). Die Verteilung der Okklusionslast auf eine größere Oberfläche am Knochen-Implantat-Kontakt ist biomechanisch günstiger, ebenso das Verblocken mehrerer Implantate (Splinting), und erhöht die strukturelle Stabilität.[138–141] In diesem Fall sind die biomechanischen Faktoren für die bei dieser Form der Rehabilitation angegebene Überlebensrate (mehr als 98 %) vermutlich wichtiger als die Implantatoberfläche.

SCHLUSSFOLGERUNGEN

Die Ergebnisse des systematischen Reviews der klinischen Literatur zur Sofortbelastung von enossären Implantaten lassen folgende Rückschlüsse zu:

• Die Sofortbelastung ist für den vollständig unbezahnten Unterkiefer gut dokumentiert, ebenso durch die deutliche Zunahme der klinischen Evidenz in den letzten Jahren für den vollständig unbezahnten Oberkiefer, wo sie sich als hochgradig vorhersehbares Verfahren etabliert hat.

- Die Sofortbelastung von Einzelzahnimplantaten im ästhetischen Bereich ist
gut dokumentiert und vorhersehbar.
- Der Behandlungserfolg wird nachhaltig
von dem gewählten Implantattyp und der
Oberflächenmikromorphologie sowie von
der sorgfältigen Auswahl der Patienten
und der Sicherstellung einer guten
Primärstabilität beeinflusst.
- Implantate mit rauer Oberfläche sind in
bestimmten klinischen Situationen indiziert, beispielsweise bei teilbezahnten
Patienten mit schlechter Knochenqualität.
- Die Erfolgsrate von sofortbelasteten
Einzelzahnimplantaten in Extraktionsalveolen entspricht derjenigen von sofortbelasteten Implantaten in Zahnlücken.
- Es sind weitere Studien erforderlich, um
die Langzeitergebnisse von sofortbelasteten Teilprothesen in beiden Kiefern
und von Einzelzahnimplantaten im
Seitenzahnbereich zu klären.
- Zum Vergleich der tatsächlichen Effizienz
der Sofortbelastung mit dem traditionellen Vorgehen sind Langzeit-RCTs mit
ausreichender Probengröße und hohem
Evidenzgrad erforderlich.

lesen, um auf dem Laufenden zu bleiben. Zum Glück gibt es wissenschaftliche Artikel, die das Wissen aus zahlreichen anderen Artikeln zusammentragen und den aktuellen Wissensstand zu einem bestimmten Thema wiedergeben. Fast jede biomedizinische Zeitschrift enthält systematische Reviews zur Wirksamkeit von Arzneimitteln oder Behandlungsverfahren. Viele wichtige wissenschaftliche Zeitschriften veröffentlichen sogar in jeder Ausgabe mindestens einen derartigen Review. Diese Artikelform, die vor weniger als 30 Jahren auf der internationalen Bühne auftauchte, wird immer wichtiger, sodass inzwischen auch ihr akademischer und wissenschaftlicher Wert erkannt wurde. Systematische Reviews haben wichtige praktische Konsequenzen, so lassen sich aus ihnen Leitlinien ableiten und Entscheidungen für den Gesundheitssektor treffen. Außerdem liefern sie Forschern, Ärzten und Patienten eine valide Zusammenfassung des Wissens über die Diagnostik und Behandlung vieler Krankheitsbilder. Es besteht zunehmend Einigkeit in der wissenschaftlichen Gemeinschaft, dass sich auf Wirksamkeitsbeweisen basierende verantwortungsbewusste Entscheidungen im klinischen Bereich auf systematische Reviews stützen sollten.

POSITION DER COCHRANE LIBRARY ZUR SOFORTBELASTUNG

Heute müssen Zahnärzte darauf achten, immer auf dem aktuellen Stand des Wissens zu sein, und außer durch den Besuch von Kongressen und Kursen lässt sich dies ganz einfach durch die Lektüre der internationalen Literatur erzielen. Allerdings nimmt die Anzahl der in wissenschaftlichen Fachzeitschriften veröffentlichten Artikel kontinuierlich zu. Beispielsweise haben die 51 führenden zahnärztlichen Fachzeitschriften, die am häufigsten zitiert werden und am zuverlässigsten sind, im Jahre 2007 insgesamt 6 051 Beiträge veröffentlicht. Demnach müsste ein Zahnarzt täglich 16 Artikel

DIE EVIDENZLEITER

Nicht alle veröffentlichten Artikel besitzen dieselbe wissenschaftliche „Wichtung" hinsichtlich ihrer Qualität, Reliabilität und Möglichkeit zur Verallgemeinerung (externe Validität). Ein Artikel muss einem Leser somit eine klare Botschaft übermitteln – präzise Hinweise aufgrund konkreter, reproduzierbarer und belegbarer Beweise. Außerdem muss der Geltungsbereich eines klinischen Artikels zu erkennen sein, d. h. auf welche Patienten sich die Studienergebnisse anwenden lassen. Eine Studie mit hoher externer Validität hat eine höhere klinische Wichtung als eine Studie, deren Ergebnisse nur für eine kleine Untergruppe von Patienten mit bestimmten Merkmalen gelten. Der Rest dieses Abschnitts fasst die häufigsten experimentellen Designs klinischer Studien zusammen.

Die wertvollste primäre (ursprüngliche) klinische Studie ist die randomisierte kontrollierte Studie (RCT). Diese prospektive Studie (deren Protokoll vor Studienbeginn festgelegt wird) vergleicht zwei Behandlungen (Test und Kontrolle) durch randomisierte Verteilung der Studienteilnehmer auf zwei Behandlungsgruppen. Die RCT ist ideal für die Beurteilung der Wirksamkeit einer Behandlung geeignet, da sich nur durch die Randomisierung alle unbekannten und nicht messbaren Faktoren sowie das Bias (Fehler) bei der Auswahl kontrollieren lassen (die nicht zufällige Zuordnung einer von zwei Behandlungen zu einem Patienten). Trotz der ausgezeichneten Methodik der RCTs sind ihr Design und ihre Durchführung recht komplex und erfordern oft erhebliche menschliche und materielle Ressourcen für oft lange Zeit. Daher werden sie in biomedizinischen Bereichen nur selten durchgeführt. Von allen auf PubMed (der am meisten benutzten biomedizinischen Suchmaschine) zwischen 1996 und 2005 indexierten Artikeln sind nur 2,3 % RTCs, bezogen nur auf den zahnärztlichen Bereich sind es 4 %.

Nicht kontrollierte Studien (NCTs) und Kohortenstudien gelten allgemein als weniger reliabel als RCTs, da sich die Wichtung der zahlreichen das Ergebnis beeinflussenden Faktoren als schwierig erweist. Bei manchen Behandlungsformen ist aus praktischen oder ethischen Gründen keine Randomisierung möglich und NCTs können bei sorgfältiger Durchführung zu akzeptablen Ergebnissen führen. Der behandelte Patient hat keinen Grund zu der Annahme, dass das Ergebnis ein anderes wäre, wenn er an einer RCT teilnehmen würde. Vergleichende und nicht vergleichende Kohortenstudien liefern nützliche und reliable Informationen über die Prognose einer Behandlung.

Fall-Kontroll-Studien dienen zur Überprüfung einer Hypothese über die (ätiologischen)

Zusammenhänge zwischen einem Risikofaktor (häufig) und einer Krankheit (selten). Die Merkmale der „Fall"-Patienten (mit der infrage stehenden Krankheit) sind möglichst mit denen der (nicht erkrankten) „Kontroll"-Patienten abgestimmt und der zu untersuchende Faktor ist in beiden Gruppen vorhanden. Diese Studien führen in recht kurzer Zeit bei geringer Ressourcennutzung zu signifikanten Ergebnissen, allerdings sind diese Ergebnisse störanfällig gegenüber mehreren Bias-Formen, insbesondere bezüglich der Auswahl der Kontrollgruppe.

Beobachtungsstudien, wie Einzelfallberichte, dienen vor allem der Information über bestimmte unerwünschte Ereignisse von Arzneimitteln oder Behandlungsverfahren, über Behandlungmodalitäten in bestimmten klinischen Situationen und über das Komplikationsmanagement. Diese Studienform besitzt eine sehr geringe externe Validität mit stark eingeschränktem Evidenzgrad.

Retrospektive Studien erfolgen nach abgeschlossener Behandlung. Es handelt sich um eine Sonderform der Beobachtungsstudien mit hohem Bias durch die subjektive Auswahl der klinischen Fälle, wodurch es zu einem systematischen Fehler bei der Auswertung der Ergebnisse kommen kann. Diese Schwäche wird durch den Vorteil ausgeglichen, dass die Ergebnisse in relativ kurzer Zeit zur Verfügung stehen, nämlich bei Studienbeginn, weil Auswahl, Behandlung und Nachbeobachtung der Patienten bereits vorbei sind. Aus diesen Gründen liefern retrospektive Studien allgemein weniger reliable Ergebnisse als prospektive.

Den höchsten Evidenzgrad haben systematische Reviews und Metaanalysen von RCTs, sekundäre Studien also, die durch die sorgfältige Auswahl und Auswertung von Studien die Beweise aus vielen qualitativ hochwertigen Primärstudien kombinieren, und der wissenschaftlichen Gemeinschaft so aktuelle und zuverlässige Informationen zu einem bestimmten Thema liefern.

Allerdings muss betont werden, dass nicht alle Literatur-Reviews eine hohe Reliabilität aufweisen und nicht alle dieselbe Zielsetzung haben. Wichtig ist die Unterscheidung zwischen systematischen Reviews, bei denen mit einem vorab festgelegten Verfahren präzise Leitlinien erarbeitet werden sollen, und Reviews, die nur der wenn auch ausführlichen Darstellung eines Themas dienen.

NARRATIVE VERSUS SYSTEMATISCHE REVIEWS

NARRATIVE REVIEWS

Narrative Reviews liefern einen ausführlichen Überblick über ein bestimmtes Thema. Sie sind insbesondere bezüglich der Quellenauswahl störanfällig, weil alleine der Autor die zu berücksichtigenden Studien auswählt und normalerweise die Studien nimmt, die ihm im Laufe der Zeit aufgefallen sind. Diese Studien spiegeln nur einen Teil des in der medizinischen Literatur akkumulierten Wissens wider. Der Experte trifft die Auswahl unter den gefundenen Studien oft subjektiv und beschreibt diese Studien rein qualitativ.

SYSTEMATISCHE REVIEWS

Ein systematischer Review befasst sich mit der Analyse bestimmter Aspekte einer Krankheit der medizinischen Maßnahme und versucht gut definierte klinische Fragen zu beantworten.

Eine dieser für systematische Reviews typischen Fragen lautet: „Welche der beiden Behandlungsmaßnahmen reduziert die Mortalität bei diesem Patiententyp am besten?"

Auch wenn das Studienprotokoll strikte, vorab festgelegte Kriterien enthält, werden Studien so für einen Review ausgewählt, dass das Risiko für ein Bias möglichst gering ist. Die Suche erfolgt in zahlreichen elektronischen Datenbanken (z. B. MEDLINE, Embase, CINAHL) mit validierten Strategien sowie in nationalen und internationalen Registern, nicht indizierten Zeitschriften, Literaturangaben in den bereits herausgesuchten Studien und durch persönliche Kontakte. Ziel ist es, veröffentlichte (und nicht veröffentliche) Studien aus verschiedenen Ländern und in verschiedenen Sprachen (nicht nur Englisch) zu evaluieren. Auch die angewandte Suchstrategie sollte ausführlich beschrieben sein, sodass sie von anderen Autoren nachvollzogen werden kann. Bei einer Metaanalyse mit entsprechender statistischer Auswertung lassen sich die Risiken und der Nutzen verschiedener Behandlungen vergleichen und der Nettonutzen (oder dessen Fehlen) ermitteln. Außerdem muss angegeben werden, inwieweit sich die Ergebnisse eines systematischen Reviews generalisieren lassen. Wird nur ein Patiententyp berücksichtigt, beispielsweise junge Menschen, grenzt diese Entscheidung den Geltungsbereich der Ergebnisse des Reviews ein.

DIE COCHRANE COLLABORATION

Die Cochrane Collaboration ist eine internationale Organisation, die mit dem Ziel gegründet wurde, systematische Reviews von Studien im Gesundheitsbereich mit hohem Evidenzgrad zu entwickeln, zu aktualisieren und zu veröffentlichen [ABB. 4-7]. Sie wurde 1993 in Oxford mit Beginn der Bewegung der evidenzbasierten Medizin gegründet; heute zählen mehr als 15 000 Ärzte, Forscher, Patienten und Angehörige verschiedener Gesellschaften zu ihren Mitgliedern. Sie ist international in 52 Cochrane Review Groups (CRGs) eingeteilt, von denen jede ein Referenzzentrum für eine bestimmte Krankheit oder einen Fachbereich bildet. Jede Gruppe trägt zu den mehr als 200 jährlich veröffentlichten systematischen Reviews bei, die strikt nach der Cochrane-Methode erfolgen. Diese Reviews bilden gemeinsam mit den von anderen Autorenteams veröffentlichten Reviews mit guter methodischer Qualität eine sehr große Datenbank, die Cochrane Library.

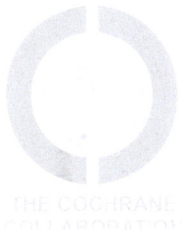

Abb. 4-7 Das Logo der Cochrane Collaboration enthält in der Mitte einen Forest plot, ein statistisches Diagramm, das für Metaanalysen in systematischen Cochrane-Reviews typisch ist.

Derzeit (Issue 4, 2008) umfasst die Bibliothek 3 826 systematische Reviews sowie mehr als 1 959 Review-Protokolle und andere Dokumente zur ökonomischen Evaluation von medizinischen Maßnahmen. Zusammen bilden sie ein ausgesprochen wichtiges und leicht zugängliches Informationsportal.

Die Referenzgruppe für die Zahnmedizin ist die Cochrane Oral Health Group. Ihr Ziel sind systematische Reviews, die vor allem RCTs aus dem Gebiet der Zahnheilkunde als primäre Studien mit dem höchsten Evidenzgrad umfassen. Dieses Gebiet umfasst die Prävention, Behandlung und Rehabilitation von oralen, dentalen und kraniofazialen Erkrankungen. Die Mitglieder der Oral Health Group widmen sich weltweit der Entwicklung und Fortführung systematischer Reviews aus dem Gebiet der Zahnheilkunde; der Kontakt zwischen den einzelnen Reviewern wird gefördert.

Die Oral Health Group wird von einem Redaktionsteam in Manchester betreut, das die Reviews beendet und zusammenfügt, bevor sie in die Cochrane Library aufgenommen werden. Durch die ständige Produktion systematischer Reviews, die im Internet verfügbar sind, und die starke Präsenz in Lehre und Forschung verwirklicht die Cochrane Collaboration die Vision des namensgebenden englischen Arztes Archibald Cochrane und stellt sicher, dass Entscheidungen über Behandlung und Forschung im Gesundheitswesen auf der sorgfältigen Zusammenstellung und kritischen Evaluation aller verfügbaren Studien und Evidenz beruhen.

Zudem werden nicht alle Forschungsergebnisse veröffentlicht, entweder, weil die Untersucher nicht daran interessiert sind, Studien zu veröffentlichen, die zu keinem interessanten Ergebnis geführt haben, oder oft auch, weil die Studiensponsoren nicht möchten, dass negative Ergebnisse zu ihren Produkten (Arzneimitteln oder Technologien) bekannt werden. Daher muss eine unabhängige Instanz dafür sorgen, dass Patienten und Bürger rasch von der tatsächlichen Wirksamkeit oder Gesundheitsgefährdung einer medizinischen Maßnahme in Kenntnis gesetzt werden.

Systematische Reviews sind eigene Forschungsprojekte, die in einem einzigen Dokument die Ergebnisse aller für eine bestimmte definierte Fragestellung oder medizinische Maßnahme relevanten experimentellen Studien zusammentragen und auswerten. Um in jeder Phase eine möglichst geringe Fehlerquote sicherzustellen, verwenden die Untersucher eine standardisierte wissenschaftliche Methode. Die Hauptschritte dieses Vorgangs sind:

1. Klare klinische Fragestellung
2. Umfassende, reproduzierbare Suche nach allen signifikanten Informationen (veröffentlichte und unveröffentlichte Studien) über das zur Diskussion stehende Problem
3. Systematische Auswahl geeigneter Studien anhand vorab festgelegter Einschlusskriterien
4. Auswertung der methodischen Qualität der ausgewählten Studien
5. Quantitative oder qualitative Synthese der Information abhängig von Art und Komplexität der Frage und den verfügbaren Daten
6. Besprechung der Gründe für Übereinstimmungen und/oder Abweichungen der Ergebnisse der verschiedenen Studien

Durchführung einer Metaanalyse, wenn die Patienten und die Behandlungsverfahren ausreichend homogen sind. Mithilfe eines statistischen Verfahrens lassen sich die Ergebnisse der verschiedenen Studien gewichtet kombinieren und die Daten quantitativ so behandeln, als ob sie zu einer großen Serie gehören würden, was die Power des statistischen Vergleichs erhöht und zu präziseren Ergebnissen führt. Nicht bei allen systematischen Reviews ist eine Metaanalyse möglich. Bei sehr inhomogenen Studien (z. B. bezüglich des Studiendesigns, der

Patientenmerkmale, der Einschlusskriterien, der Methoden, der Ergebnisse) würde eine Metaanalyse irreführende Ergebnisse hervorbringen. In diesen Fällen sollte der systematische Review qualitativ erfolgen, die Unterschiede zwischen den betrachteten Studien hervorheben und auf den Bedarf für Studien mit höherem Evidenzgrad zur Beantwortung der ursprünglichen Fragestellung hinweisen.

EINIGE ÜBERLEGUNGEN

Allgemein wird die Wirksamkeit einer neuen medizinischen Maßnahme in einer klinischen Studie ermittelt, in der die Effekte der jeweiligen Behandlung mit denen der besten alternativ möglichen Interventionen oder mit gar keiner Behandlung (Placebo) verglichen werden, sofern dies ethisch zu rechtfertigen ist. Um den Nutzen einer Intervention mit genügend großer Sicherheit nachzuweisen, reicht jedoch in der Regel eine einzige, gut angelegte Studie nicht aus, dazu müssen mehrere Studien durchgeführt werden. Die Ergebnisse der primären Studien sind gelegentlich widersprüchlich, obwohl die untersuchten Bedingungen und Ergebnisse ähnlich sind. Daher ist es oft ein Fehler, Entscheidungen nur mit einer einzigen Studie zu begründen oder Informationen über die neusten pharmaklologischen Entwicklungen übermäßige Beachtung zu schenken. Weitaus sicherer ist es, die Evaluation auf einen reliablen systematischen Review zu stützen, wie diejenigen der Cochrane Collaboration. Die kritische, qualitative und systematische Evaluation aller Studien, welche die Auswahlkriterien erfüllen, führt zu einer aktuellen Gesamteinschätzung der tatsächlichen Effektivität dieser Behandlung, liefert dem Arzt präzise Informationen und ermöglicht ihm evidenzbasierte therapeutische Entscheidungen.

SOFORTBELASTUNG GEMÄSS DER COCHRANE LIBRARY

Im Jahre 2009 wurde online eine aktualisierte Version des systematischen Reviews *Interventions for replacing missing teeth: different times for loading dental implants*[16] veröffentlicht. In diesem Cochrane Review untersuchten die Autoren die Effizienz der sofortigen und frühen Belastung mit den herkömmlichen Belastungsprotokollen in veröffentlichten und unveröffentlichten RCTs. Die Nullhypothese war, dass sich die klinischen Erfolge anatomisch geformter und zu unterschiedlichen Zeitpunkten belasteter osseointegrierter Implantate nach einer funktionellen Belastungszeit zwischen sechs Monaten und einem Jahr nicht unterschieden. Die untersuchten Variablen waren *(1)* Versagen der Prothese (sekundär zum Implantatversagen), *(2)* Implantatmobilität und Entnahme stabiler Implantate wegen zunehmenden Knochenverlusts und *(3)* röntgenologische Veränderungen des periimplantären Knochenniveaus auf intraoralen Röntgenaufnahmen in Paralleltechnik.

Nach umfangreicher elektronischer und manueller Literatursuche (unabhängig von der Sprache), die auch unveröffentlichte Studien berücksichtigte, fanden die Autoren 30 für die Datenanalyse potenziell geeignete Studien. Davon wurden acht aus unterschiedlichen Gründen ausgeschlossen – ineffektive Randomisierung, unvollständige Daten, Vorhandensein zusätzlicher Variablen (Beitragsfaktoren) oder von den Zielen des Reviews abweichende Vergleiche. Schlussendlich wurden 22 Studien ausgewählt. Davon verglichen zwölf die Sofortbelastung mit der verzögerten Belastung,[29,31,37,45,142–149] drei die Frühbelastung mit der verzögerten Belastung,[150–152] sechs die Sofortbelastung mit der Frühbelastung[40,153–158] und eine die okklusale mit der nicht okklusalen Belastung.[36]

Zum Vergleich der sofortigen mit der verzögerten Belastung erfolgte nach Feststellung einer ausreichenden Homogenität der zwölf Studien eine Metaanalyse folgender Variablen: prothetisches Versagen (6 Studien), Implantatversagen (8 Studien) und Abweichung des periimplantären Knochenniveaus (6 Studien). Anhand der Daten dieser Studien wurde kein signifikanter Unterschied zwischen diesen beiden Belastungsprotokollen ermittelt.

Zum Vergleich zwischen Sofortbelastung und Frühbelastung erfolgte eine Metaanalyse der Variablen: prothetisches Versagen (4 Studien), Implantatversagen (5 Studien) und Abweichung des periimplantären Knochenniveaus (3 Studien). Anhand der Daten dieser Studien wurde kein signifikanter Unterschied zwischen diesen beiden Belastungsprotokollen hinsichtlich der untersuchten Variablen festgestellt.

Die Erfolgsrate war allgemein hoch, wobei die Anzahl der Studien und Patienten als für verbindliche Aussagen nicht ausreichend betrachtet wurde. Insbesondere wurde wegen der schweren Einschlusskriterien und der umfassenden Erfahrung der beteiligten Ärzte Zurückhaltung bezüglich der Verallgemeinerung der Studienergebnisse auf den klinischen Alltag gefordert. Die klinische Bedeutung bestand darin, dass Implantate bei sorgfältig ausgewählten für eine Sofortbelastung geeignet sind, wobei Ärzte ohne ausreichende Erfahrung keine optimalen Ergebnisse erzielen können. Eine hohe Primärstabilität war eine der wichtigsten Voraussetzungen für einen Erfolg des Verfahrens.

Für die Forschung bedeuteten die Ergebnisse, dass gut angelegte und durchgeführte RCTs erforderlich sind, um die tatsächliche Vorhersagbarkeit von Sofort- und Frühbelastung zu ermitteln. Insbesondere wurde vorgeschlagen, dass die Wirksamkeit von Sofortbelastung und Frühbelastung verglichen werden sollte, da beide die Patientenzufriedenheit erhöhen und die Gesamtbehandlungszeit verkürzen. Derartige Studien müssen nach den Consolidated Standards of Reporting Trials (CONSORT) erfolgen.

LITERATUR

1. Brånmark P-I, Breine U, Adell R, Hansson BO, Linström J, Ohlsson A. Intra-osseous anchorage of dental prosthesis. I. Experimental studies. Scand J Plast Reconstr Surg 1969;3(2):81–100.

2. Brånemark PI, Hansson BO, Adell R, et al. Osseointegrated implants in the treatment of the edentulous jaw. Experience from a 10-year period. Scand J Plast Reconstr Surg Suppl 1977;16:1–132.

3. Ellingsen JE. Surface configurations of dental implants. Periodontol 2000 1998;17:36–46.

4. Bnon PP. Implants and components: Entering the new millennium. Int J Oral Maxillofac Implants 2000;15:76–94.

5. Jokstad A, Braegger U, Brunski JB, Carr AB, Naert I, Wennerberg A. Quality of dental implants. Int Dent J 2003;53(6 suppl 2):409–443.

6. Gapski R, Wang HL, Mascarenhas P, Lang NP. Critical review of immediate implant loading. Clin Oral Implants Res 2003;14:515–527.

7. Castellon P, Block MS, Smith MB, Finger IM. Immediate loading of the edentulous mandible: Delivery of the final restoration or a provisional restoration—Which method to use? J Oral Maxillofac Surg 2004;62(9 suppl 2):30–40.

8. Misch CE, Wang HL, Misch CM, Sharawy M, Lemons J, Judy KW. Rationale for the application of immediate load in implant dentistry: Part I. Implant Dent 2004;13:207–217.

9. Misch CE, Wang HL, Misch CM, Sharawy M, Lemons J, Judy KW. Rationale for the application of immediate load in implant dentistry: Part II. Implant Dent 2004;13:310–321.

10. Romanos GE. Present status of immediate loading of oral implants. J Oral Implantol 2004;30:189–197.

11. Attard NJ, Zarb GA. Immediate and early implant loading protocols: A literature review of clinical studies. J Prosthet Dent 2005;94:242–258.

12. Cochran DL. The evidence for immediate loading of implants. J Evid Based Dent Pract 2006;6:155–163.

13. Avila G, Galindo P, Rios H, Wang HL. Immediate implant loading: Current status from available literature. Implant Dent 2007;16:235–245.

14. Ioannidou E, Doufexi A. Does loading time affect implant survival? A meta-analysis of 1,266 implants. J Periodontol 2005;76:1252–1258.

15. Del Fabbro M, Testori T, Francetti L, Taschieri T, Weinstein R. Systematic review of survival rates for immediately loaded dental implants. Int J Periodontics Restorative Dent 2006;26:249–263.

16. Esposito M, Grusovin MG, Achille H, Coulthard P, Worthington HV. Interventions for replacing missing teeth: Different times for loading dental implants. Cochrane Database Syst Rev 2009;(1):CD003878.

17. Esposito M, Grusovin MG, Willings M, Coulthard P, Worthington HV. The effectiveness of immediate, early, and conventional loading of dental implants: A Cochrane systematic review of randomized controlled clinical trials. Int J Oral Maxillofac Implants 2007;22:893–904.

18. Aparicio C, Rangert B, Sennerby L. Immediate/early loading of dental implants: A report from the Sociedad Española de Implantes World Congress Consensus Meeting in Barcelona, Spain, 2002. Clin Implant Dent Relat Res 2003;5:57–60.

19. Chiapasco M. Early and immediate restoration and loading of implants in completely edentulous patients. Int J Oral Maxillofac Implants 2004;19(suppl):76–91.

20. Cochran DL, Morton D, Weber HP. Consensus statements and recommended clinical procedures regarding loading protocols for endosseous dental implants. Int J Oral Maxillofac Implants 2004;19(suppl):109–113.

21. Ganeles J, Wismeijer D. Early and immediately restored and loaded dental implants for single-tooth and partial-arch applications. Int J Oral Maxillofac Implants 2004;19(suppl):92–102.

22. Misch CE, Hahn J, Judy KW, et al. Workshop guidelines on immediate loading in implant dentistry. November 7, 2003. J Oral Implantol 2004;30:283–288.

23. Morton D, Jaffin R, Weber HP. Immediate restoration and loading of dental implants: Clinical considerations and protocols. Int J Oral Maxillofac Implants 2004;19(suppl):103–108.

24. Glauser R, Zembic A, Hämmerle CH. A systematic review of marginal soft tissue at implants subjected to immediate loading or immediate restoration. Clin Oral Implants Res 2006;17(suppl 2):82–92.

25. Nkenke E, Fenner M. Indications for immediate loading of implants and implant success. Clin Oral Implants Res 2006;17(suppl 2):19–34.

26. Wang HL, Ormianer Z, Palti A, Perel ML, Trisi P, Sammartino G. Consensus conference on immediate loading: The single tooth and partial edentulous areas. Implant Dent 2006;15:324–333.

27. Jokstad A, Carr AB. What is the effect on outcomes of time-to-loading of a fixed or removable prosthesis placed on implant(s)? Int J Oral Maxillofac Implants 2007;22(suppl):19–48.

28. Adriaenssens P, Herman M. Immediate implant function in the anterior maxilla: A surgical technique to enhance primary stability for Brånemark Mk III and Mk IV implants. A randomized, prospective clinical study at the 1-year follow-up. Appl Osseointegration Res 2001;2:17–21.

29. Chiapasco M, Abati S, Romeo E, Vogel G. Implant-retained mandibular overdentures with Brånemark system MKII implants: A prospective comparative study between delayed and immediate loading. Int J Oral Maxillofac Implants 2001;16:537–546.

30. Gatti C, Chiapasco M. Immediate loading of Brånemark implants: A 24-month follow-up of a comparative prospective pilot study between mandibular overdentures supported by Conical transmucosal and standard MK II implants. Clin Implant Dent Relat Res 2002;4:190–199.

31. Romeo E, Chiapasco M, Lazza A, et al. Implant-retained mandibular overdentures with ITI implants. A comparison of 2-year results between delayed and immediate loading. Clin Oral Implants Res 2002;13:495–501.

32. Mau J, Behneke A, Behneke N, et al. Randomized multicenter comparison of 2 IMZ and 4 TPS screw implants supporting bar-retained overdentures in 425 edentulous mandibles. Int J Oral Maxillofac Implants 2003;18:835–847.

33. Rocci A, Martignoni M, Gottlow J. Immediate loading of Brånemark System TiUnite and machined-surface implants in the posterior mandible: A randomized open-ended clinical trial. Clin Implant Dent Relat Res 2003;5(Suppl 1):57–63.

34. Testori T, Bianchi F, Del Fabbro M, Szmukler-Moncler S, Francetti L, Weinstein RL. Immediate non-occlusal loading vs. early loading in partially edentulous patients. Pract Proced Aesthet Dent 2003;15;787–794.

35. Fröberg KK, Lindh C, Ericsson I. Immediate loading of Brånemark System Implants: A comparison between TiUnite and turned implants placed in the anterior mandible. Clin Implant Dent Relat Res 2006;8:187–197.

36. Lindeboom JA, Frenken JW, Dubois L, Frank M, Abbink I, Kroon FH. Immediate loading versus immediate provisionalization of maxillary single-tooth replacements: A prospective randomized study with BioComp implants. J Oral Maxillofac Surg 2006;64:936–942.

37. Romanos GE, Nentwig GH. Immediate versus delayed functional loading of implants in the posterior mandible: A 2-year prospective clinical study of 12 consecutive cases. Int J Periodontics Restorative Dent 2006;26:459–469.

38. Hall JA, Payne AG, Purton DG, Torr B, Duncan WJ, De Silva RK. Immediately restored, single-tapered implants in the anterior maxilla: Prosthodontic and aesthetic outcomes after 1 year. Clin Implant Dent Relat Res 2007;9:34–45.

39. Schincaglia GP, Marzola R, Scapoli C, Scotti R. Immediate loading of dental implants supporting fixed partial dentures in the posterior mandible: A randomized controlled split-mouth study—Machined versus titanium oxide implant surface. Int J Oral Maxillofac Implants 2007;22:35–46.

40. Testori T, Galli F, Capelli M, Zuffetti F, Esposito M. Immediate nonocclusal versus early loading of dental implants in partially edentulous patients: 1-year results from a multicenter, randomized controlled clinical trial. Int J Oral Maxillofac Implants 2007;22:815–822.

41. Spiekermann H, Jansen VK, Richter EJ. A 10-year follow-up study of IMZ and TPS implants in the edentulous mandible using bar-retained overdentures. Int J Oral Maxillofac Implants 1995;10:231–243.

42. Schnitman PA, Wöhrle PS, Rubenstein JE, DaSilva JD, Wang NH. Ten-year results for Brånemark implants immediately loaded with fixed prostheses at implant placement. Int J Oral Maxillofac Implants 1997;12:495–503.

43. Tarnow DP, Emtiaz S, Classi A. Immediate loading of threaded implants at stage 1 surgery in edentulous arches: Ten consecutive case reports with 1- to 5-year data. Int J Oral Maxillofac Implants 1997;12:319–324.

44. Ericsson I, Nilson H, Nilner K. Immediate functional loading of Brånemark single tooth implants. A 5-year clinical follow-up study. Appl Osseointegration Res 2001;2:12–16.

45. Cannizzaro G, Leone M. Restoration of partially edentulous patients using dental implants with a microtextured surface: A prospective comparison of delayed and immediate full occlusal loading. Int J Oral Maxillofac Implants 2003;18:512–522.

46. Degidi M, Piattelli A. Immediate functional and non-functional loading of dental implants: A 2- to 60-month follow-up study of 646 titanium implants. J Periodontol 2003;74:225–241.

47. Testori T, Del Fabbro M, Galli F, Francetti L, Taschieri S, Weinstein R. Immediate occlusal loading the same day or the day after implant placement: Comparison of 2 different time frames in totally edentulous lower jaw. J Oral Implantol 2004;30:307–313.

48. Ostman PO, Hellman M, Sennerby L. Direct implant loading in the edentulous maxilla using a bone density-adapted surgical protocol and primary implant stability criteria for inclusion. Clin Implant Dent Relat Res 2005;7(suppl 1):S60–S69.

49. Tsirlis AT. Clinical evaluation of immediate loaded upper anterior single implants. Implant Dent 2005;14:94–103.

50. Degidi M, Piattelli A, Carinci F. Parallel screw cylinder implants: Comparative analysis between immediate loading and two-stage healing of 1,005 dental implants with a 2-year follow up. Clin Implant Dent Relat Res 2006;8(3):151–160.

51. De Smet E, Duyck J, Vander Sloten J, Jacobs R, Naert I. Timing of loading—Immediate, early, or delayed--in the outcome of implants in the edentulous mandible: A prospective clinical trial. Int J Oral Maxillofac Implants 2007;22:580–594.

52. Dietrich U, Skop P, Lippold R, Behnecke N, Wagner W. Vergleich verschiedener Implantatsysteme und deren Prognose im zahnlosen Unterkiefer. Dtsch Zahnartz Ztg 1993;48:793–796.

53. Wöhrle PS. Single-tooth replacement in the aesthetic zone with immediate provisionalization: Fourteen consecutive cases reports. Pract Periodontics Aesthet Dent 1998;10:1107–1114.

54. Brånemark PI, Engstrand P, Ohrnell LO, et al. Brånemark Novum: A new treatment concept for rehabilitation of the edentulous mandible. Preliminary results from a prospective clinical follow-up study. Clin Implant Dent Relat Res 1999;1:2–16.

55. Horiuchi K, Uchida H, Yamamoto K, Sugimura M. Immediate loading of Brånemark system implants following placement in edentulous patients: A clinical report. Int J Oral Maxillofac Implants 2000;15:824–830.

56. Kinsel RP, Lamb RE, Moneim A. Development of gingival esthetics in the edentulous patient with immediately loaded, single-stage, implant-supported fixed prostheses: A clinical report. Int J Oral Maxillofac Implants 2000;15:711–721.

57. Buchs AU, Levine L, Moy P. Preliminary report of immediately loaded Altiva Natural Tooth Replacement dental implants. Clin Implant Dent Relat Res 2001;3:97–106.

58. Chaushu G, Chaushu S, Tzohar A, Dayan D. Immediate loading of single-tooth implants: Immediate versus non-immediate implantation. A clinical report. Int J Oral Maxillofac Implants 2001;16:267–272.

59. Chow J, Hui E, Liu J, et al. The Hong Kong Bridge Protocol. Immediate loading of mandibular Brånemark fixtures using a fixed provisional prosthesis: Preliminary results. Clin Implant Dent Relat Res 2001;3:166–174.

60. Glauser R, Rée A, Lundgren A, Gottlow J, Hämmerle CHF, Schärer P. Immediate occlusal loading of Brånemark implants applied in various jawbone regions: A prospective, 1-year clinical study. Clin Implant Dent Relat Res 2001;3:204–213.

61. Grunder U. Immediate functional loading of immediate implants in edentulous arches: Two-year results. Int J Periodontics Restorative Dent 2001;21:545-551.

62. Ganeles J, Rosenberg MM, Holt R, Reichman LH. Immediate loading of implants with fixed restorations in the completely edentulous mandible: Report of 27 patients from a private practice. Int J Oral Maxillofac Implants 2001;16:418–426.

63. Hatano N. The Maxis New. A novel one-day technique for fixed individualised implant-supported prosthesis in the edentulous mandible using Brånemark System implants. Appl Osseointegration Res 2001;2:40–43.

64. Hui E, Chow J, Li D, Liu J, Wat P, Law H. Immediate provisional for single-tooth implant replacement with Brånemark system: Preliminary report. Clin Implant Dent Relat Res 2001;3(2):79–86.

65. Cooper LF, Rahman A, Moriarty J, Chaffee N, Sacco D. Immediate mandibular rehabilitation with endosseous implants: Simultaneous extraction, implant placement, and loading. Int J Oral Maxillofac Implants 2002;17:517–525.

66. van Steenberghe D, Naert I, Andersson M, Brajnovic I, Van Cleynenbreugel J, Suetens P. A custom template and definitive prosthesis allowing immediate implant loading in the maxilla: A clinical report. Int J Oral Maxillofac Implants 2002;17:663–670.

67. Calandriello R, Tomatis M, Rangert B. Immediate functional loading of Brånemark System implants with enhanced initial stability: A prospective 1- to 2-year clinical and radiographic study. Clin Implant Dent Rel Res 2003;5 (Suppl. 1):10–20.

68. Calandriello R, Tomatis M, Vallone R, Rangert B, Gottlow J. Immediate occlusal loading of single lower molars using Brånemark System wide-platform TiUnite implants: An interim report of a prospective open-ended clinical multicenter study. Clin Implant Dent Relat Res 2003;5(suppl 1):74–80.

69. Chiapasco M, Gatti C. Implant-retained mandibular overdentures with immediate loading: A 3- to 8-year prospective study on 328 implants. Clin Implant Dent Relat Res 2003;5:29–38.

70. Groisman M, Frossard WM, Ferreira HM, de Menezes Filho LM, Touati B. Single-tooth implants in the maxillary incisor region with immediate provisionalization: 2-year prospective study. Pract Proced Aesthet Dent 2003;15:115–122,124.

71. Hatano N, Yamaguchi M, Suwa T, Watanabe K. A modified method of immediate loading using Brånemark implants in edentulous mandibles. Odontology 2003;91:37–42.

72. Henry PJ, Van Steenberghe D, Blombäck U, et al. Prospective multicenter study on immediate rehabilitation of edentulous lower jaws according to the Brånemark Novum protocol. Clin Implant Dent Relat Res 2003;5(3):137–142.

73. Kan JYK, Rungcharassaeng K, Lozada J. Immediate placement and provisionalization of maxillary anterior single implants: 1-year prospective study. Int J Oral Maxillofac Implants 2003;18:31–39.

74. Maló P, Friberg B, Polizzi G, Gualini F, Vighagen T, Rangert B. Immediate and early function of Brånemark System implants placed in the esthetic zone: A 1-year prospective clinical multicenter study. Clin Implant Dent Relat Res 2003;5(suppl 1):37–46.

75. Testori T, Del Fabbro M, Szmukler-Moncler S, Francetti L, Weinstein RL. Immediate occlusal loading of Osseotite implants in the completely edentulous mandible. Int J Oral Maxillofac Implants 2003;18(4):544–551.

76. Wolfinger GJ, Balshi TJ, Rangert B. Immediate functional loading of Brånemark system implants in edentulous mandibles: Clinical report of the results of developmental and simplified protocols. Int J Oral Maxillofac Implants 2003;18:250–257.

77. Cornelini R, Cangini F, Covani U, Barone A, Buser D. Immediate restoration of single-tooth implants in mandibular molar sites: A 12-month preliminary report. Int J Oral Maxillofac Implants 2004;19:855–860.

78. Drago CJ, Lazzara RJ. Immediate provisional restoration of Osseotite implants: A clinical report of 18-month results. Int J Oral Maxillofac Implants 2004;19:534–541.

79. Locante WM. Single-tooth replacements in the esthetic zone with an immediate function implant: A preliminary report. J Oral Implantol 2004;30:369–375.

80. Norton MR. A short-term clinical evaluation of immediately restored maxillary TiOblast single-tooth implants. Int J Oral Maxillofac Implants 2004;19:274–281.

81. Proussaefs P, Lozada J. Immediate loading of hydroxyapatite-coated implants in the maxillary premolar area: Three-year results of a pilot study. J Prosthet Dent 2004;91:228–233.

82. Stricker A, Gutwald R, Schmelzeisen R, Gellrich NG. Immediate loading of 2 interforaminal dental implants supporting an overdenture: Clinical and radiographic results after 24 months. Int J Oral Maxillofac Implants 2004;19:868–872.

83. Testori T, Meltzer A, Del Fabbro M, et al. Immediate occlusal loading of Osseotite implants in the lower edentulous jaw. A multicenter prospective study. Clin Oral Implants Res 2004;15:278–284.

84. Van Steenberghe D, Molly L, Jacobs R, Vandekerckhove B, Quirynen M, Naert I. The immediate rehabilitation by means of a ready-made final fixed prosthesis in the edentulous mandible: A 1-year follow-up study on 50 consecutive patients. Clin Oral Implants Res 2004;15:360–365.

85. Aalam AA, Nowzari H, Krivitsky A. Functional restoration of implants on the day of surgical placement in the fully edentulous mandible: A case series. Clin Implant Dent Relat Res 2005;7:10–16.

86. Abboud M, Koeck B, Stark H, Wahl G, Paillon R. Immediate loading of single-tooth implants in the posterior region. Int J Oral Maxillofac Implants 2005;20:61–68.

87. Balshi SF, Wolfinger GJ, Balshi TJ. A prospective study of immediate functional loading, following the Teeth in a Day protocol: A case series of 55 consecutive edentulous maxillas. Clin Implant Dent Relat Res 2005;7:24–31.

88. Calandriello R, Tomatis M. Simplified treatment of the atrophic posterior maxilla via immediate/early function and tilted implants: A prospective 1-year clinical study. Clin Implant Dent Relat Res 2005;7(suppl 1):S1–S12.

89. Cornelini R, Cangini F, Covani U, Wilson TG Jr. Immediate restoration of implants placed into fresh extraction sockets for single-tooth replacement: A prospective clinical study. Int J Periodontics Restorative Dent 2005;25:439–447.

90. Degidi M, Piattelli A. 7-year follow-up of 93 immediately loaded titanium dental implants. J Oral Implantol 2005;31:25–31.

91. Degidi M, Piattelli A, Felice P, Carinci F. Immediate functional loading of edentulous maxilla: A 5-year retrospective study of 388 titanium implants. J Periodontol 2005;76:1016–1024.

92. Glauser R, Ruhstaller P, Windisch S, et al. Immediate occlusal loading of Branemark System TiUnite implants placed predominantly in soft bone: 4-year results of a prospective clinical study. Clin Implant Dent Relat Res 2005;7 (suppl 1):S52–S59.

93. Ibañez JC, Tahhan MJ, Zamar JA, et al. Immediate occlusal loading of double acid-etched surface titanium implants in 41 consecutive full-arch cases in the mandible and maxilla: 6- to 74-month results. J Periodontol 2005;76:1972–1981.

94. Parel SM, Schow SR. Early clinical experience with a new one-piece implant system in single tooth sites. J Oral Maxillofac Surg 2005;63(9 suppl 2):2–10.

95. Shanelec DA. Anterior esthetic implants: Microsurgical placement in extraction sockets with immediate provisionals. J Calif Dent Assoc 2005;33:233–240.

96. van Steenberghe D, Glauser R, Blombäck U, et al. A computed tomographic scan-derived customized surgical template and fixed prosthesis for flapless surgery and immediate loading of implants in fully edentulous maxillae: A prospective multicenter study. Clin Implant Dent Relat Res 2005;7(suppl 1):S111–S120.

97. Villa R, Rangert B. Early loading of interforaminal implants immediately installed after extraction of teeth presenting endodontic and periodontal lesions. Clin Implant Dent Relat Res 2005;7(suppl 1):S28–S35.

98. Barone A, Rispoli L, Vozza I, Quaranta A, Covani U. Immediate restoration of single implants placed immediately after tooth extraction. J Periodontol 2006;77:1914-1920.

99. Cornelini R, Cangini F, Covani U, Barone A, Buser D. Immediate loading of implants with 3-unit fixed partial dentures: A 12-month clinical study. Int J Oral Maxillofac Implants 2006;21:914–918.

100. Degidi M, Perrotti V, Piattelli A. Immediately loaded titanium implants with a porous anodized surface with at least 36 months of follow-up. Clin Implant Dent Relat Res 2006;8(4):169–177.

101. Degidi M, Piattelli A, Gehrke P, Felice P, Carinci F. Five-year outcome of 111 immediate nonfunctional single restorations. J Oral Implantol 2006;32:277–285.

102. Drago CJ, Lazzara RJ. Immediate occlusal loading of Osseotite implants in mandibular edentulous patients: A prospective observational report with 18-month data. J Prosthodont 2006;15:187–194.

103. Ferrara A, Galli C, Mauro G, Macaluso GM. Immediate provisional restoration of postextraction implants for maxillary single-tooth replacement. Int J Periodontics Restorative Dent 2006;26:371–377.

104. Lee CY. Immediate load protocol for anterior maxilla with cortical bone from mandibular ramus. Implant Dent 2006;15:153–159.

105. Martínez-González JM, Barona-Dorado C, Cano-Sánchez J, Fernández-Cáliz F, Sánchez-Turrión A. Evaluation of 80 implants subjected to immediate loading in edentulous mandibles after two years of follow-up [in English, Spanish]. Med Oral Patol Oral Cir Bucal 2006;11:E165–E170.

106. Ormianer Z, Garg AK, Palti A. Immediate loading of implant overdentures using modified loading protocol. Implant Dent 2006;15:35–40.

107. Cannizzaro G, Leone M, Esposito M. Immediate functional loading of implants placed with flapless surgery in the edentulous maxilla: 1-year follow-up of a single cohort study. Int J Oral Maxillofac Implants 2007;22:87–95.

108. Capelli M, Zuffetti F, Del Fabbro M, Testori T. Immediate rehabilitation of the completely edentulous jaw with fixed prostheses supported by either upright or tilted implants: A multicenter clinical study. Int J Oral Maxillofac Implants 2007;22:639–644.

109. Crespi R, Capparè P, Gherlone E, Romanos GE. Immediate occlusal loading of implants placed in fresh sockets after tooth extraction. Int J Oral Maxillofac Implants 2007;22:955–962.

110. Finne K, Rompen E, Toljanic J. Clinical evaluation of a prospective multicenter study on 1-piece implants. Part 1: Marginal bone level evaluation after 1 year of follow-up. Int J Oral Maxillofac Implants 2007;22:226–234.

111. Hahn JA. Clinical and radiographic evaluation of one-piece implants used for immediate function. J Oral Implantol 2007;33:152–155.

112. Kan JY, Rungcharassaeng K, Sclar A, Lozada JL. Effects of the facial osseous defect morphology on gingival dynamics after immediate tooth replacement and guided bone regeneration: 1-year results. J Oral Maxillofac Surg 2007;65(7 suppl 1):13–19.

113. Kan JYK, Rungcharassaeng K, Liddelow G, Henry P, Goodacre CJ. Periimplant tissue response following immediate provisional restoration of scalloped implants in the esthetic zone: A one-year pilot prospective multicenter study. J Prosthet Dent 2007;97(6 suppl):S109–S118.

114. Longoni S, Sartori M, Apruzzese D, Davide R, Baldoni M. Immediate loading: A simple protocol to create a passively fitting provisional fixed implant-supported complete denture in 1 day. Int J Periodontics Restorative Dent 2007;27:369–377.

115. Machtei EE, Frankenthal S, Blumenfeld I, Gutmacher Z, Horwitz J. Dental implants for immediate fixed restoration of partially edentulous patients: A 1-year prospective pilot clinical trial in periodontally susceptible patients. J Periodontol 2007;78:1188–1194.

116. Marzola R, Scotti R, Fazi G, Schincaglia GP. Immediate loading of two implants supporting a ball attachment-retained mandibular overdenture: A prospective clinical study. Clin Implant Dent Relat Res 2007;9(3):136–143.

117. Ostman PO, Hellman M, Albrektsson T, Sennerby L. Direct loading of Nobel Direct and Nobel Perfect one-piece implants: A 1-year prospective clinical and radiographic study. Clin Oral Implants Res 2007;18:409–418.

118. Rompen E, Raepsaet N, Domken O, Touati B, Van Dooren E. Soft tissue stability at the facial aspect of gingivally converging abutments in the esthetic zone: A pilot clinical study. J Prosthet Dent 2007;97(6 suppl):119S–125S [erratum 2008;99:167].

119. Van de Velde T, Collaert B, De Bruyn H. Immediate loading in the completely edentulous mandible: Technical procedure and clinical results up to 3 years of functional loading. Clin Oral Implants Res 2007;18:295–303.

120. Ledermann PD. Stegprothetische Versorgrung des zahnlosen Unterkiefers mit Hilfe von plasmabeschichteten Titan-schraubenimplantaten. Dtsch Zahnarztl Z 1979;34:907–911.

121. Ledermann PD. Das TPS-Schraubeimplantat nach sieben-jähriger anwendung. Quintessenz 1984;30:1–11.

122. Schroeder A, Maeglin B, Sutter F. ITI type-F hollow cylinder implant for denture retention in the edentulous jaw. SSO Schweiz Monatsschr Zahnheilkd 1983;93:720–733.

123. Babbush CA, Kent JN, Misiek DJ. Titanium plasma-sprayed (TPS) screw implants for the reconstruction of the edentulous mandible. J Oral Maxillofac Surg 1986;44:274–282.

124. Chiapasco M, Gatti C, Rossi E, Haefliger W, Markwalder TH. Implant-retained mandibular overdentures with immediate loading. A retrospective multicenter study on 226 consecutive cases. Clin Oral Implants Res 1997;8:48–57.

125. Cooper LF, Reside G, Raes F, De Bruyn H, Soliva J, Alfaro H. Immediate implant loading in healed ridges versus extraction sockets [abstract 2970]. J Dent Res 2008;87(special issue B).

126. Ribeiro FS, Pontes AE, Marcantonio E, Piattelli A, Neto RJ, Marcantonio E Jr. Success rate of immediate nonfunctional loaded single-tooth implants: Immediate versus delayed implantation. Implant Dent 2008;17:109–117.

127. Palattella P, Torsello F, Cordaro L. Two-year prospective clinical comparison of immediate replacement vs. immediate restoration of single tooth in the esthetic zone. Clin Oral Implants Res 2008;19:1148–1153.

128. Degidi M, Piattelli A, Carinci F. Immediate loaded dental implants: Comparison between fixtures inserted in postextractive and healed bone sites. J Craniofac Surg 2007;18:965–971.

129. Esposito MA, Koukoulopoulou A, Coulthard P, Worthington HV. Interventions for replacing missing teeth: Dental implants in fresh extraction sockets (immediate, immediate-delayed and delayed implants). Cochrane Database Syst Rev 2006;(4):CD005968.

130. Wallace SS, Froum SJ. Effect of maxillary sinus augmentation on the survival of endosseous dental implants. A systematic review. Ann Periodontol 2003;8:328–343.

131. Del Fabbro M, Testori T, Francetti L, Weinstein R. Systematic review of survival rates for implants placed in the grafted maxillary sinus. Int J Periodontics Restorative Dent 2004;24:565–577.

132. Pjetursson BE, Tan K, Lang NP, Brägger U, Egger M, Zwahlen M. A systematic review of the survival and complication rates of fixed partial dentures (FPDs) after an observation period of at least 5 years. I. Implant-supported FPDs. Clin Oral Implants Res 2004;15:625–642.

133. Hess DR. Retrospective studies and chart reviews. Respir Care 2004;49:1171–1174.

134. Sica GT. Bias in research study. Radiology 2006;238:780–789.

135. Albrektsson T, Zarb G, Worthington P, Eriksson AR. The long-term efficacy of currently used dental implants: A review and proposed criteria of success. Int J Oral Maxillofac Implants 1986;1:11–25.

136. van Steenberghe D. Outcomes and their measurement in clinical trials of endosseous oral implants. Ann Periodontol 1997;2:291–298.

137. Lazzara RJ, Testori T, Trisi P, Porter SS, Weinstein RL. A human histologic analysis of osseotite and machined surfaces using implants with 2 opposing surfaces. Int J Periodontics Restorative Dent 1999;19:117–129.

138. Skalak R. Biomechanical considerations in osseointegrated prostheses. J Prosthet Dent 1983;49:843–848.

139. Brunski JB. Influence of biomechanical factors at the bone-biomaterial interface. In: Davies JE (ed). The Bone-Biomaterial Interface. Toronto: University of Toronto, 1991;391–405.

140. Brunski JB. Avoid pitfalls of overloading and micromotion of intraosseous implants. Dent Implantol Update 1993;4(10):77–81.

141. Szmukler-Moncler S, Piattelli A, Favero GA, Dubruille JH. Considerations preliminary to the application of early and immediate loading protocols in dental implantology. Clin Oral Implants Res 2000;11:12–25.

142. Hall JA, Payne AG, Purton DG, Torr B. A randomized controlled clinical trial of conventional and immediately loaded tapered implants with screw-retained crowns. Int J Prosthodont 2006;19:17–19.

143. Oh TJ, Shotwell JL, Billy EJ, Wang HL. Effect of flapless implant surgery on soft tissue profile: A randomized controlled clinical trial. J Periodontol 2006;77:874–882.

144. Assad AS, Hassan SA, Shawky YM, Badawy MM. Clinical and radiographic evaluation of implant-retained mandibular overdentures with immediate loading. Implant Dent 2007;16:212–223.

145. Turkyilmaz I, Tumer C. Early versus late loading of unsplinted TiUnite surface implants supporting mandibular overdentures: A 2-year report from a prospective study. J Oral Rehabil 2007;34:773–780.

146. Crespi R, Capparé P, Gherlone E, Romanos GE. Immediate versus delayed loading of dental implants placed in fresh extraction sockets in the maxillary esthetic zone: A clinical comparative study. Int J Oral Maxillofac Implants 2008;23:753–758.

147. Donati M, La Scala V, Billi M, Di Dino B, Torrisi P, Berglundh T. Immediate functional loading of implants in single tooth replacement: A prospective clinical multicenter study. Clin Oral Implants Res 2008;19:740–748.

148. Güncü MB, Aslan Y, Tümer C, Güncü GN, Uysal S. In-patient comparison of immediate and conventional loaded implants in mandibular molar sites within 12 months. Clin Oral Implants Res 2008;19:335–341.

149. Schincaglia GP, Marzola R, Giovanni GF, Chiara CS, Scotti R. Replacement of mandibular molars with single-unit restorations supported by wide-body implants: Immediate versus delayed loading. A randomized controlled study. Int J Oral Maxillofac Implants 2008;23:474–480.

150. Payne AG, Tawse-Smith A, Duncan WD, Kumara R. Conventional and early loading of unsplinted ITI implants supporting mandibular overdentures. Clin Oral Implants Res 2002;13:603–609.

151. Tawse-Smith A, Payne AGT, Kumara R, Thomson WM. Early loading of unsplinted implants supporting mandibular overdentures using a one-stage operative procedure with two different implant systems: A 2-year report. Clin Implant Dent Relat Res 2002;4:33–42.

152. Fischer K, Stenberg T. Early loading of ITI implants supporting a maxillary full-arch prosthesis: 1-year data of a prospective, randomized study. Int J Oral Maxillofac Implants 2004;19:374–381.

153. Cannizzaro G, Leone M, Esposito M. Immediate versus early loading of two implants placed with a flapless technique supporting mandibular bar-retained overdentures: A single-blinded, randomised controlled clinical trial. Eur J Oral Implantol 2008;1:33–43.

154. Cannizzaro G, Torchio C, Leone M, Esposito M. Immediate versus early loading of flapless-placed implants supporting maxillary full-arch prostheses: A randomised controlled clinical trial. Eur J Oral Implantol 2008;1:127–139.

155. Cannizzaro G, Leone M, Torchio C, Viola P, Esposito M. Immediate versus early loading of 7-mm-long flapless-placed single implants: A split-mouth randomised controlled clinical trial. Eur J Oral Implantol 2008;1:277–292.

156. Merli M, Bernardelli F, Esposito M. Immediate versus nonocclusal early loading of dental implants placed with a flapless procedure in partially edentulous patients. Preliminary results from a randomized controlled clinical trial. Int J Periodontics Restorative Dent 2008;28:453–459.

157. Merli M, Merli A, Bernardelli F, Lombardini F, Esposito M. Immediate versus early non-occlusal loading of dental implants placed flapless in partially edentulous patients. One-year results from a randomized controlled clinical trial. Eur J Oral Implantol 2008;1:207–220.

158. Zöllner A, Ganeles J, Korostoff J, Guerra F, Krafft T, Brägger U. Immediate and early non-occlusal loading of Straumann implants with a chemically modified surface (SI Active) in the posterior mandible and maxilla: Interim results from a prospective multicenter randomized-controlled study. Clin Oral Implants Res 2008;19:442–450.

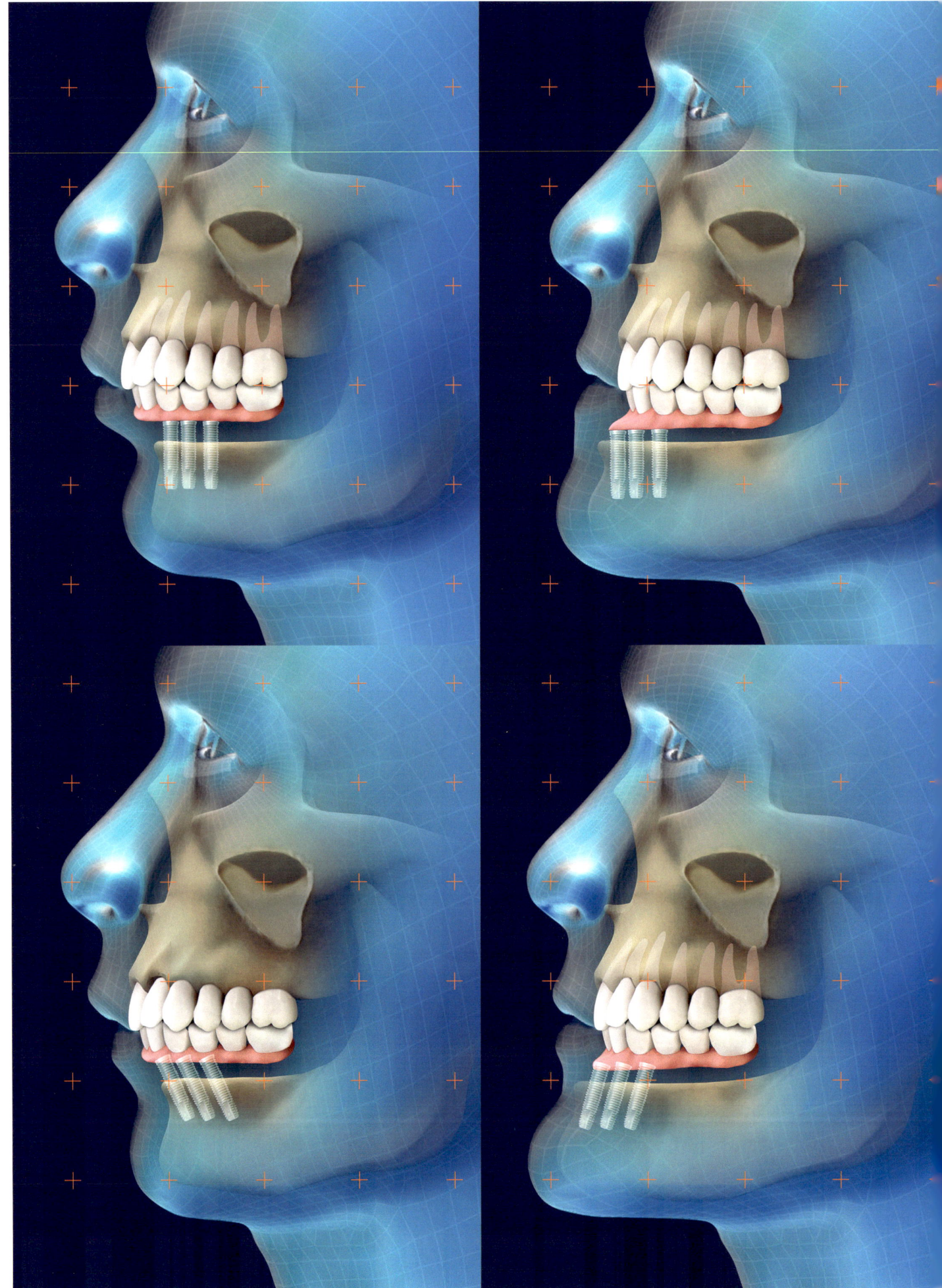

F. SCUTELLÀ
F. GALLI
T. TESTORI

Präoperative Diagnostik

05

05

sondern auch ihr Lächeln und das soziale Leben, das ihre Zahnlosigkeit verhindert hat. Daher muss jeder Einzelfall sorgfältig geplant werden, weil eine korrekte Diagnose für den Langzeiterfolg entscheidend ist, der nur durch eine gewissenhafte und umfassende Diagnostik sichergestellt werden kann.

Dieses Kapitel stellt die diagnostischen Schritte des Implantatteams dar, die zu den für die Diagnosestellung relevanten Informationen führen, sodass die am besten geeignete prothetische Lösung geplant werden kann.

Die Mitglieder eines implantatprothetischen Teams sollten die Implantationen immer gemeinsam vorbereiten, planen und durchführen, sodass jeder sein Fachwissen und seine Fertigkeiten einfließen lassen kann. Diese Zusammenarbeit sollte bereits in der für die Fallplanung wichtigsten, der diagnostischen Phase beginnen, da die zu diesem Zeitpunkt erhobenen Befunde die Auswahl der therapeutischen Optionen bestimmen. Der Erfolg einer implantatprothetischen Rehabilitation hängt nicht nur vom fachlichen Können der Team-Mitglieder ab, sondern vor allem von deren diagnostischen, planerischen und prognostisch relevanten Fertigkeiten.

Hauptziel jeder Implantatrehabilitation sollte immer die Wiederherstellung des ursprünglichen Zustands vor dem Zahnverlust sein, unabhängig davon, ob es sich um eine Einzelzahnversorgung oder eine Vollprothese handelt. Dabei muss unbedingt bei gleichzeitiger Berücksichtigung der sozial wichtigen ästhetischen Aspekte auch die Kaufunktion wiederhergestellt werden. Da heute viele Patienten Zugang zu Medien wie Fernsehen, Zeitschriften und Internet haben, können sie selber die Behandlungsoptionen der modernen dentalen Implantologie recherchieren. Immer mehr unbezahnte Patienten möchten nicht nur die verlorenen Zähne ersetzt bekommen,

DATENERFASSUNG

Eine der Grundlagen des implantatprothetischen Behandlungsplans ist die adäquate, gründliche Ermittlung von Informationen. Durch eine sorgfältige Auswertung dieser Daten gelangt der Arzt anschließend zur korrekten Diagnose.[1] Diese Daten betreffen die psychische und körperliche Gesundheit des Patienten sowie seinen funktionellen und ästhetischen stomatognathen Gesamtzustand. Nachfolgend wird auf die Untersuchungen eingegangen, um die erforderlichen Informationen zu erhalten.

ALLGEMEINE PATIENTENEVALUATION

Im Rahmen der allgemeinen Patientenevaluation müssen die funktionellen und ästhetischen Erwartungen des Patienten besprochen werden. Zahnlose Patienten, die bereits eine Vollprothese tragen, haben die psychophysikalischen Einschränkungen durch die Zahnlosigkeit längst überwunden, sodass meist die Stabilität der Prothese im Vordergrund steht. Bei Patienten, deren Prothese von nicht erhaltungswürdigen Zähnen getragen wird, ist ein anderes Vorgehen erforderlich. Diese Patienten möchten oft die Verstümmelung durch eine Zahnlosigkeit umgehen und/oder eine festsitzende Prothese erhalten. Das Verhältnis zwischen den Wünschen des Patienten und deren Umsetzbarkeit muss immer realistisch sein:

Der Wunsch nach einer festsitzenden Prothese hat oft vor allem psychische Gründe, wie das Erscheinungsbild, die Alterswahrnehmung sowie die soziale Bestätigung und beruht weniger auf funktionellen Überlegungen. Daher müssen unrealistische Erwartungen vor Behandlungsbeginn aufgedeckt und besprochen werden, damit ein für den Patienten zufriedenstellendes Ergebnis erzielt werden kann und er keine unliebsamen Überraschungen erlebt.

Ein weiterer Aspekt, der in dieser Phase berücksichtigt werden muss, betrifft die Patientencompliance, also die Bereitschaft des Patienten die Anweisungen des Arztes genau zu befolgen, was für den schlussendlichen Erfolg der Implantattherapie entscheidend ist. Außerdem muss der Arzt (1) die Mundhygiene des Patienten, (2) seine Fähigkeit zur korrekten und kontinuierlichen Durchführung der für den dauerhaften Erhalt der prothetischen Rekonstruktion erforderlichen Heimpflege, (3) seine Gewohnheiten und (4) parafunktionelle Habits, wie Bruxismus und Zähneknirschen, erfassen. Daher muss der Arzt in dieser Phase zahlreiche psychische und physische Parameter abklären, die den Erfolg der vorgeschlagenen Behandlung nachhaltig gefährden können, sofern sie nicht bereits frühzeitig erkannt und korrigiert werden.

ANAMNESE

Medizinische Anamnese

Bei der medizinischen Anamnese wird der allgemeine Gesundheitszustand des Patienten ermittelt, der Auswirkungen auf den zeitlichen Ablauf, die Anzahl und Länge der Sitzungen sowie die Prognose hat. Hauptziel ist die Erfassung des allgemeinen Gesundheitszustands und die Aufdeckung etwaiger Kontraindikationen der Implantatbehandlung sowie von Risikofaktoren für ein Behandlungsversagen.

Ein Fragebogenvordruck, der vom Patienten auszufüllen ist, liefert einen Überblick über die medizinische Anamnese, die während des Termins weiter abgeklärt wird.

Zahnmedizinische Anamnese

Genauso wichtig ist de zahnmedizinische Anamnese des Patienten. Sie ermöglicht dem Team die Untersuchung vorausgegangener Behandlungen, der Gründe für den Zahnverlust sowie der Anfälligkeit für Karies und Parodontosen. Auch hier ist ein Fragebogenvordruck hilfreich, der vor dem Termin vom Patienten ausgefüllt wird.

KLINISCHE UNTERSUCHUNG

Entscheidend für die Diagnose und die Behandlungsplanung ist die objektive Untersuchung von Patienten, bei denen eine Implantattherapie vorgesehen ist. Sie kann in zwei Phasen erfolgen, während derer unterschiedliche Aspekte der orofazialen Strukturen untersucht werden, einschließlich eher peripherer Komponenten (extraorale Untersuchung) und spezifische Aspekte des stomatognathen Apparates (intraorale Untersuchung). Wichtig ist jedoch, dass alle extraoralen und intraoralen Parameter Teil eines „stomatofazialen" Komplexes sind, und der Erfolg der Behandlung von der perfekten Integration und Harmonisierung dieser beiden Aspekte abhängt.

EXTRAORALE KLINISCHE UNTERSUCHUNG

Ästhetische Gesichtsanalyse

Damit ein Porträt attraktiv und harmonisch wirkt, muss der Künstler bestimmte Proportionen einhalten, indem er festgelegten horizontalen und vertikalen Referenzlinien folgt.[2] Das Vorgehen in der Zahnheilkunde bei der Beurteilung der ästhetischen Parameter ist ähnlich. Die extraorale Untersuchung beginnt mit einer Gesichtsanalyse unter Berücksichtigung von Asymmetrien und/oder Anomalien. Dazu verwendet der Arzt horizontale und vertikale Referenzlinien, anhand derer ein räumlicher Bezug zwischen dem Gesicht und den Zähnen hergestellt werden kann. Die Zähne sind ein Bestandteil und korrelieren mit drei Rahmen: das Gesicht, die Lippen und das Zahnfleisch. Diese drei Referenzlinien werden in der Ansicht von vorn und von der Seite überprüft, um eine korrekte räumliche Beziehung zwischen den Zähnen und den sie umgebenden Referenzstrukturen herzustellen.

FRONTALANSICHT

Die Analyse von vorn dient der Überprüfung der horizontalen Referenzlinien (Augenbrauenlinie, Interpupillarlinie, Kommissurenlinie) und der wichtigsten vertikalen Referenzlinie (faziale Mittellinie).

Horizontale Referenzlinien

Die Interpupillarlinie ist die vermutlich wichtigste horizontale Referenzlinie des Gesichts. In einem harmonischen, symmetrischen Gesicht verläuft sie normalerweise parallel zu den Inzisalkanten der oberen Schneidezähne und zum Zahnfleischsaum.[3] Die Augenbrauenlinie und die Kommissurenlinie sind Hilfslinien; verlaufen sie parallel zur Interpupillarlinie, betont und verstärkt dies den harmonischen Gesamteindruck (ABB. 5-1 BIS 5-4).

Faziale Mittellinie

Die faziale Mittellinie verläuft durch die Glabella, die Nasenspitze, das Philtrum und die Kinnspitze. Normalerweise bildet sie einen rechten Winkel mit der Interpupillarlinie und gemeinsam bilden beide eine Art „T". Je zentraler und rechtwinkliger diese beiden Linien verlaufen, umso harmonischer ist der Gesamteindruck.

Theoretisch sollte die faziale Mittellinie mit der dentalen Mittellinie deckungsgleich sein. Dies trifft jedoch nur für 70 % der Gesichter zu,[4] und eine leichte Abweichung zwischen den beiden Linien verändert die harmonische Ästhetik nicht (ABB. 5-5).

SAGITTALE ANSICHT

Die extraorale ästhetische Beurteilung wird durch eine laterale Gesichtsanalyse vervollständigt. Der Patient wird in natürlicher Kopfhaltung untersucht, die auch als echte Horizontale bezeichnet wird, und blickt mit entspannten Lippen in die Ferne.

Profil

Das Profil wird durch Vermessung des Winkels zwischen drei Referenzpunkten des Gesichts ermittelt: Glabella, Subnasale und Weichgewebe-Pogonion (hervorstechendster Punkt des Kinns). Dieser Winkel beträgt normalerweise etwa 170 Grad (ABB. 5-6A). Bei einem spitzeren Winkel ist das Profil konvex (ABB. 5-6B) mit stärkerer Abweichung nach posterior. Ist der Winkel größer als 180 Grad, besteht ein konkaves Profil mit verstärkter Abweichung nach anterior (ABB. 5-6C). Aus klinischer Sicht zeigt eine verstärkte Konvexität allgemein eine Klasse-II-Okklusion an, eine verstärkte Konkavität eine skelettale Klasse III.

E-Linie

Ein für die Profilanalyse nützlicher Faktor ist die Lippenposition in Bezug zu einer gedachten Linie von der Nasenspitze zum Weichgewebe-Pogonion (E-Linie). Normalerweise ist die Oberlippe etwa 4 mm von dieser Linie entfernt, die Unterlippe etwa 2 mm.[5] Die Beziehung zwischen den Lippen und dieser Linie erlaubt die sofortige Beurteilung der Zahnabstützung und erlaubt die Vorstellung des ästhetischen Endergebnisses. Allerdings wird das Verhältnis dieser Linie zu den Lippen von einem unharmonischen Skelettverhältnis beeinflusst, von einer Inklination der Schneidezähne, die einen verstärkten Überbiss auslösen kann, sowie von der Lippendicke. Zudem unterscheiden sich diese Werte stark abhängig von Geschlecht und ethnischer Zugehörigkeit (ABB. 5-7).

Nasolabialwinkel

Der Nasolabialwinkel wird vom Nasensteg und einer vom Subnasale zum Oberrand der Oberlippe verlaufenden Linie gebildet.

HORIZONTALE REFERENZLINIEN

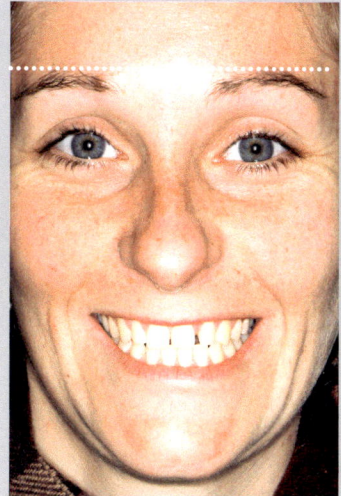

Abb. 5-1 Augenbrauenlinie.

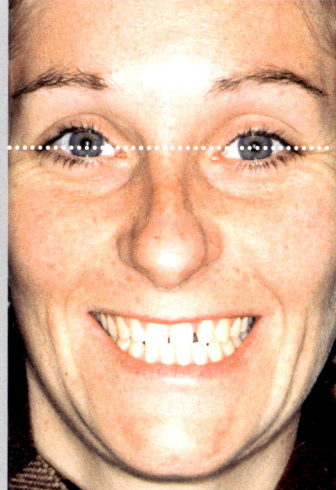

Abb. 5-2 Interpupillarlinie.

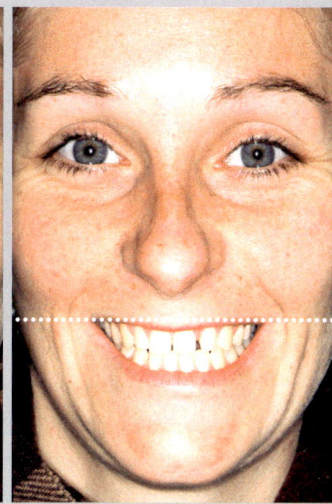

Abb. 5-3 Kommissurenlinie.

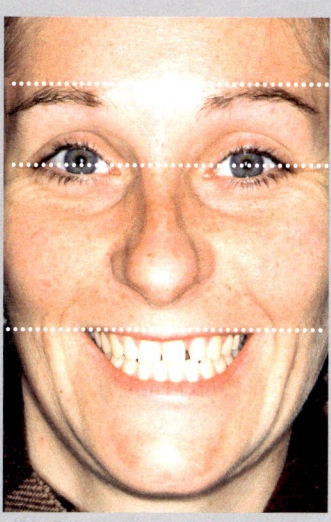

Abb. 5-4 Die drei horizontalen Referenzlinien verlaufen parallel.

VERTIKALE REFERENZLINIE

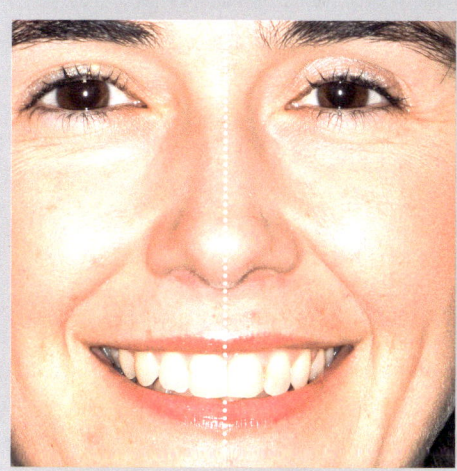

Abb. 5-5a Aufeinandertreffen von fazialer und dentaler Mittellinie.

Abb. 5-5b Abweichung von fazialer und dentaler Mittellinie.

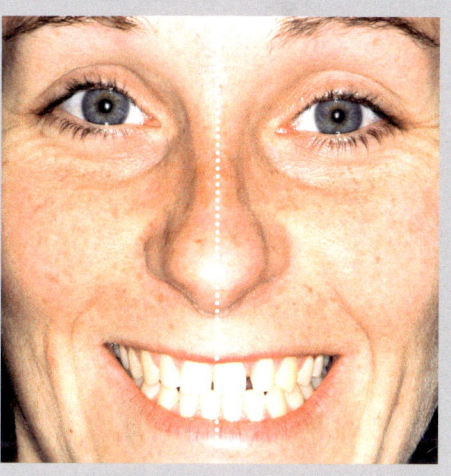

PROFILTYP

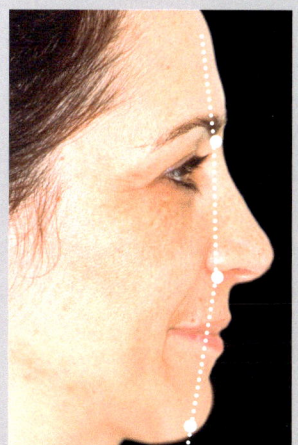

Abb. 5-6a Normal.

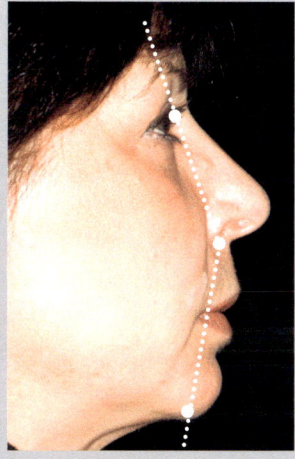

Abb. 5-6b Konvex.

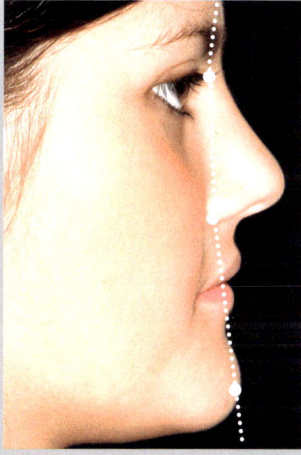

Abb. 5-6c Konkav.

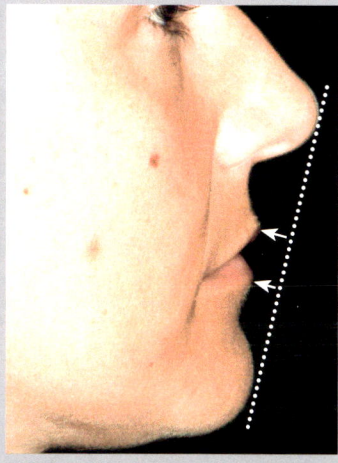

Abb. 5-7 E-Linie. In einem normalen Profil liegt die Oberlippe etwa 4 mm von der E-Linie entfernt, die Unterlippe etwa 2 mm.

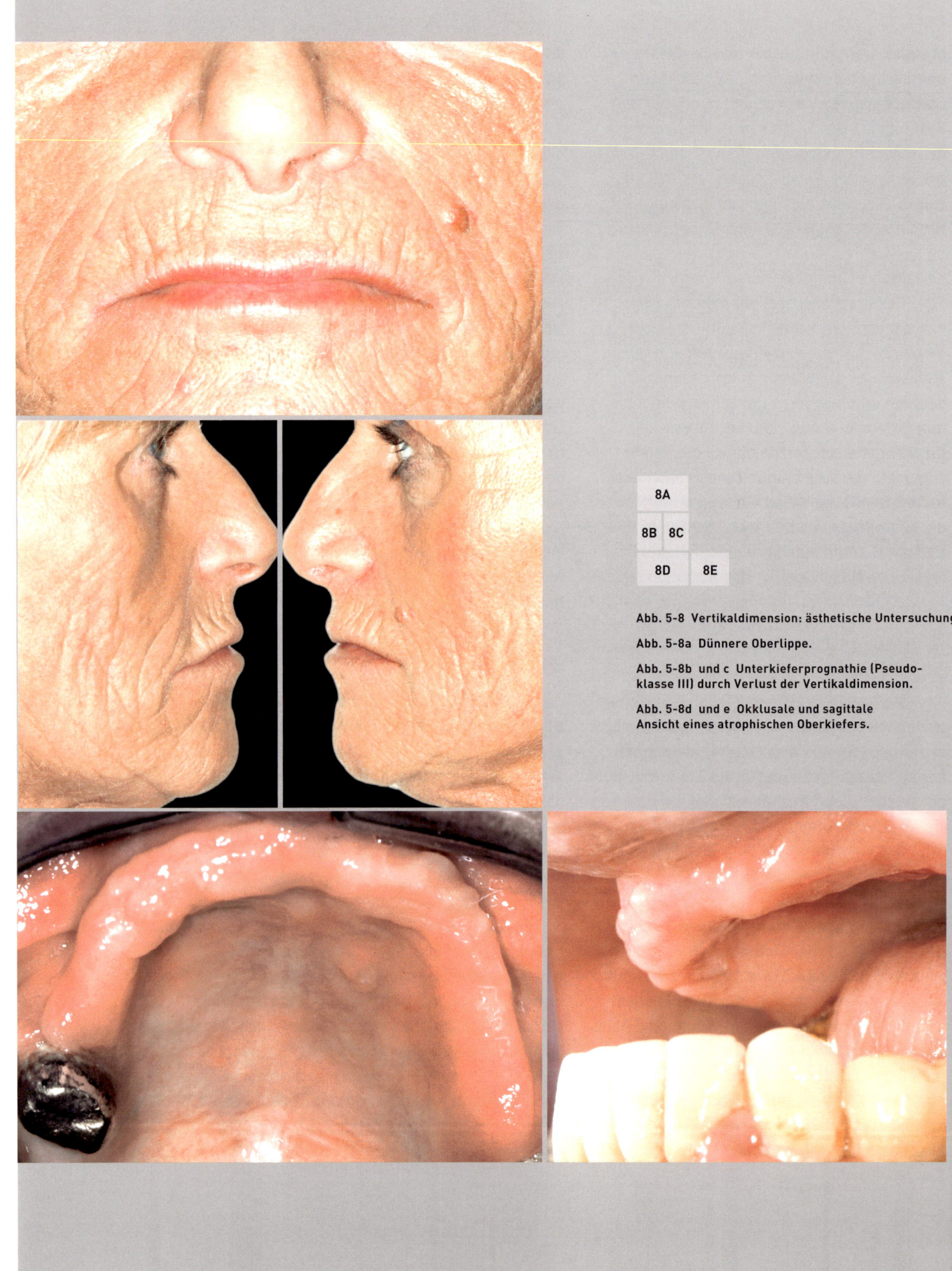

8A	
8B	8C
8D	8E

Abb. 5-8 Vertikaldimension: ästhetische Untersuchung.

Abb. 5-8a Dünnere Oberlippe.

Abb. 5-8b und c Unterkieferprognathie (Pseudo-klasse III) durch Verlust der Vertikaldimension.

Abb. 5-8d und e Okklusale und sagittale Ansicht eines atrophischen Oberkiefers.

Mundes. In Ruhe sind bei Männern interlabial durchschnittlich etwa 1,91 mm der zentralen Schneidezähne zu sehen und bei Frauen etwa 3,40 mm.[8] Eine kurze Oberlippe vergrößert den Interlabialraum, sodass ein größerer Anteil der Schneidezähne zu erkennen ist. Zudem zeigen junge Patienten (bis zu 29 Jahre) mehr von ihren Zähnen als Patienten zwischen 30 und 50 Jahren. Eine kurze Unterlippe weist oft auf eine skelettale Klasse II hin, eine zu lange Unterlippe auf eine skelettale Klasse III.

Der Abstand zwischen dem Unterrand der Oberlippe und der Inzisalkante der oberen Schneidezähne beträgt in der Frontalebene 1–5 mm. Studien haben gezeigt,[8] dass durch den Verlust der Gewebespannung und die verminderte Lippenmobilität in höherem Alter ein geringer Anteil der oberen Zähne zu erkennen ist, dafür aber ein größerer Abschnitt der unteren Zähne. Eine passende Exposition der Schneidezähne in der Frontal- und Sagittalebene ist für ein gutes ästhetisches Ergebnis essenziell. Eine verminderte Exposition und eine exzessive Reduktion der oberen Frontzähne vermitteln durch den Verlust der Lippenabstützung den Eindruck vorzeitigen Alterns. Dieser Faktor ist bei der Rehabilitation von Patienten mit unbezahntem Oberkiefer von besonderer Bedeutung, bei denen die starke und frühzeitige zentripetale Resorption des Alveolarkamms zum Kollaps der perioralen Weichgewebe führt.

Bukkaler Korridor

Der bukkale Korridor entspricht dem dunklen Bereich zwischen der Bukkalfläche der oberen Prämolaren und dem Mundwinkel und ist ein wichtiger Faktor bei der Untersuchung ästhetischer Parameter [ABB. 5-11]. Je kleiner der bukkale Korridor ist, umso attraktiver und harmonischer ist das Lächeln. Bei prothetischen Rekonstruktionen in einem stark resorbierten Oberkiefer und insbesondere bei zentripetaler Resorption (sofern eine Knochenexpansion des atrophischen Alveolarkamms

erfolgt), kann der natürliche anteroposteriore Verlauf nicht wiederhergestellt werden, sodass sich der bukkale Korridor vergrößert.

Okklusionsebene

Die Okklusionsebene ist eine gedachte Ebene, die durch die Inzisalkanten der Frontzähne und die Okklusalflächen der Seitenzähne verläuft. Der anteroposteriore Anteil der Okklusionsebene, der durch die Okklusalflächen der posterioren Zähne (vom Eckzahn bis zum Molar) definiert wird, sollte eine Verlängerung der Lachlinie darstellen. In der Seitenansicht verläuft er normalerweise parallel zur Camper-Ebene (Ebene durch die Spina nasalis anterior und den Oberrand des knöchernen Gehörgangs), die wiederum einen 10-Grad-Winkel mit der Frankfurter Horizontalebene bildet. Die Inzisalebene entspricht dem anterioren Anteil der Okklusionsebene und sollte in der Frontalansicht parallel zu den horizontalen Referenzlinien verlaufen (Kommissuren- und Interpupillarlinie), um eine natürliche Gesichtsharmonie herzustellen.

Dentale Mittellinie

Die beiden dentalen Mittellinien von Ober- und Unterkiefer verlaufen nur bei 25 % der Menschen deckungsgleich [ABB. 5-12]. Trotzdem ist es wichtig, dass sie parallel zueinander und zu den dazugehörenden skelettalen Mittellinien verlaufen sowie rechtwinklig zur Okklusionsebene. Allerdings lief die faziale Mittellinie in den von Miller et al.[4] durchgeführten Studien nur in 70,4 % der Fälle mit der dentalen Mittellinie zusammen, ohne dass der ästhetische Eindruck gestört wurde.

Inzisalkanten

Die Länge der Inzisalkanten der oberen Schneidezähne mit Bezug zur Oberlippe basiert überwiegend auf klinischer Erfahrung und/oder phonetischer Untersuchung [ABB. 5-13]. Daher werden die ästhetischen Parameter unter Verwendung von statistischen Durchschnittswerten

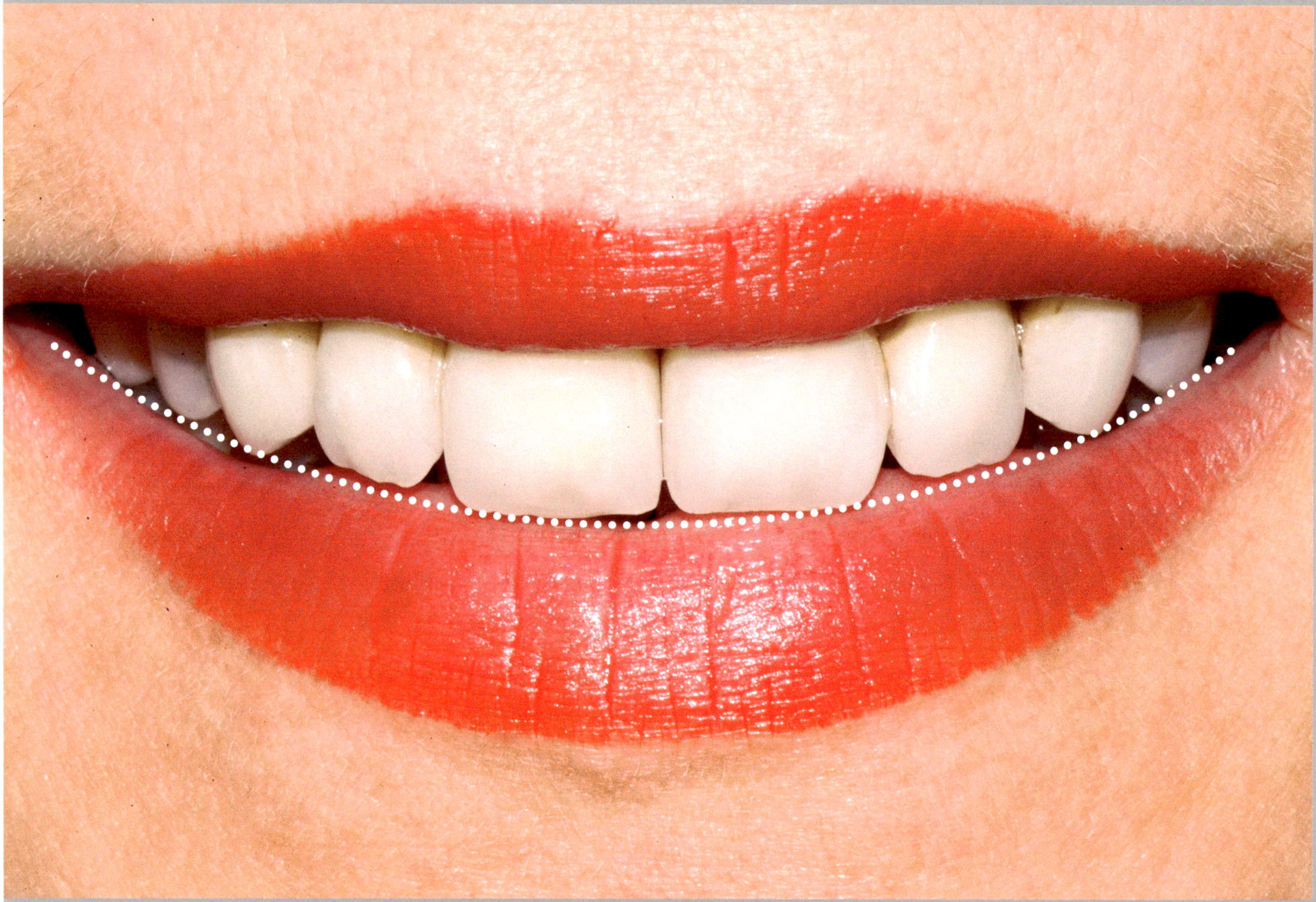

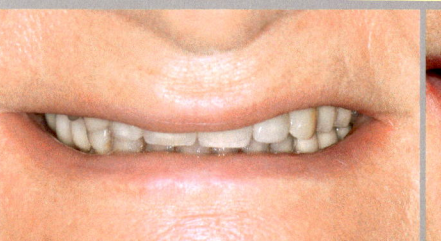
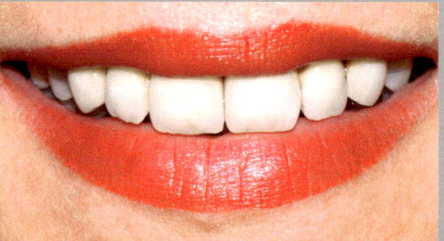
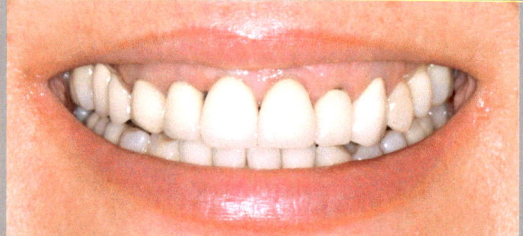

9		
10A	10B	10C

Abb. 5-9 Die Lachlinie folgt den Inzisal-kanten der vier oberen Schneidezähne; sie trifft normalerweise mit der Kurvatur der Innenkante der Unterlippe zusammen oder verläuft parallel zu ihr.

Abb. 5-10 Lachlinientyp.

Abb. 5-10a Niedrig.

Abb. 5-10b Durchschnittlich.

Abb. 5-10c Hoch.

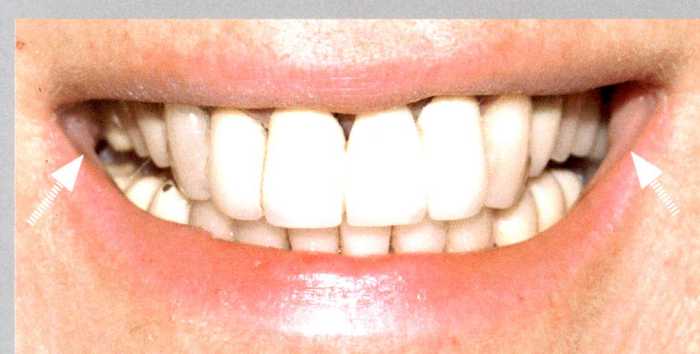
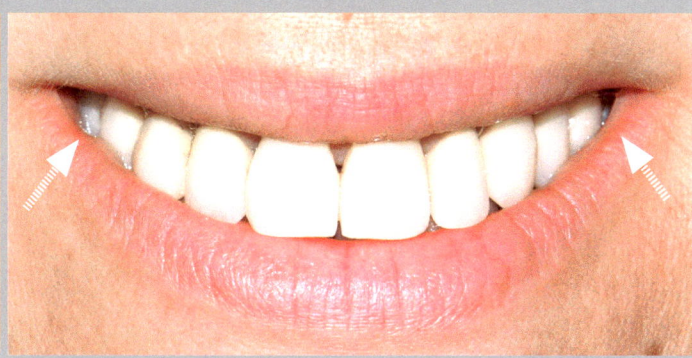

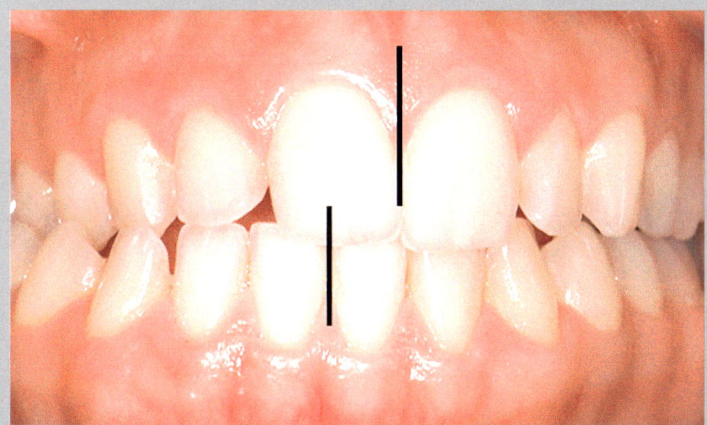

11A	11B
12	
13A	13B

Abb. 5-11 Bukkaler Korridor.

Abb. 5-11a Breit.

Abb. 5-11b Eng.

Abb. 5-12 Die dentalen Mittellinien laufen in 25 % der Fälle zusammen.

Abb. 5-13 Inzisalkanten. Die Bestimmung der Länge der Inzisalkanten der oberen Schneidezähne basiert überwiegend auf statistischen Durchschnittswerten und phonetischen Tests.

Abb. 5-13a Frontalansicht.

Abb. 5-13b Seitenansicht.

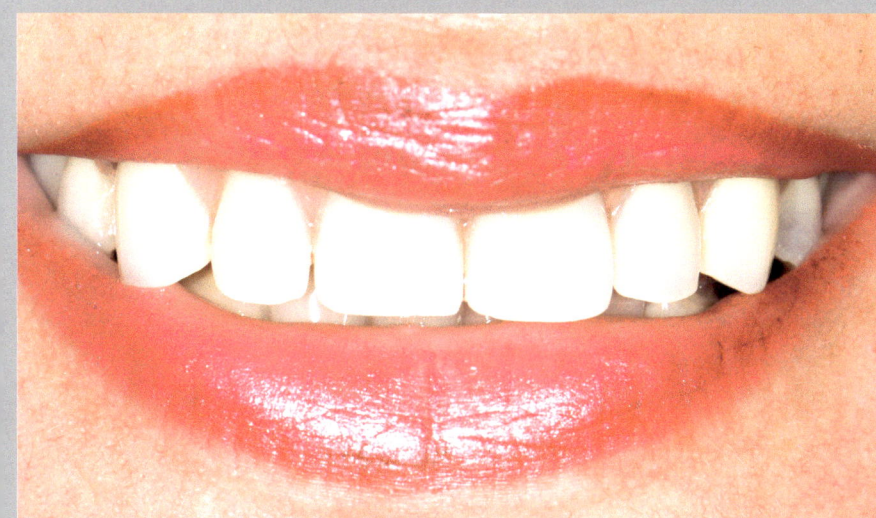
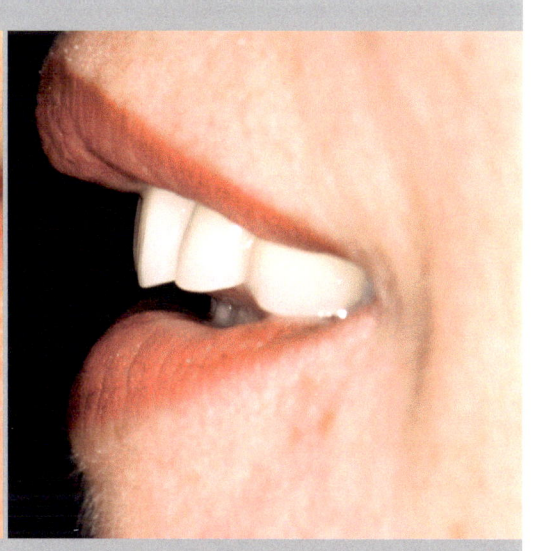

Kasten 5-1
Parameter
zur klinischen
Untersuchung
der Mundhöhle

OBJEKTIVE INTRAORALE KLINISCHE UNTERSUCHUNG

ABKLÄRUNG VON SCHLEIMHAUTERKRANKUNGEN

ABKLÄRUNG DER PARODONTALEN SITUATION

ZUSTAND DER RESTBEZAHNUNG (WURZELKANALBEHANDLUNGEN, FÜLLUNGEN, KARIES)

MENGE UND ZUSTAND DER KERATINISIERTEN GINGIVA

MUNDHYGIENE

und phonetischen Tests herangezogen. Die Durchschnittswerte des in vielen Studien angegebenen mesiodistalen Durchmessers der oberen Schneidezähne liegen zwischen 8,3 und 9,3 mm bei einer Länge von 10,4–11,2 mm. Bei fast allen Untersuchungen scheint die Breite der mittleren Schneidezähne 80 % ihrer Länge zu entsprechen in einem Bereich von 74–89 %. Außerdem wurde gezeigt, dass Männer im Vergleich zu Frauen größere mittlere Schneidezähne besitzen.

Zur phonetischen Untersuchung wird der Patient gebeten, bestimmte Buchstaben auszusprechen:

• *M:* Der Patient wird gebeten Wörter zu wiederholen, die diesen Buchstaben in regelmäßigen Intervallen enthalten, um die Ruheposition des Unterkiefers zu ermitteln. Zwischen den einzelnen Wörtern ermittelt der Arzt den in Ruhe sichtbaren Anteil der mittleren Schneidezähne und ob die Kanten verlängert oder verkürzt werden müssen.

• *E:* Auch dieser Buchstabe hilft bei der Bestimmung der Schneidezahnlänge. Durch die Beobachtung des Patienten bei der Aussprache dieses Buchstabens kann der Arzt den Raum zwischen Ober- und Unterlippe abschätzen, der nur zum Teil von den Schneidezähnen eingenommen werden sollte. Bei jungen Patienten sind etwa 80 % des

Raumes ausgefüllt, während er bei älteren Patienten nur zu etwa 50 % ausgefüllt ist.

• *F* und *V:* Diese Buchstaben werden mit leichtem Kontakt zwischen den oberen Schneidezähnen und dem inneren Anteil der Unterlippe geformt (Lippenrotgrenze). Beim Buchstaben F wird die äußere Kante gebürstet, beim Buchstaben *V* die Innenkante der Lippenrotgrenze.

• *S:* Die Aussprache dieses Buchstabens hilft bei der Bestimmung des Verhältnisses zwischen den oberen und den unteren Schneidezähnen. Die korrekte Aussprache setzt das gleichmäßige Ausstoßen eines Luftstroms zwischen den Kanten von Ober- und Unterkieferfrontzähnen voraus.

Goldener Schnitt

Im Jahre 1973 führte Lombardi ein im Bereich der Kunst seit Jahrhunderten weitverbreitetes Konzept in die Zahnheilkunde ein: den Goldenen Schnitt.[9] Diese Regel wurde später von Levion,[10] der Hinweise zum optimalen Verhältnis der Frontzahnbreiten lieferte, wieder aufgegriffen und weiterentwickelt. Demzufolge sollte das Verhältnis zwischen der Breite des seitlichen und mittleren Schneidezahns jeweils 1 : 1,618 betragen und das Verhältnis zwischen der Breite des seitlichen Schneidezahns und dem mesialen Eckzahnanteil 1 : 0,618.

TEILBEZAHNTE PATIENTEN	UNBEZAHNTE PATIENTEN
Anzahl und Lage der fehlenden Zähne	Ausmaß der vertikalen Knochenresorption
Lage natürlicher Pfeiler	Ausmaß der sagittalen Knochenresorption
Verhältnis zwischen maximaler Interkuspidation und zentrischer Relation	Abstand der Zahnbögen
Kontakte und vorzeitige Okklusion	Form des verbliebenen Alveolarkamms
Aktuelle Okklusion	Form der Zahnbögen
Spee- und Wilson-Kurve	
Asymmetrien	

Kasten 5-2
Parameter zur Untersuchung diagnostischer Modelle bei unbezahnten und teilbezahnten Patienten

Daraus folgt, dass der mittlere Schneidezahn um 60 % breiter sein sollte als der seitliche Schneidezahn, der wiederum um 60 % breiter sein sollte als der mesiale Eckzahnanteil. Allerdings wurde schon oft belegt, dass der Goldene Schnitt in der Natur nur selten erfüllt wird. So fand Preston[11] diese Proportionen in einer Studie bei nur 17 % der untersuchten Population.

Axiale Ausrichtung

Die axiale Ausrichtung beschreibt den Achsenverlauf der Frontzähne mit Bezug auf die dentale Mittellinie. Normalerweise ist die Inzisalkante der Frontzähne nach mesial geneigt, während ihr apikaler Anteil distal der Mittellinie liegt. Diese Neigung nimmt mit dem Abstand von der Mittellinie zu. Sie ist bei den mittleren Schneidezähnen minimal und bei den Eckzähnen deutlich ausgeprägter. Diese allmähliche Zunahme von mesial nach distal ist für ein harmonisches und angenehmes Lächeln entscheidend.

OBJEKTIVE INTRAORALE KLINISCHE UNTERSUCHUNG

Nach der Untersuchung der extraoralen Parameter erfolgt die Untersuchung der Mundhöhle. Dabei wird besonders auf den allgemeinen Zustand sowie auf aktive Erkrankungen der Schleimhaut geachtet. Neben

der parodontalen Gesundheit wird auch der Zustand der verbliebenen Bezahnung erfasst, beispielsweise in Form von Karies, Wurzelkanalbehandlungen oder Füllungen. Auch Menge und Qualität der keratinisierten Gingiva müssen ermittelt werden. Abschließend wird die Mundhygiene beurteilt, die Rückschlüsse darüber erlaubt, welche Bedeutung der Mund für den Patienten hat und wie zuverlässig er einen dauerhaft guten Zustand seiner prothetischen Restauration gewährleisten kann [KASTEN 5-1].

AUSWERTUNG DES DIAGNOSTISCHEN MODELLS

Diagnostische Modelle werden mithilfe von Alginatabdrücken angefertigt. Sobald sie unter Einsatz eines Gesichtsbogens in einen Artikulator eingespannt wurden, lassen sich vom Gipsmodell viele Informationen gewinnen, die sonst verborgen bleiben. Die Abfolge der Beurteilung unterscheidet sich für teil- und unbezahnte Patienten geringfügig [KASTEN 5-2].

Teilbezahnte Patienten

Die Modelle werden mit der vorhandenen Vertikaldimension (falls sie nicht verändert werden soll) und in maximaler Interkuspidation in den Artikulator eingespannt, sofern ausreichend viele Zähne vorhanden sind, sodass ein stabiler Dreipunktekontakt der beiden Modelle

14A 14B 14C

14D 14E 14F

Abb. 5-14 Teilbezahnte Patientin: Fall 1.

Abb. 5-14a bis f Extraorale Untersuchung.

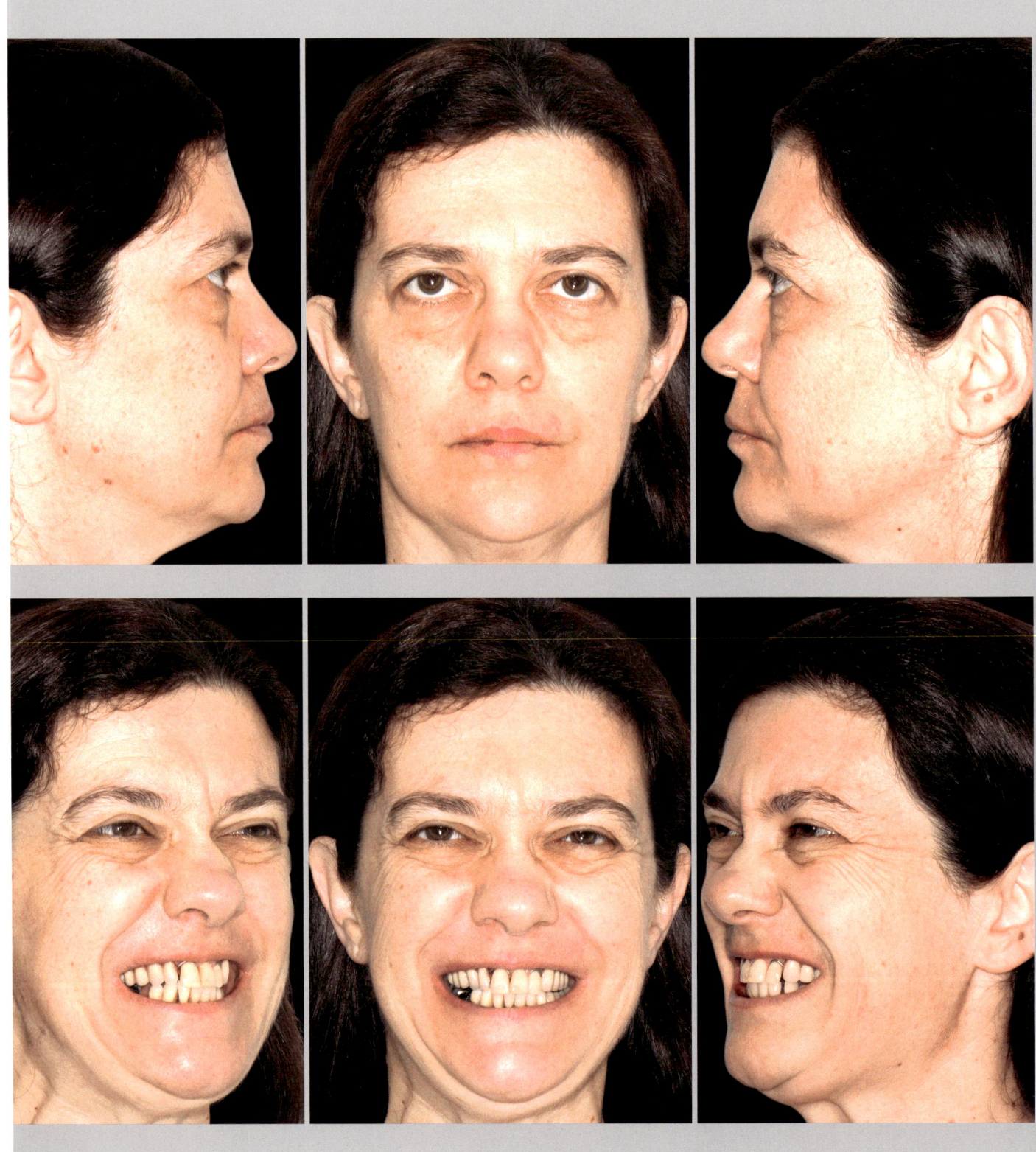

| 14G | 14H | 14I |
| 14J | 14K | |

Abb. 5-14g bis k Intraorale Untersuchung.

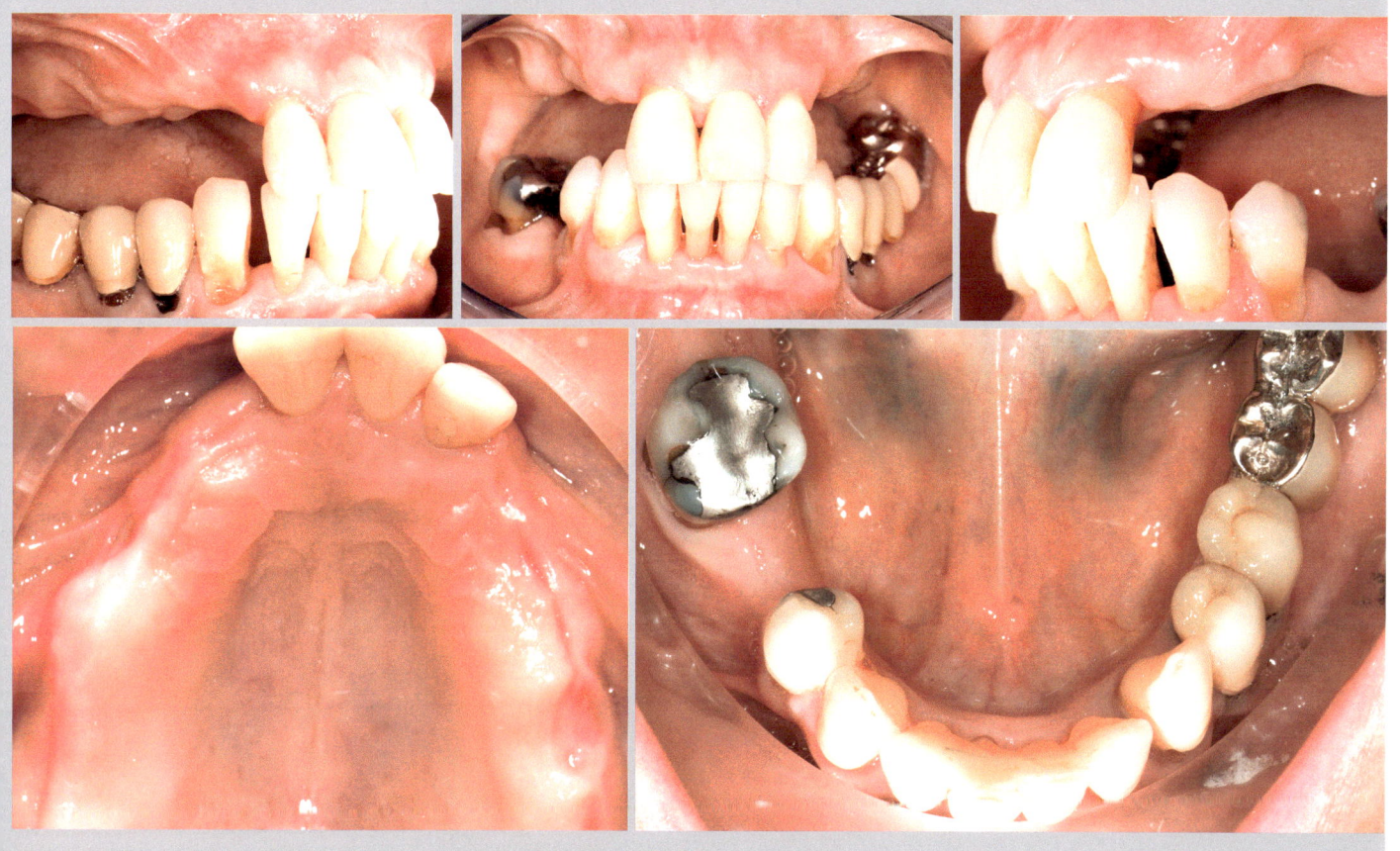

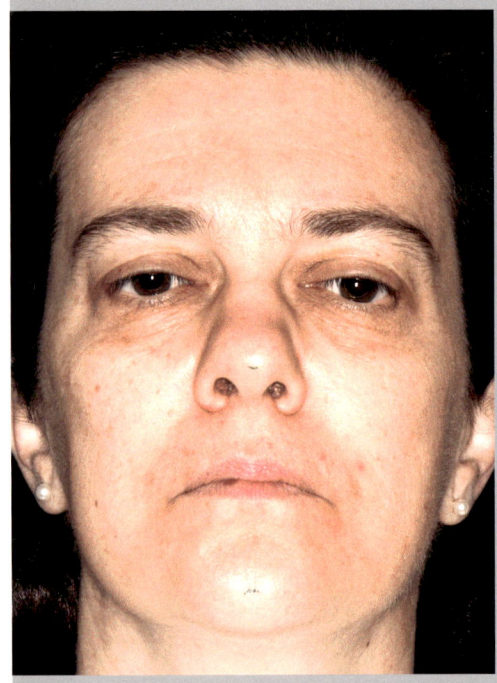
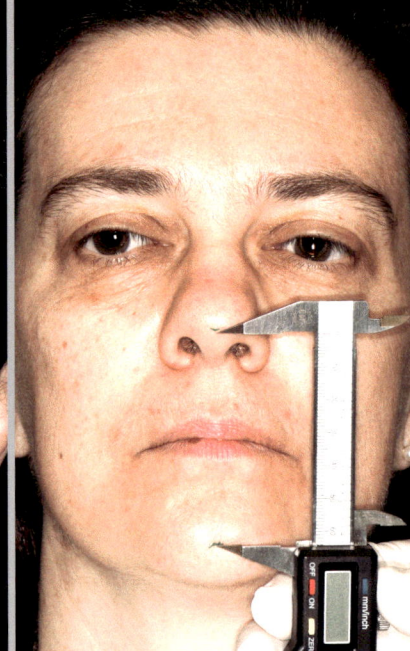
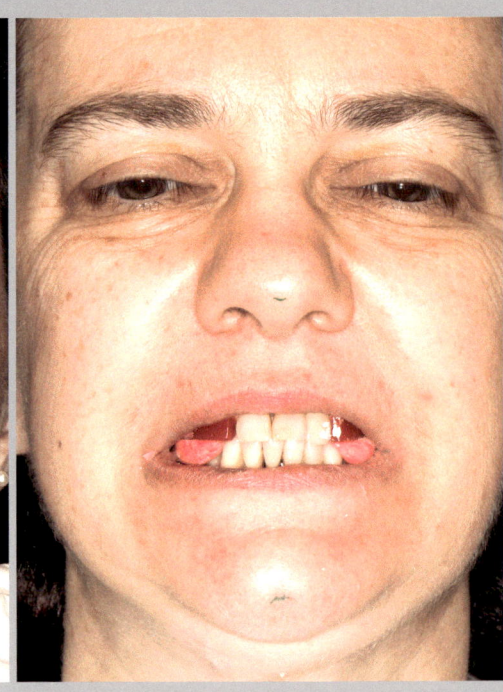

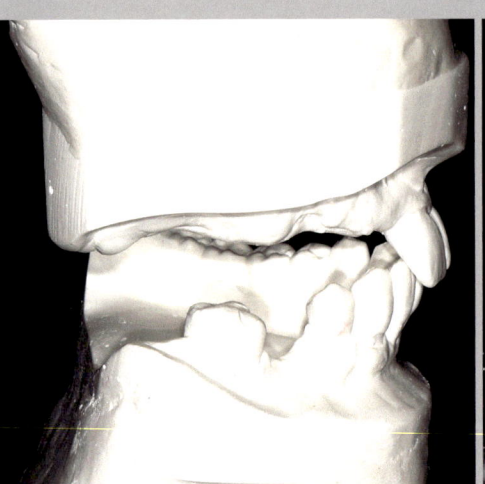
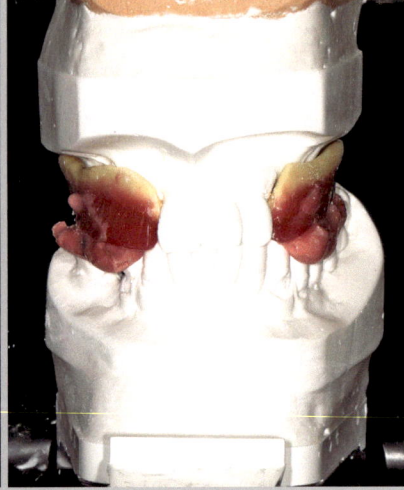
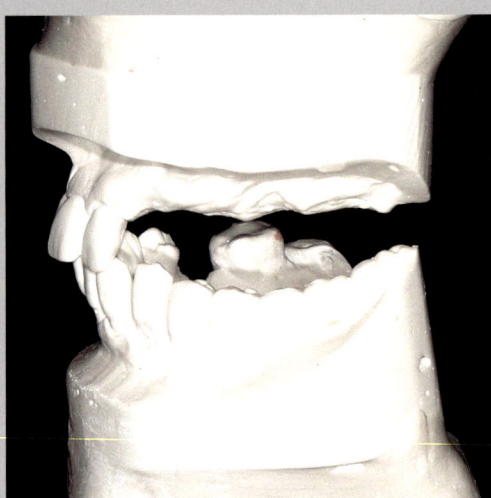

14L	14M	14N
14O	14P	14Q

Abb. 5-14l Lage der Hautmarker.

Abb. 5-14m Überprüfung der Vertikaldimension.

Abb. 5-14n Aufzeichnung von Vertikaldimension und zentrischer Relation im Wachsregistrat.

Abb. 5-14o bis q Auswertung der Gipsabdrücke mit Bissregistrat im Artikulator (p).

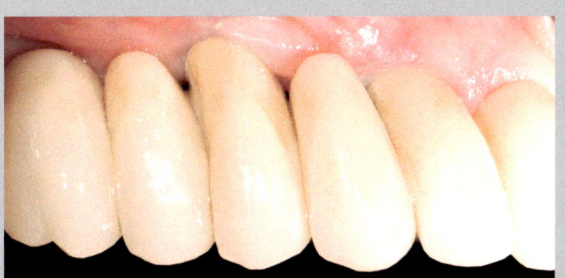
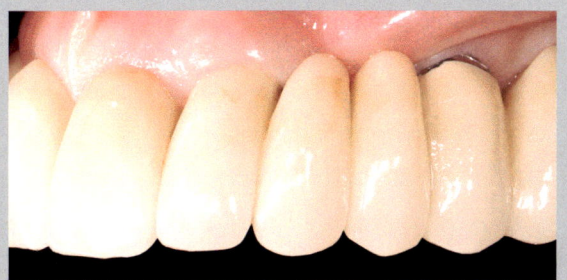

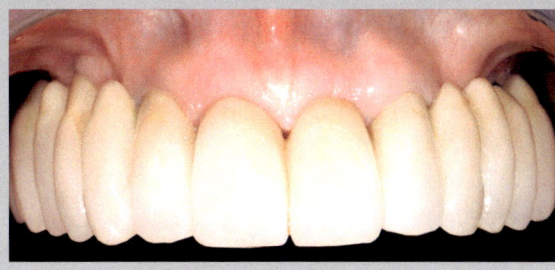

14R	14S
	14T
	14U
	14V

Abb. 5-14r bis t Endgültige festsitzende Teilprothese, die auf einzelangefertigte Titanabutments zementiert wurde.

Abb. 5-14u Abschließende Panoramaaufnahme.

Abb. 5-14v Okklusalansicht der Überprüfung zentrischer und lateraler Bewegungen der endgültigen Restauration.

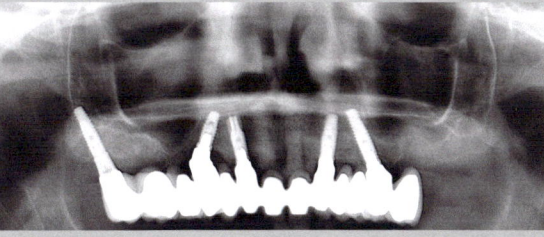

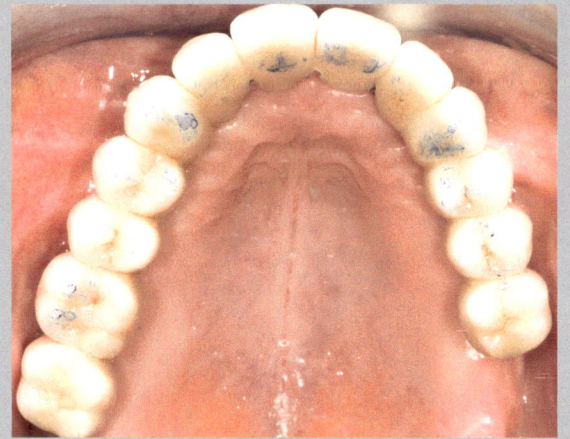

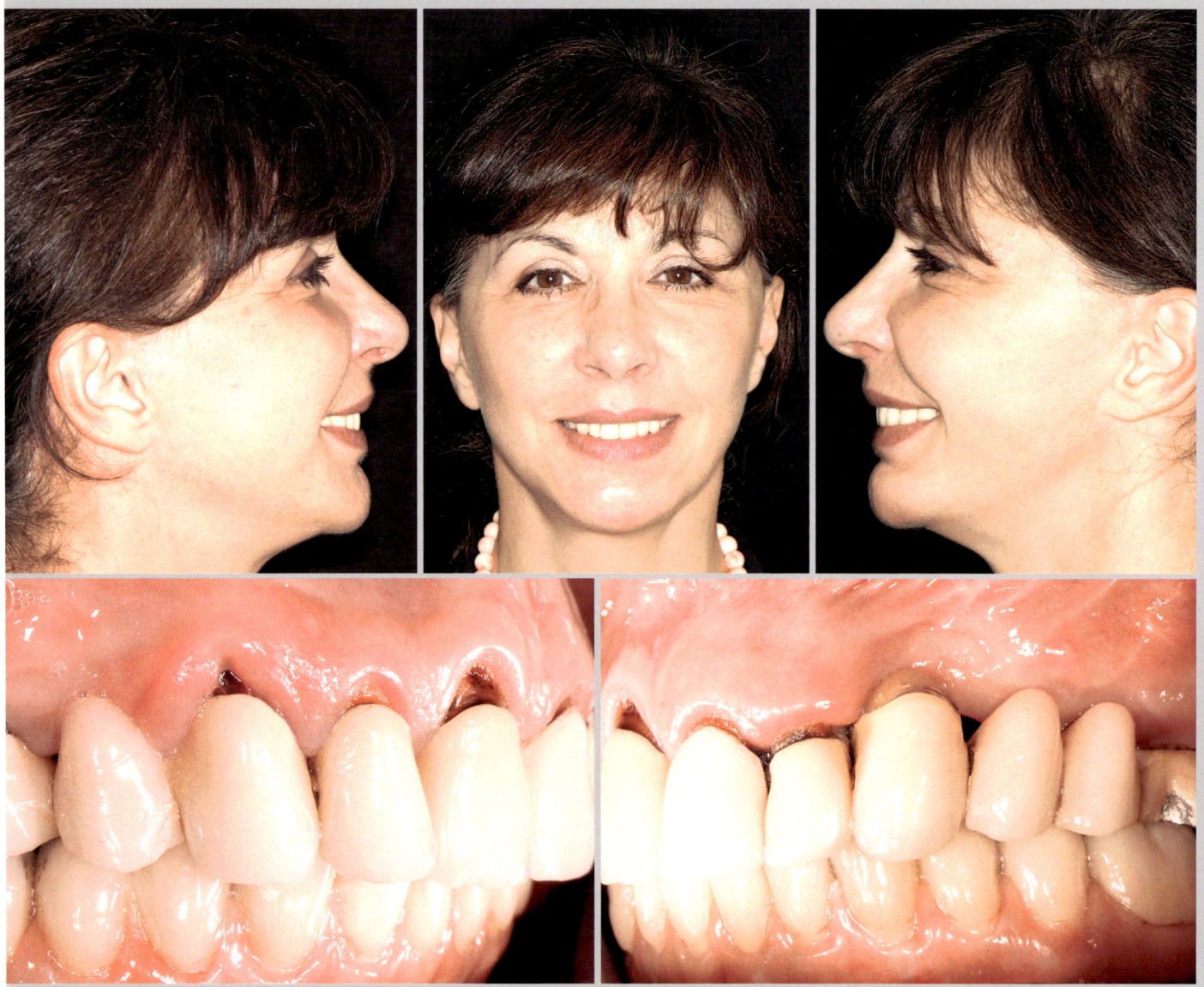

15A	15B	15C
15D		15E

Abb. 5-15 Teilbezahnte Patientin: Fall 2.

Abb. 5-15a bis c Extraorale Untersuchung.

Abb. 5-15d und e Intraorale Untersuchung.

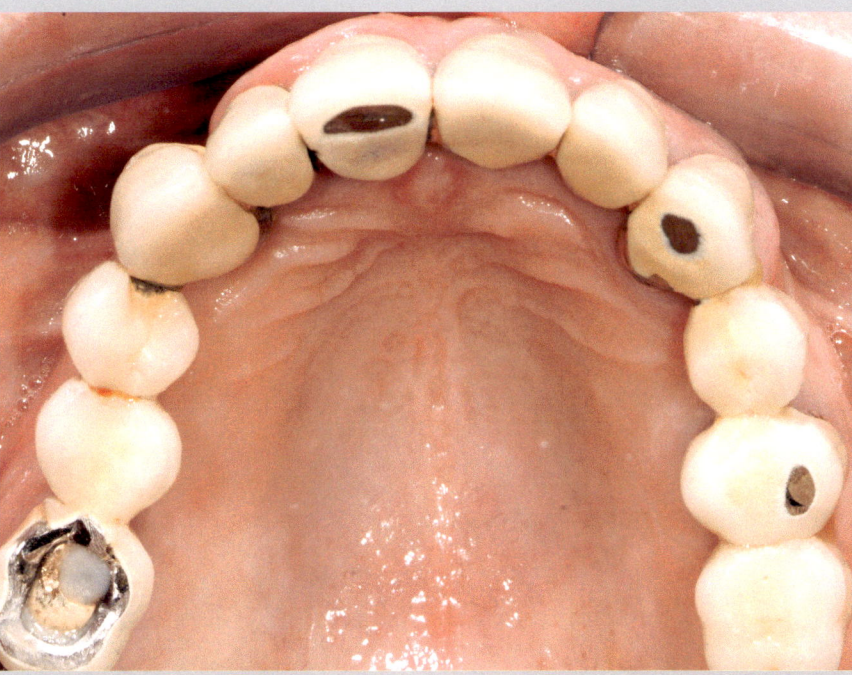

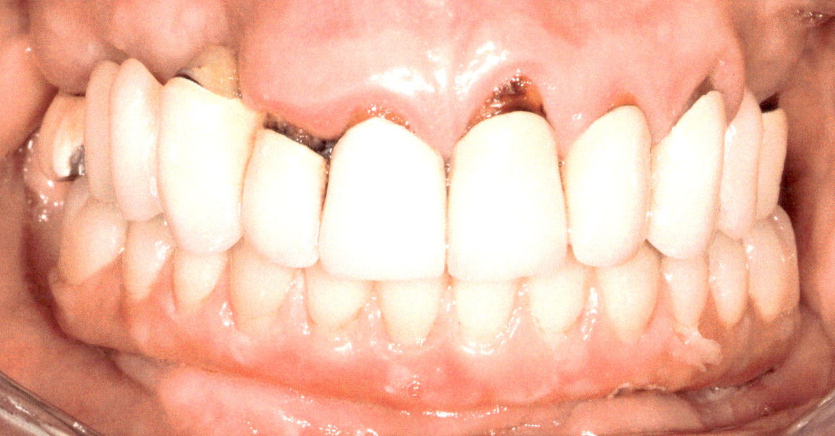

15F

15G

15H

Abb. 5-15f Intraorale Okklusalansicht.

Abb. 5-15g Intraorale Frontalansicht.

Abb. 5-15h Präoperative Panoramaaufnahme.

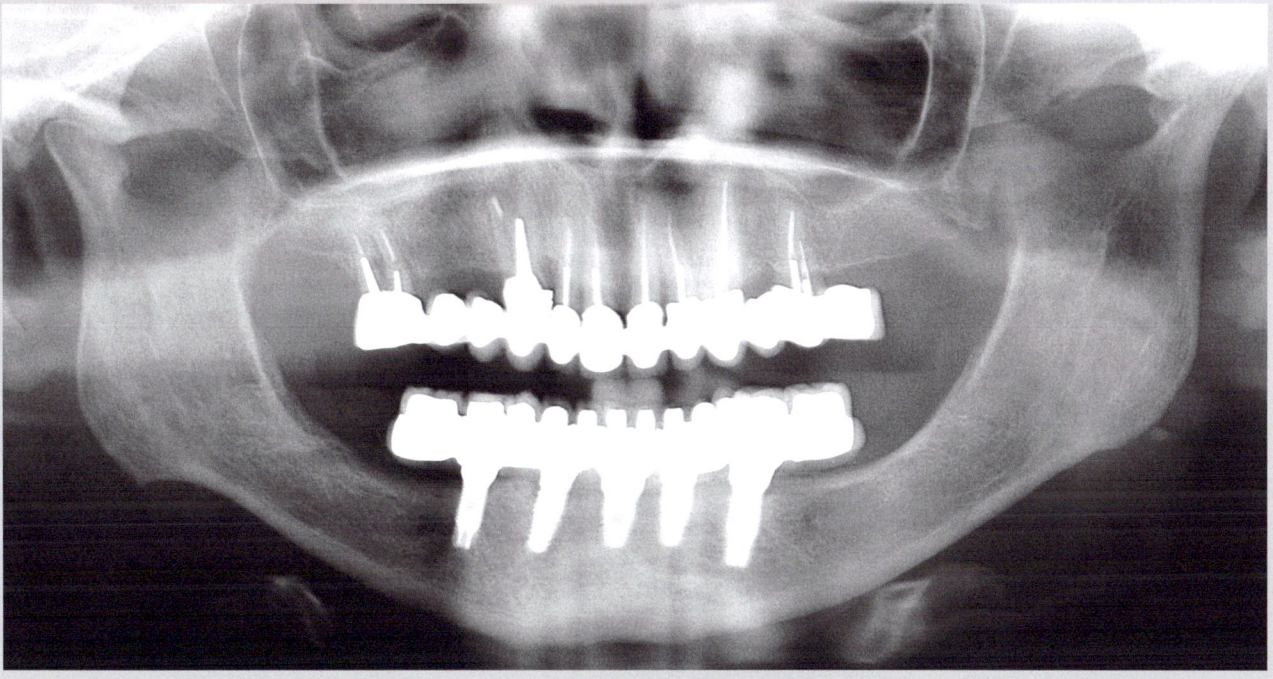

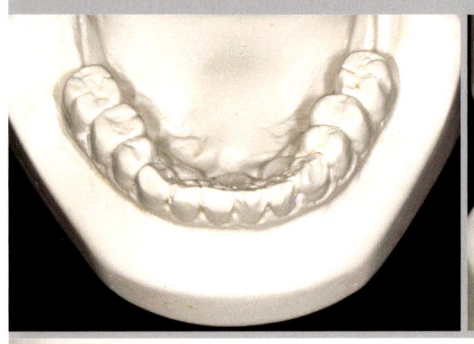
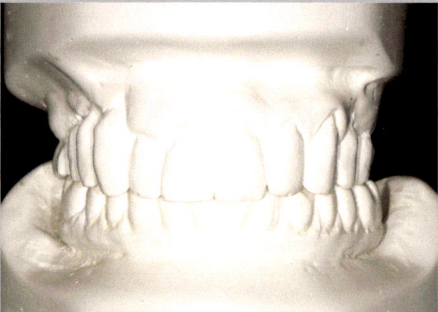
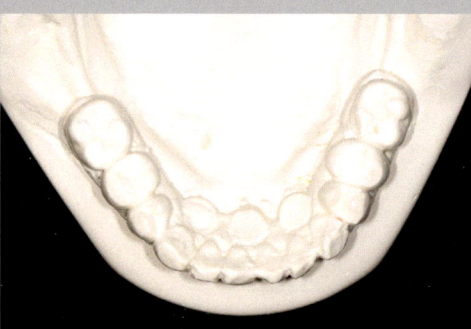
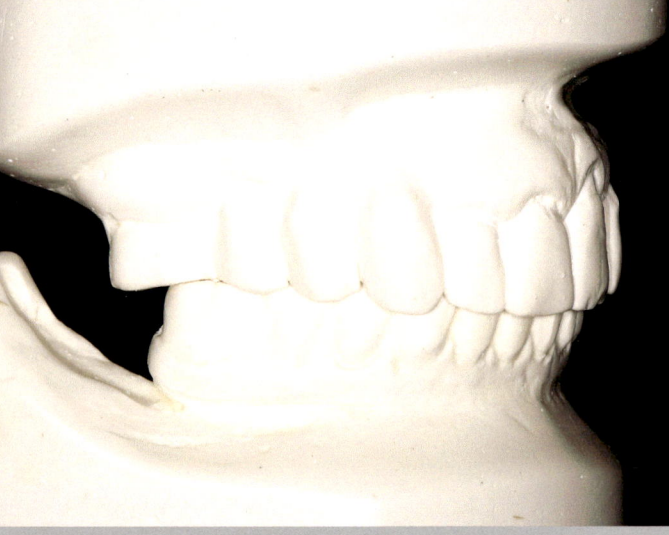
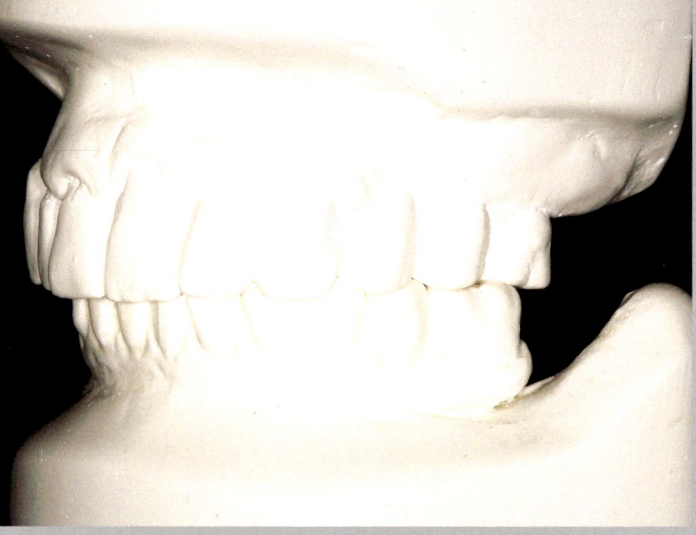
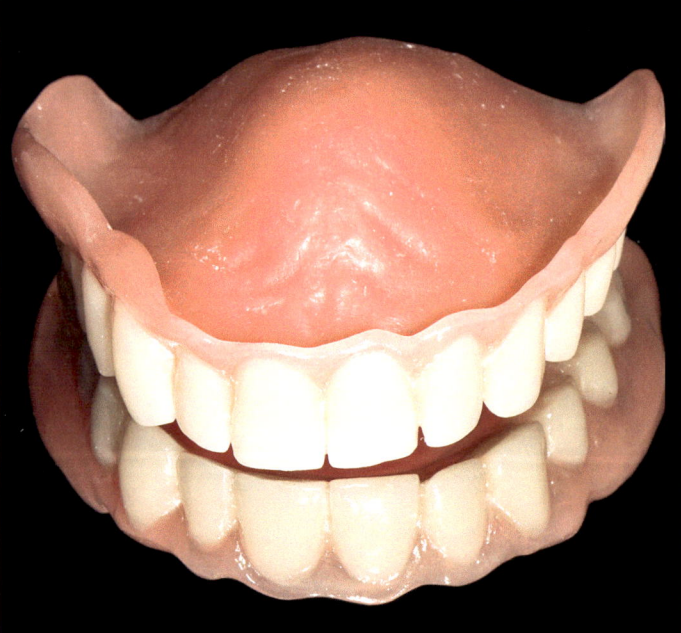
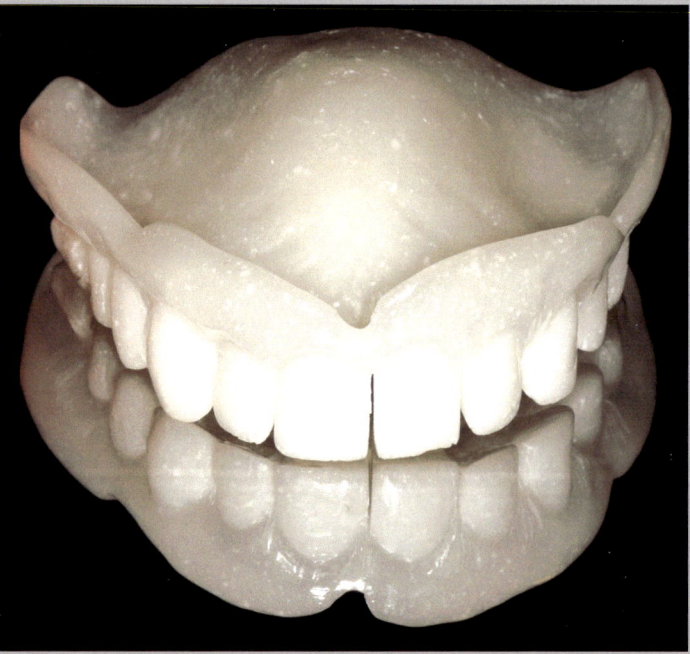

15I	15J	15K
15L		15M

15N	15O

Abb. 5-15i bis m Modellanalyse.

Abb. 5-15n Sofortbelastete Oberkiefervollprothese.

Abb. 5-15o Duplikat der Prothese für die Röntgenschablone.

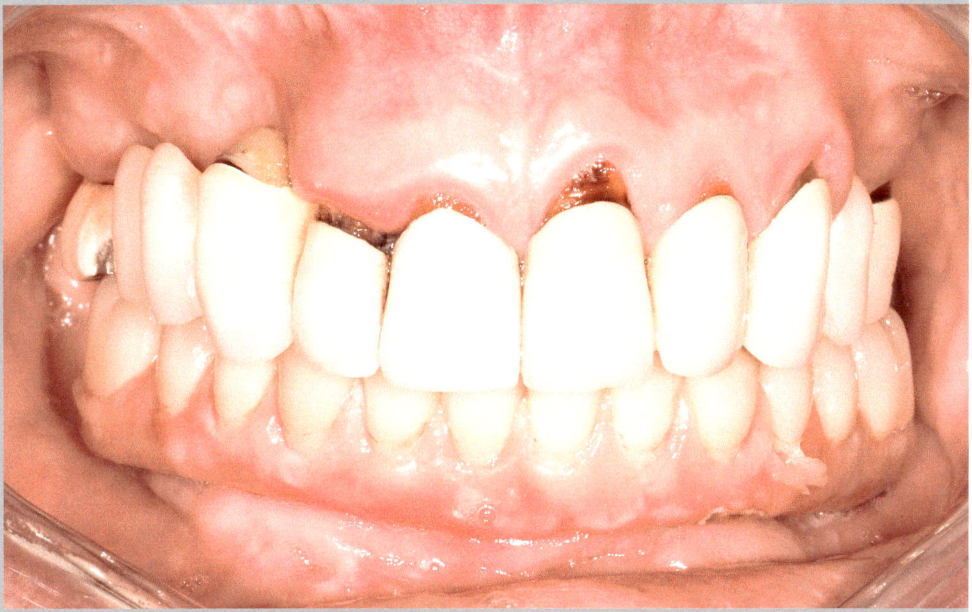

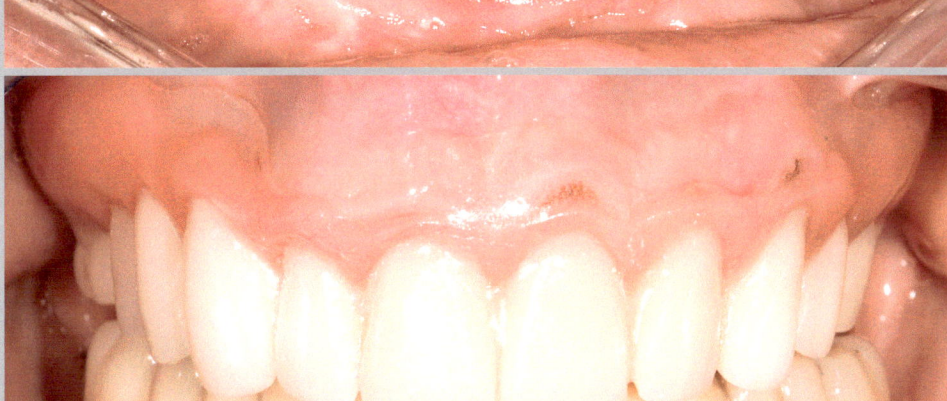

15P
Abb. 5-15p Prä-
operative Phase.

15Q
Abb. 5-15q Extraktion
der verbliebenen Zähne
und sofortiges Einset-
zen der Prothese.

15R
Abb. 5-15r Überprüfung
und Einsetzen der bari-
umoxidbeschichteten
Schablone für die Com-
putertomografie (CT).

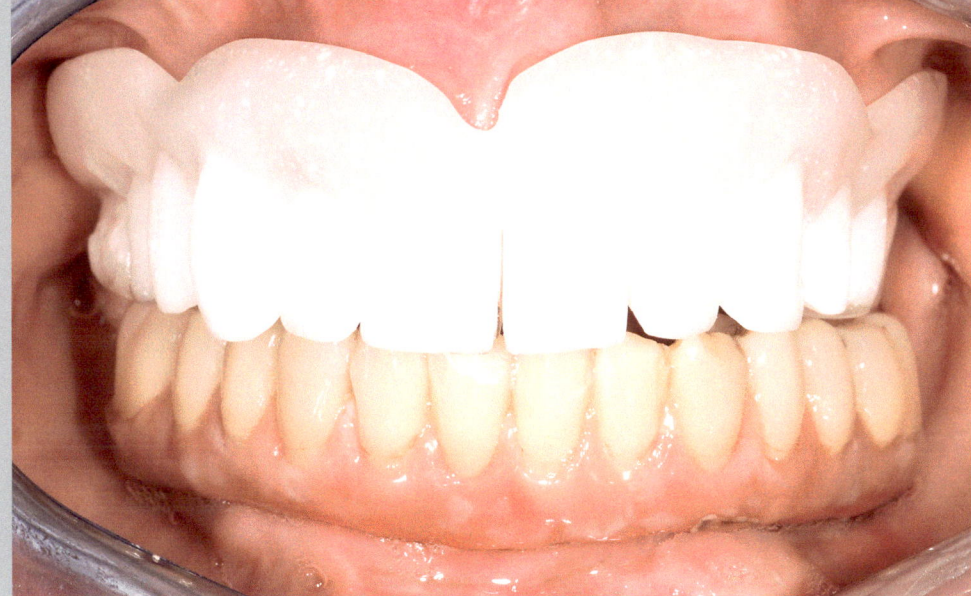

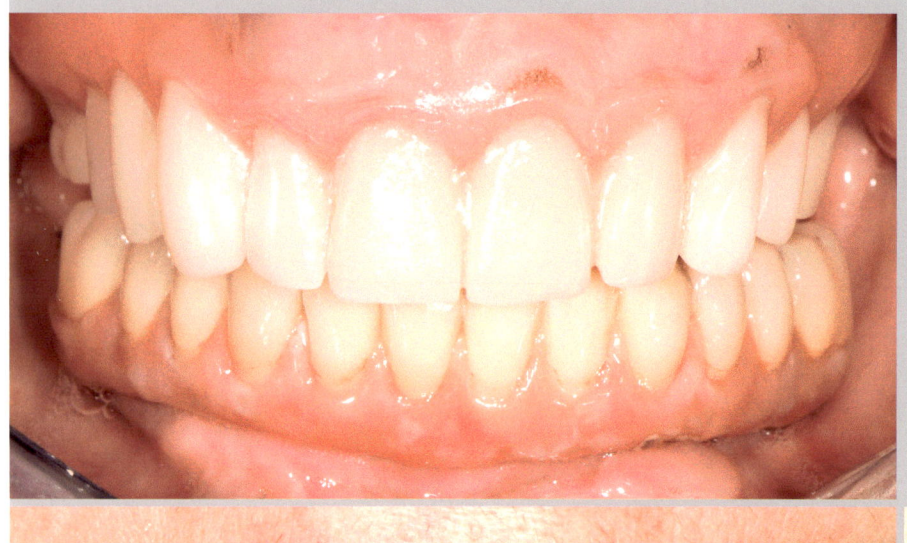

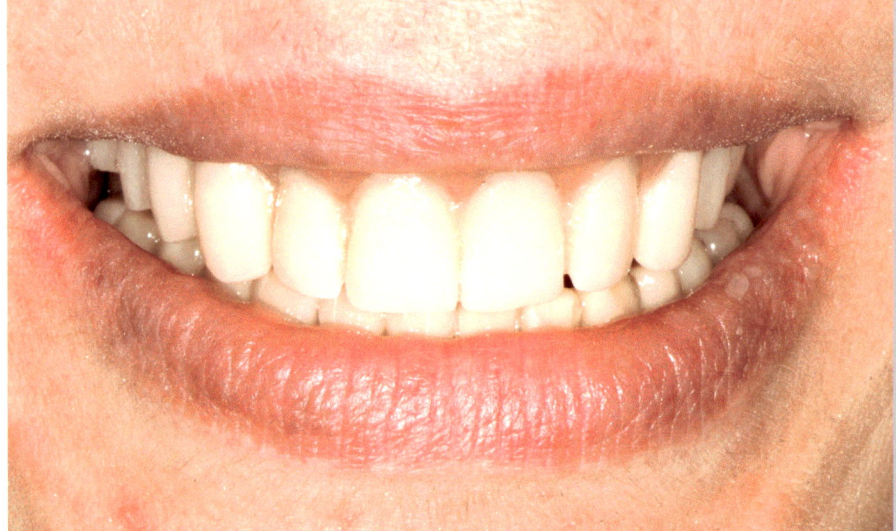

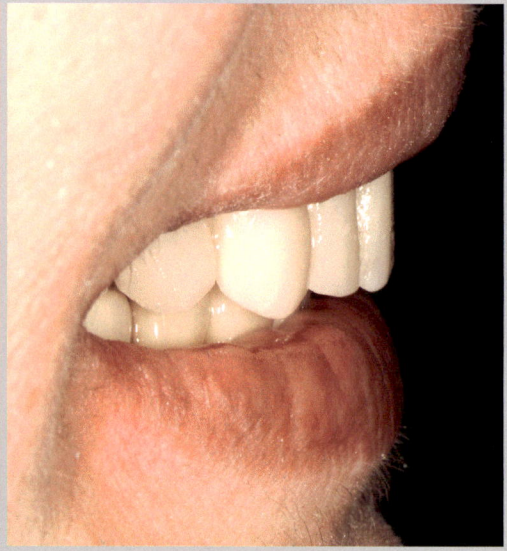

15S

15T 15U

Abb. 5-15s bis u Ästhetische und funktionelle Untersuchung nach Einsetzen der sofortbelasteten Oberkiefervollprothese.

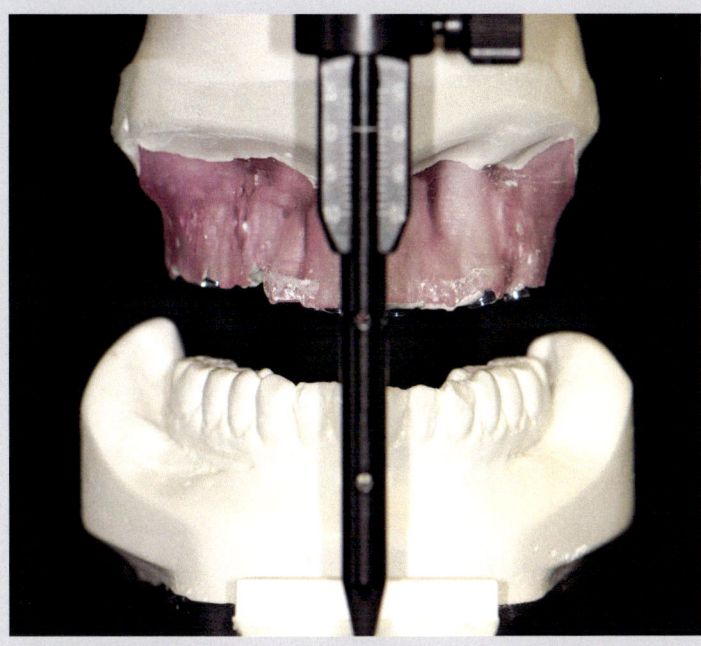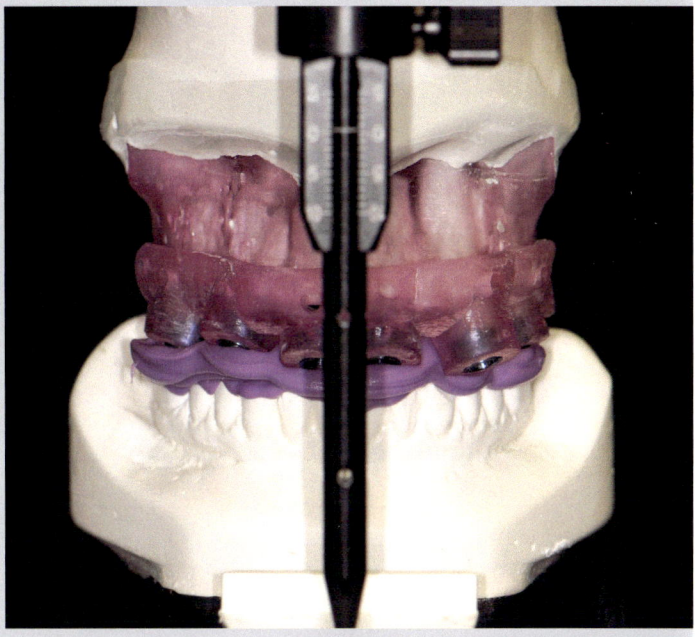

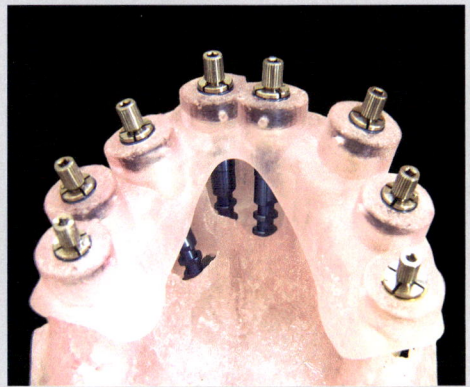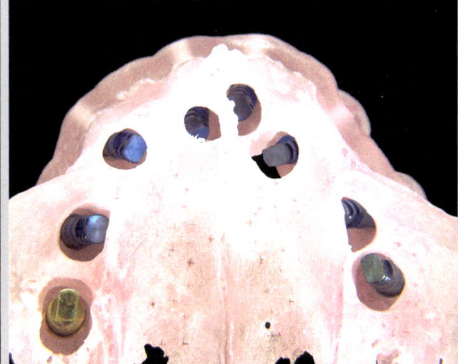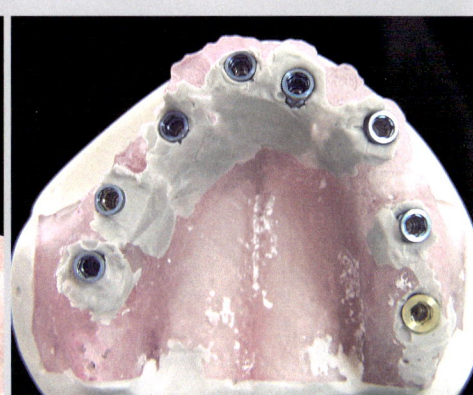

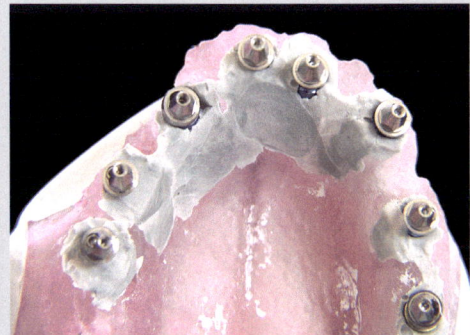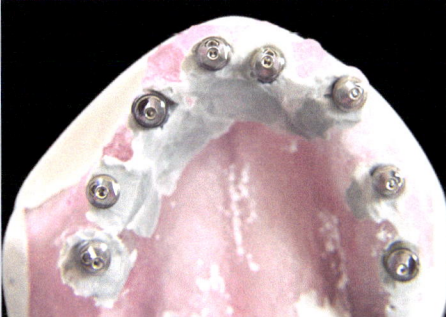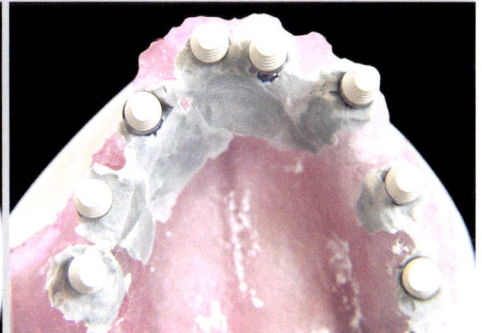

15V	15W

Abb. 5-15v Einspannen des stereolithografischen Modells in den Artikulator in der an der Patientin ermittelten Vertikaldimension und zentrischen Relation.

15X	15Y	15Z

Abb. 5-15w Einspannen des stereolithografischen Modells und der entsprechenden Operationsschablone in den Artikulator.

Abb. 5-15x bis z Simulation der modernen, assistierten Operation (NavigatorSystem, Biomet 3i) anhand des stereolithografischen Modells.

15AA	15BB	15CC

Abb. 5-15aa bis ee Simulation der prothetischen Versorgung am stereolithografischen Modell.

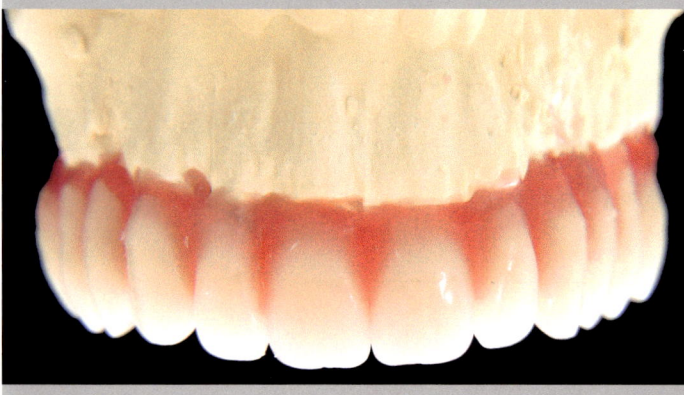
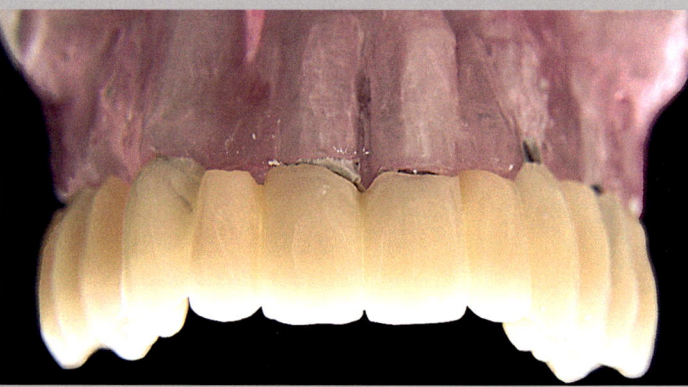

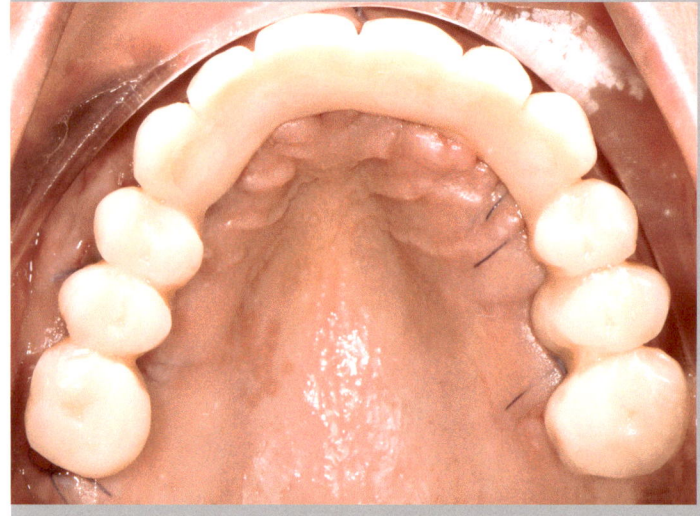
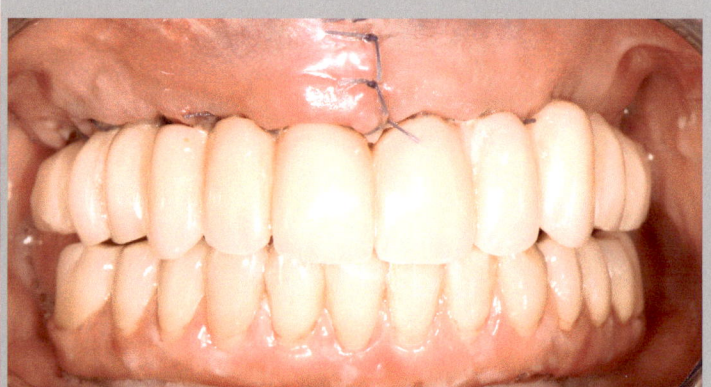

15DD	15EE
15FF	15GG

Abb. 5-15ff und gg Einsetzen des zementierten Provisoriums am Operationsende.

gewährleistet ist. Reicht die Anzahl der vorhandenen Zähne dafür nicht aus, müssen ein Registrat in zentrischer Okklusion angefertigt und die Modelle in zentrischer Relation montiert werden (ABB. 5-14 UND 5-15). Durch die Verwendung eines Übertragungsbogens kann der Zahnbogen des Oberkiefers korrekt in den Artikulator eingepasst werden. Durch dieses Vorgehen lassen sich folgende Informationen gewinnen:

- Anzahl und Lage der fehlenden Zähne, die durch Implantate ersetzt werden müssen

- Verteilung verbliebener natürlicher Abutments in den beiden Zahnbögen, die in einen komplexeren prothetischen Plan integriert werden können

- Verhältnis zwischen maximaler Interkuspidation und zentrischer Relation, die gemäß zahlreicher Studien nur bei einem geringen Prozentsatz der Bevölkerung übereinstimmen.[12–14] Die Übereinstimmung dieser beiden wichtigen Parameter lässt sich zwar durch die Untersuchung der funktionellen Unterkieferbewegungen ermitteln (siehe oben), die genaue Abweichung lässt sich aber nur am diagnostischen Modell beurteilen

- Prüfen der Kontakte in zentrischer Relation, die bei der prothetischen Restauration erhalten oder möglichst wiederhergestellt werden müssen, sowie von Vorkontakten bei exzentrischen Bewegungen, die eliminiert und präventiv korrigiert werden müssen

- aktuelle Okklusion, die bei der implantatprothetischen Restauration erhalten oder möglichst wiederhergestellt werden sollte

- korrekter Verlauf der Spee- und Wilson-Kurve, der funktionell und ästhetisch bedeutsam ist

- Vorhandensein dentaler und fazialer Asymmetrien, die bei Bedarf prothetisch oder in fortgeschrittenen Fällen durch eine Kiefergesichtsoperation korrigiert werden können.

Unbezahnte Patienten

Mit einem individuellen Löffel und einem hochpräzisen Abformmaterial wird der unbezahnte Kiefer abgeformt. Von dieser Abformung fertigt der Techniker das Meistermodell. Auf dem Meistermodell werden die Wachswälle vorbereitet, mit denen der Zahnarzt die Vertikaldimension und die zentrische Relation ermittelt sowie ästhetische und phonetische Tests durchführt. Anschließend werden die Modelle mithilfe eines Übertragungsbogens vom Techniker sorgfältig montiert. Nun kann ein diagnostisches Mock- oder Wax-up oder eine erste Modellanalyse erfolgen (ABB. 5-16). Bei unbezahnten Patienten erhält der Arzt aus den Modellen im Artikulator andere Informationen als bei teilbezahnten Patienten:

- Quantitative (Dicke des verbliebenen Alveolarkamms) und qualitative (apikokoronales und/oder bukkolinguales Knochenangebot) Knochenresorption: Die Abklärung dieser Parameter ist sehr wichtig und dient der Ermittlung der Prothesen, die auf die Implantate montiert werden. Auch die Möglichkeiten zur Rehabilitation unterscheiden sich abhängig von der Art der Resorption.

- Zahnbogenabstand: Auch der Zahnbogenabstand beeinflusst die Wahl der Restauration. Für die jeweiligen prothetischen Lösungen muss aufgrund der Dicke des verwendeten Materials eine bestimmte Menge an Platz zur Verfügung stehen.

- Form der verbliebenen Alveolarkämme (z. B. flach, messerscharf): Die Form der Alveolarkämme infolge der Resorptionsprozesse sollte zu erkennen sein.

- Form der Zahnbögen (z. B. oval, konisch, eckig): Die Zahnbogenform ist bei der Planung von Deckprothesen von besonderer Bedeutung.

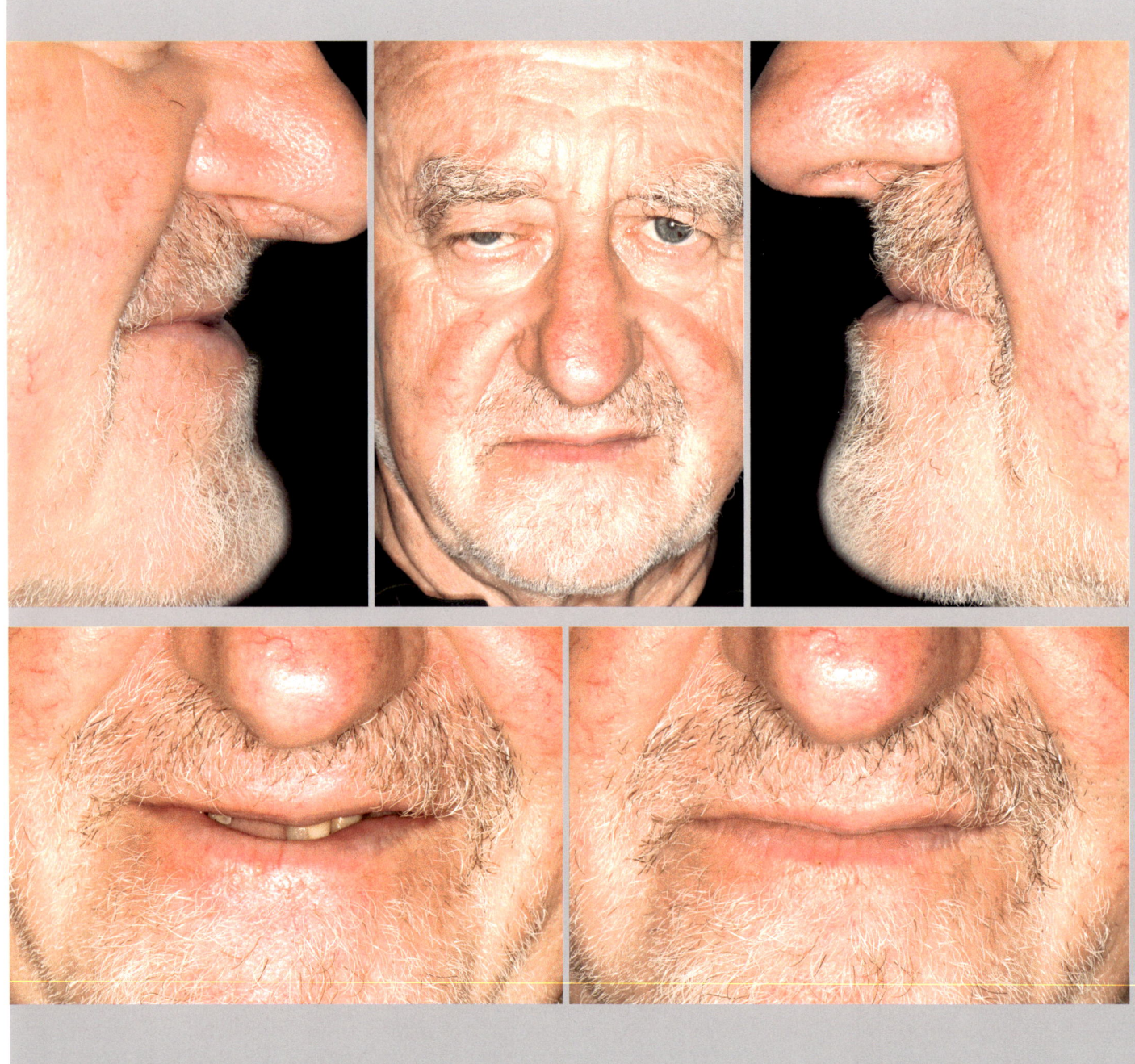

16A	16B	16C
16D		16E

Abb. 5-16 Unbezahnter Patient. (Die noch verbliebenen Zähne sind nicht erhaltungswürdig und sollen extrahiert werden.)

Abb. 5-16a bis e Extraorale Untersuchung.

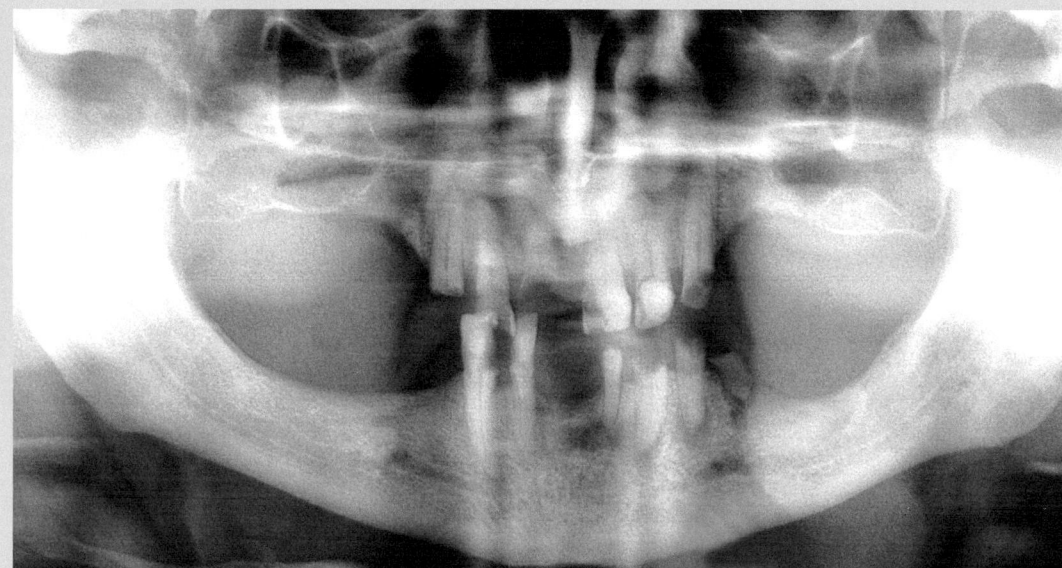

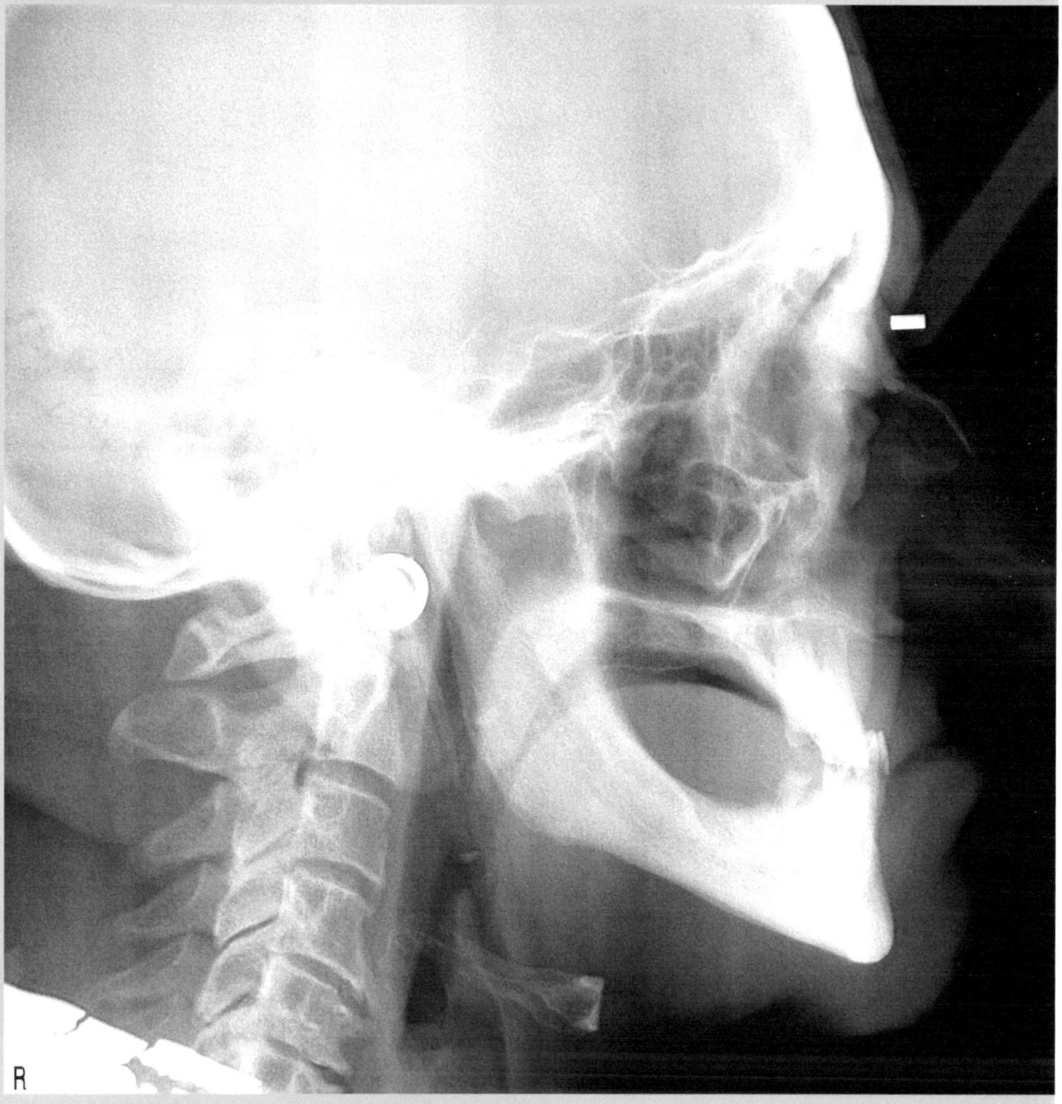

16F

16G

Abb. 5-16f Panoramaaufnahme.

Abb. 5-16g Fernröntgenseitenbild.

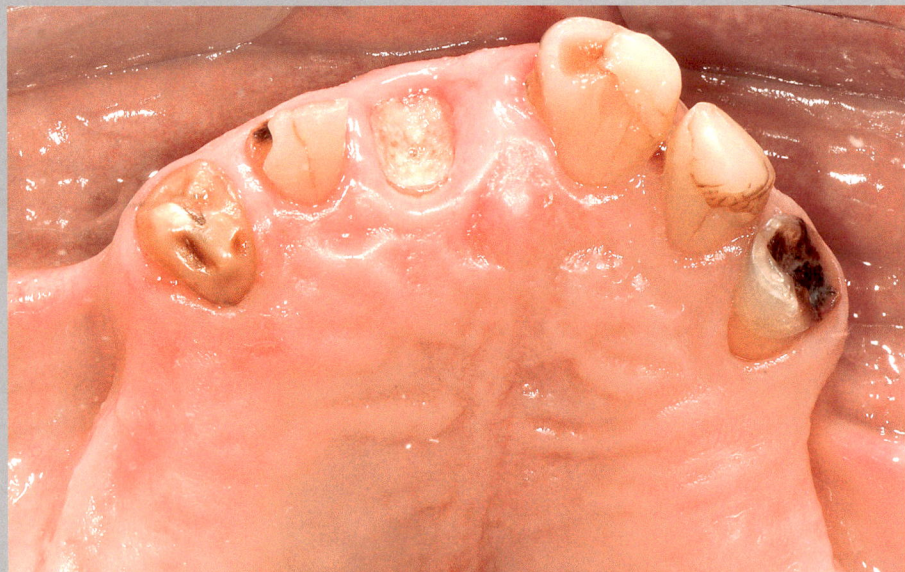

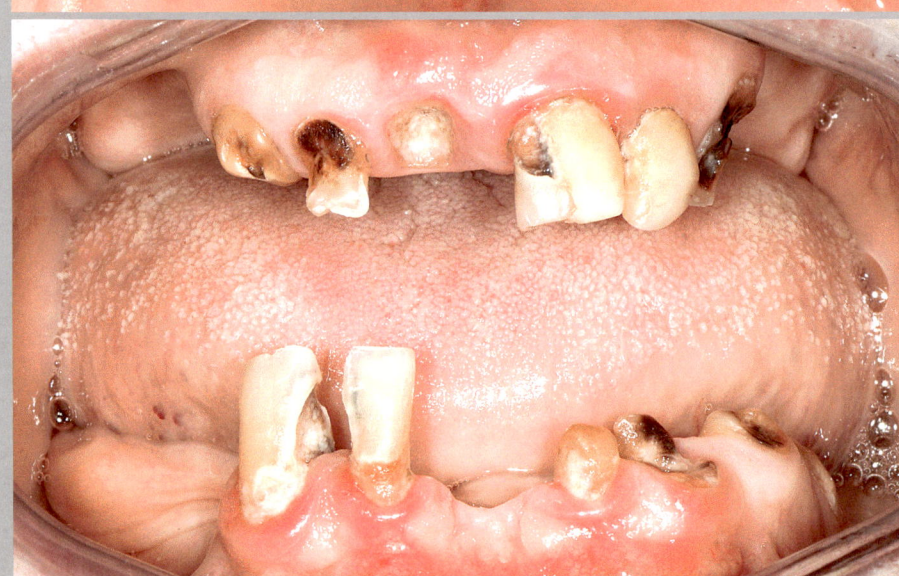

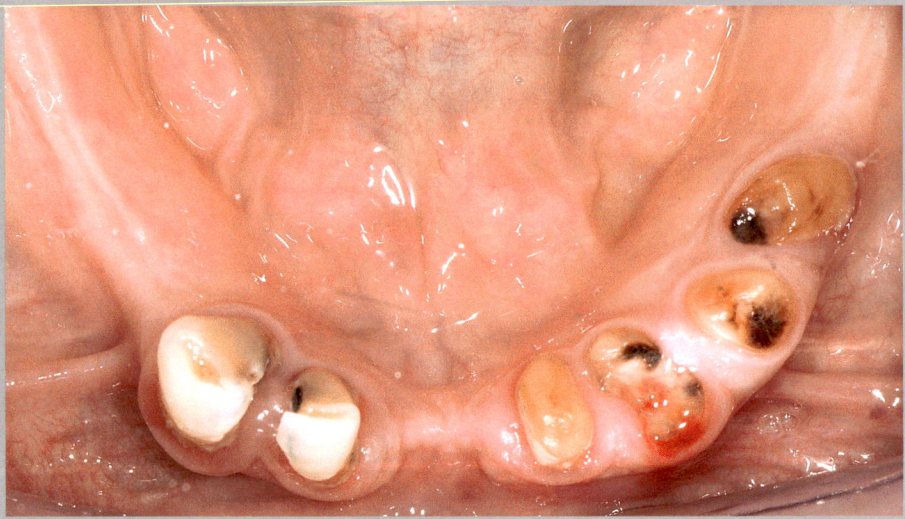

16H

16I

16J

**Abb. 5-16h bis j
Intraorale Untersuchung.**

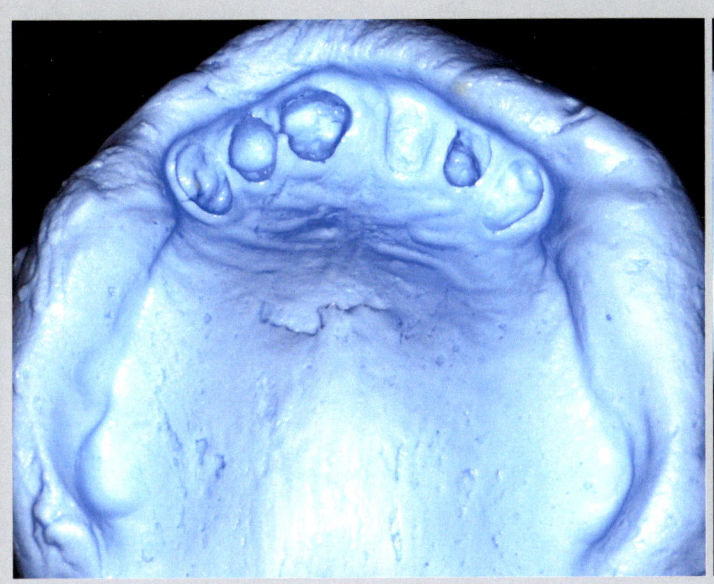
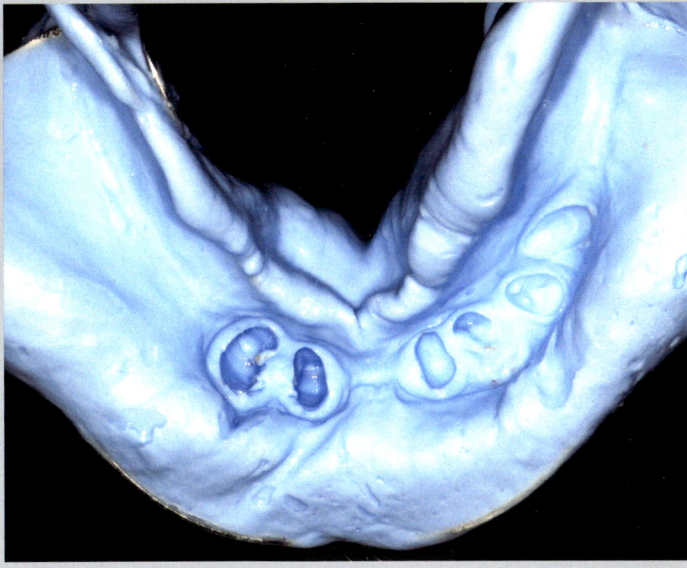

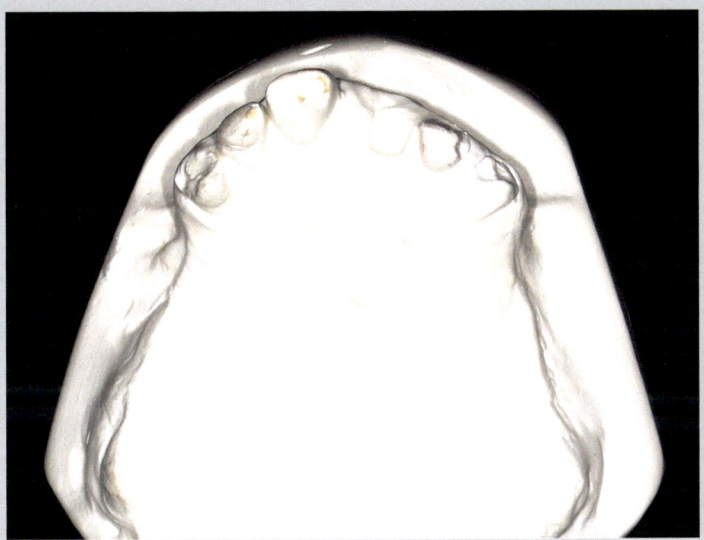
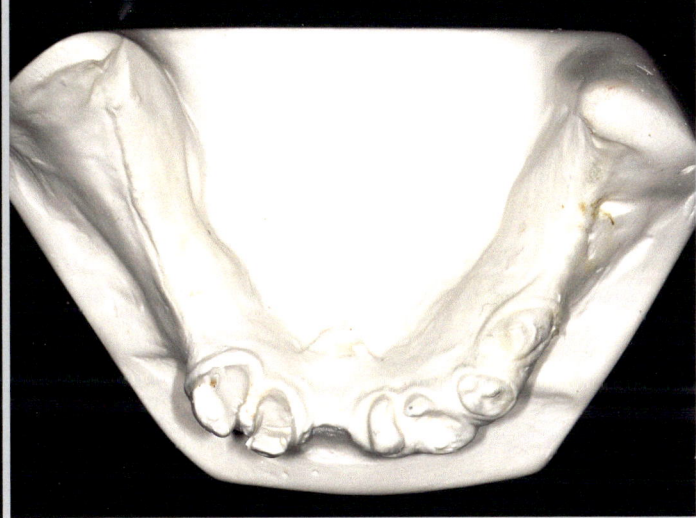

16K	16L	Abb. 5-16k Alginatabformung des Oberkiefers.
		Abb. 5-16l Alginatabformung des Unterkiefers.
16M	16N	Abb. 5-16m Gipsmodell des Oberkiefers.
		Abb. 5-16n Gipsmodell des Unterkiefers.

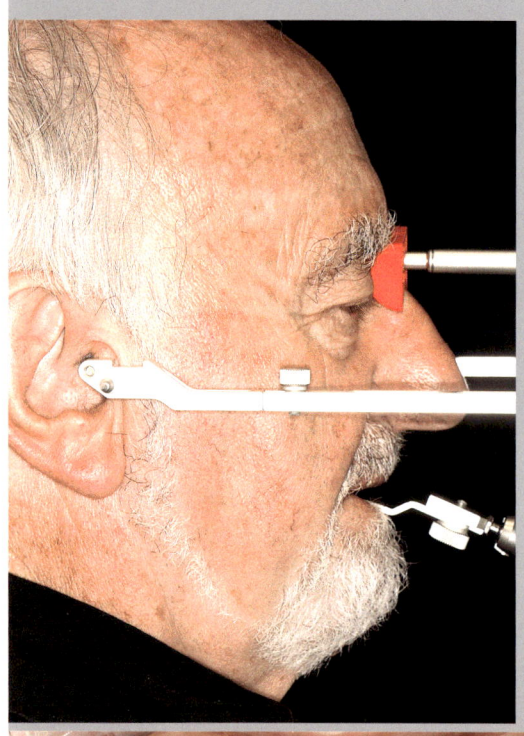

16O	
16P	16Q
16R	16S	16T

Abb. 5-16o Registratur des Gesichtsbogens.

Abb. 5-16p Aufzeichnung der Vertikaldimension und der zentrischen Relation im okklusalen Wachsbissregistrat.

Abb. 5-16q Einspannen der Gipsabdrücke in der aufgezeichneten Vertikaldimension und zentrischen Relation.

Abb. 5-16r Ermittlung des korrekten Verhältnisses zwischen den beiden Zahnbögen in der sagittalen Ebene am Gipsmodell im Artikulator.

Abb. 5-16s Ermittlung von Änderungen der Vertikaldimension.

Abb. 5-16t Beurteilung des Zahnbogenabstands.

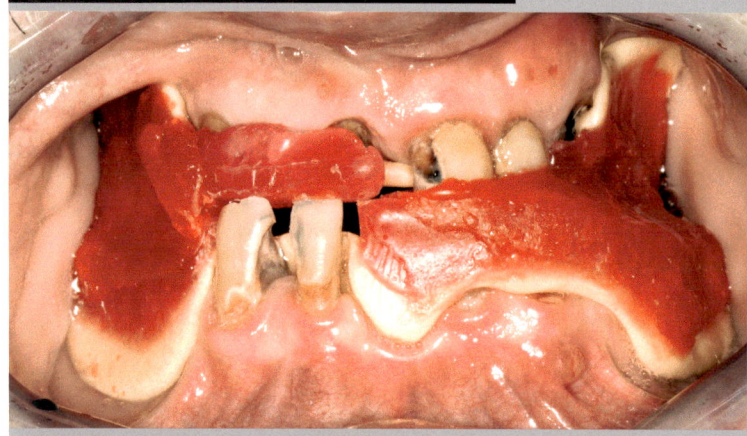

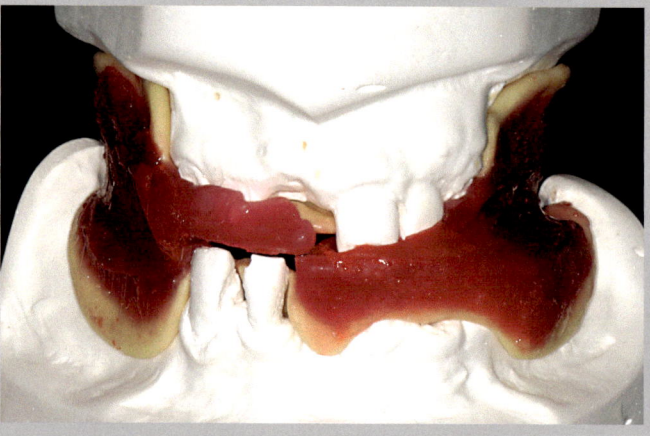

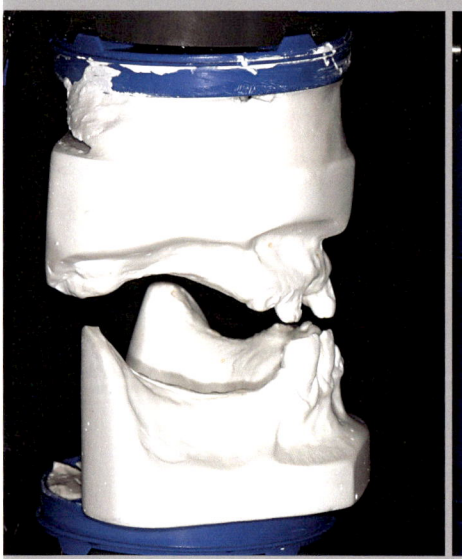

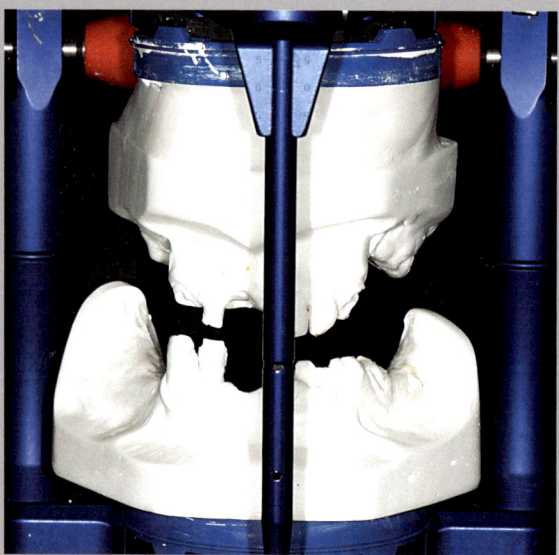

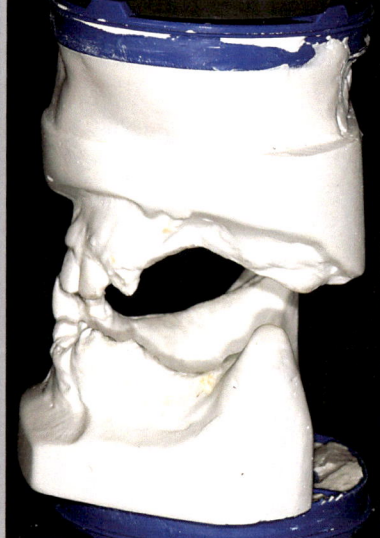

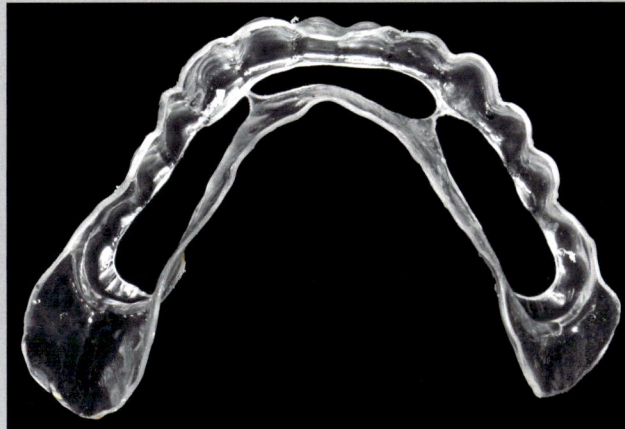

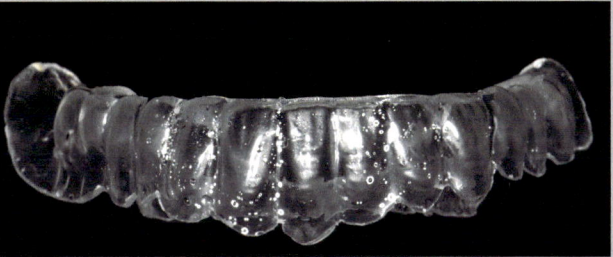

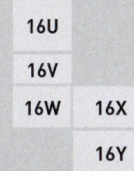

Abb. 5-16u und v Operationsschablone durch Kopie der Unterkiefervollprothese mit Modifikation an den Implantatstellen, die anhand der prothetischen Planung ausgewählt wurden.

Abb. 5-16w Extraktion aller verbliebenen Zähne aus dem Unterkiefer.

Abb. 5-16x Aufsetzen von drei langen Einheilpfosten auf die Implantate, die sofort mit der provisorischen Prothese belastet werden.

Abb. 5-16y Aufzeichnung von Vertikaldimension und zentrischer Relation mit einer Schablone und Silikonmaterial.

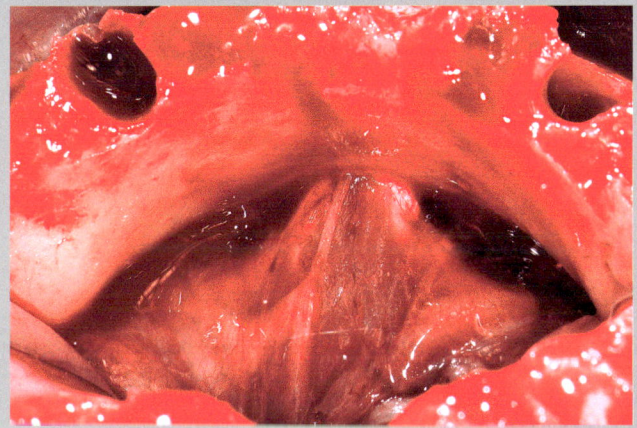

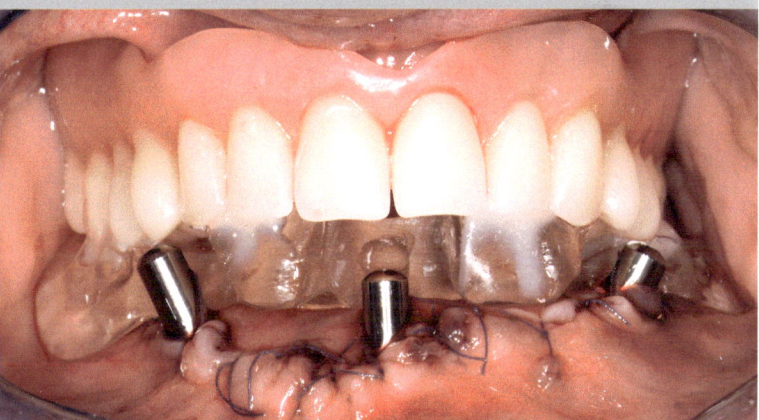

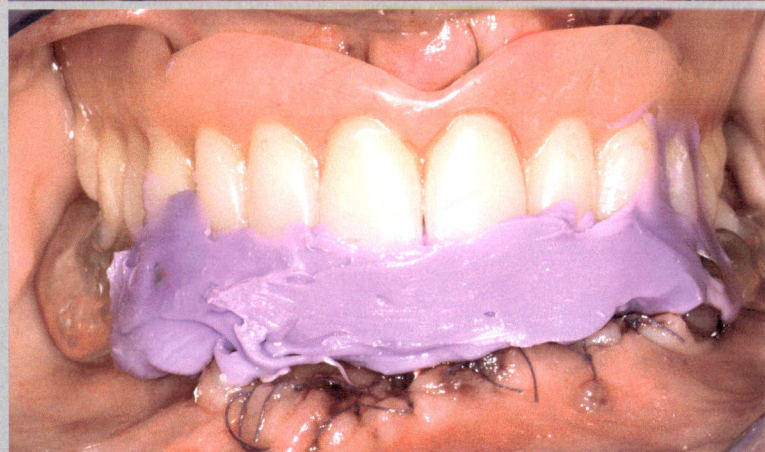

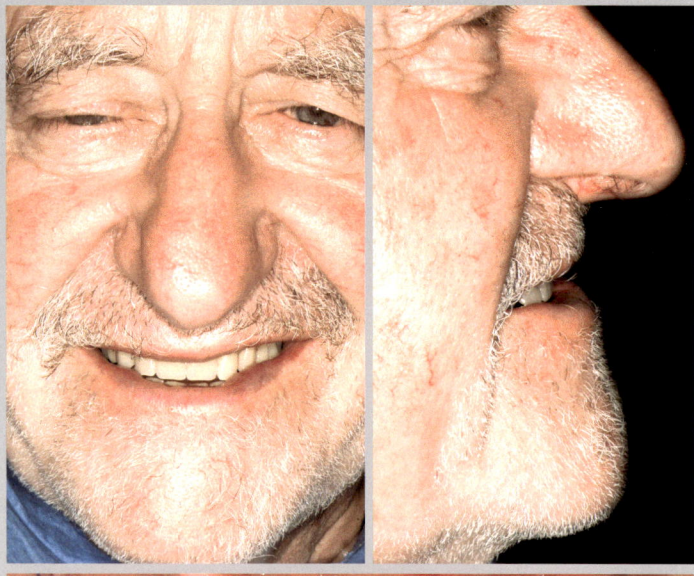

16Z	16 AA	
16BB		
16CC		
16DD	16EE	

Abb. 5-16z und aa Extraorale Ansicht 24 Stunden postoperativ nach dem Einsetzen einer schraubengetragenen Prothese in den Unterkiefer (Prothesenkonversion) und einer provisorischen Vollprothese in den Oberkiefer.

Abb. 5-16bb Okklusale Ansicht der Unterkieferprothese zur Konversion unmittelbar nach dem Einsetzen.

Abb. 5-16cc Ober- und Unterkieferprothese in zentrischer Relation.

Abb. 5-16dd Frontalansicht der Unterkieferprothese zur Konversion unmittelbar nach dem Einsetzen.

Abb. 5-16ee Panoramaaufnahme nach dem Einsetzen der provisorischen Prothese.

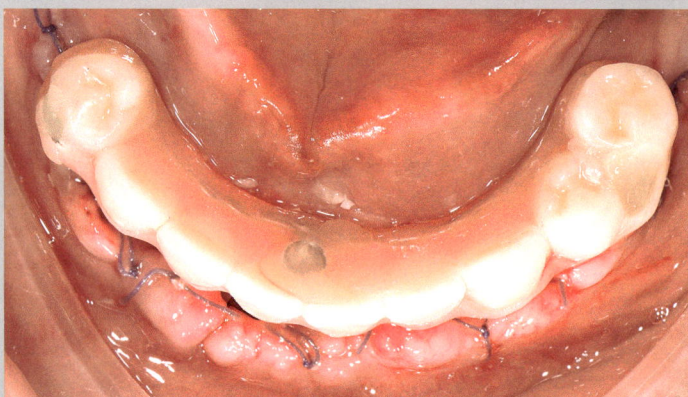

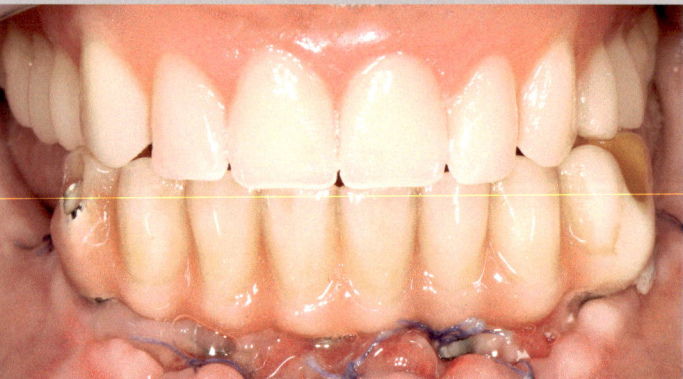

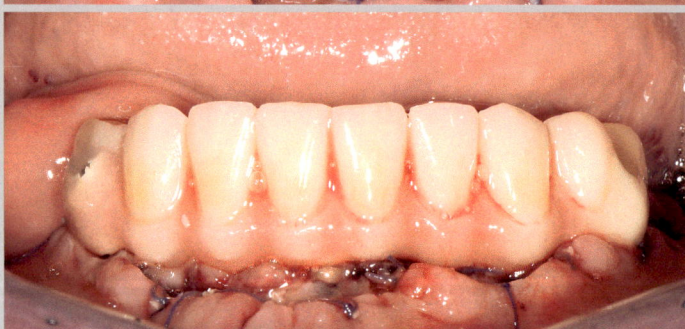

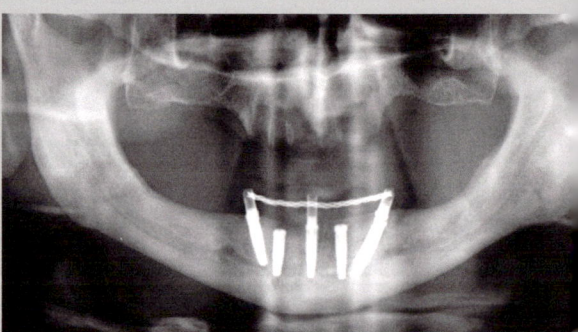

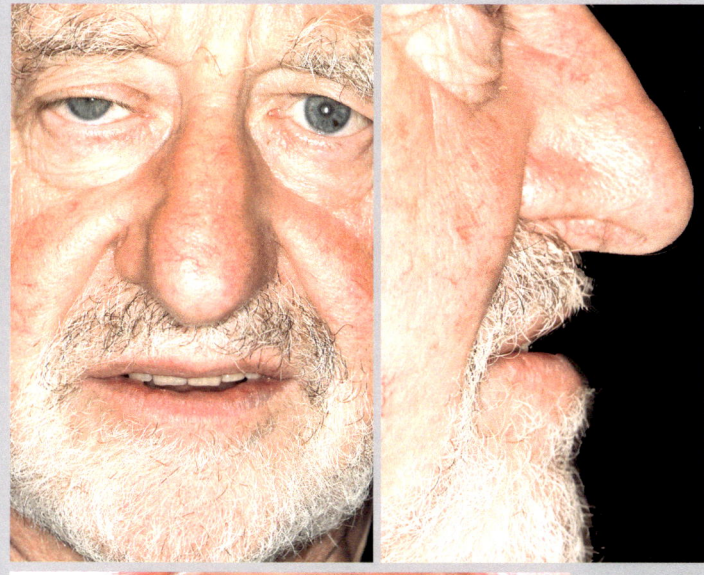

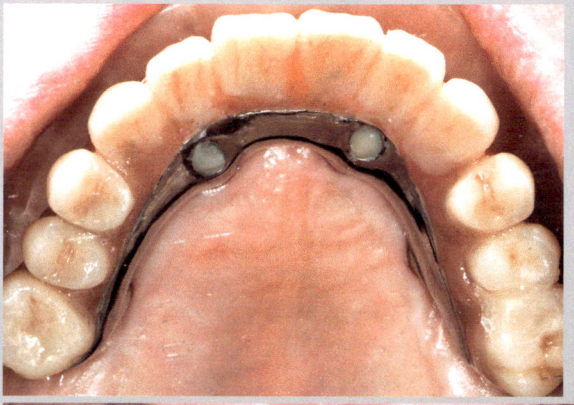

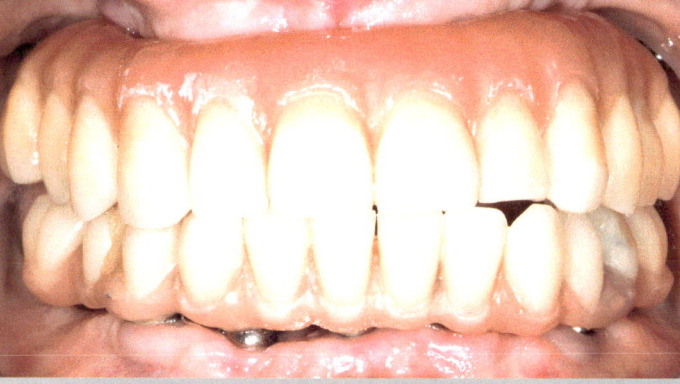

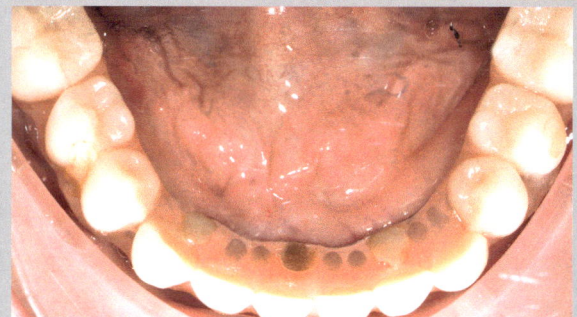

16 FF	16 GG

| 16HH | |

| 16II | |

| 16JJ | 16KK |

Abb. 5-16ff und gg Extraorale Ansicht der endgültigen Prothesen von Ober- und Unterkiefer.

Abb. 5-16hh bis jj Okklusalansichten der endgültigen Prothesen von Ober- und Unterkiefer.

Abb. 5-16kk Panoramaaufnahme des Endbefundes.

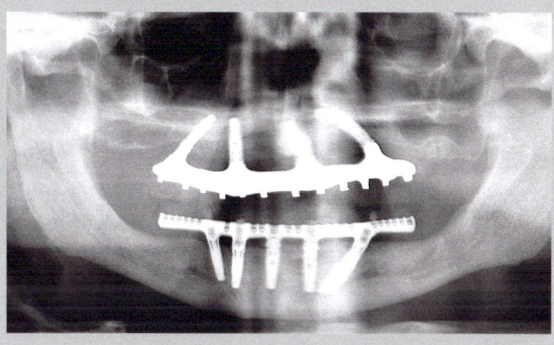

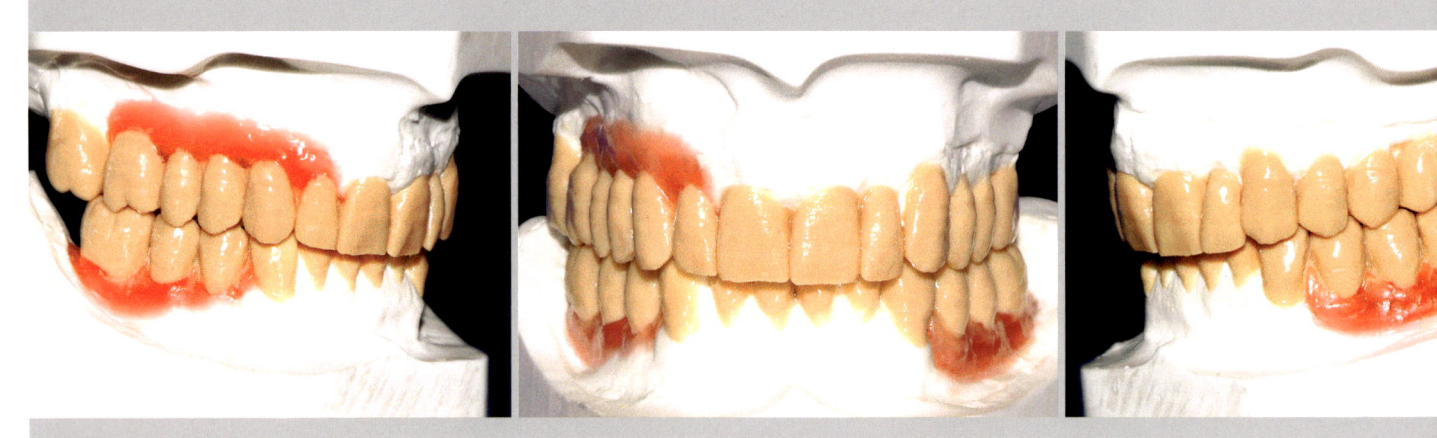

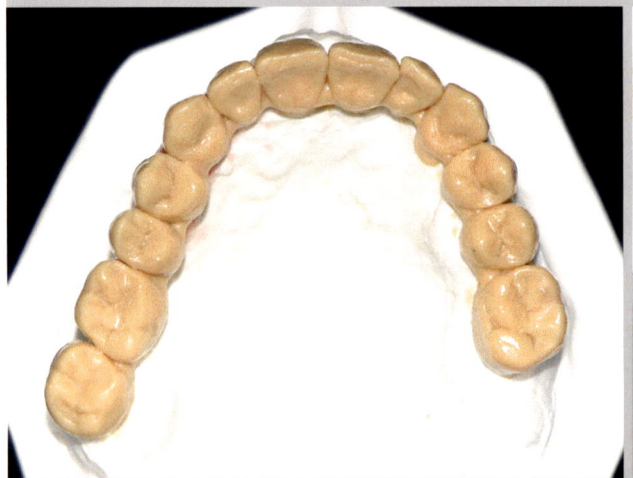

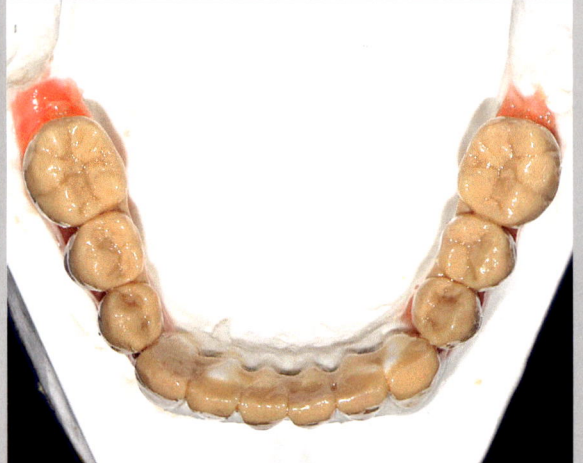

17A	17B	17C
17D	17E	

Abb. 5-17a bis e Diagnostisches Mock-up nur aus Wachs mit „Rekonstruktionen" der zu korrigierenden Knochendefekte.

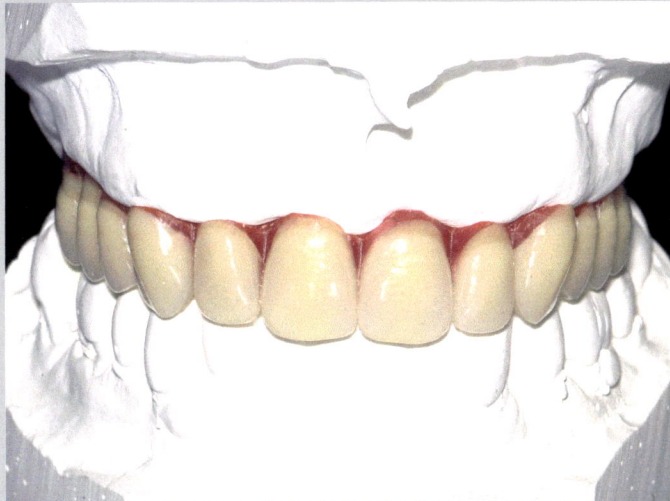

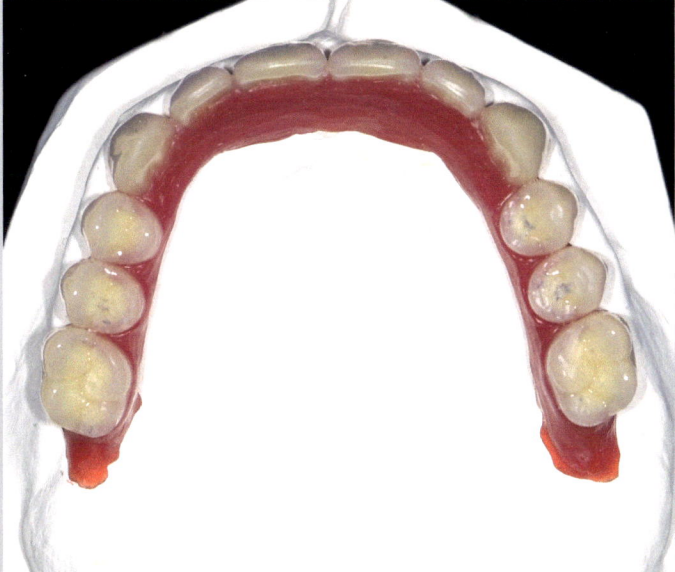

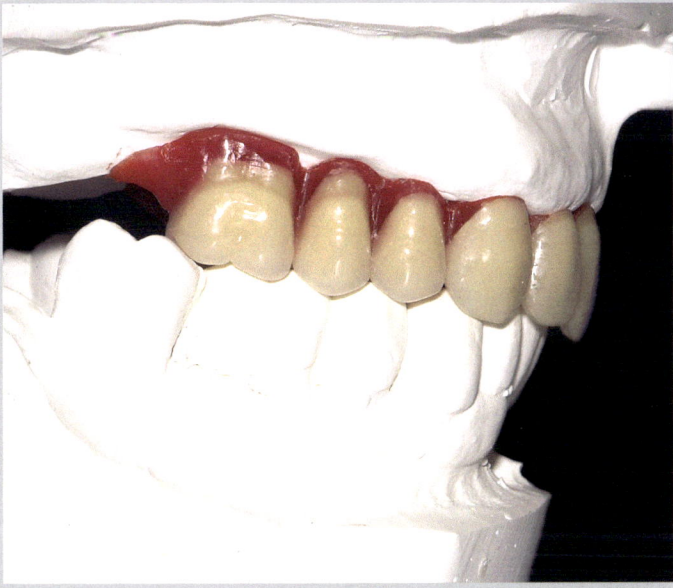

17F

17G

17H

Abb. 5-17f bis h Diagnostisches Mock-up mit eingesetzten Kunststoffzähnen von frontal, okklusal und von der Seite, wie es für Vollprothesen verwendet wird.

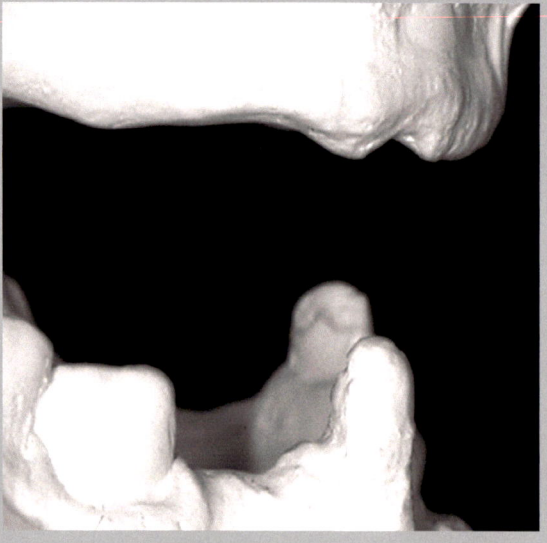

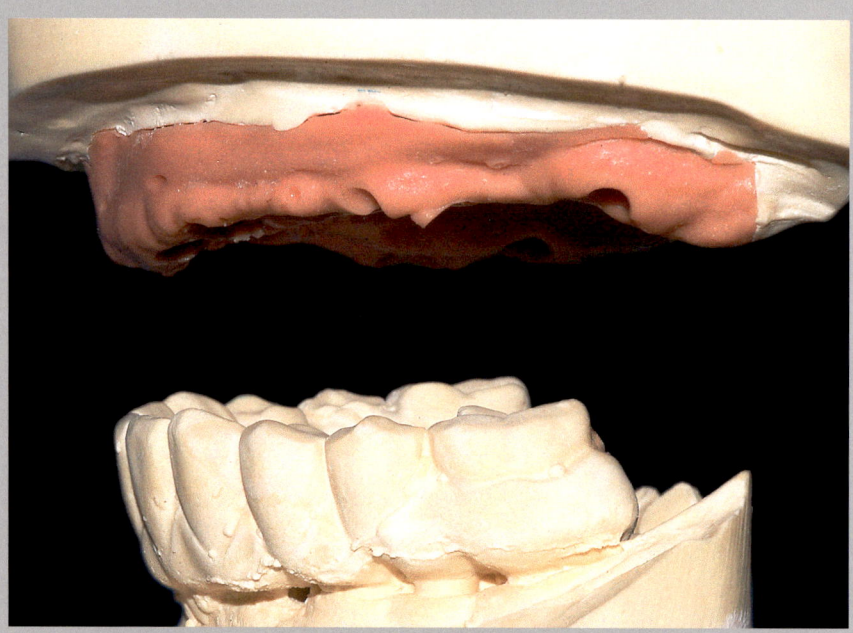

17I

17J

Abb. 5-17i und j Zahnbogenabstand.

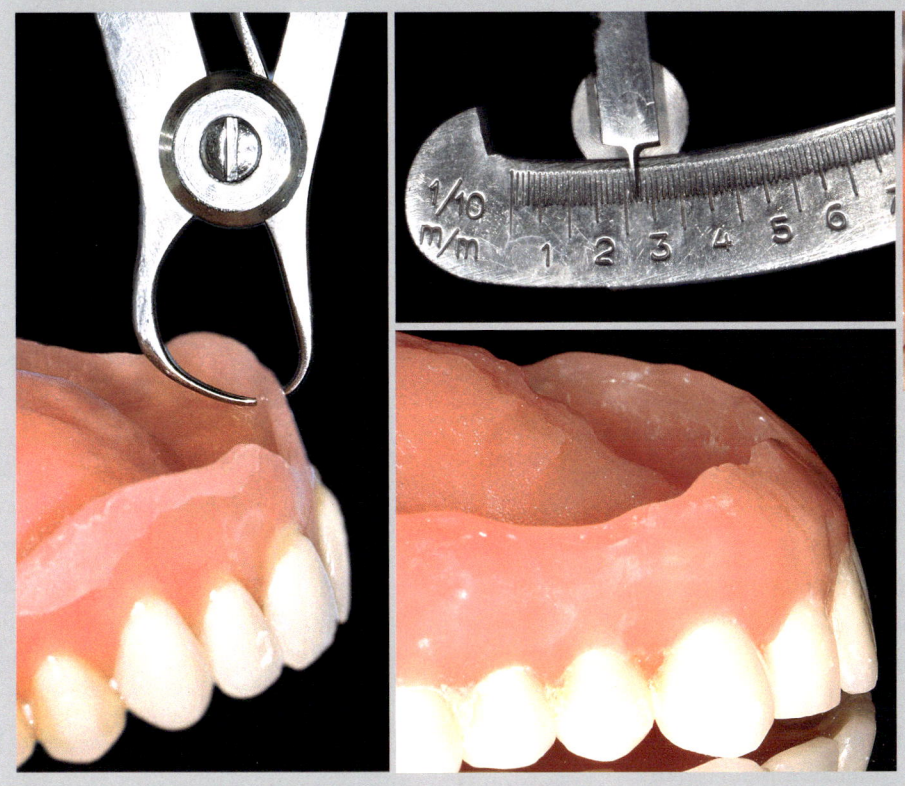

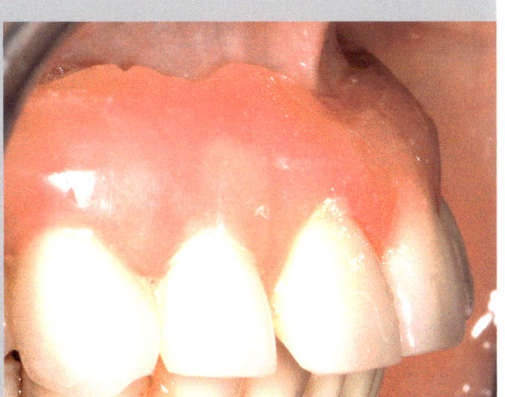

17K 17L 17N
17M

Abb. 5-17k bis n Die Dickenmessung der alten Prothese ermöglicht eine erste Untersuchung der Alveolarkammresorption nach dem Zahnverlust. Dieser Parameter hilft bei der therapeutischen Entscheidung.

leichter sauber halten, ebenso die auf die Implantate geschraubten Stege (sofern vorhanden) und die Attachments.[16]

- Verminderung der ästhetischen und phonetischen Probleme durch schraubengestützte festsitzende Prothesen mit Weichgewebeersatz.

CHIRURGISCH-PROTHETISCHER AUSGLEICH BEI VERSCHIEDENEN SKELETTALEN KLASSEN

Die skelettale Klasse des Patienten, die mittels Zephalometrie ermittelt wird, ist ein weiterer wichtiger Faktor, der bei der Planung der implantatprothetischen Behandlung berücksichtigt werden muss. Diese Analysen sind aus prognostischer sowie aus

Tabelle 5-1 Technische Überlegungen bei der Auswahl der prothetischen Versorgung

TECHNISCHE PARAMETER	ZEMENTIERTE FESTSITZENDE PROTHESE		VERSCHRAUBTE FESTSITZENDE PROTHESE MIT WEICHGEWEBEERSATZ		HERAUSNEHMBARE DECKPROTHESE	
ZAHNBOGEN	OBERKIEFER	UNTERKIEFER	OBERKIEFER	UNTERKIEFER	OBERKIEFER	UNTERKIEFER
ANZAHL DER IMPLANTATE	6–8	4–6	5–6	4–5	4–5	2–3
LOKALISATION	VOM RECHTEN BIS ZUM LINKEN ZWEITEN MOLAR	DURCH FLEXION DES UNTERKIEFERS NICHT ÜBER DIE ERSTEN MOLAREN HINAUSGEHEND	VOM RECHTEN BIS ZUM LINKEN ERSTEN MOLAR ODER WEITER POSTERIOR, UM DIE SINUS ZU SCHONEN	INTERFORAMINAL	VERTEILT, UM EINE DREIPUNKTABSTÜTZUNG ZU ERZIELEN	KUGELKOPFANKER: ECKZAHNBEREICH; STEG: INTERFORAMINAL
INTERIMPLANTATABSTAND		3 MM VON DER IMPLANTATMITTE				

Tabelle 5-2 Subjektive Überlegungen bei der Auswahl der prothetischen Versorgung

SUBJEKTIVE PARAMETER	ZEMENTIERTE FESTSITZENDE PROTHESE	VERSCHRAUBTE FESTSITZENDE PROTHESE MIT WEICHGEWEBEERSATZ	HERAUSNEHMBARE DECKPROTHESE
PATIENTENWÜNSCHE	BEVORZUGT (ERSTE WAHL)	WENIGER ATTRAKTIV (ZWEITE WAHL)	DRITTE WAHL
SPRACHSCHWIERIGKEITEN	EHER HÄUFIG	MÖGLICH	FAST KEINE
WÜRGREFLEX	FEHLT	FEHLT	HOCH
MUNDHYGIENE	GUT	SCHWIERIGER	SEHR EINFACH
KOSTEN	HOCH	MITTEL	MITTEL BIS NIEDRIG

Tabelle 5-3 Extraorale Faktoren bei der Auswahl der prothetischen Versorgung*

EXTRAORALE FAKTOREN	ZEMENTIERTE FESTSITZENDE PROTHESE ODER VERSCHRAUBTE FESTSITZENDE PROTHESE MIT WEICHGEWEBEERSATZ	HERAUSNEHMBARE DECKPROTHESE
FAZIALE STÜTZE	NICHT ERFORDERLICH	ERFORDERLICH
ÄSTHETISCHE EBENE (PROFIL)	KONVEX	KONKAV
INTERMAXILLÄRE RELATION (WINKEL)	KLASSE I UND II	KLASSE III
LIPPENSTÜTZE	NICHT ERFORDERLICH ODER REDUZIERT	WICHTIG
LACHLINIE	NIEDRIG ODER DURCHSCHNITTLICH	HOCH
BUKKALE KORRIDORE	NEGATIV	BREIT
LACHBREITE	6–10 ZÄHNE	10–14 ZÄHNE
LÄNGE DER OBERLIPPE	LANG ODER NORMAL	KURZ

* nach Zitzmann und Marinello.[17]

ökonomischer Sicht ausgesprochen sinnvoll, da sich daraus eventuell der Bedarf für
weitere Implantate ergibt, um ein erfolgreiches prothetisches Ergebnis zu erzielen.

Die Prothese kann die skelettalen Veränderungen in den Fällen teilweise ausgleichen,
in denen die intermaxilläre Relation nur leicht
abweicht (Angle-Klassen II und III), keine
Kiefergesichtsoperation erforderlich ist oder
der Patient umfassendere operative Maßnahmen ablehnt. Die Indikation und der Umfang
derartiger Korrekturen sollte bei der Planung
von Position und Ausrichtung des Implantats
berücksichtigt werden, was auch eine optimale
ästhetische und Kaufunktion sicherstellt.

UNBEZAHNTER OBERKIEFER (BEZAHNTER UNTERKIEFER)

Skelettale Klasse I

Da die intermaxilläre Relation bei
Patienten mit einer skelettalen Klasse I ideal
ist, sollten auch die Implantate im Zahnbogen
optimal ausgerichtet und angeordnet sein.
Dadurch kann der Prothetiker ein Okklusi-
onsmuster anlegen, das den gleichzeitigen
Kontakt zwischen den beiden Zahnbögen
in zentrischer Relation gewährleistet, während es bei exzentrischen Bewegungen
zum wechselseitigen Schutz der Front- und
Seitenzahnbereiche kommt **(ABB. 5-24A)**.

Skelettale Klasse II

Bei einer skelettalen Klasse II besteht
eine geringere Wahrscheinlichkeit für den
gleichzeitigen Kontakt beider Zahnbögen, da
der Oberkiefer stark vorgeschoben ist und
die Implantate oft in den oberen Frontzahnbereich eingesetzt werden, um die Sinus
maxillares zu schützen. Dadurch weist die
Prothese oft einen deutlichen Overjet auf, der
aus biomechanischer Sicht eine ungünstige
vordere Freiendsituation schafft **(ABB. 5-24B)**.

Die zentrischen Kontakte sind auf jeder
Seite auf ein paar Zähne beschränkt, während
durch die unzureichende Schneidezahnführung bei exzentrischen Bewegungen horizontale Kräfte auftreten können, die sich auf
das freie Ende besonders negativ auswirken.

Eine Möglichkeit ist die Verwendung von
mehr Implantaten im Seitenzahnbereich,
wo die Okklusionsbelastung höher ist.

Skelettale Klasse III

Bei einer skelettalen Klasse III ist der
Unterkiefer dem Oberkiefer gegenüber definitionsgemäß vorgelagert. Werden die Implantate
vertikal eingesetzt (90 Grad zum Oberkiefer-
knochen) entsteht zwischen der Verankerung
und der Prothese eine Freiendsituation, sofern
die Prothese leicht vorgeschoben wird, um
einen Teil des Overjet wiederherzustellen.
In diesen Fällen sollte das Implantat leicht
nach vestibulär geneigt werden, um diese
Freiendsituation möglichst gering zu halten.
Allerdings gefährdet eine übermäßige Neigung
der Implantate die Aufbauten, da sie tan-
gential zu ihrer Längsachse belastet werden.
Obwohl eine übermäßige Neigung die biologische und Osseointegration des Implantates
kaum gefährdet (siehe Kapitel 7), kann sie
trotzdem zu prothetischen Komplikationen
führen (z. B. Lockerung oder Abbrechen von
Schrauben, Abbrechen der Abstützelemente).

ZAHNLOSER UNTERKIEFER (BEZAHNTER OBERKIEFER)

Skelettale Klasse I

Durch die ideale intermaxilläre Relation
bei skelettaler Klasse I können die Implantate vertikal eingesetzt werden (90 Grad zum
Unterkieferknochen). Unter diesen Umständen
gewährleistet die prothetische Restauration
gleichzeitige Okklusionskontakte auf beiden
Zahnbögen bei maximaler Interkuspidation, wobei die Kaukräfte ideal gegenüber
den Implantatachsen ausgerichtet sind. Bei
exzentrischen Bewegungen ist in Protrusion
bei Eckzahnführung eine geschützte Okklusion das Ziel sowie bei Seitwärtsbewegungen
eine funktionelle Gruppenführung **(ABB. 5-24C)**.

Skelettale Klasse II

Bei skelettaler Klasse II vertikal eingesetzte Implantate stellen keine ideale
Okklusion her. Meistens ist es unmöglich,
im Frontzahnbereich in zentrischer Relation

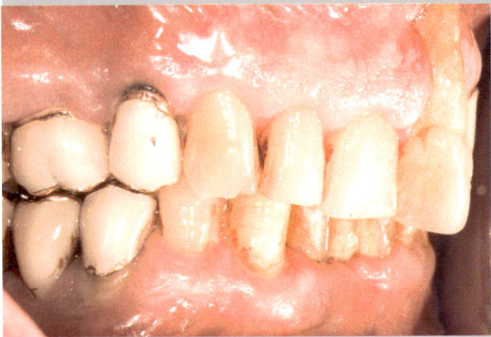
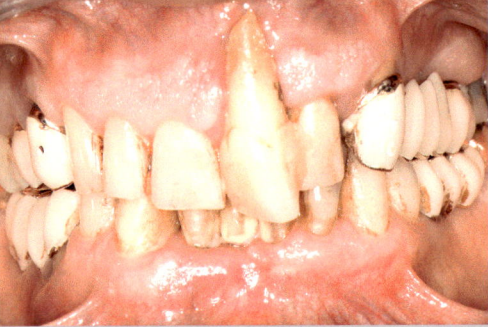
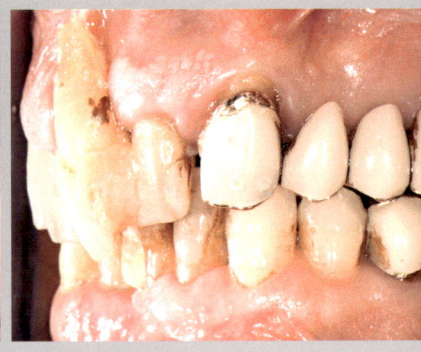

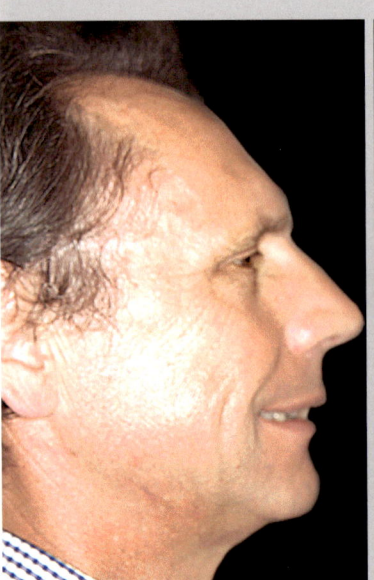
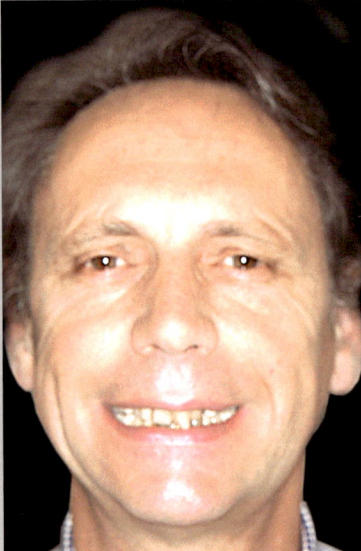
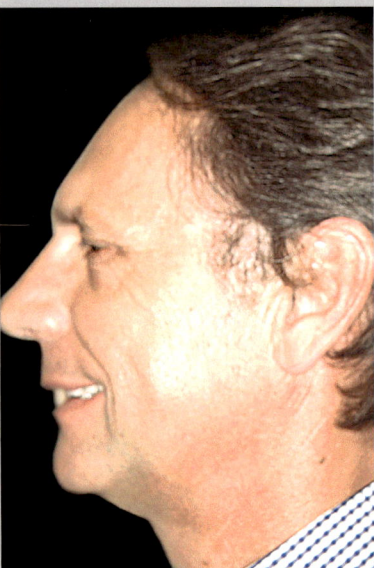
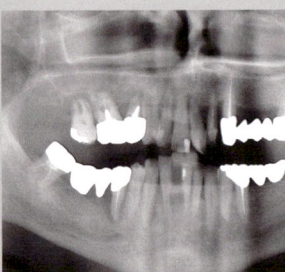

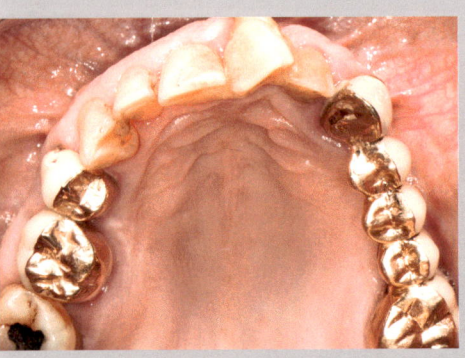
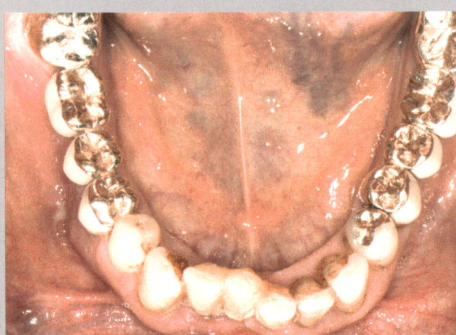
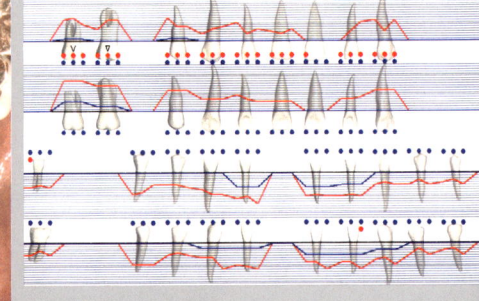

18A	18B	18C	
18D	18E	18F	18G
18H	18I	18J	

Abb. 5-18a bis c Präoperative intraorale Ansicht.

Abb. 5-18d bis f Präoperative extraorale Ansicht.

Abb. 5-18g Präoperative Panoramaaufnahme.

Abb. 5-18h und i Präoperative Okklusalansicht.

Abb. 5-18j Präoperative parodontale Einstufung.

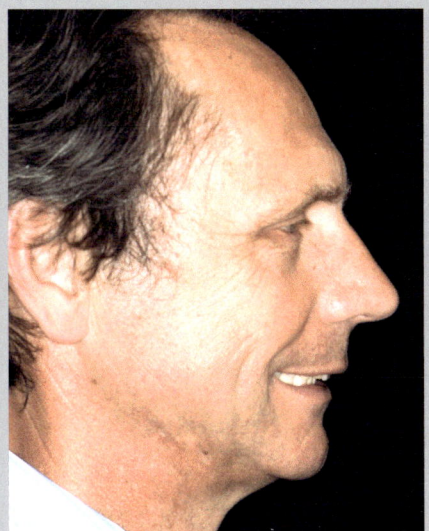
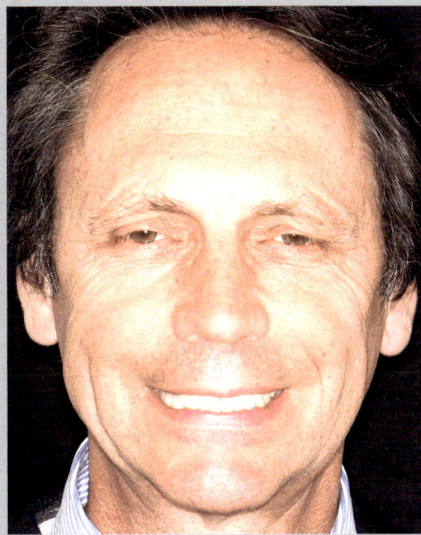
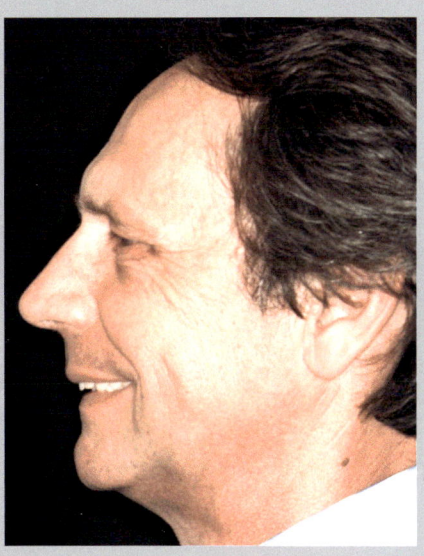

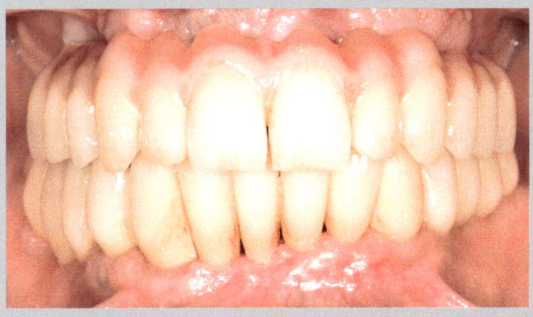

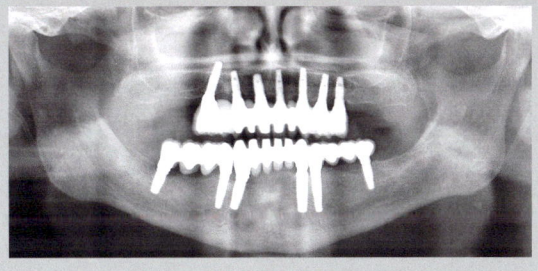

18K	18L	18M

Abb. 5-18k bis m Postoperative extraorale Ansicht.

	18N	

Abb. 5-18n Intraorale Ansicht der endgültigen fest-sitzenden Teilprothesen in Ober- und Unterkie-fer, die auf Titanabutments zementiert wurden.

	18O	

Abb. 5-18o Postoperative Panoramaaufnahme.

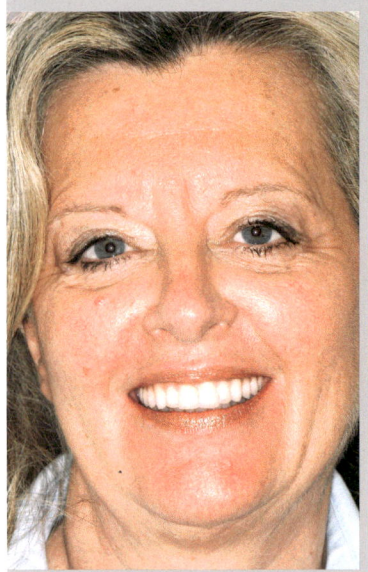
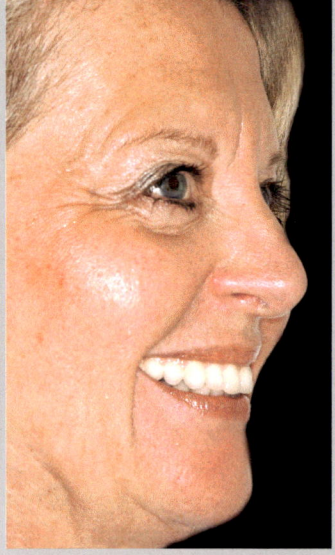
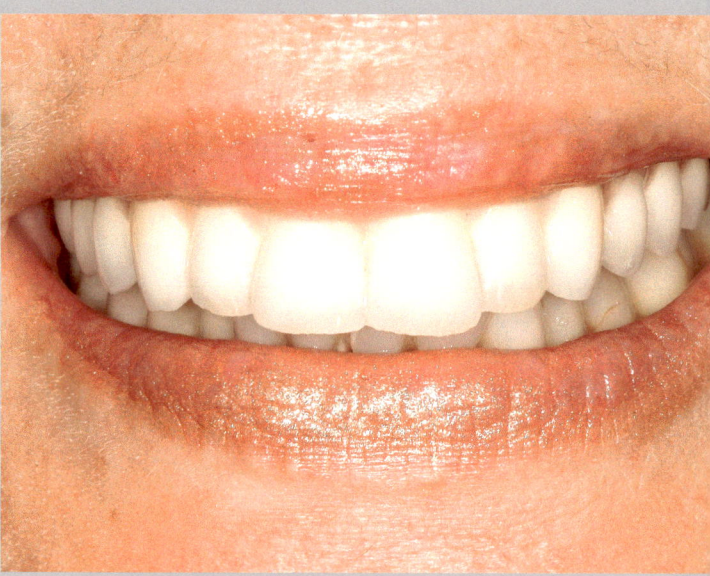
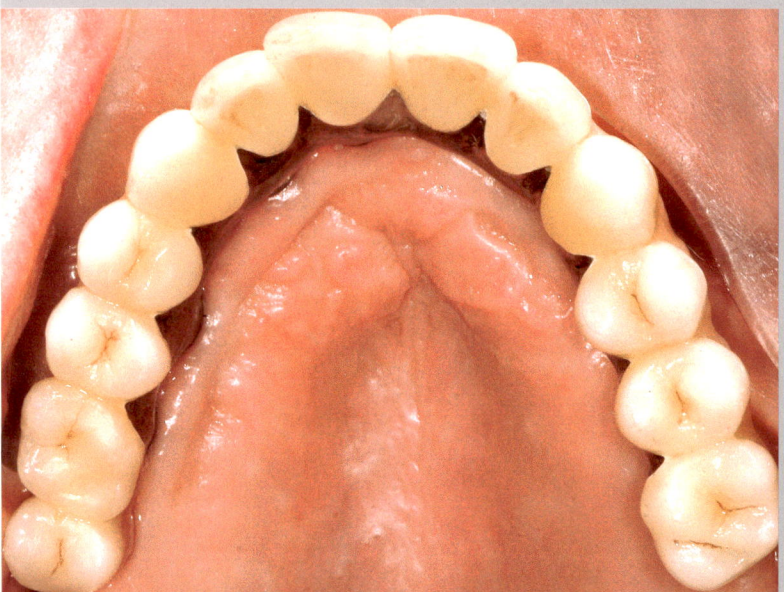
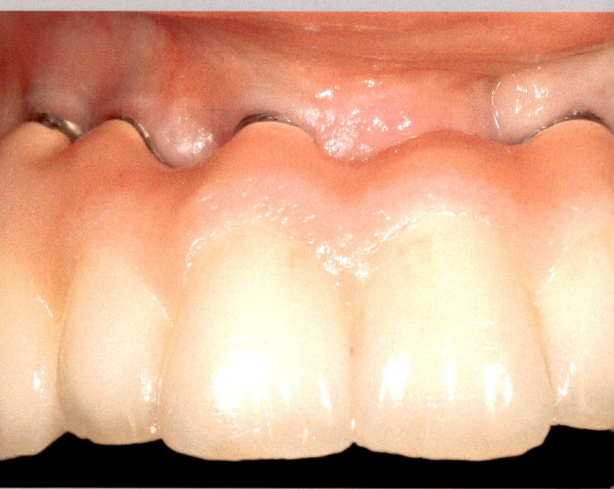
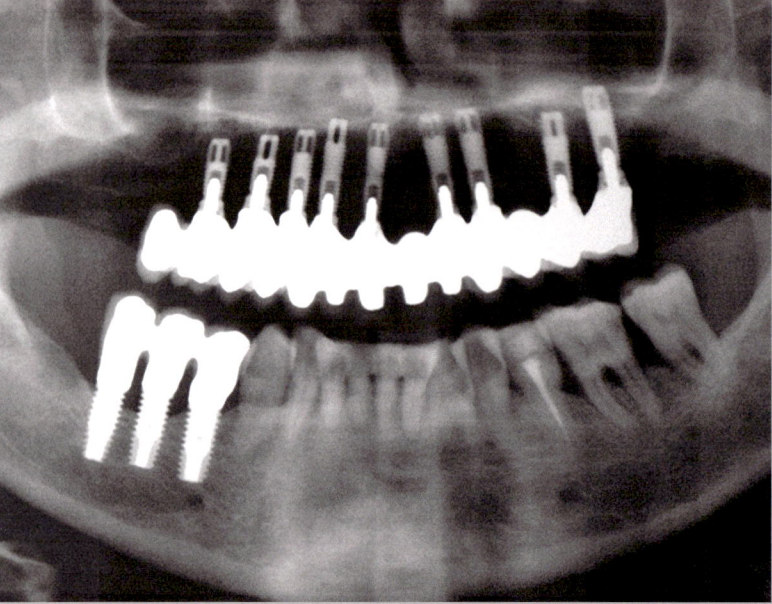

19A	19B	19C
19D		19E
19F		

Abb. 5-19 Zementierte, festsitzende Metallkeramik-Teilprothese im Oberkiefer mit pink farbener Keramik im zervikalen Anteil. Diese Lösung ist bei einer niedrigen oder normalen Lachlinie ästhetisch unbedenklich möglich (prothetische Phase durch Dr. J. M. Ritzmann).

Abb. 5-19a Frontalansicht von Gesicht und Lächeln.

Abb. 5-19b Profilansicht von Gesicht und Lächeln.

Abb. 5-19c Nahaufnahme des Lächelns.

Abb. 5-19d Okklusalansicht der zementierten Prothese.

Abb. 5-19e Detailaufnahme der pinkfarbenen Keramik im zervikalen Anteil.

Abb. 5-19f Panoramaaufnahme der endgültigen Restauration.

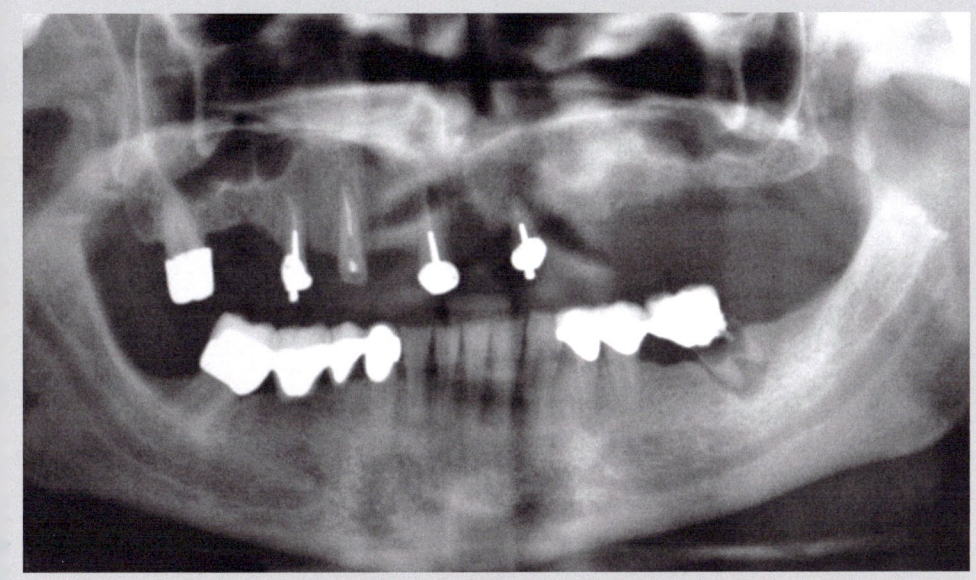

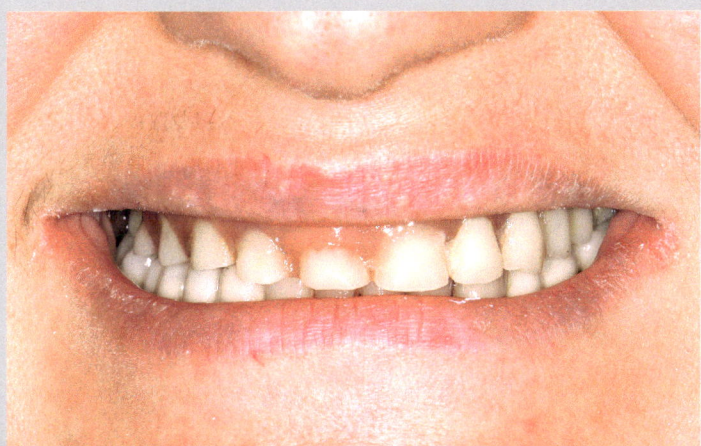

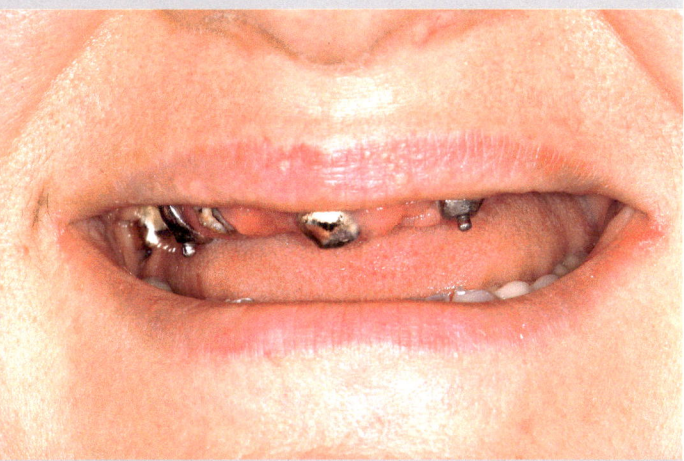

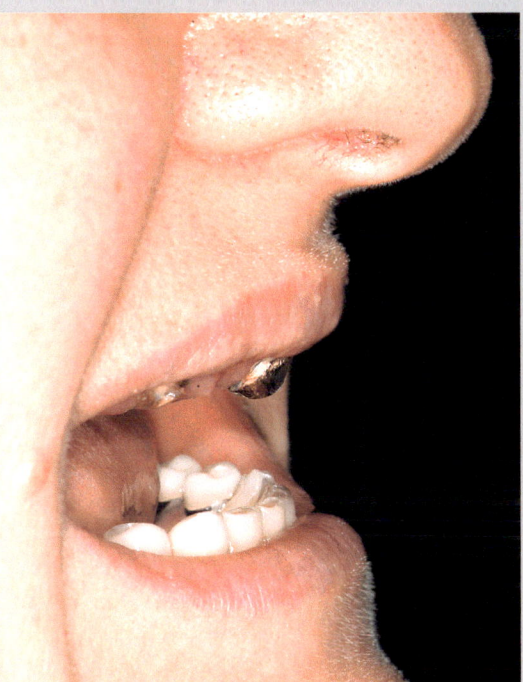

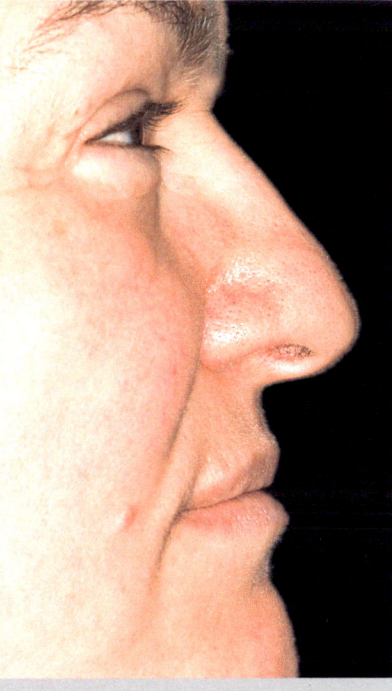

20A

20B   20C

20D   20E

Abb. 5-20 Zementierte, festsitzende Metallkeramik-Teilprothese mit maßgefertigten Abutments (prothetische Phase durch Dr. J. M. Ritzmann).

Abb. 5-20a Initiale Panoramaaufnahme.

Abb. 5-20b Lachlinie mit alter Prothese.

Abb. 5-20c Lachlinie ohne Prothese in der Ansicht von frontal.

Abb. 5-20d Lachlinie ohne Prothese in der Ansicht von der Seite.

Abb. 5-20e Extraorale Profilansicht der maximalen Interkuspidation mit deutlichem Verlust der Vertikaldimension.

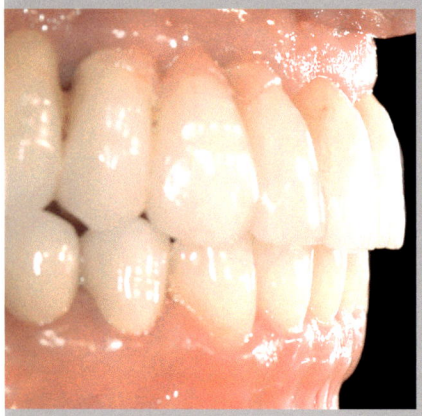
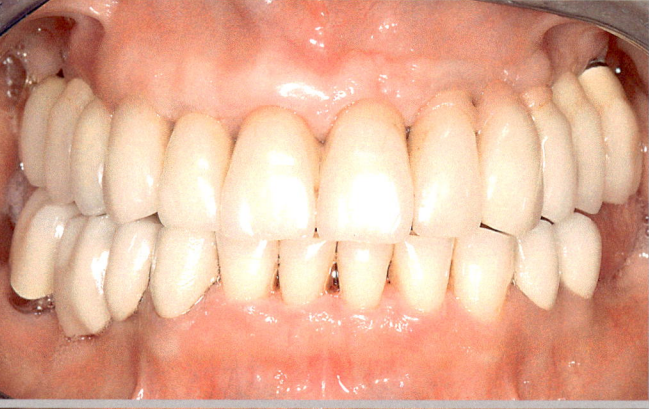
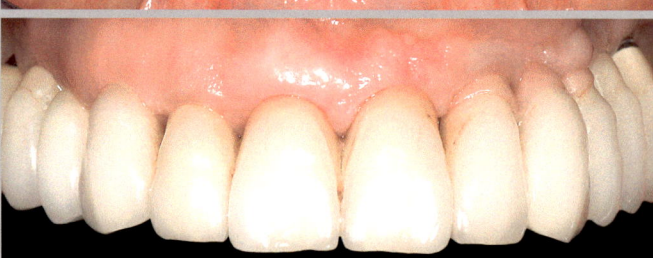
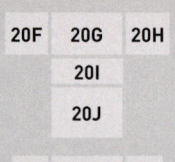
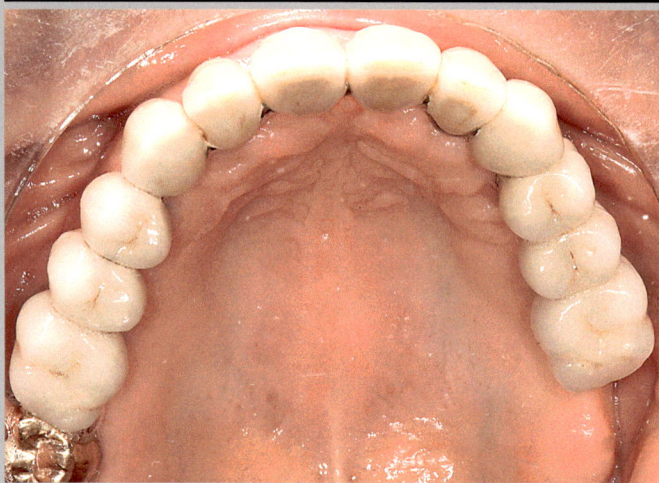

20F	20G	20H
	20I	
	20J	
20K	20L	20M

Abb. 5-20f Zementierte, festsitzende Metallkeramik-Teilprothe im Oberkiefer von rechts.

Abb. 5-20g Zementierte, festsitzende Metallkeramik-Teilprothe in der Ansicht von frontal in maximaler Interkuspidation.

Abb. 5-20h Zementierte, festsitz Metallkeramik-Teilprothese von

Abb. 5-20i Zementierte, festsitzende Metallkeramik-Teilprothe in der Ansicht von frontal.

Abb. 5-20j Zementierte, festsitzende Metallkeramik-Teilprothe in der Ansicht von okklusal.

Abb. 5-20k Frontalansicht von Gesicht und Lächeln.

Abb. 5-20l Nahaufnahme des Lächelns.

Abb. 5-20m Profilansicht von Gesicht und Lächeln.

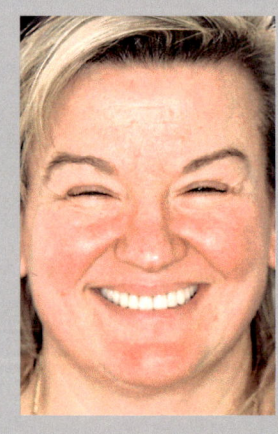
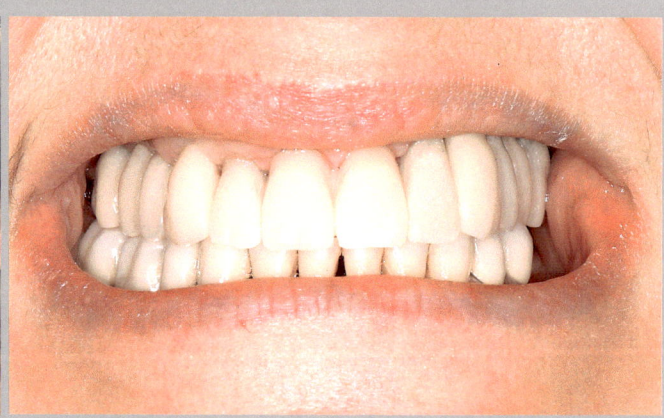
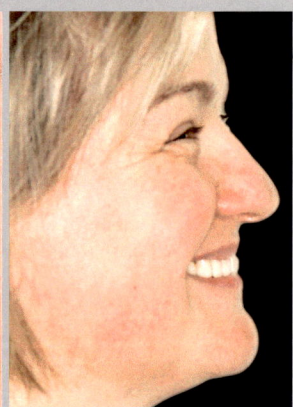

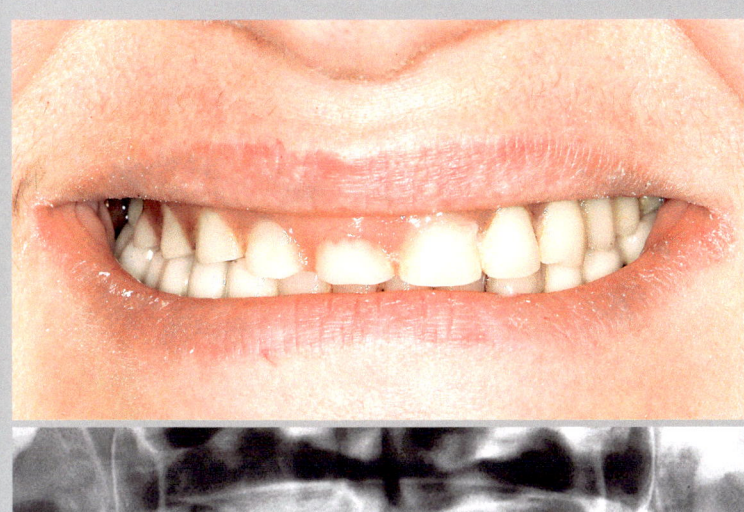

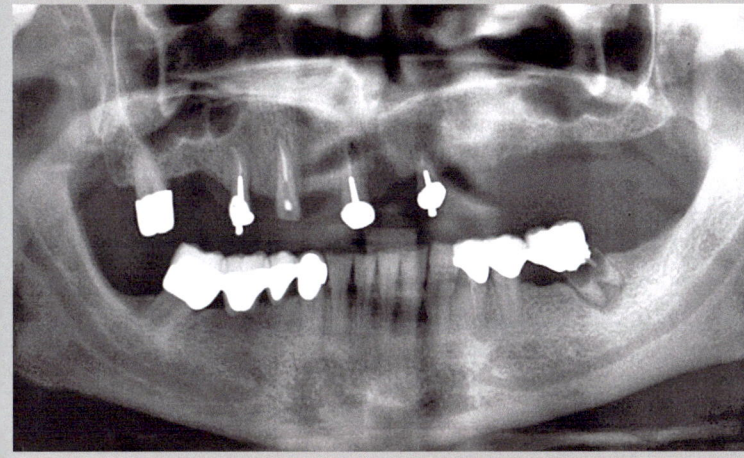

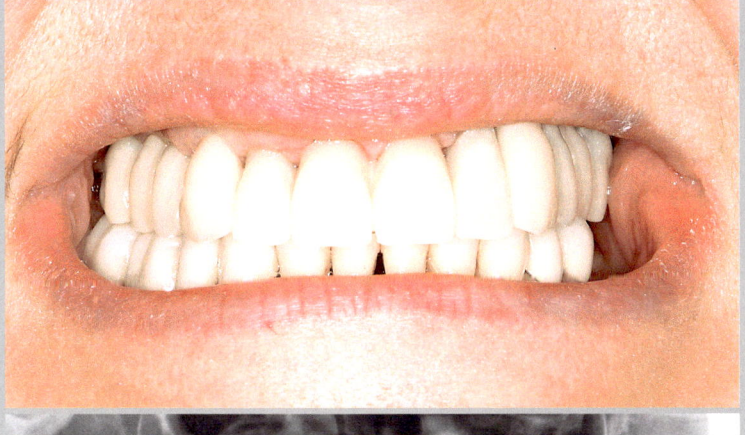

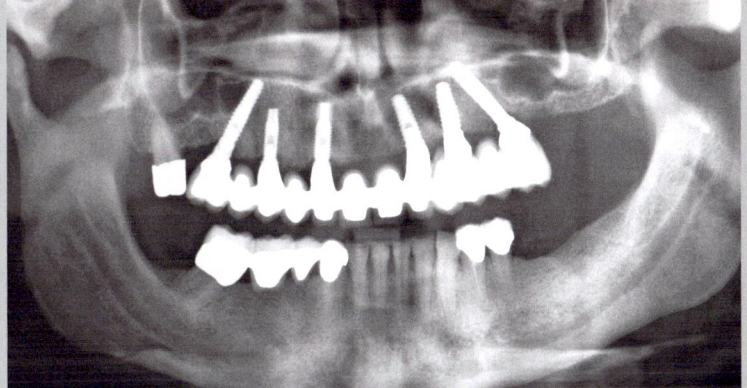

| 20N |
| 20O |
| 20P |
| 20Q |

Abb. 5-20n Vergrößerung des initialen Lächelns.

Abb. 5-20o Initiale Panoramaaufnahme.

Abb. 5-20p Vergrößerung des Lächelns mit den endgültigen Restaurationen.

Abb. 5-20q Abschließende Panoramaaufnahme.

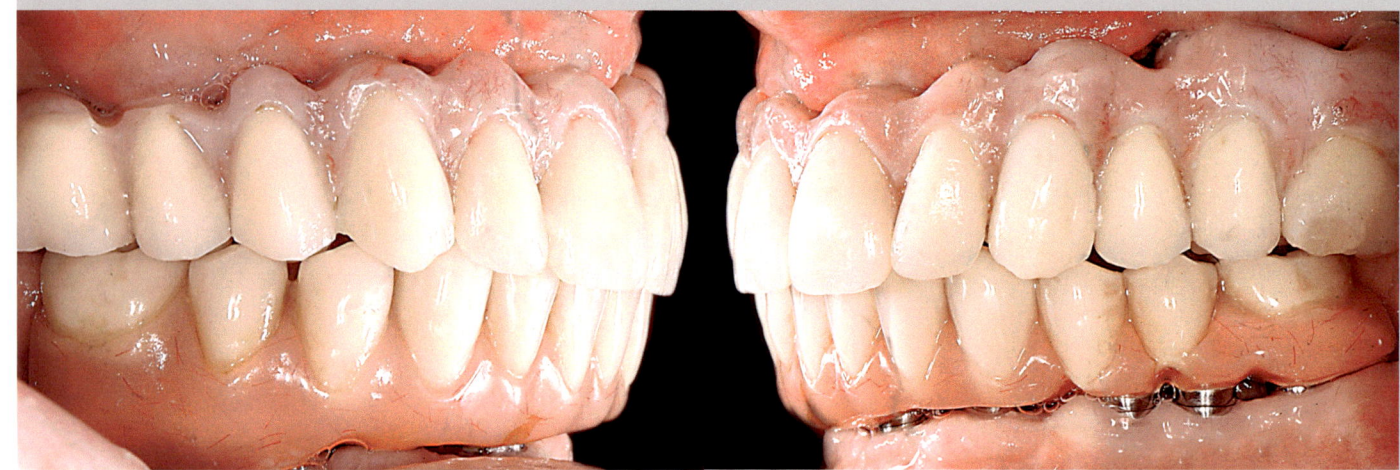

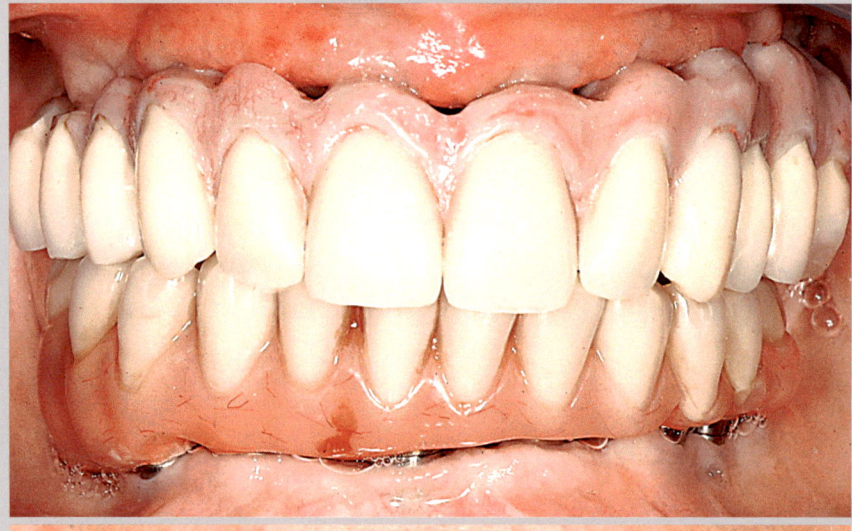

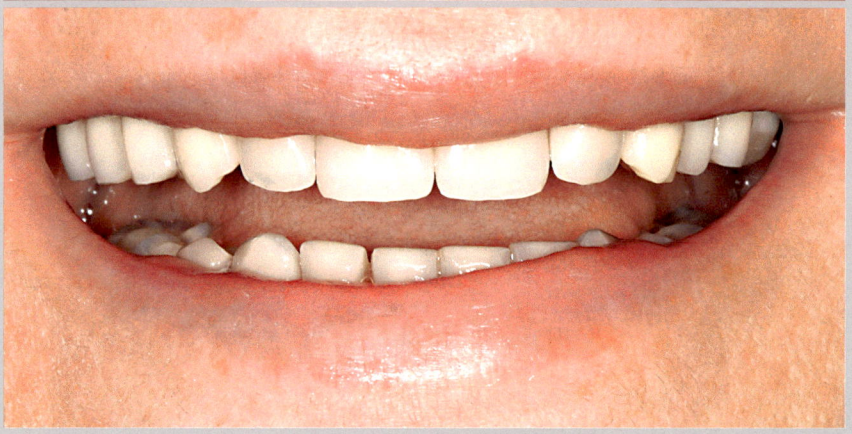

21A	21B

21C

21D

Abb. 5-21 Festsitzende verschraubte Ober- und Unterkiefer-prothesen mit Weichgewebeersatz und Kunststoffzähnen. Der pinkfarbene Oberkieferanteil besteht aus Komposit.

Abb. 5-21a Ansicht von der rechten Seite.

Abb. 5-21b Ansicht von der linken Seite.

Abb. 5-21c Frontalansicht.

Abb. 5-21d Frontalansicht des Lächelns.

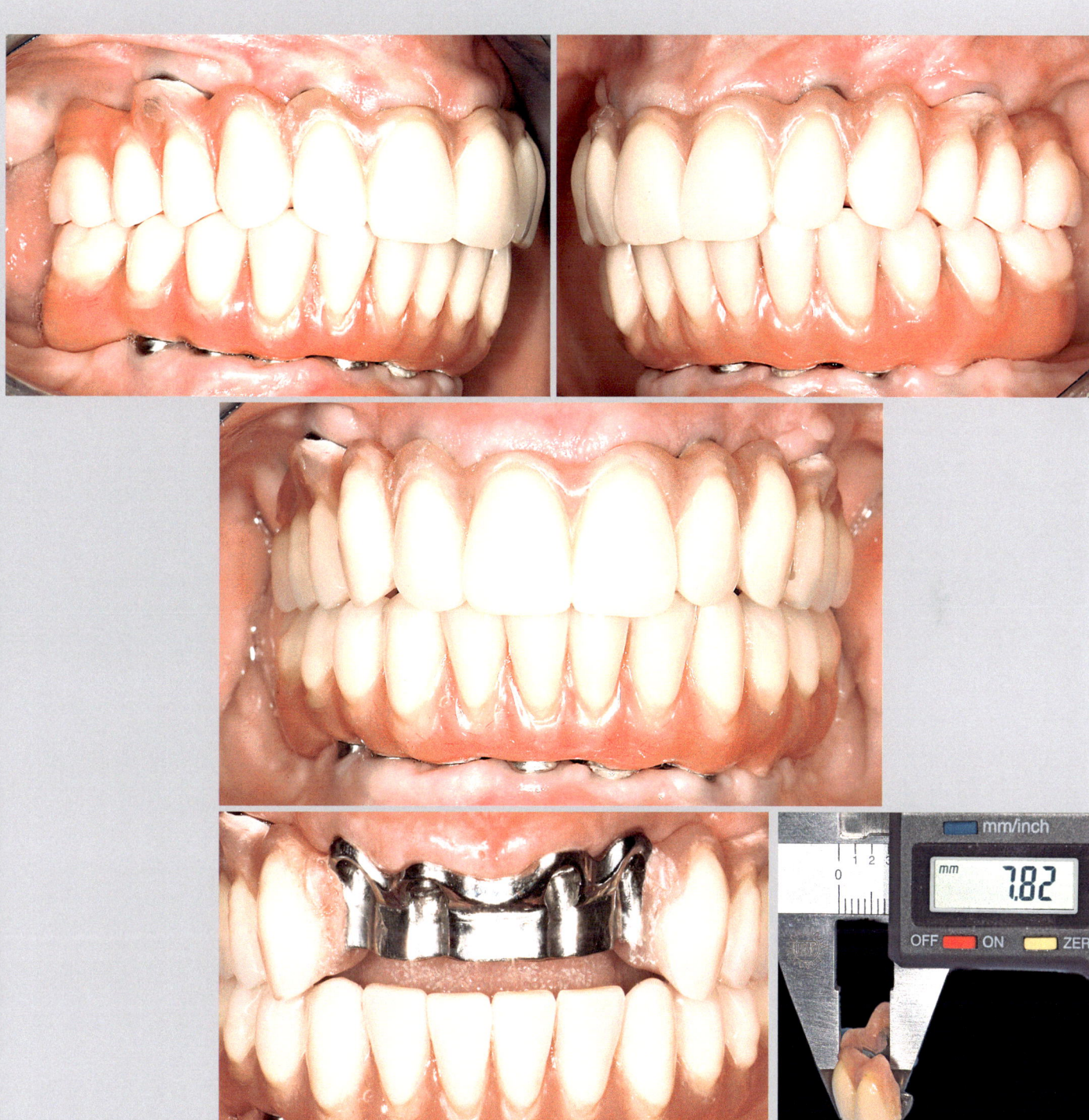

22A	22B
22C	
22D	22E

Abb. 5-22a bis e Bei der Planung muss immer die Dicke der prothetischen Komponenten in Bezug zum verbliebenen Zahnbogenabstand berücksichtigt werden.

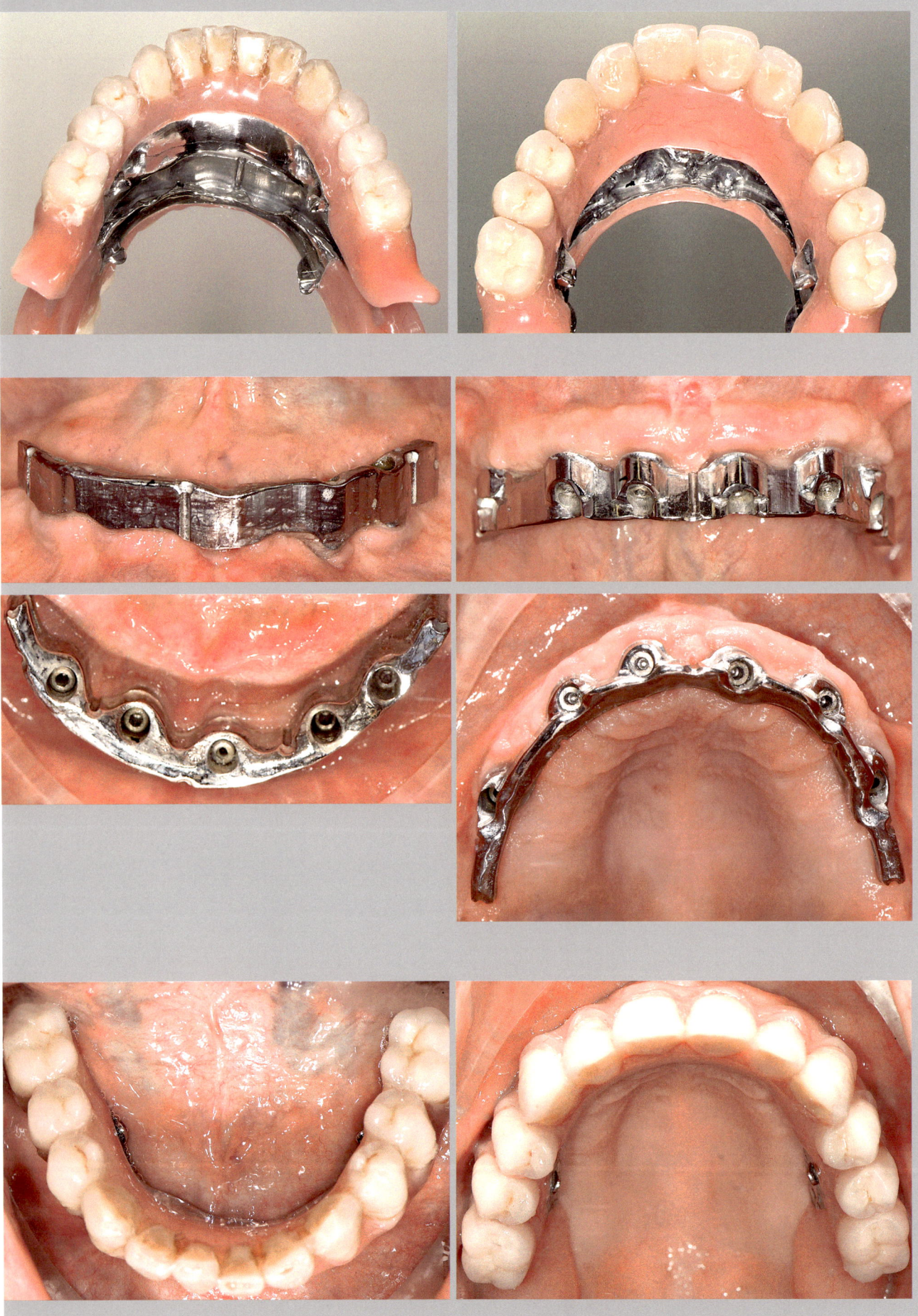

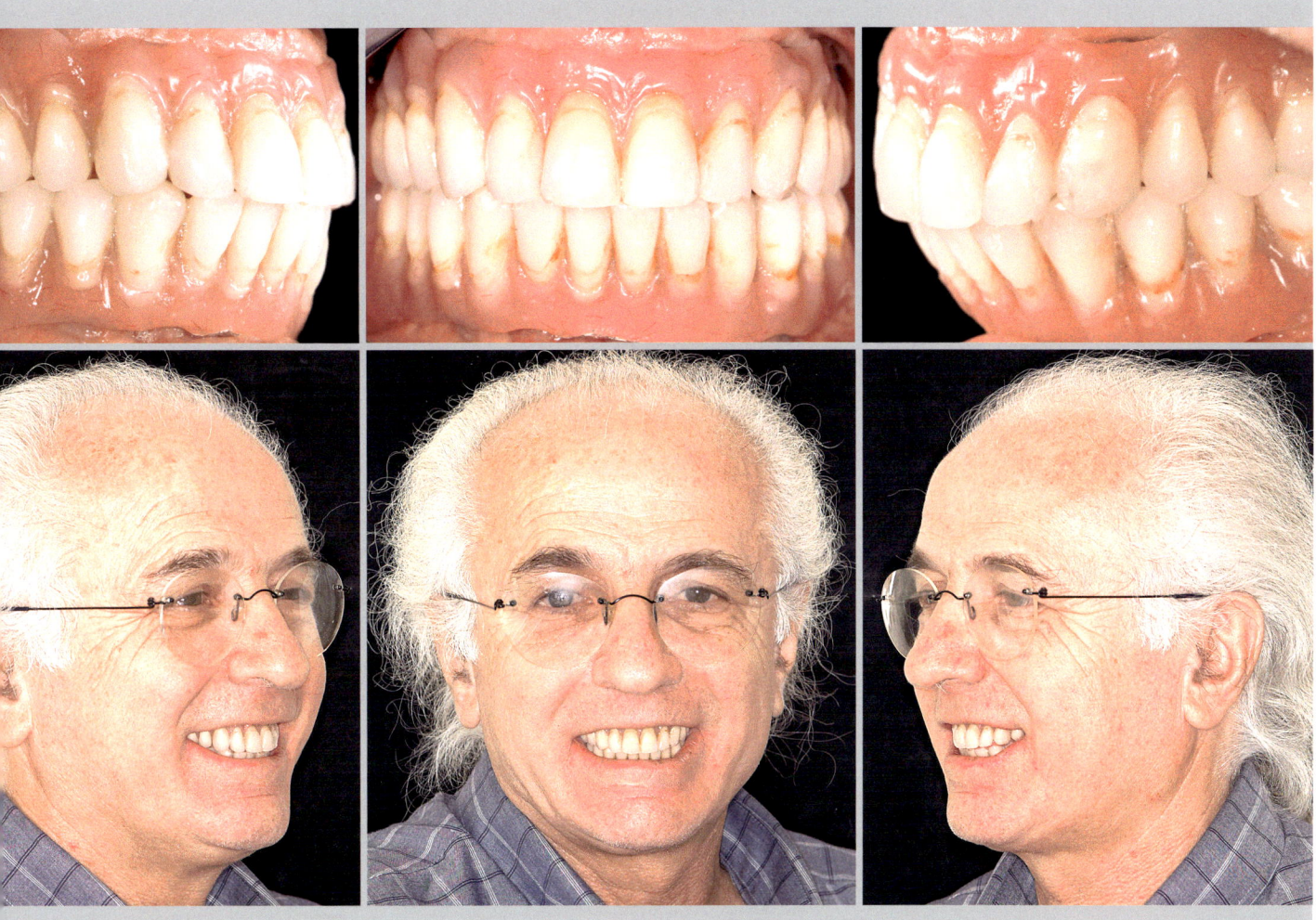

23A	23E
23B	23F
23C	23G
23D	23H

23I	23J	23K
23L	23M	23N

Abb. 5-23 Herausnehmbare Ober- und Unterkieferdeckprothese mit Dolzen auf gefrästen, verschraubten Stegen (prothetische Behandlung: Dr. R. Nonelli.)

Abb. 5-23a Unterkieferprothese.

Abb. 5-23b und c Gefräster, verschraubter Unterkiefersteg.

Abb. 5-23d Unterkieferprothese in situ, Ansicht von okklusal.

Abb. 5-23e Oberkieferprothese.

Abb. 5-23f und g Gefräster, verschraubter Oberkiefersteg.

Abb. 5-23h Oberkieferprothese in situ, Okklusalansicht.

Abb. 5-23i bis k Ober- und Unterkieferprothese in maximaler Interkuspidation.

Abb. 5-23l bis n Abschließende ästhetische Untersuchung von Gesicht und Lächeln.

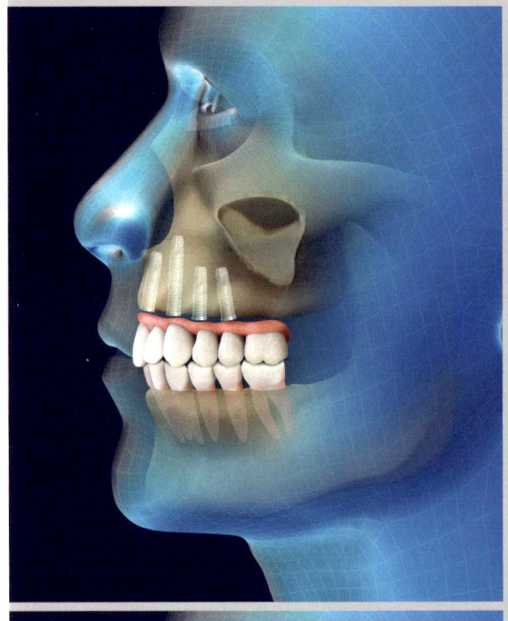
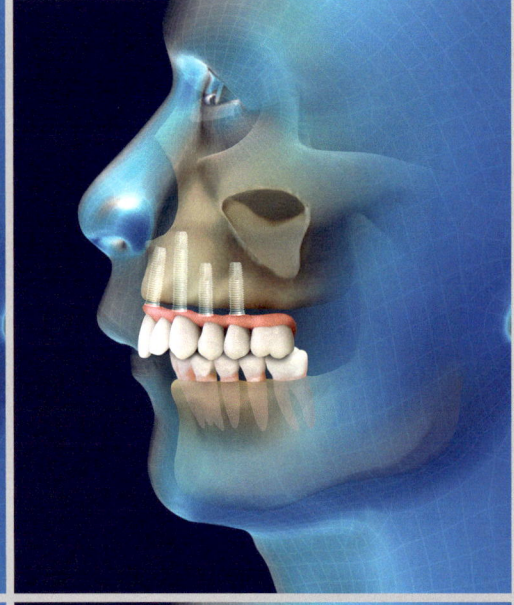

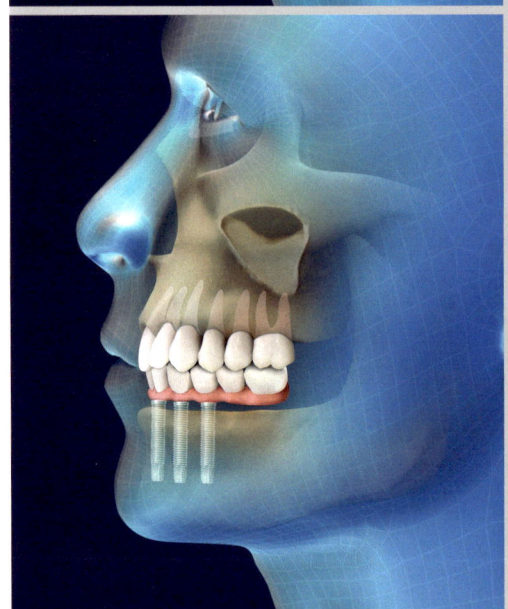
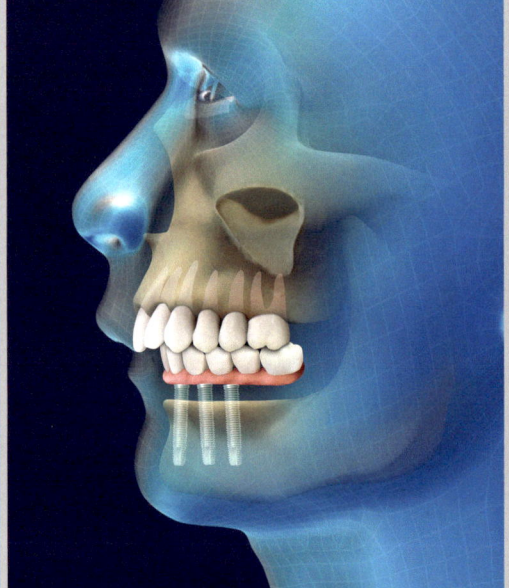
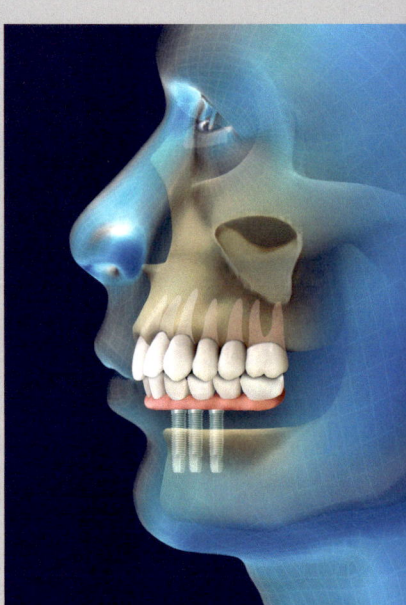

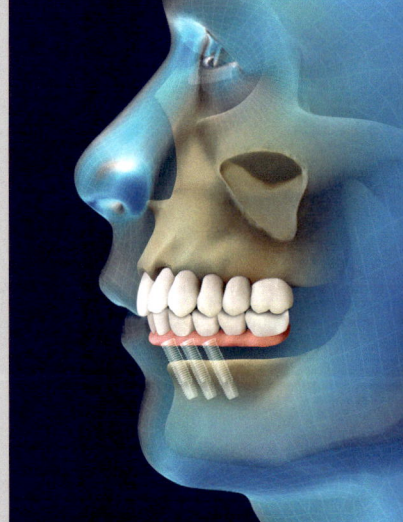

24A	24B	
24C	24D	24E
		24F

Abb. 5-24 Beispiele für die implantatprothetische Kompensation bei veränderter skelettaler Klasse.

Abb. 5-24a Rehabilitierter unbezahnter Oberkiefer bei skelettaler Klasse I.

Abb. 5-24b Rehabilitierter unbezahnter Oberkiefer bei skelettaler Klasse II.

Abb. 5-24c Rehabilitierter unbezahnter Oberkiefer bei skelettaler Klasse III.

Abb. 5-24d Unbezahnter Unterkiefer bei skelettaler Klasse II, der durch vertikales Einsetzen der Implantate rehabilitiert wurde.

Abb. 5-24e Unbezahnter Unterkiefer bei skelettaler Klasse II, der durch vertikales Einsetzen der Implantate mit vestibulärer Freiendsituation und in Klasse I montierten Zähnen rehabilitiert wurde.

Abb. 5-24f Unbezahnter Unterkiefer bei skelettaler Klasse II, der durch labial gegenüber der Unterkieferinklination geneigte Aufbauten rehabilitiert wurde, sodass die Zähne in neutraler Okklusion montiert werden konnten.

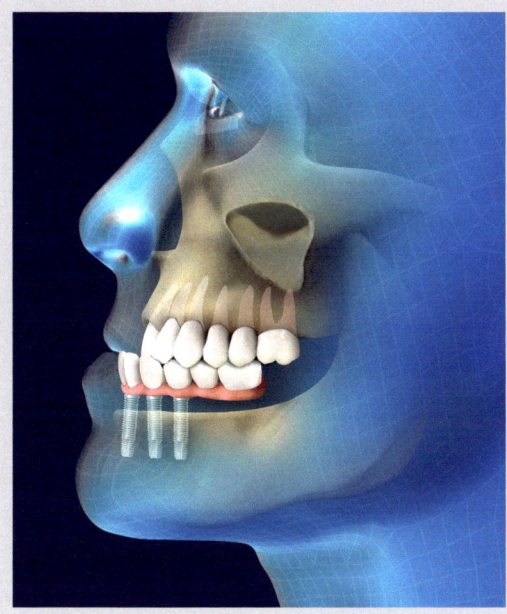

24G

24H

24I

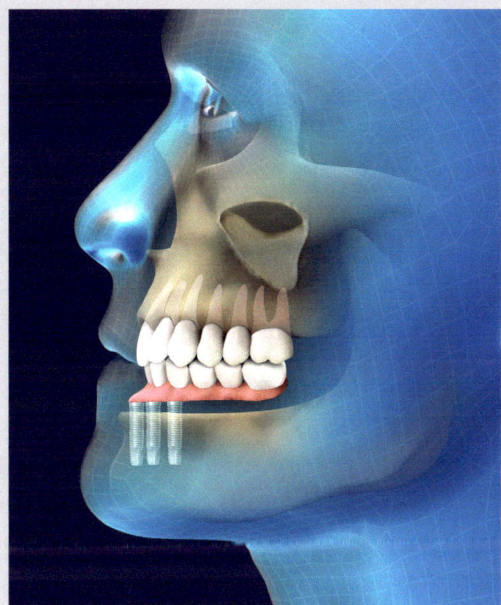

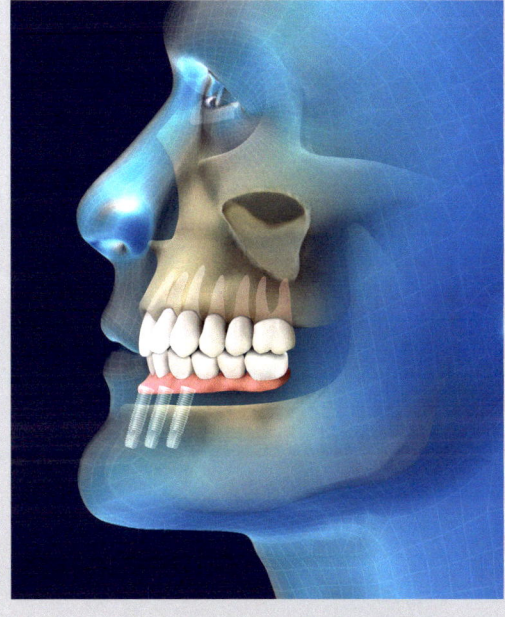

Abb. 5-24g Rehabilitierter unbezahnter Unterkiefer bei skelettaler Klasse III und in Klasse-III-Beziehung montierten Zähnen.

Abb. 5-24h Unbezahnter Unterkiefer bei skelettaler Klasse III, der durch vertikales Einbringen der Aufbauten rehabilitiert wurde, sodass die Zähne in Klasse-I-Beziehung montiert werden konnten.

Abb. 5-24i Unbezahnter Unterkiefer bei skelettaler Klasse III, der durch linguale Neigung der Aufbauten rehabilitiert wurde, sodass die Zähne in Klasse-I-Beziehung montiert werden konnten.

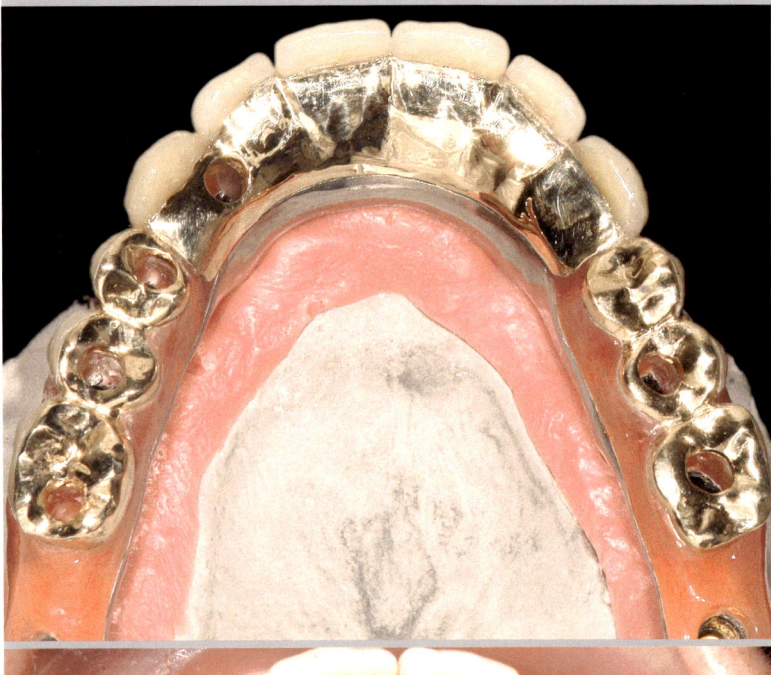

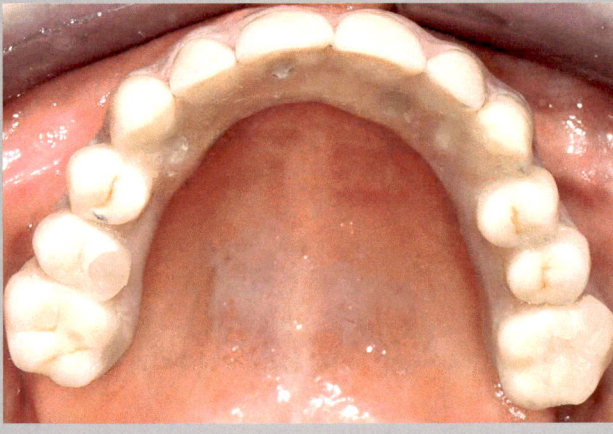

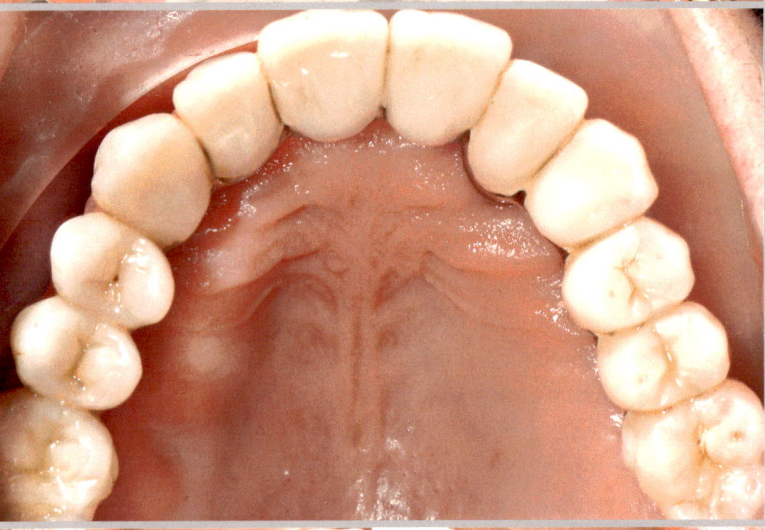

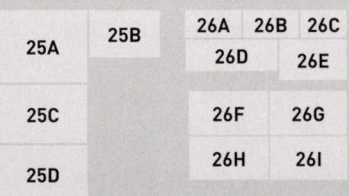

25A	25B	26A	26B	26C
		26D		26E
25C		26F		26G
25D		26H		26I

Abb. 5-25 Auswahl der Restaurationsmaterialien.

Abb. 5-25a Gold.

Abb. 5-25b Kunststoff.

Abb. 5-25c Komposit.

Abb. 5-25d Keramik.

Abb. 5-26 Festsitzende verschraubte Prothese mit Weichgewebeersatz und Keramikzähnen. In diesem Fall wurde die Wahl der Materialien für die prothetische Restauration des Unterkiefers durch eine bereits vorhandene Metallkeramikrestauration im gegenüberliegenden Zahnbogen beeinflusst.

Abb. 5-26a und b Sofortbelastung des Unterkiefers mit einer provisorischen Kunststoffprothese.

Abb. 5-26c Weichgewebssituation zum Zeitpunkt der definitiven Abformung.

Abb. 5-26d und e Einprobe der Metallkonstruktion.

Abb. 5-26f Einsetzen des endgültigen verschraubten Titanstegs mit zementierten Keramikzähnen, Ansicht von okklusal.

Abb. 5-26g Nahaufnahme des Lächelns.

Abb. 5-24h Initiale Panoramaaufnahme.

Abb. 5-26i Panoramaaufnahme der endgültigen Restauration.

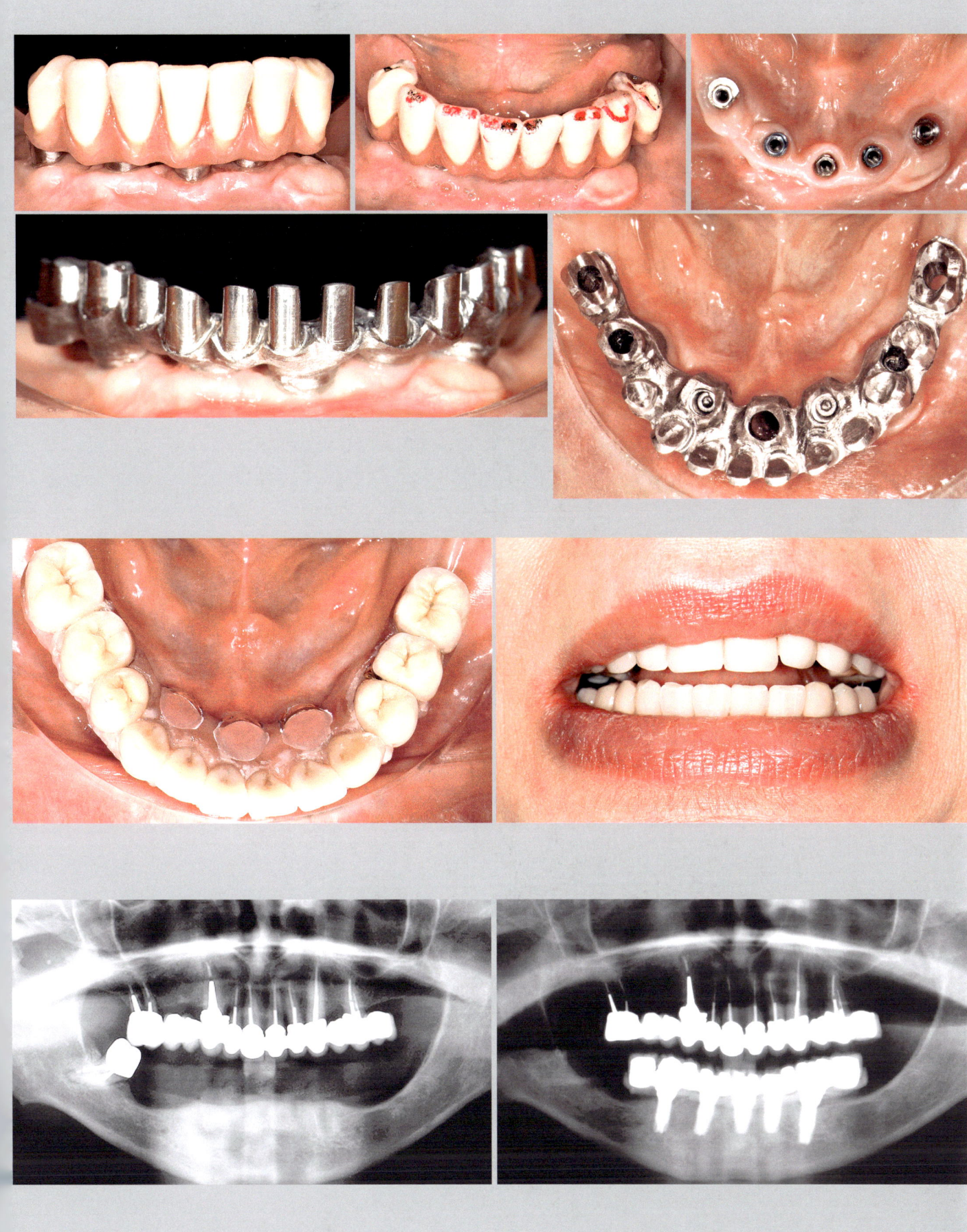

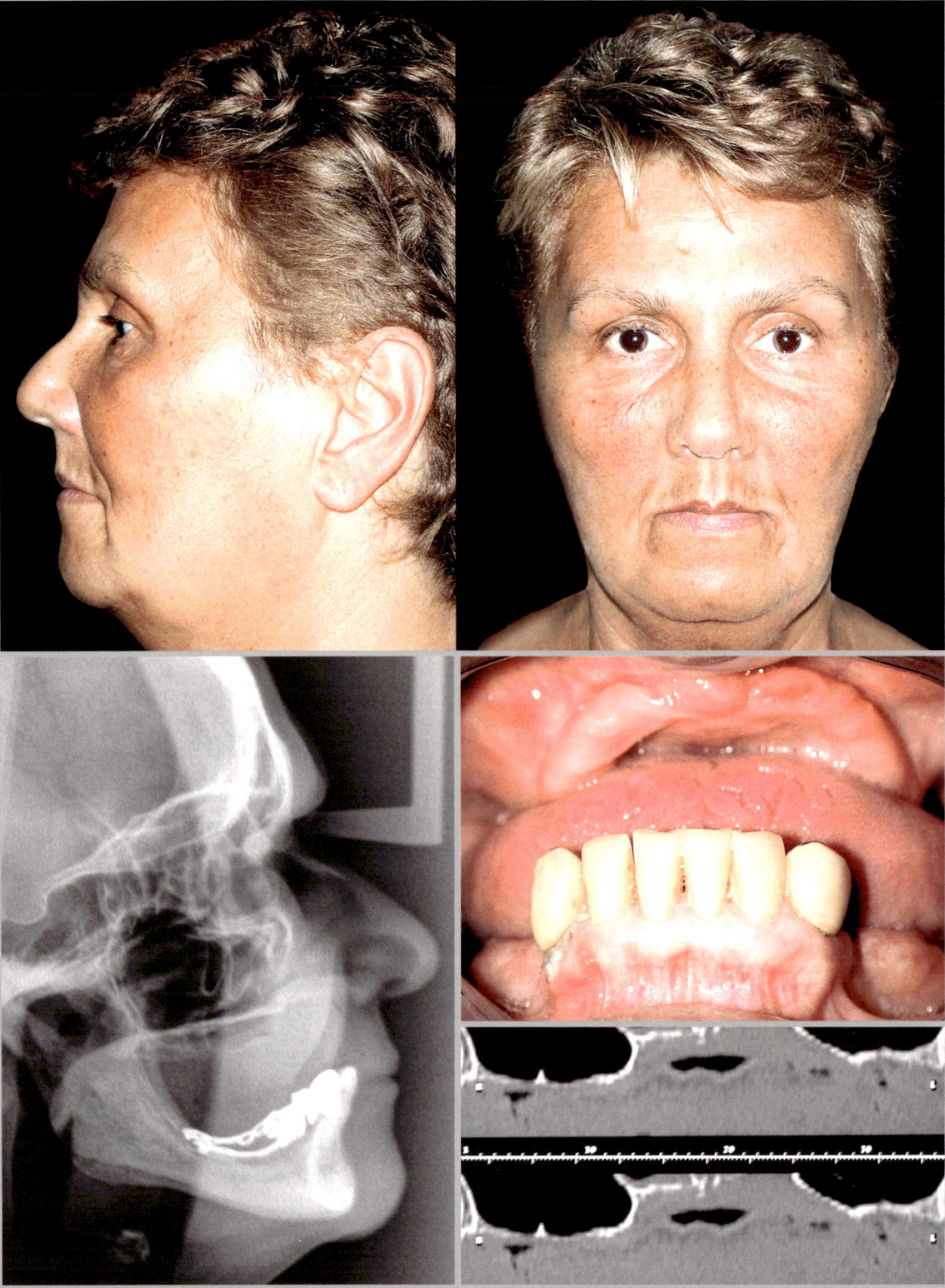

27A	27B

Abb. 5-27 56-jährige Patientin mit instabiler Oberkiefervollprothese durch eine schwere Oberkieferatrophie sowie mit einer herausnehmbaren Unterkieferteilprothese bei atrophischen unteren Seitenzahnbereichen.

27C	27D
	27E

Abb. 5-27a und b Profil und Frontalansicht des klinischen Bildes mit schwerer Atrophie des Oberkieferknochens.

Abb. 5-27c Präoperatives Fernröntgenseitenbild.

Abb. 5-27d Frontalansicht.

Abb. 5-27e Präoperative Computertomografie.

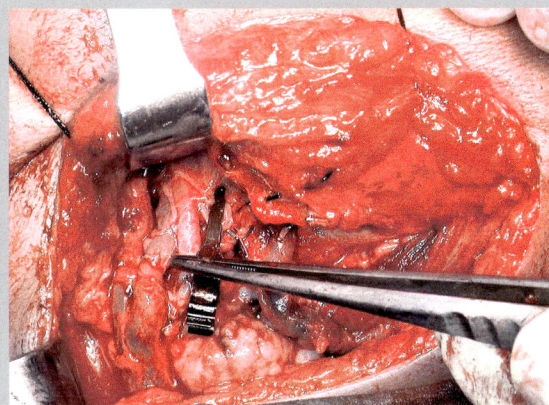
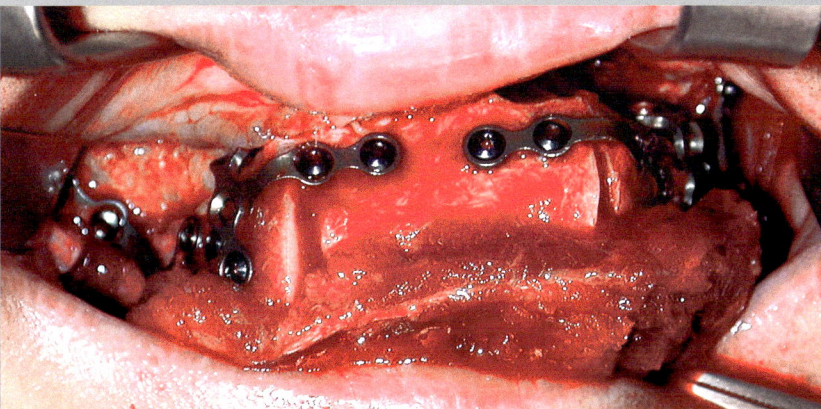
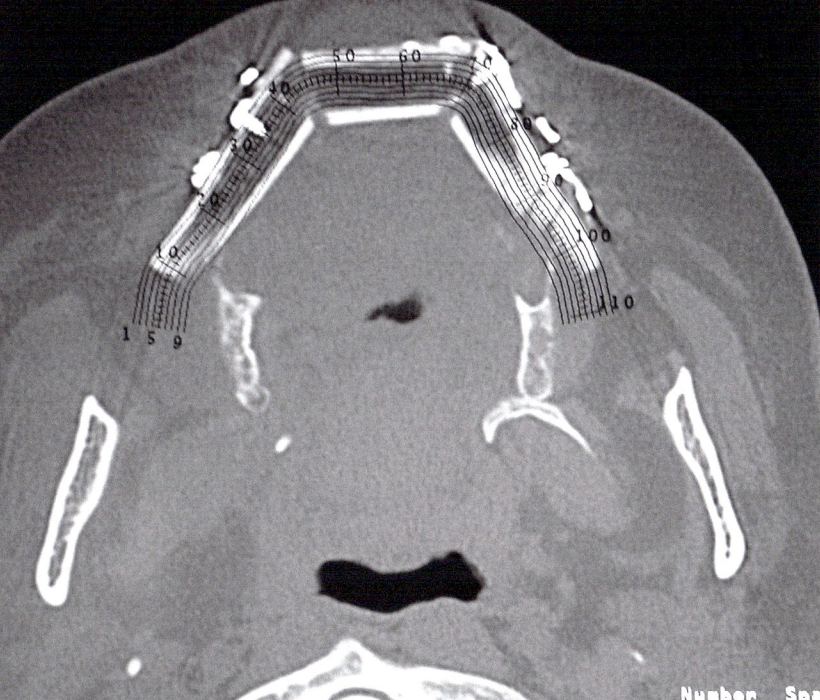
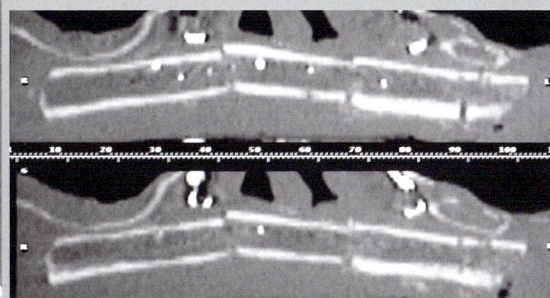

27F	27G
27H	
	27I

Abb. 5-27f Vergrößerung einer vaskulären Mikroanastomose.

Abb. 5-27g Knochentransplantat im Oberkiefer (präimplantäre Operation durch das kieferchirurgische OP-Team des Istituto Ortopedico Galeazzi, Leiter: Prof. A. B. Gianni).

Abb. 5-27h und i Postoperative Computertomografien.

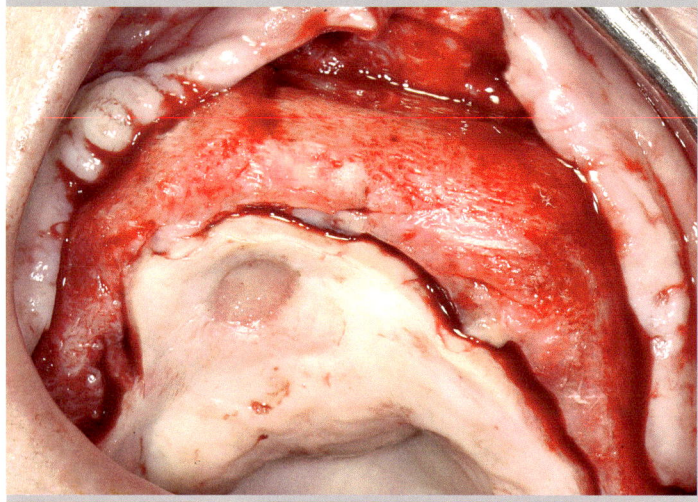

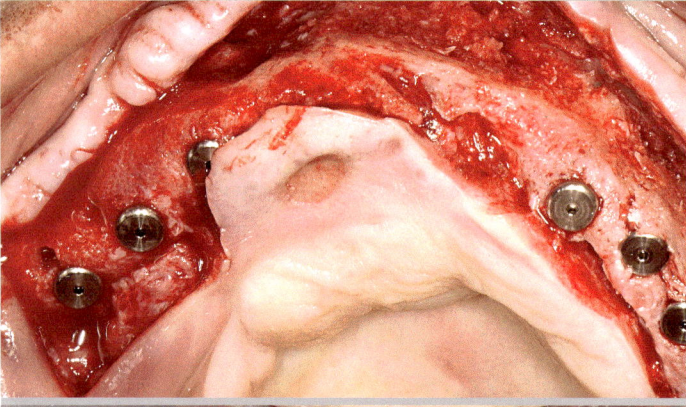

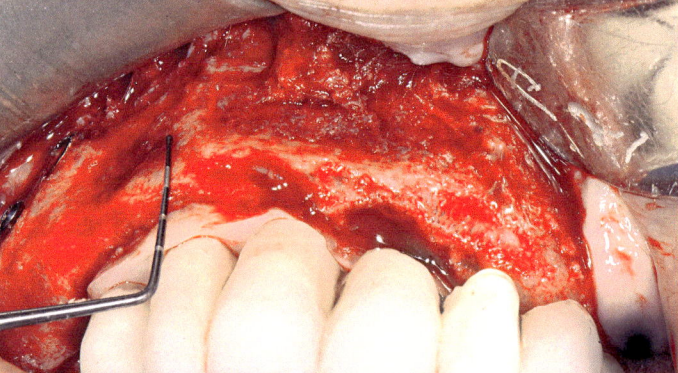

27J

27K

27L

27M

Abb. 5-27j bis m Operative Implantation mit einer einzigen Operationsschablone, die präzise Informationen zur Prothese liefert. Nach der vestibulären Osteoplastik werden acht Implantate eingesetzt, die auf den postoperativen Panoramaaufnahmen zu erkennen sind.

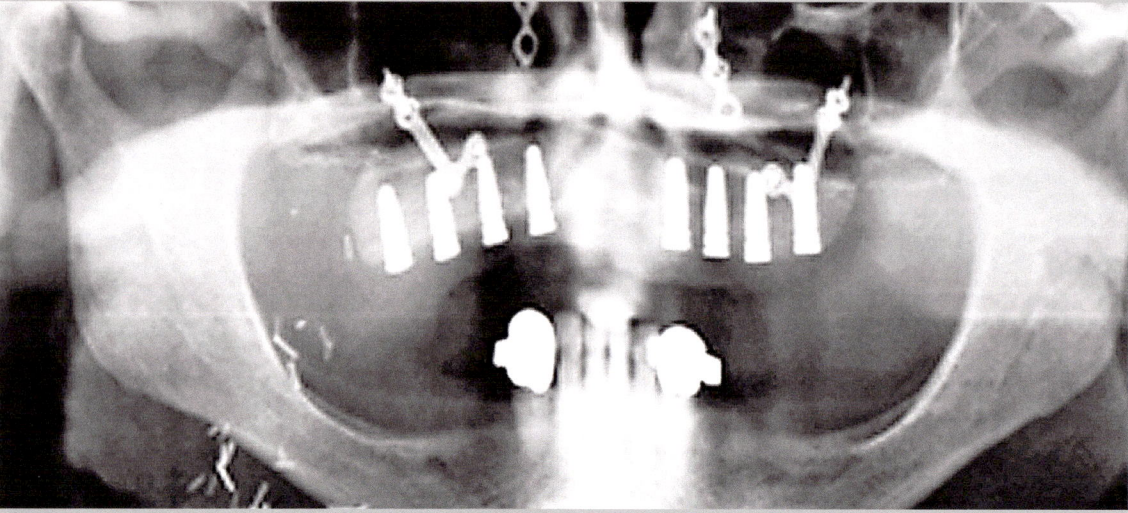

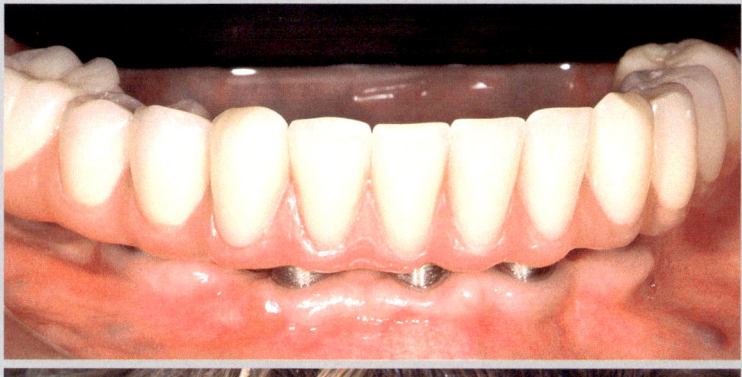

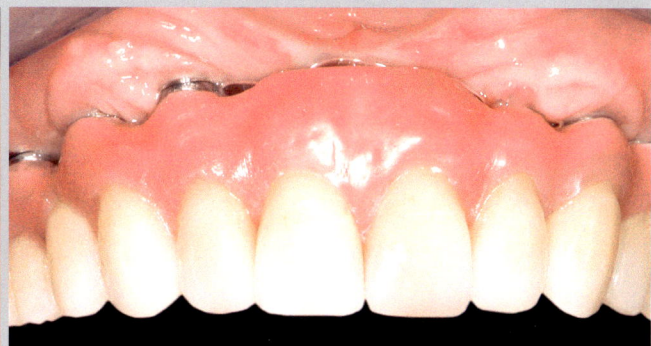

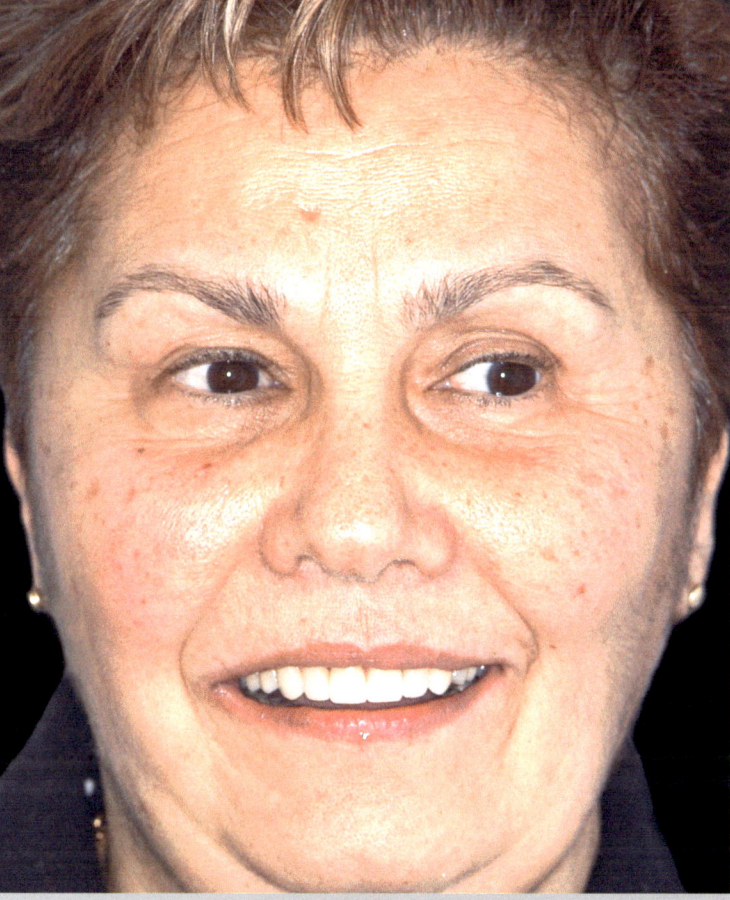

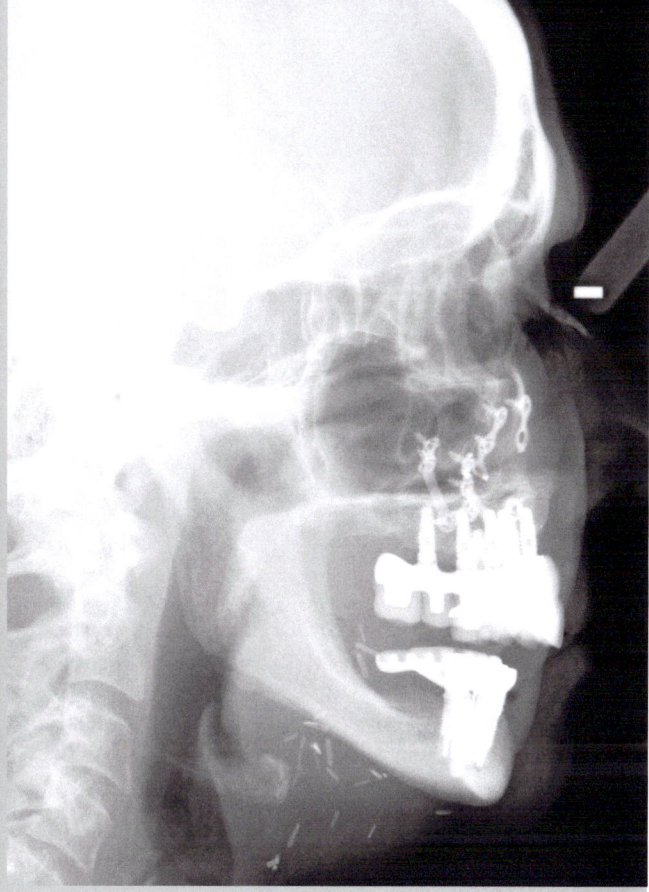

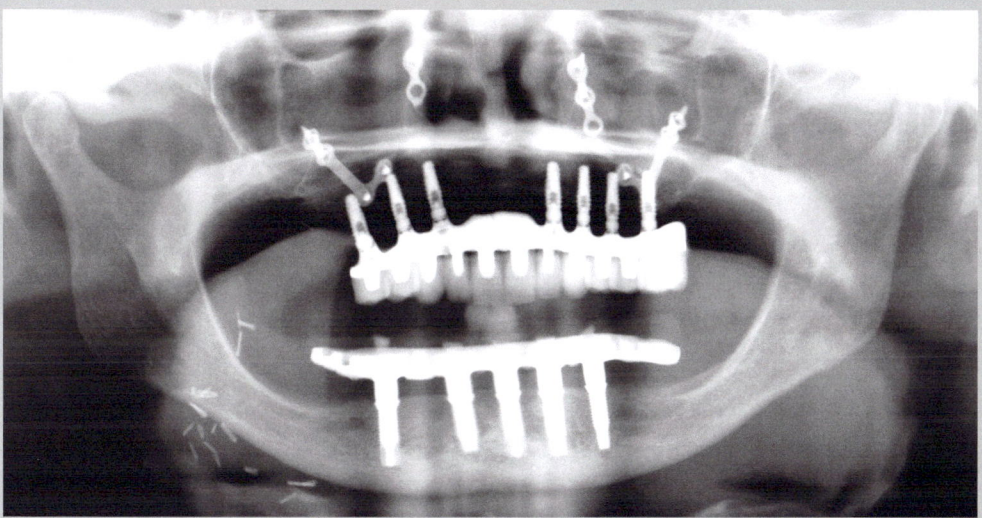

27N	27O
27P	27Q
27R	

Abb. 5-27n Endgültige
Unterkieferprothese.

Abb. 5-27o Endgültige
Oberkieferprothese.

Abb. 5-27p Frontalansicht des
Gesichts mit endgültiger Prothese.

Abb. 5-27q Endgültige Versorgung im Fernröntgenseitenbild.

Abb. 5-27r Panoramaaufnahme
der endgültigen Versorgung.

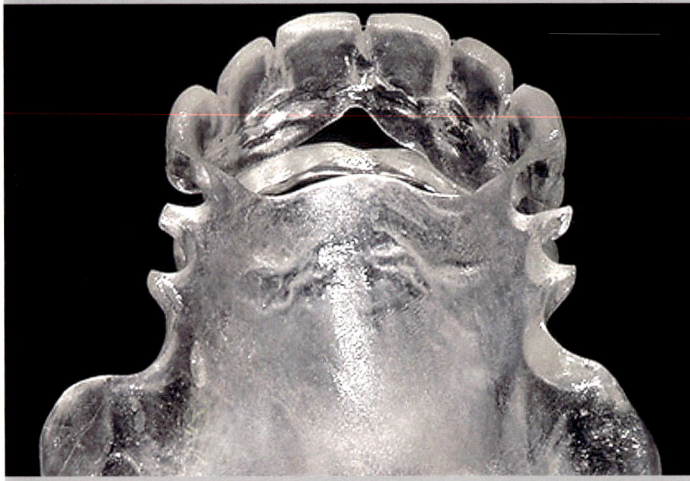

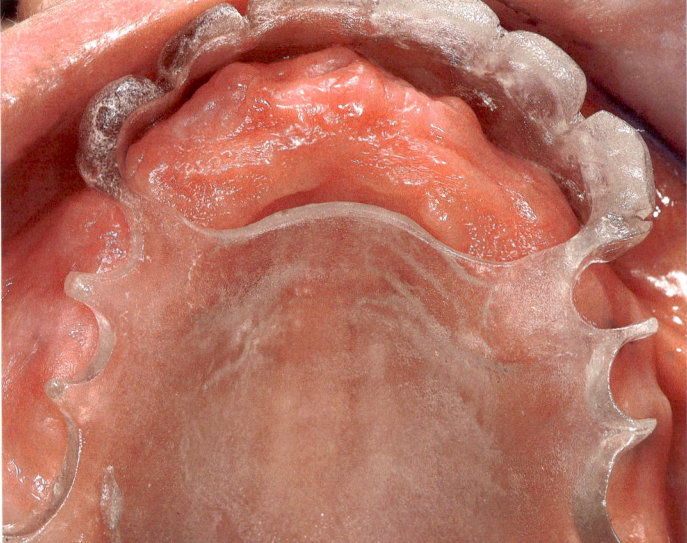

28A

28B

28C

28D

Abb. 5-28 Operationsschablone durch Kopie des diagnostischen Mock-up anhand des implantatprothetischen Plans zur Rehabilitation des Oberkiefers mit einer Metallkeramikprothese, die auf maßgefertigte Aufbauten zementiert wurde.

Abb. 5-28a Acrylatschablone.

Abb. 5-28b und c Schablone in situ.

Abb. 5-28d Einsetzen der Implantate gemäß der prothetischen Vorgaben, die von der Schablone übertragen wurden.

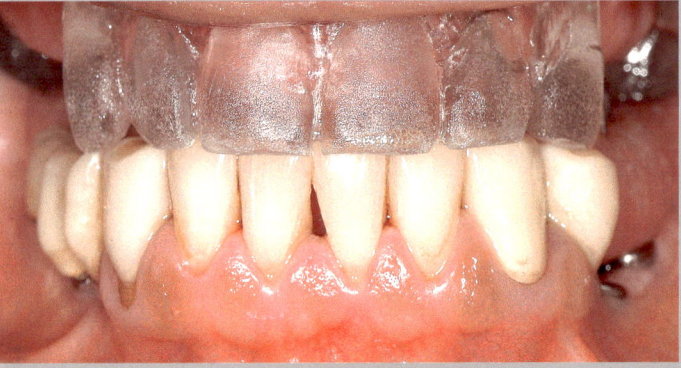

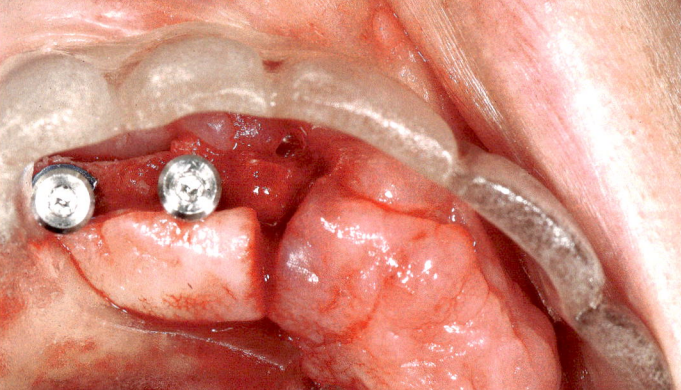

RÖNTGENSCHABLONE/ OPERATIONSSCHABLONE

Im letzten Schritt wird eine Röntgenschablone von dem Mock-up angefertigt (SIEHE ABB. 5-15R), die im CT verwendet wird. Röntgenuntersuchungen mit einer korrekt angefertigten Röntgenschablone zeigen, ob an den geplanten Implantatstellen eine für das angestrebte prothetische Ziel ausreichende Knochenmenge vorhanden ist.

Ergibt sich aus der Computertomografie, dass die für die prothetische Versorgung vorgesehenen Bereiche anatomisch ungeeignet sind, dann sollte erwogen werden, die Qualität mithilfe der vorgenannten Maßnahmen so zu verbessern, dass die geplante prothetische Restauration möglich wird. Dies ist allerdings aufgrund von Einschränkungen seitens des Implantatteams und/oder fehlender Patientencompliance nicht immer möglich.

Der logische Übergang zwischen der Prothesenplanung und der Operationsphase wird durch ein Werkzeug hergestellt, das alle erforderlichen Informationen bereitstellt. Die chirurgische Schablone wird entweder unverändert aus einer Röntgenschablone abgeleitet oder bei entsprechenden computertomografischen Ergebnissen verändert (ABB. 5-28). Nur durch dieses ausgesprochen wichtige Werkzeug ist eine prothetisch geführte Implantation möglich. Außerdem kann der Implantologe dadurch ein "Improvisieren" während der Operation verhindern, das oft grenzwertige oder sogar verheerende Ergebnisse zur Folge hat.

DIAGNOSTISCHE PROVISORISCHE PROTHESE

In den vorausgegangenen Abschnitten wurden die Informationen beschrieben, die sich aus einem korrekt angefertigten diagnostischen Mock-up ableiten lassen. Damit sie nützlich sind, müssen diese Informationen aber durch eine provisorische Prothese auf die klinische Praxis übertragen werden. Die funktionelle Belastung der Prothese im Mundraum erlaubt die Überprüfung der geplanten ästhetischen und funktionellen Modifikationen für den jeweiligen Fall.

Kasten 5-7 gibt eine Übersicht der Informationen, die durch die Anfertigung und das Einsetzen einer diagnostischen provisorischen Prothese erlangt werden können. Die Untersuchung betrifft sowohl die ästhetische als auch die funktionelle Integration. Alle diese Untersuchungen können erst erfolgen, nachdem die provisorische Prothese in den Mund eingesetzt und funktionell belastet wurde, die durch Übertragen des diagnostischen Mock-up in Kunststoff gewonnen wurde und anhand des ursprünglich aufgestellten prothetischen Plans angefertigt wurde.

In dieser Phase lässt sich jeder ästhetische oder funktionelle Defekt leicht verändern und korrigieren, der sich sonst in der definitiven Rehabilitation wiederfinden würde. Es ist offensichtlich, wie komplikationsträchtig und unvorhersehbar größere Modifikationen an Strukturen aus Keramik, Metall oder Titan sein können und wie einfach dies bei Kunststoff oder Komposit ist.

SCHLUSSFOLGERUNGEN

Inzwischen ist die implantatprothetische Rehabilitation in den meisten zahnärztlichen Praxen ein Teil der klinischen Routine geworden. Die moderne Implantologie bringt erhebliche Vorteile mit sich, insbesondere in Fällen, die noch vor wenigen Jahren eine "akrobatische" Therapie erforderlich gemacht hätten, um Zähne mit äußerst fragwürdiger Prognose zu erhalten. Die einzige Alternative wären selbst bei jungen Patienten Mehrfachextraktionen und das Einsetzen einer herausnehmbaren Voll- oder Teilprothese gewesen.

Während jedoch das operative Vorgehen der modernen Implantattherapie möglichst weitgehend für den Durchschnittszahnarzt

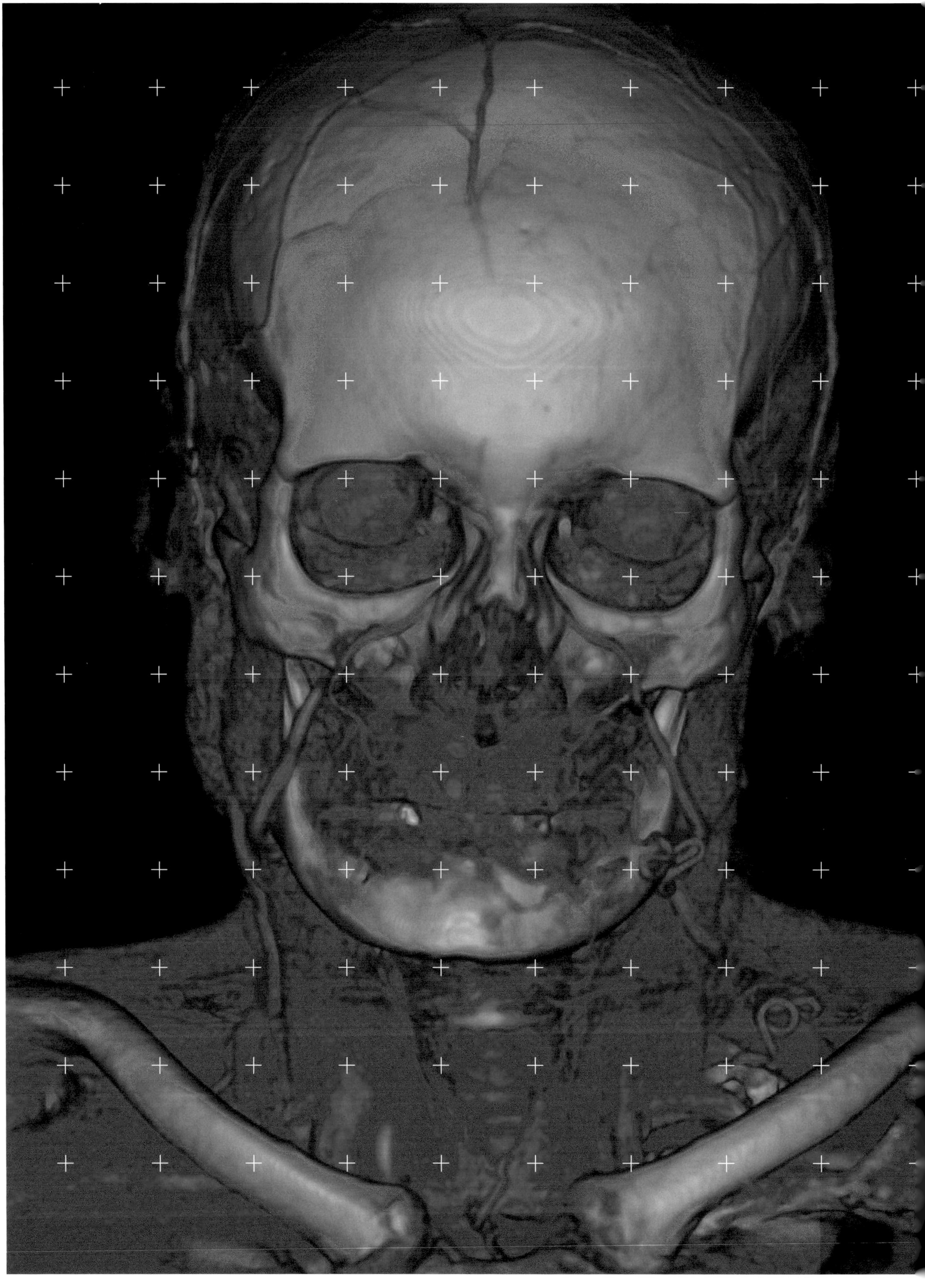

F. PERONA
A. MOTRONI
G. CASTELLAZZI
T. TESTORI

Moderne bildgebende Diagnostik

06

06

geometrischer Werte sowie die Vermessung von Winkeln und Linien am Schädel. Anhand von Standardparametern lassen sich dann das Hautprofil sowie die skelettalen, dentoskelettalen und interdentalen Relationen in der Sagittal- und Vertikalebene ableiten. Diese Messungen ermöglichen, eine anatomische Karte anzufertigen, die für das präoperative klinische Vorgehen von großer Bedeutung ist.

Da die Behandlungsplanung der modernen zahnärztlichen Implantologie den prothetischen und biomechanischen Konzepten folgt, muss der Oralchirurg Implantate unter Berücksichtigung der biomechanischen und ästhetischen Grundkonzepte in der für die prothetische Rehabilitation idealen Position einsetzen. Jeder Fall muss fachkundig studiert, evaluiert und analysiert werden und die dreidimensionale topografische Anatomie des geplanten Implantatbetts ermittelt werden. Durch dieses Vorgehen lassen sich in einem Großteil der Fälle intraoperative Komplikationen vermeiden.[5]

Derzeit liefert besonders die Computertomografie die vorgenannten Informationen. Die als einfaches diagnostisches Werkzeug vorgesehene Computertomografie wurde bereits 1987 in das implantatprothetische diagnostische Protokoll aufgenommen[6,7]; sie wurde jedoch auch als invasives Verfahren betrachtet, da sie für den Patienten mit einer hohen Strahlenbelastung einherging. Erst später entwickelte die Forschung Geräte mit einem besseren Leistungsprofil bei geringeren Strahlendosen. Außerdem wurden immer ausgefeiltere Daten- und Bildverarbeitungsprogramme entwickelt, die den Arzt durch alle Stadien führen, von der operativen bis zur prothetischen Phase.

Die neuesten Programme unterstützen den Spezialisten valide bei der klinischen Planung und können als Anleitungen für die operative Phase eingesetzt werden. Außerdem können sie in der präoperativen Phase Hinweise für die Anfertigung der Prothese liefern (provisorische Prothese), damit der Patient sofort wieder lächeln kann.[8–10]

EINLEITUNG UND HISTORIE

Die prothetische Rehabilitation von Implantaten ist ein Zweig der modernen Zahnheilkunde, der eine enge Zusammenarbeit zwischen dem Zahnarzt und einem Radiologen erforderlich macht. In den vergangenen Jahren hat die Bedeutung der Radiologie bei zahnärztlichen Behandlungen immer stärker zugenommen,[1] da sich die aus der objektiven Untersuchung gewonnenen Informationen wirkungsvoll mit den Befunden der diagnostischen Bildgebung zusammenfügen lassen. So wird eine bestmögliche Therapieplanung und -durchführung erreicht und medizinrechtliche Risiken lassen sich umgehen.[2]

Bei der Sammlung von Informationen für eine geplante implantatprothetische Versorgung muss der Zahnarzt zunächst Röntgenverfahren der ersten Ebene verwenden, wie enorale und Panoramaaufnahmen (ABB. 6-1). Diese Verfahren sind der initiale Schritt bei der Gesamtevaluation der oralen Situation und therapeutisch wegweisend.[3]

Eine oft sehr hilfreiche ergänzende Untersuchung ist das Fernröntgenseitbild des Schädels, ohne das eine korrekte Implantatplatzierung im oberen und unteren Frontzahnbereich nicht möglich ist.[4] Dieses Verfahren erlaubt die Auswertung

BILDGEBENDE DIAGNOSTIK

Die Computertomografie ist das Verfahren der Wahl, da sie alle Informationen liefert, die der Zahnarzt in den verschiedenen operativen Stadien benötigt. Die schnell durchführbare Untersuchung (moderne Multidetector-Computertomografen benötigen nur wenige Sekunden) wird gut von den Patienten vertragen.[11] Wichtige Indikationen sind die Fälle, in denen die Panoramaaufnahme den anatomischen Typ beispielsweise hinsichtlich der labiopalatinalen oder labiolingualen Knochendicke nicht eindeutig klären kann.[12] Die Auswertung der Computertomografie dauert etwas länger als bei einer konventionellen Röntgenaufnahme, da sie an zahlreichen Schnitten mit einer Dicke von 1–2 mm in unterschiedlichen Ebenen erfolgt; allerdings ist die Lernkurve recht steil.

Anhand der Computertomografie kann der Zahnarzt Menge und Qualität des verbliebenen Knochens ermitteln, der traditionell in vier Misch-Klassen mit abnehmender Trabekeldichte eingeteilt wird.[13,14] Außerdem erlaubt die Computertomografie die Beurteilung *(1)* des Profils des Sinusbodens und der hinteren Nasenmuscheln, *(2)* des Sinusvolumens, sofern eine Sinusbodenelevation erforderlich wird, und *(3)* des Verlaufs des Canalis nasopalatinalis, Canalis mandibularis sowie der akzessorischen Kanäle, was vor allem bei in diesen oder benachbarten Bereichen geplanten Implantationen wichtig ist. Daneben stellt die Computertomografie auch den Knochenrückgang durch Parodontalerkrankungen dar, was sorgfältig abgeklärt werden muss, da es sich hierbei um eine Kontraindikation der implantatprothetischen Behandlung handelt. Alle Erkrankungen der tiefer gelegenen Knochenstrukturen, die sich im konventionellen Röntgen nicht ausreichend beurteilen lassen, sind in der Computertomografie darstellbar. Besonders hilfreich ist sie bei der Identifikation fokaler oder diffuser Knochenerkrankungen, von den einfachsten Formen (Kortikalisinseln, deren Position der Chirurg kennen muss) bis hin zu systemischen (lokale oder metastasierende Tumoren).[15] Daneben kann der Zahnarzt dieses Verfahren auch zum Nachweis von impaktierten Zähnen (deren räumliche Orientierung und deren Bezug zu Nachbarstrukturen gut zu erkennen sind), von Wurzelresten sowie von exsudativen und/oder produktiven Entzündungen des Sinus maxillaris (hier auch aus medizinrechtlichen Gründen) verwenden, um deren odontogene Bedeutung zu ermitteln.

Schließlich ist die Computertomografie auch in den postoperativen Phasen wichtig, da sich mit ihr überprüfen lässt, ob die Operation korrekt durchgeführt wurde, und sich Komplikationsrisiken ausschließen lassen, wie das Überschreiten anatomischer Orientierungspunkte. Obwohl die Auflösung der Computertomografie (30 µm) nicht für den Nachweis der Osseointegration ausreicht, kann sie doch bereits in diesem frühen Stadium Hinweise auf ein Versagen liefern.

Unter allen dem Zahnarzt zur Verfügung stehenden Verfahren stellt die Computertomografie zweifelsohne die dentale Situation des Patienten am besten dar. Allerdings muss betont werden, dass der unkritische Einsatz dieses diagnostischen Instruments wegen der Strahlenbelastung und der begrenzten Verfügbarkeit kontraindiziert ist und normalerweise auf schwere und komplexe systemische Krankheiten beschränkt ist.

Durch die Entwicklung neuer Computerprogramme lassen sich die Zahnbögen inzwischen viel detaillierter untersuchen als bisher. Dazu erfolgt zunächst eine Computertomografie von Ober- und Unterkiefer, anschließend erfolgt eine parasagittale und Panorex-Rekonstruktion (Dentascan, GE Healthcare).[16] Diese Form der Röntgenuntersuchung ist zu einem wichtigen Instrument bei der Therapieplanung und Nachbeobachtung von traditionellen und modernen Implantatrehabilitationen geworden, weil sie *(1)* keine Artefakte erzeugt und *(2)* den Befund im Verhältnis 1 : 1 wiedergibt. Dadurch lassen sich die vertikale Knochenhöhe (Implantatlänge) sowie die labiopalatinale und labiolinguale Dicke (Implantatdurchmesser) präzise bestimmen.

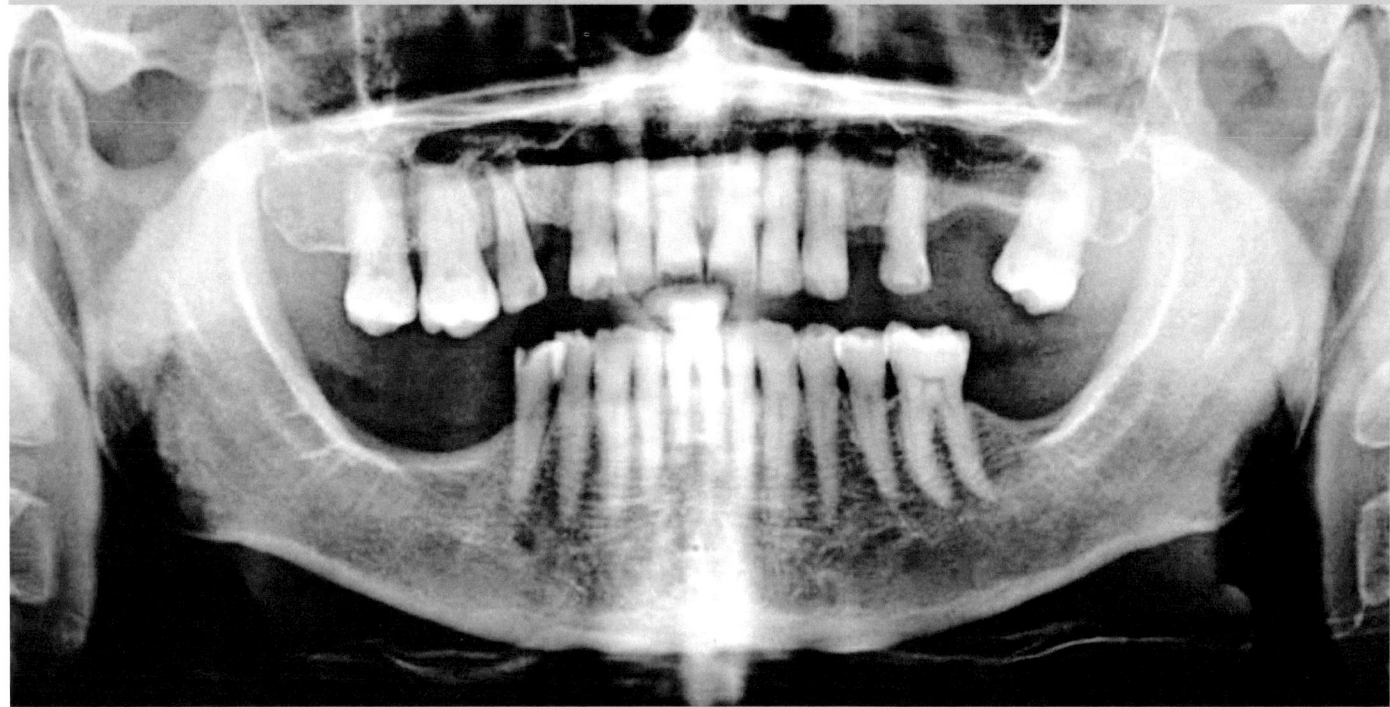

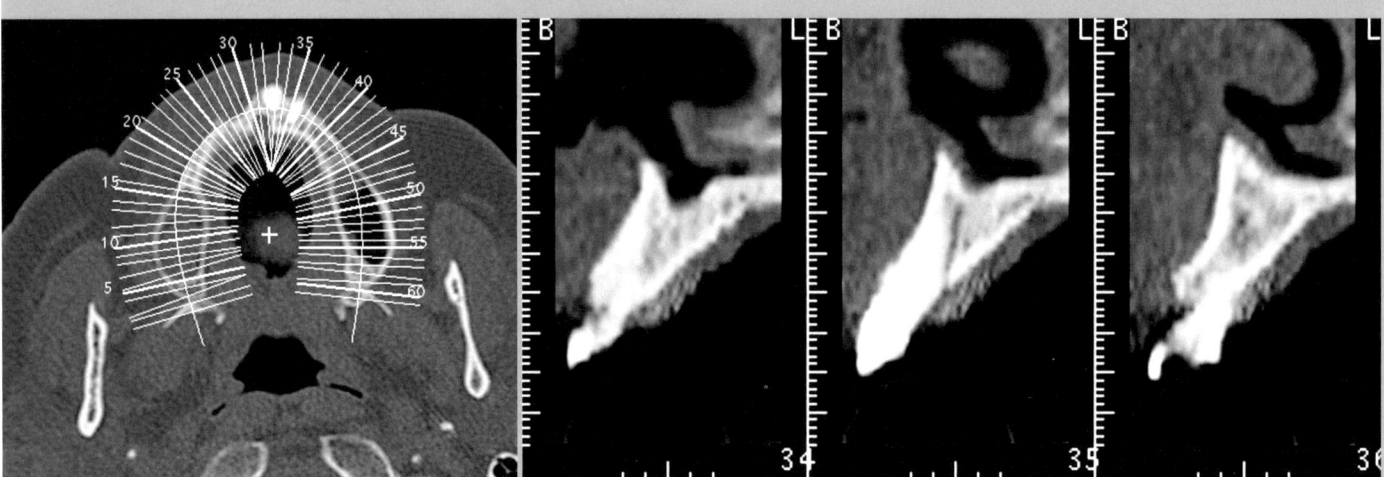

1		4
2	3	5

Abb. 6-1 Beispiel einer Panoramaaufnahme, der ersten Stufe der Röntgendiagnostik.

Abb. 6-2 Beispiel einer Rekonstruktion in der axialen Ebene mit nummerierten Bezugspunkten für die senkrechten Schnitte.

Abb. 6-3 Beispiel für senkrechte Schnitte, die aus den axialen Aufnahmen rekonstruiert wurden.

Abb. 6-4 Multiplanar Rendering mit gleicher Cursorposition auf allen Bildern. Führt man den Zeiger über die Panoramaaufnahme (unten) bewegt sich der Cursor auf dem axialen Bild automatisch entlang der Rekonstruktionslinie (oben links) sowie gleichzeitig auf dem senkrechten (oben rechts) und tangentialen (Mitte rechts) Bild der Kurve, sodass eine klassische Dentascan-Darstellung entsteht. Die 3-D-Darstellung mittels VTR (Mitte links) erleichtert die Orientierung während der Operation. Die CT-Aufnahmen wurden mit einem Dicom 3.0 Standardformat (3Diagnosys Software) verarbeitet.

Abb. 6-5 Darstellung des Canalis mandibularis mittels Multiplanar Rendering. Durch Rotation des Cursors parallel zur Kortikalis auf den axialen (oben links) und transversalen (oben rechts) Bildern ist der Kanal sofort auf dem 2-D-Bild zu erkennen (unten rechts). Durch Nachziehen des Verlaufs der Kanalstruktur wird dieser auf dem 2-D-Bild dargestellt, bei Überlagerung eines 3-D-Modells mit durchsichtigem Knochen ist der dreidimensionale Raumbezug des Kanals zu erkennen (unten links).

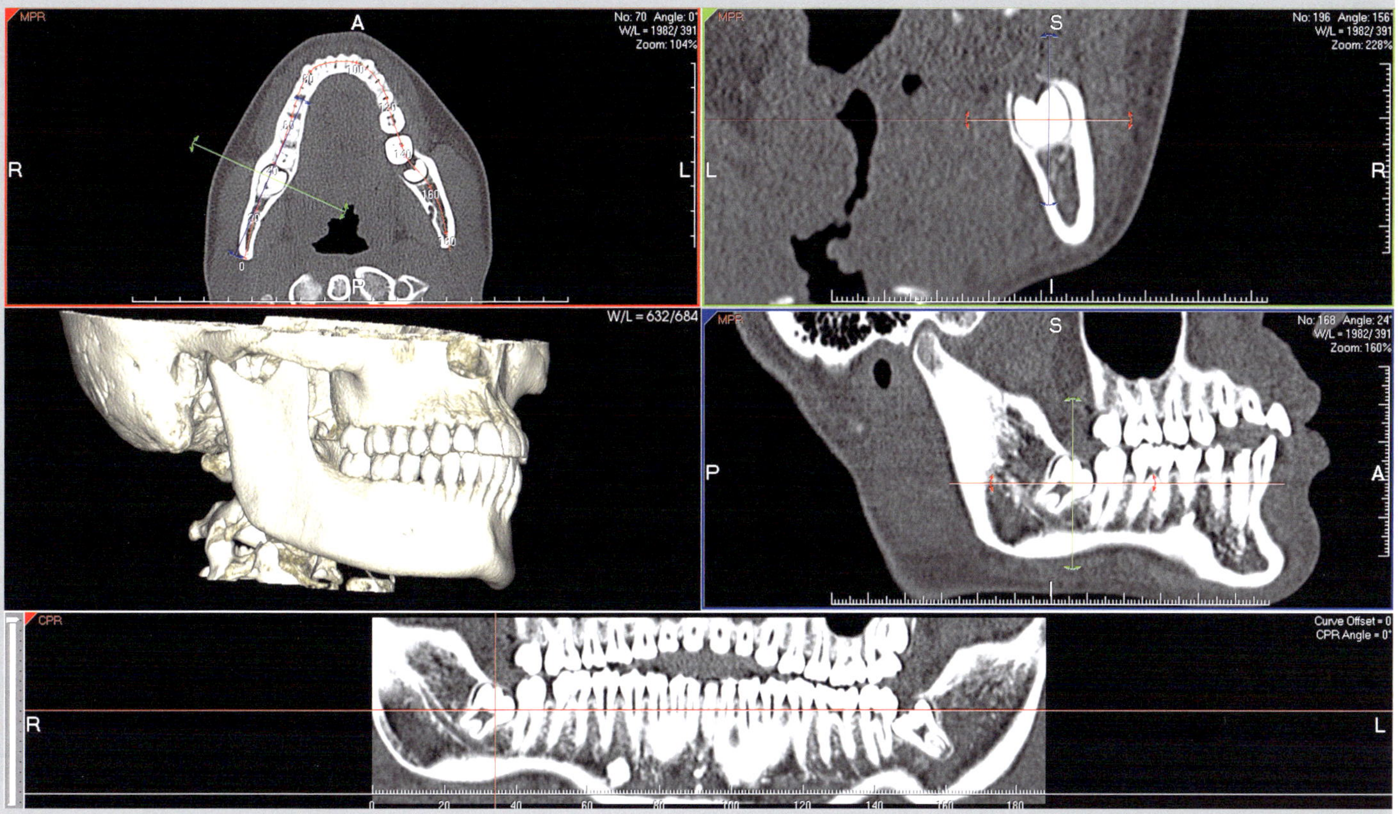
MPR
A
R
L
P
No: 70 Angle: 0°
W/L = 1982/391
Zoom: 104%
S
I
No: 196 Angle: 156°
W/L = 1982/391
Zoom: 228%
W/L = 632/684
No: 168 Angle: 24°
W/L = 1982/391
Zoom: 160%
CPR
Curve Offset = 0
CPR Angle = 0°
0
20
40
60
80
100
120
140
160
180

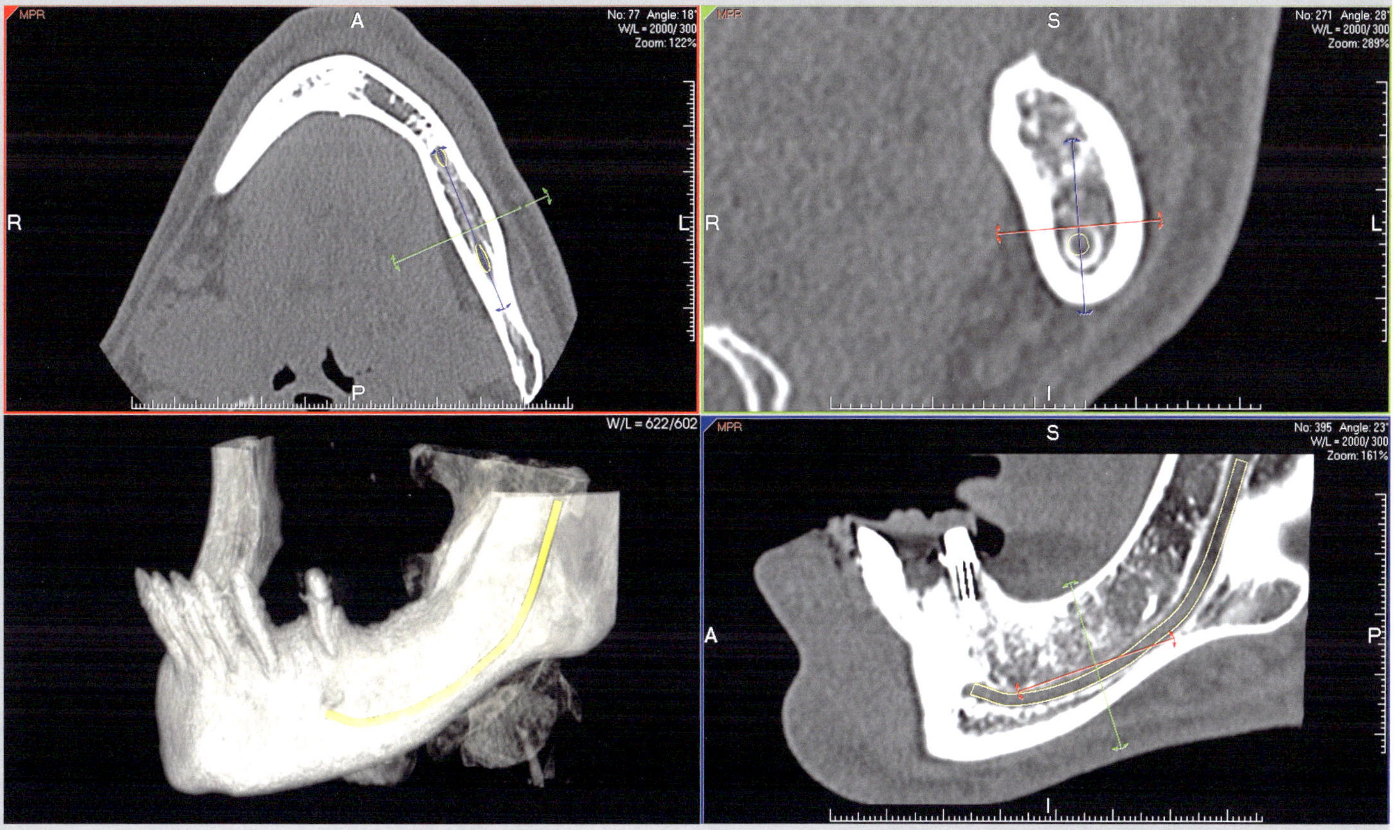
MPR
A
R
L
P
No: 77 Angle: 18°
W/L = 2000/300
Zoom: 122%
S
I
No: 271 Angle: 28°
W/L = 2000/300
Zoom: 289%
W/L = 622/602
No: 395 Angle: 23°
W/L = 2000/300
Zoom: 161%

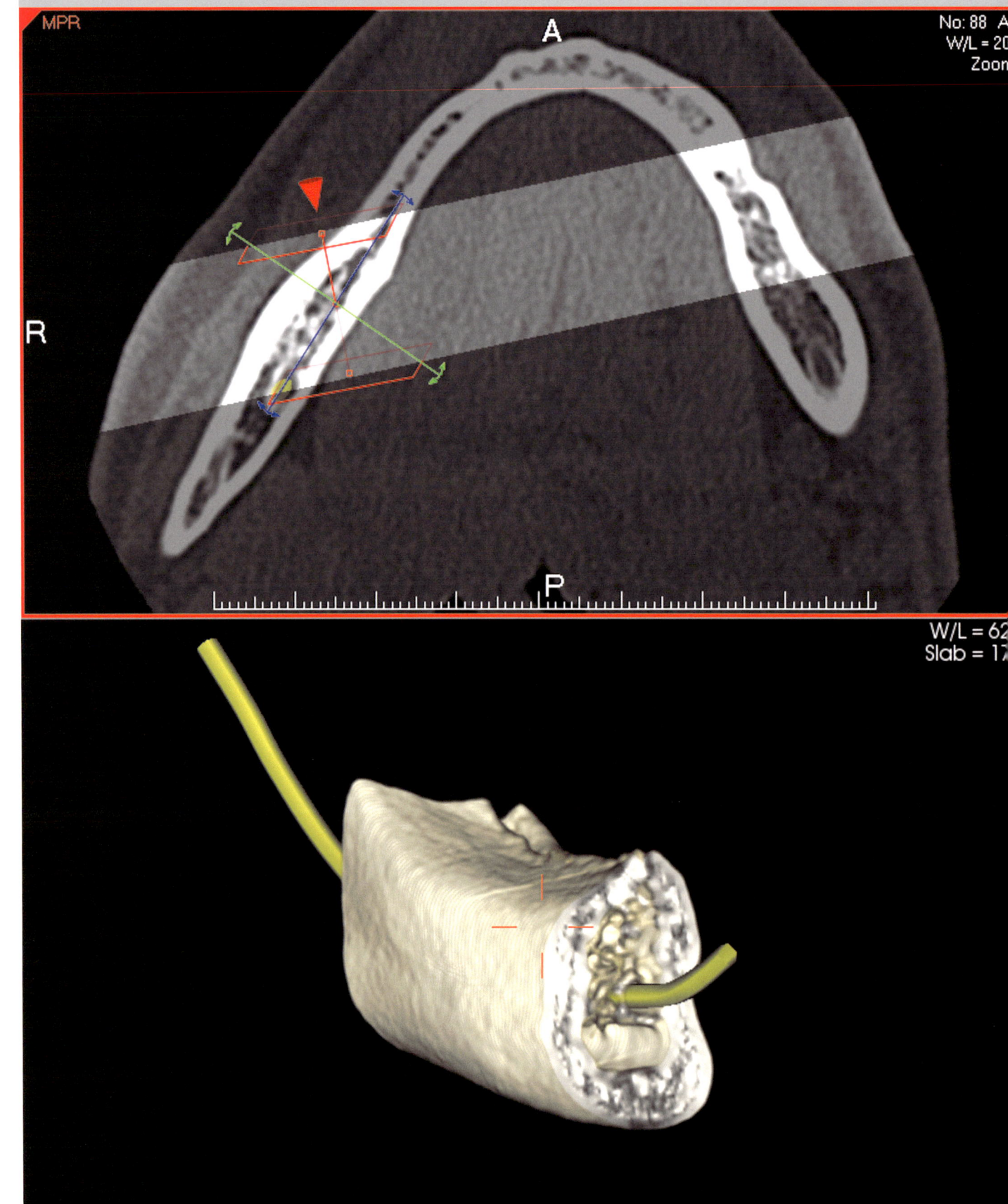

Abb. 6-6 3-D-TSR-Rekonstruktion zur Ermittlung des Verlaufs des Canalis mandibularis mit Bezug zur Kortikalis.

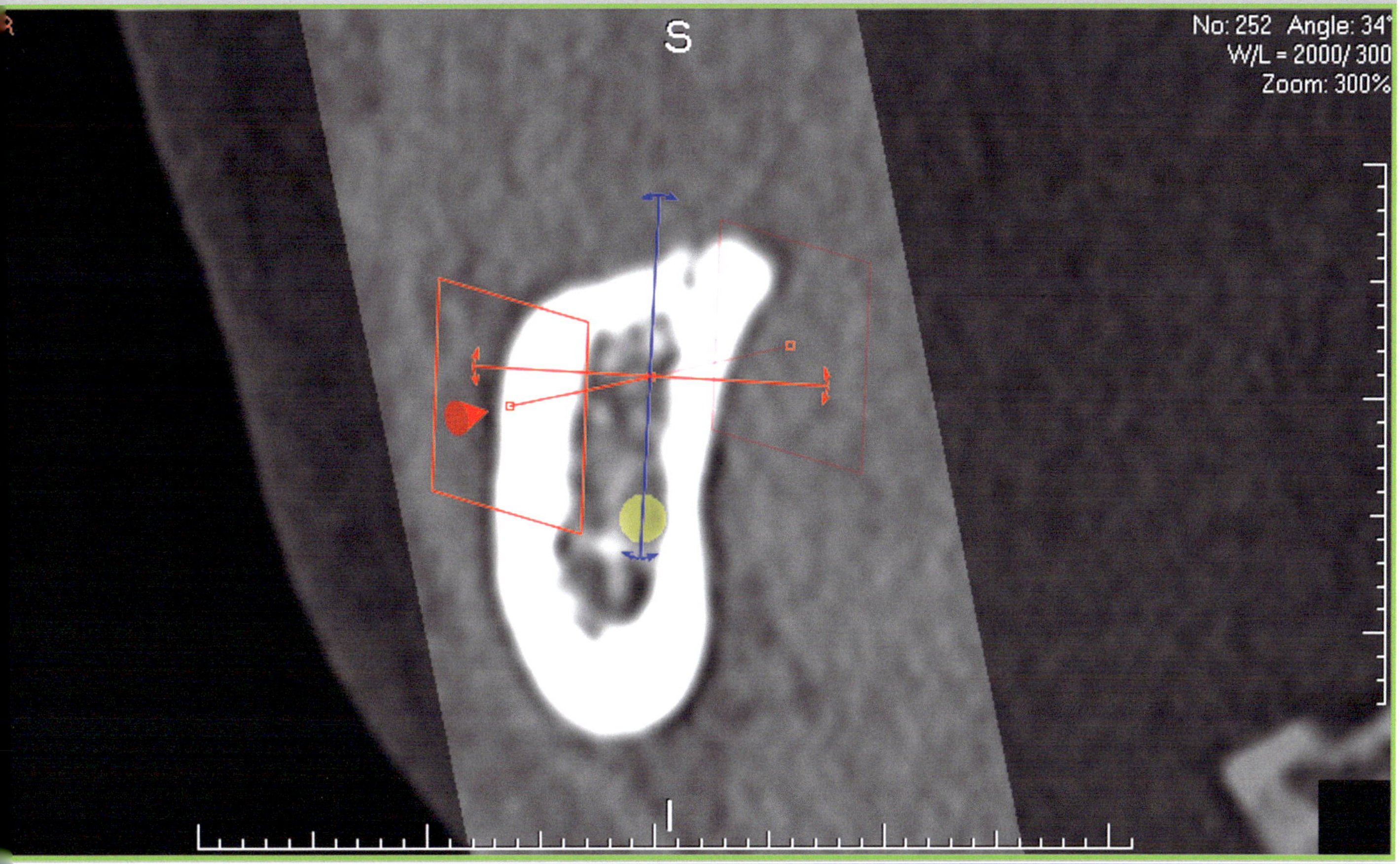
S
No: 252 Angle: 34°
W/L = 2000/ 300
Zoom: 300%
I

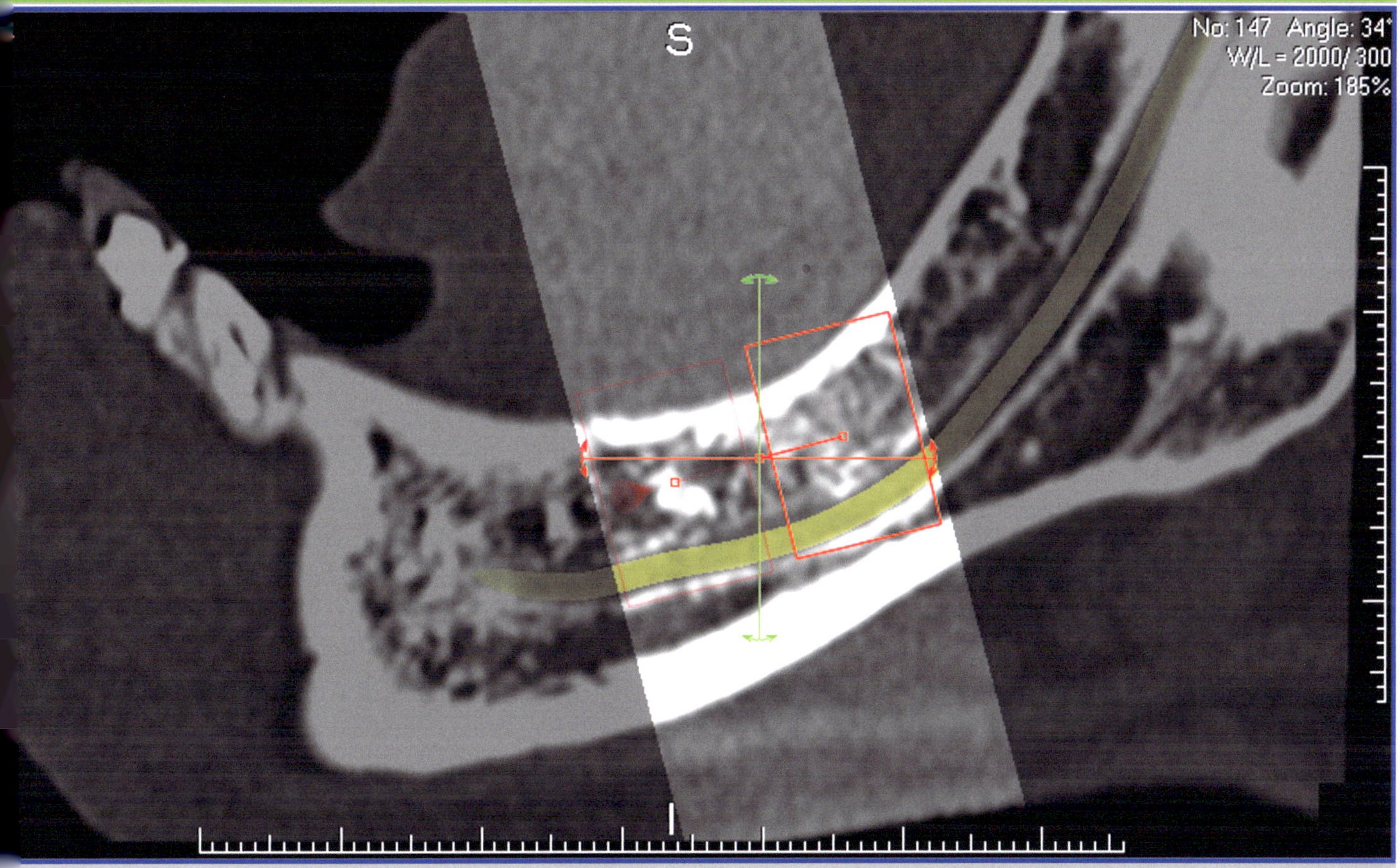
S
No: 147 Angle: 34°
W/L = 2000/ 300
Zoom: 185%
I

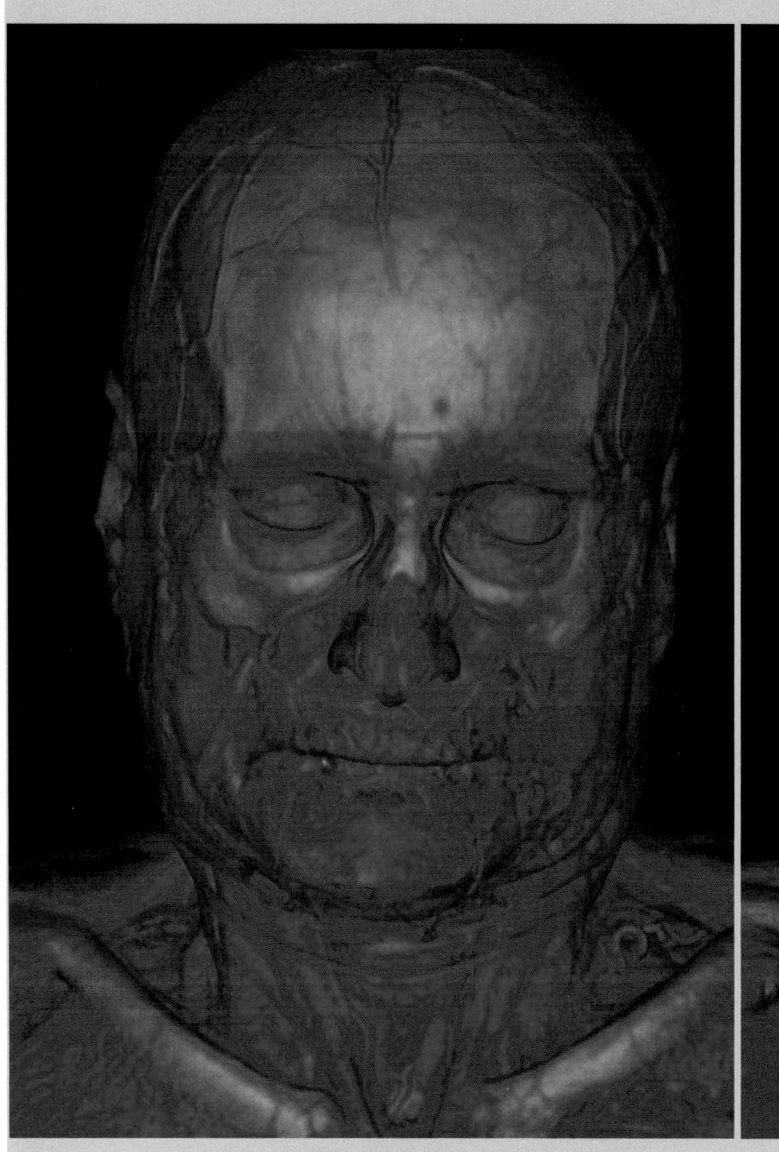
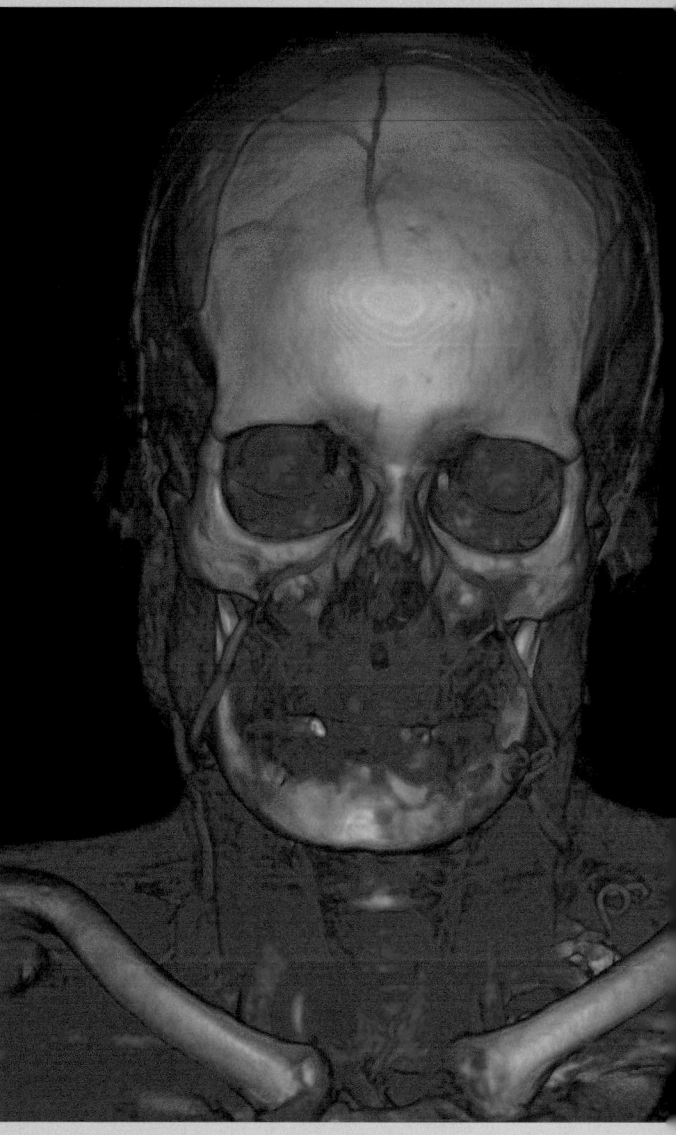

7A | 7B

7C

Abb. 6-7a bis c Mittels VRT ist eine selektive 3-D-Darstellung der Weichgewebe (a, b) von Knochenbereichen (c) und durchsichtigen benachbarten Strukturen möglich.

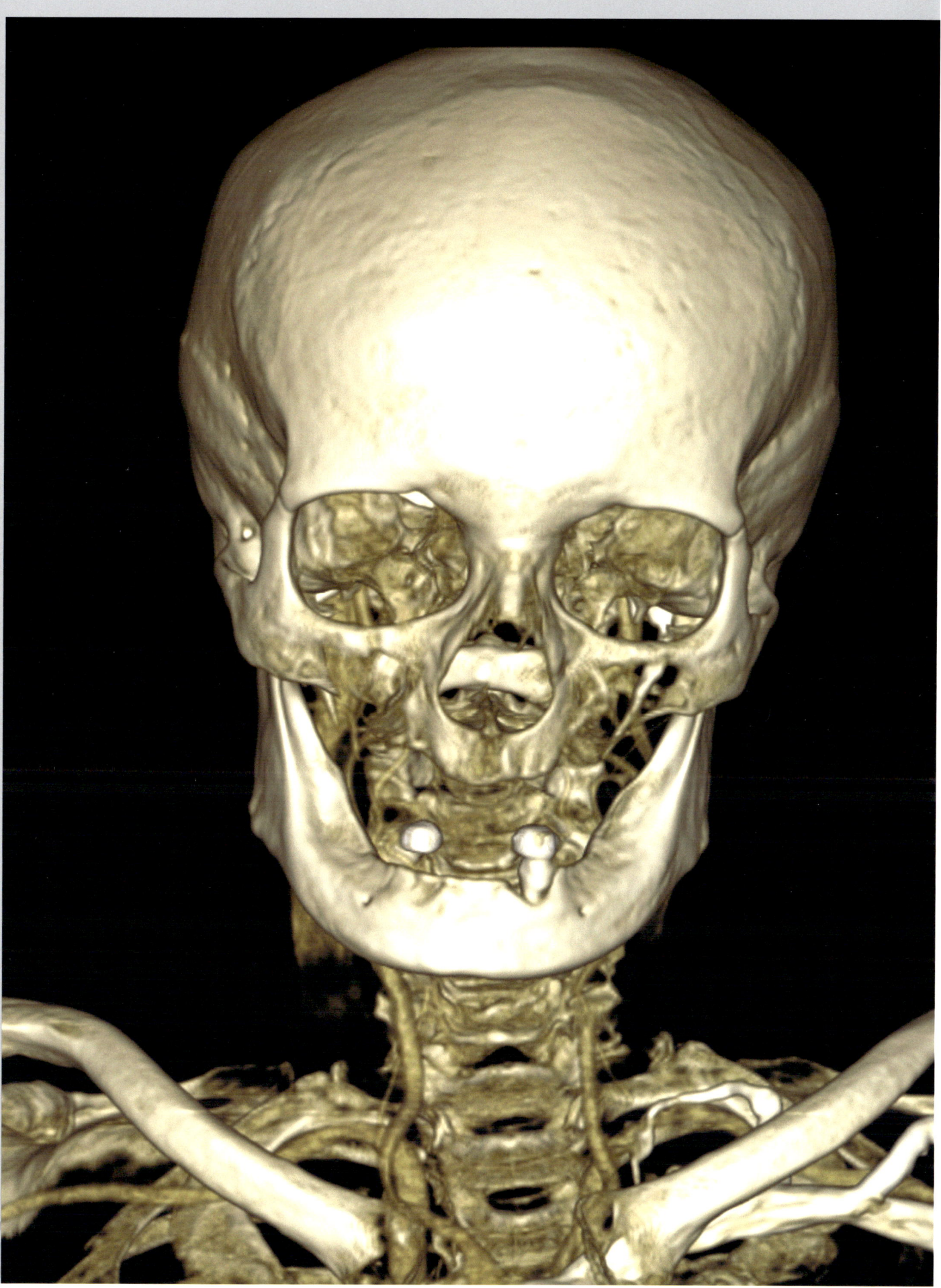

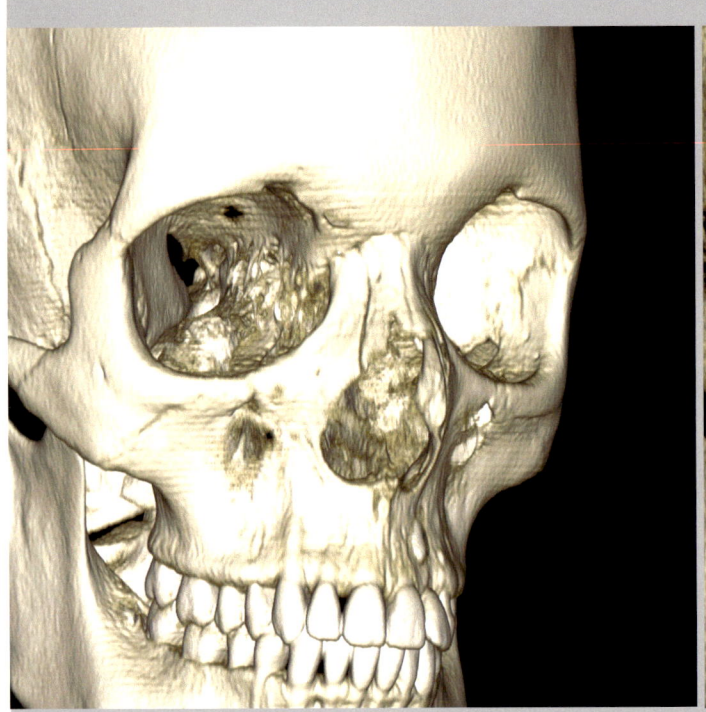
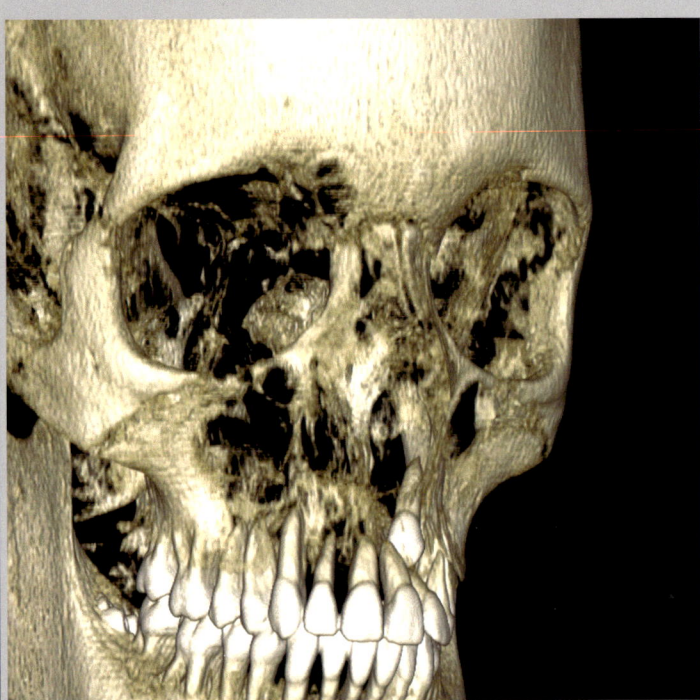
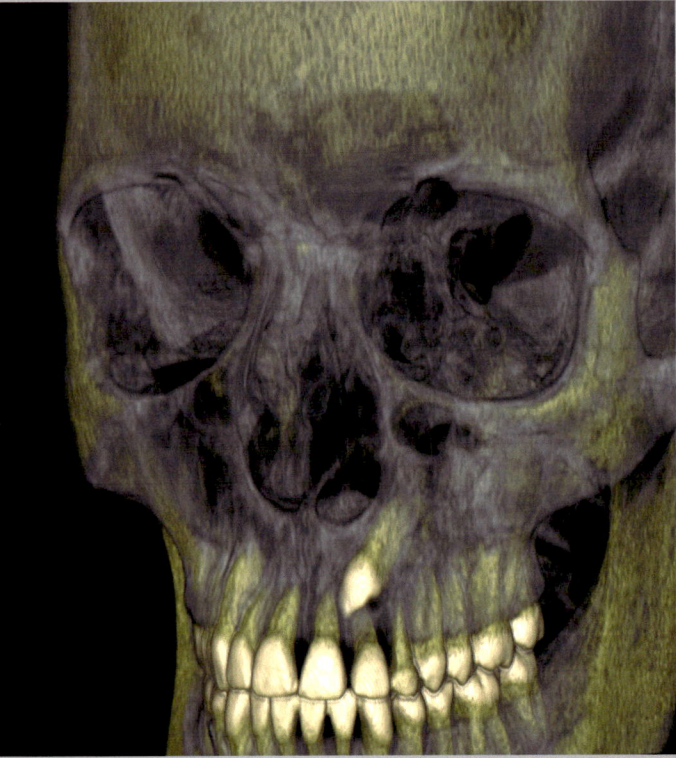
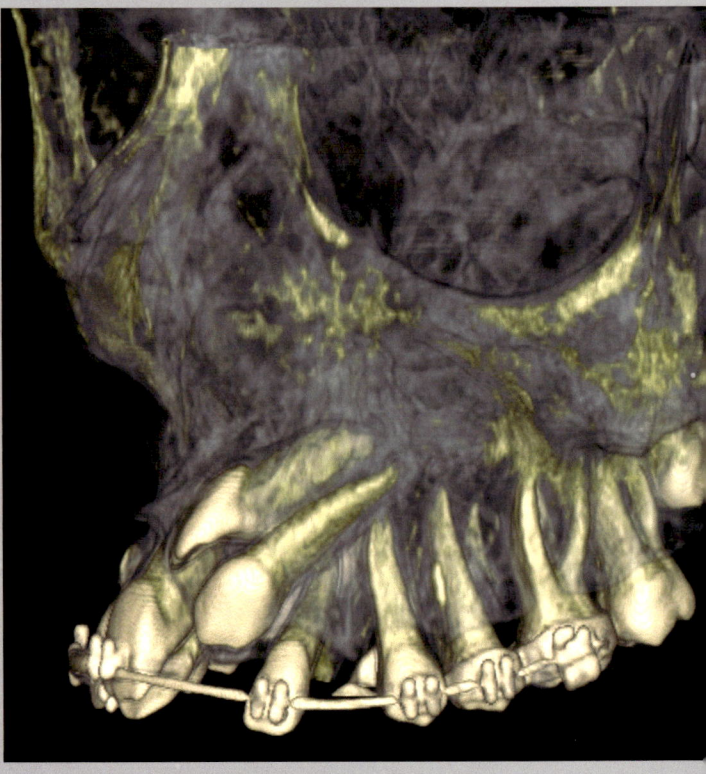

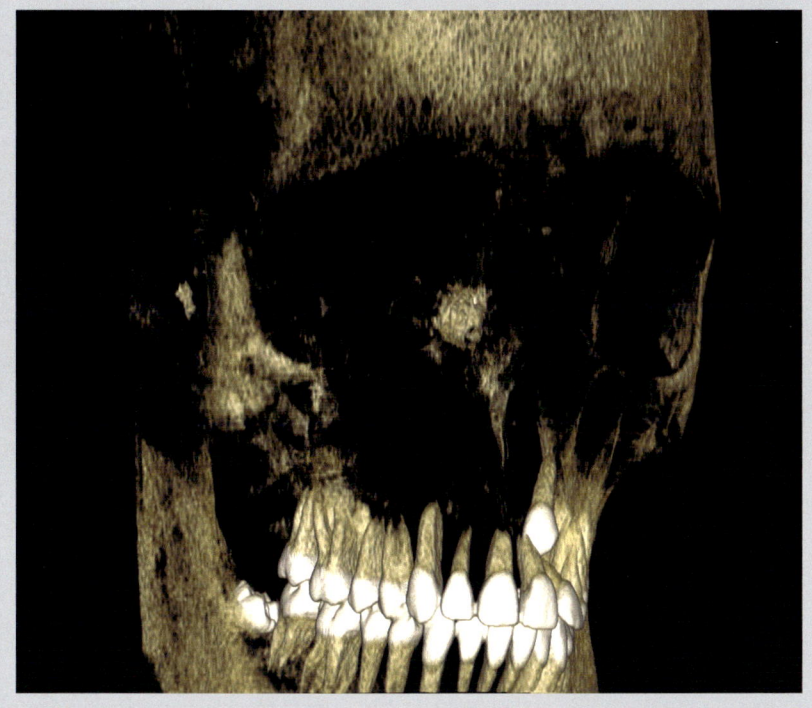

8A	8B	8C

9A	9B	10A	10B

Abb. 6-8a bis c Mit dem VRT ist eine interaktive 3-D-Darstellung der Zahn-wurzeln möglich, indem selektiv Gewebe anderer Dichte entfernt werden.

Abb. 6-9a und b Auf dem VRT-Bild las-sen sich auch impaktierte Zähne unter-suchen. Beachte die sofort erkennbare Ausrichtung des Zahns auf der 3-D-Dar-stellung im Vergleich zu den klassischen axial-koronal-sagittalen Ansichten.

Abb. 6-10a und b Die VRT kann zur hochauflösenden Rekonstruktion von Knochenbereichen verwendet werden.

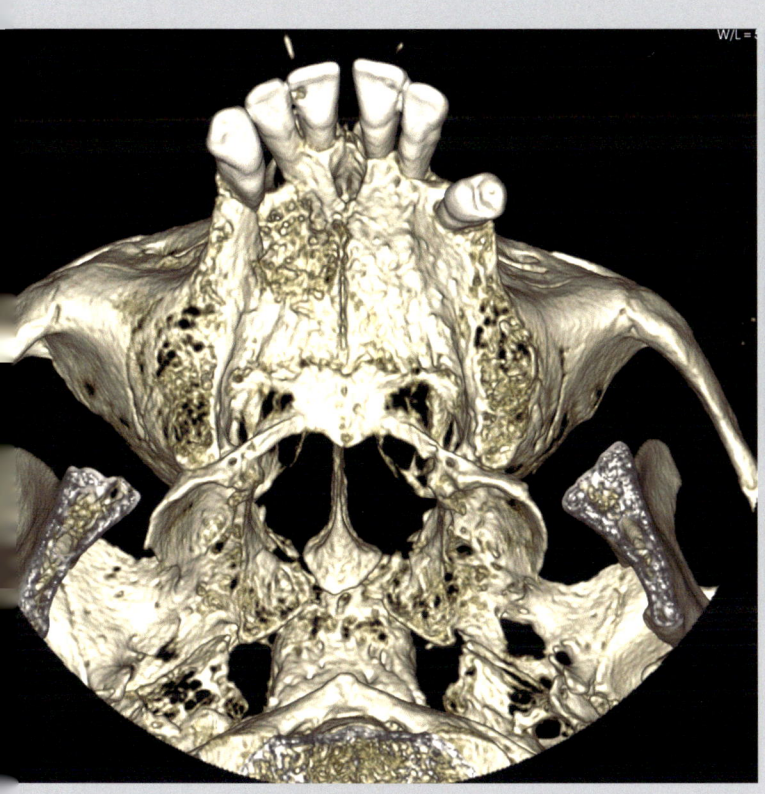

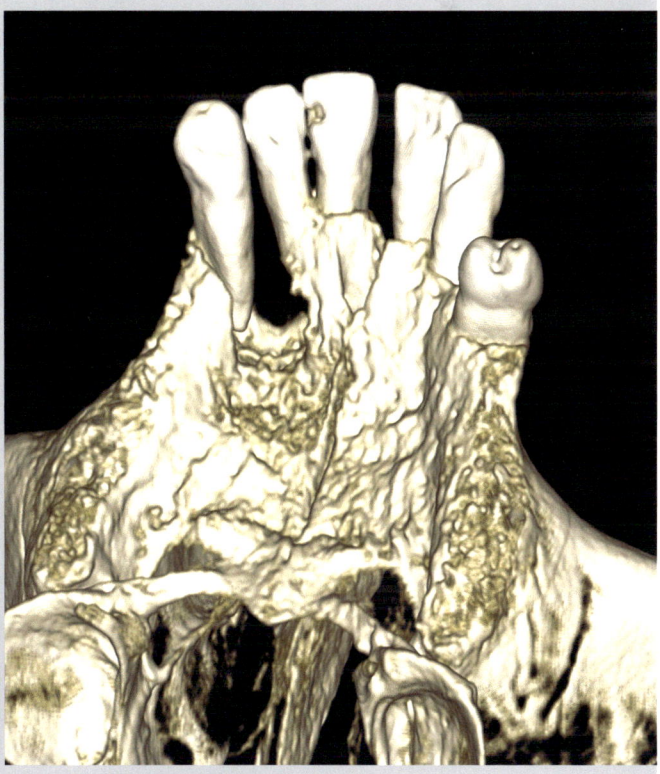

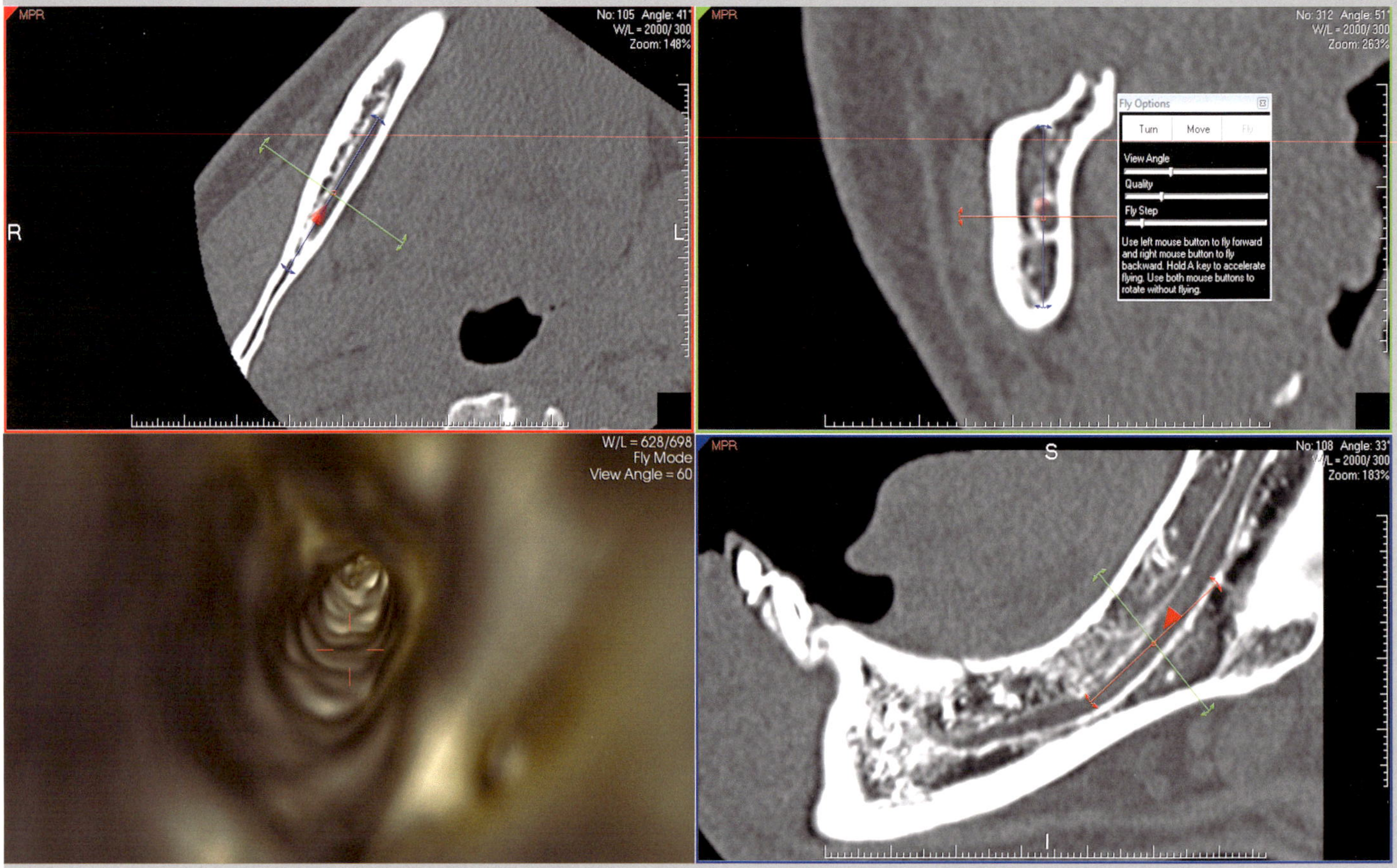
MPR
No: 105 Angle: 41°
W/L = 2000/300
Zoom: 148%
R
L
MPR
No: 312 Angle: 51°
W/L = 2000/300
Zoom: 263%
Fly Options
Turn
Move
View Angle
Quality
Fly Step
Use left mouse button to fly forward and right mouse button to fly backward. Hold A key to accelerate flying. Use both mouse buttons to rotate without flying.
W/L = 628/698
Fly Mode
View Angle = 60
MPR
S
No: 108 Angle: 33°
Zoom: 183%

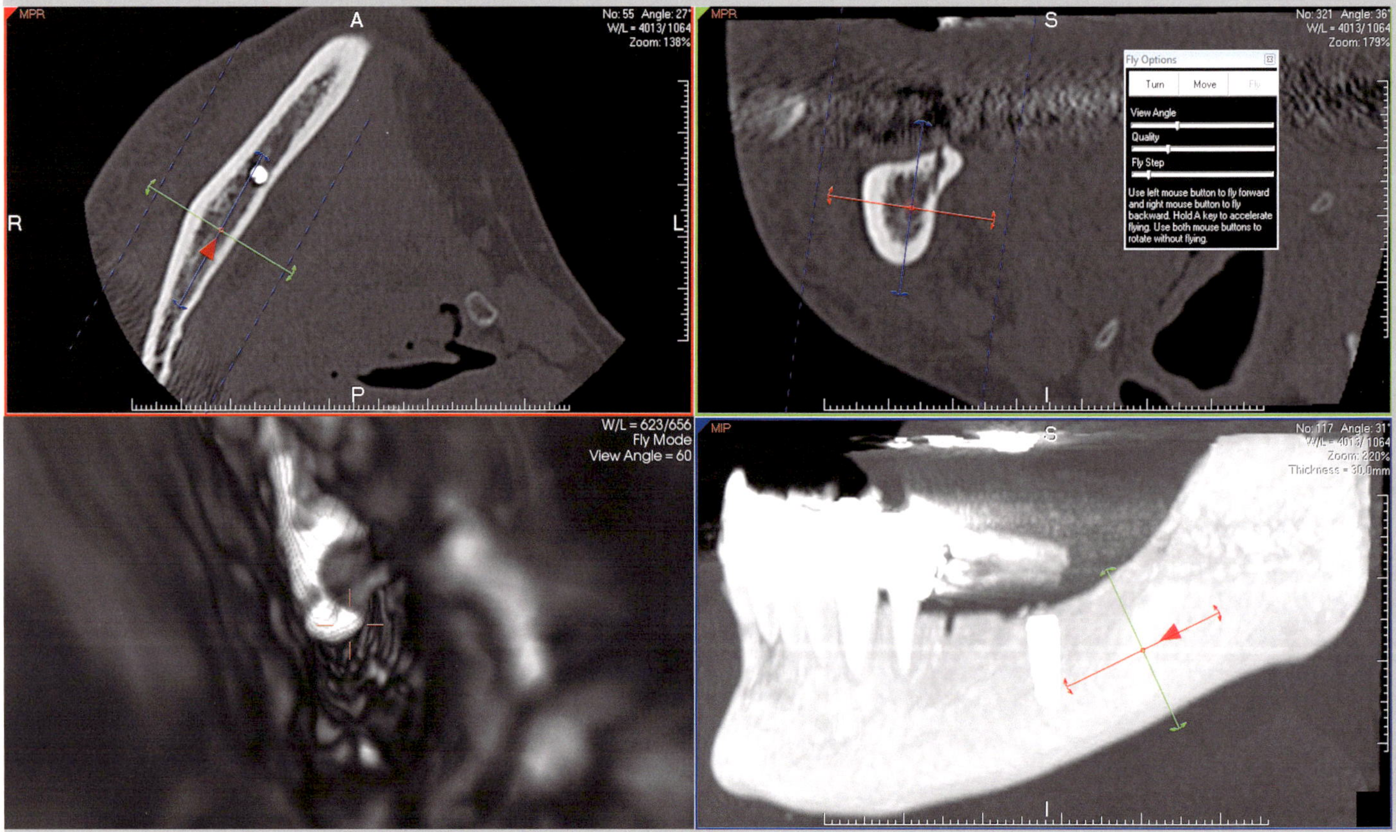
MPR
A
No: 55 Angle: 27°
W/L = 4013/1064
Zoom: 138%
R
L
P
MPR
S
No: 321 Angle: 36°
W/L = 4013/1064
Zoom: 179%
Fly Options
Turn
Move
View Angle
Quality
Fly Step
Use left mouse button to fly forward and right mouse button to fly backward. Hold A key to accelerate flying. Use both mouse buttons to rotate without flying.
W/L = 623/656
Fly Mode
View Angle = 60
MIP
S
No: 117 Angle: 31°
Zoom: 220%
Thickness = 30.0mm

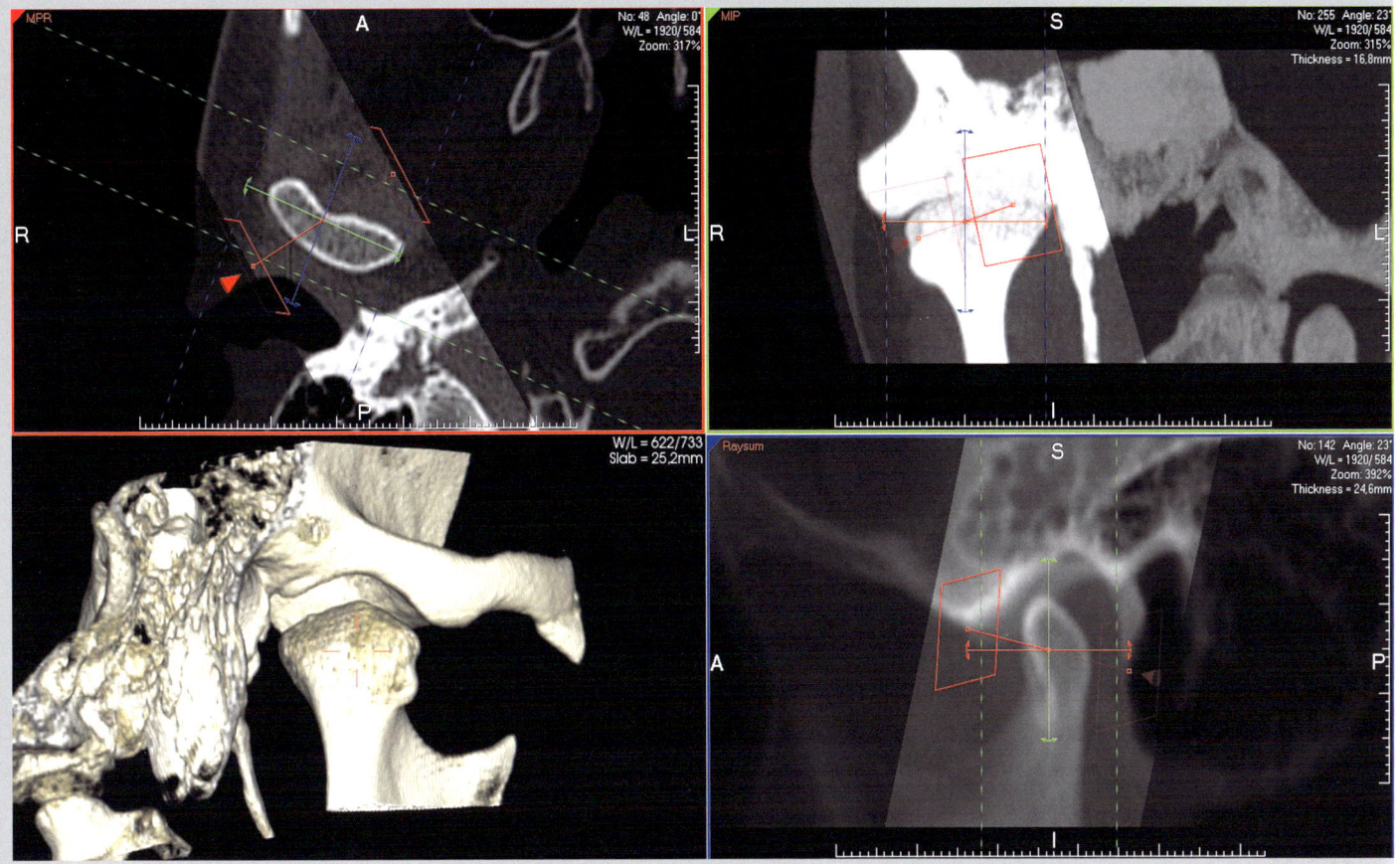

11	13

| 12 | |

Abb. 6-11 Navigation im Canalis mandibularis mittels virtueller Endoskopie.

Abb. 6-12 Ausschluss eines Implantateinbruchs in den Canalis mandibularis mittels virtueller Endoskopie.

Abb. 6-13 Untersuchung des Temporomandibulargelenks mittels TSR. Es sind nur die drei zu untersuchenden Bereiche dargestellt (linker Bereich), alles außerhalb des Field of view wird automatisch ausgeblendet (schattierter Bereich).

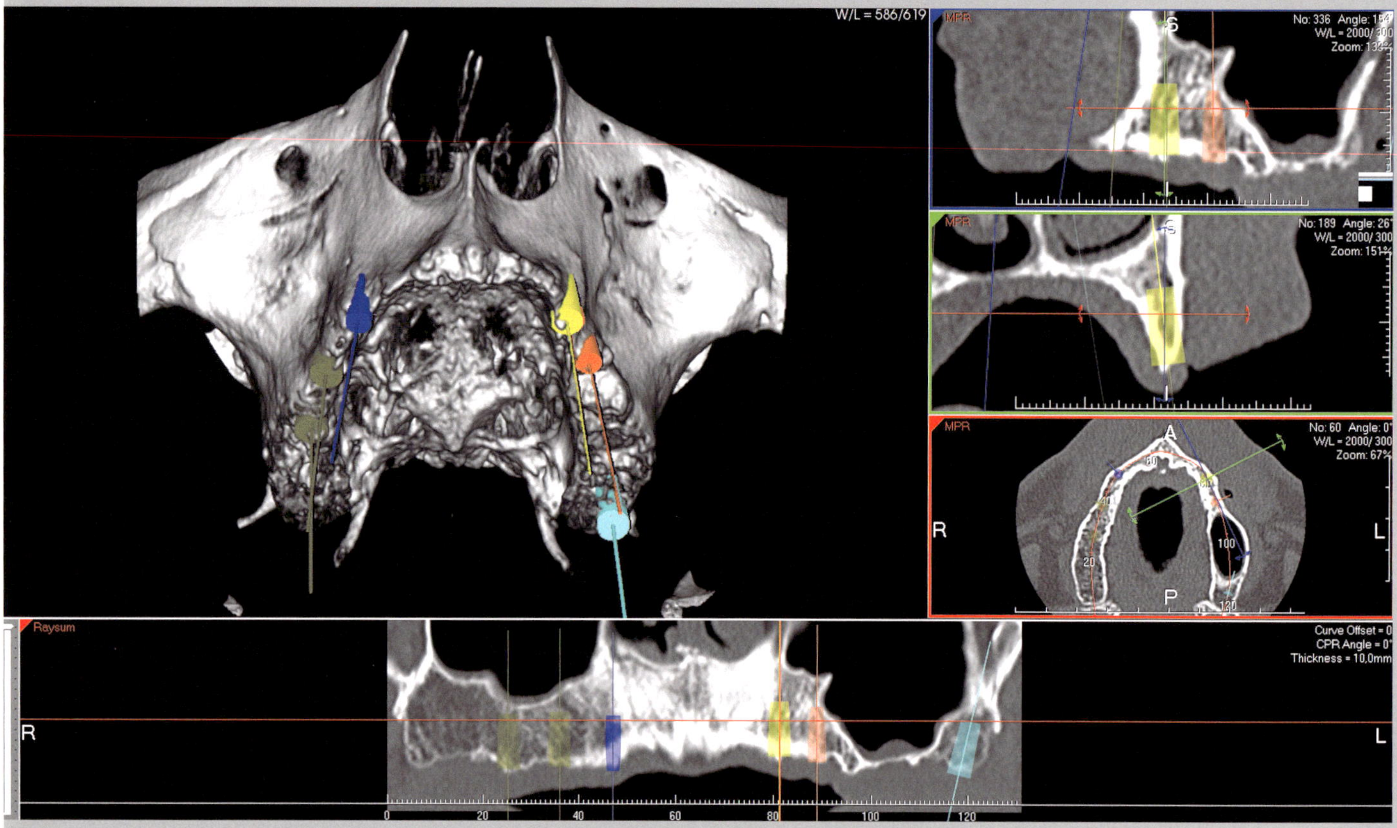
W/L = 586/619
MPR
No: 336 Angle: 154
MPR
No: 189 Angle: 26
W/L = 2000/300
Zoom: 151%
MPR
No: 60 Angle: 0
W/L = 2000/300
Zoom: 67%
A
R
L
P
Raysum
Curve Offset = 0
CPR Angle = 0°
Thickness = 10,0mm
R
L
0
20
40
60
80
100
120

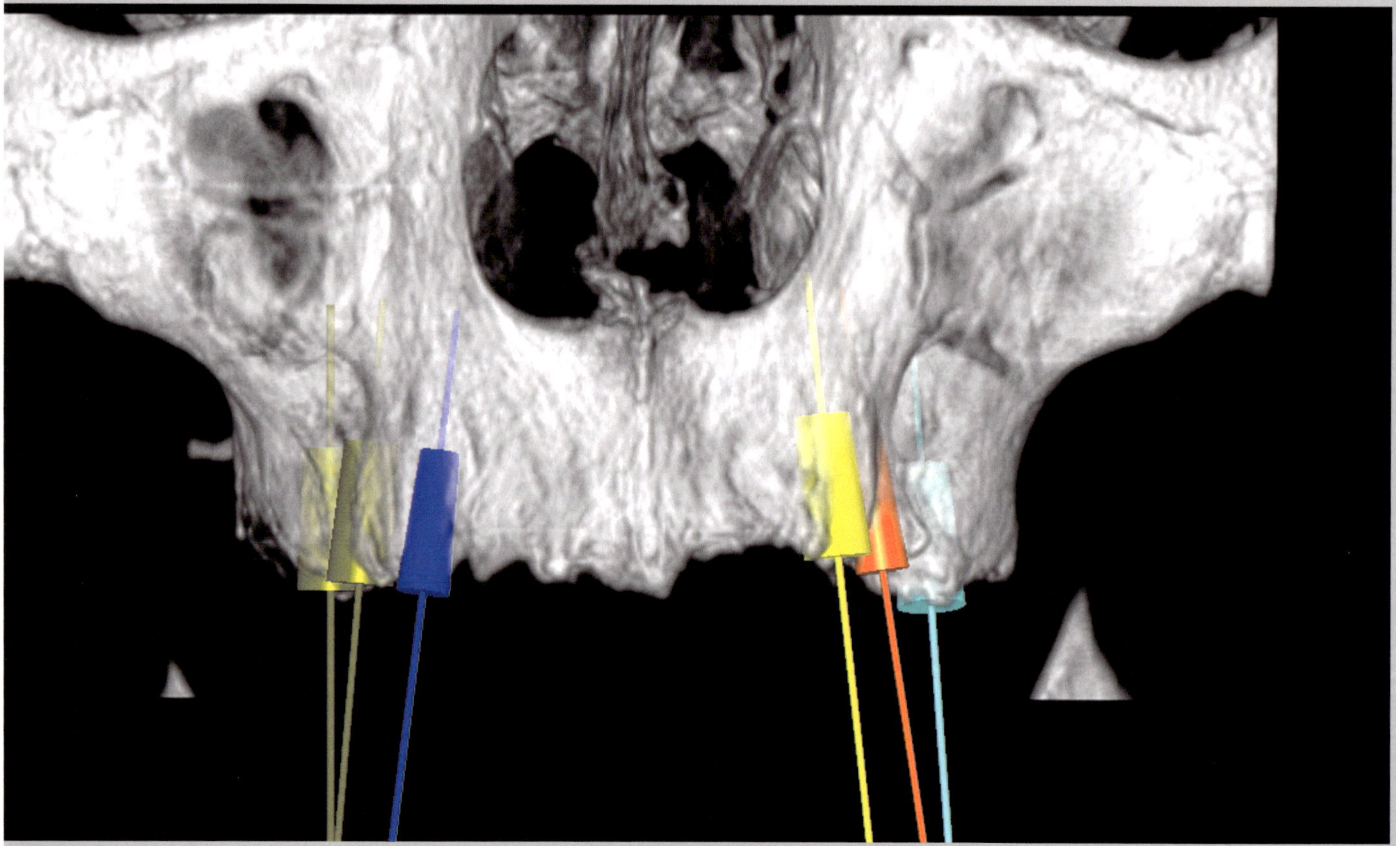

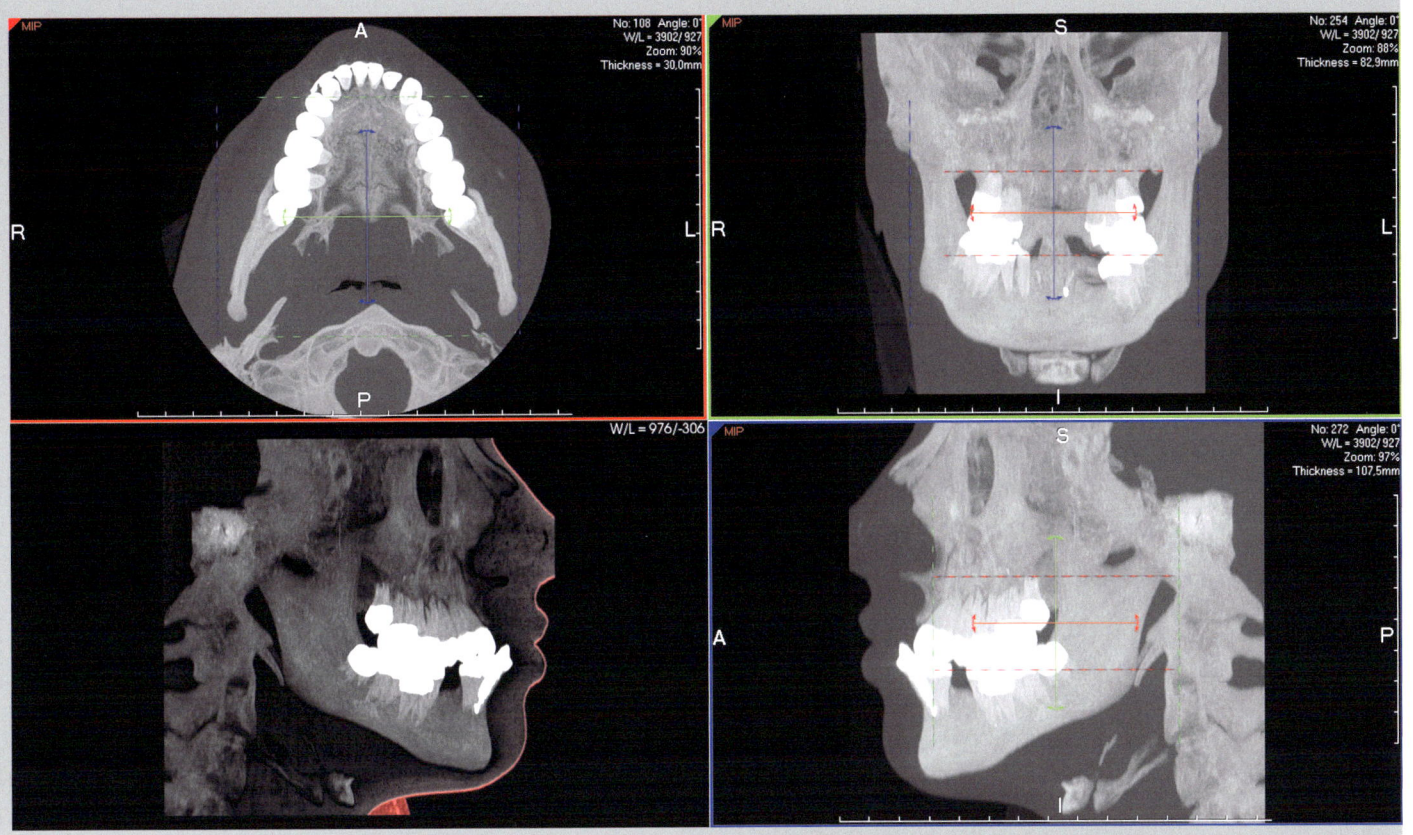

14A

15

14B

Abb. 6-14a Simuliertes Einsetzen von Implantaten und Überlagerung der entsprechenden Schnitte in allen Ansichten.

Abb. 6-14b 3-D-Rekonstruktion der durchsichtigen Knochenbereiche, sodass Position und Neigung der Implantate zu erkennen sind. Die Verlängerung der Mittellinie erlaubt die Überprüfung der Machbarkeit der geplanten Prothese.

Abb. 6-15 Anwendung der Maximumintensitätsprojektion (MIP) in 2-D und 3-D auf einen Satz CT-Schnitte. Mit der 2-D-MIP lässt sich in jeder beliebigen Ebene eine Visualisierung vom Röntgen-Typ erzeugen.

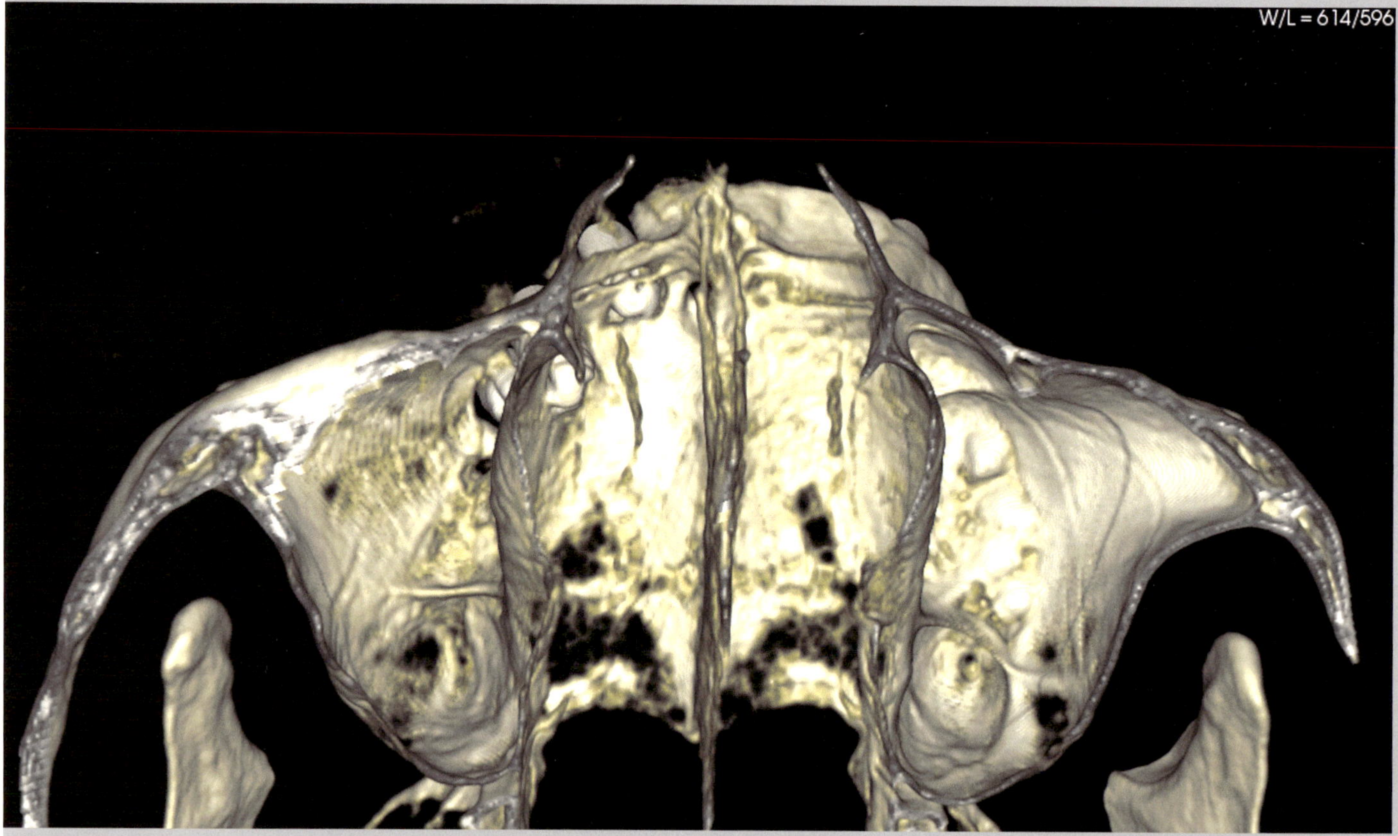
W/L = 614/596

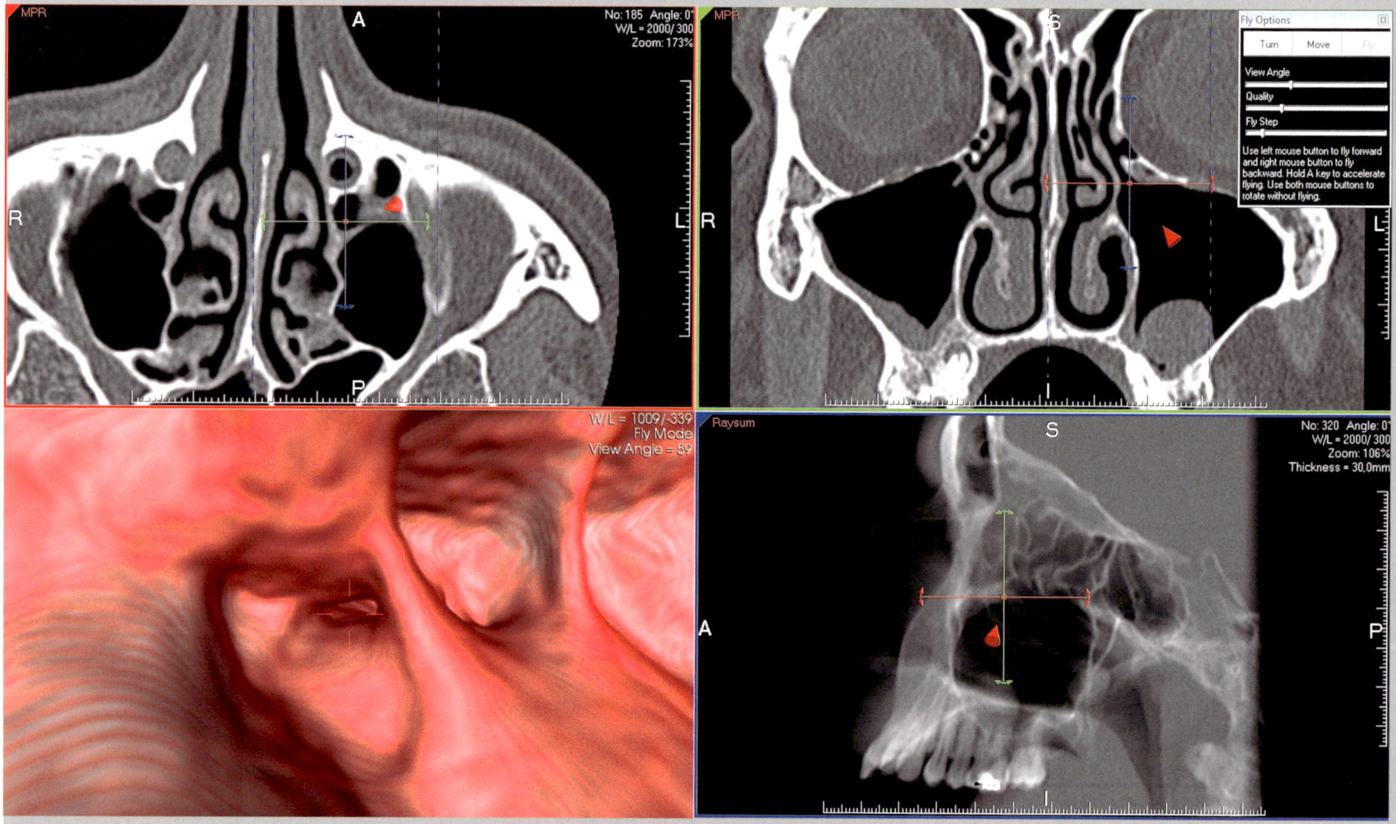
MPR
A
No: 185 Angle: 0°
W/L = 2000/ 300
Zoom: 173%
R
L
P
MPR
S
Fly Options
Turn
Move
Fly
View Angle
Quality
Fly Step
Use left mouse button to fly forward and right mouse button to fly backward. Hold A key to accelerate flying. Use both mouse buttons to rotate without flying.
R
L
I
W/L = 1009/-339
Fly Mode
View Angle = 59
Raysum
S
No: 320 Angle: 0°
W/L = 2000/ 300
Zoom: 106%
Thickness = 30,0mm
A
P
I

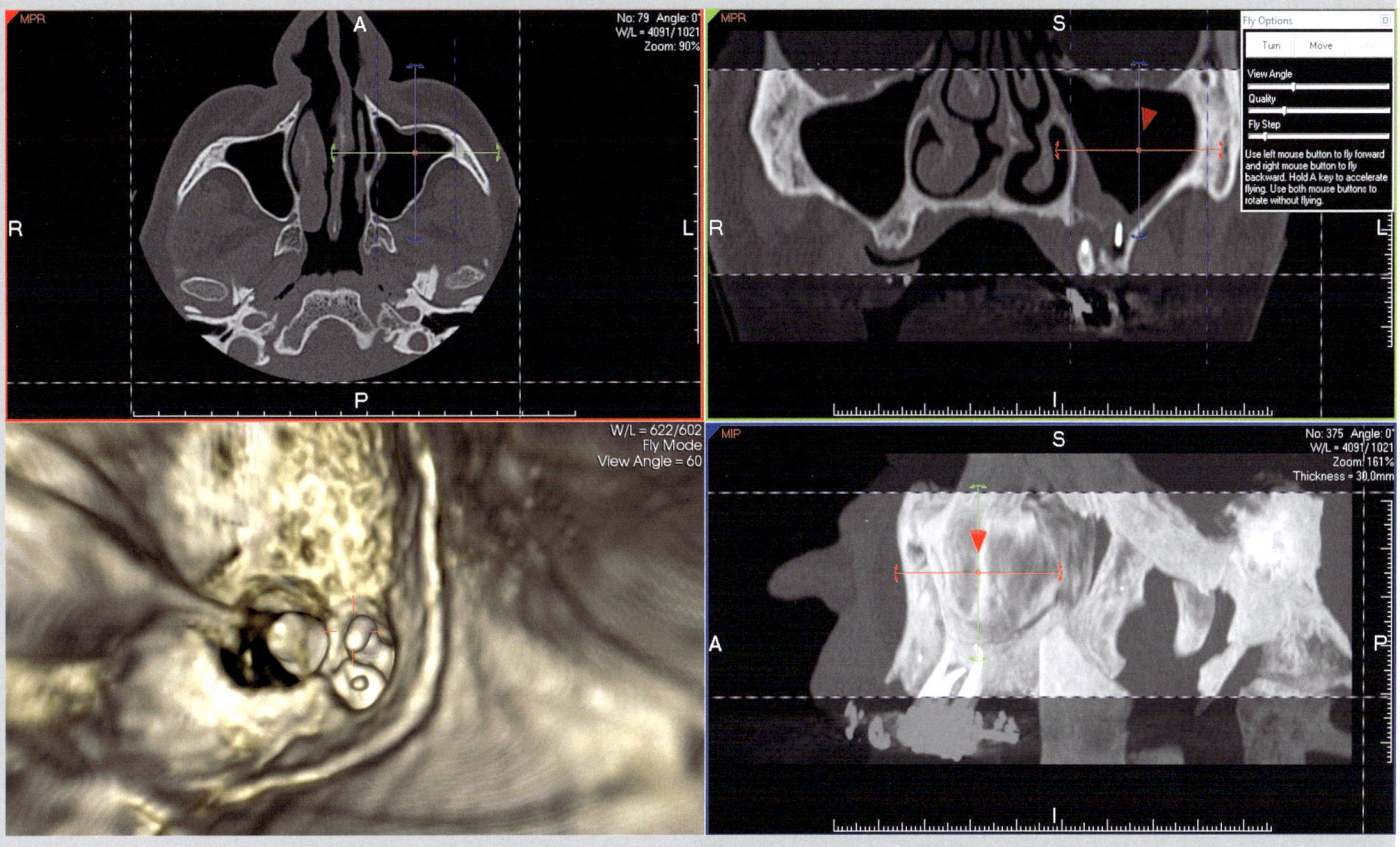

Abb. 6-16 Hochauflösende 3-D-Rekonstruktion der Knochenbereiche im Oberkiefer und Abklärung von Septen.

Abb. 6-17 Darstellung des Ostiums des Sinus maxillaris entlang der Multiplanar-rendering-Schnitte und virtuelle Endoskopie mit VRT-Überlagerung der Weichgewebe zur Überprüfung der Durchgängigkeit.

Abb. 6-18 Virtuelle Endoskopie zur Analyse der Position der Zahnwurzeln zum Sinusboden.

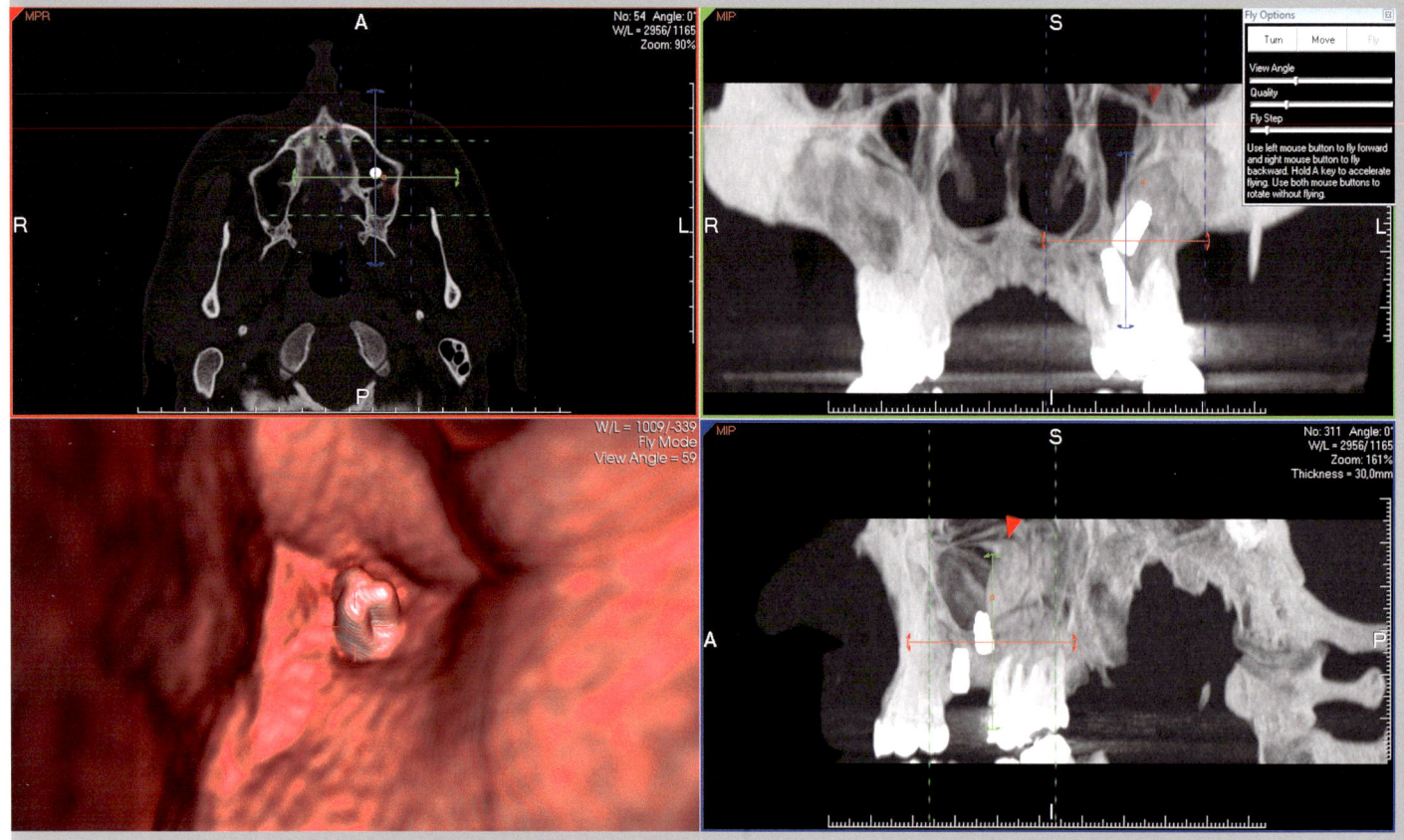

19A 19B

19C

Abb. 6-19a bis c Virtuelle Endoskopie des Sinus maxillaris zum Aufsuchen eines verlorenen Implantats. Durch die VRT lässt sich das Implantat gegenüber dem Gewebe abgrenzen (a), das Metall selektiv herausfiltern, indem das umliegende Gewebe durchsichtig erscheint, (b) oder die Linse auf die Rekonstruktion der Knochengewebe fokussieren (c). Allerdings muss erwähnt werden, dass die Computertomografie nicht klären kann, ob die Sinusmembran (von weniger als 1 mm Dicke) das Implantat vollständig umgibt oder ob die Metalloberfläche im Sinuslumen exponiert ist.

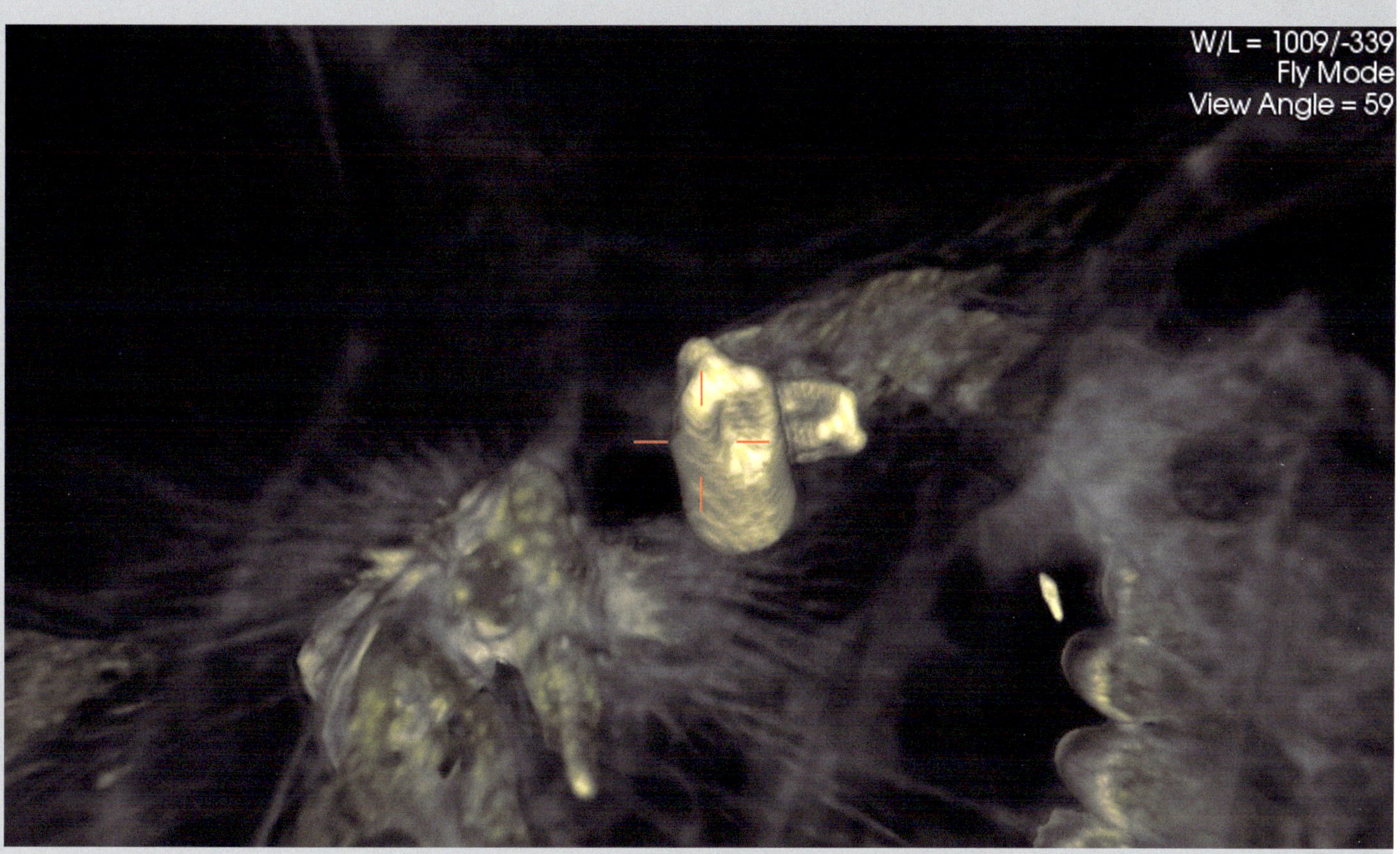

W/L = 1009/-339
Fly Mode
View Angle = 59

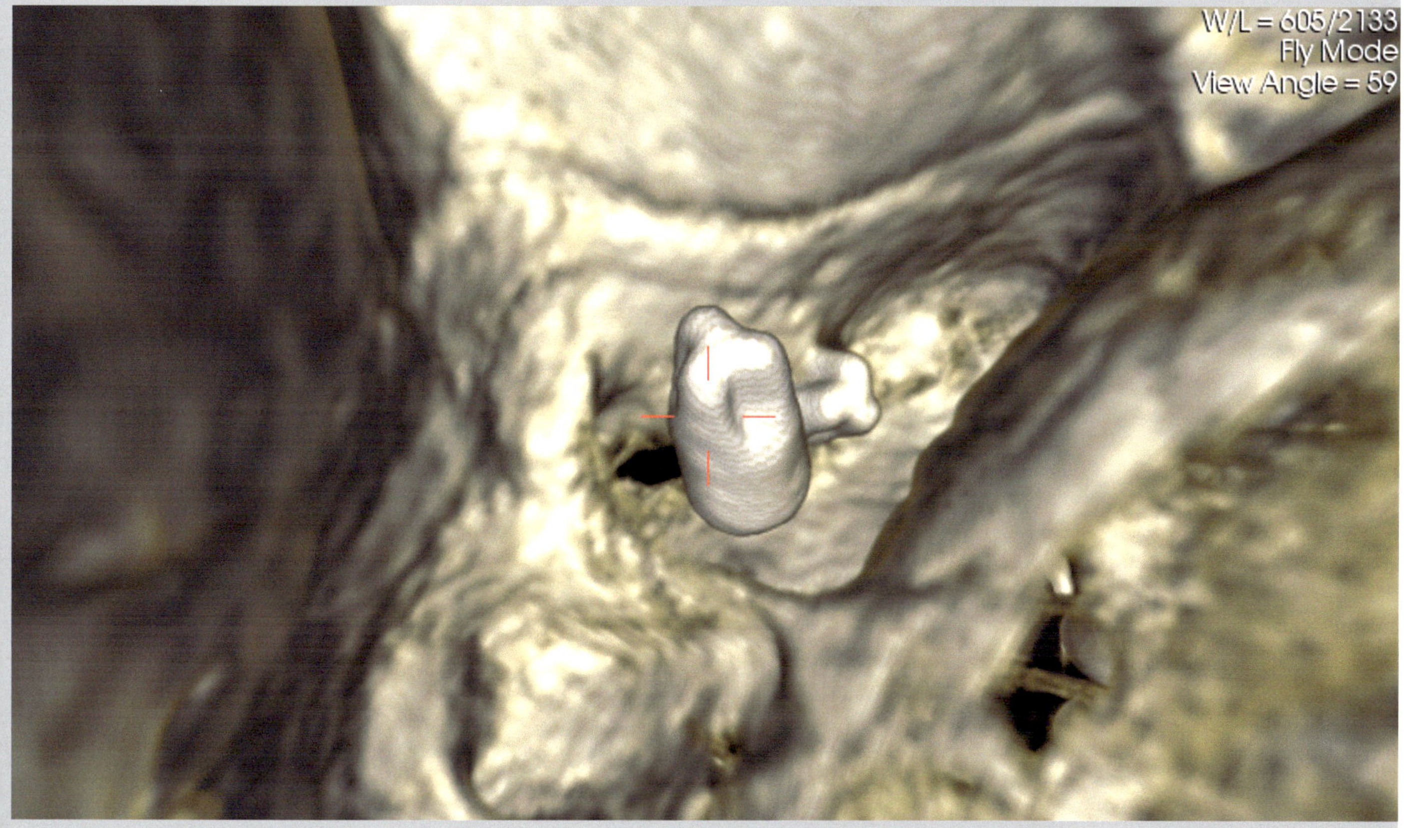

W/L = 605/2133
Fly Mode
View Angle = 59

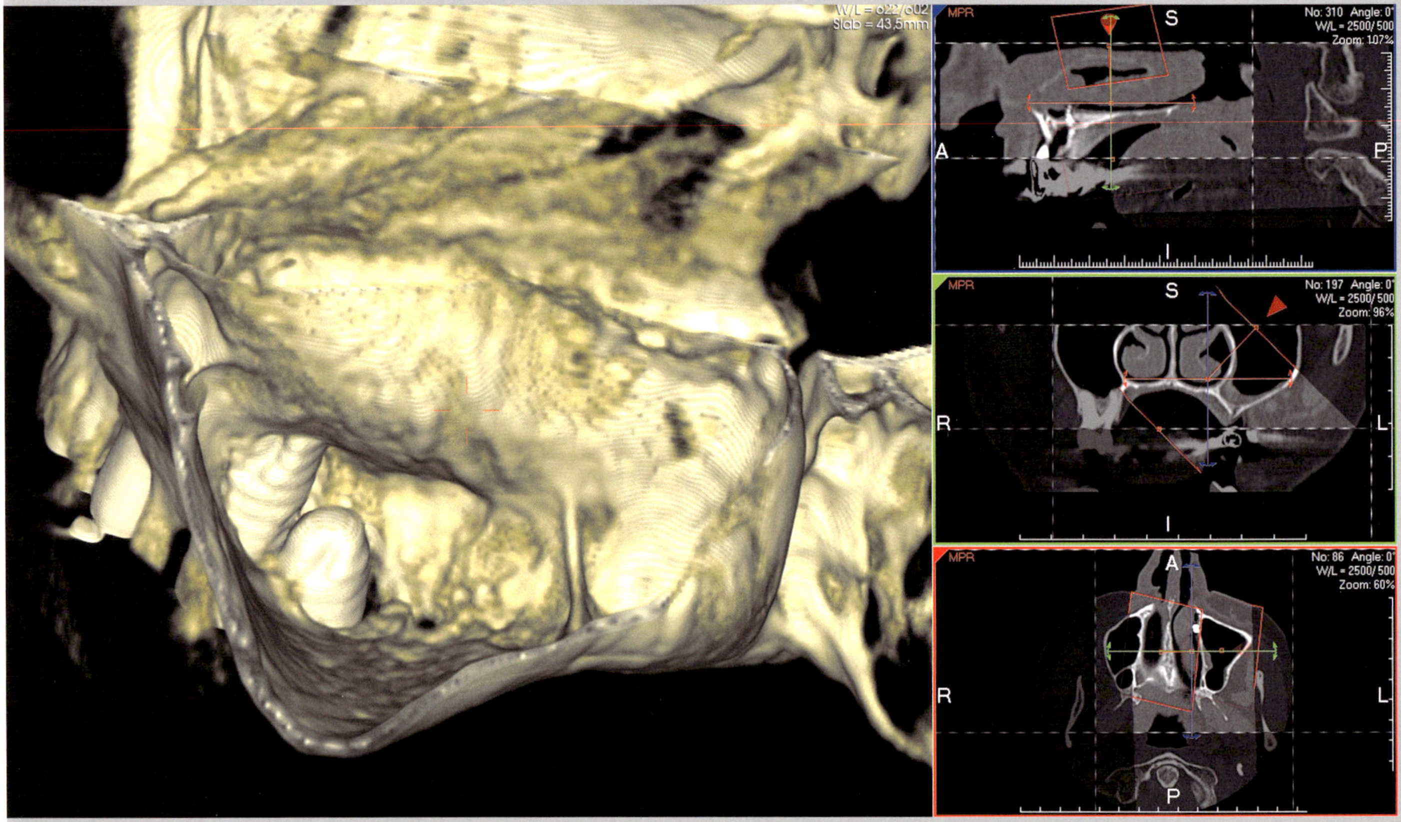
Slab = 43,5mm
MPR
S
A
P
I
No: 310 Angle: 0°
W/L = 2500/500
Zoom: 107%
MPR
S
R
L
I
No: 197 Angle: 0°
W/L = 2500/500
Zoom: 96%
MPR
A
R
L
P
No: 86 Angle: 0°
W/L = 2500/500
Zoom: 60%

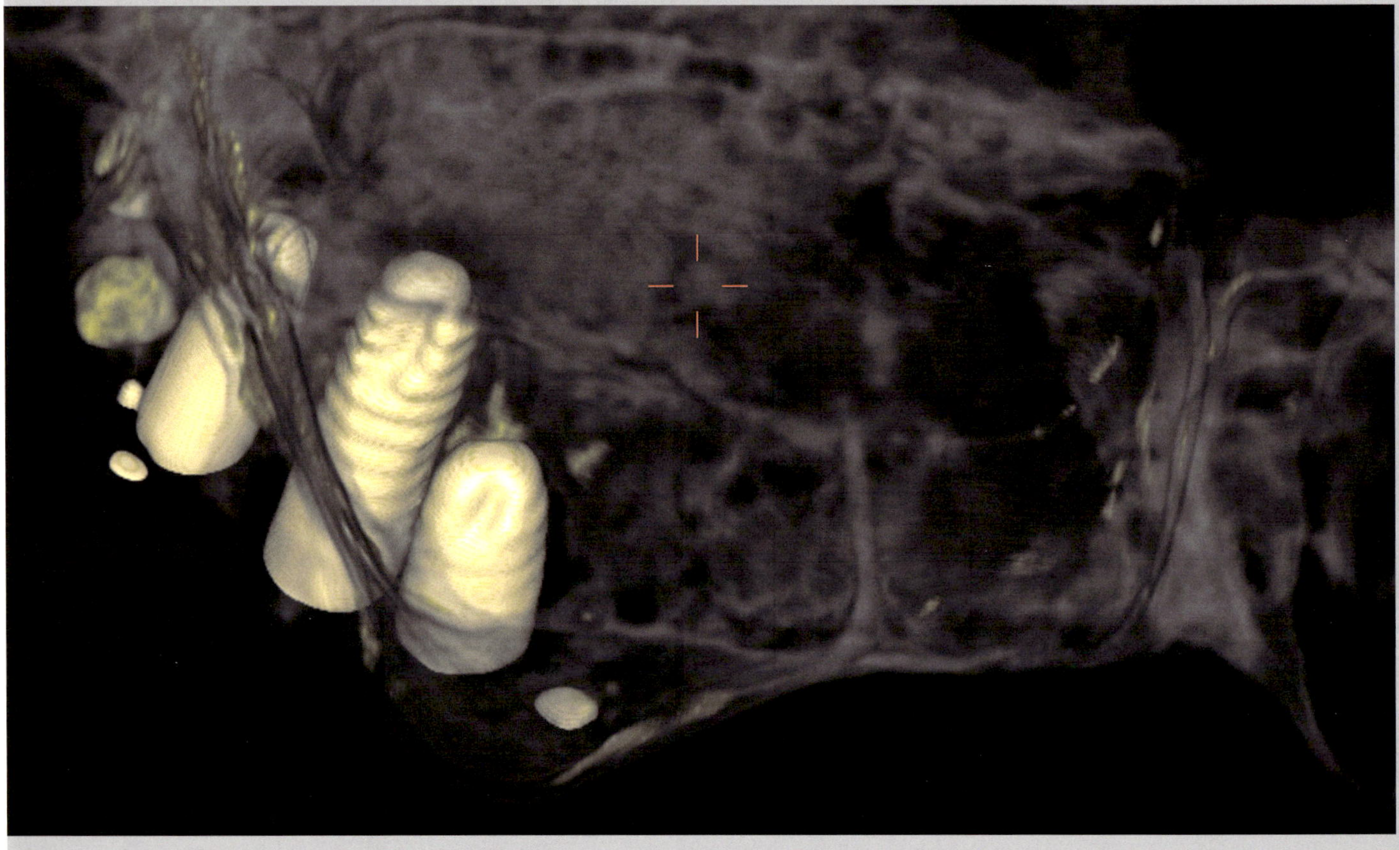

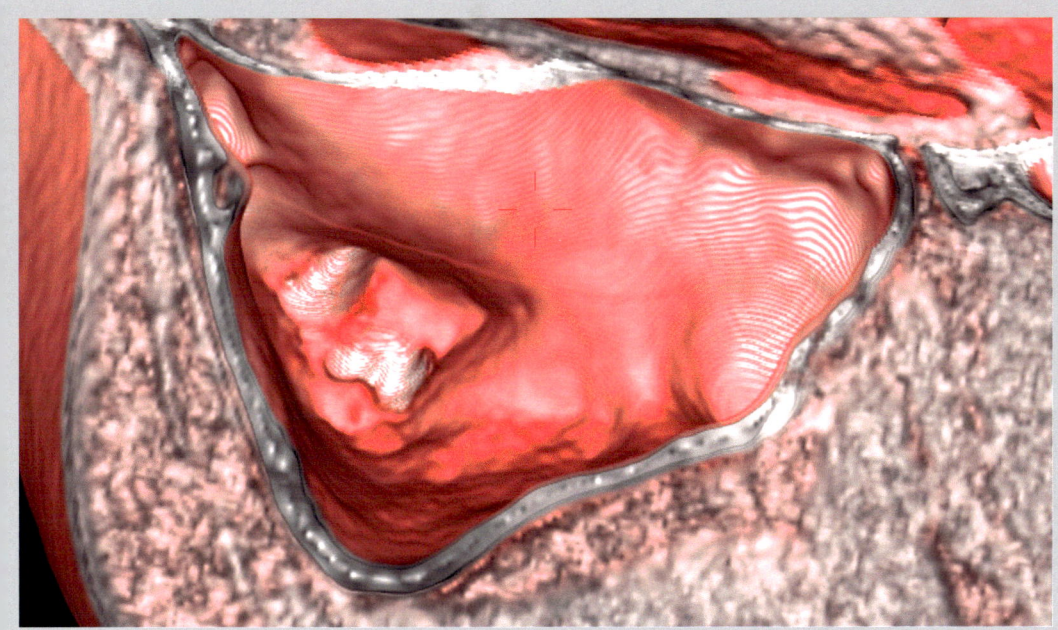

20A	20C
20B	21

Abb. 6-20a bis c Einteilung des Sinus maxillaris mittels TSR mit Bezug zum Implantat zur postoperativen Analyse (a, b). In der VRT-Darstellung der Weichgewebe auf dem Knochen zeigt sich das Implantat oberhalb der Schleimhaut (c).

Abb. 6-21 Virtuelle Endoskopie des Canalis nasopalatinus bei dem Patienten aus Abbildung 6-20. Das Implantat (weiß) projiziert sich auf die Nasenschleimhaut (rot).

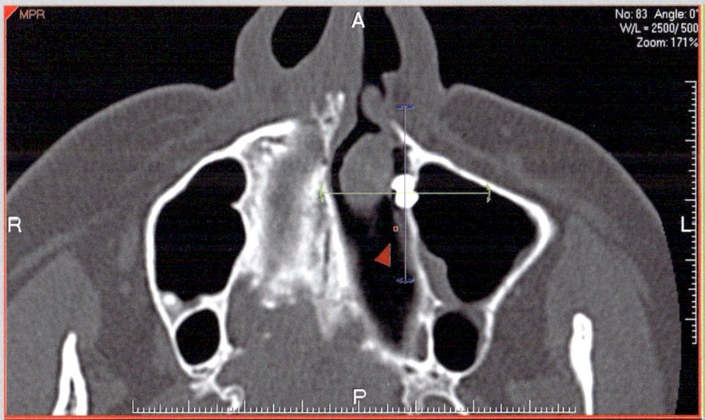

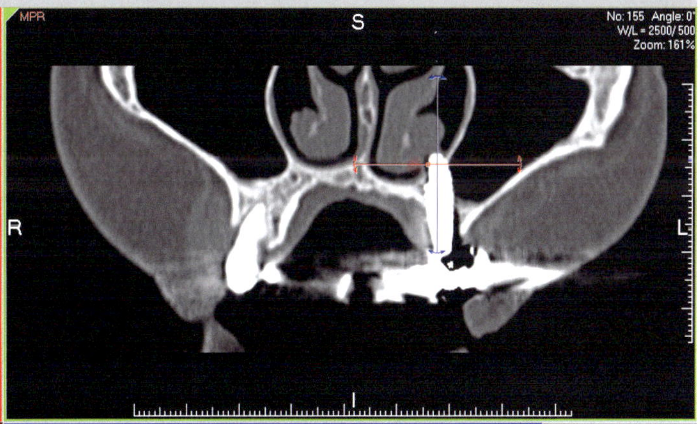

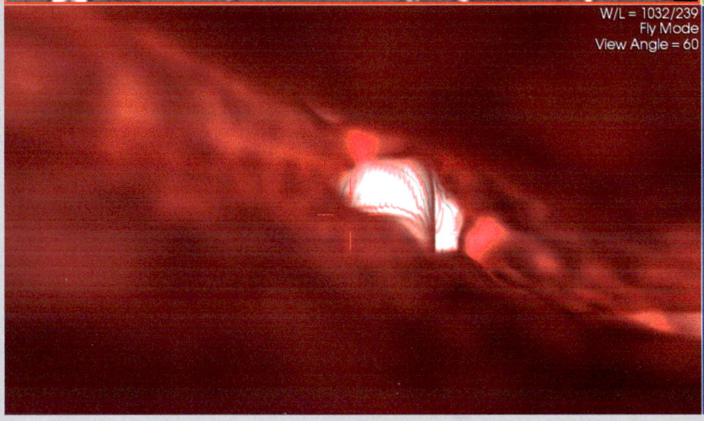

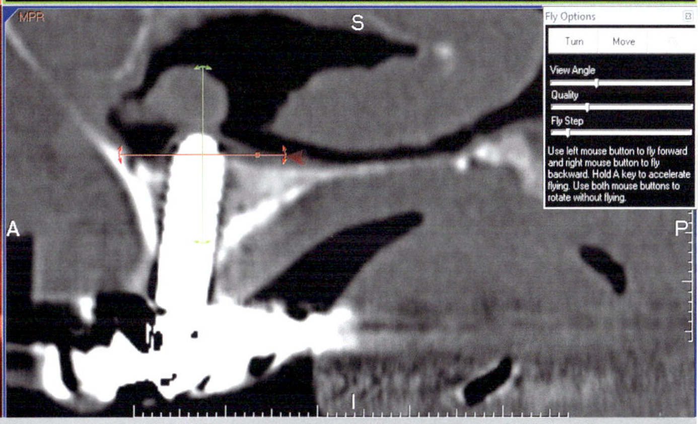

Virtuelle Endoskopie

Bei der Planung von Sinusbodenelevationen müssen Lage und Durchgängigkeit des Ostiums ermittelt werden. Dabei kann sich die virtuelle Endoskopie als hilfreich erweisen [ABB. 6-17]. Außerdem hilft die virtuelle Endoskopie *(1)* bei der morphologischen Untersuchung des Sinuslumens, *(2)* bei der Lokalisation von Zahnwurzeln mit Bezug zum Sinusboden [ABB. 6-18] und *(3)* bei der Abklärung einer Implantatinvasion [ABB. 6-19].

PLANUNG DER SINUSBODEN-AUGMENTATION UND POSTOPERATIVE KONTROLLE

Aufgrund der volumetrischen Informationen der 3-D-Rekonstruktionen handelt es sich um eine präzise und reliable Methode zur Berechnung der Knochenmenge, die für eine ausreichend dicke Rekonstruktion des Alveolarfortsatzes erforderlich ist, damit dentale Implantate platziert werden können. Densitometrische Messungen der postoperativen Computertomografien liefern Informationen zur Transplantatmineralisierung. Außerdem lässt sich das geplante Implantatbett vermessen und Sinuskomplikationen können ausgeschlossen werden [ABB. 6-20 UND 6-21]. Allerdings muss betont werden, dass sich keine Informationen über die Osseointegration dentaler Implantate ableiten lassen. Dies ist nur durch eine histologische Untersuchung einer Biopsie möglich.[19]

SCHLUSSFOLGERUNGEN

Mithilfe der modernen digitalen bildgebenden Verfahren lassen sich heute eine Vielzahl von Informationen über die Anatomie und Pathologie der Patienten sammeln. Die neue Generation hochauflösender Bilder macht alle multiplanaren und volumetrischen Rekonstruktionen möglich, die erforderlich sind, um eine vollständige und sofortige Diagnose zu stellen und den Arzt bei der Definition eines korrekten Behandlungsplans zu unterstützen. Die Möglichkeit, mit dem virtuellen Modell des Patienten interagieren zu können, statt 2-D-Daten auf Röntgenbildern interpretieren zu müssen, bedeutet für den Operateur mehr Sicherheit und Vorwissen, verkürzt die Operationsdauer und reduziert die Risiken für den Patienten. All diese Vorteile sind heute für jeden Zahnarzt nutzbar und stellen den ersten Schritt auf dem Weg zur erforderlichen Kombination von virtueller Diagnostik und klinischer Praxis dar.

LITERATUR

1. Abrahams JJ. The role of diagnostic imaging in dental implantology. Radiol Clin North Am 1993;31:163–180.

2. Cortivo P, Bordignon D, Betti D. Tositti R. Professional responsibility in implantology. 2 [in Italian]. Dent Cadmos 1988;56(20):60–71.

3. Harris D, Buser D, Dula K, et al. E.A.O. guidelines for the use of diagnostic imaging in implant dentistry. A consensus workshop organized by the European Association for Osseointegration in Trinity College Dublin. Clin Oral Implants Res 2002;13:566–570.

4. Franchini MC, Rossi G, Pernotti M, et al. Diagnosi e processo decisional nel trattamento impianto-protesico dell'edentulia totale. Implantologia 2005;2:119–132.

5. Weinberg LA. CT scan as a radiologic database for optimum implant orientation. J Prosthet Dent 1993;69:381–385.

6. Schwarz MS, Rothman SL, Rhodes ML, Chafetz N. Computed tomography: Part I. Preoperative assessment of the mandible for endosseous implant surgery. Int J Oral Maxillofac Implants 1987;2:137–141.

7. Schwarz MS, Rothman SL, Rhodes ML, Chafetz N. Computed tomography: Part II. Preoperative assessment of the maxilla for endosseous implant surgery. Int J Oral Maxillofac Implants 1987;2:143–148.

8. Basten CH, Kois JC. The use of barium sulfate for implant templates. J Prosthet Dent 1996;76:451–454.

9. Belloni GM. The role of CT scans in maxillary sinus augmentation surgery. In: Testori T, Weinstein R, Wallace S (eds). Maxillary Sinus Surgery and Alternatives in Treatment. London: Quintessence, 2009:81–90.

10. Tardieu PB, Vrielinck L, Escolano E. Computer-assisted implant placement. A case report: Treatment of the mandible. Int J Oral Maxillofac Implants 2003;18:599–604.

11. Heiken JP, Brink JA, Vannier MW. Spiral (helical) CT. Radiology 1993;189:647–656.

12. Bahat O. Treatment planning placements of implants in the posterior maxillae: Report of 732 consecutive Nobelpharma implants. Int J Oral Maxillofac Implants 1993;8:151–161.

13. Bassi F, Procchio M, Fava C, Schierano G, Preti G. Bone density in human dentate and edentulous mandibles using computed tomography. Clin Oral Implants Res 1999;10:356–361.

14. Ulm C, Kneissel M, Schedle A, et al. Characteristic features of trabecular bone in edentulous maxillae. Clin Oral Implants Res 1999;10:459–467.

15. Pasler FA, Visser H. Radiologia. In: Masson. Atlanti di Odontostomatologia. Milan: Masson, 2000.

16. Rosenfeld AL, Mandelaris GA, Tardieu PB. Prosthetically directed implant placement using computer software to ensure precise placement and predictable prosthetic outcomes. Part 1: Diagnostics, imaging, and collaborative accountability. Int J Periodontics Restorative Dent 2006;26:215–221.

17. Testori T, Sacerdoti S, Barenghi A, Salvato A. La tomografia assiale computerizzata nella moderna implantologia: Reali vantaggi per una corretta programmazione chirurgica-protesica, dose assorbita dal paziente. G Ital Osteointegrazione 1993;1:19–28.

18. Dula K, Buser D. Computed tomography/oral implantology. Dental-CT: A program for the computed tomographic imaging of the jaws. The indications for preimplantological clarification [in French, German]. Schweiz Monatsschr Zahnmed 1996;106:550–563.

19. Belloni GM, Testori T, Francetti L, Bianchi F. TC spirale in implantologia: Valutazione della dose radiante assorbita. Dent Cadmos 1999;2:55–58.

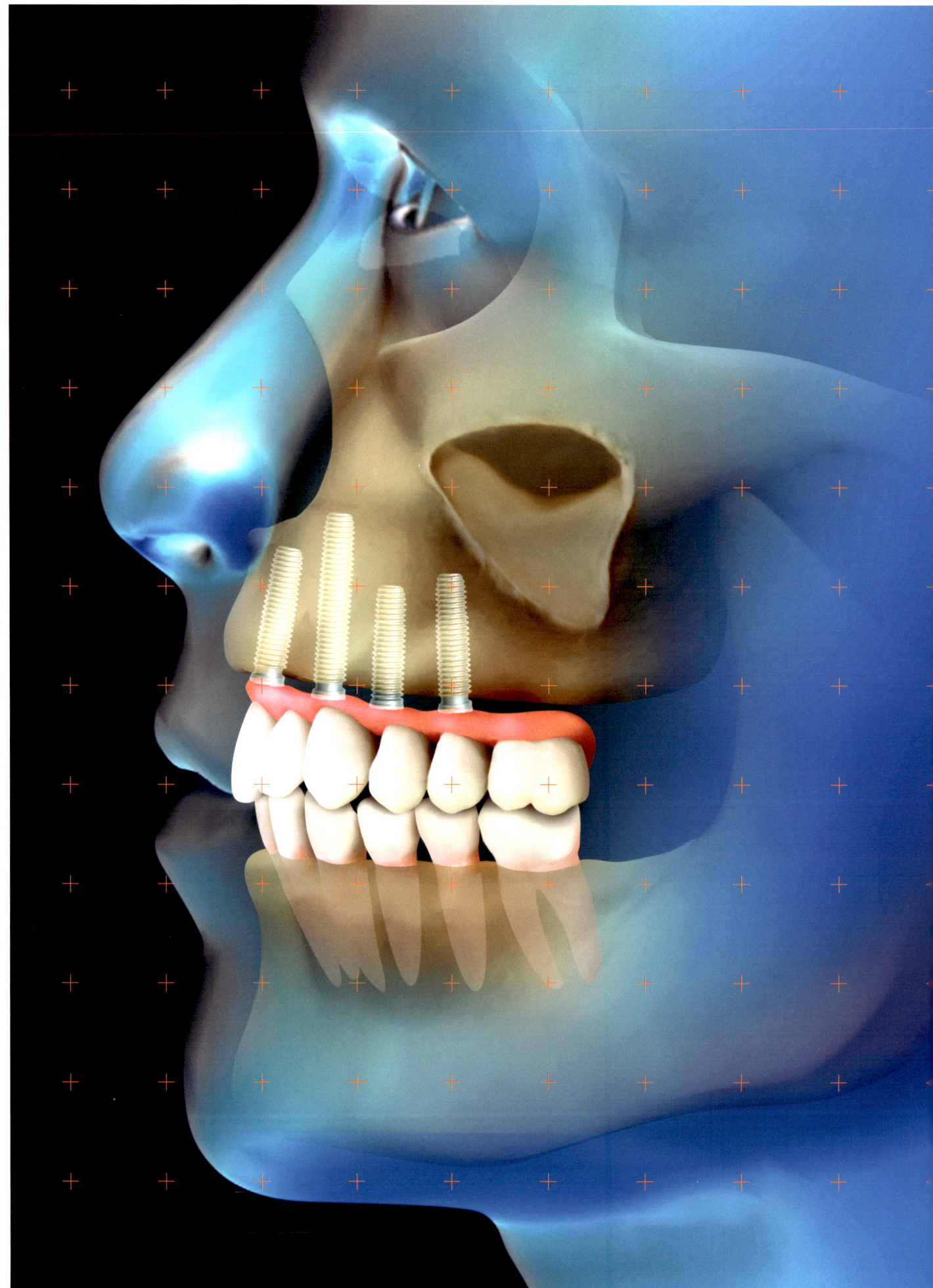

T. TESTORI
F. GALLI
M. CAPELLI
F. ZUFFETTI
A. PARENTI
L. FUMAGALLI
I. FRANCHINI
M. C. ROSSI
M. DEL FABBRO
UND DAS
GALEAZZI-
IMPLANTATIONSTEAM

Therapeutischer Ansatz der Implantologischen Abteilung des Istituto Ortopedico Galeazzi (Mailand)

07

07

1. TEIL: KLINISCHE VERFAHREN

Die Sofortbelastung bei unbezahnten Patienten und solchen mit nicht erhaltungswürdiger Restbezahnung reduziert die Invasivität der chirurgischen Eingriffe und mildert die psychischen und sozialen Belastungen durch Verkürzung des Intervalls ohne Zähne. Es ist nur ein einzelner chirurgischer Eingriff erforderlich, was für die Patienten körperlich weniger belastend ist. Außerdem müssen die Patienten während der Heilung keine herausnehmbare Prothese tragen, die zwar aus speziellen Materialien hergestellt wird, aber trotzdem schmerzhaft und lästig ist. Sofortbelastete Patienten geben postoperativ weniger Beschwerden an als nach dem klassischen Vorgehen behandelte, da die festsitzende Prothese den operierten Bereich besser schützt und die Heilung der Weichgewebe verbessert, die nicht durch die herausnehmbare Prothese geschädigt werden.

Die Sofortbelastung bietet noch weitere Vorteile: Sie reduziert die Anzahl der Behandlungssitzungen bis zur Fertigstellung der Prothese, ermöglicht eine insgesamt wirksamere und erfolgreichere Behandlung und verursacht weniger Kosten als die verzögerte Belastung.[1]

Dieses Kapitel stellt die verschiedenen Ansätze zur Sofortbelastung vor, geordnet nach der Art der beim Patienten vorliegenden Zahnlosigkeit.

PATIENTEN MIT UNBEZAHNTEM UNTERKIEFER

INDEXIERUNGSVERFAHREN

Bestimmung von Kieferrelation, Vertikaldimension und Implantatposition mit einer Operationsschablone

Das korrekte diagnostische Vorgehen umfasst eine extraorale und intraorale klinische Evaluation, gezielte Röntgenuntersuchungen, einartikulierte Modelle und ein diagnostisches Wax-up, sodass die Operation den prothetischen Vorgaben folgen kann und zu vorhersehbaren ästhetischen und funktionellen Ergebnissen führt. Bei zahnlosen Patienten, die eine ästhetisch zufriedenstellende Vollprothese mit korrekter Okklusionsebene tragen, wird ein Duplikat der Prothese angefertigt und die Stabilität der retromolaren Zonen überprüft. Bei fehlerhaften Prothesenparametern sollten vor der Operation die korrekte Vertikaldimension und die okklusale Stabilität wiederhergestellt werden.

Das so vorbereitete Prothesenduplikat wird als Operationsschablone verwendet und liefert dem Techniker Informationen zur Position der Implantate, zur Vertikaldimension und zur korrekten Kieferrelation. Wichtig ist, dass die Schablone in einer präoperativen Sitzung eingepasst wird und ihre Stabilität sowie die korrekte Kieferrelation und die korrekte Okklusion überprüft werden[2] (ABB. 7-1A UND B).

Während der chirurgischen Phase werden nur in den für die Implantation vorgesehenen Bereichen Lappen gebildet, nicht hingegen im retromolaren Bereich (ABB. 7-1C UND D). Die Implantatbettaufbereitung erfolgt abhängig von der röntgenologisch ermittelten Knochenqualität und vor allem den intraoperativen Befunden. Meistens ist bei schlechter Knochenqualität eine zurückhaltende Präparation angezeigt. In jedem Fall muss das Eindrehmoment des Implantats mindestens 40 Ncm betragen. Dieser Wert lässt sich im Unterkiefer nahezu immer erreichen, wenn der interforaminale Knochen dicht oder normal ist.[3]

Bezüglich der Anzahl der Implantate berichtet die Literatur über klinische Fälle mit fünf bis sechs Implantaten mit senkrecht zum Alveolarkamm verlaufender Eindrehachse oder vier Implantaten, von denen zwei nach distal geneigt sind. Die Wahl zwischen diesen beiden Optionen erfolgt klinisch anhand der Unterkieferform,

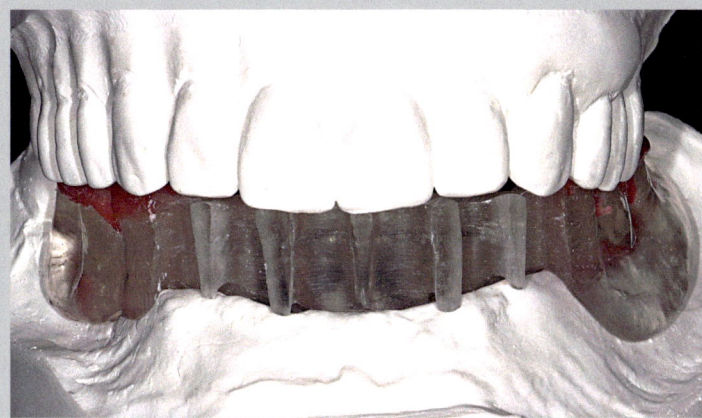
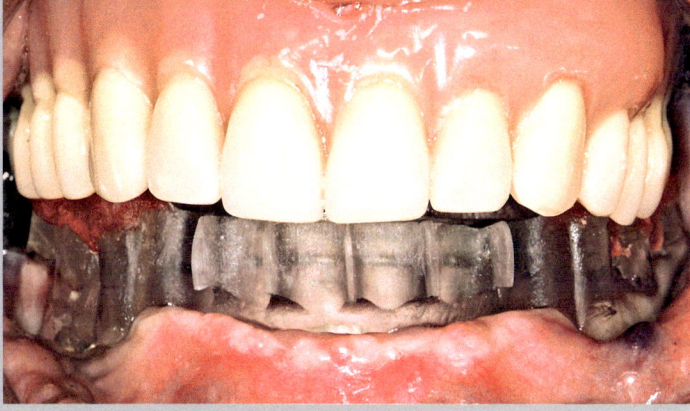

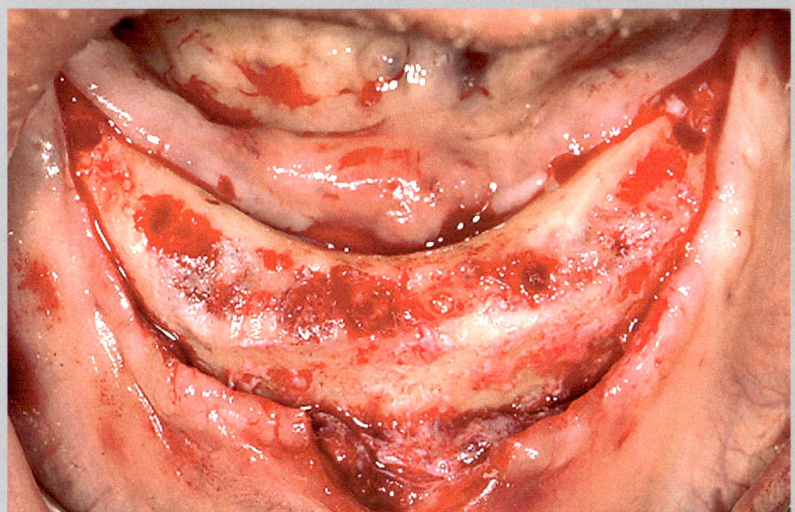
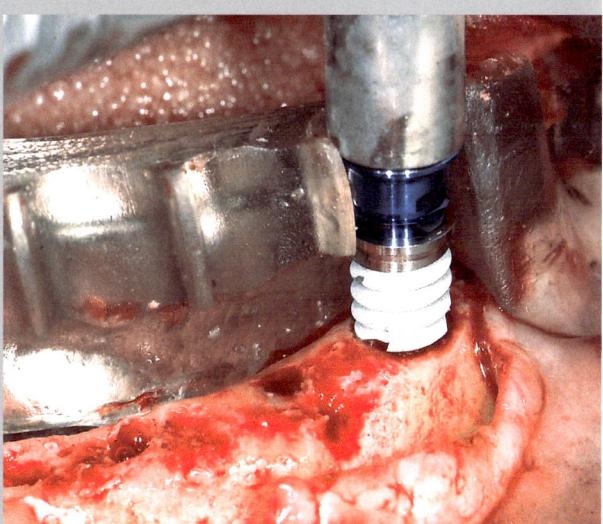

Abb. 7-1 63-jähriger Patient mit zwei Vollprothesen. Die Oberkieferprothese war gut verträglich, die Unterkieferprothese nicht. Mit dem Patienten wurde eine implantatprothetische Rehabilitation des Unterkieferzahnbogens besprochen.

1A	1B
1C	1D

DIAGNOSTISCHE PHASE

Abb. 7-1a und b Frontalansicht der Operationsschablone auf dem Studienmodell (a) und in der Mundhöhle (b) mit adäquater Schleimhautunterstützung im Seitenzahnbereich, der nicht im Bereich des Zugangslappens liegt. Bestimmung der korrekten Kieferrelation mit selbsthärtendem Kunststoff im Seitenzahnbereich. Interforaminal bietet die Operationsschablone eine gute Hilfestellung bei der Implantation.

CHIRURGISCHE PHASE

Abb. 7-1c und d (c) Präparation eines auf den interforaminalen Bereich beschränkten Vollschichtlappens. Ansicht des exponierten Knochens. (d) Mithilfe der Operationsschablone wird das linke distale Implantat eingesetzt. Anschließend wird das rechtsseitige distale Implantat platziert und danach die verbliebenen Implantate in regelmäßigen Abständen zwischen diese beiden Implantate gesetzt.

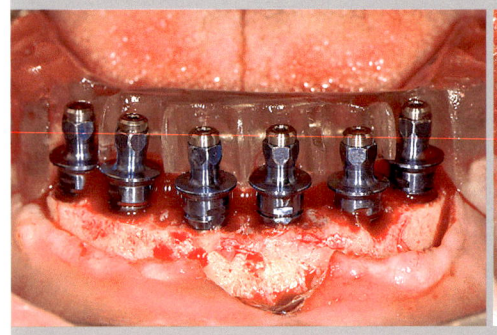
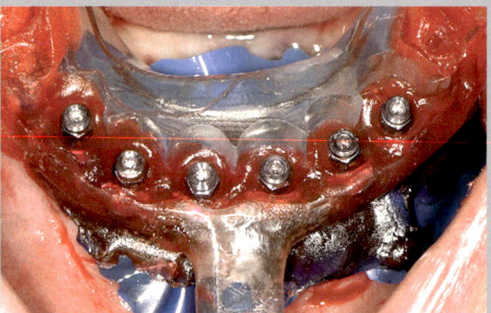
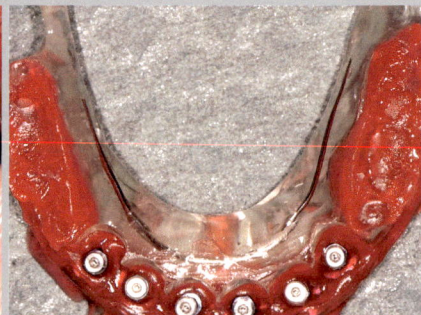
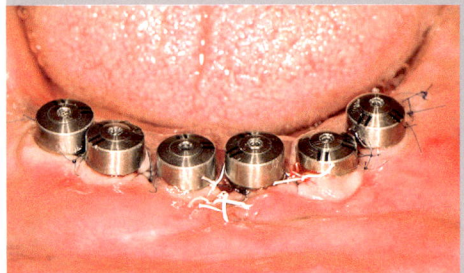
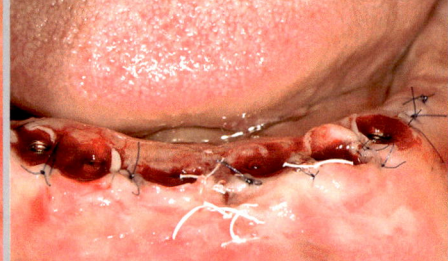
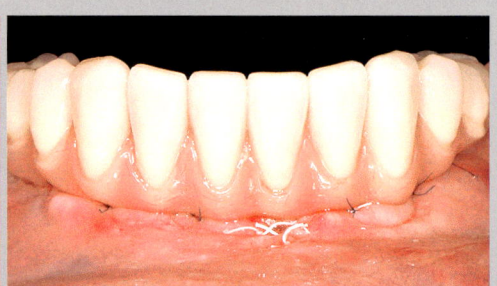
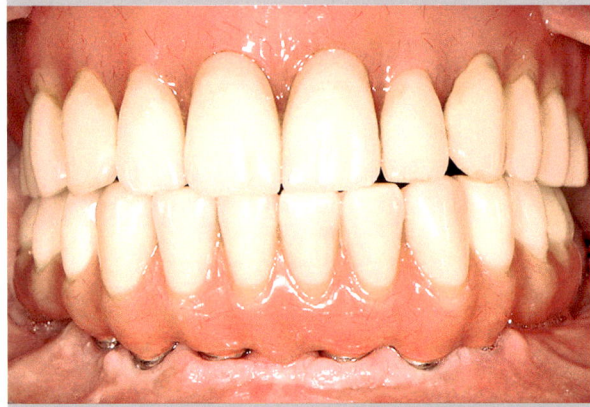
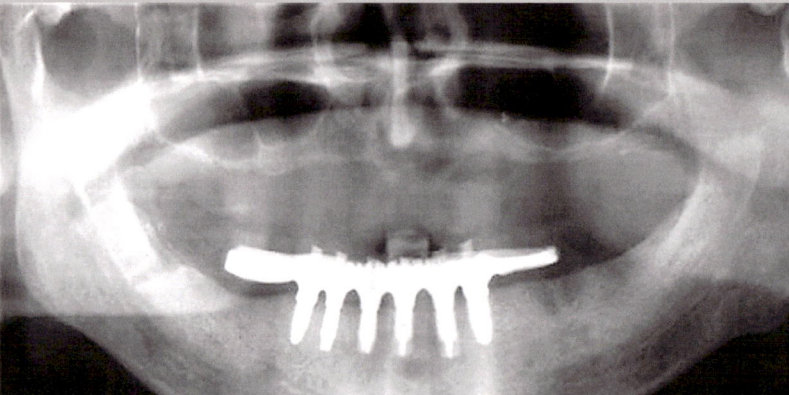

1E	1F	1G
1H	1I	1J
1K	1L	

INTRAOPERATIVE PROTHETISCHE PHASE

Abb. 7-1e bis g Ein kältesterilisiertes Stück Kofferdam wird um die Implantate gelegt. Der Patient wird in die korrekte Okklusion geführt und darum gebeten, die maximale Interkuspidation beizubehalten. (e) Anschließend werden die Montagevorrichtungen für die Implantate an der Operationsschablone befestigt, wozu kleine Kunststoffportionen zu verwenden sind, um die Polymerisationsschrumpfung zu reduzieren. (f) Der anteriore Teil wird mit Kunststoff an die Operationsschablone angesetzt, wodurch ein Abformlöffel entsteht. (g) Okklusale Ansicht der Operationsschablone, die alle Information enthält, die der Zahntechniker zur Herstellung eines festsitzenden Provisoriums benötigt, d. h. die korrekte Vertikaldimension, die korrekte Okklusion und die Implantatpositionen. Die aus der Mundhöhle entfernte Operationsschablone liefert dem Labor die für die Anfertigung eines korrekten Arbeitsmodells notwendigen Informationen.

PROVISORIUM

Abb. 7-1h bis j (h) Am Ende der chirurgischen Phase werden Heilungsabutments mit vergrößerter Plattform eingesetzt und die Lappen mit vorzugsweise resorbierbaren Fäden vernäht. (i) Entfernen der Heilungsabutments. (j) Intraorale Frontalansicht des auf die Implantate geschraubten Provisoriums.

DEFINITIVE PROTHESE

Abb. 7-1k und l (k) Intraorale Ansicht der definitiven Restauration, die auf einem CAD/CAM-gefertigten Titansteg mit Kunststoffzähnen aufgestellt wurde. (l) Panoramaschichtaufnahme der definitiven Versorgung.

des linearen Verlaufs des Interforaminal-bereichs und der anteroposterioren Distanz der Implantatplattformen (AP-Spread).

Nach dem Einsetzen der Außensechskant-Implantate werden die Montiervorrichtungen, die als Abformkappen dienen, nicht von den Implantaten entfernt, sondern nach Isolation des Operationsfeldes mit einem zwischen-gelegten kältesterilisierten Kofferdam-Blatt mit selbsthärtendem Kunststoff an der Ope-rationsschablone befestigt. Der Patient wird in die korrekte Kieferrelation geführt, und es wird gewartet, bis der Kunststoff in die-ser Position voll ausgehärtet ist (ABB. 7-1E BIS G). Dieses Vorgehen ist schnell und vom Ablauf her einfach. Anschließend wird die Opera-tionsschablone ins Labor gesendet, wo ein passiv sitzendes, stabiles, ästhetisch zufrie-denstellendes und wartungsfreundliches festsitzendes Provisorium anfertigt wird.

Passiver Sitz und Festigkeit sind die aus biomechanischer Sicht entscheidenden Vor-aussetzungen, was zahlreiche Studien belegt haben. Experimentelle Tierstudien, die von his-tologischen Befunden bestätigt werden, haben gezeigt, dass weder die Früh- noch die Sofort-belastung die Osseointegration beeinträchtigt, sofern die Mikrobewegungen am Knochen-Implantat-Kontakt unter einer bestimmten Schwelle bleiben, die mit 100–150 µm ange-geben wird.[4–7] Mikrobewegungen bis zu dieser Größe werden als tolerabel bezeichnet. Steigen die Werte dagegen auf mehr als 150 µm – sei es durch unzureichende Primärstabilität, sei es durch Überlastung des Implantats – spricht man von schädlichen oder Makrobewegungen. In diesem Fall besteht die Gefahr, dass es im Verlauf der Heilung zur bindegewebigen Einscheidung des Implantats kommt.[4,5,7,8]

Das prothetische Verblocken der Implan-tate verringert die mechanische Belastung der einzelnen Implantate durch axiale und transversale Kräfte. In einem theoretischen Modell wurde vorgeschlagen, dass die Last-verteilung mit der Anzahl der Implantate korreliert, die eine Teilprothese tragen.[9] Dies konnte später experimentell in einer Tierstudie bestätigt werden: Eine korrekte Aufteilung der funktionellen Belastung auf viele Implantate hatte biomechanisch günstige Auswirkungen, da die Stabilität der prothetischen Rekonstruk-tion verbessert wurde und nur Mikrobewegun-gen unter der kritischen Schwelle stattfanden, sodass die Heilung nicht behindert wurde.[4,5]

Am Ende der chirurgischen Phase werden Heilungsabutments mit großem Durchmesser platziert, die dafür sorgen, dass das periimplan-täre Gewebe beim Einsetzen des Provisoriums nicht kollabiert. Ist das Provisorium eingesetzt (meistens binnen 48 Stunden nach der Opera-tion) und die Okklusion überprüft worden, sollte es für mindestens 45 Tage in situ verbleiben. In dieser Zeit sind infolge der Knochenremo-dellierung die Primärstabilität und damit auch das Ausdrehmoment des Implantats reduziert.

Die Überprüfung des passiven Sitzes des Provisoriums erfolgt nach einem festgelegten Muster. Wird das Gerüst beispielsweise von fünf Implantaten getragen, sollten zunächst die beiden am weitesten distal gelegenen Schrauben eingesetzt aber nicht festgeschraubt werden. Als nächstes wird die mittlere Schraube eingesetzt, abschließend die beiden übrigen. Nach dem Platzieren werden alle Befesti-gungsschrauben mit den für das verwendete Implantatsystem empfohlenen Eindrehmo-menten festgezogen. Die vorgegebenen Ein-drehmomente müssen unbedingt eingehalten werden, damit sich die prothetischen Kom-ponenten nicht im Verlauf der ersten 30–60 Tage während der Osseointegration lockern (ABB. 7-1H BIS J). Nach Abschluss der Osseoin-tegration (6–8 Wochen) wird die definitive Prothese eingegliedert (ABB. 7-1K UND L, 7-2).

Abb. 7-2 67-jährige Patientin, die wegen ästhetischer und funktioneller Unzufriedenheit mit ihrer herausnehmbaren Teilprothese vorstellig wurde.

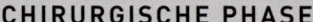

2A

2B

2C

2D

DIAGNOSTISCHE PHASE

Abb. 7-2a und b (a) Der Oberkiefer ist unbezahnt. Nach der klinischen Untersuchung wurden die verbliebenen Unterkieferzähne als nicht erhaltungswürdig eingestuft. (b) Panoramaaufnahme des Befundes bei Erstvorstellung.

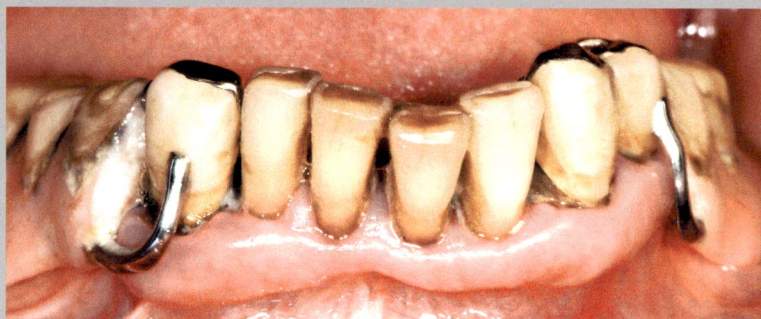

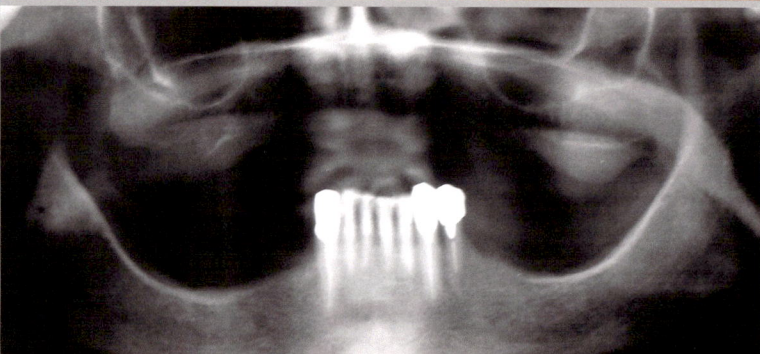

CHIRURGISCHE PHASE

Abb. 7-2c und d Atraumatische Extraktion der Zähne und anschließendes Einsetzen von fünf Implantaten im interforaminalen Bereich, von denen zwei nach distal geneigt sind.

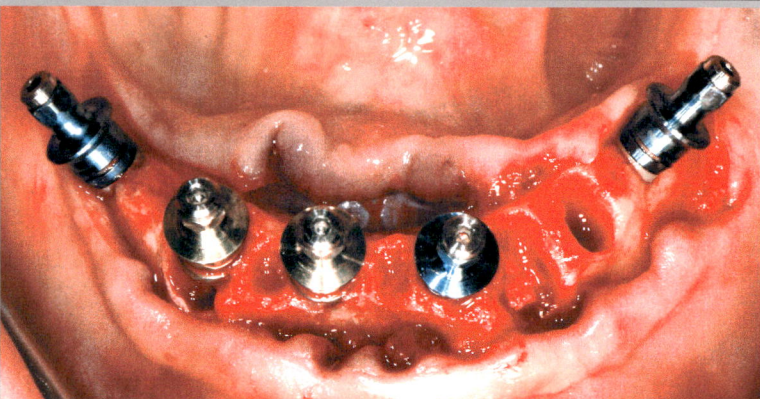

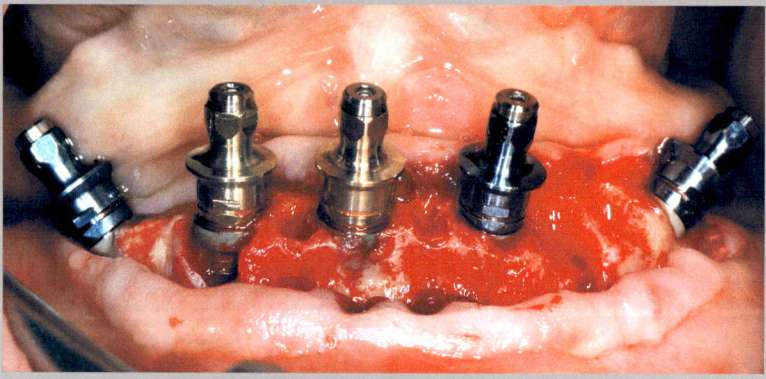

	2E
	2F
	2G
2H	2I

PROVISORIUM

Abb. 7-2e bis g (e) Intraorale Ansicht am Ende der Implantation mit Heilungsabutments in situ. (f und g) Nach 48 Stunden wird das festsitzende Provisorium eingegliedert. Die für den Techniker zur Anfertigung der Prothese erforderlichen Informationen wurden mithilfe einer chirurgischen Schablone ermittelt.

Abb. 7-2h und i (h) Extraorale Ansicht des Provisoriums in situ. (i) Röntgenkontrolle.

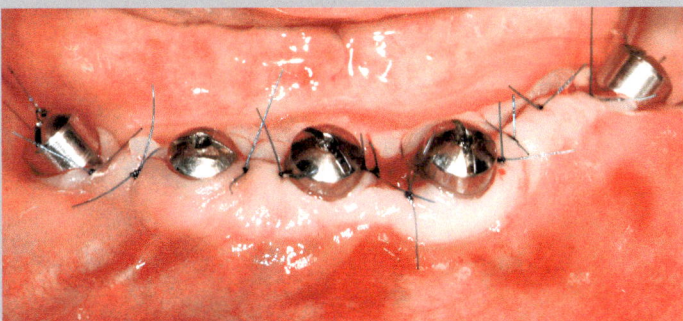

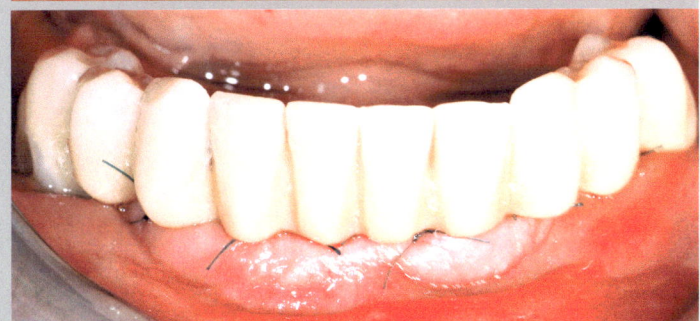

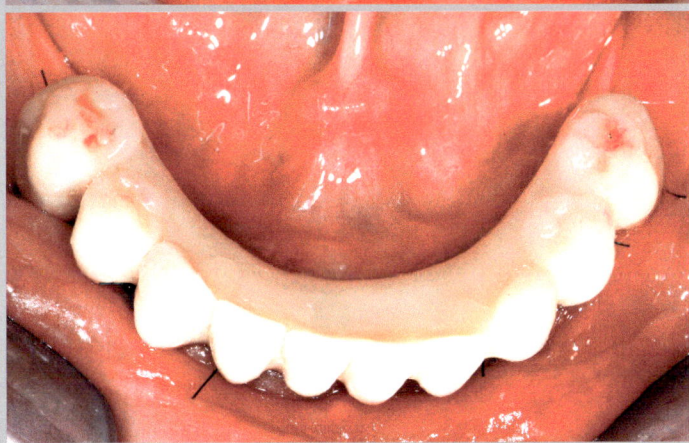

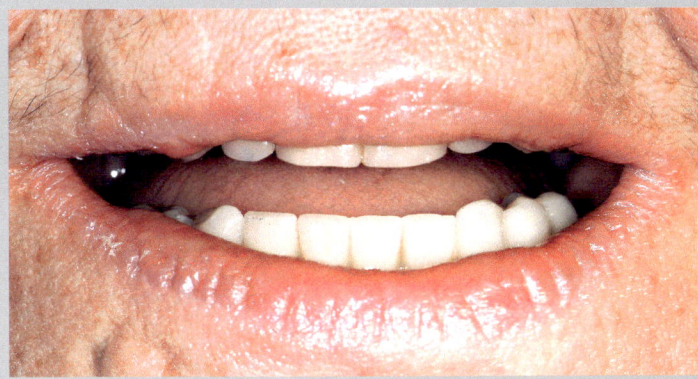

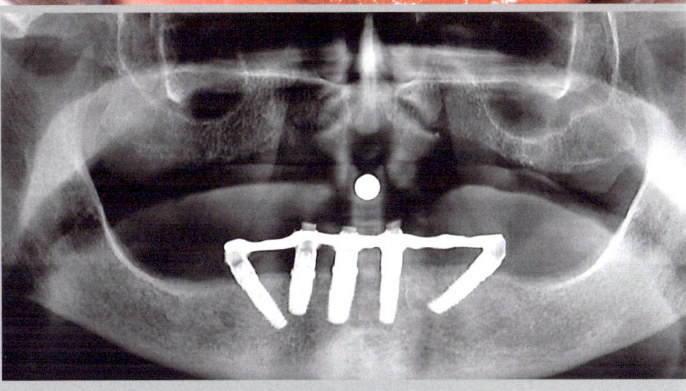

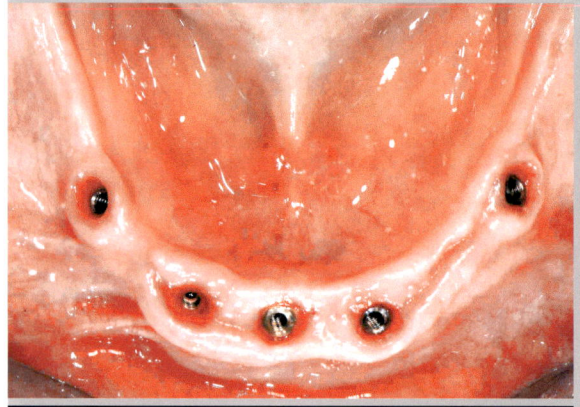

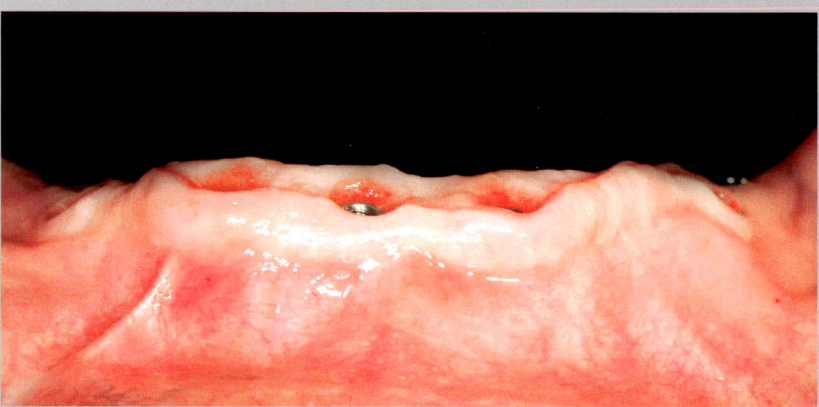

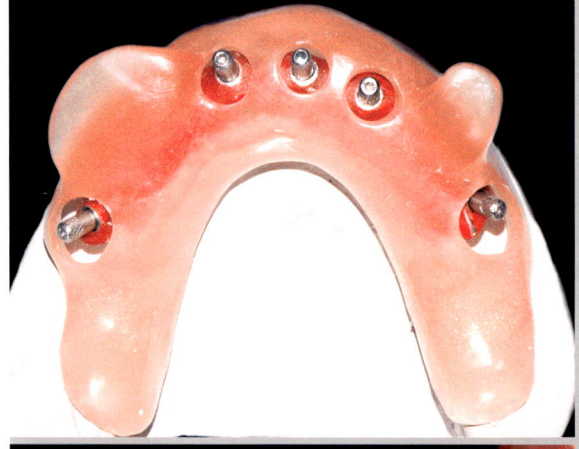

2J	2K
2L	
2M	2O
2N	2P

DEFINITIVE PROTHESE

Abb. 7-2j und k Intraorale Ansicht der Weichgewebe nach der Heilung.

Abb. 7-2l bis n Anfertigung eines individuellen Abformlöffels und definitive Abformung der fünf Implantate.

Abb. 7-2o und p Überprüfung des Index zur Kontrolle der Übereinstimmung von Meistermodell und Mundhöhle.

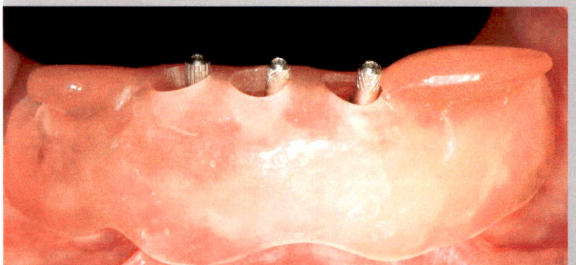

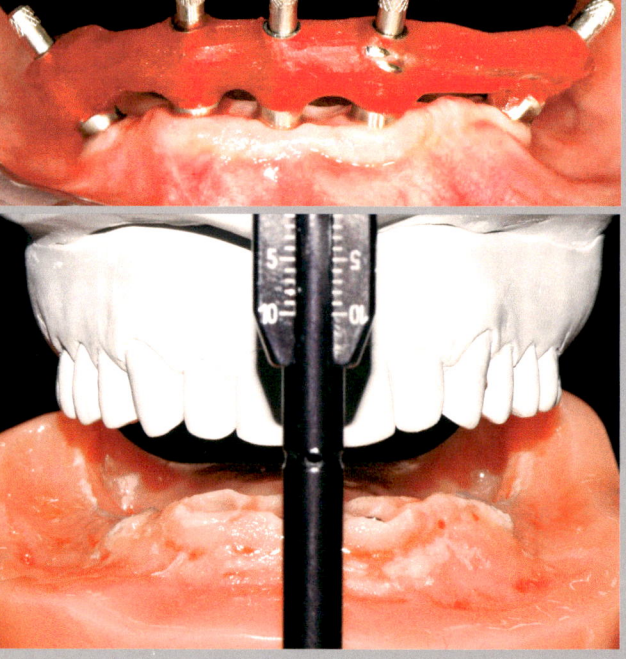

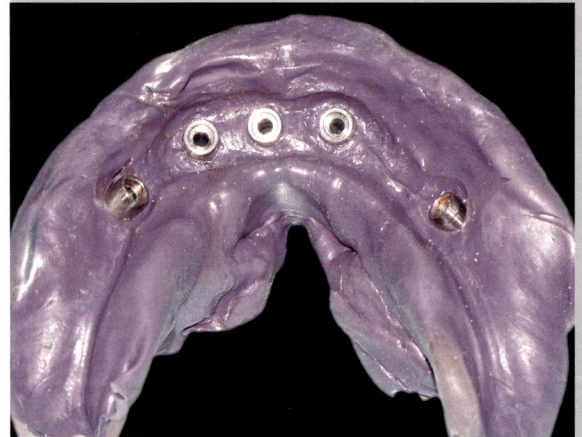

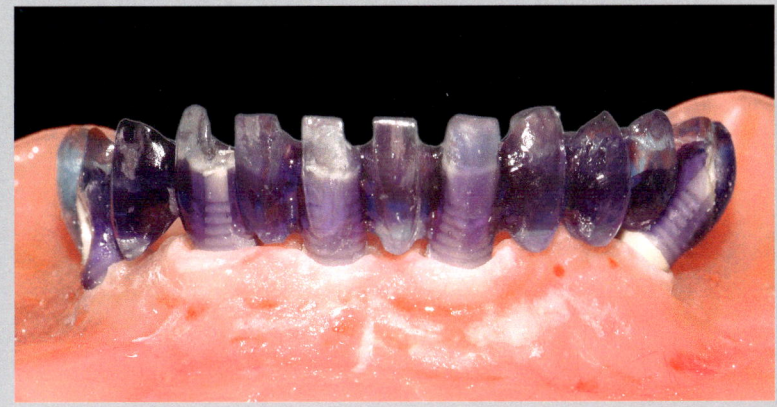

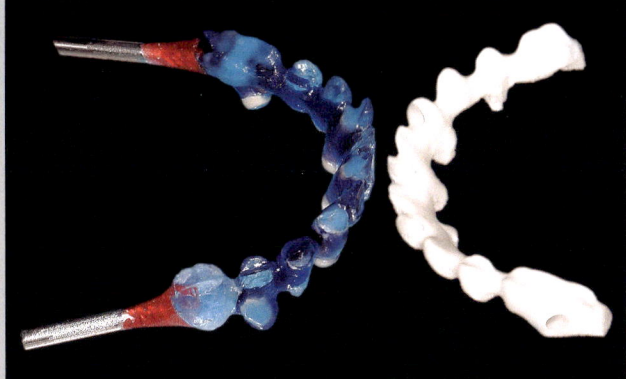

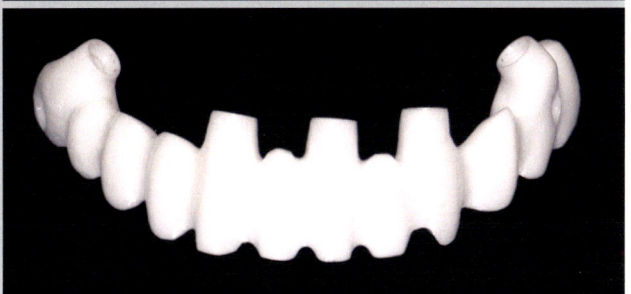

2Q	2R
	2S
	2T
2V	2U

Abb. 7-2q bis s Meistermodell aus rosafarbenem Kunststoff mit exakter Replik des definitiven Zirkongerüsts aus lichthärtendem Komposit. Detailaufnahme des Gerüstes, das mithilfe des Procera-Implant-Bridge-Systems (Nobel Biocare) hergestellt wurde.

Abb. 7-2t bis v Innenansicht des Zirkongerüstes in Relation zu den Antagonisten. Detailaufnahmen der ausgezeichneten Fräsqualität und der exakten Verbindungen an der Schnittstelle zwischen Restauration und Implantaten.

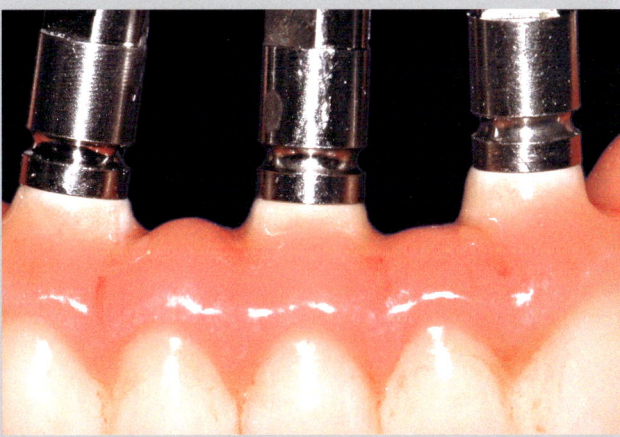

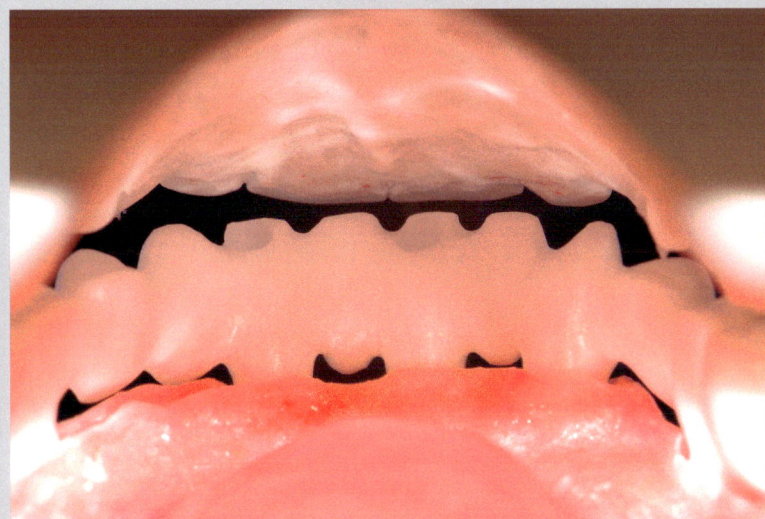

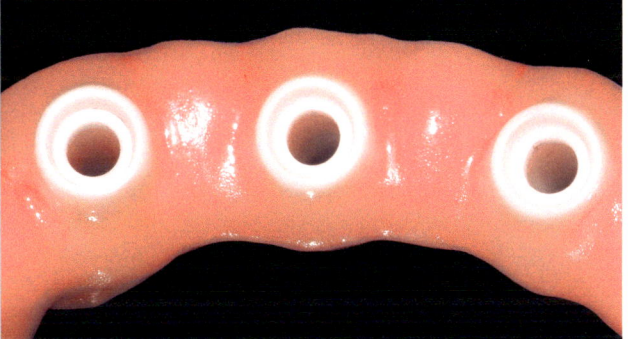

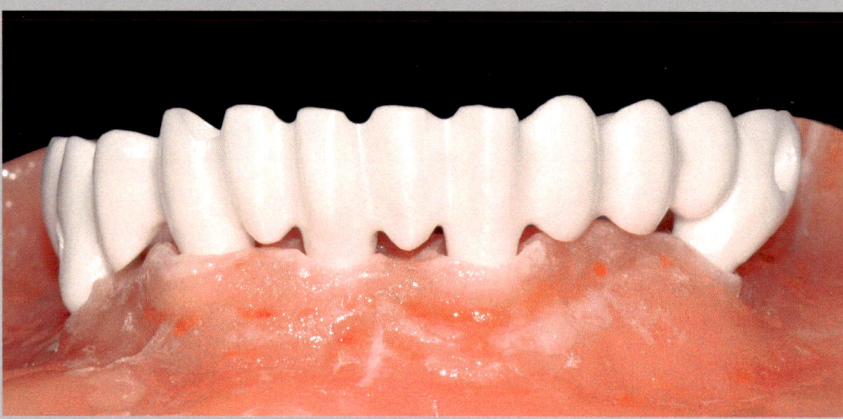

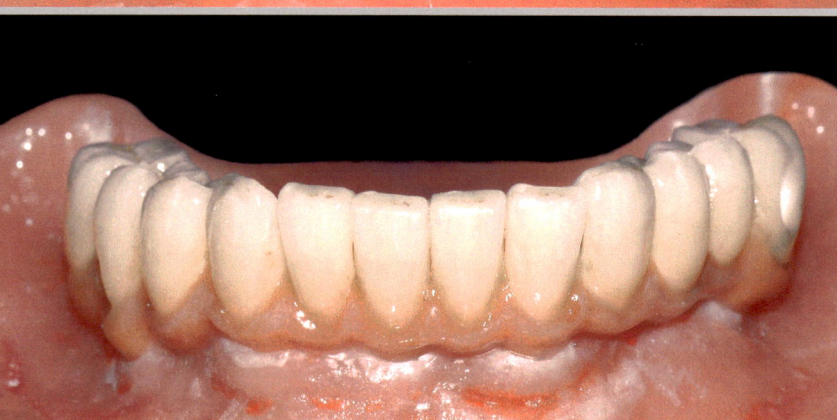

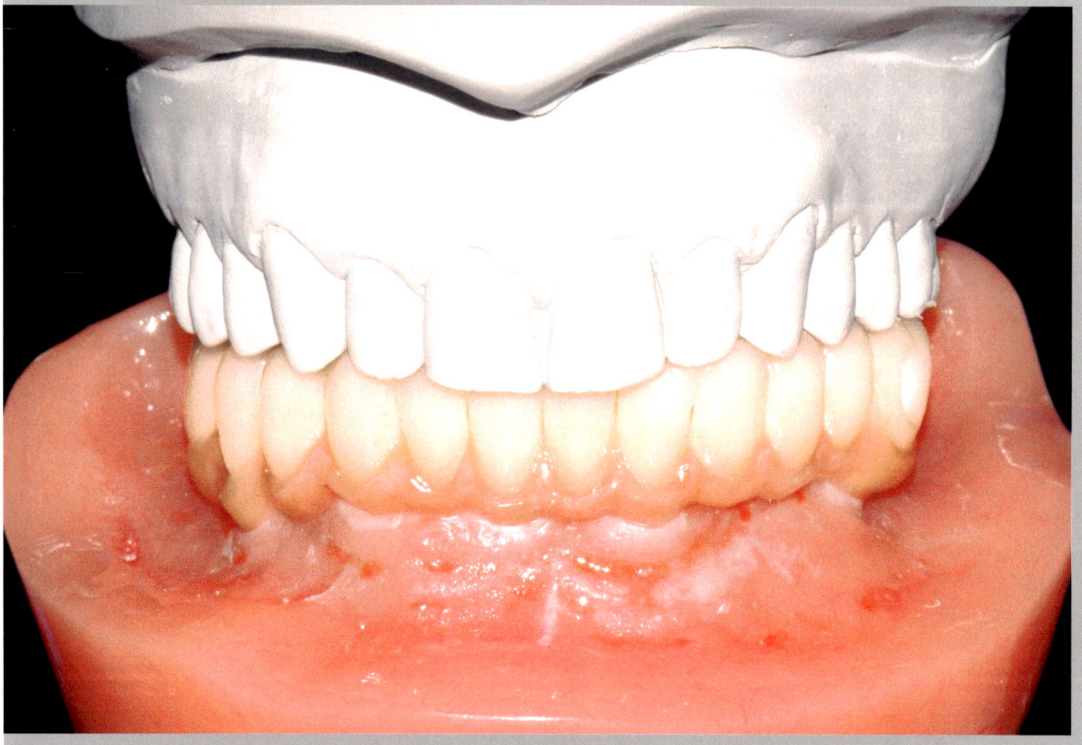

Abb. 7-2w bis y
Meistermodell aus rosafarbenem Kunststoff mit Zirkongerüst; Keramikverblendung; Montage im Artikulator.

2W

2X

2Y

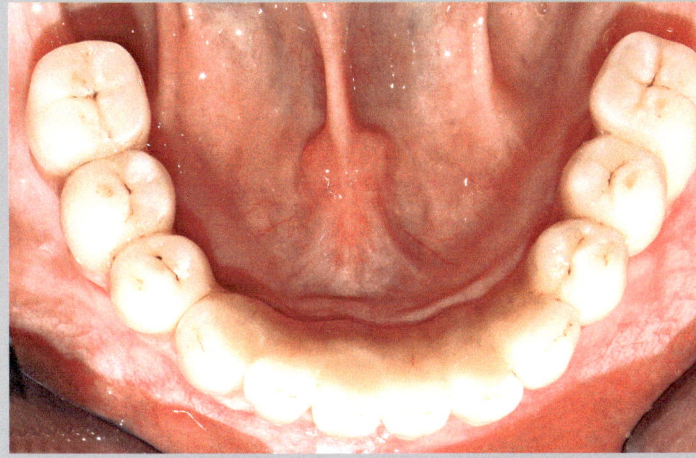

2Z	
2AA	2BB
2CC	2DD
2EE	

Abb. 7-2z bis bb
(z) Okklusalansicht der definitiven Restauration. (aa) In der Frontalansicht sind die Lücken zu erkennen, die zur Aufrecht-erhaltung der Mundhygiene erforderlich sind. (bb) Röntgenkontrolle.

Abb. 7-2cc bis ee Intraorale Ansichten der Restauration aus verblendetem Zirkonoxid. Die Oberkiefervollprothese wird später ersetzt.

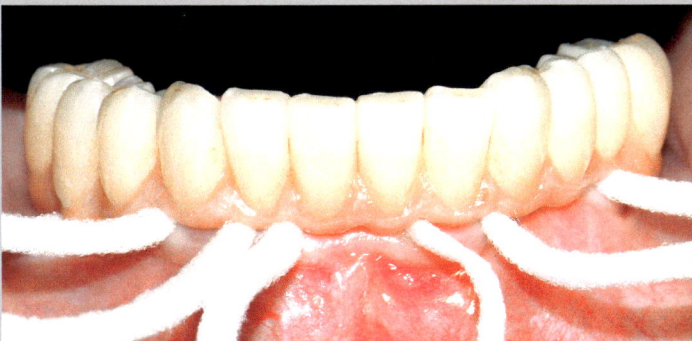

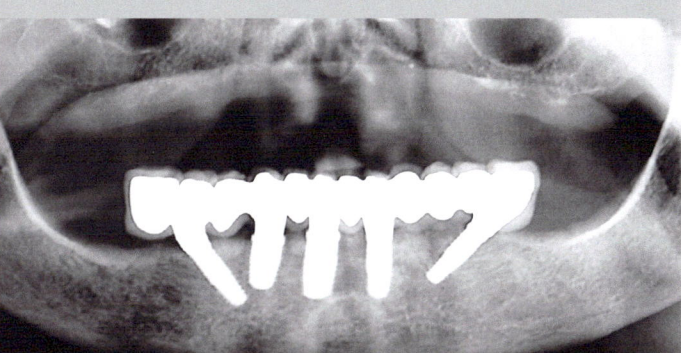

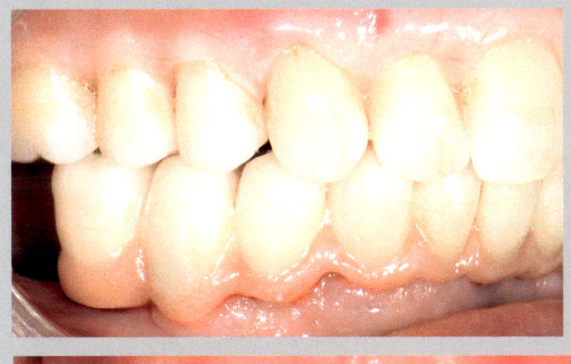

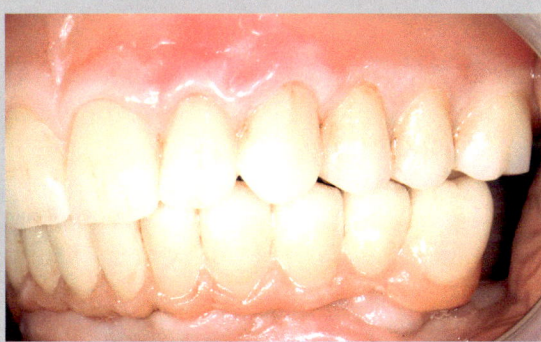

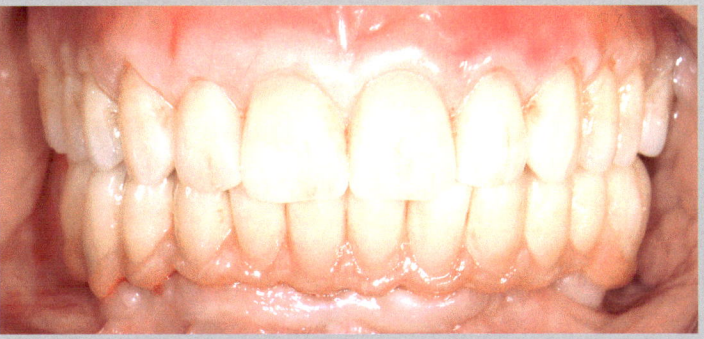

PROTHESENKONVERSION

Umwandlung einer herausnehmbaren Vollprothese in eine verschraubte implantatgetragene Prothese

Bei der Prothesenkonversion unterscheidet sich das Vorgehen in der chirurgischen Phase nicht von dem bei anderen Formen der Sofortbelastung. Das Provisorium wird in eine verschraubte Prothese umgewandelt. Wie im vorausgegangenen Fall muss die Prothese eine korrekte Kieferrelation mit korrekter Okklusion besitzen und in den nicht in die Lappenpräparation einbezogenen Bereichen stabil sitzen.

Die chirurgische Phase **(ABB. 7-3A BIS L)** unterscheidet sich nicht vom herkömmlichen Vorgehen. In der anschließenden prothetischen Phase werden die transmukosalen Abutments auf den Implantaten befestigt **(ABB. 7-3J BIS V)**. Mit diesen Abutments, die in Höhen von 2–7 mm verfügbar sind, lässt sich ein passiver Prothesensitz auf Implantaten mit einer Achsendivergenz von bis zu 40 Grad herstellen. Der Hals sollte 1–2 mm über der Gingiva liegen. Die Abutment-Schrauben werden mit einem Drehmoment von 20 Ncm festgezogen und die Lappen vernäht. Dies sollte mit resorbierbaren horizontalen Matratzennähten geschehen, damit die Prothese während der für die Osseointegration erforderlichen Heilungszeit von acht Wochen nicht entfernt werden muss.

Während der prothetischen Phase wird das Operationsfeld mit kältesterilisiertem Kofferdam isoliert. Die temporären Zylinder werden mit Retentionsschrauben auf den transmukosalen Abutments befestigt. Wenn eine distale Extension der Unterstützung gewünscht ist, wird diese auf Höhe der beiden distalsten Pfeiler positioniert und später in den Kunststoff einbezogen.

Die Prothesenlage muss auf den provisorischen Zylindern kontrolliert werden. Es darf weder mit den Zylindern noch mit den Abutments Interferenzen geben. Wenn die provisorischen Zylinder Kontakt mit den Antagonisten haben, müssen sie gekürzt werden. Nachdem die Zugangslöcher der provisorischen Zylinder mit weichem Wachs abgedichtet wurden, wird die Prothese auf die Zylinder gelegt, wobei die Gegenzähne als Führung dienen. Die Prothese wird auf den Zylindern mit selbsthärtendem Acrylkunststoff fixiert. Der Patient wird dazu aufgefordert, zuzubeißen, bis der Kunststoff ausgehärtet ist, wobei darauf zu achten ist, dass sich die Prothese in korrekter Okklusion befindet **(SIEHE ABB. 7-3J UND K)**. Zur Entnahme der Prothese werden die Halteschrauben gelöst. Verbliebene Lücken werden mit Kunststoff aufgefüllt.

Nun wird die von einer herausnehmbaren in eine verschraubte festsitzende umgewandelte Prothese für die erforderliche Endbearbeitung ins Labor gesandt **(SIEHE ABB. 7-3M UND N)**. Um die Hygiene zu vereinfachen und die Prothese funktioneller zu gestalten, werden die Prothesenränder entfernt. Der so entstehende Spalt zwischen dem Provisorium und den Weichgeweben hängt somit von der Höhe der verwendeten transmukosalen Abutments ab. Bei hohen transmukosalen Abutments ist zwar die Prothese weniger ästhetisch, aber die Hygiene einfacher. Diese Entscheidung muss im Vorfeld gemeinsam mit dem Patienten getroffen werden und hängt von seinen ästhetischen Erwartungen ab.

Nach der Überprüfung der Okklusion und der Elimination von Vorkontakten wird die Prothese auf den Abutments mit Fixierschrauben befestigt, die in üblicher Weise festgezogen werden **(SIEHE ABB. 7-3O UND P)**. Nach acht Wochen kann die Prothese entfernt werden, sodass ein Abdruck genommen und die definitive Prothese angefertigt werden kann. Die neuen implantatprothetischen Komponenten machen es in Verbindung mit einem straff strukturierten Protokoll möglich, ein funktionell und ästhetisch zufriedenstellendes Ergebnis in nur einer Behandlungssitzung zu erzielen **(SIEHE ABB. 7-3Q BIS W)**. Durch dieses Vorgehen lässt sich das Verfahren an die unterschiedlichen anatomischen Gegebenheiten der Patienten anpassen, sodass der Behandlungsplan nicht an das Rehabilitationsverfahren angepasst werden muss.

Abb. 7-3 67-jährige Patientin, die sich mit zwei Vollprothesen vorstellte. Weil der Nervus alveolaris auf dem Alveolarkamm exponiert war, verursachte die Unterkieferprothese Beschwerden. Die Patientin wünschte den Austausch der Vollprothese gegen eine festsitzende Restauration.

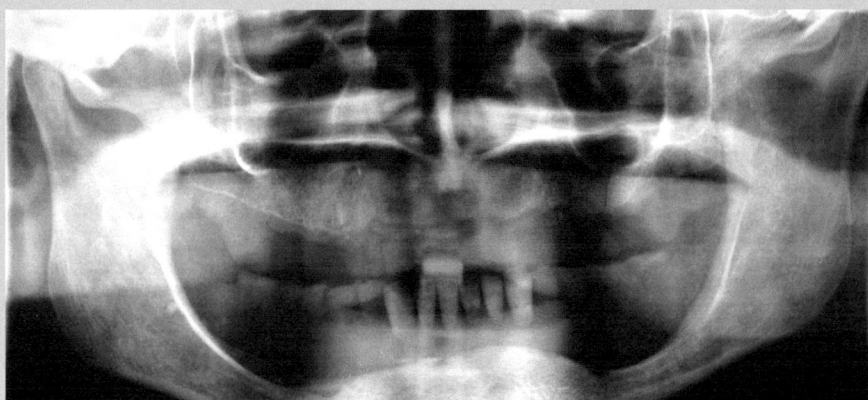

DIAGNOSTISCHE PHASE

Abb. 7-3a und b Panoramaaufnahme (a) und Fernröntgenseitenbild (b) bei Erstvorstellung.

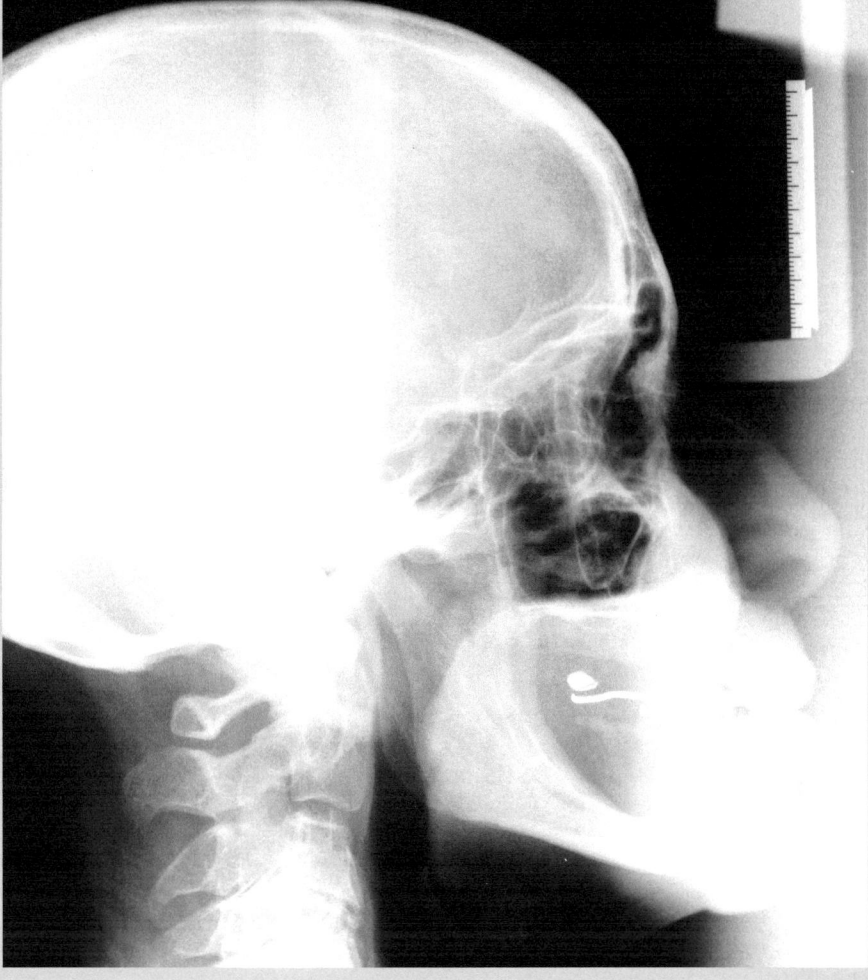

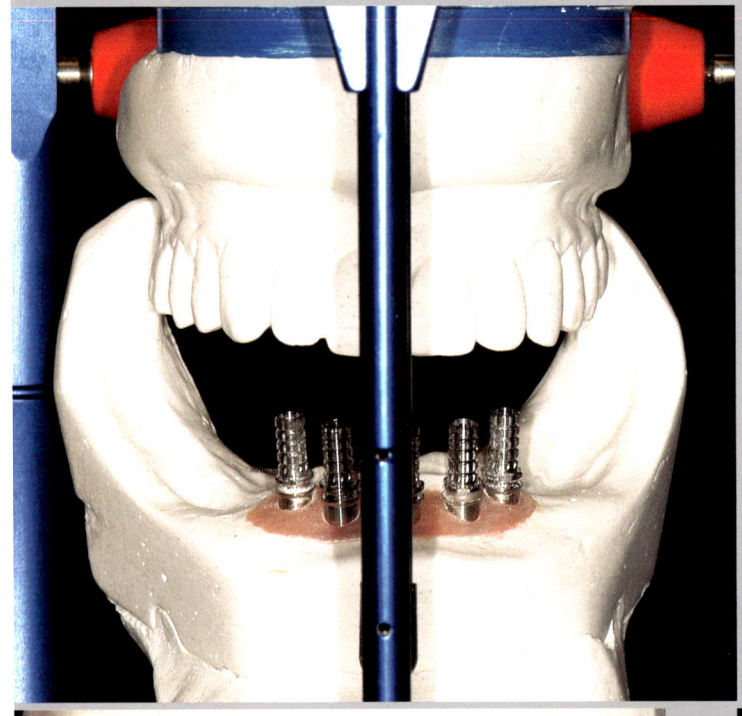

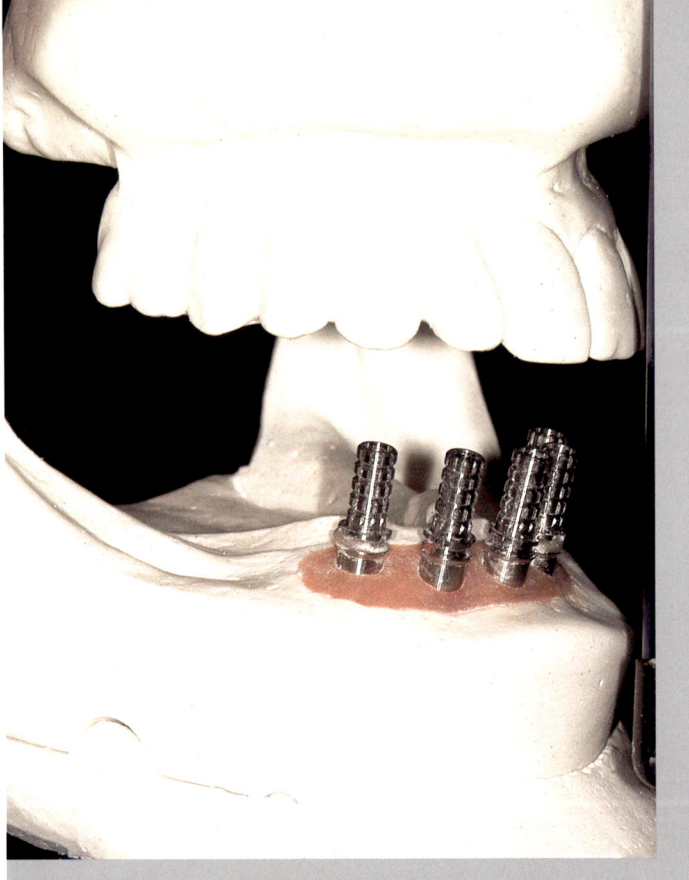

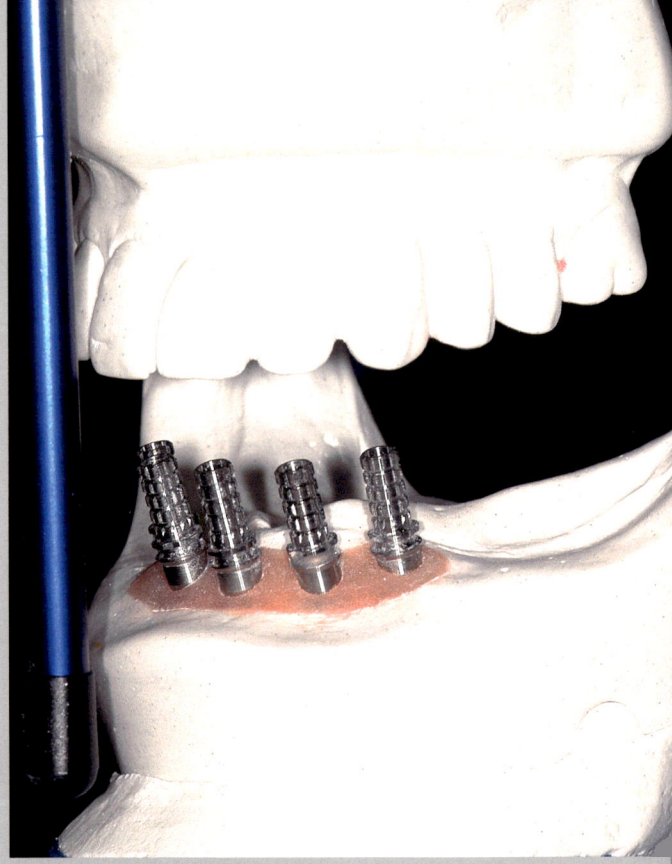

Abb. 7-3c bis e Einartikulierte Modelle. Auf ihnen kann das prothetische Vorgehen extraoral repliziert werden.

3F 3G
3H

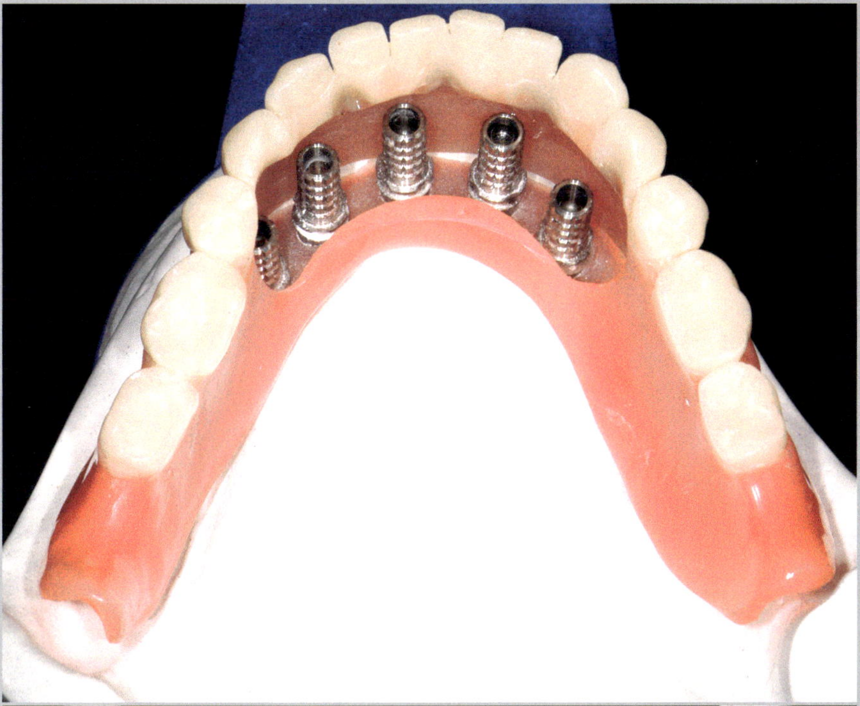

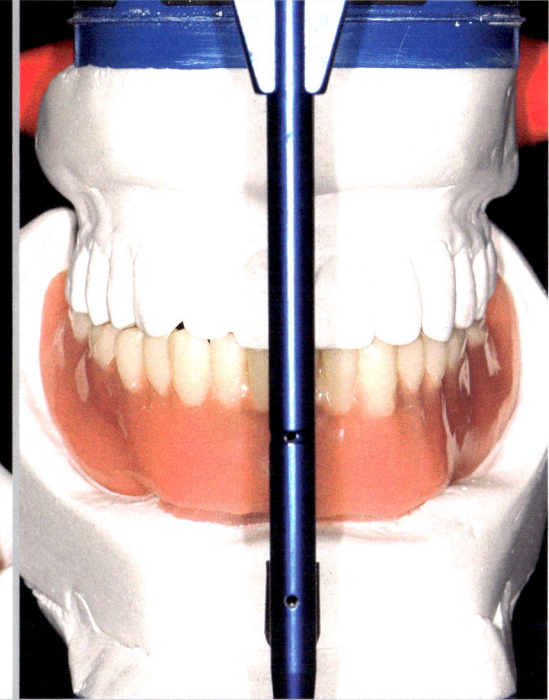

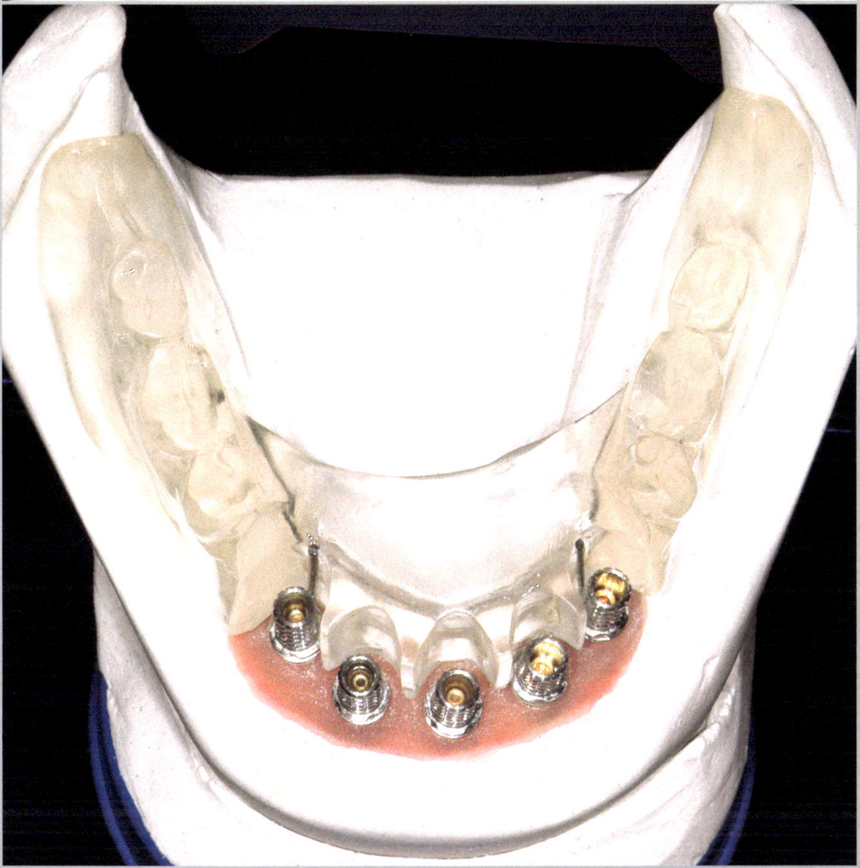

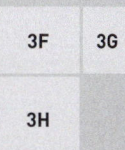

Abb. 7-3f bis h Artikulierte Modelle mit Vorbereitung der Vollprothese, die in eine festsitzend Prothese umgewandelt werden soll (f und g) und Operationsschablone (h).

PROVISORIUM

Abb. 7-3i bis k (i) Lappenschluss mit resorbierbaren Nähten. Auf die IOI-Abutments (Biomet 3i) werden temporäre Zylinder gesetzt. **(j)** Um entsprechende Vertiefungen in den Zylindern wird ein steriles Blatt Kofferdam gespannt. Um zu verhindern, dass die Zugangslöcher zu den Fixationsschrauben verstopfen, werden sie mit Wachs gefüllt. Alle Interferenzen mit den temporären Zylindern sind zu beseitigen. Anschließend werden die Zylinder mit selbsthärtendem Kunststoff mit der Prothese verbunden; der Patient wird in die korrekte Okklusion geführt und stabilisiert so die Prothese. **(k)** Okklusalansicht nach dem Aushärten des Kunststoffes.

3I

3J

3K

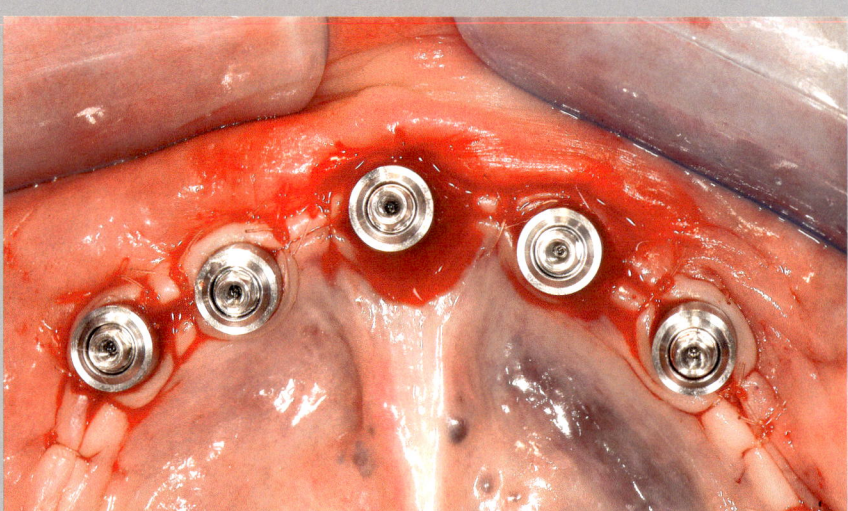

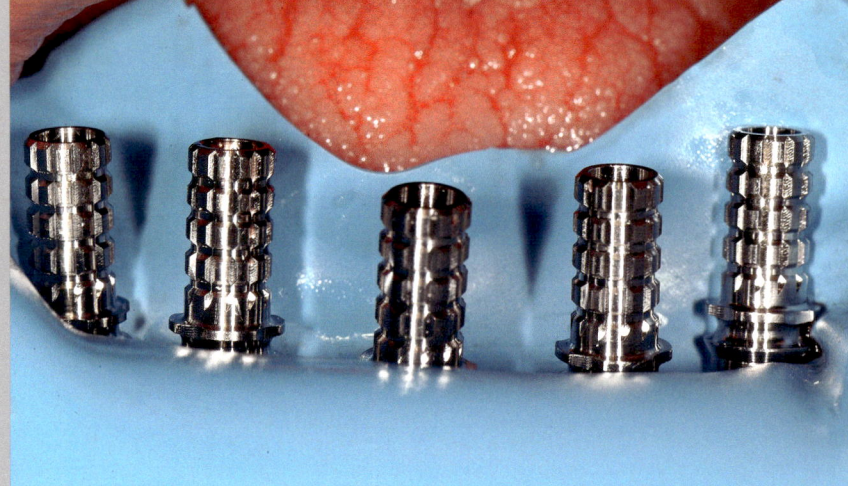

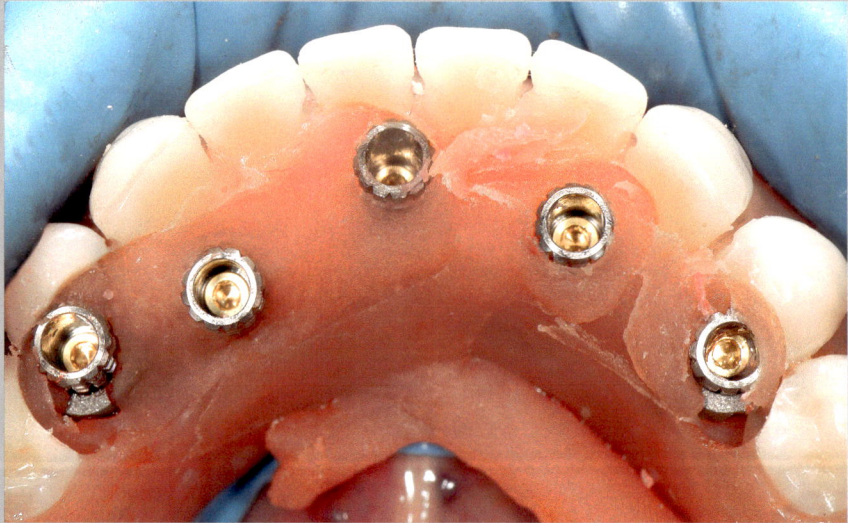

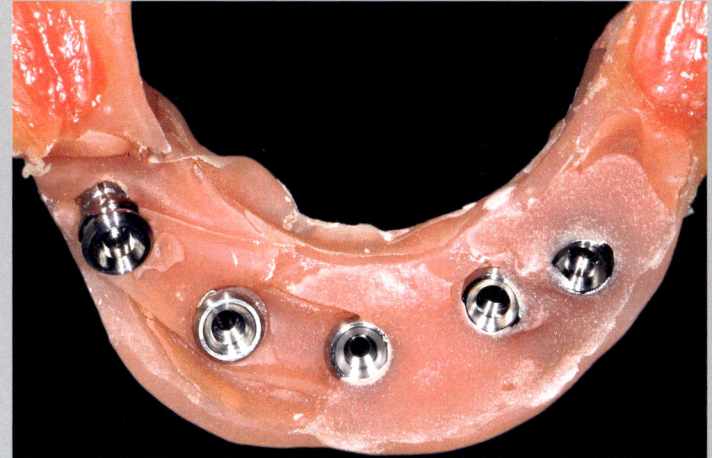

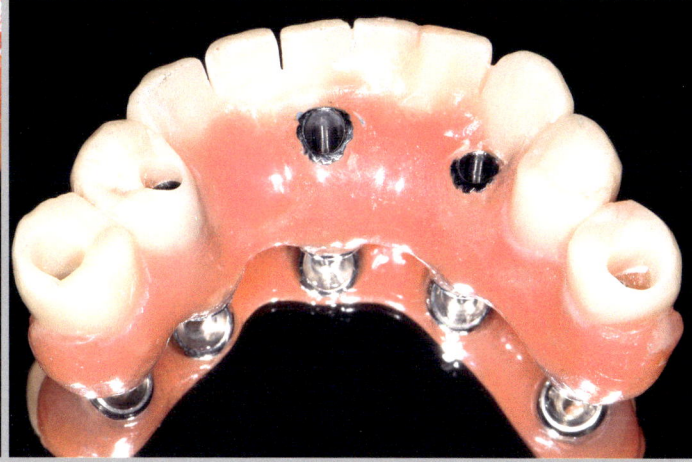

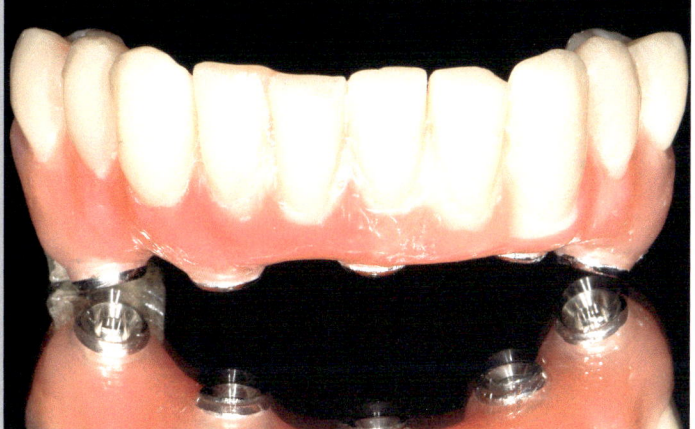

3L	3M
	3N
3O	3P

Abb. 7-3l bis n Die aus der Mundhöhle entnommene Prothese. Beachte, dass die temporären Zylinder in den selbsthärtenden Kunststoff eingebettet sind. Die Prothese wird zur Endbearbeitung und zum Polieren ins Labor geschickt.

Abb. 7-3o und p Auf den Implantaten verschraubte provisorische Prothese.

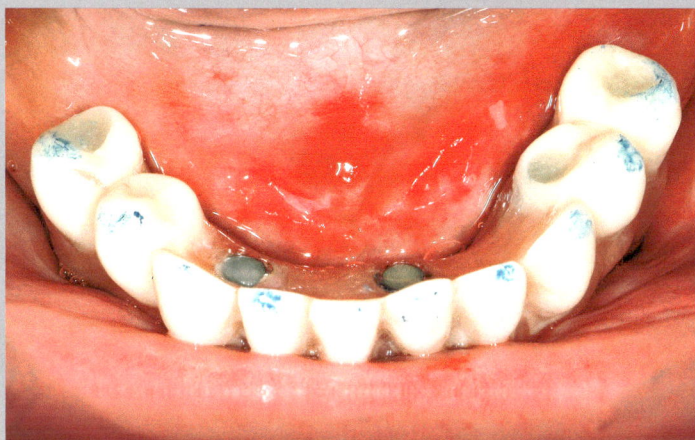

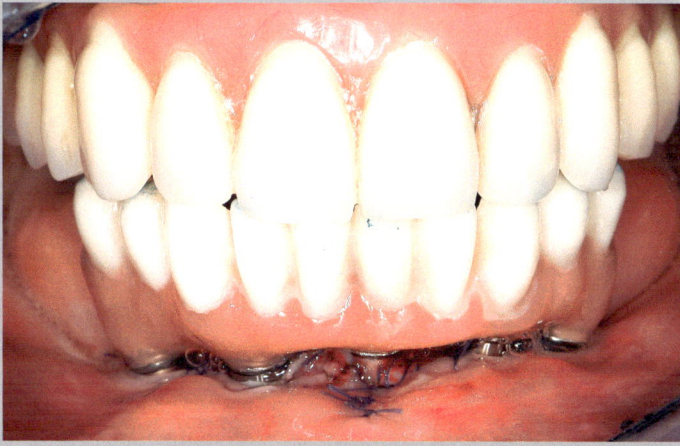

DEFINITIVE PROTHESE

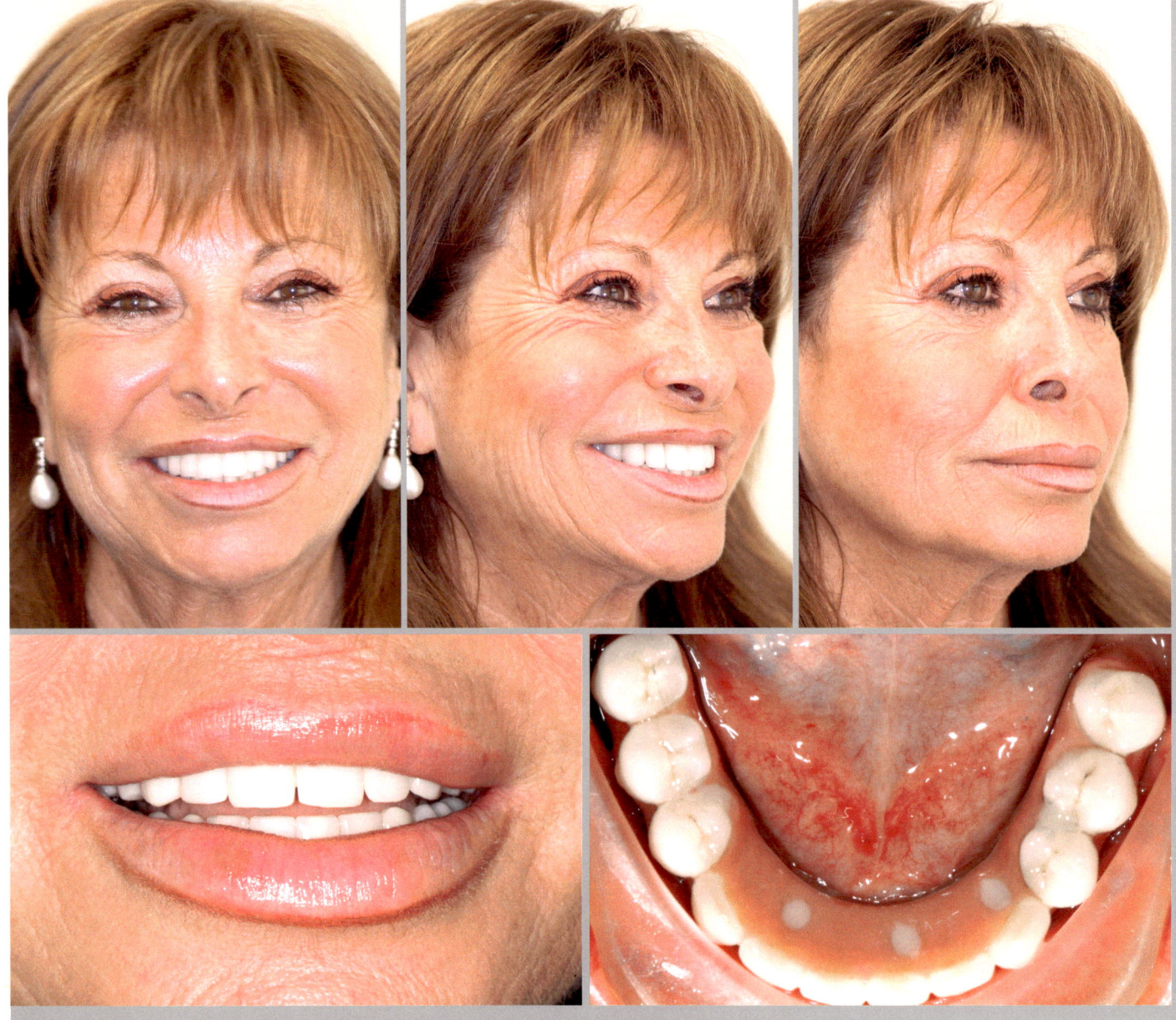

3Q	3R	3S
3T	3U	

Abb. 7-3q bis t Extraorale Ansichten der Patientin nach Abschluss der Rehabilitation.

Abb. 7-3u und v (u) Lächeln und intraorale Ansicht der definitiven Prothese aus einem CAD/CAM-gefertigten Titansteg und Kompositzähnen.

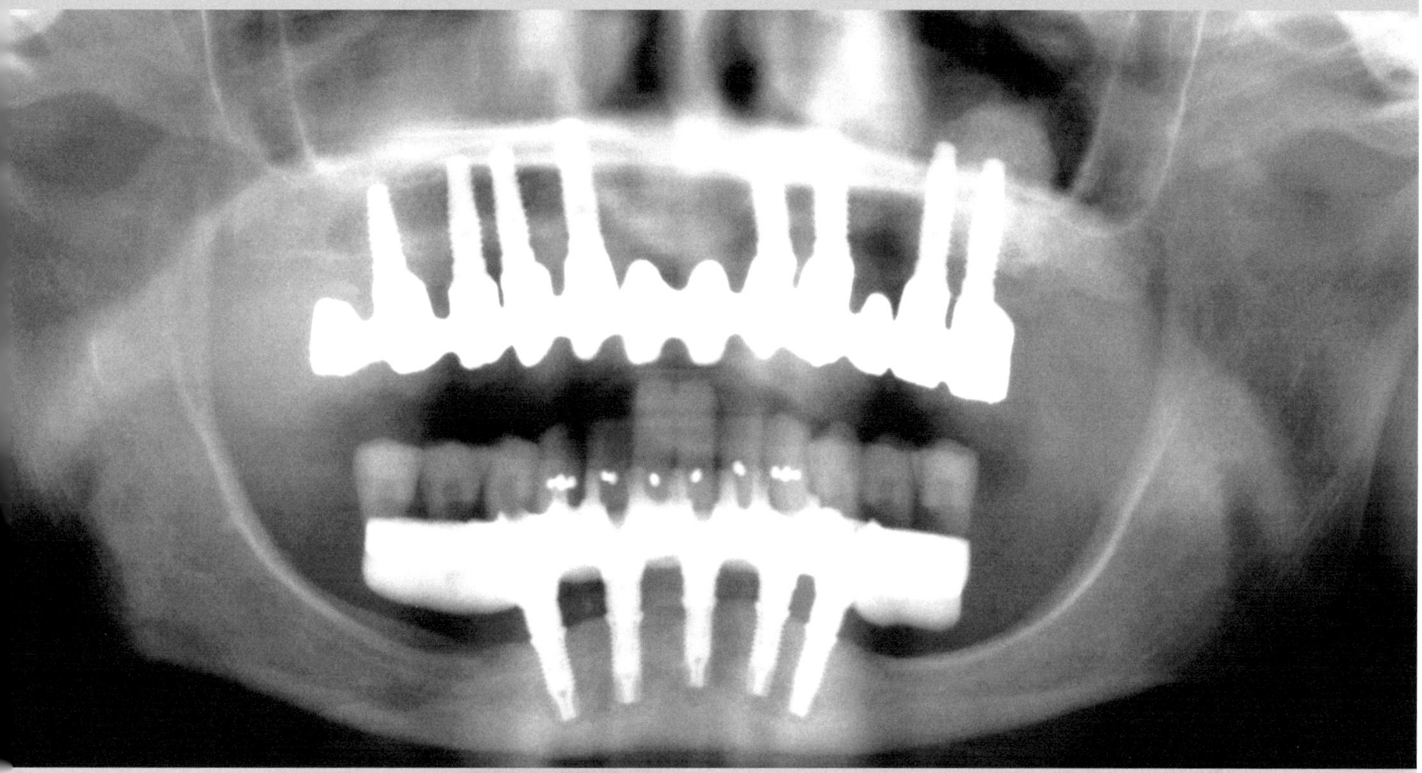

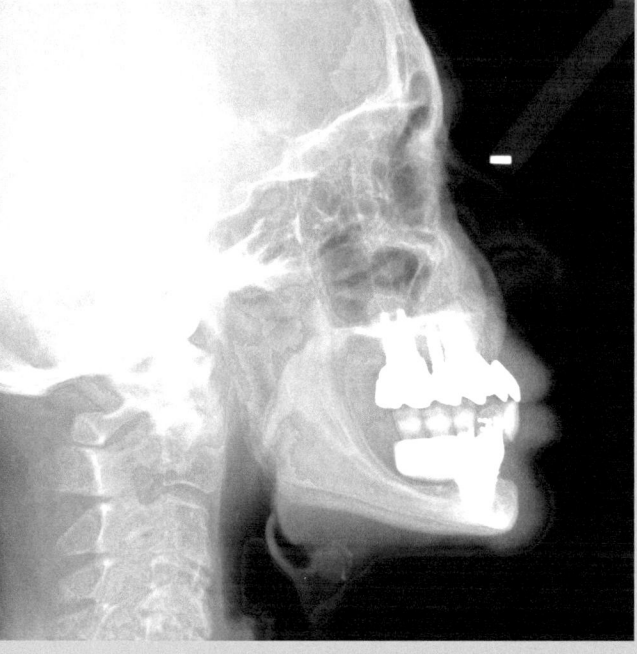

Abb. 7-3v und w Postoperative Panoramaaufnahme (v) und Fernröntgenseitenbild (w).

3V

3W

Abb. 7-4 65-jähriger Patient mit Oberkiefervollprothese und nicht erhaltungswürdigen Zähnen im Unterkiefer. Der Patient stimmte einer Implantatbehandlung im Unterkiefer zu.

4A	
4B	4C

CHIRURGISCHE PHASE

Abb. 7-4a bis c (a) Präoperative Panoramaaufnahme. Beachte die aus parodontaler und rekonstruktiver Sicht nicht erhaltungswürdigen Zähne. (b und c) Die Operation erfolgte nach Lappenpräparation unter direkter Sicht auf die Nervi mentales, um diese bei der Implantatbettaufbereitung nicht zu beschädigen.

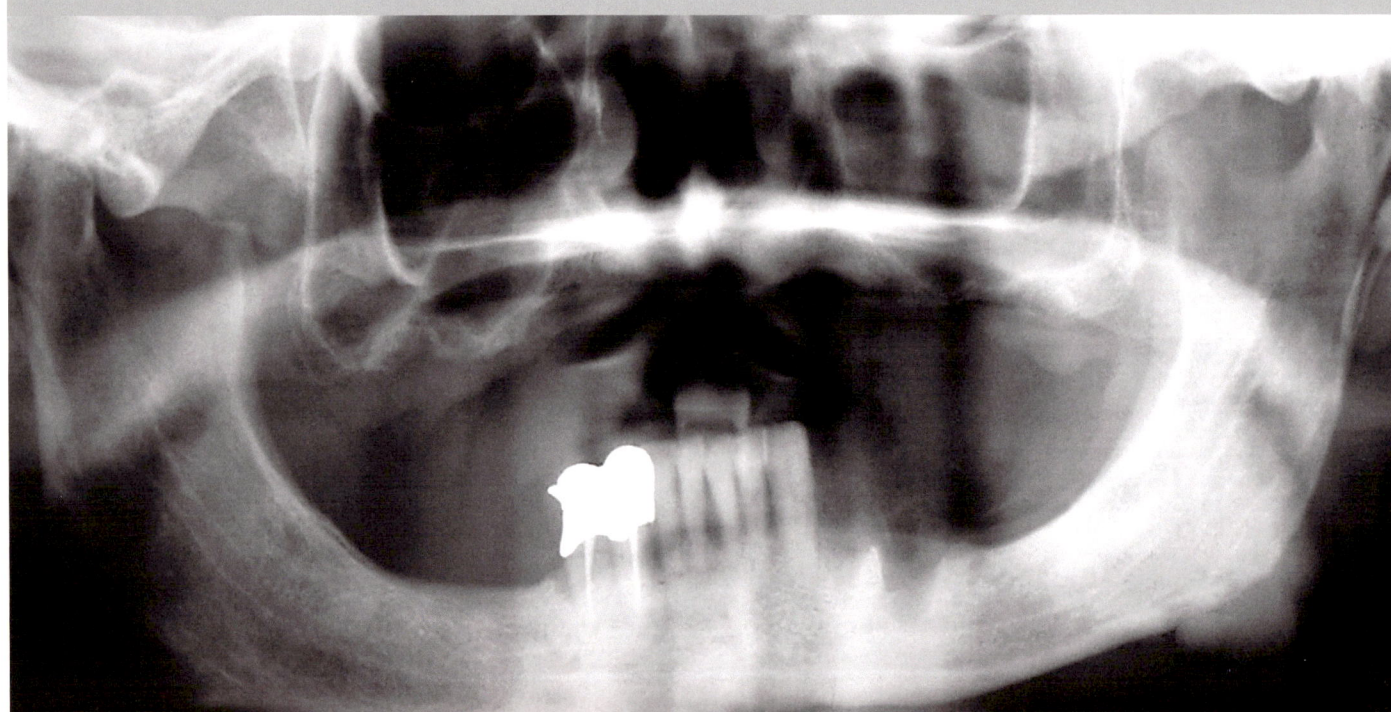

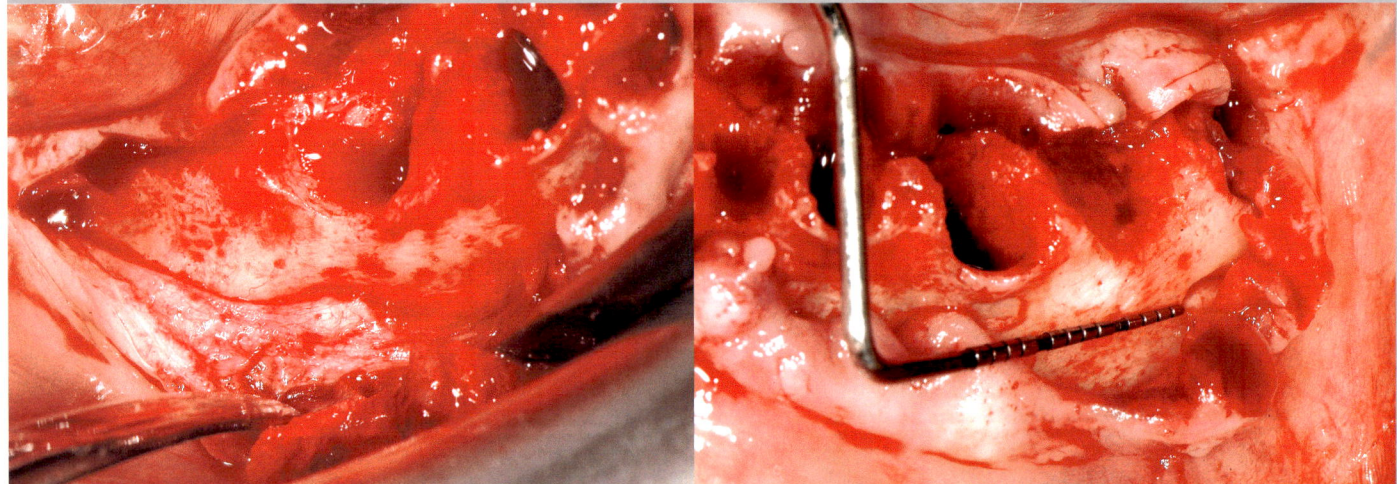

4D

4E

4F

PROVISORIUM

Abb. 7-4d bis f **(d)** Nach dem Einsetzen der Implantate wird mit einem sterilen, röntgen-durchlässigen, biokompatiblen Material ein Abdruck genommen. **(e)** Zur Weichgewebe-konditionierung und zum leichteren Einsetzen des festsitzenden Provisoriums werden breite Heilungsabutments eingebracht. **(f)** Okklusal-ansicht des festsitzenden Provisoriums in situ.

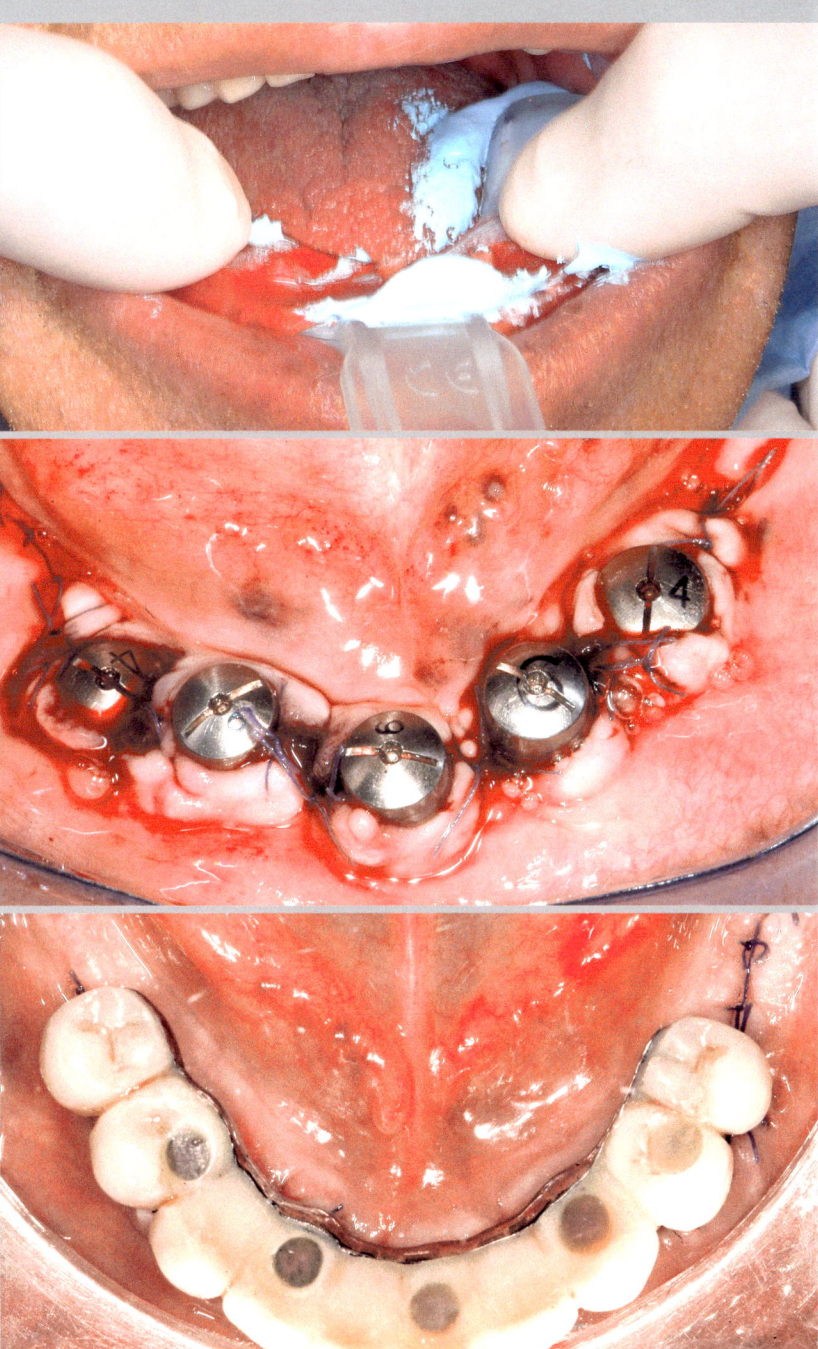

DEFINITIVE PROTHESE

**Abb. 7-4g bis i (g und h)
Definitive Prothese mit CAD/
CAM-gefertigtemTitangerüst
und Kompositzähnen.
(i) Postoperative
Röntgenkontrolle.**

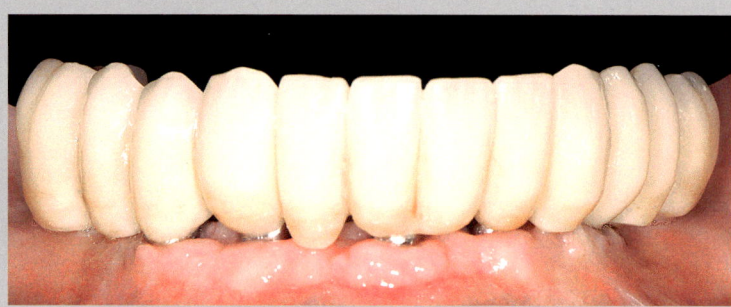

4G

4H

4I

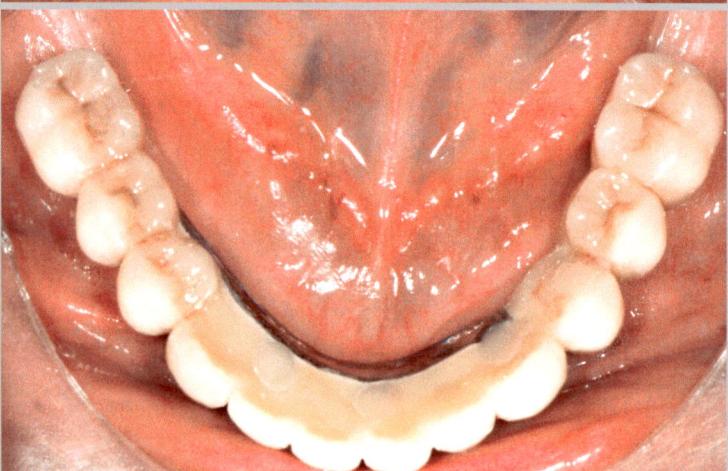

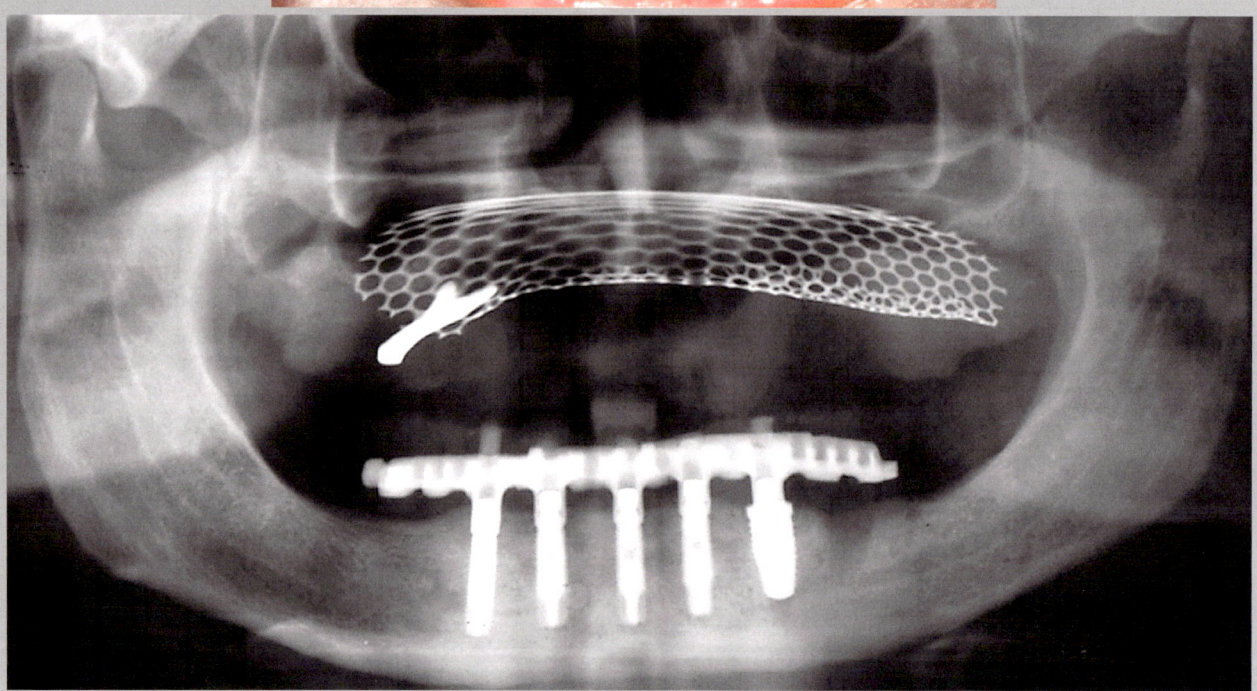

ABFORMTECHNIK

Klassische Abformung

Eine Sofortbelastung ist auch nach konventionellen Verfahren möglich, die als Arbeitsschritt eine konventionelle Abformung umfassen. Die verwendeten Abformmaterialien müssen folgende Eigenschaften aufweisen:

- Biokompatibilität
- Sterilität
- Dimensionsstabilität
- geeignete Elastizität und Festigkeit
- Strahlendurchlässigkeit
- Hydrophobie
- geeignete Härtezeiten
- helle Farbe, die sich von Blut absetzt

Das neue Abformmaterial Elite Implant VPS (Zhermack), ein Polyvinylsiloxan, erfüllt diese Bedingungen. Es ist das einzige Abformmaterial, das auch die Sterilitätsvorgaben erfüllt und somit intraoperativ eingesetzt werden kann. Die zu erwartende Kontraktion von Polyvinylsiloxan von etwa 0,08 % verleiht ihm eine gute Dimensionsstabilität, sodass es im Rahmen der Sofortbelastung gut geeignet ist, wo die passive prothetische Struktur die Stabilität und Immobilität der Implantate gewährleistet. Die leichte Anwendbarkeit, die kurze Verarbeitungszeit (1:30 Minuten) und die kurze Aushärtungszeit in der Mundhöhle (2:30 Minuten) sowie die hydrophoben Eigenschaften des Materials, das zudem die zur Sterilisierung der Abformung verwendeten Flüssigkeiten nicht absorbiert, machen es für die Abformung im Rahmen von Sofortbelastungsprotokollen besonders geeignet[10] (ABB. 7-4).

PATIENTEN MIT UNBEZAHNTEM OBERKIEFER

PLANUNGSPHASE

Die Behandlung von Patienten mit zahnlosem Oberkiefer wird oft durch eine dreidimensionale Atrophie des Alveolarkamms erschwert.[11] Es gibt verschiedene Operationsverfahren zur Wiederherstellung des Knochenvolumens, die allerdings immer invasiv sind und von den Patienten nur ungern akzeptiert werden.[12]

Für die Sofortbelastung haben die Autoren klinische Erfahrungen hauptsächlich mit einem vereinfachten chirurgischen Vorgehen, ähnlich dem am Unterkiefer, gesammelt, bei dem nur im Frontzahnbereich Implantate eingesetzt werden und distale Extensionen zur Anwendung kommen. Im vollständig zahnlosen Oberkiefer werden dabei die beiden distalen Implantate nicht in einer prothetisch orientierten Achse gesetzt, sondern nach distal geneigt; damit ist zwar die Relation zur natürlichen Bezahnung aufgehoben, aber das vorhandene Knochenvolumen wird optimal genutzt und die Restauration kann vollständig auf Implantaten abgestützt werden, ohne dass der Sinus maxillaris kompromittiert wird (ABB. 7-5). Durch die Neigung der Implantate nach distal kommen die Implantatplattformen weiter distal zu liegen als bei axial gesetzten Implantaten, was prothetisch aus zwei Gründen günstiger ist. Erstens wird die distale Extension dadurch kürzer und die räumliche Verteilung der Implantate besser und zweitens erreicht das Implantat, das mit einer Länge von meistens 15 mm unter bikortikaler Abstützung bei einem Drehmoment von mehr als 40 Ncm eingesetzt werden kann, eine gute Primärstabilität.

Diese Technik mit geneigten Implantaten erweist sich als ein sehr vielseitiges Verfahren, da sie zahlreiche prothetische Lösungen unterstützt. Die Wahl der Restauration hängt von diversen Faktoren ab, so von der Skelettklasse, der Lippenabstützung, dem vestibulooralen

Abb. 7-5 Kombination von zwei nach distal geneigten Implantaten und vier axialen Implantaten im oberen Frontzahnbereich. Die Implantate penetrieren die Kieferhöhlen nicht und verlaufen parallel zur medialen Sinuswand. (a) Dreidimensionale Ansicht. (b) Frontalansicht.

5A

5B

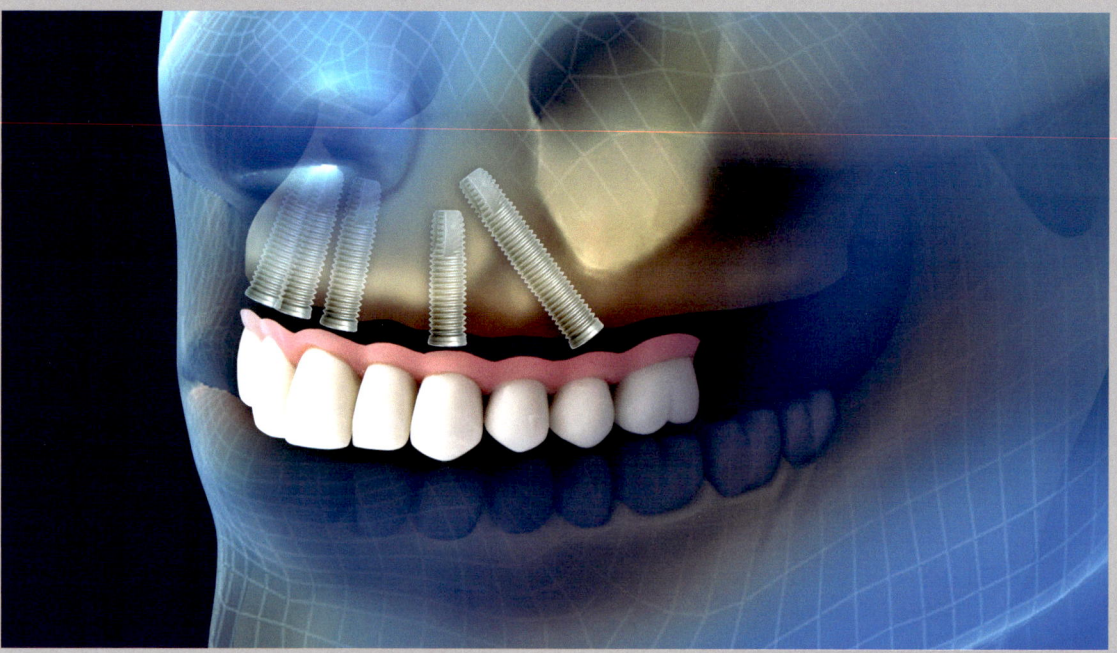

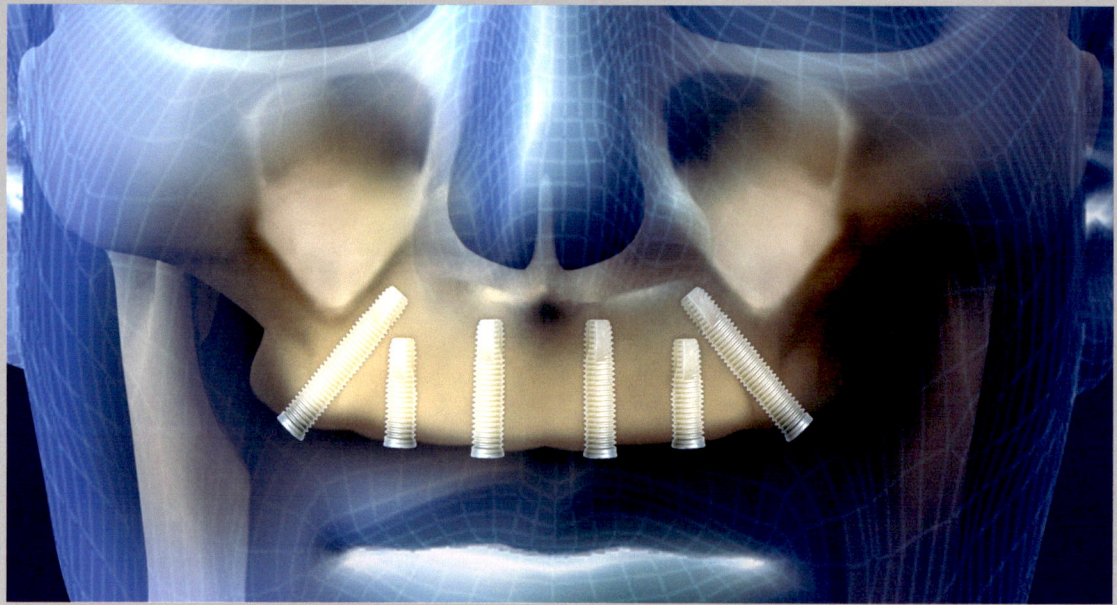

Winkel der Implantatachse im Frontzahnbereich und der häuslichen Mundhygiene.

Bei normaler Kieferrelation und korrektem Zahnbogenabstand ist die Versorgung mit einer zementierten implantatgetragenen Restauration möglich und die aus ästhetischer Sicht beste Lösung (ABB. 7-7 BIS 7-10).

Bei Patienten mit horizontaler und vertikaler Knochenresorption kommt eher eine verschraubte Prothese auf einem oder zwei Gerüsten mit Kunststoffzähnen infrage. Das chirurgische Vorgehen entspricht hier dem für den Unterkiefer beschriebenen. Diese Art der prothetischen Versorgung hat eine durchschnittliche vestibulopalatinale Ausdehnung von 7–8 mm und ist bei skelettaler Klasse I kontraindiziert (SIEHE ABB. 7-6F BIS Q).

Bei Patienten mit Knochendefekten im oberen Frontzahnbereich und Verlust der Lippenabstützung ist eine festsitzende Prothese kontraindiziert. In diesem Fall sollte eine Knochenrekonstruktion erfolgen oder eine Deckprothese verwendet werden.

CHIRURGISCHE PHASE

Ziel der Operation ist die Ausnutzung des anterioren Knochens, der normalerweise nicht so stark resorbiert ist wie im Seitenzahnbereich. So lassen sich invasivere Operationsverfahren und Knochentransplantationen vermeiden und die Implantatanzahl reduzieren (meistens auf vier bis sechs). Damit können auch Patienten mit Sinupathien, bei denen eine Sinusbodenelevation kontraindiziert wäre, rehabilitiert werden (SIEHE ABB. 7-6A BIS E).

Es gibt zahlreiche Studien zur Reduktion der Implantatanzahl bei der Rehabilitation des atrophischen Oberkiefers.[13–18] In allen wurden Anordnungen vorgeschlagen, die sich nicht nach der geplanten Prothese richten, aber dafür das verbliebene Knochenangebot nutzen, und Implantate mit einer Neigung von 30–35 Grad gesetzt, sodass trotzdem eine definitive prothetische Versorgung möglich war.

Bei der präoperativen Planung dieses Vorgehens muss der Arzt Röntgenaufnahmen

hinzuziehen: Panoramaschichtaufnahmen, Computertomografien (CT) und eventuell Fernröntgenseitenbilder. Auf dem Orthopantomogramm wird der Knochenbereich zwischen den zweiten Prämolaren und den oberen Eckzähnen untersucht. Das chirurgisch wichtige Knochenvolumen wird von der lateralen Nasenwand, den Recessus anteriores des Sinus maxillaris und dem verbliebenen Alveolarkamm begrenzt. Bei Patienten mit ausgeprägter Knochenresorption im Frontzahnbereich auf Höhe der ersten und zweiten Prämolaren ist dieses Vorgehen kontraindiziert.

Die Planung beginnt im Bereich der Prämolaren mit geneigten Implantaten. Auf der Computertomografie muss die bukkopalatinale Dicke des Alveolarkamms mindestens 6 mm betragen, damit Implantate mit einem Durchmesser von 4 mm platziert werden können. Bei unzureichendem Knochenangebot des Alveolarkamms sollte geklärt werden, ob sich durch Knochenreduktion in apikaler Richtung ein ausreichendes vestibulopalatinales Angebot schaffen lässt.

Das geneigte Implantat muss an einer Stelle aus dem Alveolarkamm austreten, an der der Kamm noch mindestens 5 mm hoch ist. Die Implantatlänge wird präoperativ anhand der mesiodistal im Bereich des geplanten Implantatbetts verfügbaren Knochenmenge ausgewählt. Normalerweise werden 13- bis 15-mm-Implantate verwendet.

Wenn die Position des geneigten Implantats feststeht, werden Position, Länge und Durchmesser der beiden frontalen Implantate auf derselben Seite bestimmt. Der interimplantäre Raum wird dabei nach dem klassischen Vorgehen angemessen aufgeteilt (SIEHE ABB. 7-6L BIS N).

Die erste horizontale Inzision erfolgt um etwa 2–3 mm nach palatinal versetzt entlang des Alveolarkammes. Dies ist später bei der Naht hilfreich, da eine größere Menge keratinisierter Gingiva nach labial gebracht werden kann. Um die Verschiebung des Lappens zu erleichtern, kann eine vertikale Entlastungsinzision gelegt werden. Die Präparation erfolgt als Vollschichtlappen; eventuelle bindegewebige Anheftungen am Alveolarkamm müssen durchtrennt werden, damit der Lappen nicht einreißt.

Zur Bestimmung der Position des Sinus maxillaris sollten ausgehend von der Mittellinie Referenzwerte von der Computertomografie abgenommen werden. Die Messungen werden auf das Operationsfeld am Alveolarkamm übertragen und zeigen näherungsweise die mesiale Ausdehnung der anterioren Wand des Sinus maxillaris. Bei dünner vestibulärer Knochenwand ist der Sinus gut als gräulicher Bereich unter dem Knochen zu erkennen.

Mit einem Rundbohrer auf einem geraden Handstück und/oder mit piezoelektrischen Instrumenten erfolgt eine Antrostomie in dem am weitesten mesial gelegenen Bereich der vestibulären Wand des Sinus maxillaris, die ausschließlich zur Sichtkontrolle während der Implantation dient. Zur leichteren Positionierung des Implantats kann die Antrostomie T-förmig nach mesial erweitert werden, bis die anteriore Sinuswand exponiert ist. Anschließend wird die Sinusmukosa mit speziellen Handinstrumenten zur Sinusbodenaugmentation abgehoben und mobilisiert. Das Implantatbett wird auf konventionelle Weise aufbereitet. Vor dem Einsetzen des Implantats sollte die Position mit einem Richtungsindikator überprüft werden, der im Bereich des zweiten Prämolaren austreten muss. Meist gilt eine Neigung von 30 Grad gegenüber der Okklusionsebene als für korrekte prothetische Versorgungen geeignet **(SIEHE ABB. 7-6L BIS K)**.

Nach dem Einsetzen des geneigten Implantats wird zunächst das Schneidezahnimplantat platziert, in krestaler Position und mit senkrechter Achse. Abschließend wird das mittlere Implantat im Eckzahnbereich gesetzt. Die kleine Antrostomie wird mit Kollagen verschlossen. Die Naht erfolgt mit resorbierbaren Einzelknopfnähten und/oder horizontalen Matratzennähten **(SIEHE ABB. 7-6M UND N)**.

Diese Konstruktion mit geneigten Implantaten, die direkt und ohne intermediäre

Abutments über einen Titansteg verbunden sind, wird als modifizierte Toronto-Brücke bezeichnet **(SIEHE ABB. 7-6O BIS T)**.

PROTHETISCHE PHASE

Ein prothetisches Vorgehen, mit dem sich sicher und vorhersagbar ein Provisorium herstellen lässt, wurde zuerst von Gallucci und Mitarbeitern[19] und anschießend auch von der Arbeitsgruppe der Autoren[20] vorgeschlagen. Nach dem diagnostischen Wax-up werden bei diesem Verfahren eine Operationsschablone und ein Provisorium mit Schleimhautabstützung (Gaumen und Tuber) angefertigt, in das Aussparungen für die Implantate eingebracht werden. Anschließend wird das Stück mit selbsthärtendem Kunststoff an den provisorischen Zylindern befestigt, die auf die Implantate geschraubt wurden. Im Labor werden dann verbliebene Lücken mit Kunststoff aufgefüllt, die Prothesenränder entfernt und die Prothese fertigstellt. Schließlich wird das Provisorium auf die Implantate geschraubt. Dieses Verfahren ist in den Fällen sinnvoll, in denen eine Rehabilitation mit individualisierten Abutments und einer zementierten Restauration erfolgt **(SIEHE ABB. 7-7)**.

KLINISCHE ERGEBNISSE

Insgesamt wurden 41 Patienten mit geneigten Implantaten und modifizierten Toronto-Brücken versorgt, davon 30 Patienten nach dem Sofortbelastungsprotokoll und 10 mit verzögerter Belastung. Bei der letztgenannten Gruppe wurde eine Vollprothese verwendet, die am Stuhl unterfüttert wurde, mit starrem Material über den Heilungsabutments, mit flexiblem Material im Bereich des Kieferkamms und der Prothesenränder. In der Studie wurden 246 Implantate mit 82 geneigten Implantaten über einen Zeitraum von 15 bis 54 Monate untersucht (durchschnittlich 34 Monate). Ein senkrechtes sofortbelastetes und ein verzögert belastetes Implantat versagten zwei Monate postoperativ wegen ausgebliebener Osseointegration.

Abb. 7-6 55-jähriger Patient mit Oberkiefer-Vollprothese und pathologischer Situation in den Nasennebenhöhlen. Der Patient unterzog sich einem HNO-Eingriff, der die Sinuspathologie jedoch nicht beheben konnte. Eine Sinusbodenaugmentation war damit kontraindiziert. Es wurde entschieden, geneigte Implantate anterior der Sinus einzusetzen.

DIAGNOSTISCHE PHASE

Abb. 7-6a bis c Präoperativer
klinischer Befund (a und b) mit
Knochenresorption im Oberkiefer;
Panoramaschichtaufnahme (c).

6A

6B

6C

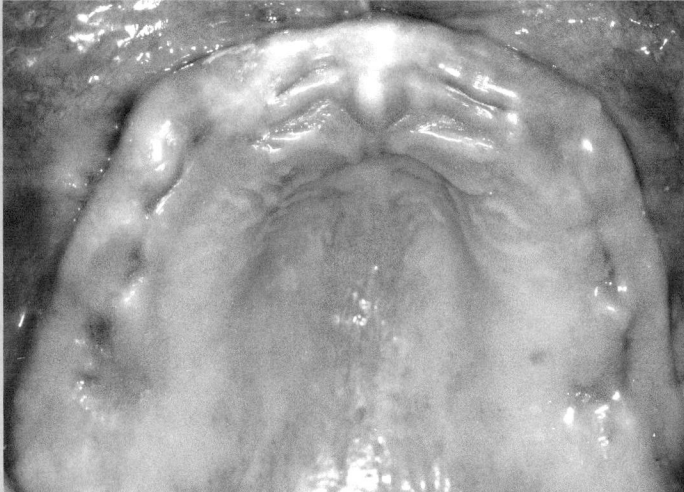

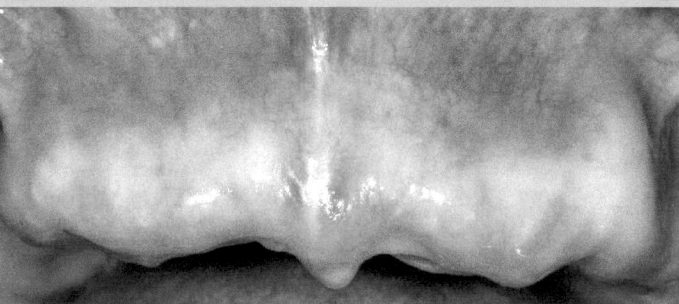

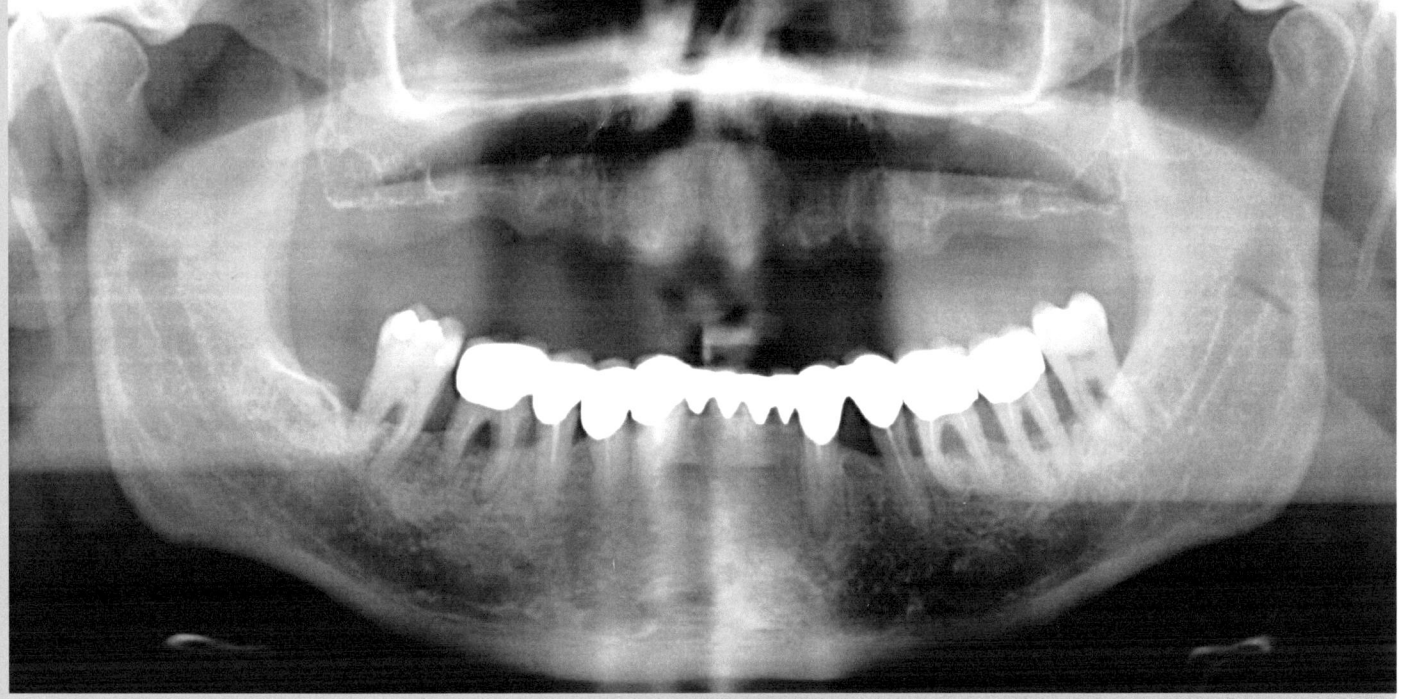

Abb. 7-6d und e
Computertomografie
mit großflächiger
Verschattung der
Kieferhöhlen.

6D

6E

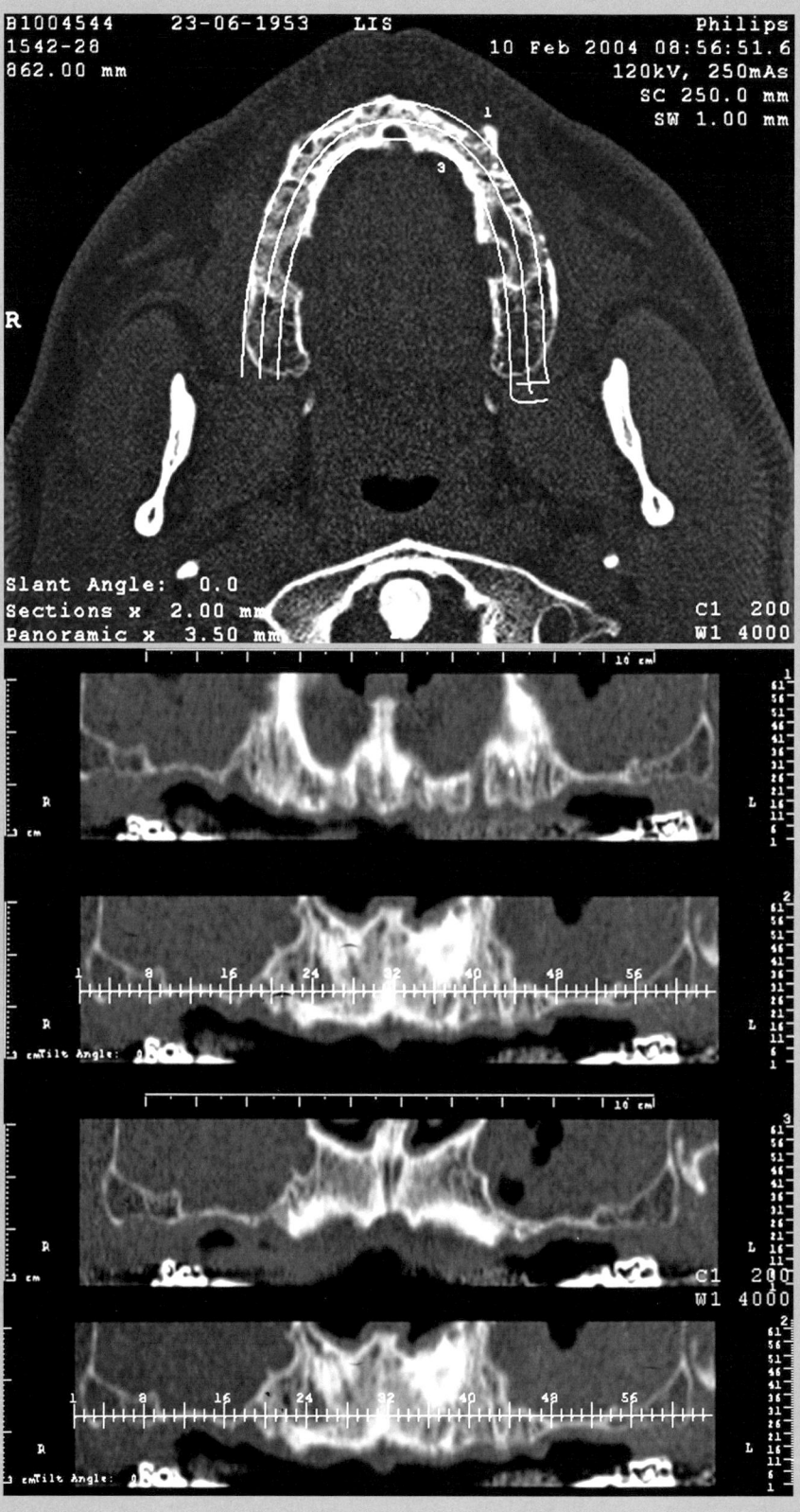

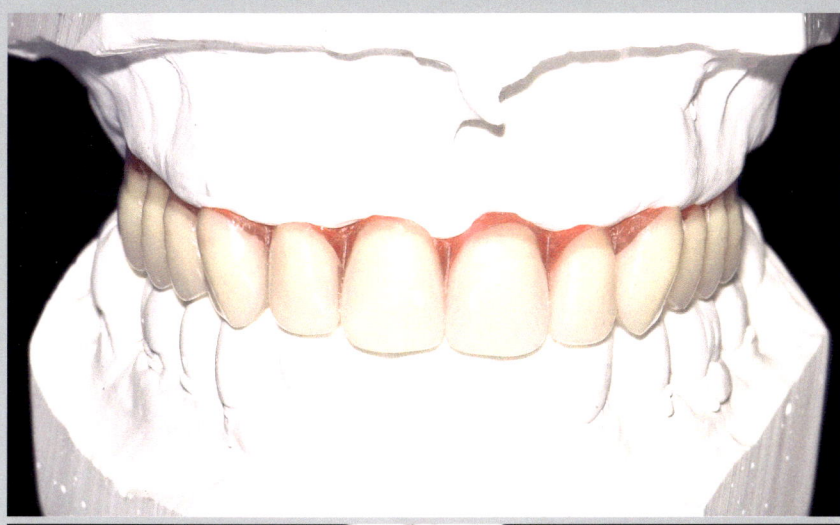

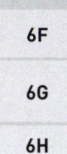

Abb. 7-6f bis h Die Modelle im Artikulator. Diagnostisches Wax-up zur Evaluation der vestibulooralen Dimension der definitiven Restauration.

6F

6G

6H

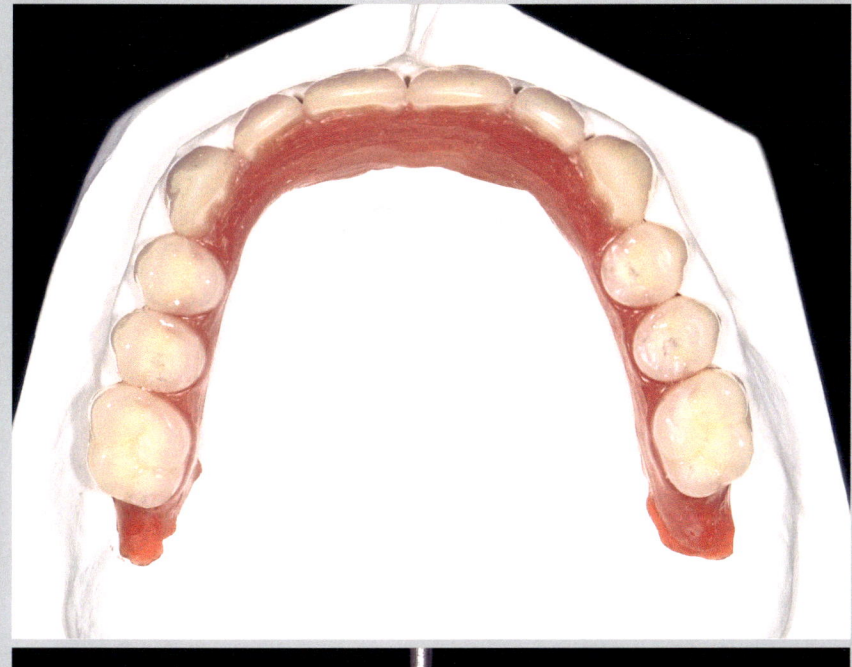

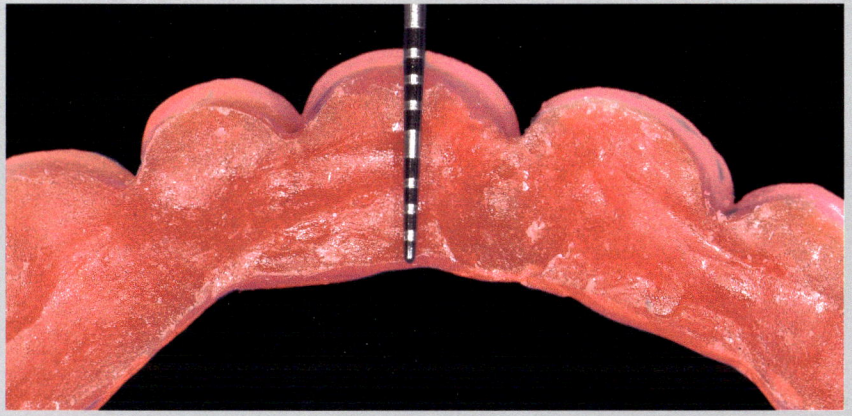

6O	6P
	6Q

6R	6S	6T

Abb. 7-6o bis q Abschlusssituation mit einer verschraubten Restauration aus einem CAD/CAM-gefertigten Steg und Prothesenzähnen aus Komposit. Extraorale (o) und intraorale (p) Ansichten sowie Röntgenkontrolle (q).

Abb. 7-6r bis t Extraorale Ansicht des rehabilitierten Patienten.

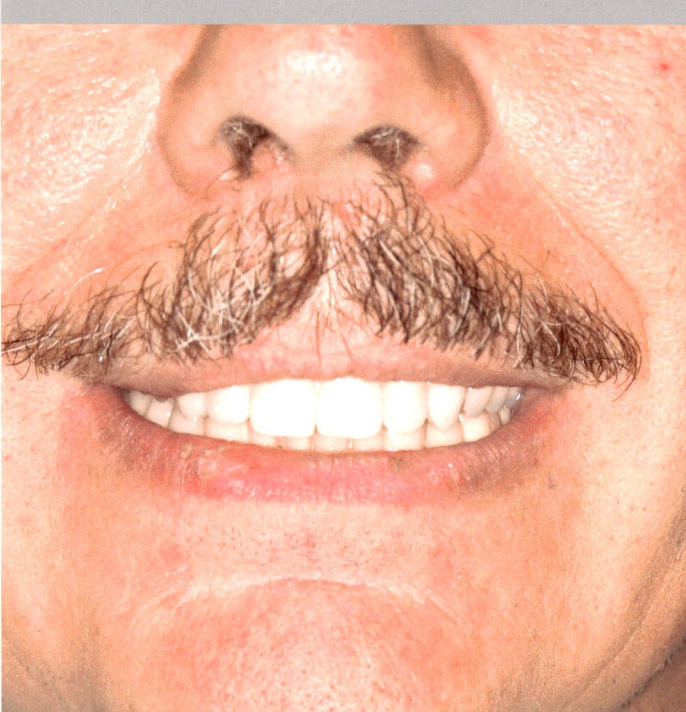
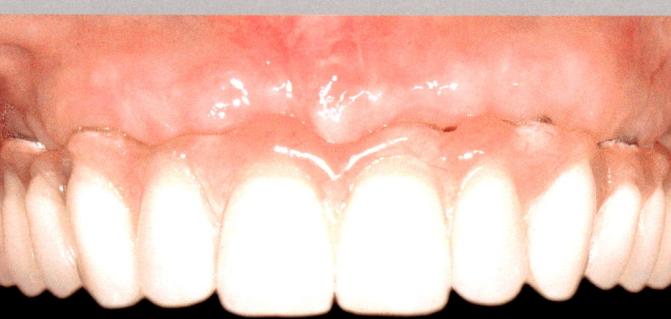
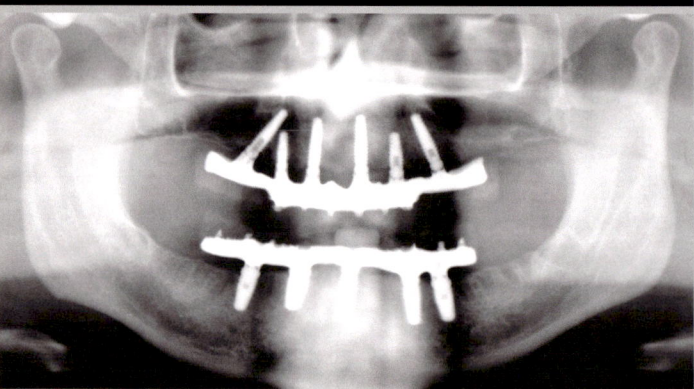
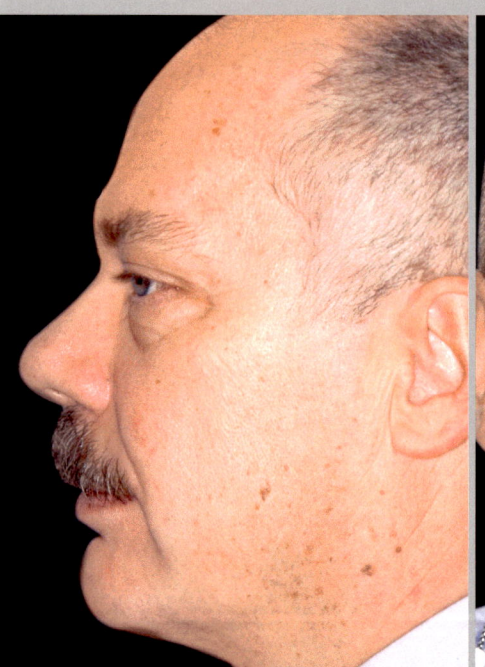
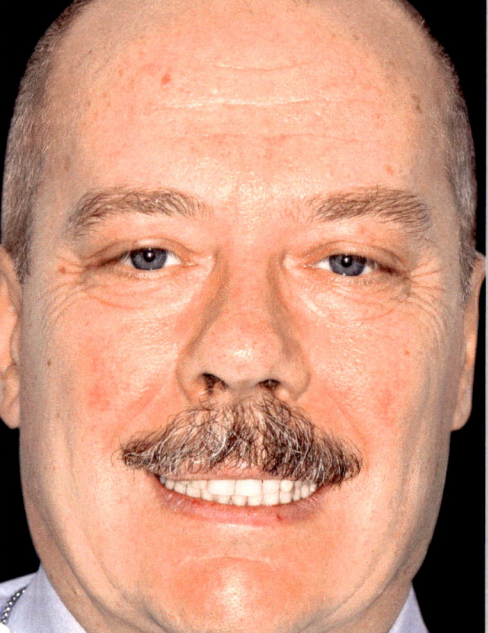
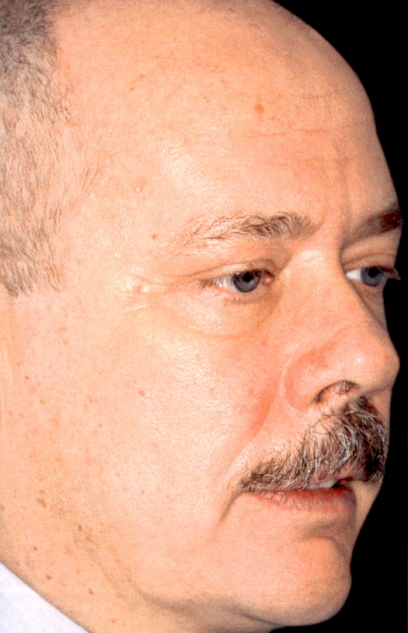

Abb. 7-7 57-jährige Patientin, die wegen ästhetischer und funktioneller Probleme mit ihrer festsitzenden zahngestützten Oberkiefer-Restauration vorstellig wurde.

DIAGNOSTISCHE PHASE

Abb. 7-7a Röntgenbefund bei Erstvorstellung. Die natürlichen Pfeiler wurden endodontisch und parodontal als nicht erhaltungsfähig eingestuft. Nach schriftlicher Einwilligung der Patientin wurde entschieden, alle Oberkieferzähne zu extrahieren und eine festsitzende implantprothetische Rehabilitation durchzuführen.

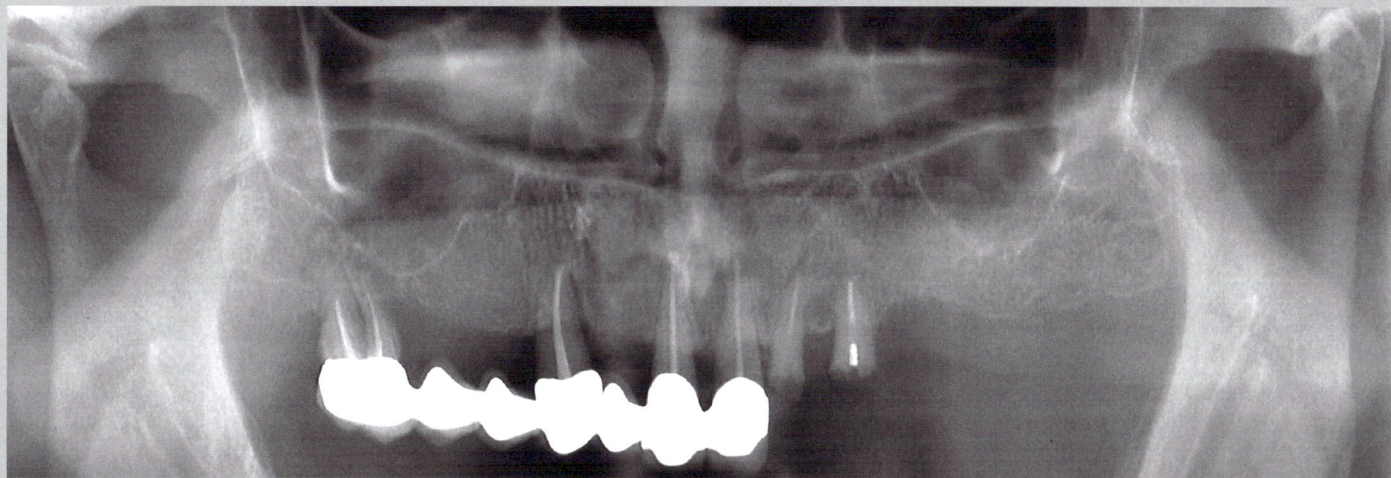

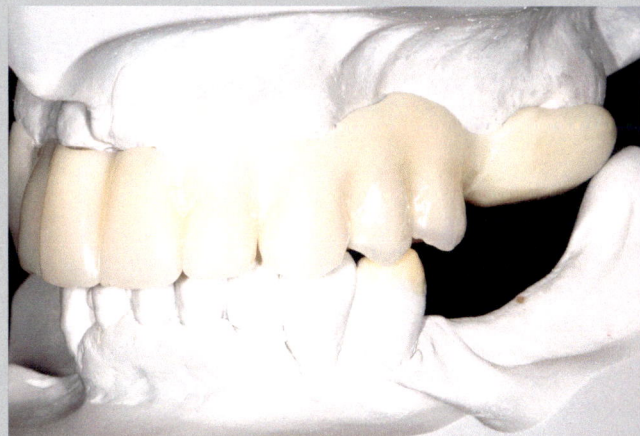

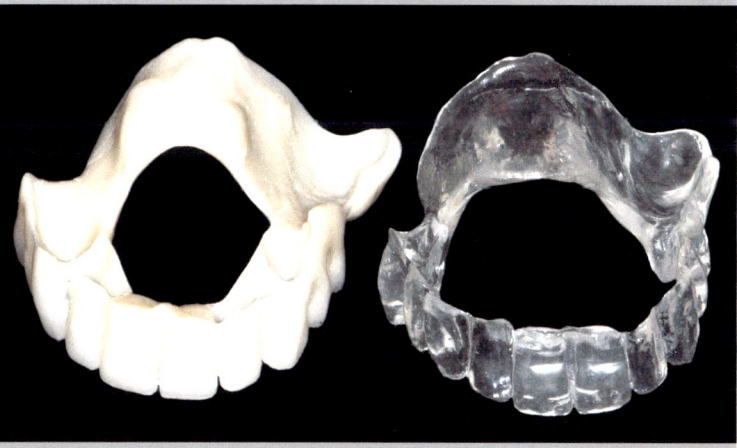

7A	
7B	7C

Abb. 7-7b und c (b) Mock-up auf dem Modell. (c) Nach der intraoralen Überprüfung des Mock-ups werden eine Operationsschablone und eine provisorische Kunststoffprothese angefertigt. Es besteht eine skelettale Klasse-I-Beziehung, sodass zur definitiven Restauration maßgefertigte Abutments gehören, auf denen die festsitzende Vollprothese zementiert wird.

INTRAOPERATIVE PROTHETISCHE PHASE

Abb. 7-7d und e (d) Einsetzen der Implantate. (e) Provisorium nach Verblocken der temporären Zylinder mit selbsthärtendem Kunststoff.

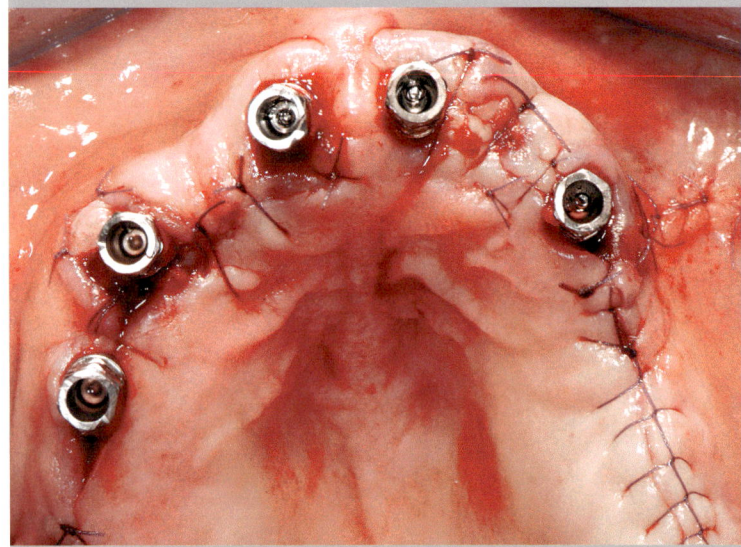
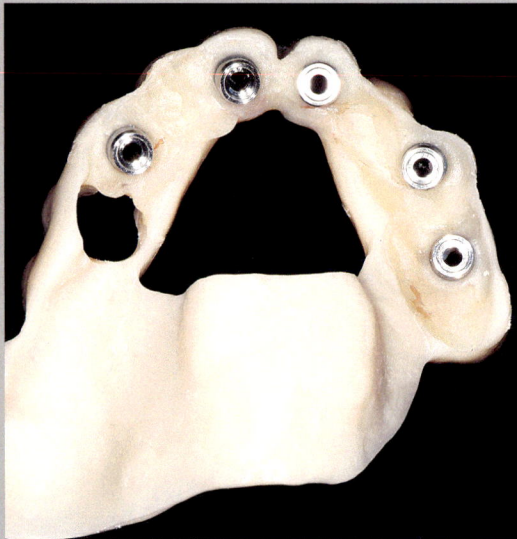

PROVISORIUM

Abb. 7-7f bis h Das Provisorium wird fertiggestellt: Die Schleimhautabstützung und vorhandene Kunststoffüberschüsse werden entfernt; anschließend wird das Provisorium poliert. Schließlich wird es im Mund verschraubt. Frontalansichten intraoral (f) und extraoral (g); Panoramaschichtaufnahme (h).

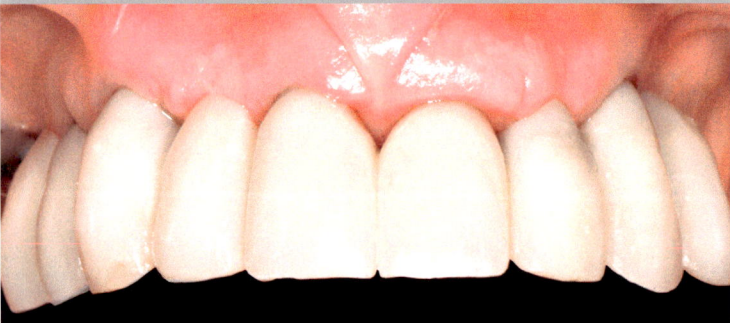
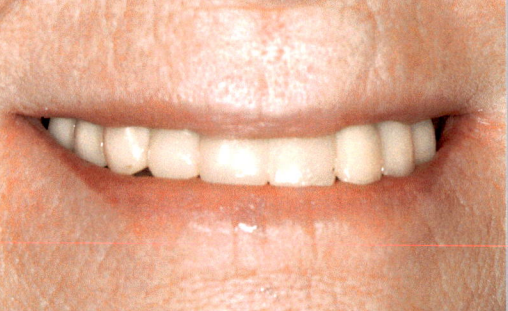
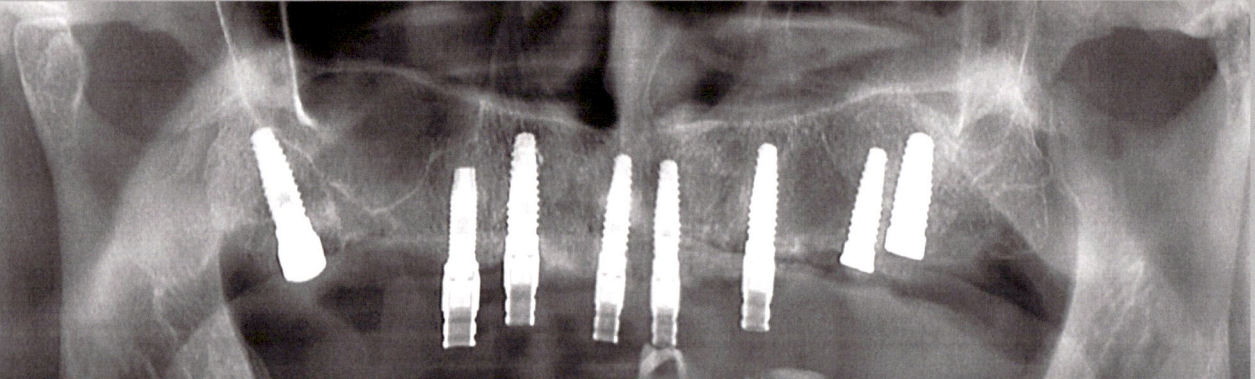

DEFINITIVE PROTHESE

Abb. 7-7i bis k Individuelle Abutments auf dem Meistermodell. (j) Detailaufnahme der beiden zentralen Abutments. (k) Intraorale Ansicht der Abutments.

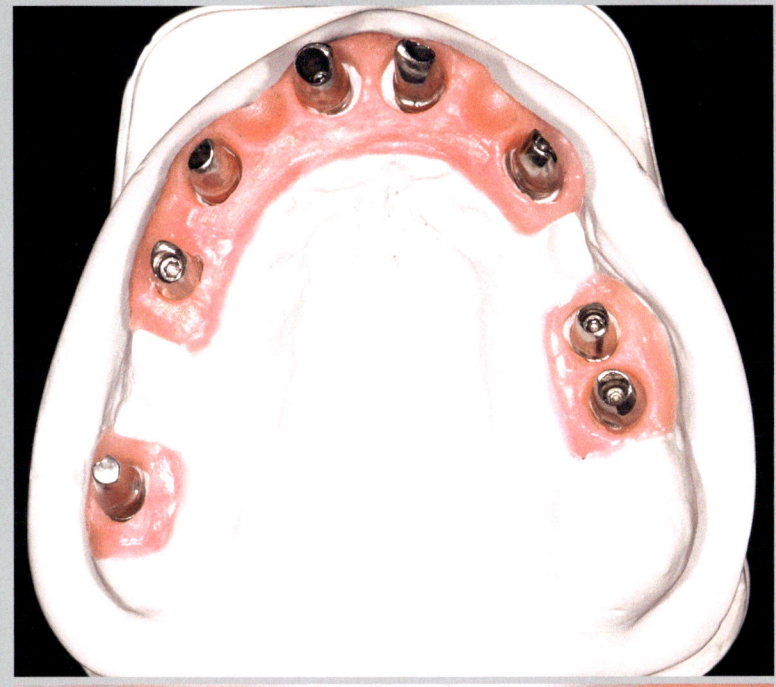

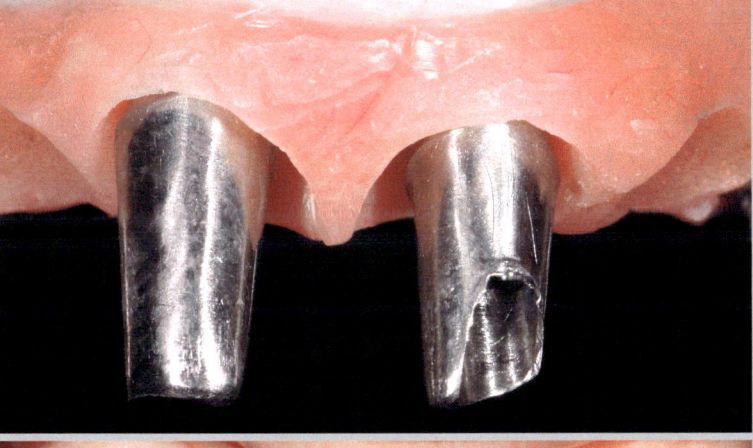

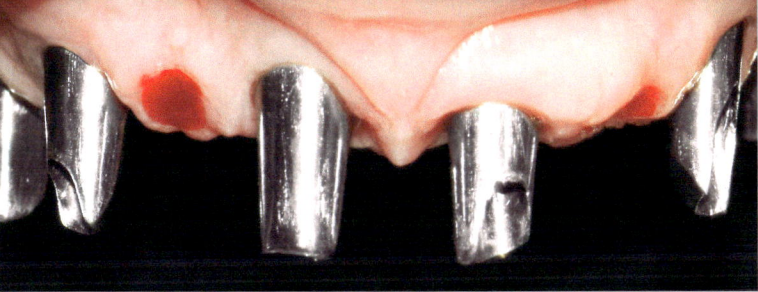

7D	7E
7F	7G
7H	

7I
7J
7K

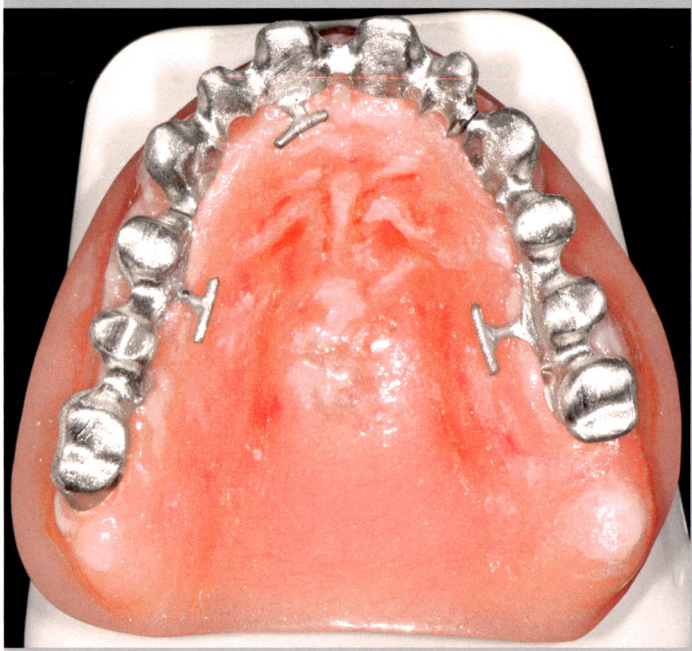

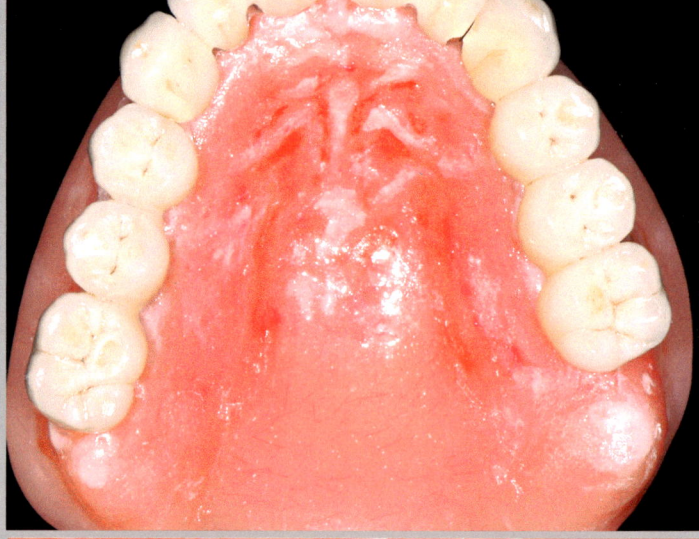

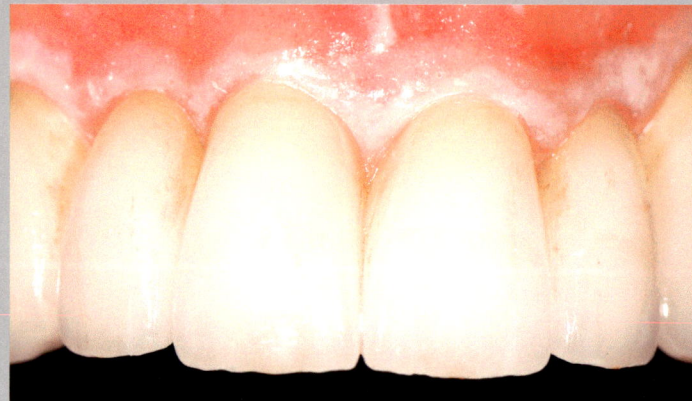

Abb. 7-7l bis n Okklusalansicht des Gerüstes (l) und der Keramikverblendung (m) auf dem Modell. (n) Detailaufnahme der oberen Schneidezähne.

7L	7M
	7N

Abb. 7-7o bis s Intraorale Ansichten der zementierten definitiven Metallkeramik-restauration.

| 7O |
| 7P |

| 7Q | 7R | 7S |

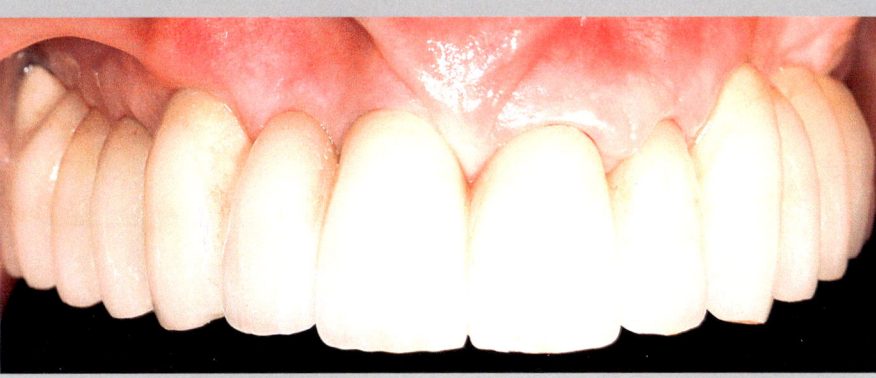

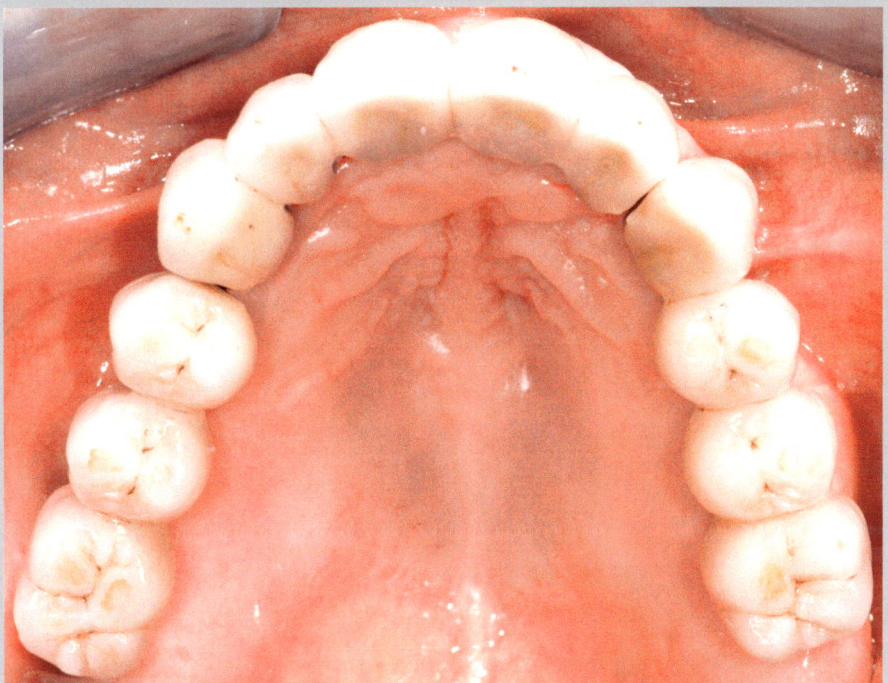

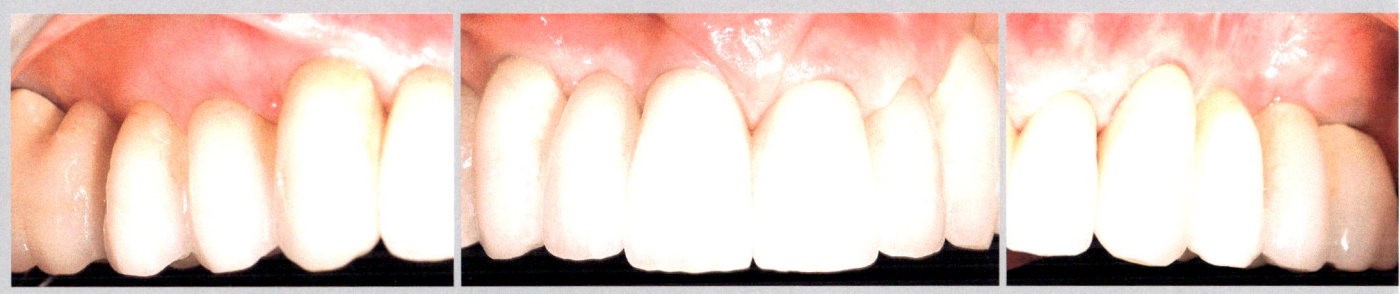

Abb. 7-8 68-jährige Patientin, die wegen ästhetischer und funktioneller Beschwerden im Oberkiefer vorstellig wurde.

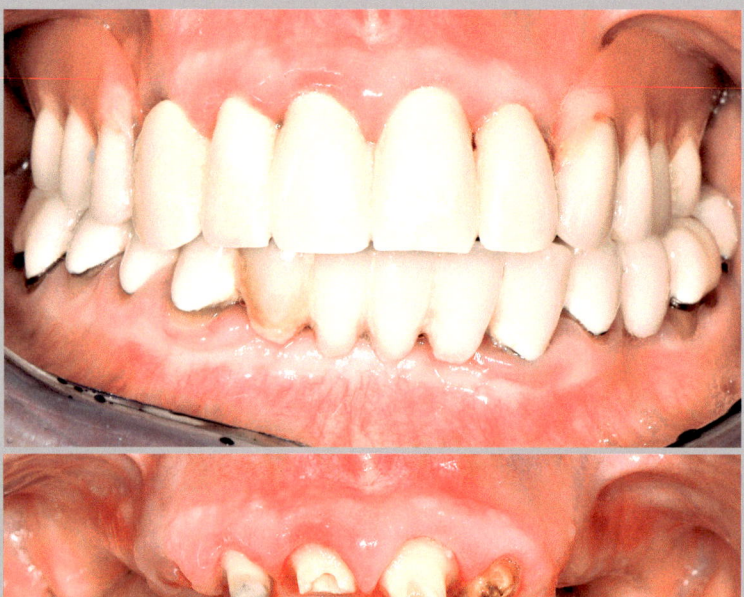

DIAGNOSTISCHE PHASE

Abb. 7-8a bis c Klinisch und röntgenologisch wurden die oberen Pfeilerzähne im Frontzahnbereich aus parodontaler und restaurativer Sicht als nicht erhaltungswürdig eingestuft. Mit schriftlicher Zustimmung der Patientin wurde entschieden, alle Zähne zu extrahieren und eine sofortbelastete festsitzende Restauration einzugliedern.

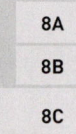

8A

8B

8C

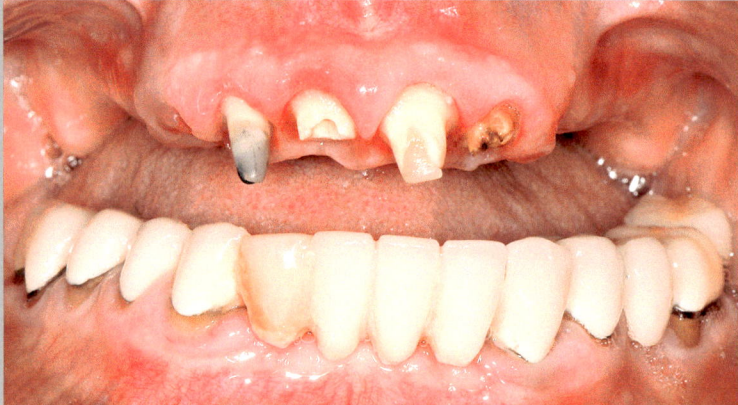

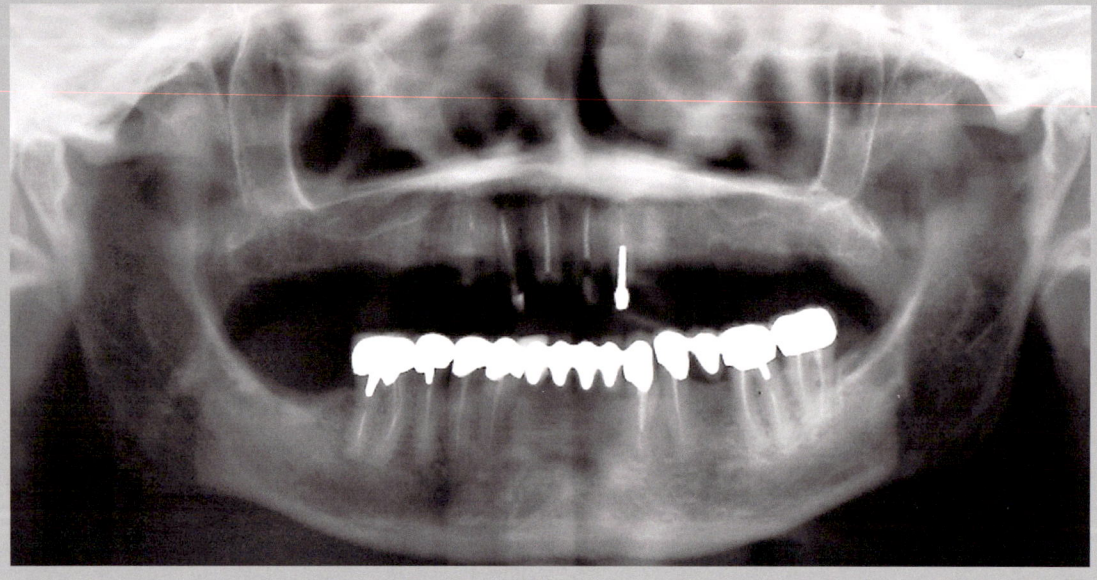

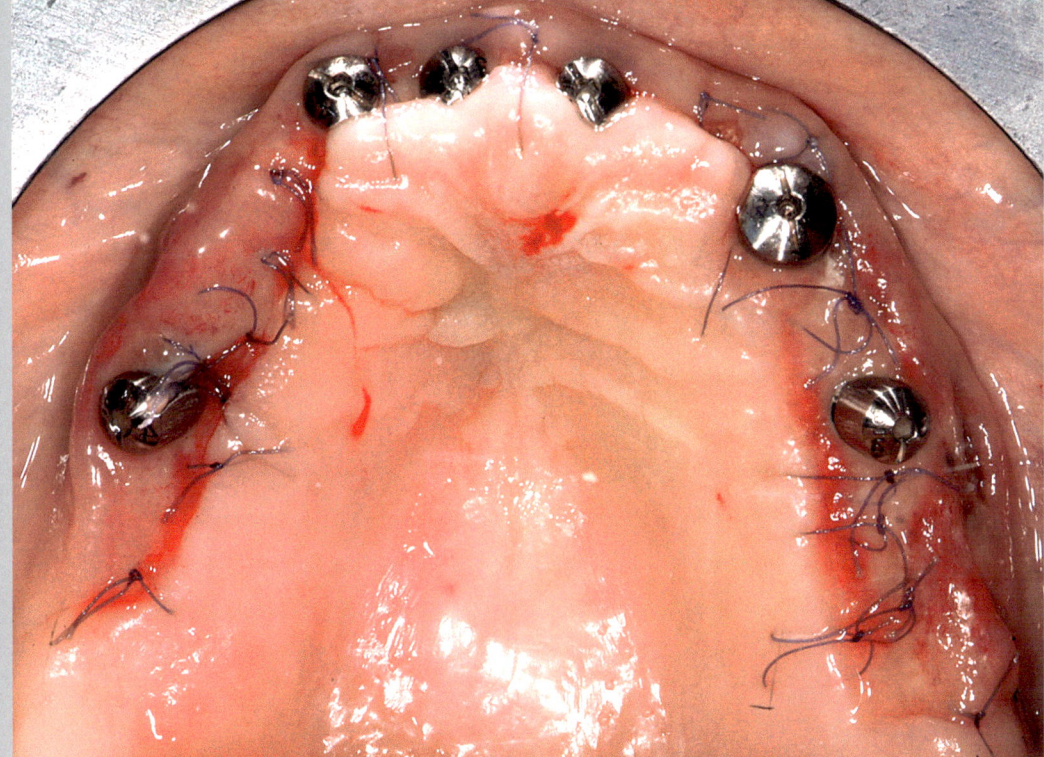

PROVISORIUM

Abb. 7-8d und e (d) Heilung 48 Stunden postoperativ. Sekundärheilung im Bereich der Spaltlappenpräparationen in den Seitenzahnbereichen. Dieses Vorgehen war so geplant worden, um die Patientin nur einer Operation unterziehen zu müssen und den Mangel an vestibulärer keratinisierter Gingiva zu beheben. (e) Okklusalansicht des auf den Implantaten verschraubten Provisoriums.

8D

8E

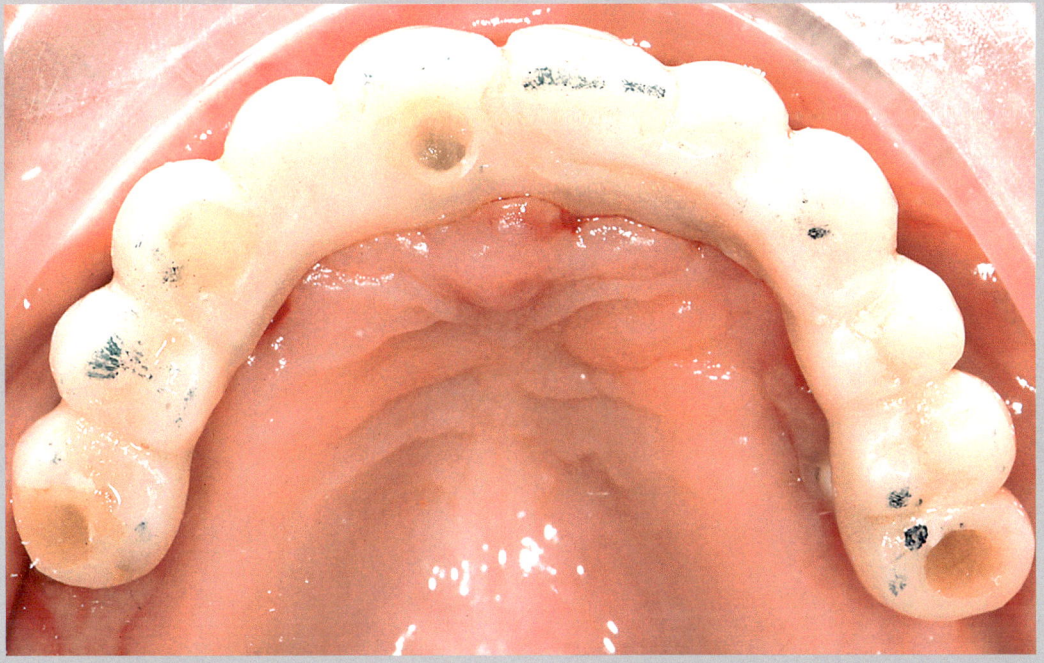

DEFINITIVE PROTHESE

Abb. 7-8f bis h (f und g) Intraorale Ansicht der definitiven Restauration mit sechs auf die Implantate geschraubten definitiven Abutments, auf denen eine Metallkeramikprothese festzementiert ist. Dank der beiden geneigten Implantate konnte die Patientin mit individualisierten Abutments und einer zementierten Prothese versorgt werden. **(h)** Panoramaaufnahme der definitiven Restauration.

8F

8G

8H

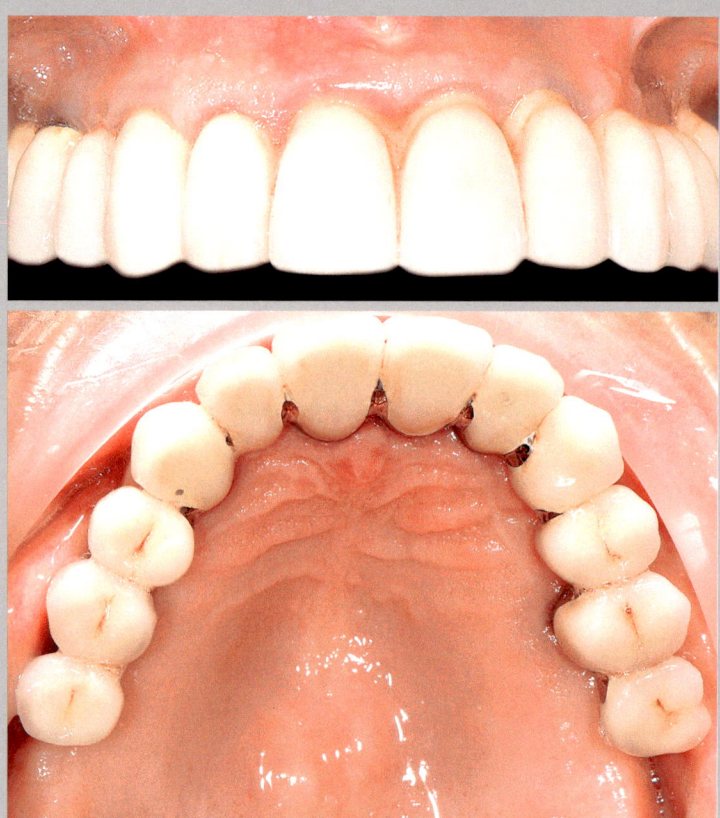

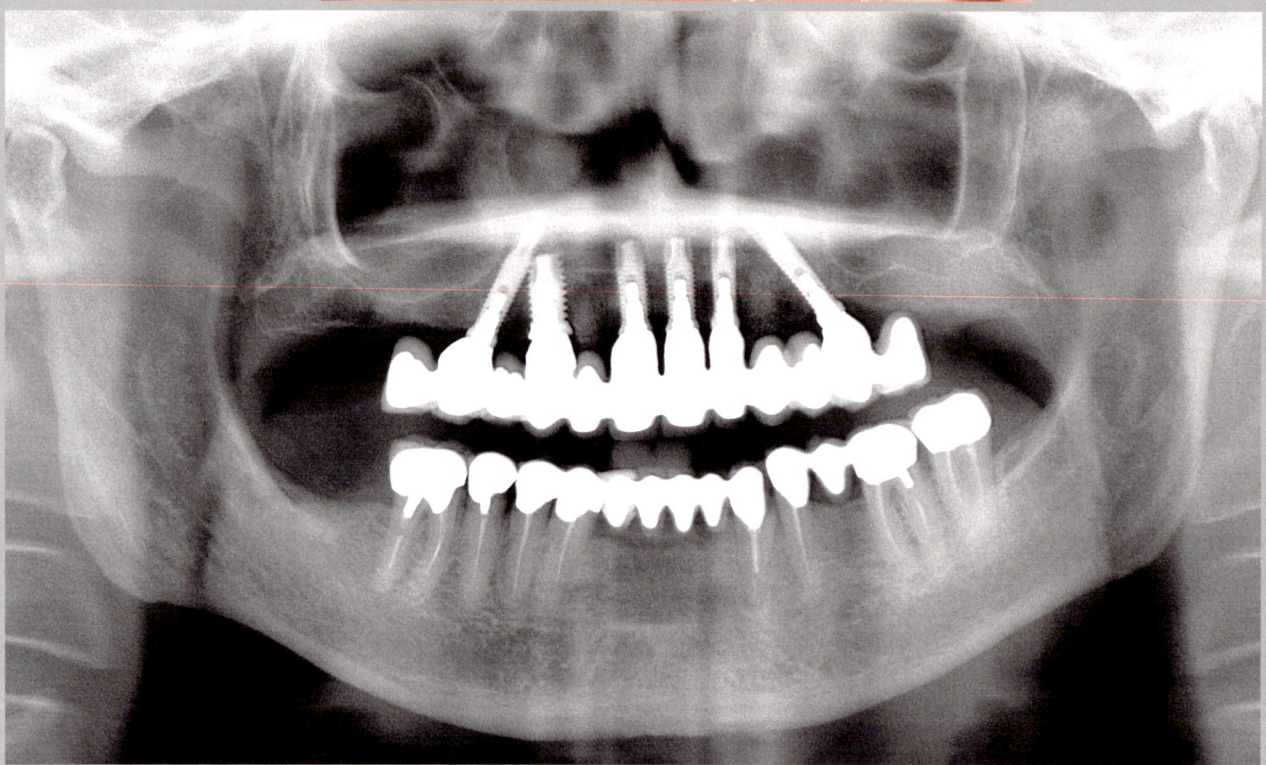

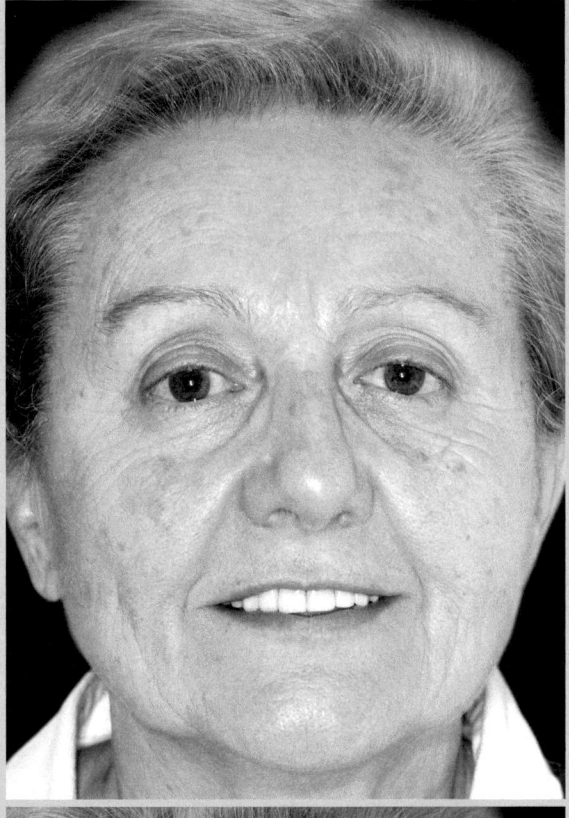

**Abb. 7-8i bis k (i und j)
Extraorale Ansicht der
implantprothetischen
Restauration. (k) Im
Fernröntgenseitenbild
ist die korrekte Achse
der Implantate im
Frontzahnbereich zu
erkennen.**

8I	
8J	8K

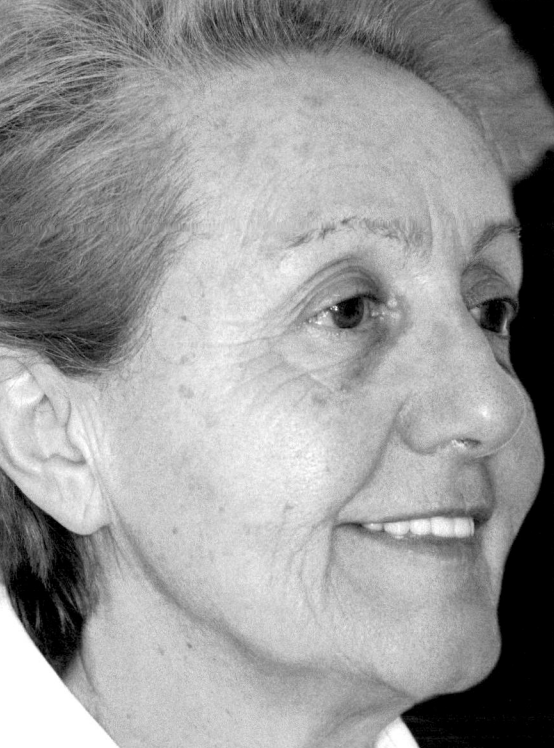

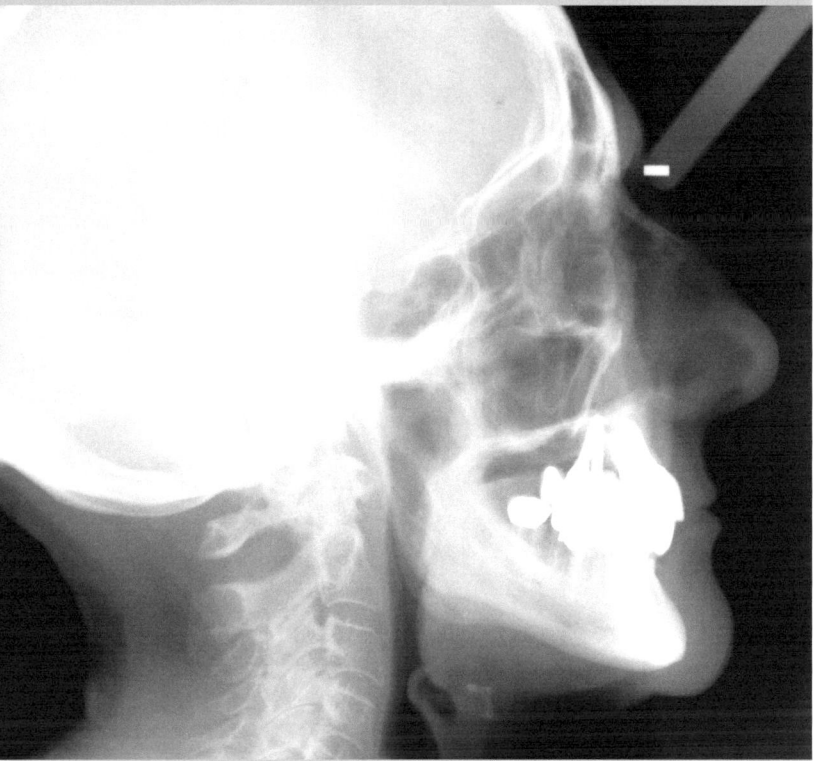

Zur Überprüfung der Knochenresorption wurden sowohl bei den geneigten als auch bei den aufrechten Implantaten digitalisierte Röntgenaufnahmen angefertigt und mit einem entsprechenden Programm vermessen. Referenzpunkte waren die Implantatplattform und der am weitesten koronal gelegene Punkt des Knochenkamms am Implantat-Knochen-Kontakt. Die Röntgenaufnahmen erfolgten zum Zeitpunkt der Implantation (Zeitpunkt 0) sowie nach zwei, vier, sechs und zwölf Monaten und anschließend jährlich.

Die Ergebnisse zeigten – in Übereinstimmung mit den Angaben in der Literatur – in den ersten zwölf Monaten eine Resorption des Alveolarkamms zwischen 0 und 2 mm. Am stärksten ausgeprägt war die Resorption in den ersten beiden Monaten. Die Auswertung erbrachte keine signifikant unterschiedliche Resorption des Alveolarkamms bei geneigten und aufrechten Implantaten. Tabelle 7-1 fasst die Daten zum Erfolg der Implantate und Prothesen zusammen.

Außerdem wurde untersucht, wie gut die Mundhygiene bei diesen Prothesen war: Es fanden sich keine signifikanten Unterschiede im Plaque-Index zwischen aufrechten und geneigten Implantaten. Dies lässt die Vermutung zu, dass die modifizierte Toronto-Brücke bei unbezahnten Patienten mit fortgeschrittenem Alter und systemischen und/oder HNO-Erkrankungen des Sinus maxillaris, bei denen sonst eine invasive Operation oder eine Rehabilitation mit einer traditionellen herausnehmbaren Prothese erforderlich wäre, eine zuverlässige Alternative darstellt.[21,22]

Tabelle 7-1
Kaplan-Meyer-Analyse
der modifizierten
Toronto-Brücke

Follow-up (Mon.)	Während des Follow-up eingesetzte Implantate	Implantate ohne Beobachtungsdaten	Versagen	Überleben im Intervall (%)	Kumulatives Überleben (%)
Aufrechte Implantate					
0–6	164	4	1	99,4	99,4
6–12	159	0	1	99,4	98,8
12–18	158	0	1	99,4	98,2
18–24	157	0	0	100	98,2
24–36	137	0	0	100	98,2
36–48	89	0	0	100	98,2
> 48	16	0	0	100	98,2
Geneigte Implantate					
0–6	82	2	1	98,8	98,8
6–12	79	0	0	100	98,8
12–18	79	0	1	98,7	97,5
18–24	78	0	0	100	97,5
24–36	68	0	0	100	97,5
36–48	44	0	0	100	97,5
> 48	8	0	0	100	97,5

Abb. 7-9 56-jährige Patientin, die mit einer versagenden festsitzenden Vollprothese im Oberkiefer vorstellig wurde.

INITIALE PHASE

Abb. 7-9a bis c
Röntgenologische und klinische Situation bei Erstvorstellung. Die natürlichen Pfeiler sind nicht erhaltungswürdig.

9A

9B

9C

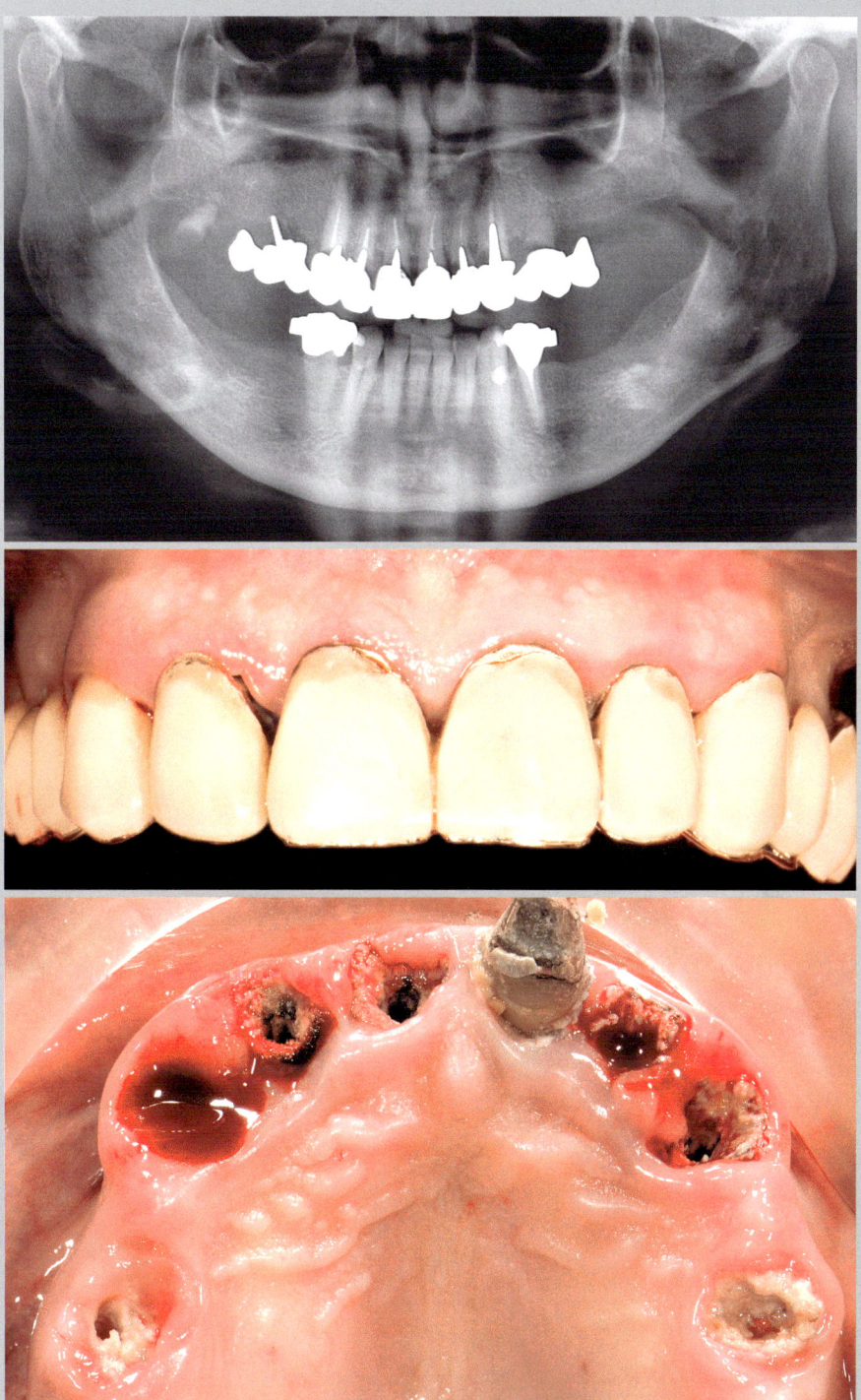

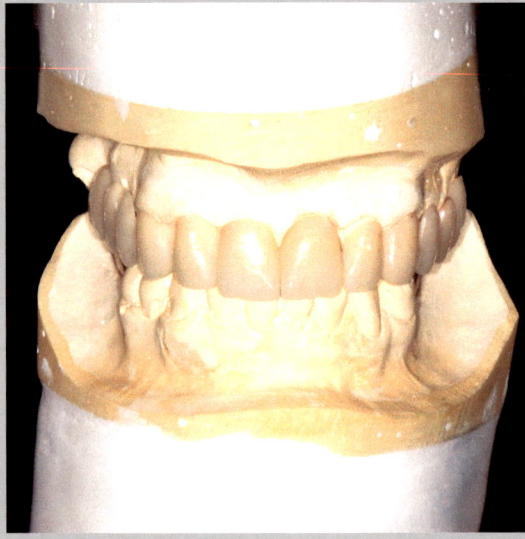

DIAGNOSTISCHE PHASE

Abb. 7-9d bis f (d) Artikulierte Modelle. (e und f) Nach dem diagnostischen Wax-up wird ein Provisorium angefertigt, das nach der Implantation auf den konischen provisorischen Abutments unterfüttert und anschließend zementiert wird.

9D	9E
	9F

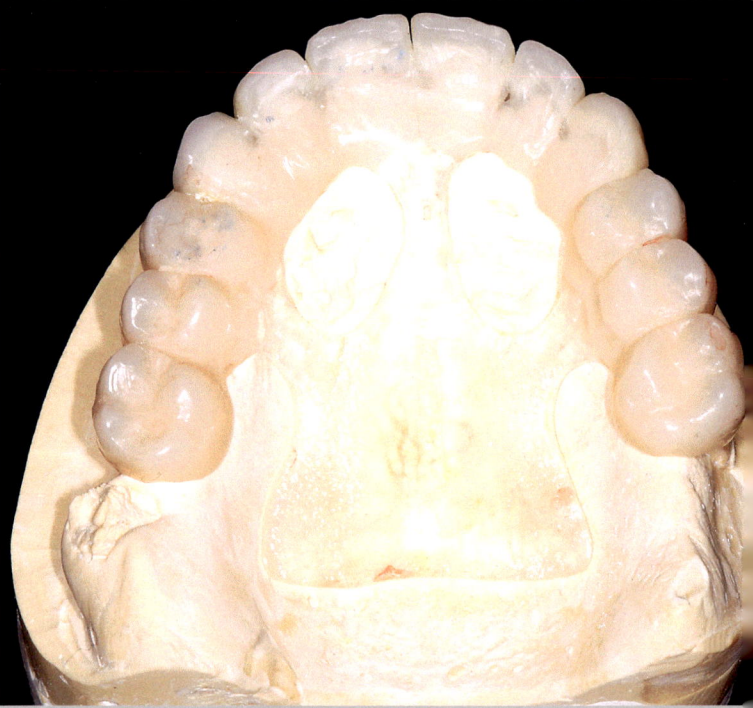

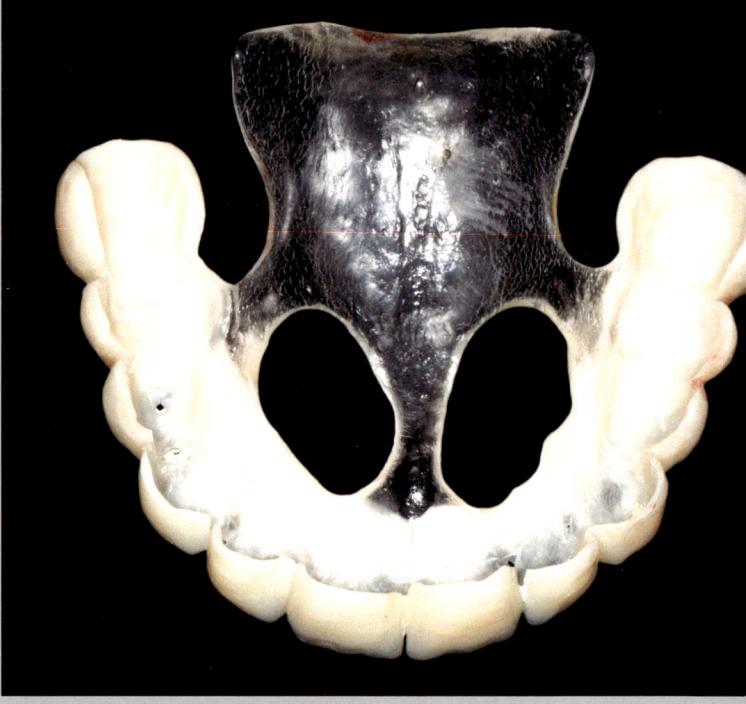

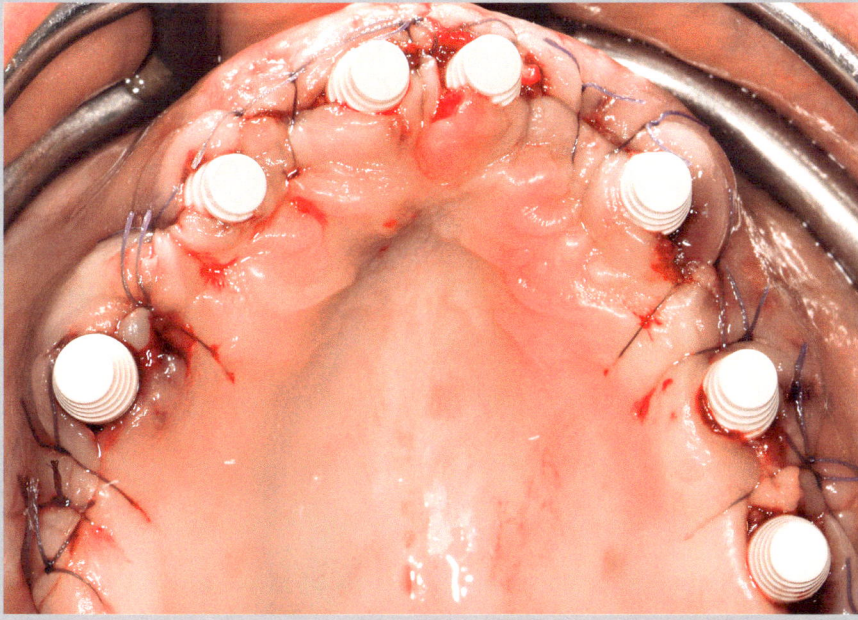

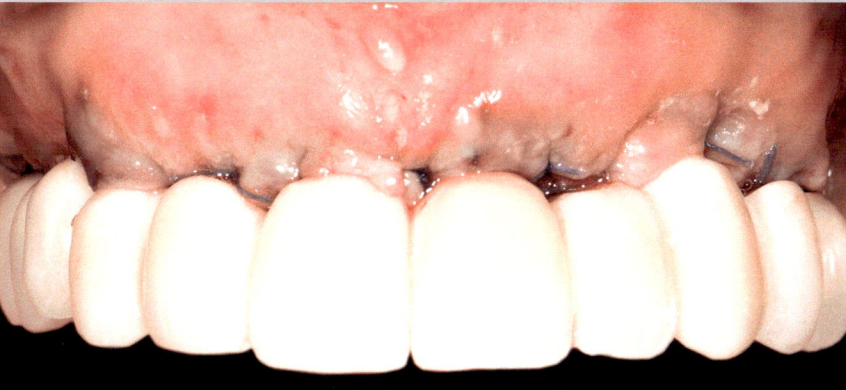

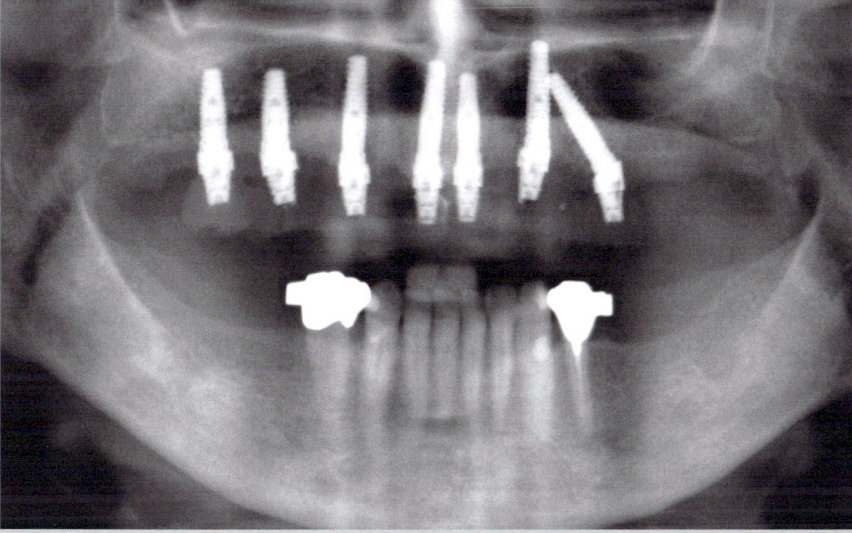

SOFORTBELASTETE PROVISORISCHE PROTHESE

Abb. 7-9g bis i (g) Nach der Implantation werden die Titanzylinder auf den Implantaten befestigt und QuickBridge-Kappen (Biomet 3i) darüber platziert, die mit selbsthärtendem Kunststoff in der provisorischen Prothese verblockt werden.
(h) Die Prothese wird zur Fertigstellung ins Labor geschickt und dann provisorisch zementiert.
(i) Postoperative Panorama-schichtaufnahme.

| 9G |
| 9H |
| 9I |

Abb. 7-10 58-jährige Patientin mit ästhetisch und funktionell insuffizienter Oberkiefervollprothese.

DIAGNOSTISCHE PHASE

Abb. 7-10a und b Extraorale Ansicht (a) und Panorama-schichtaufnahme (b) bei der Erstvorstellung. Die Prognose für die Restbezahnung im Oberkiefer war schlecht. Daher wurde entschieden, alle Oberkieferzähne zu extrahieren und eine sofortbelastete implantatprothetische Restauration anzufertigen.

10A

10B

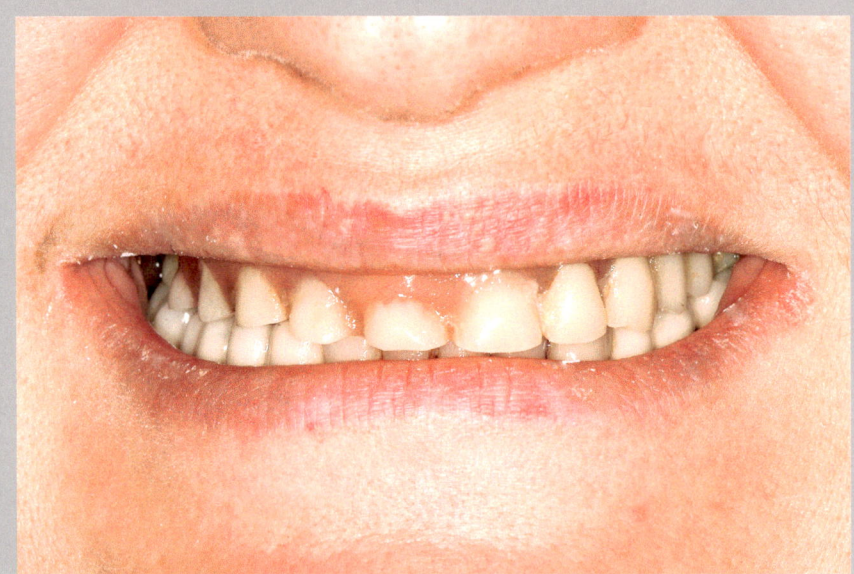

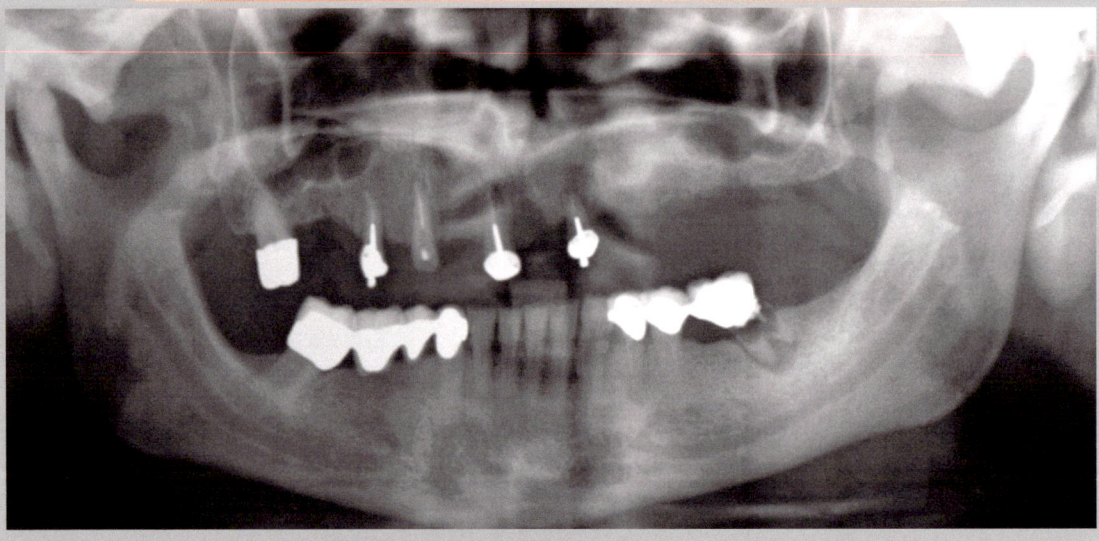

10C **10D** **10E**   **Abb. 7-10c bis e Extraorale Ansichten bei Erstvorstellung.**

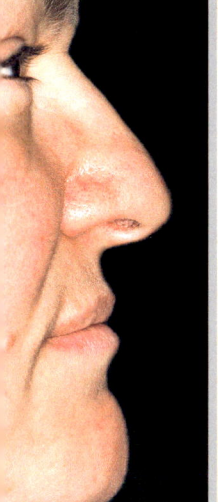
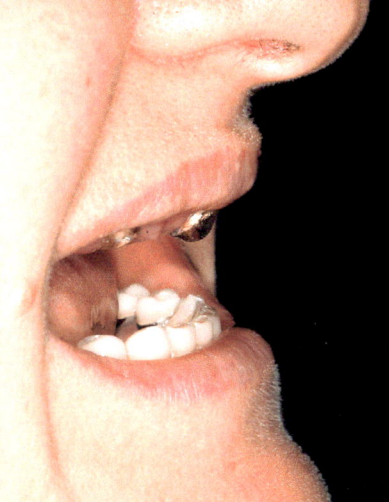
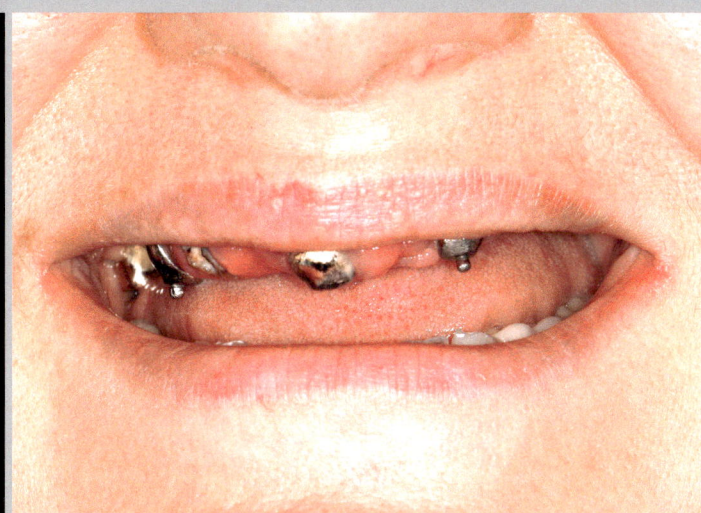

PROVISORIUM

Abb. 7-10f bis h Nach dem Einsetzen der Implantate (f), wird mit einem sterilen, biokompatiblen, röntgendichten Material eine Abformung durchgeführt und ein festsitzendes verschraubtes Provisorium angefertigt. Postoperative Panoramaschichtaufnahme (g) und intraorale Situation (h).

	10F
10G	**10H**

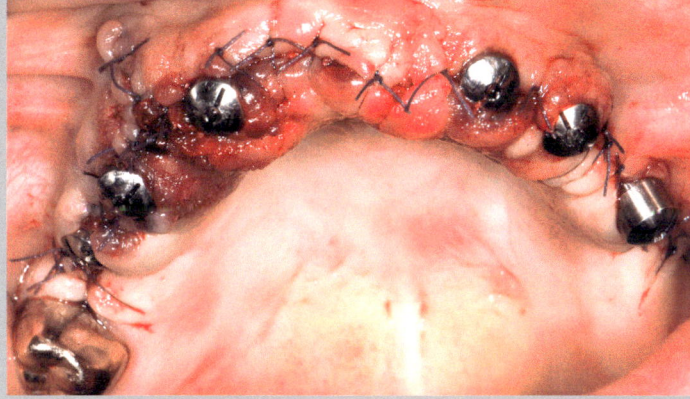

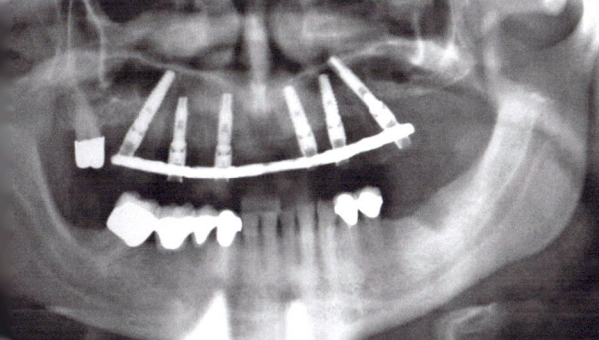
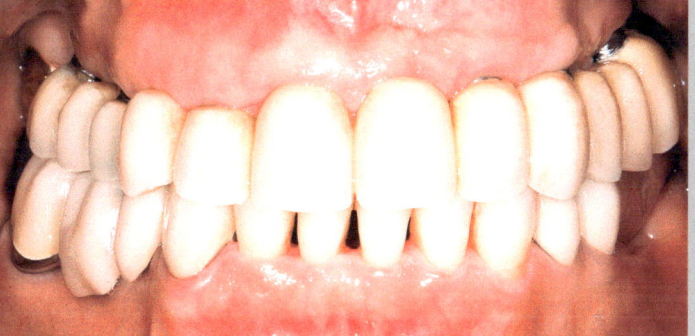

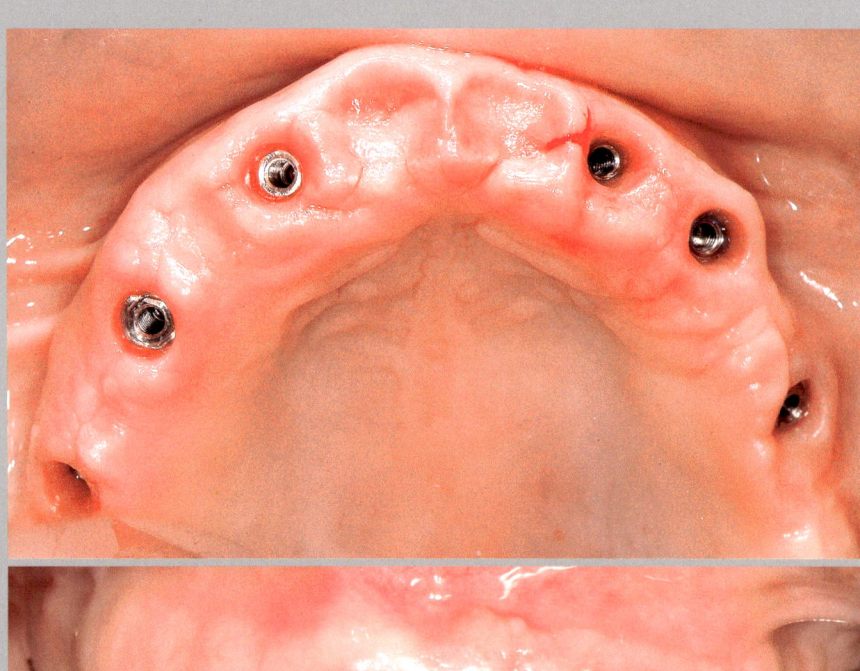

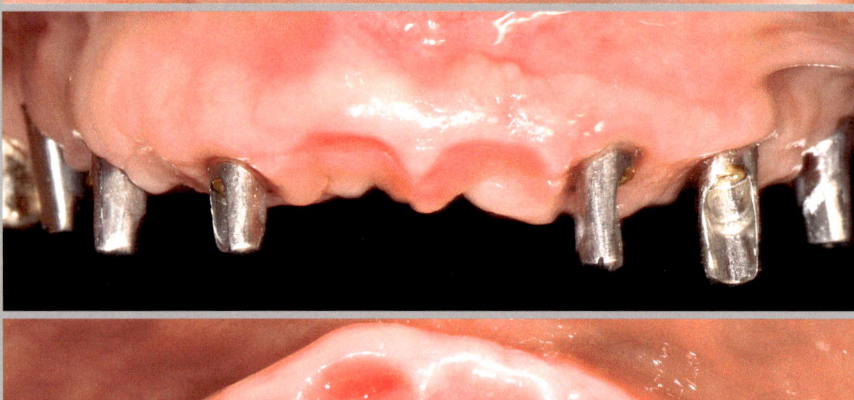

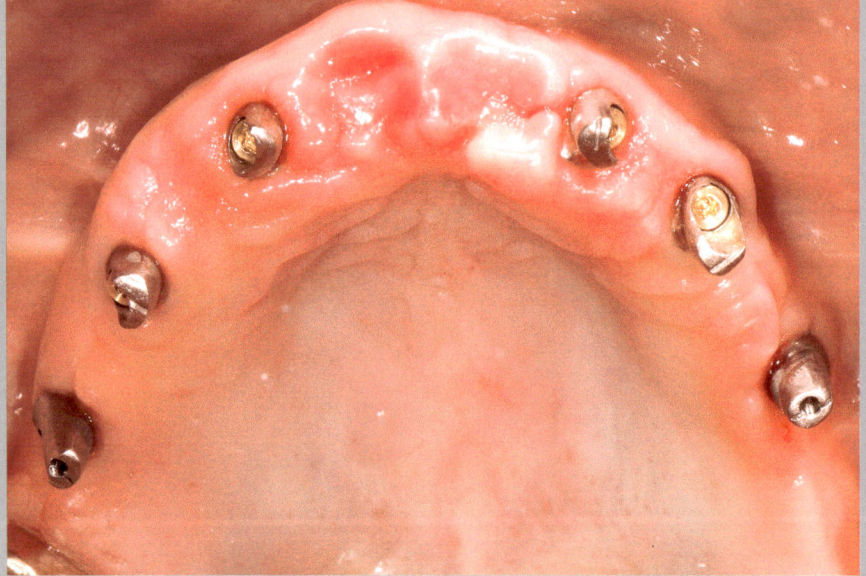

DEFINITIVE PROTHESE

Abb. 7-10i bis k Intraorale Ansicht der individualisierten Abutments.

10I
10J
10K

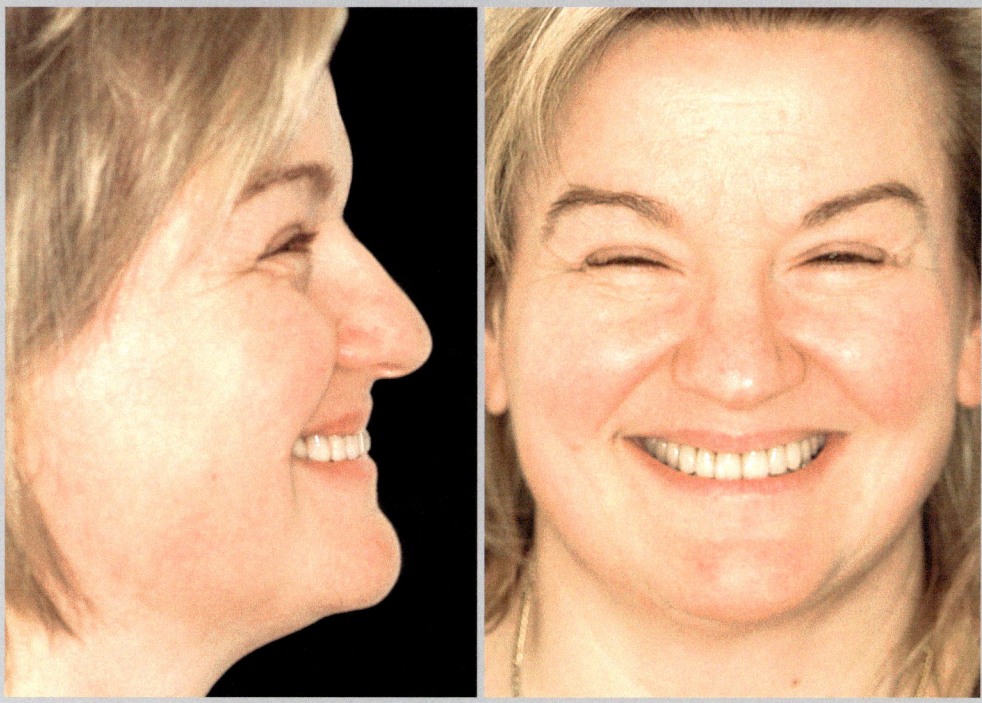

10L | **10M**

10N

Abb. 7-10l bis n Extraorale (l und m) und intraorale (n) Ansichten der zementierten definitiven Restauration. Beachte die prothetische Kompensation der Knochenresorption im linken Oberkiefer.

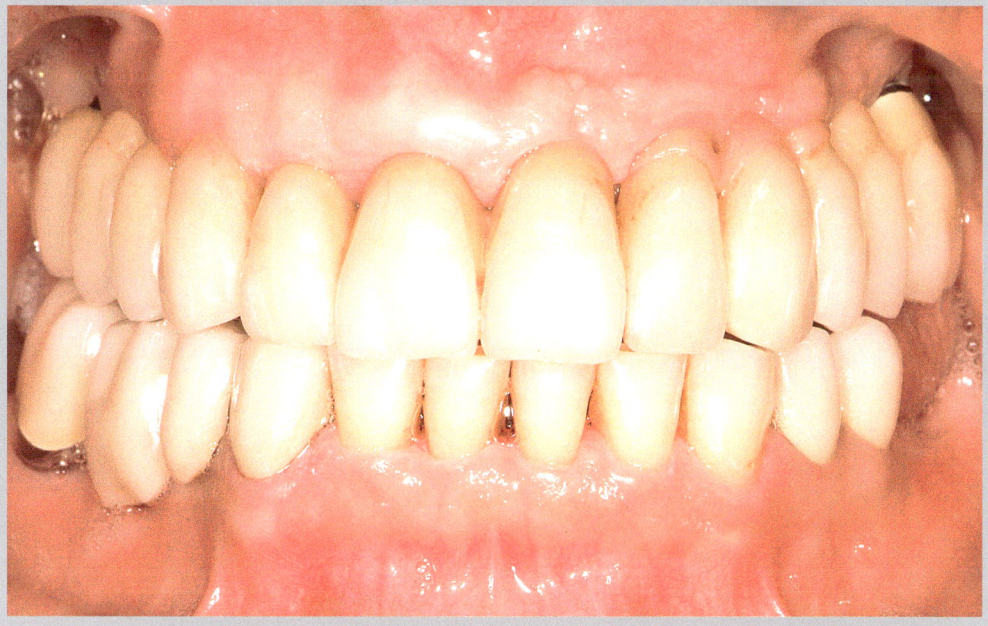

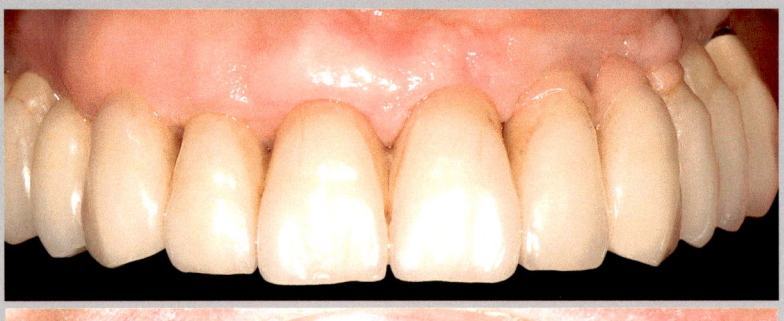

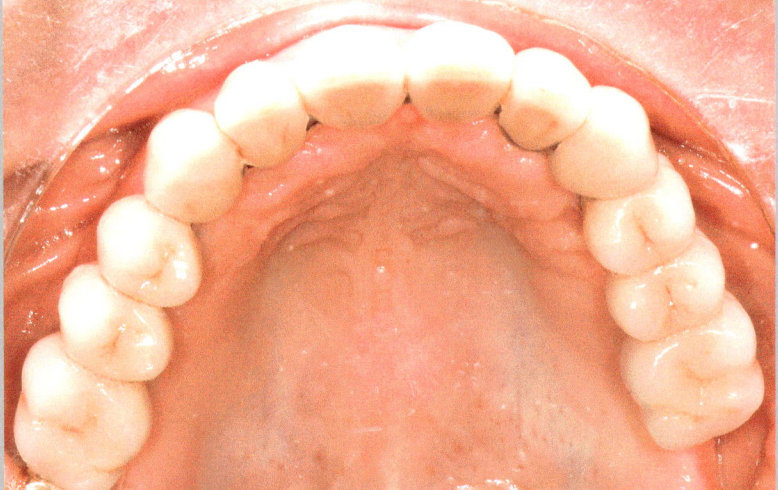

Abb. 7-10o bis q Intraorale Ansichten (o und p) der definitiven Prothese; Panoramaschichtaufnahme (q) (Prothetik: Dr. J. M. Ritzmann.)

10O

10P

10Q

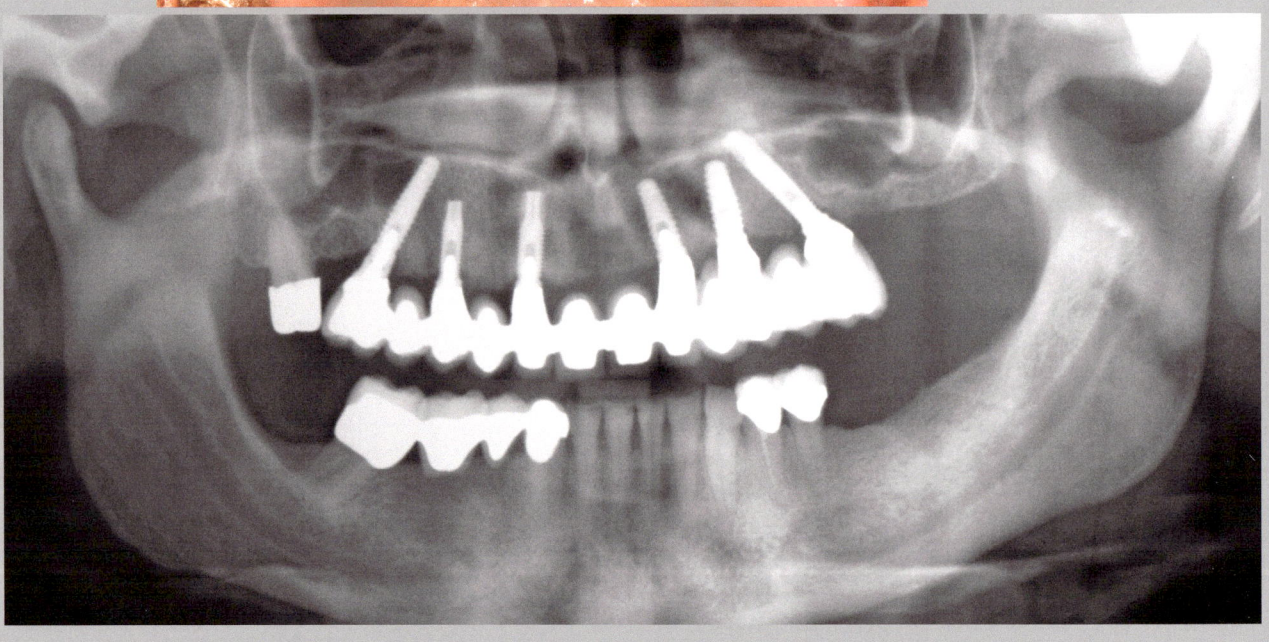

SOFORTBELASTUNG IM TEILBEZAHNTEN FRONTZAHNBEREICH

Für optimale ästhetische Ergebnisse bei einer implantatprothetischen Behandlung im Frontzahnbereich ist eine exakte präoperative Planung unabdingbar.[23,24] Parameter, die in jedem Fall berücksichtigt werden müssen, sind die Hart- und Weichgewebssituation, die korrekte dreidimensionale Implantatposition, das Implantatdesign, Implantatdurchmesser und -plattform sowie die Dimensionen der zu ersetzenden natürlichen Zähne.[25] Insbesondere die vestibuloorale, mesiodistale und apikokoronale Position der Implantate wird evaluiert.[26]

VESTIBULOORALE IMPLANTATPOSITION

Die vestibulooral optimale Implantatachse verläuft zwischen der Inzisalkante und dem Cingulum des geplanten Prothesenzahns. Bei dieser Ausrichtung ist der labiale Knochen am dicksten. Außerdem wird ein operatives Trauma der vestibulären Kortikalis vermieden und die physiologische horizontale Resorption des periimplantären Knochens nach Belastung eingeschränkt. Bei einer vestibulooralen Knochendicke von weniger als 2 mm kann es insbesondere bei dünnem gingivalem Biotyp zum Rückgang der periimplantären Gewebe kommen, wenn die Knochenresorption nach Belastung den koronalen Anteil der labialen Knochenwand einschließt. Bei labialer Ausrichtung eines Implantats ist der labiale Knochen nicht ausreichend dick, sodass es eher zu Knochenverlust und Weichgeweberezession kommt.

Diese Ausrichtung ist besonders bei Implantation in Extraktionsalveolen wichtig. Vor Kurzem konnten Studien zeigen, dass bei einem Spalt von 2,0 mm zwischen der labialen Kortikalis und dem Implantat keine membrangeschützte Knochenregeneration erforderlich ist. Allerdings sollte ein langsam resorbiertes Biomaterial verwendet werden, um das Knochenvolumen zu erhalten (ABB. 7-11).

MESIODISTALE IMPLANTATPOSITION

Da es am Implantat zur vertikalen und horizontalen Knochenresorption kommt, darf der Abstand zwischen Zahn und Implantat niemals unter 1,5 mm[27], der zwischen zwei Implantaten niemals unter 3,0 mm liegen.[28] Allerdings wird der interimplantäre Knochen bei einem Abstand der Implantate von 3 mm bestenfalls das Niveau der Implantatplattform halten, sodass es aufgrund der fehlenden knöchernen Abstützung zum Verlust der Papille kommt. Zum Erhalt eines approximalen Knochenniveaus, das höher als die Implantatschulter ist, muss der interimplantäre Abstand größer als 3,0 mm sein.[28,29] Soll jeder im Frontbereich fehlende Zahn durch ein Implantat ersetzt werden, müssen die vorgenannten Parameter unbedingt berücksichtigt werden (SIEHE ABB. 7-11N BIS U).

APIKOKORONALE IMPLANTATPOSITION

Zweiteilige Implantate können suprakrestal, krestal und subkrestal eingesetzt werden. Bei subkrestalen Implantaten befindet sich das gesamte Implantat einschließlich der Abdeckschraube unterhalb des Alveolarkammniveaus. Diese Position wird zum Erhalt des interimplantären Knochens für den Frontzahnbereich empfohlen, damit normale interimplantäre Papillen entstehen können. Der Implantat-Abutment-Übergang muss 3 mm apikal des zukünftigen Niveaus des periimplantären Gewebes liegen (SIEHE ABB. 7-11G BIS K).

PROTHETISCHE PHASE

Die prothetische Phase umfasst eine Pick-up-Abformung mit einem sterilen Material (Elite Implant VPS Abformmaterial) und die Kieferrelationsbestimmung. Das Provisorium wird ohne zentrische oder exzentrische Okklusionskontakte zementiert oder verschraubt (SIEHE ABB. 7-11H, L UND M).

SCHLUSSFOLGERUNGEN

Hauptziel im Frontzahnbereich ist nicht die Osseointegration durch Sofortbelastung, sondern ein ästhetisches Behandlungsergebnis[30]; daher wird empfohlen, eine Sofortbelastung nur bei idealen klinischen Voraussetzungen anzustreben:

- kein vertikaler oder horizontaler Knochendefekt
- dicker parodontaler Biotyp
- freier Gingivarand koronal des zervikalen Randes der zukünftigen prothetischen Restauration

In allen Fällen, in denen Knochenvolumen und periimplantäres Gewebe erst wiederhergestellt werden müssen, wird eine verzögerte Belastung empfohlen. Außerdem sollte das ästhetische Ergebnis nach objektiven Parametern beurteilt werden.[31–33] Testori und Kollegen[33] haben hierzu eine Skala entwickelt, mit der sich die Implantatästhetik bewerten lässt. Dieser sogenannte *Implantat Esthetic Score (IES)*[33] basiert auf folgenden fünf Parametern:
1. Harmonie der Gingivaränder
2. vorhandene und stabile Papille
3. Farbe und Erscheinungsbild des periimplantären Gewebes
4. Oberflächentextur des periimplantären Weichgewebes
5. Alveolarkammstabilität in vestibulooraler Richtung

Jedem dieser Parameter wird ein Punktwert zugewiesen, sodass der Fall anhand des erzielten ästhetischen Ergebnisses eingestuft werden kann[33]:
1. Harmonie der Gingivaränder: 0 = deutliche Asymmetrie, 1 = akzeptable Asymmetrie, 2 = harmonische Ränder
2. Stabile und sichtbare mesiodistale Papille: 0 = keine Papille, 1 = Papille teilweise vorhanden, 2 = Papille füllt den Raum vollständig aus
3. Farbe und Erscheinungsbild des periimplantären Gewebes: 0 = Farbe und Erscheinungsbild anders als umgebende Bereiche, 1 = Unterschiede nur teilweise vorhanden und akzeptabel, 2 = Farbe und Erscheinungsbild wie Umgebungsgewebe
4. Oberflächentextur des periimplantären Weichgewebes: 0 = vollständiger Texturverlust, 1 = sieht nicht wie gesundes Gewebe aus, Textur ist aber zum Teil erhalten, 2 = sieht wie die gesunde Gingiva um natürliche Zähne aus
5. Alveolarkammstabilität in vestibulooraler Richtung: 0 = horizontale Resorption, 1 = keine horizontale Resorption

Beträgt die Gesamtpunktzahl 9, entspricht dies einem ausgezeichneten ästhetischen Ergebnis. Bei einer Punktzahl von 4–8 ist das ästhetische Ergebnis akzeptabel, bei weniger Punkten ist es nicht zufriedenstellend. Für ausgezeichnete ästhetische und funktionelle Ergebnisse müssen bei der Behandlungsplanung die vorgenannten Prinzipien befolgt werden. Außerdem ist zu beachten, dass die Implantatposition erheblichen Einfluss auf Ästhetik, Phonetik, Biomechanik und Mundhygiene hat.

Abb. 7-11 43-jähriger Mann, der wegen funktioneller und ästhetischer Beschwerden mit einer festsitzenden Prothese im oberen Frontzahnbereich vorstellig wurde.

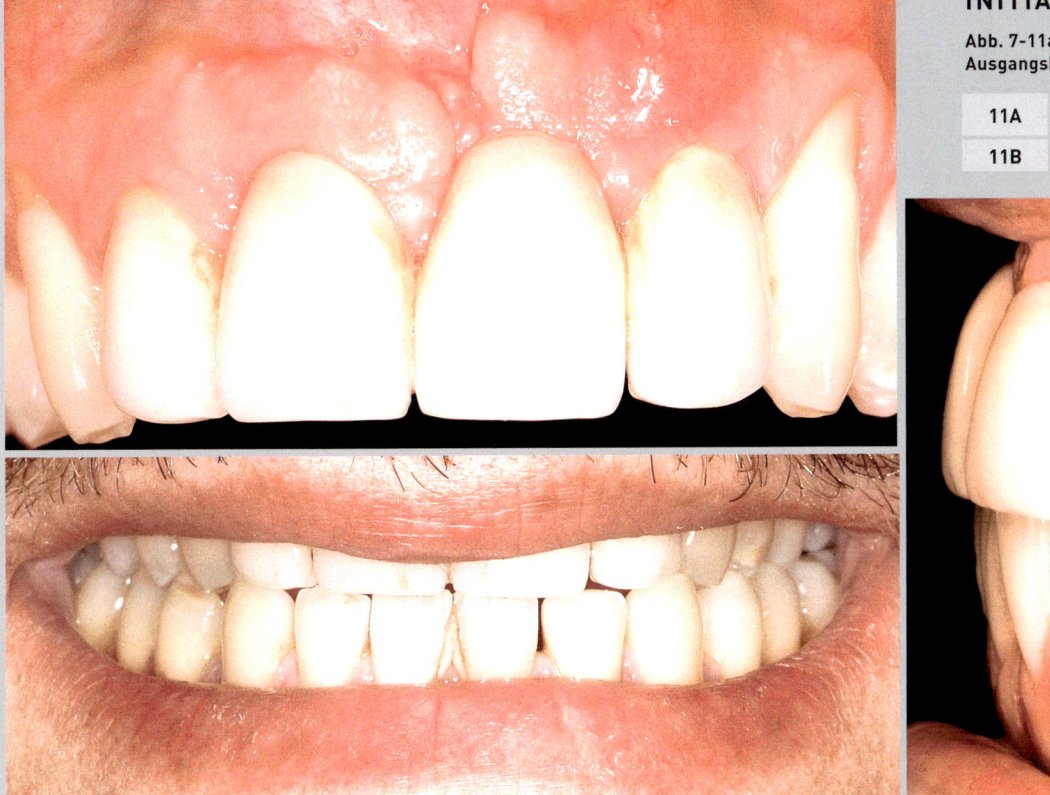

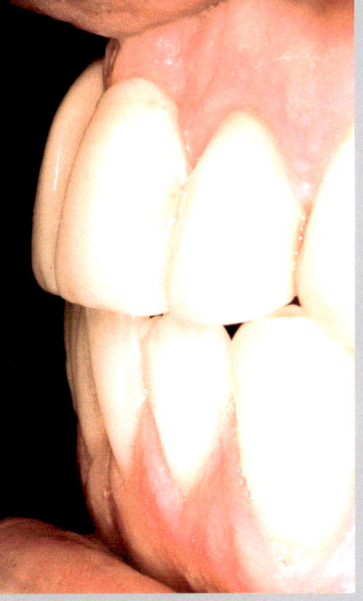

INITIALE PHASE

Abb. 7-11a bis c Klinischer Ausgangsbefund.

11A	
11B	11C

Abb. 7-11d bis f Klinische und röntgenologische Befunde nach Entfernen der festsitzenden Prothese. Die Zähne wurden aus endodontischer und konservierender Sicht als nicht erhaltungswürdig eingestuft. Nach Abklärung der therapeutischen Alternativen und mit Zustimmung des Patienten wurde entschieden, die beiden nicht erhaltungswürdigen Zähne zu extrahieren und eine Rehabilitation mit Sofortbelastung durchzuführen.

11D	11E	11F

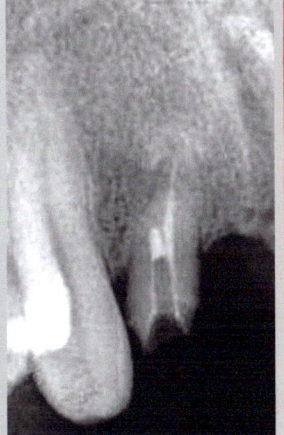
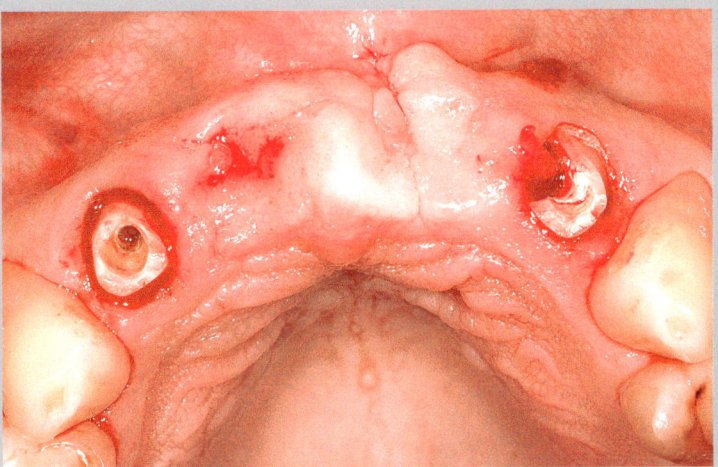
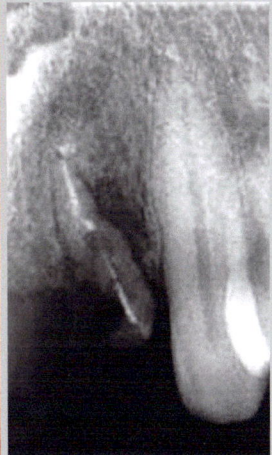

11G

11H

CHIRURGISCHE PHASE

Abb. 7-11g und h (g) Einsetzen der vier Implantate. Die beiden Implantate in Position der seitlichen Schneidezähne werden in die Extraktionsalveolen inseriert, die beiden Implantate in Position der mittleren Schneidezähne in nativen Knochen. Aufgrund der hohen ästhetischen Bedeutung des Bereichs wurde entschieden, nur die beiden letztgenannten Implantate sofort zu belasten und die anderen beiden gedeckt einheilen zu lassen und erst nach Abschluss der Osseointegration zu belasten. In diesem Fall konnten vier Implantate mit korrektem interimplantären Abstand platziert werden. (h) Naht und Platzierung von zwei Abformpfosten für eine intraoperative Abformung mit sterilem strahlendichtem Material.

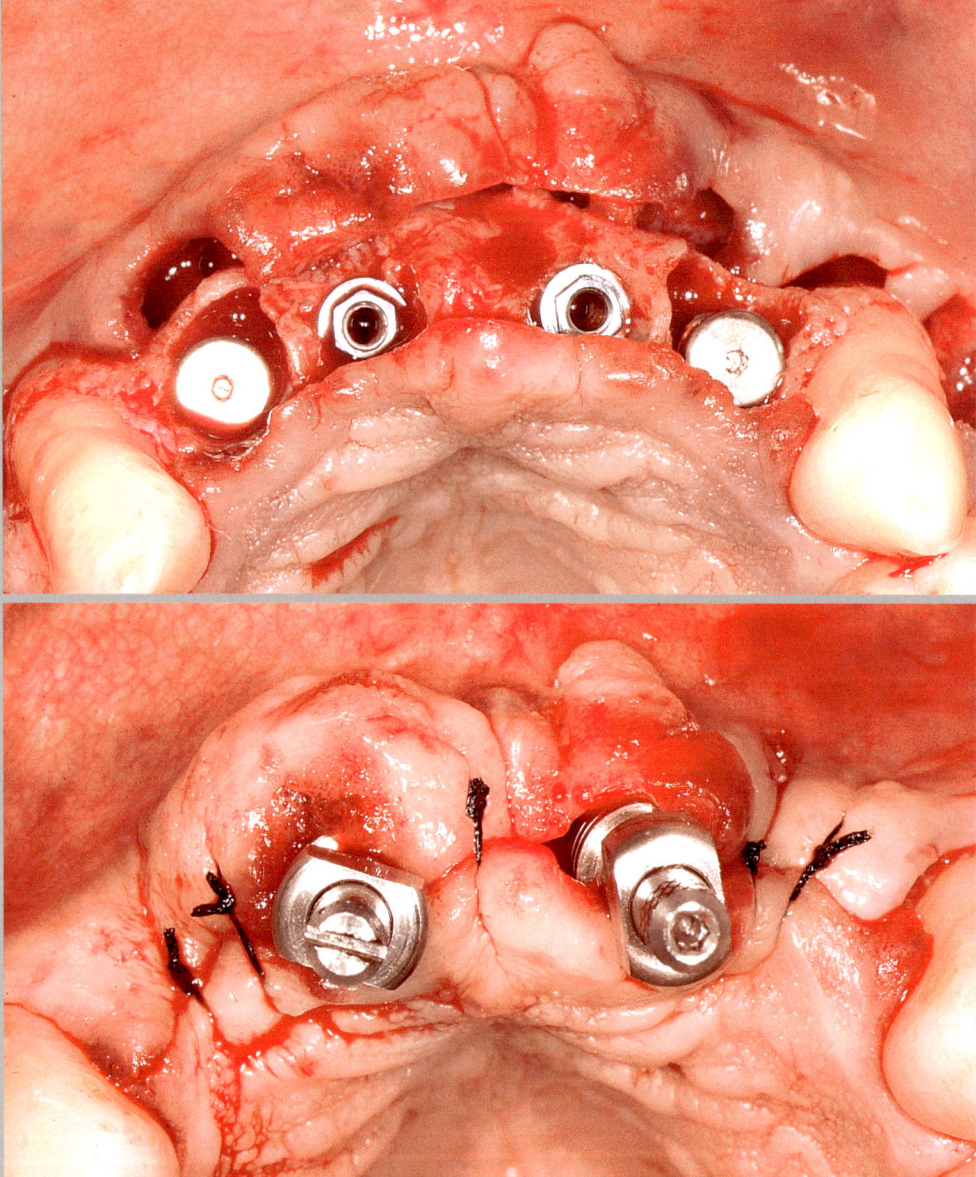

Abb. 7-11i bis k Nach der Abformung wird die chirurgische Phase abgeschlossen, wozu regeneratives Biomaterial in den Spalt der Extraktionsalveolen eingebracht und die Weichgewebsdicke mit einem Weichgewebetransplantat vergrößert wird, das vom weichen Gaumen entnommen und in seiner Dicke reduziert wurde.

11I

11J

11K

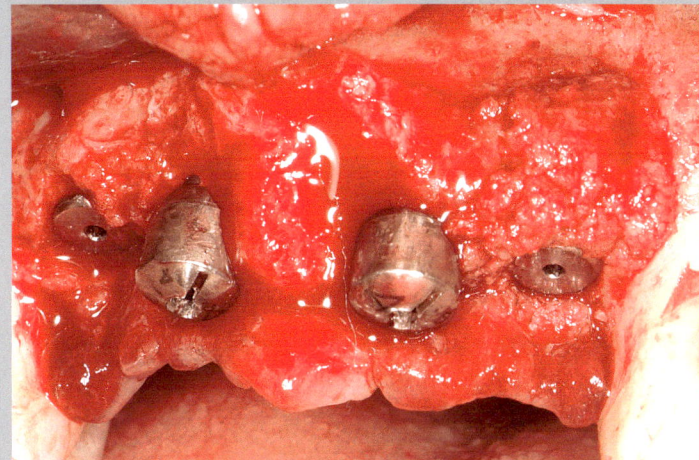

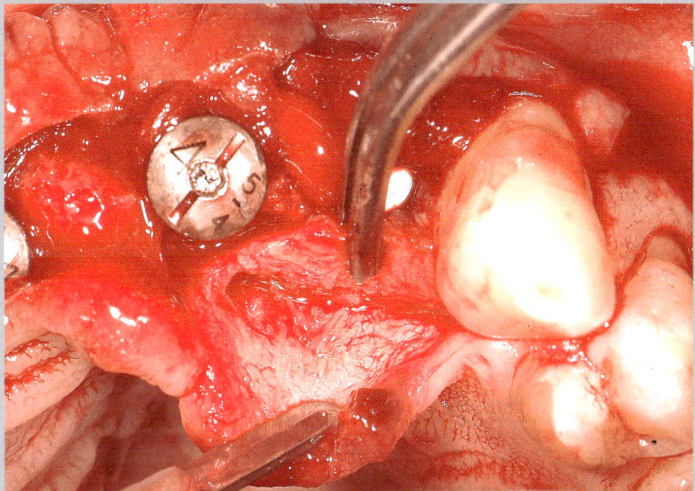

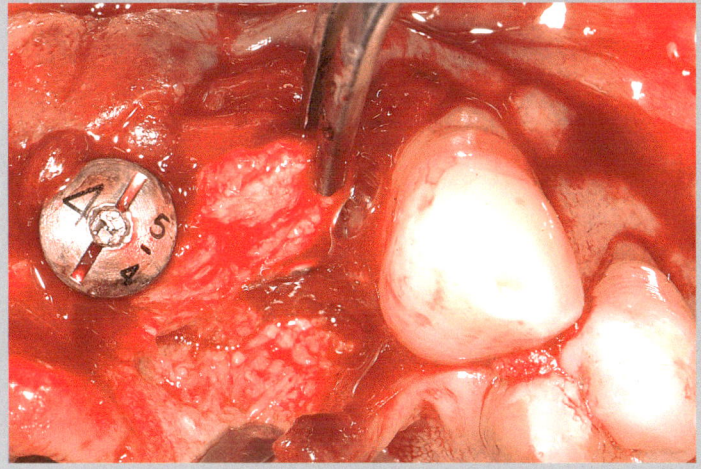

SOFORTBELASTUNG
MIT DEM PROVISORIUM

11L
11M

Abb. 7-11l und m Intraorale Ansichten der auf die beiden Implantate im nativen Knochen geschraubten Provisorien 48 Stunden postoperativ.

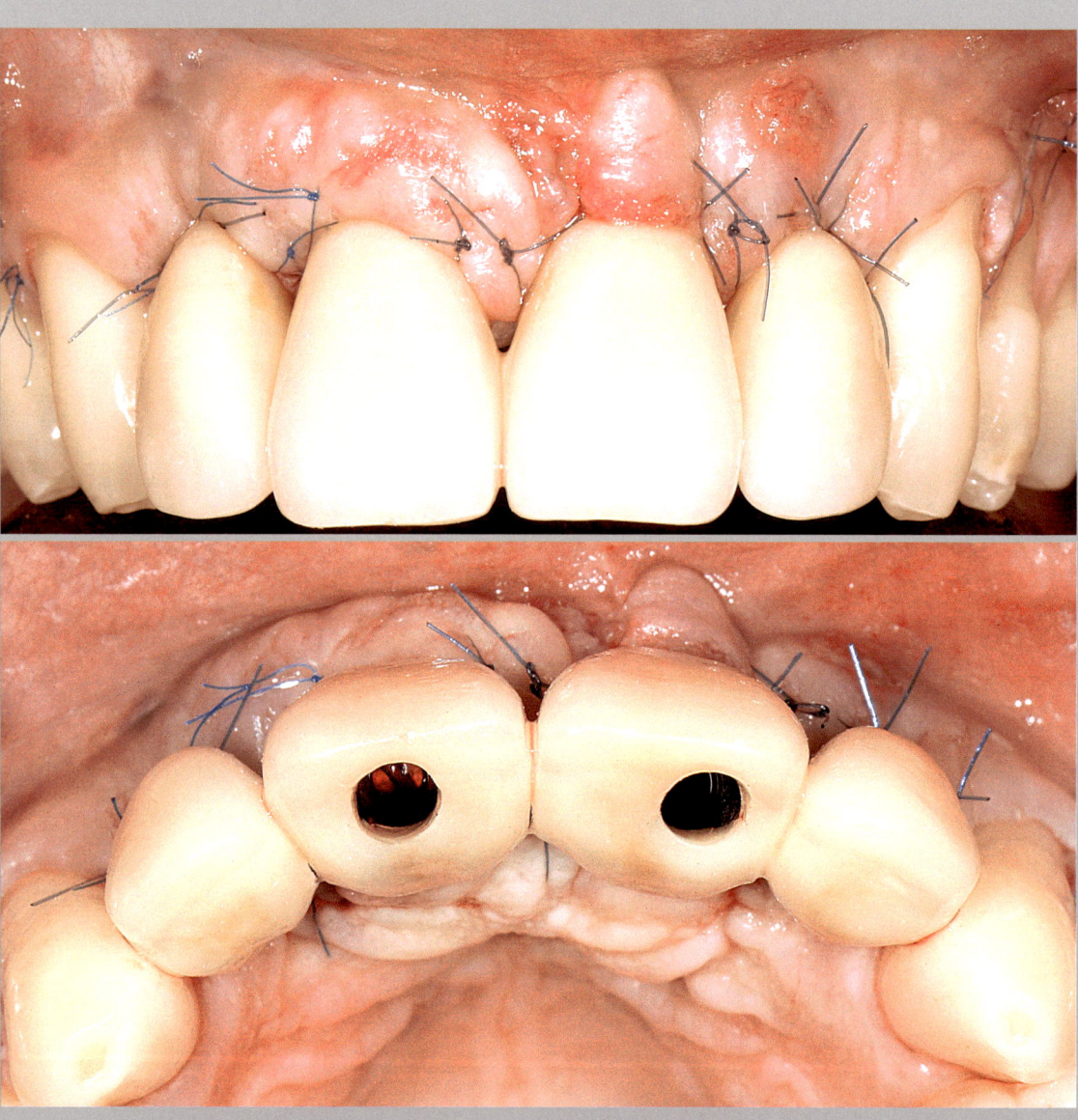

DEFINITIVE RESTAURATION

Abb. 7-11n und o Nach sechs Monaten erfolgte die Zweitoperation. Deutlich zu erkennen sind die angenehme Weichgewebskontur und Morphologie des periimplantären Gewebes nach der Abheilung. Dieses Ergebnis wurde durch das Einhalten der korrekten interimplantären Abstände und die Verwendung passender provisorischer Kronen möglich.

Abb. 7-11p und q Anschließende prothetische Phase mit vier Zirkonabutments und dem Provisorium aus einem Stück.

11N

11O

11P

11Q

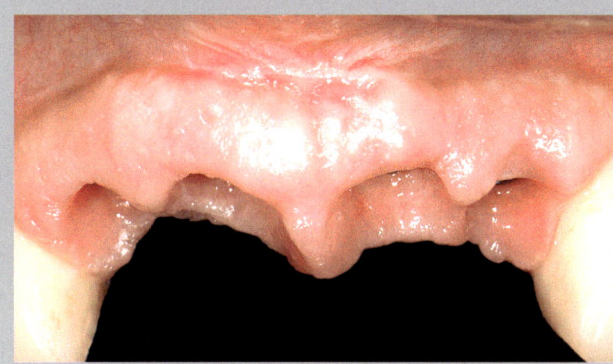

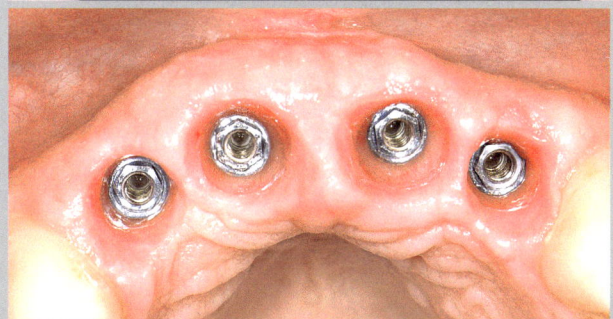

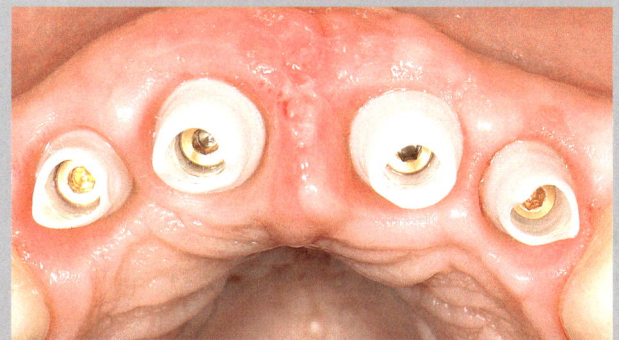

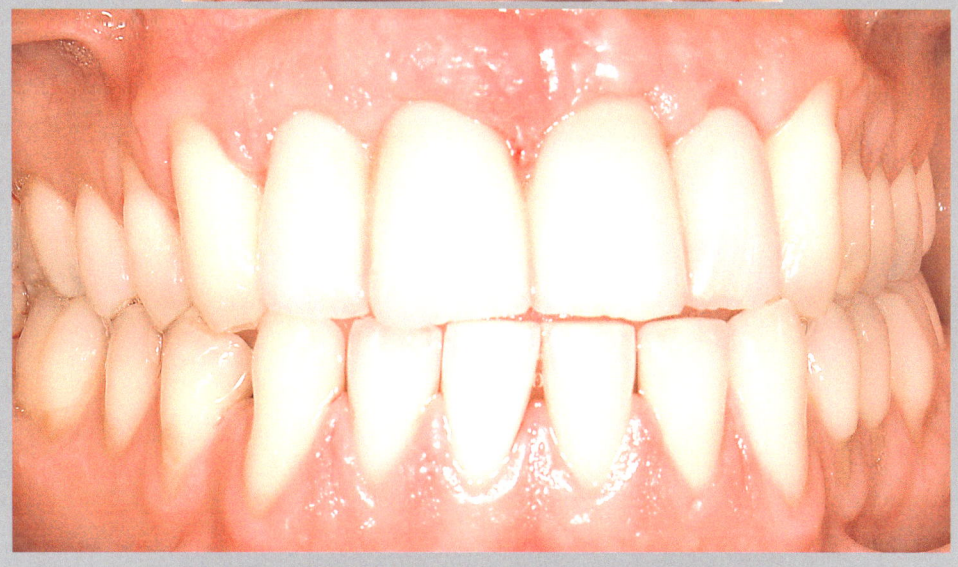

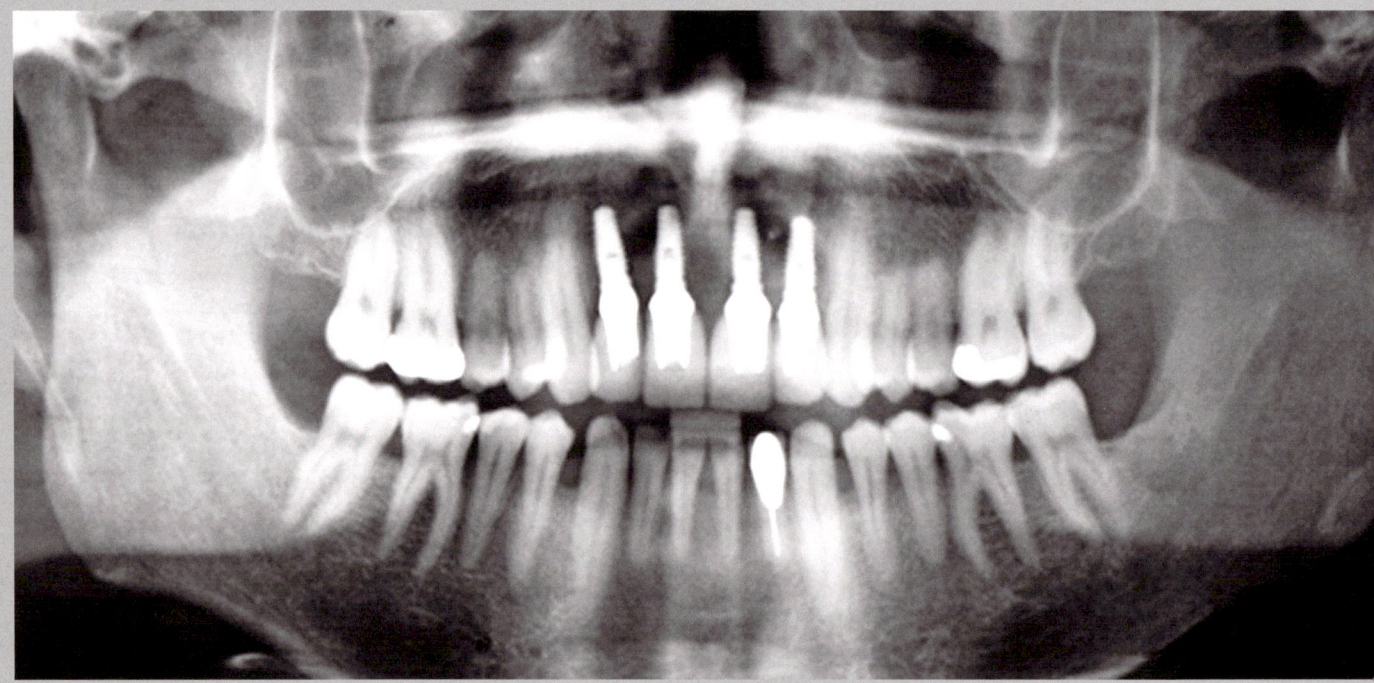

**Abb. 7-11r bis u Definitive Restauration: vier
Vollkeramik-Einzelkronen. Kontrollröntgenbilder
und Panoramaschichtaufnahme des Endbefundes.**

11R

11S   11T   11U

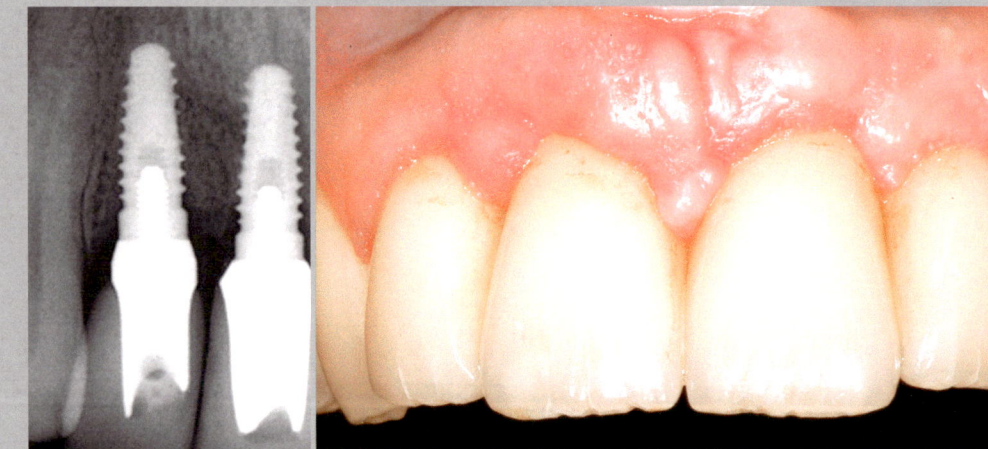

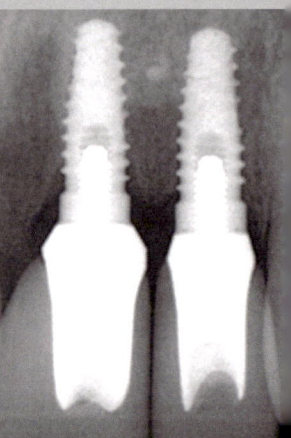

SOFORTBELASTUNG VON EXTRAKTIONSALVEOLEN

Die Sofortimplantation hat keinen Einfluss auf die physiologische Knochenresorption des Zahnfachs nach der Zahnextraktion. Nach dem Verlust von Zähnen wird der Alveolarkamm in der Regel vestibulär stärker als lingual und palatinal resorbiert; die horizontale Komponente ist dabei vorherrschend.[37,38]

Die ersten Studien über die Knochenheilung nach Zahnextraktion aus dem Jahre 1952 erfolgten an Tieren.[39] Biopsien vom Menschen wurden erstmals 1969 untersucht.[40] Die morphologischen Veränderungen nach Zahnextraktion wurden erst vor Kurzem an diagnostischen Modellen und durch Messungen während der Implantation analysiert.[41] Im ersten Jahr werden etwa 50 % des ursprünglichen horizontalen Knochenangebots am Alveolarkamm resorbiert, zwei Drittel davon in den ersten drei Monaten.

In zahlreichen Studien wurden die morphologischen Veränderungen der Extraktionsalveolen untersucht,[37,38] und es scheint klinische Einschränkungen für den Einsatz von Sofortbelastungsprotokollen in ästhetisch sensiblen Bereichen zu geben. In Tierstudien wurde gezeigt, dass innerhalb des Alveolenknochens der sogenannte Bündelknochen für die morphologischen Veränderungen nach einer Zahnextraktion entscheidend ist.[42] Das Desmodont strahlt mit Fasern in den Bündelknochen ein, außerdem erhält der Bündelknochen seine Gefäßversorgung aus dem Desmodont und dem Periost, nicht aber dem Endost, das im schmalen koronalen Anteil der Extraktionsalveole nicht vorhanden ist. Nach der Zahnextraktion beginnt die erste Phase der Bündelknochenresorption, da die Gefäßversorgung über das Desmodont wegfällt. Die Gefäßversorgung über das Periost reicht nicht aus, um den Bündelknochen vollständig zu erhalten. Bei dünnem parodontalem Biotyp ist vestibulär der Bündelknochen oft die einzige

mineralisierte Struktur, sodass es hier zu einer ausgeprägten horizontalen Resorption kommt.

Aufgrund dieses Sachverhalts ist eine sorgfältige präoperative Diagnostik erforderlich, um zu ermitteln, ob eine Sofortimplantation mit Sofortbelastung in die Extraktionsalveole möglich ist oder ob besser Regenerationsverfahren mit verzögerter Belastung verwendet werden sollten. Zur Klassifizierung der klinischen Fälle wurden fünf diagnostische Schlüssel vorgeschlagen:[43] *(1)* der parodontale Biotyp, *(2)* der Verlauf der Zahnfleischgirlande, *(3)* die Zahnform, *(4)* die dreidimensionale Position der Zähne und *(5)* der Abstand des Alveolarkamms vom Zahnfleischsaum.

Der erste abzuklärende Punkt ist der *parodontale Biotyp*. Beim dicken parodontalen Biotyp besteht nach der Zahnextraktion eine geringere Gefahr für die physiologische Knochenresorption und den dieser folgenden Rückgang des Weichgewebes mit ästhetischen Defekten; er erweist sich als deutlich dimensionsstabiler als der dünne parodontale Biotyp. Daher empfehlen die Autoren bei Patienten mit dünnem parodontalem Biotyp eine Verstärkung des Weichgewebes.

Eng damit verbunden ist der *Verlauf der Zahnfleischgirlande*. Eine flache Zahnfleischgirlande, in der Regel verbunden mit einem dicken parodontalen Biotyp, maskiert die Resorption des interimplantären Knochens besser als eine stark skallopierende.

Eine Korrelation mit dem parodontalen Biotyp zeigt auch die *Zahnform*. Vier- oder rechteckige Zähne, wie sie häufig beim dicken parodontalen Biotyp anzutreffen sind, erleichtern den Erhalt einer Papille, die den interimplantären Raum vollständig ausfüllt und keine unästhetischen Defekte aufweist.

Außerdem muss die *dreidimensionale Position* der Zähne ermittelt werden. Weiter palatinal liegende Zähne bedeuten eine größere vestibuläre Dicke der Weich- und Hartgewebe, die gemeinsam mit der Transplantation von Biomaterial und Weichgeweben eine Rezession unwahrscheinlicher machen. Weiter apikal gelegene Zähne sind schwerer zu behandeln, da zwar nur eine geringe physiologische postoperative Rezession entsteht, diese aber trotzdem zu einem ungleichmäßigen Zahnfleischbogen führt.

Schließlich muss auch der *Abstand des Alveolarkamms vom Zahnfleischsaum* ermittelt werden. Ist er größer als 3 mm, lassen sich die korrekten Gewebeniveaus nur schwer erhalten; besser ist die Situation bei einem Abstand von höchstens 3 mm. Sind der Alveolarkamm und der Kontaktpunkt mehr als 4 mm voneinander entfernt, kann die Papille den Interdentalraum kaum noch ausfüllen und es entsteht ein Papillendefekt.

Diese Einschränkungen müssen im Zusammenhang mit der Lachlinie beurteilt werden. Eine niedrige Lachlinie ist ästhetisch weniger problematisch für die Rehabilitation, während die implantatprothetische Rehabilitation bei einer Lachlinie mit Gingivaexposition in perfekter Harmonie mit den Nachbargeweben erfolgen muss. Die beschriebenen Parameter müssen in der Zusammenschau betrachtet werden, allein sind sie nicht aussagekräftig. Das Team der Autoren empfiehlt bei mehr als einem Risikofaktor ein verzögertes Vorgehen.

In zahlreichen Studien wurden Operationsverfahren vorgeschlagen, durch die sich der Alveolarkamm nach Zahnextraktion erhalten lässt,[44–47] insbesondere:

- die atraumatische Extraktion
- das Einlegen einer Membran
- die Transplantation in die Alveole

ATRAUMATISCHE EXTRAKTION

Ziel der atraumatischen Extraktion ist ein möglichst geringer Gefäßschaden der Nachbargewebe. Dazu werden Zugangslappen mit begrenzter mesiodistaler Ausdehnung angelegt und vor allem nur begrenzt Schleimhaut in apikokoronaler Richtung von der Knochenoberfläche abgehoben. Die Elevation größerer Lappen reduziert die Gefäßversorgung und führt

zu einer stärkeren Knochenresorption nach Extraktion. Da bei einer atraumatischen Extraktion zudem die Struktur des Alveolarknochens erhalten werden soll, sollte sie mit vorsichtigen, überwiegend mesiodistalen Bewegungen oder bei einwurzeligen Zähnen mit Rotationsbewegungen um die Zahnachse durchgeführt werden. Bei mehrwurzeligen Zähnen ist eine Wurzelspaltung erforderlich, um die Extraktion der einzelnen Wurzeln zu erleichtern. Zur Reduktion des Traumas der umgebenden Strukturen werden Instrumente wie Periotome, piezoelektrische chirurgische Aufsätze oder koaxiale Einzelwurzelextraktoren verwendet.

BARRIEREMEMBRANEN

Zur Verringerung der Alveolarkammresorption nach der Zahnextraktion wurde die Möglichkeit untersucht, die Extraktionsalveole mit resorbierbaren und nicht resorbierbaren Membranen zu schützen. Beide Membrantypen reduzieren die Alveolarkammresorption in gleichem Umfang. Lekovic et al.[45] fanden in den behandelten Bereichen sechs Monate nach dem Einlegen der Membran eine Resorption von durchschnittlich 1,31 mm, während sie an den Kontrollstellen bei durchschnittlich 4,56 mm lag – ein statistisch signifikanter Unterschied. Dieses Verfahren ist somit eine klinische Alternative zu komplexen Regenerationsoperationen.

TRANSPLANTATION IN DIE ALVEOLE

Zur Reduktion der Knochenresorption wurde auch das Einlegen von Knochentransplantaten in die Extraktionsalveolen vorgeschlagen. Da Transplantate den normalen Heilungsprozess stören können, wurde dieser Vorschlag sehr kritisch aufgenommen.[48] Studien am Menschen haben gezeigt, dass sechs bis neun Monate nach der Transplantation von demineralisiertem autologem Knochen oder verschiedenen alloplastischen Knochenersatzmaterialien die Granula des Transplantatmaterials von Bindegewebe oder unreifem Knochen umgeben waren.[49–51]

Bei Hunden wurde die Transplantation von deproteinisiertem bovinem Knochen in Extraktionsalveolen im Unterkiefer untersucht, und die Autoren hoben hervor, dass dieses Material in der Lage sei, eine osteokonduktive Wirkung bei der Knochenneubildung zu entfalten.[52] In einer anderen Studie wurde in 15 Extraktionsalveolen beim Menschen deproteinisierter boviner Knochen transplantiert. Neun Monate später wurden Biopsien entnommen.[49] Die Studie kam zu dem Ergebnis, dass dieses Knochenersatzmaterial den Alveolarkamm erhalten kann. Die Ergebnisse widersprechen denen der vorgenannten Studie,[48] die nach drei bis sieben Monaten Granula des Transplantatmaterials nachweisen konnte. Eine weitere Gruppe[51] berichtete, dass nur 40 % der Oberfläche der Biomaterialpartikel Kontakt mit unreifem Knochen hatte, dass das Implantat jedoch aufgrund der Transplantatmenge und -qualität trotzdem erfolgreich eingesetzt werden konnte.

Viele Variablen erschweren den Vergleich der verschiedenen Studien: Art und Größe des Defekts, Verfahren zum Lappenschluss, Transplantatart und fehlende Bezugspunkte. Nur wenige Studien haben den Zusammenhang zwischen der Heilung des Zahnfachs und dem verwendeten Material mit reproduzierbaren Methoden untersucht.[41,44,45,50]

Vor Kurzem wurde die Transplantation von deproteinisiertem bovinen Knochen mittels Computertomografie analysiert.[47] Dazu erfolgten präoperativ sowie 30 und 90 Tage postoperativ Computertomografien, mit denen das Ausmaß der labialen Knochenresorption untersucht wurde. Die Studie kam zu dem Schluss, dass der Knochen nach der Transplantation von deproteinisiertem bovinem Knochen weniger stark abgenommen hatte (20 %) als in nicht transplantierten Bereichen (79 %).

Die Notwendigkeit, das Operationstrauma zu minimieren, um möglichst viel Knochen zu erhalten, hat zur Sofortimplantation nach Zahnextraktion geführt.[53–55] Die klinischen

Vorteile der Implantation in Extraktionsalveolen lassen sich wie folgt zusammenfassen[46]:
- weniger chirurgische Eingriffe
- insgesamt kürzere Behandlungsdauer
- bessere Nutzung des Alveolarkamms

Trotz der zahlreichen Berichte über dieses Operationsverfahren fehlt bislang ein Konsens über das Management des zwischen der Implantatoberfläche und den Innenwänden der Extraktionsalveole verbleibenden Spalts. Man ging davon aus, dass dieser Spalt der Proliferation von Bindegewebe Vorschub leisten würde, was wiederum Qualität und Quantität des Knochens beeinträchtigen würde, der Kontakt mit der Implantatoberfläche hat, sodass das Implantatüberleben beeinträchtigt wäre.

In Studien am Tiermodell wurde untersucht, ob sich ein enger Kontakt zwischen Knochen und Implantatoberfläche erzielen lässt (TABELLE 7-2). Aufgrund der Ergebnisse scheint im Tiermodell bei einer Spaltbreite von 1–1,25 mm eine spontane Knochenregeneration möglich zu sein, sofern mindestens vier Monate abgewartet werden. Beim Menschen gibt es dafür weniger wissenschaftliche Belege, allerdings wurde in einigen Studien die Osseointegration von Implantaten in Extraktionsalveolen histologisch untersucht. Eine Studie[55] ermittelte einen anteiligen Knochen-Implantat-Kontakt (BIC) ähnlich dem bei Implantaten in natürlichem Knochen (70,6 % im Unterkiefer, 64,8 % im Oberkiefer). Nur in wenigen Fällen fanden die Autoren einen Anteil von 1–1,5 mm Bindegewebe ohne entzündliches Infiltrat am koronalen Implantatabschnitt. Eine andere Studie[61] ermittelte einen BIC-Wert von 61,4 % und 3,2 mm suprakrestales Bindegewebe. Bei einem menschlichen Modell[62] ging ein 1,5 mm breiter Spalt mit einem durchschnittlichen BIC-Wert von 50 % einher. Bei einer Breite von 4 mm war der BIC-Wert geringer.

Im Gegensatz zu bisherigen Berichten[53] bringt die Implantation in Extraktionsalveolen die Knochenresorption nach Extraktion

Tabelle 7-2
Studien zu
Implantaten in
Extraktions-
alveolen am
Tiermodell

Studie	Modell	Spalt (mm)	Biopsie	Restspalt (mm)	Knochenqualität
Schenk und Willenegger 1977[56]	Kaninchen	0,35–0,85	6–12 Wo.	0,22–0,54 mm	NA
Caudill und Meffert 1991[57]	Hund	1	9 Wo.	Unvollständige Knochen-Implantat-Heilung	NA
Knox et al. 1991[58]	Hund	0,5–2	8 Wo.	Einfluss der initialen Spaltbreite	NA
Akimoto et al. 1999[59]	Hund	0,5–1,4	12 Wo.	Klinisch gut, Spalt histologisch noch erkennbar	NA
Botticelli et al. 2003[60]	Hund	1–1,25	4 Mon.	Keine mit und ohne Membran	Lamellenknochen > unreifer Knochen

nicht zum Stillstand. Der Knochenumbau wird deshalb von der genauen Berücksichtigung der biologischen Faktoren nach der Extraktion sowie der apikokoronalen und vestibulooralen Implantatposition bestimmt.[63]

CHIRURGISCHE ASPEKTE

Implantationen in Extraktionsalveolen können abhängig vom Zeitplan der prothetischen Versorgung auf unterschiedliche Weise erfolgen:

- Implantation und sofortige Versorgung mit einem Provisorium (ABB. 7-12 BIS 7-14).
- Implantation und Aufsetzen von Heilungsabutments (einzeitig)
- Implantation mit gedeckter Einheilung (zweizeitig)

Für eine perfekte Osseointegration ist der Zeitpunkt der Implantatbelastung entscheidend, ebenso die Kontrolle von Mikrobewegungen am Knochen-Implantat-Kontakt. Die Toleranzschwelle für Mikrobewegungen hängt von der Makro- und Mikrogeometrie des Implantats ab.[8] Die Primärstabilität eines Implantats wird von seiner Makrogeometrie sowie – vor allem bei zylinderförmigen Implantaten – vom apikalen Knochenangebot

in der Alveole bestimmt. Dieses Knochenangebot muss mindestens 3–4 mm betragen, damit die Primärstabilität des Implantats gewährleistet ist, und stellt damit eine entscheidende Voraussetzung für die Osseointegration dar (ABB. 7-15A BIS C UND KASTEN 7-1).

Bei unzureichendem apikalem Knochenangebot muss vor der Implantation die Knochenbildung abgewartet werden. Dies gilt vor allem, wenn die Zähne engen Kontakt zu anatomischen Strukturen haben, die eine apikale Ausdehnung des Implantatbetts verbieten, wenn auf diesem Wege versucht werden soll, Primärstabilität zu erreichen. Ist der Zahn mesiodistal kleiner als das Implantat, kann das Implantat sofort eingesetzt werden, ohne dass für das Erreichen der Primärstabilität in den apikalen Knochen eingedrungen werden muss, da die Reibung zwischen Knochen und Implantat entlang der axialen Oberfläche ausreicht.

Bei einem ausreichenden Angebot von dichtem Knochen, wie es in der Unterkiefersymphyse gegeben ist, lässt sich eine adäquate Primärstabilität leicht erzielen. Schwerer ist dies in weicherem Knochen, wie er sich insbesondere in den Seitenzahnbereichen der Kiefer findet. Um in weichem Knochen eine ausreichende Primärstabilität zu erreichen, muss die Präparation häufig modifiziert werden, indem das Implantatbett in Durchmesser und Länge unterpräpariert wird.

Wichtig ist, dass die Osseointegration nicht länger als Voraussetzung für die prothetische Belastung von Implantaten gilt, während ausreichende Primärstabilität unabhängig von der Knochenqualität zur absoluten Voraussetzung geworden ist. Das für die Sofortbelastung vorgeschlagene minimale Eindrehmoment beträgt 32–50 Ncm.[64]

Lässt sich keine ausreichende Primärstabilität schaffen, muss die Osseointegration ohne prothetische Belastung abgewartet werden. Durch diese lange Wartezeit und die allmählich zunehmende prothetische Belastung wird sichergestellt, dass eine sekundäre Implantatstabilität erzielt wird, die der Primärstabilität in dichtem Knochen entspricht.[65]

Auf der Basis einer Modifikation der Knochenpräparation und Implantation mit Kompression des umgebenden Knochens haben einige Implantathersteller Implantate mit konischer Makrogeometrie statt der üblichen zylindrischen Form eingeführt, um eine größere Primärstabilität zu erzielen.

Chirurgisches Vorgehen

Wie bereits erwähnt, kann das Ablösen eines Mukoperiostlappens die Gefäßversorgung des Periosts stören, woraus eine Unterversorgung des umgebenden Knochens resultiert.[66] Dieser führt zur Alveolarkammresorption mit nachfolgendem Rückgang der Weichgewebe, vor allem bei dünnen parodontalen Biotypen. Um diesen negativen Aspekt abzuschwächen, wurde empfohlen, keinen Mukoperiostlappen abzuheben und die schlechtere intraoperative Sicht durch eine sorgfältige Diagnostik und mithilfe von Computertomografien auszugleichen.[67–70]

Wegen des höheren Schwierigkeitsgrades von Implantationen ohne Elevation

Knochenqualität

Apikales Knochenangebot der Extraktionsalveole

Makrogeometrie des Implantats

Mikrogeometrie des Implantats

Technik der Implantatbettpräparation

Kasten 7-1
Hauptfaktoren der
Primärstabilität

eines Mukoperiostlappens sollten mehrere wichtige Punkte beachtet werden:

- Es sollte eine atraumatische Extraktion erfolgen.
- Die schlechtere Sicht sollte durch das Verwenden einer Operationsschablone ausgeglichen werden.
- Vor der Implantatbettaufbereitung sollte die Integrität der vestibulären Kortikalis durch Sondieren der vestibulären Knochenwand überprüft werden.
- Es sollte nicht die Achse des extrahierten Zahns, sondern eine davon abweichende Achse verwendet werden, wobei die palatinale Wand des Zahnfachs als Führung dient.
- Die Position von Implantaten im Frontzahnbereich sollte im Bereich zwischen der Inzisalkante und dem Cingulum der benachbarten Zähne liegen.

Gute ästhetische Ergebnisse hängen von der dreidimensionalen Implantatposition ab, die auch deswegen von besonderer Bedeutung ist, weil manche Zähne durch parodontale Läsionen keine Knochenabstützung mehr haben und schief stehen. In apikokoronaler Richtung muss die Implantatplattform 3 mm apikal des tiefsten Punktes des vestibulären Gingivasaums der Nachbarzähne liegen. Die Schmelz-Zement-Grenze der Nachbarzähne darf nicht als Bezugspunkt verwendet werden.

Im Seitenzahnbereich werden Implantate in Extraktionsalveolen in die Alveolenmitte gesetzt (ABB. 7-15D). Wichtig ist die Ermittlung der vestibulooralen Ausdehnung des verbliebenen Zahnfachs. Ist sie sehr groß, muss das Implantat weiter vestibulär gesetzt werden (ABB. 7-15E). Damit ein korrektes Austrittsprofil erreicht werden kann, muss es mit seinem vestibulärsten Punkt 2 mm palatinal bzw. lingual der die Nachbarzähne verbindenden Tangente liegen. Diese Vorgaben sind im Bereich der Molaren leichter umzusetzen als in der Prämolarenregion, insbesondere beim ersten oberen Prämolaren, wo es wegen des unter sich gehenden Knochenkamms zur Fenestrierung der labialen Kortikalis kommen kann. Um diese intraoperative Komplikation zu verhindern, kann die Implantatachse nach vestibulär geneigt werden, während gleichzeitig die zentrale Position in der Alveole beibehalten wird.

Wie bereits erwähnt, bestehen Bedenken hinsichtlich der Möglichkeit, dass osteogene Zellen den Restspalt zwischen Implantatoberfläche und labialem Knochen ausfüllen, insbesondere wenn dieser Spalt breiter als 0,5 mm ist.[58] Studien an Tieren und am Menschen zur Evaluation des osteoblastischen Potenzials sind zu dem Ergebnis gekommen, dass diese Zellen auch größere Spalte auffüllen können, als bislang angenommen wurde.[55,60] Am schwierigsten zu behandeln sind wegen des großen Restspalts die Bereiche der Prämolaren und Molaren. Damit es zur Osseointegration der Implantate kommt, muss das Epithel ferngehalten werden und das Koagulum während der Knochenheilung stabil bleiben. Deshalb wurde die Verwendung von Barrieremembranen vorgeschlagen.[53,71] Durch die Implantation in eine Extraktionsalveole, gleich ob mit oder ohne Einlegen einer Membran, lässt sich die Knochenresorption nicht völlig verhindern. Ohne Membran kann die horizontale Knochenresorption vestibulär mehr als 50 %, palatinal mehr als 30 % betragen.[42,72]

Die Heilung des periimplantären Spalts erfolgt durch Knochenanlagerung und -resorption, wobei Erstere Letztere übersteigt. Der Verlauf der Heilung ist abhängig von der Größe des Restspalts und dem gingivalen Biotyp.[73]

Nach dem Aufsetzen des Abutments auf das Implantat bildet sich ein physiologischer resorptiver Konus von etwa 2 mm um zylindrische Implantate vom Typ Brånemark[29] (ABB. 7-15F). Da der vestibuläre Knochen dünner ist als der palatinale, findet dort auch eine stärkere vertikale Resorption statt, in deren Folge der Alveolarkammrand etwa 2,5 mm weiter apikal zu liegen kommt als palatinal.[74] Zur Minimierung der labialen Knochenresorption kann ein Transplantat aus deproteinisiertem bovinem Knochen in den Spalt zwischen Implantat und labialen Knochen eingebracht werden.[75,76] Der Erhalt des Knochengewebes bildet die Grundlage für den Erhalt der Stabilität der darüber liegenden periimplantären Weichgewebe und stellt so die Langzeitfunktion und -ästhetik sicher.[77,78]

Damit das Knochenangebot für die Ausbildung der periimplantären biologischen Breite ausreicht, müssen nicht nur die Abmessungen des periimplantären Spalts ermittelt werden, sondern auch der horizontale Abstand zwischen Implantatoberfläche und vestibulärer Kortikalis. Befindet sich in diesem Spalt kein Transplantat, wird der Knochen zu mehr als der Hälfte resorbiert werden.[72] Das Einbringen eines langsam resorbierten Transplantats in den Restspalt kann die periimplantäre Knochenresorption über die Zeit reduzieren.[47]

Abstand zwischen Implantat und labialem Knochen ≤ 4 mm

Beträgt der Abstand zwischen Implantat und labialem Knochen höchstens 4 mm, besteht aus klinischer Sicht eine eher ungünstige Situation, insbesondere in ästhetisch problematischen Fällen mit einem feinen, girlandenförmigen Biotyp. In diesen Fällen sollte Transplantatmaterial sowohl in den Alveolarspalt als von außen auf die vestibuläre Kortikalis gebracht werden (Innen-außen-Transplantat), um eine labiale Gesamtdicke von mindestens 4 mm zu erzielen. Nach der Knochenresorption sollte diese Menge von initialem Material zu einem Knochenvolumen von mindestens 2 mm führen, was für die Bildung der periimplantären biologischen Breite ausreicht. Zur Stabilisierung des Transplantatmaterials sollte eine resorbierbare Membran eingelegt und in den nicht von Weichgewebe abgedeckten Abschnitten mit Kollagenschwamm bedeckt werden[79] (ABB. 7-16A BIS C). Dieses Vorgehen erhöht die Menge an keratinisierter periimplantärer Mukosa über eine Heilung per secundam intentionem. Bei mehreren Implantaten mit einer größeren Transplantatmenge kann mehr als eine Membran verwendet werden.

Dieses operative Vorgehen schließt weder das Einsetzen von Heilungsabutments aus noch die Verwendung eines sofortbelasteten Provisoriums, da die resorbierbare Membran vestibulär eingelegt und durch die Prothese nicht beeinträchtigt wird. In klinischen Fällen, in denen die Ästhetik stark im Vordergrund steht, sollte mehrzeitig vorgegangen werden, sodass die periimplantären Weichgewebe ungehindert abheilen können.

Abstand zwischen Implantat und labialem Knochen > 4 mm

Ist der Abstand zwischen Implantat und labialem Knochen größer als 4 mm, richtet sich das Management des Restspalts nach dem betroffenen Abschnitt des Zahnbogens. Bei Implantaten in Bereichen mit geringer ästhetischer Bedeutung soll das Transplantatmaterial vor allem die Funktion sicherstellen und wird vornehmlich deshalb in den Restspalt gefüllt wird (inneres Transplantat), um das Gerinnsel zu stabilisieren, die Osteokonduktion zu fördern und die Resorption der vestibulären Knochenwand zu verringern. Das Einlegen einer resorbierbaren Membran stabilisiert das Transplantatmaterial in der Frühphase der Heilung (ABB. 7-17A BIS C).

Bei Implantaten in ästhetisch wichtigen Bereichen sollte immer ein Innen-außen-Transplantat eingebracht werden, um den vestibulären Anteil zu vergrößern und ein optimales

ästhetisches Ergebnis sicherzustellen. In diesem Fall wird eine resorbierbare Membran verwendet, die das Transplantat während der Heilungsphase schützt (ABB. 7-19D). Wie im vorherigen Fall können sowohl Heilungsabutments als auch sofortbelastete Provisorien verwendet werden, in ästhetisch sehr wichtigen Bereichen jedoch vorzugsweise in einem zweizeitigen Vorgehen. Ist das Transplantat eingeheilt, erfolgt in diesen Fällen, sofern klinisch erforderlich, eine Weichgewebstransplantation.

IMPLANTATE IN EXTRAKTIONS-ALVEOLEN BEI ENDODONTISCHEN UND PARODONTALEN LÄSIONEN

Eine akut oder chronisch entzündete Extraktionsalveole gilt als Kontraindikation für eine Implantation. Es wurde vorgeschlagen, nach der Zahnextraktion sechs bis acht Wochen bis zum Abheilen der Infektion abzuwarten, um eine hohe Osteoblastenaktivität zu erzielen.[80] Dieses Konzept wurde kritisch überprüft und inzwischen gilt es als akzeptabel, Implantate auch in chronisch entzündete Alveolen einzusetzen. Der Grund, warum Implantate in Bereiche mit endodontischen oder parodontalen Läsionen eingesetzt werden können und erfolgreich sind, hängt eng mit der Immunkompetenz zusammen, die bei gut vaskularisierten Geweben hoch ist.

Es wurde gezeigt, dass die Periostabhebung vom darunter liegenden Knochen die Vaskularisierung und Knochenregeneration behindert und zu einer gewissen Resorption des Alveolarkamms führt. Wird ein Zahn ohne Lappenbildung extrahiert, werden die überwiegend vom Gefäßsystem getragenen Verteidigungsmechanismen erhalten und die Extraktion eliminiert lokale infektiöse Faktoren. Allerdings wurde auch festgestellt, dass Implantate in Regionen mit Parodontitis häufiger versagen (10,2 %) als Implantate in nicht infizierten Bereichen, wobei die initiale Sondierungstiefe nicht mit der Überlebensrate der Implantate zusammenzuhängen scheint.[81]

Endodontische Läsionen

Periapikale endodontische Läsionen bestehen aus Granulationsgewebe, das heißt, histologisch gesehen, aus entzündlichem Gewebe, Kapillaren, Fibroblasten, Bindegewebsfasern, einem entzündlichen Infiltrat sowie in den meisten Fällen einer peripheren Kapsel aus Bindegewebsfasern.[82] Wichtig ist dabei, dass das periapikale Gewebe nicht bakteriell kontaminiert ist. In den seltenen Fällen mit bakterieller Besiedlung im apikalen Wurzelbereich werden die Bakterien nach der Zahnextraktion eliminiert. Wurde das infizierte Material durch eine Wurzelkanaltherapie unter die Wurzelspitze transportiert, wird es durch Kürettage der Alveole entfernt. Somit sind endodontische Läsionen keine absolute Kontraindikation für Implantate in Extraktionsalveolen. Größere periapikale Läsionen können relative Kontraindikationen zur Sofortimplantation sein, da es schwieriger ist, Primärstabilität zu erreichen.

Parodontale Läsionen

Parodontale Läsionen sind abhängig von der Resorption des angulären Defekts unregelmäßig geformt und stark bakteriell besiedelt. Unter gesunden Bedingungen besteht die bakterielle Flora der Implantate überwiegend aus immobilen Kokken (64,2 %), stäbchenförmigen Bakterien und einigen wenigen Spirochäten (2,3 %).[83] Bei einer Periimplantitis hingegen verändert sich die bakterielle Flora der Implantate im Sinne einer Zunahme der Spirochäten (31–56 %) und mobilen Stäbchen (15–31 %) und Abnahme der Kokken.[84] Es wurde gezeigt, dass die Veränderung der bakteriellen Flora bei Periimplantitis ähnlich der bei Parodontitis ist.[85] Bei

Implantation in einen parodontal veränderten Bereich kann es zur Kontamination der Implantatoberfläche mit pathogener oraler Mikroflora kommen. Das Implantatüberleben in parodontal und endodontisch veränderten Bereichen wurde in klinischen Studien untersucht.[8,59,86,87] Bei sorgfältiger Reinigung und Dekontaminierung der Extraktionsalveole führt die Sofortimplantation nach Zahnextraktion zu sehr vorhersagbaren Ergebnissen. So betrug die Implantatüberlebensrate in einer klinischen Serie von 20 Patienten mit endodontischen oder parodontalen Unterkieferläsionen, die mit sofortbelasteten Prothesen versorgt wurden, nach einer Beobachtungszeit von 14–44 Monaten 100 % bei einer durchschnittlichen Knochenrandresorption von 0,7 mm (Standardabweichung = 1,2 mm).[87]

Eine weitere Studie ermittelte bei Patienten mit Parodontalerkrankungen, die mit sofortbelasteten Prothesen behandelt wurden, eine hohe Vorhersagbarkeit des Implantaterfolgs auch im Oberkiefer.[36] Dieses therapeutische Vorgehen ist bei parodontal erkrankten Zähnen beim Erwachsenen indiziert, bei dem alle Zähne extrahiert und Implantate eingesetzt werden sollen. Sofern die anteroposteriore Verteilung aus anatomischen Gründen eingeschränkt ist, können, ebenso wie beim unbezahnten Kiefer, auch in Extraktionsalveolen geneigte Implantate eingesetzt werden.[21] Eine hohe Implantatüberlebensrate in Extraktionsalveolen wird nicht nur durch ein sorgfältiges chirurgisches Vorgehen, sondern auch durch den Ausschluss von Patienten mit Risikofaktoren (z. B. Rauchen und parafunktionelle Gewohnheiten) oder chirurgischen Risiken (z. B. unzureichende primäre Implantatstabilität) sichergestellt.

Abb. 7-12 34-jähriger Mann, der wegen ästhetischer und funktioneller Probleme mit den oberen mittleren Schneidezähnen vorstellig wurde.

DIAGNOSTISCHE PHASE

Abb. 7-12a und b Befund bei Erstvorstellung. (a) Die Röntgenaufnahme zeigt den endodontisch behandelten Zahn 21. (b) Bei der klinischen Untersuchung fallen nach dem Entfernen des Veneers kariöses Dentin und eine scharfe Fraktur auf, die apikal bis unter das Weichgewebe reicht. Eine kieferorthopädische Extrusion mit anschließender Kronenverlängerung und Versorgung des natürlichen Zahns mit einer Krone kam nicht in Betracht: Es wäre eine Extrusion von mindestens 4 mm erforderlich gewesen, was aus biomechanischer und ästhetischer Sicht nicht akzeptabel ist.

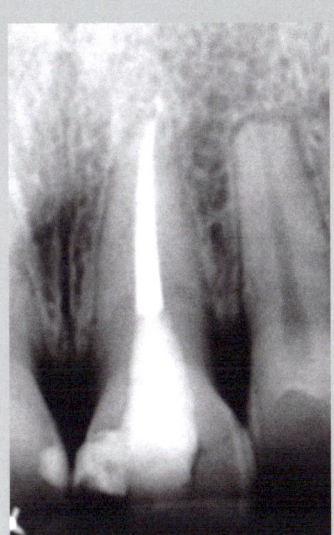
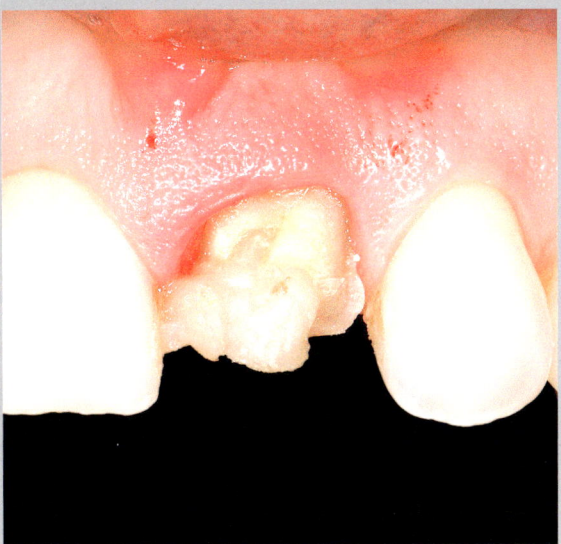

CHIRURGISCHE PHASE

Abb. 7-12c bis e (c und d) Intakte Extraktionsalveole. (e) Sondierung der Kortikalis, die intakt sein muss.

12A	12B
	12C
12D	12E

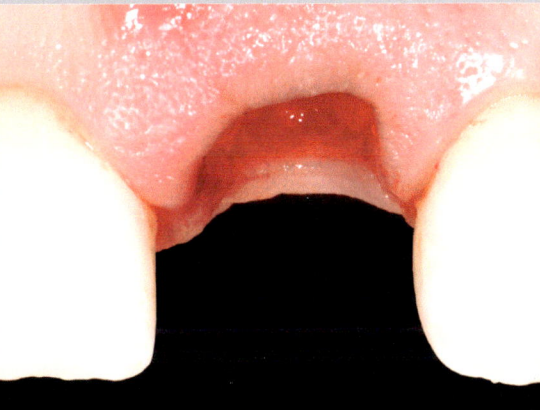

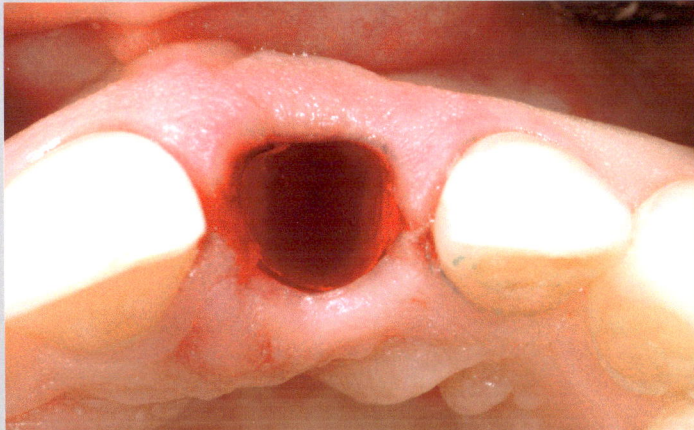
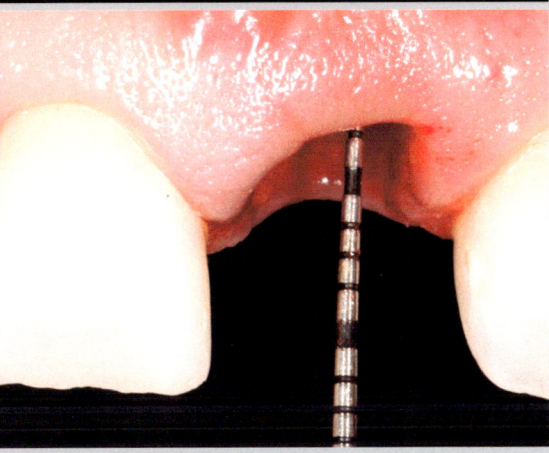

Abb. 7-12f Einsetzen des Implantats. Die Implantatplattform muss 3 mm apikal des vestibulären Weichgewebsrandes liegen.

12F
12G
12H
12I

PROVISORIUM

Abb. 7-12g bis i (g) Aufsetzen des provisorischen Abutments. (h und i) Das Provisorium nach Finieren und Politur in situ.

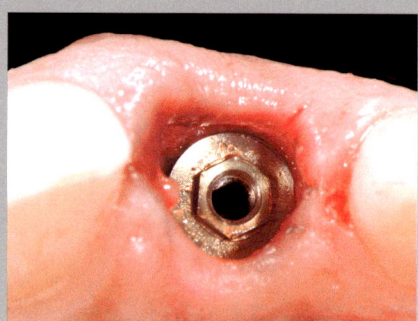

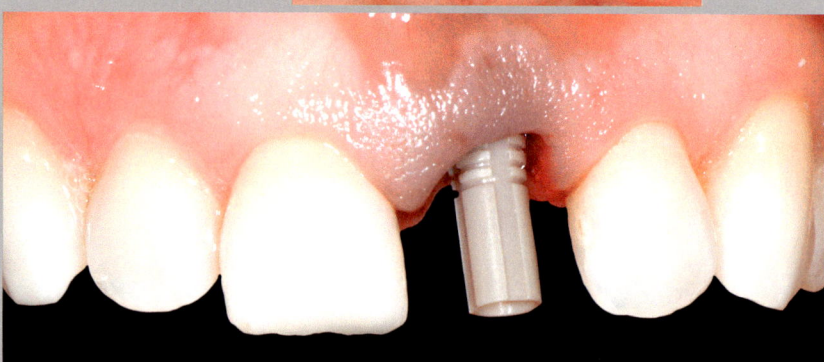

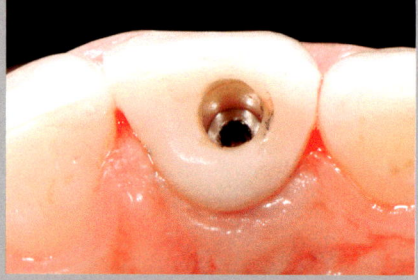

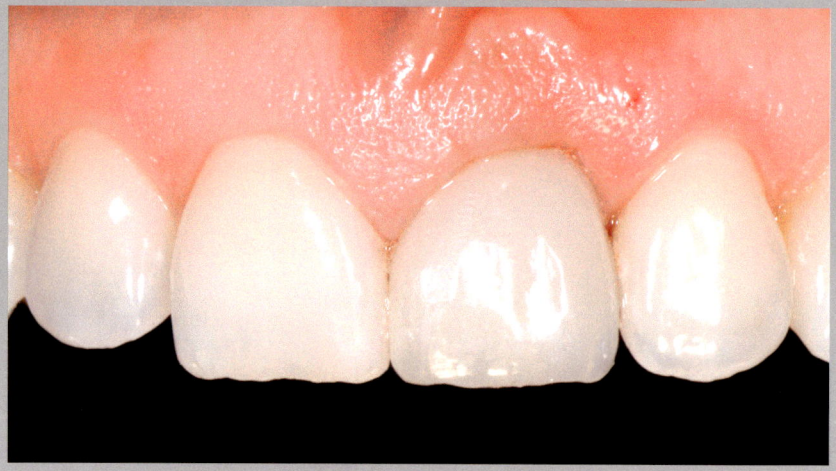

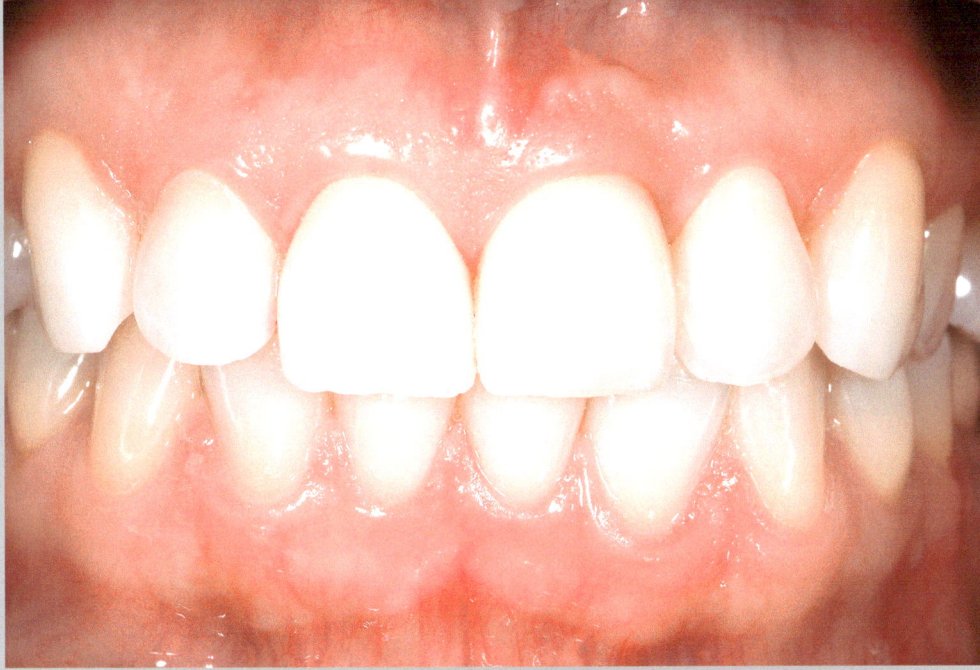

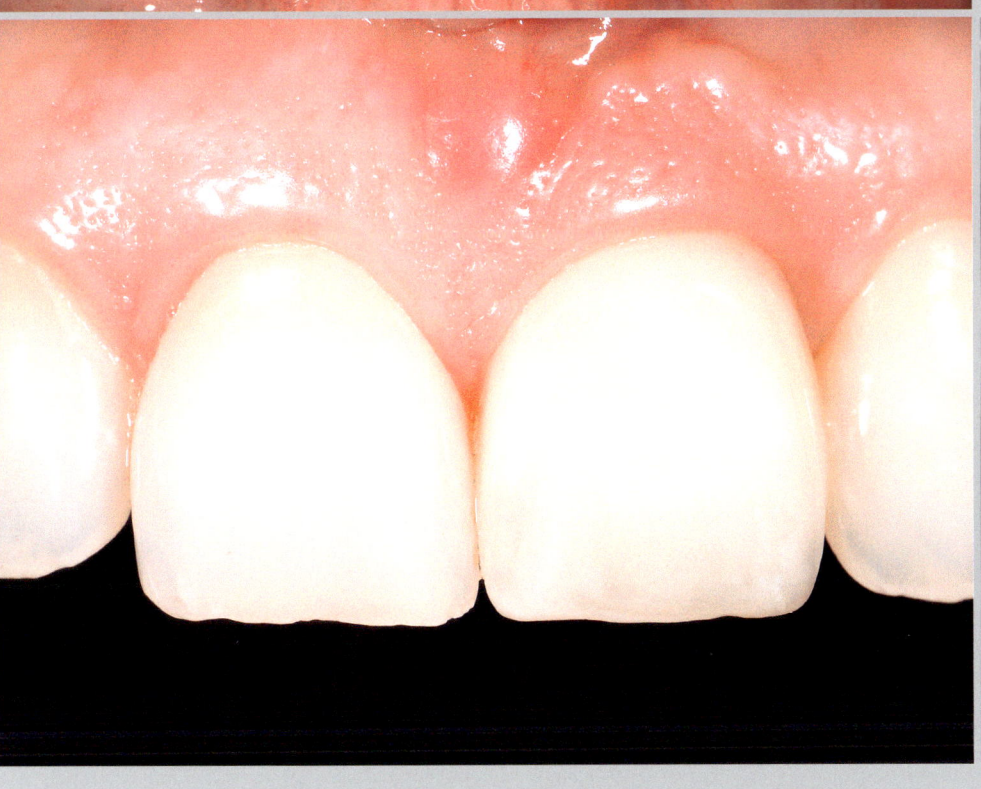

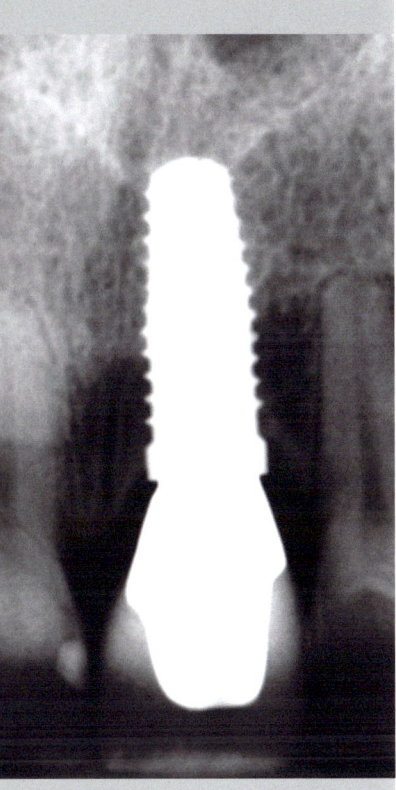

DEFINITIVE RESTAURATION

Abb. 7-12j bis l
(j) Die zementierte definitive Restauration.
(k) Detailansicht: ausgezeichnete Integration der Restauration in das Weichgewebe.
(l) Postoperative Röntgenkontrolle (Prothetik: Dr. S. Gracis).

12J	
12K	12L

Abb. 7-13 35-jähriger Patient, der wegen einer versagenden Krone auf dem linken oberen Eckzahn vorstellig wurde.

INITIALE PHASE

Abb. 7-13a und b Klinisch ist eine scharfe Fraktur zu erkennen. Die klinische Krone müsste verlängert oder kieferorthopädisch extrudiert werden. Eine Implantattherapie wurde als besserer Lösung eingeschätzt.

13A 13B

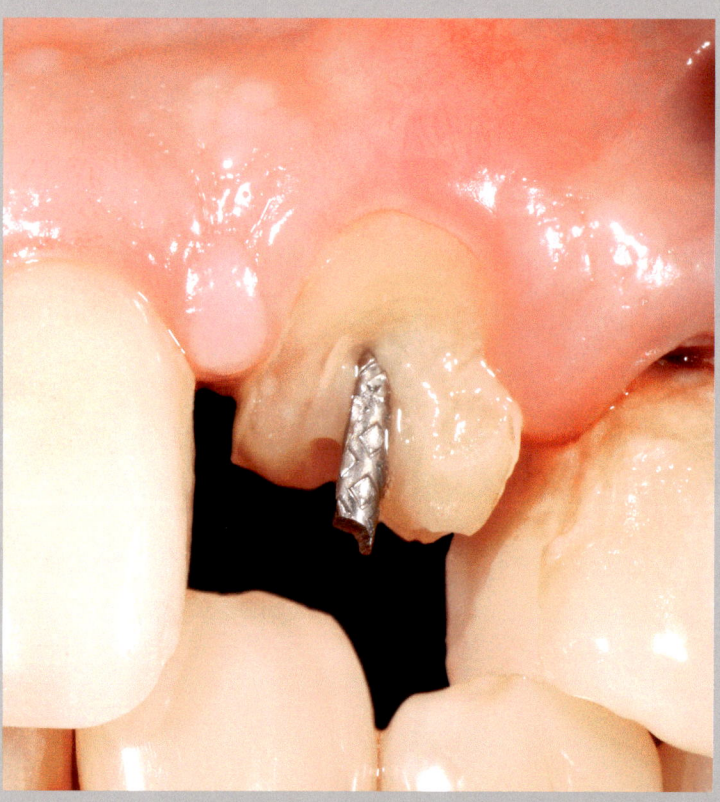

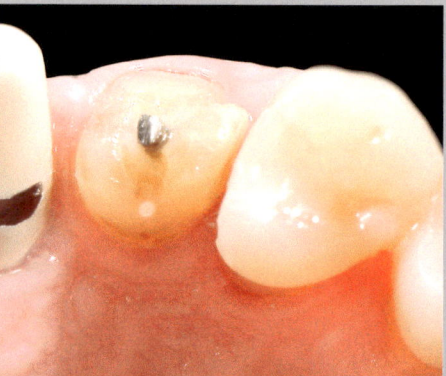

CHIRURGISCHE PHASE

Abb. 7-13c bis e Atraumatische Extraktion mit einem koaxialen Extraktor (Benex Extraktor, Helmut Zepf Medizintechnik), um das chirurgische Trauma der Alveolenwände möglichst gering zu halten. Mit diesem System erfolgt die Extraktion parallel zur Längsachse des Zahns, sodass der Alveolenknochen geschont wird.

13C	13D
	13E

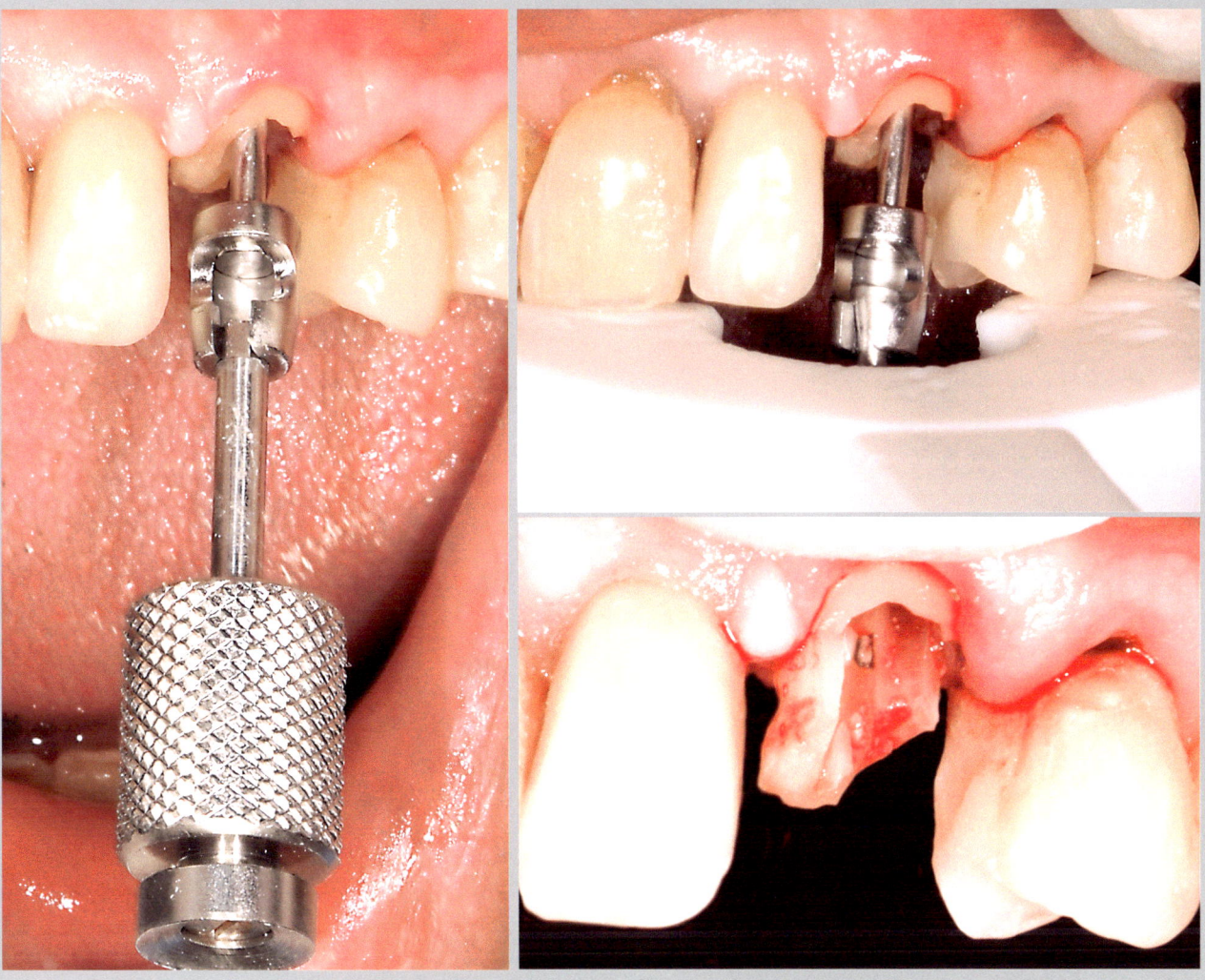

Abb. 7-13f bis h Für ein gutes klinisches Ergebnis ist der Erhalt der vestibulären Kortikalis von besonderer Bedeutung.

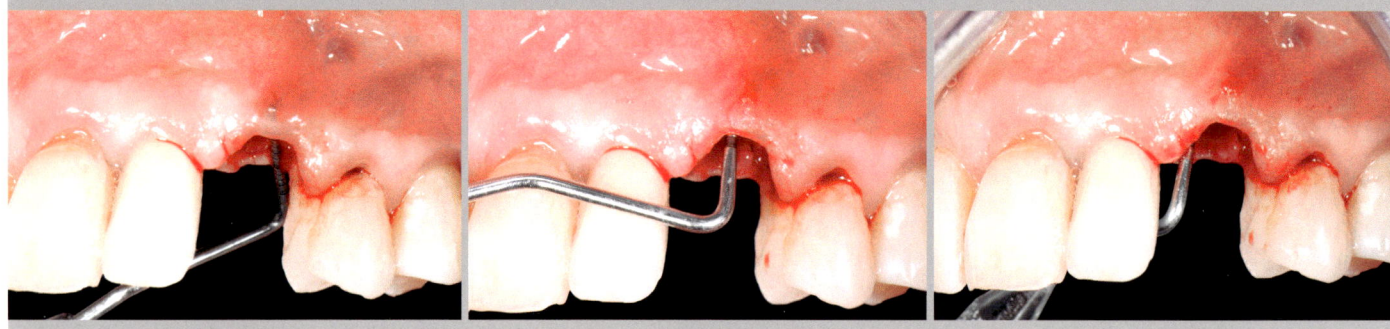

Abb. 7-13i und j Größe der Extraktionsalveole. Die vestibuläre Mukosa wird unmittelbar über dem Knochenrand mit der Sonde perforiert, um einen Bezugspunkt für die Platzierung der Implantatplattform zu schaffen.

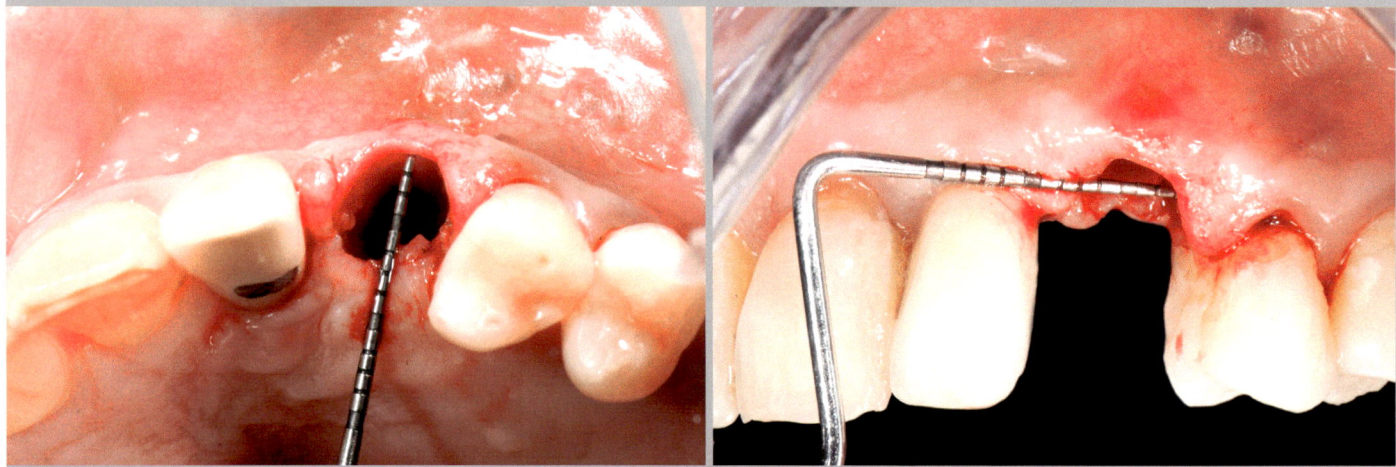

Abb. 7-13k bis m (k) Einsetzen eines Pins in Übereinstimmung mit dem geplanten Implantat. Die Implantatplattform liegt 3 mm apikal des Weichgewebesaums. **(l)** Einbringen von Biomaterialien in den periimplantären Spalt zur Verringerung der Kontraktion der Alveole und zum Erhalt des Hart- und Weichgewebevolumens. **(m)** Schutz der Biomaterialien durch Einlegen eines kleinen resorbierbaren Kollagenschwamms. Während der prothetischen Phase wird ein Heilungsabutment aufgesetzt, bis das Provisorium fertiggestellt ist.

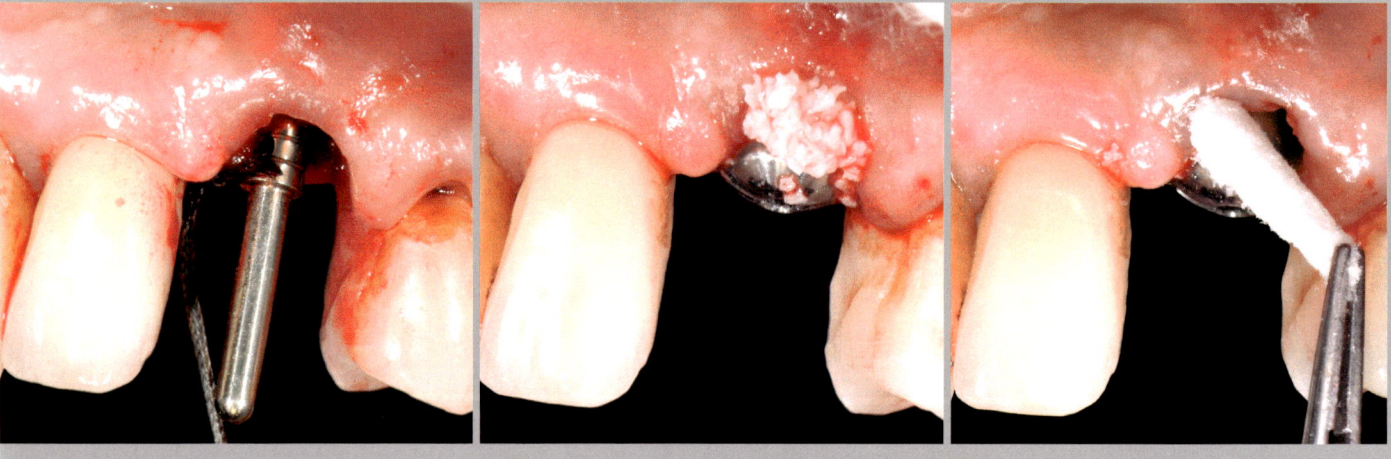

Abb. 7-13n und o Intraorale Ansichten nach Abschluss der Operation.

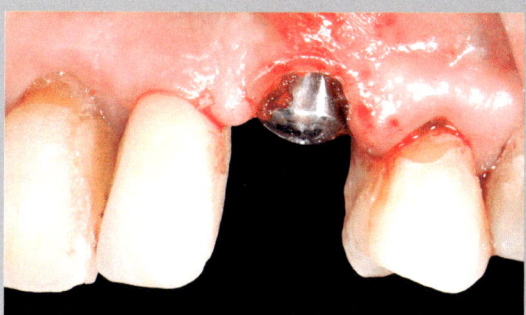
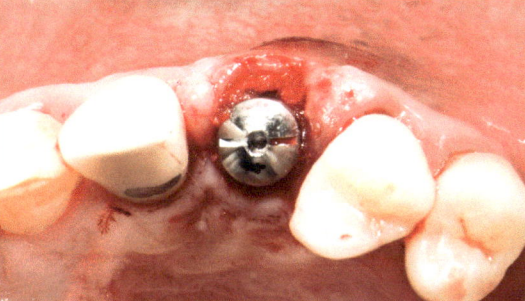

PROVISORIUM

Abb. 7-13p bis r (p und q) Intraorale Ansichten des Provisoriums in situ. (r) Röntgenkontrolle.

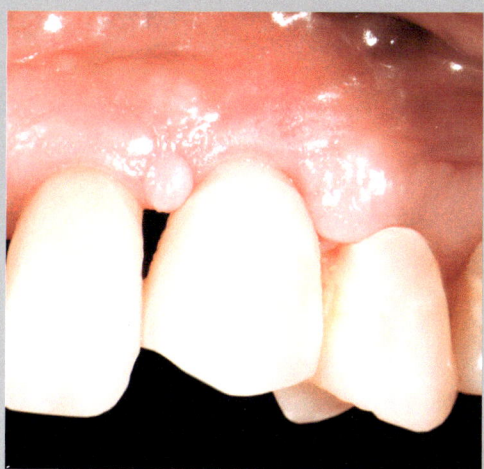
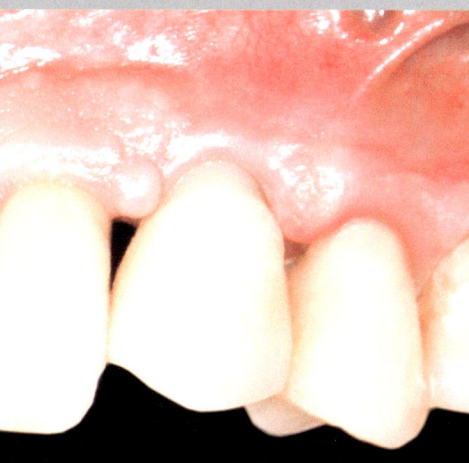
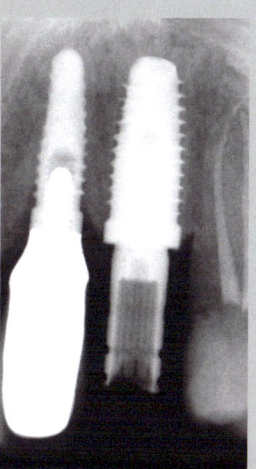

DEFINITIVE RESTAURATION

Abb. 7-13s und t (s) Die definitive Metallkeramikkrone nach der Befestigung. (t) Röntgenkontrolle.

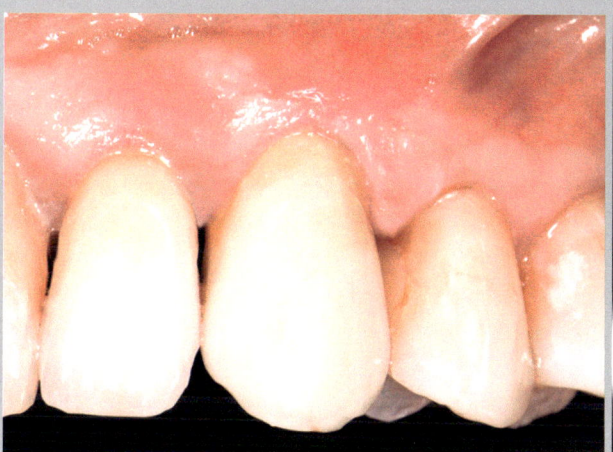
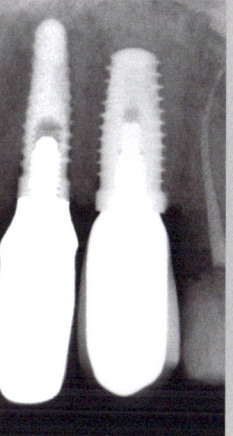

13F	13G	13H	13N	13O	
13I		13J	13P	13Q	13R
13K	13L	13M	13S	13T	

Abb. 7-14 65-jährige Patientin, die wegen einer versagenden Restauration im Unterkiefer vorstellig wurde.

14A

14B

DIAGNOSTISCHE PHASE

Abb. 7-14a und b Festsitzende Unterkieferrestauration bei Erstvorstellung. Die klinische und röntgenologische Untersuchung zeigt, dass die unteren Frontzähne aus parodontologischer Sicht nicht erhaltungswürdig sind.

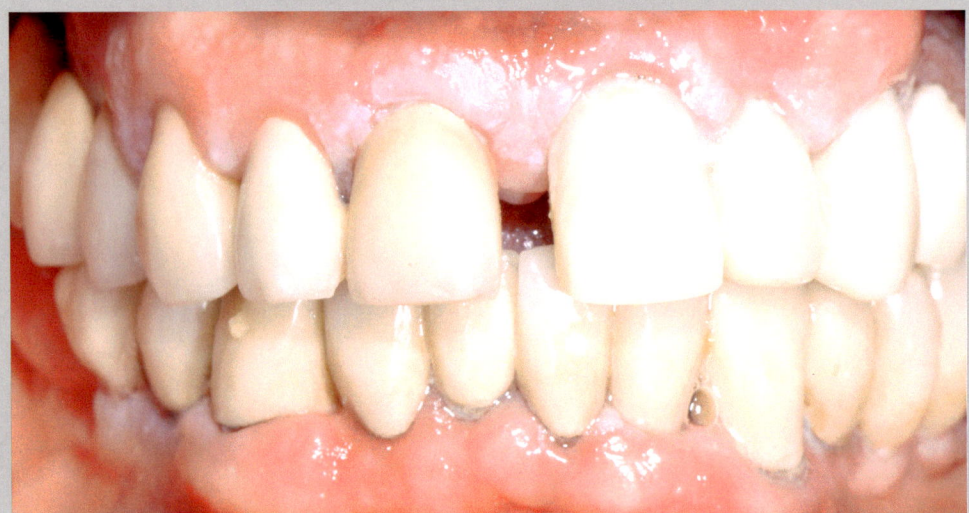

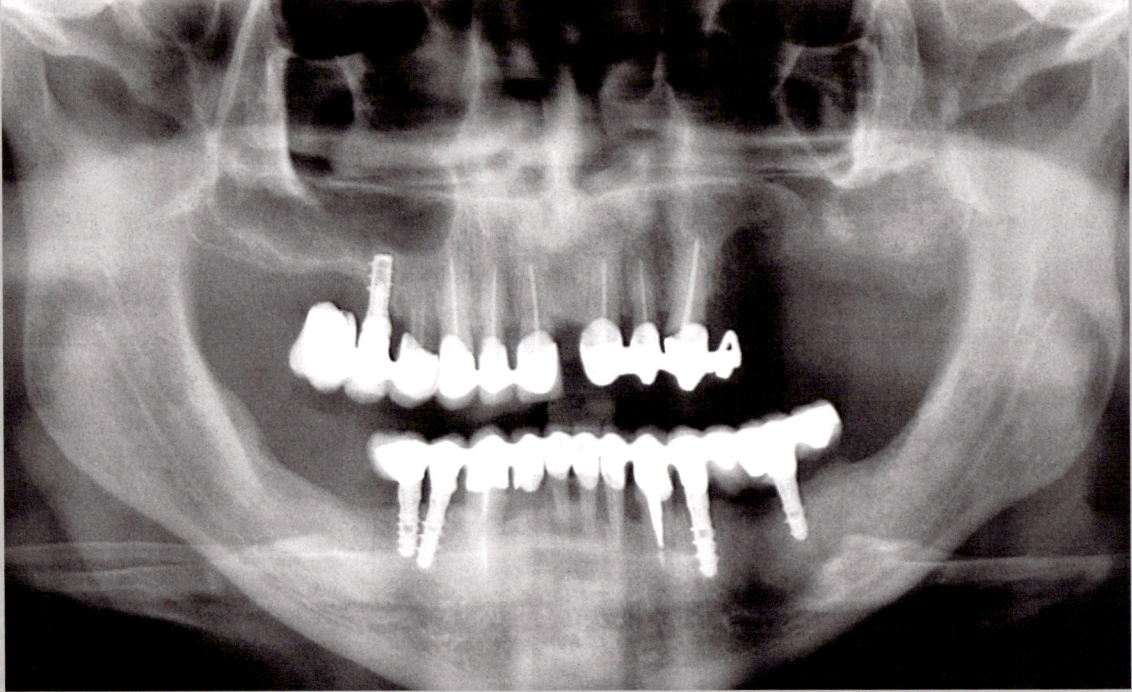

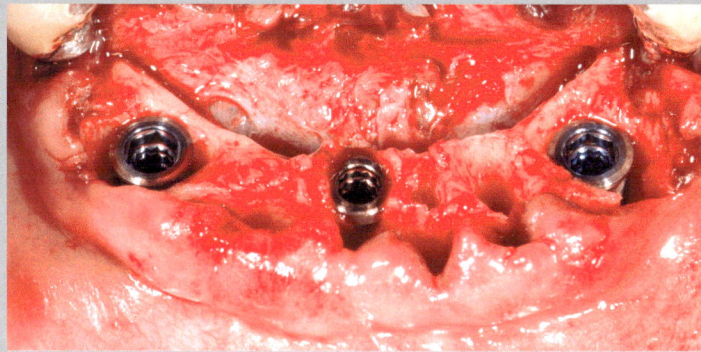
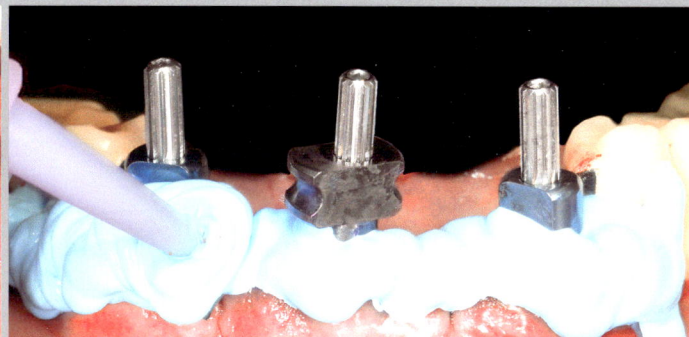

CHIRURGISCH-PROTHETISCHE PHASE

Abb. 7-14c bis e (c) Die Operation umfasst die Extraktion aller Frontzähne und die Insertion von drei Implantaten in Extraktionsalveolen. (d und e) Anschließend werden Abformpfosten aufgesetzt. Die Abformung wird mit einem sterilen, biokompatiblen, strahlendichten Abformmaterial durchgeführt.

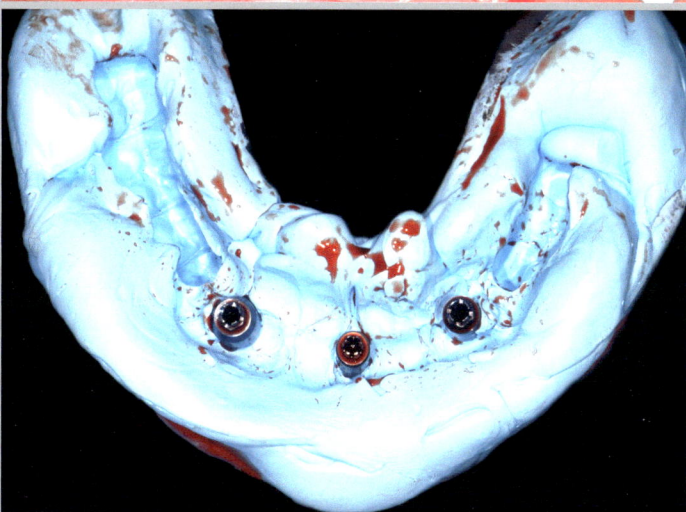

PROVISORIUM

Abb. 7-14f und g Klinisches Bild der provisorischen Prothese auf den Implantaten.

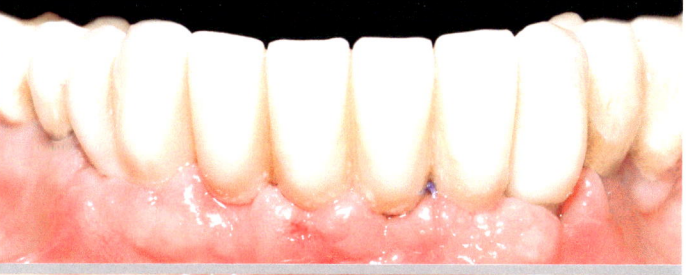
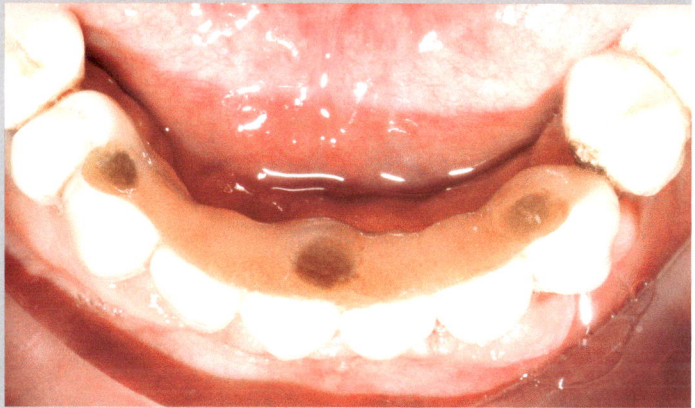

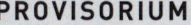
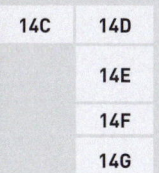

14C	14D
	14E
	14F
	14G

DEFINITIVE RESTAURATION

Abb. 7-14h bis j (h und i) Abschlussbefund der Rehabilitation mit einer Metallkeramikrestauration auf individualisierten Abutments. (j) Postoperative Panoramaschichtaufnahme.

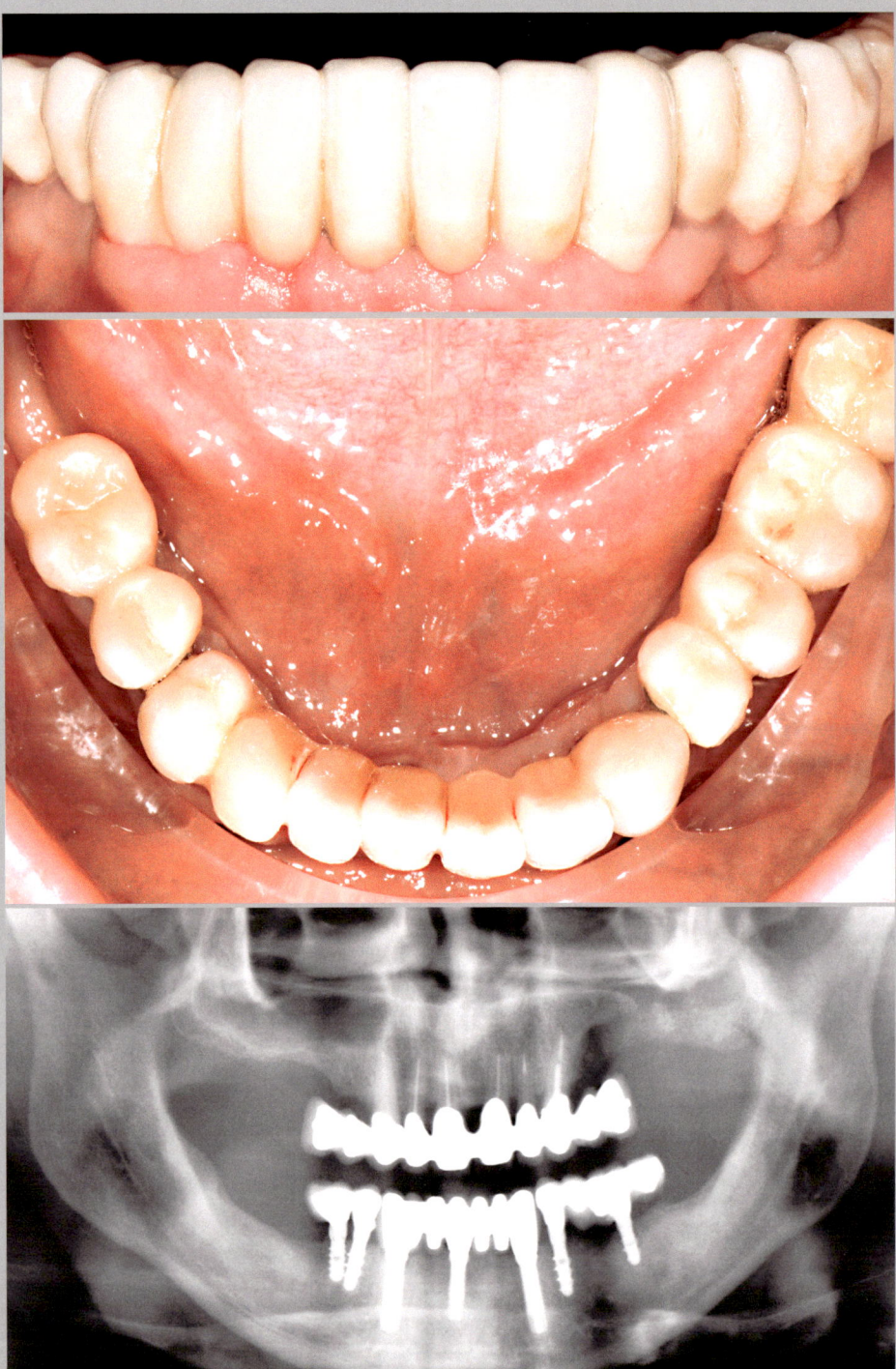

14H

14I

14J

Abb. 7-15 Der Bohrer wird entlang der palatinalen Alveolenwand geführt. Die Ausrichtung des Bohrers auf Höhe des Cingulums erleichtert im Frontzahnbereich die korrekte Implantation.

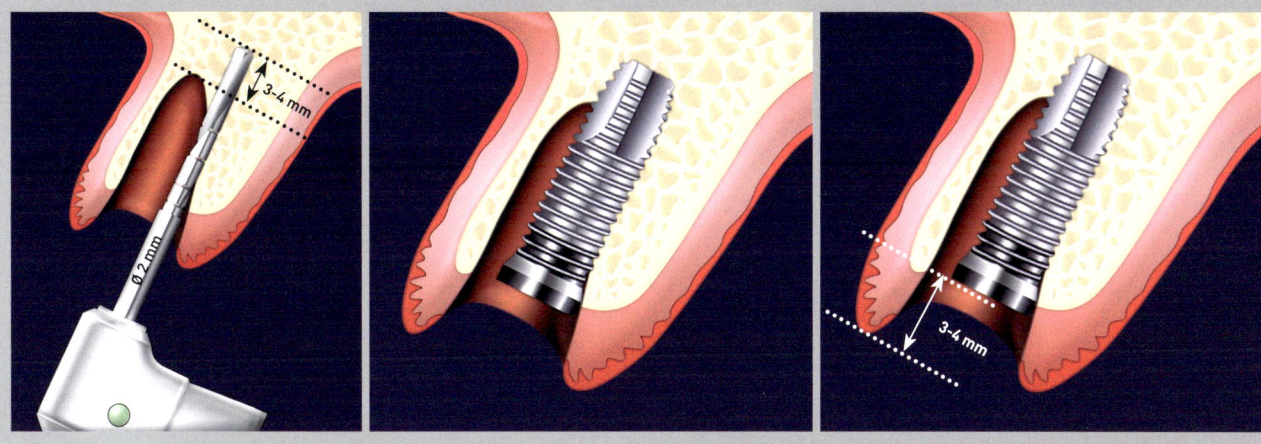

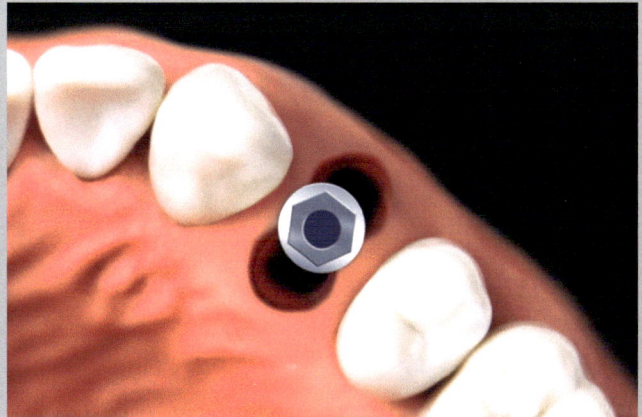

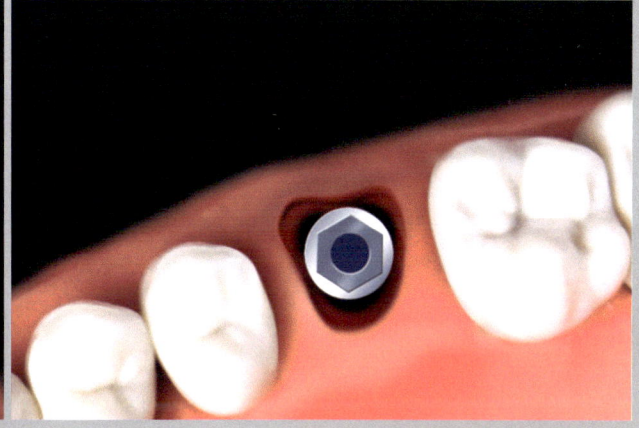

15A	15B	15C
	15D	15E
	15F	

Abb. 7-15a Der für die Primärstabilität entscheidende Knochenbereich liegt im palatinalen Abschnitt der Alveole und reicht 3–4 mm apikal über den Boden der Alveole hinaus.

Abb. 7-15b Implantatposition in Bezug zur Extraktionsalveole. Das Implantat füllt die Alveole nicht mittig aus, sondern ist nach palatinal verlagert.

Abb. 7-15c Die Plattform muss 3–4 mm apikal des labialen Weichgewebesaums der Nachbarzähne liegen.

Abb. 7-15d und e Im Seitenzahnbereich liegt das Implantat in vestibulooraler Richtung in der Mitte der Alveole.

Abb. 7-15f Der physiologische Resorptionskegel beträgt etwa 2 mm.

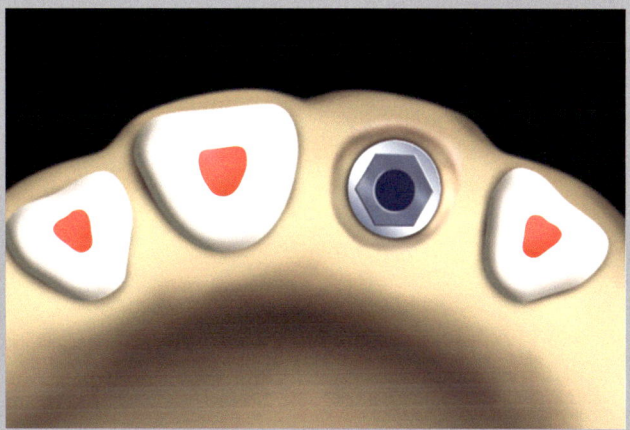

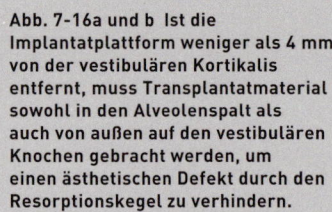

Abb. 7-16a und b Ist die Implantatplattform weniger als 4 mm von der vestibulären Kortikalis entfernt, muss Transplantatmaterial sowohl in den Alveolenspalt als auch von außen auf den vestibulären Knochen gebracht werden, um einen ästhetischen Defekt durch den Resorptionskegel zu verhindern.

Abb. 7-16c Das Transplantatmaterial wird mit einer resorbierbaren Membran gesichert, die absichtlich exponiert bleibt.

Abb. 7-17a und b Ist die Implantat-plattform mehr als 4 mm von der vestibulären Kortikalis entfernt, wird Transplantatmaterial nur in die Alveole eingebracht.

Abb. 7-17c Das Transplantatmaterial wird mit einer resorbierbaren Membran gesichert.

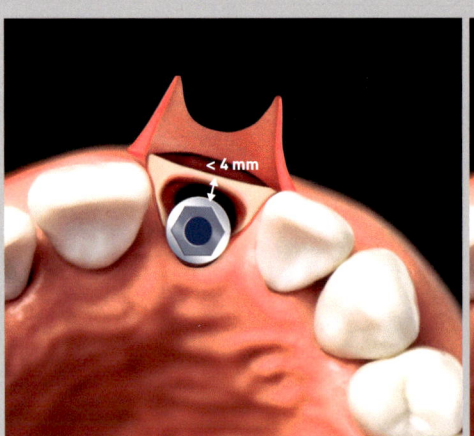

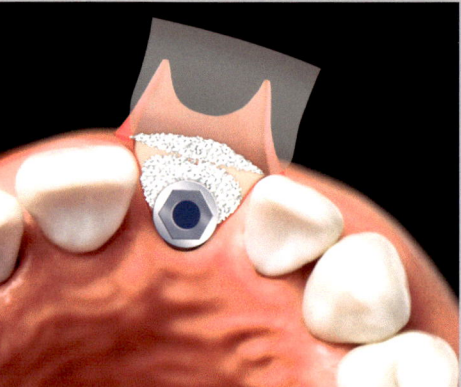

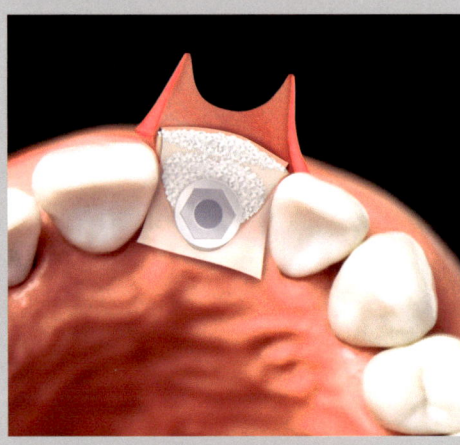

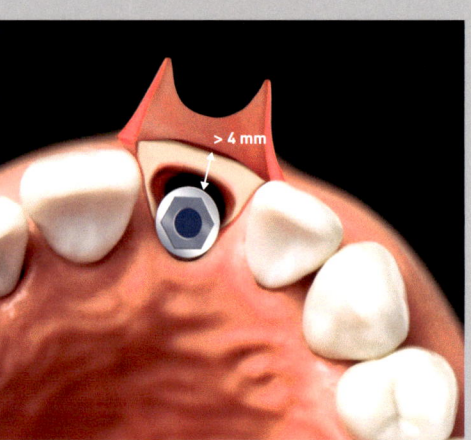

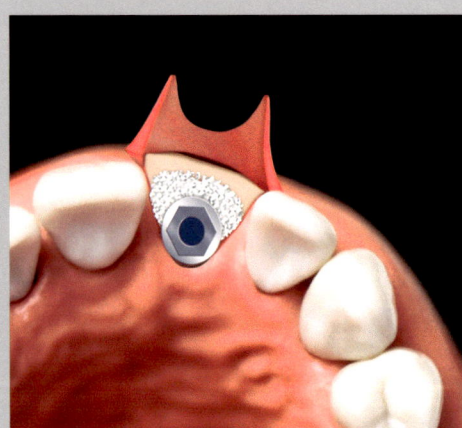

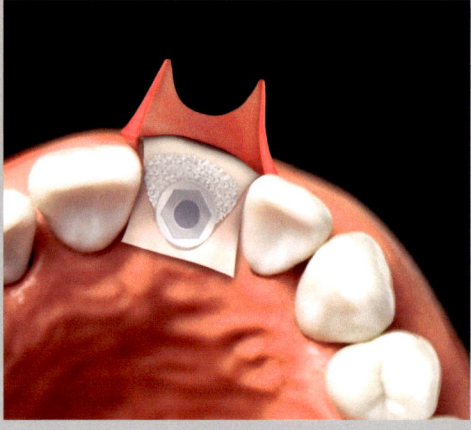

SOFORTBELASTUNG BEI TEILBEZAHNUNG IM SEITENZAHNBEREICH

Das chirurgische Vorgehen bei Sofortbelastung im Seitenzahnbereich unterscheidet sich nicht von dem bei klassischer Implantatinsertion. Wie bereits erwähnt, ist das Erreichen einer adäquaten Primärstabilität mit einem Eindrehmoment von 50–60 Ncm für Einzelzahnimplantate eine wichtige klinische Voraussetzung für die Sofortbelastung. Bei mehreren verblockten Implantaten kann das Eindrehmoment etwas geringer sein: Die klinischen Erfahrungen der Autoren und wissenschaftliche Studien haben gezeigt, dass hier ein Eindrehmoment von 30–40 Ncm für den klinischen Erfolg ausreicht. Primärstabilität lässt sich auch durch Unterpräparation des Implantatbetts erzielen, und das endgültige Eindrehmoment kann mit einer modernen Einheit zur Implantatbettaufbereitung quantifiziert werden. Die Resonanzfrequenzmessung ist im Rahmen klinischer Studien hilfreich, wird jedoch vom Team der Autoren während der ersten chirurgischen Phase nicht routinemäßig eingesetzt.

Eine Sofortbelastung ist sowohl bei Implantaten im unbezahnten Alveolarkamm als auch bei Implantaten in Extraktionsalveolen möglich. Im unbezahnten Alveolarkamm muss das Implantat so eingesetzt werden, dass sich die Plattform auf Kammhöhe befindet. Bei Implantaten mit externer Verbindung ragt nur der Sechskant aus dem Kamm.

Bei der Implantation in intakte Extraktionsalveolen liegt die Implantatplattform etwa 1 mm subkrestal in Bezug zum vestibulären Alveolarkamm, um die Knochenresorption auszugleichen. Bei morphologisch verändertem Zahnfach und fehlender vestibulärer oder lingualer bzw. palatinaler Knochenplatte wird eine verzögerte Belastung in Kombination mit Geweberegenerationsverfahren empfohlen. Die Erfahrungen der Autoren mit der Sofortrehabilitation stützen sich vornehmlich auf Fälle, in denen diese vom Patienten ausdrücklich gewünscht wurde und eine ästhetische Indikation bestand. In der Regel sind in diesen Fällen die Prämolaren mitbetroffen. Ansonsten wird ein zurückhaltenderes Vorgehen gewählt: Einzelne Molarenimplantate oder mehrere Implantate im distalen Seitenzahnbereich werden nicht sofortbelastet, da hier keine wirkliche ästhetische oder funktionelle Indikation besteht.

Für die Sofortbelastung im Seitenzahnbereich gibt es zwei Möglichkeiten: Entweder kann eine verschraubte Krone eingesetzt werden, die direkt nach Abschluss der Operation am Stuhl angefertigt wird (ABB. 7-18 UND 7-19); oder es wird nach Abschluss der Operation mit einem modernen sterilen, biokompatiblen und strahlendichten Abformmaterial (Elite Implant VPS) ein Abdruck genommen, anhand dessen die provisorischen Kronen im Labor angefertigt und 48 Stunden postoperativ eingesetzt werden (ABB. 7-20). Aus ersten Ergebnissen des Teams der Autoren ist kein statistisch signifikanter Unterschied zwischen verschraubten und zementierten Kronen zu erkennen. Im Rahmen der Sofortbelastung haben beide Ansätze Vor- und Nachteile. Bei zementierten Kronen ist die Operation zum Einsetzen der definitiven Abutments biologischer: Das hemidesmosomale Attachment wird nicht verletzt, da die bei verschraubten Kronen erforderliche Entnahme wegfällt. Wissenschaftliche Studien konnten belegen,[34,35] dass jedes Mal, wenn ein prothetisches Abutment entfernt wird, das Verbindungsepithel weiter nach apikal wandert – mit nachfolgender Knochenresorption. Allerdings ist es bei zementierten Kronen, wenn das Gewebe noch nicht ausgereift ist, für den Arzt schwieriger, den Zement zu entfernen und das Abschlussniveau der Prothese zu bestimmen. Bei der ersten Möglichkeit muss zwar keine intraoperative Abformung erfolgen, allerdings verlängert das Einpassen der provisorischen Kronen direkt im Mund des Patienten die Stuhlzeit.

Bei der zweiten Option wird die Stuhlzeit zwar mithilfe der Abformung gegenüber der ersten Methode reduziert, dafür muss der Patient aber nach 48 Stunden erneut vorstellig werden, damit das verschraubte oder zementierte Provisorium eingesetzt werden kann.

In beiden Fällen empfiehlt es sich, die provisorische Krone ohne Okklusalkontakte bei zentrischen, exzentrischen und Seitwärtsbewegungen einzusetzen und zwei Monate zu belassen. Anschließend wird die prothetische Phase nach klinischer Überprüfung der Osseointegration mit den herkömmlichen Verfahren beendet.[36]

Abb. 7-18 Patient mit Zahnlücken im Bereich des linken oberen ersten Prämolaren und mit einer vertikalen Wurzelfraktur des zweiten Prämolaren, der mit einer verschraubten Restauration versorgt wurde.

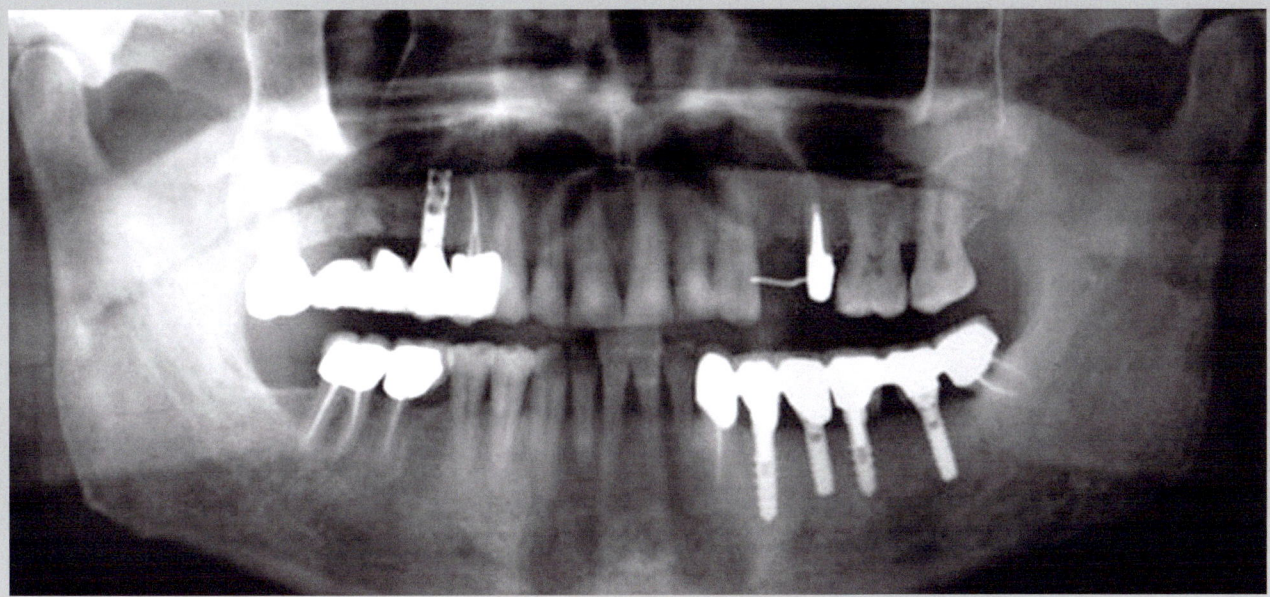

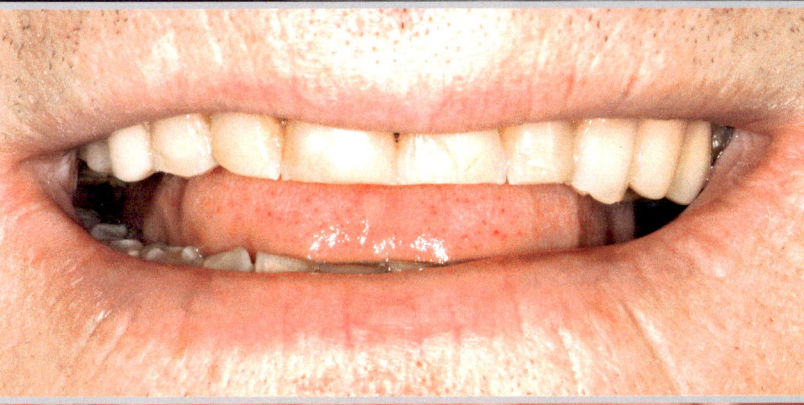

Abb. 7-18a bis d Röntgenaufnahme (a) und klinische Situation (b bis d) bei Erstvorstellung.

18A	
18B	
18C	18D

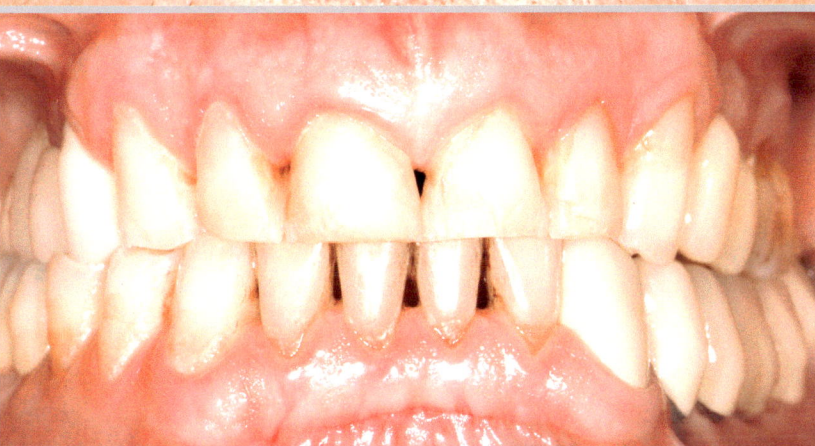

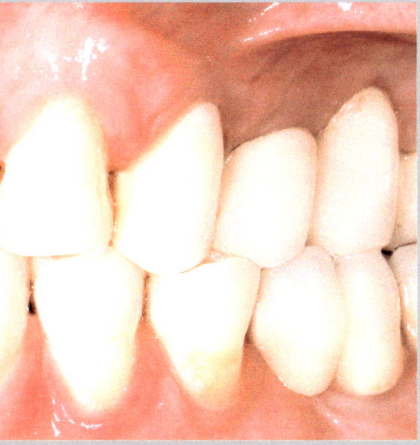

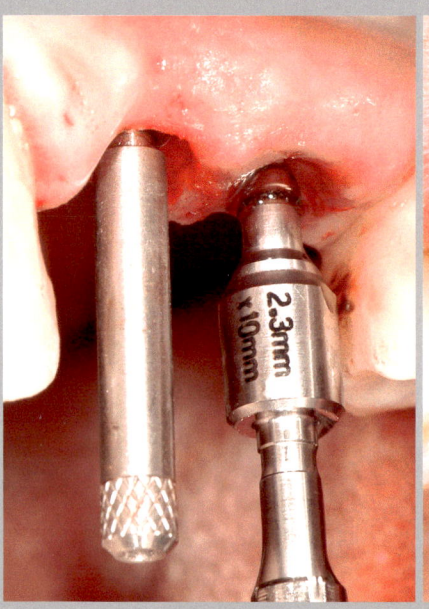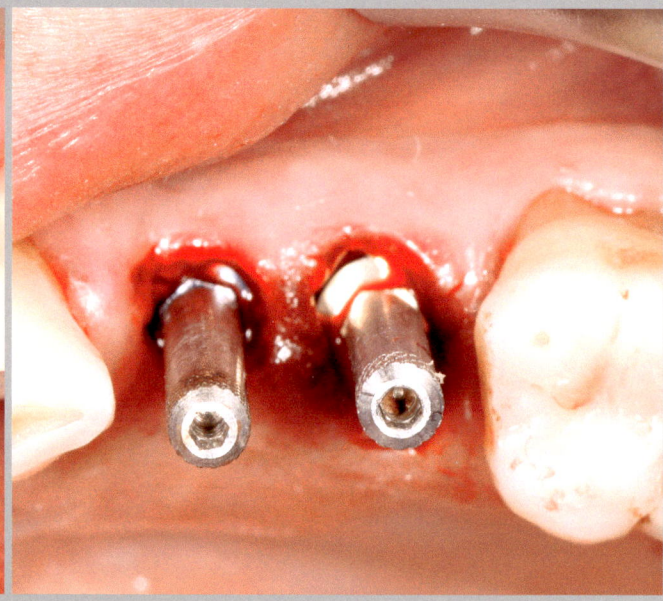

CHIRURGISCHE PHASE

Abb. 7-18e und f Implantate in der Position des linken oberen ersten und zweiten Prämolaren. Beachte den korrekten Verlauf der parallelen Achsen und den korrekten interimplantären Abstand.

| 18E | 18F |

PROVISORIUM

18G	18H
18I	18J

Abb. 7-18g bis j (g) Prothetische Komponenten für die Sofortbelastung von Implantaten. (h) Provisorische Zylinder und provisorische Kronen ohne okklusale Fläche. (i) Nach Aufsetzen der Zylinder und Isolierung des Operationsfeldes mit kältesterilisiertem Kofferdam werden die provisorischen Kronen mit selbsthärtendem Kunststoff unterfüttert. (j) Nach Finierung und Politur werden die Provisorien eingegliedert, wobei darauf zu achten ist, dass keine okklusalen Kontakte bestehen bleiben.

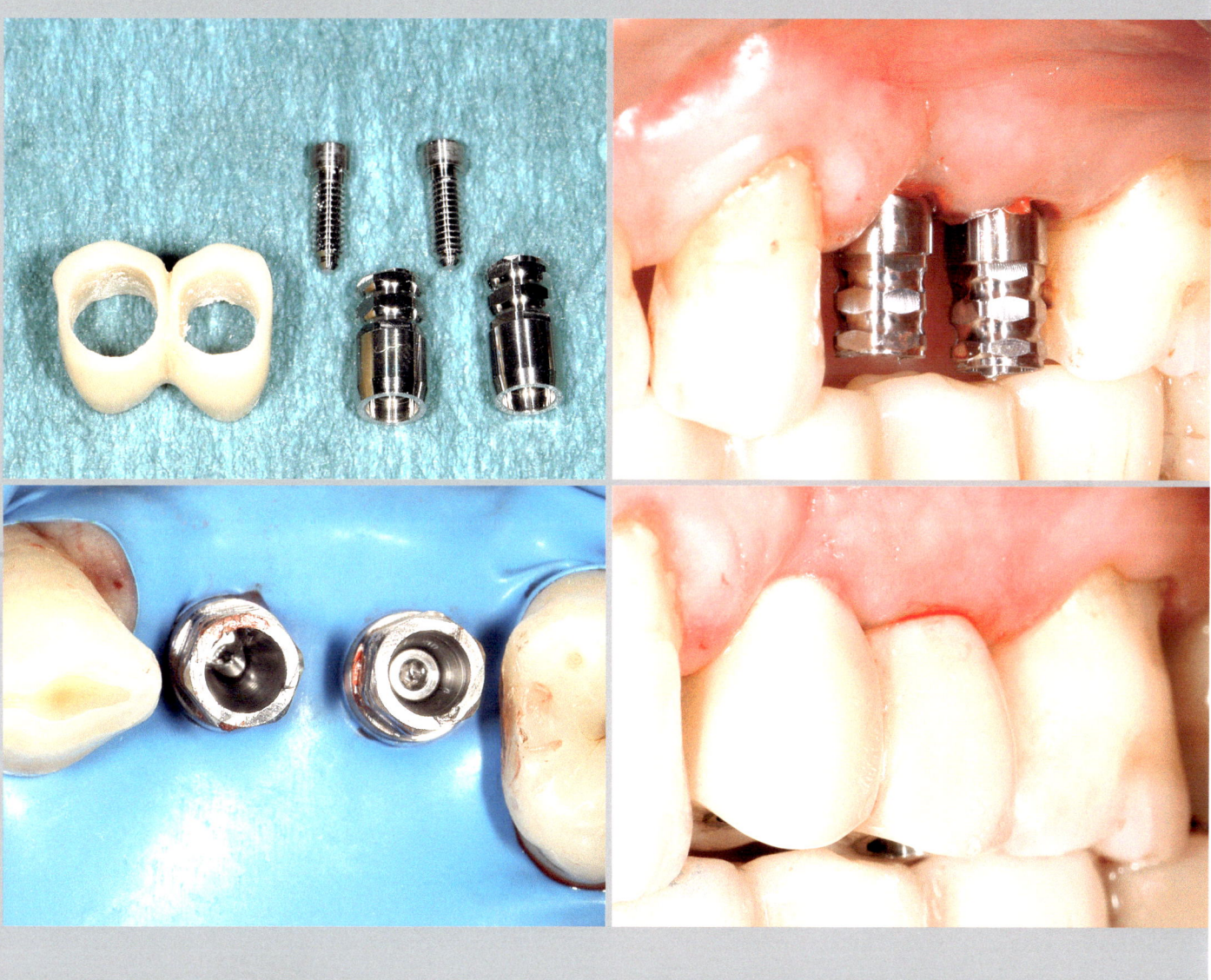

DEFINITIVE RESTAURATION

18K
18L

Abb. 7-18k und l Klinische (k) und Röntgenansicht (l) der definitiven Restauration. Die definitive Restauration wurde nach dem Standardvorgehen mit Polyether-Abformung, Einsetzen der Abutments, Abformung der Position und Eingliederung der definitiven Restauration hergestellt.

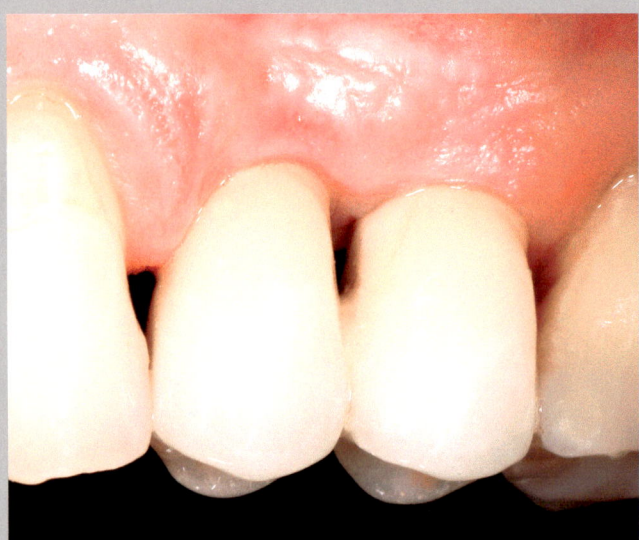

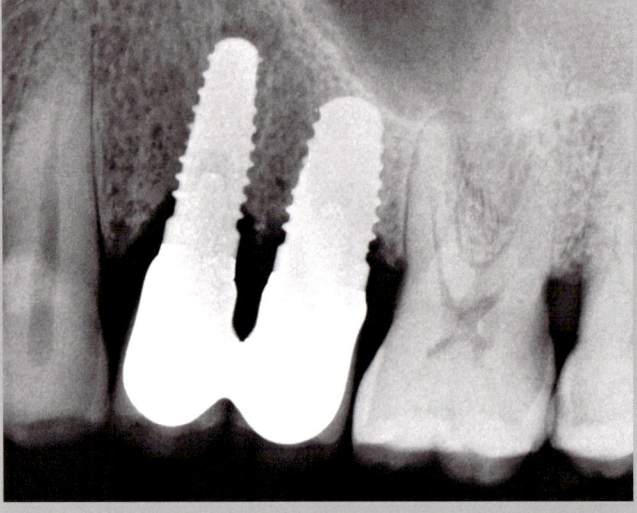

Abb. 7-19 65-jähriger Patient mit Beschwerden durch eine Wurzelfraktur des oberen ersten rechten Prämolaren, der eine möglichst schnelle ästhetische Lösung wünschte.

PRÄCHIRURGISCHE PHASE

19A

19B 19C

Abb. 7-19a bis c Intraorale Befunde. Eine therapeutische Möglichkeit war die Kronenverlängerung mit nachfolgender konventioneller prothetischer Rehabilitation. Allerdings hätten dazu auch die Nachbarzähne behandelt werden müssen. Daher wurde die Implantattherapie als beste klinische Lösung eingestuft.

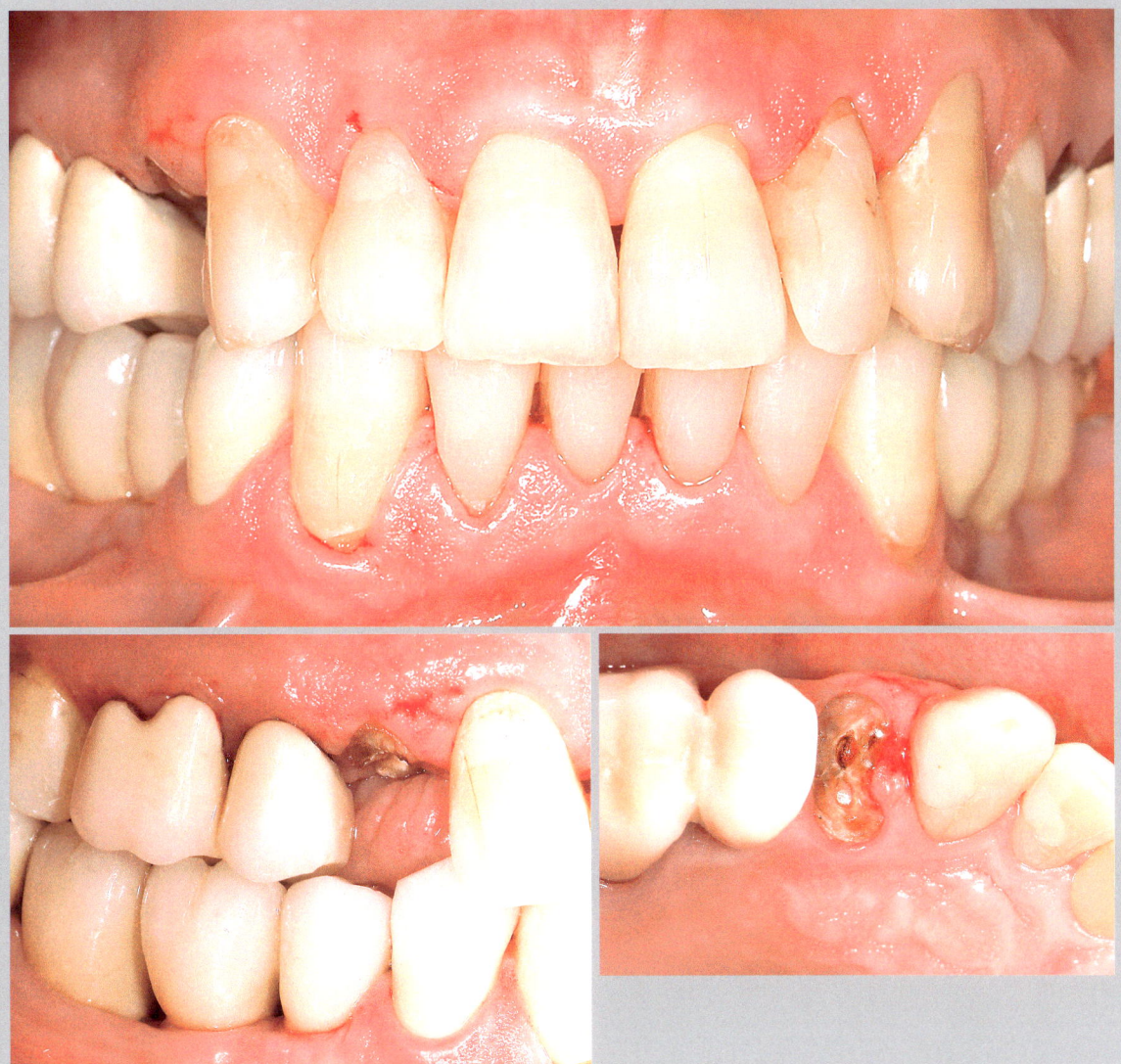

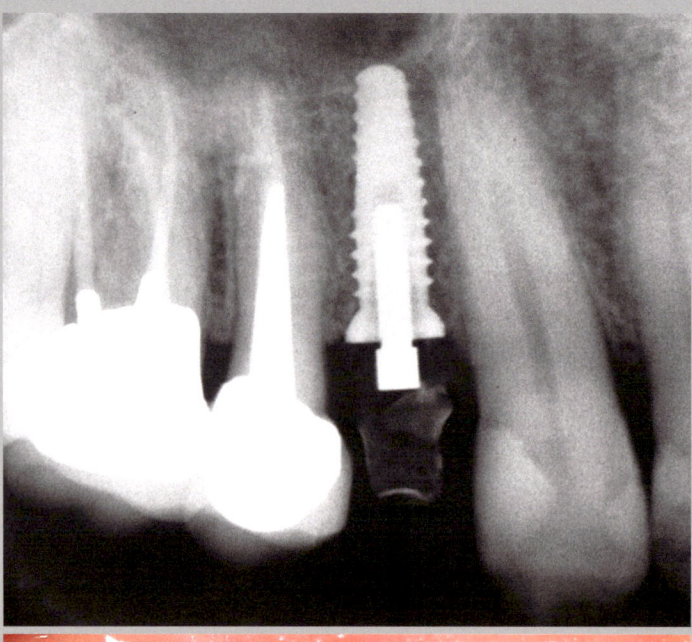

PROVISORIUM

| 19D |
| 19E |
| 19F |

Abb. 7-19d bis f (d) Postoperative periapikale Röntgenaufnahme: optimale Implantatposition.
Die provisorische Krone wird aufgeschraubt; in diesem Fall sind die prothetischen Komponenten strahlendurchlässig.
(e und f) Provisorische Versorgung ohne okklusale Kontakte.

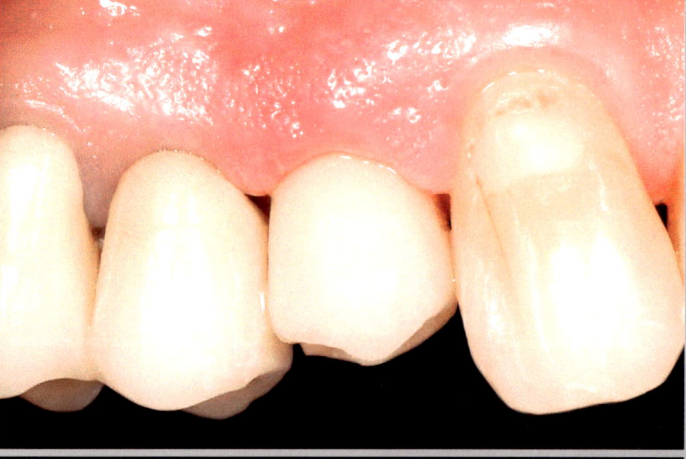

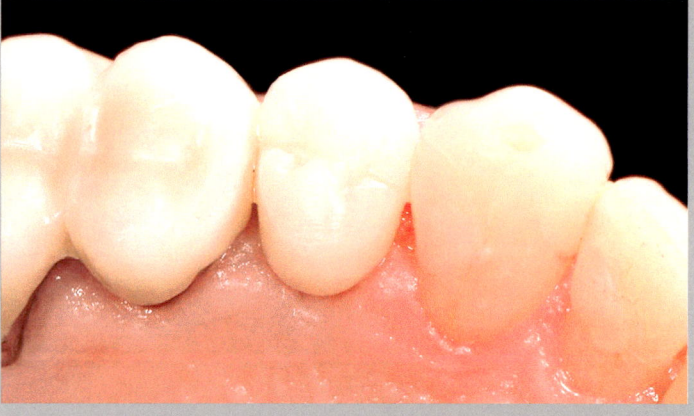

DEFINITIVE RESTAURATION

Abb. 7-19g bis i (g) Röntgenkontrolle nach Einsetzen der definitiven Abutments und Einzementieren der Metallkeramikkrone. (h und i) Perfekte Integration der implantatprothetischen Restauration.

19G

19H

19I

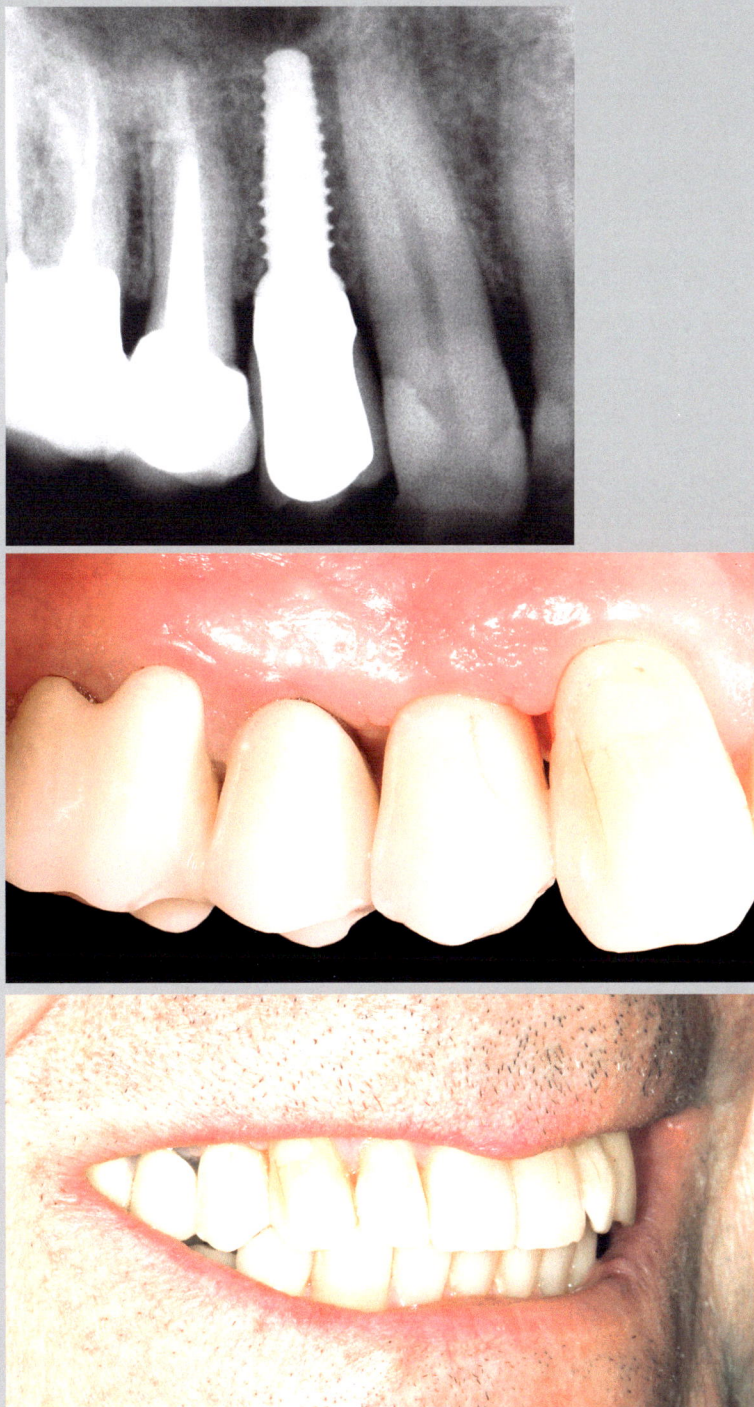

Abb. 7-20 50-jähriger Patient mit zahnlosem Abschnitt im Oberkiefer.

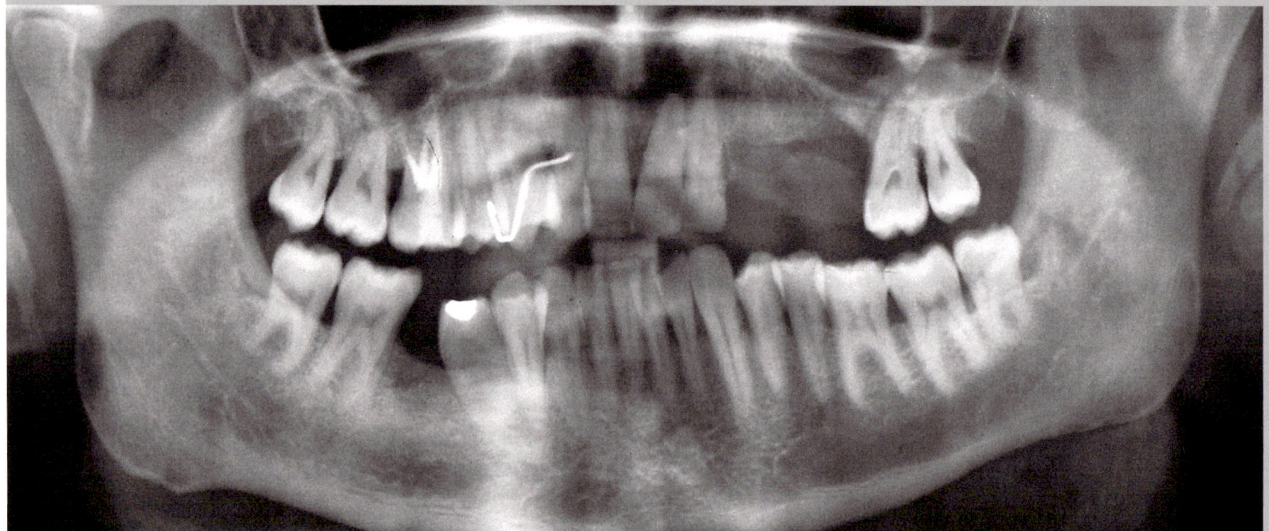

CHIRURGISCHE PHASE

Abb. 7-20a und b (a) Präoperative
Panoramaschichtaufnahme.
(b) Situation beim Platzieren der
Implantate mit interner Verbindung.
Eine parallele Ausrichtung der
Implantate und ein ausreichender
interimplantärer Abstand sind
für zufriedenstellende ästhetische
und funktionelle Ergebnisse
entscheidend.

20A

20B

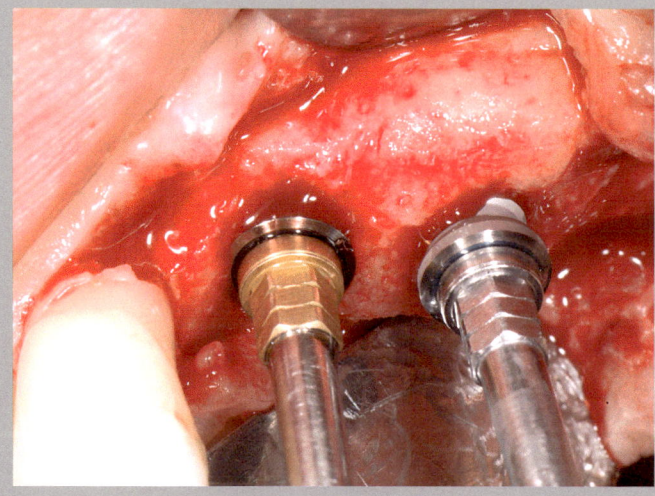

PROVISORIUM

20C **20D**
20E

Abb. 7-20c bis e (c) Abformung mit sterilem, strahlendichten Material. (d) Nach 48 Stunden wird das Provisorium auf die Abutments zementiert. (e) Das Provisorium darf weder zentrische noch exzentrische Kontakte haben.

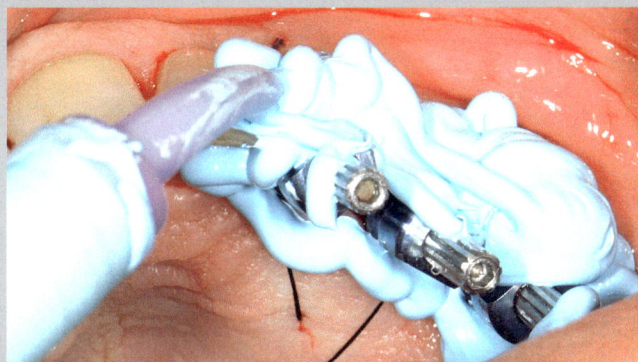
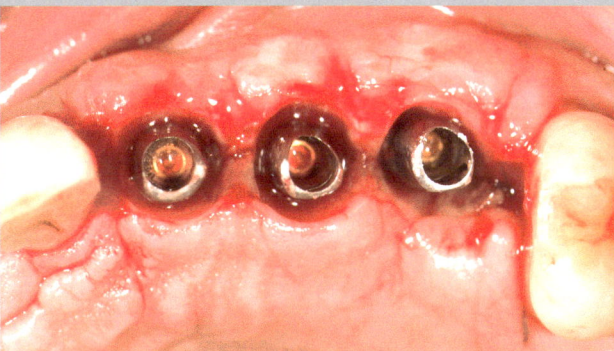
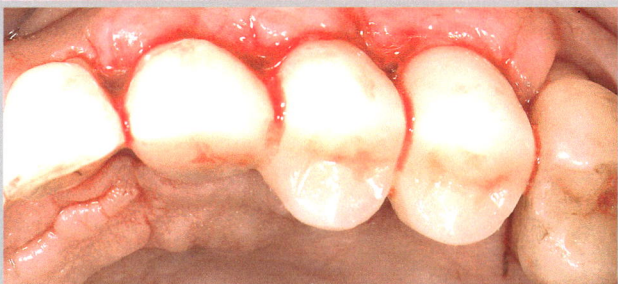

DEFINITIVE RESTAURATION

20F **20G**

Abb. 7-20f und g (f) Intraorale Ansicht der einzementierten Metallkeramikrestauration. (g) Postoperative Röntgenkontrolle.

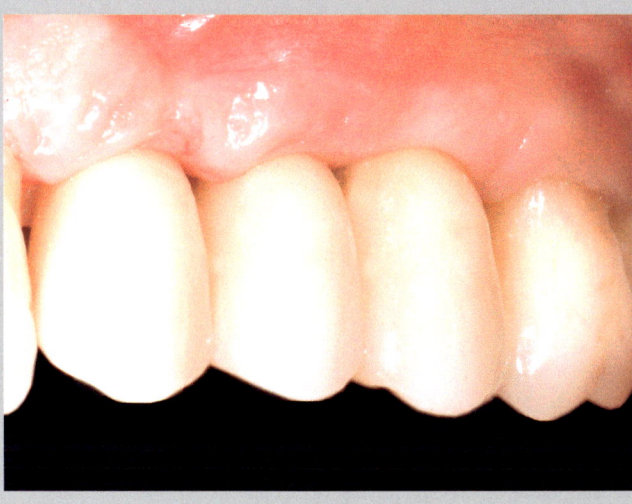
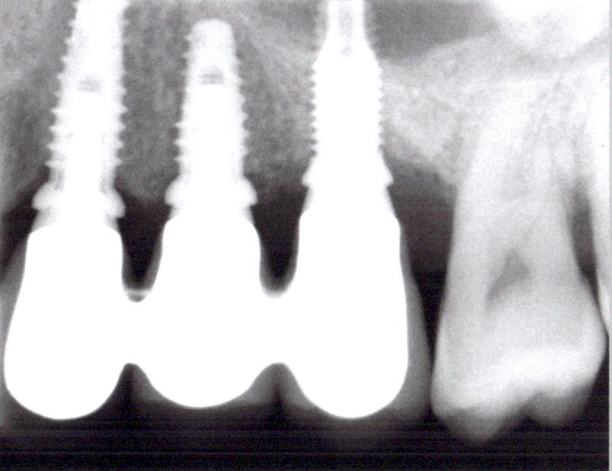

SOFORTBELASTUNG UND KNOCHENTRANSPLANTATION

In den letzten Jahren hat sich die Sofortbelastung zu einem Verfahren entwickelt, das für die Rehabilitation sowohl teilbezahnter als auch zahnloser Patienten selbst bei deutlicher Atrophie eingesetzt wird.[88,89] Die Patienten profitieren erheblich von der kürzeren Behandlungsdauer, insbesondere unbezahnte Patienten mit Alveolarkammatrophie, bei denen sonst die langen Behandlungsintervalle und die Instabilität der Prothese mit erheblichen Beschwerden einhergehen. Noch problematischer ist die Situation bei zahnlosen Patienten mit schwerer Atrophie in beiden Kiefern (Klassen 5 und 6 der Cawood-Howell-Klassifikation).[90] Um bei diesen Patienten ein für die implantatprothetische Rehabilitation ausreichendes Knochenvolumen zu erzielen, muss eine dreidimensionale Knochenrekonstruktion mit extraoralen Knochentransplantaten aus dem Beckenkamm oder der Schädelkalotte erfolgen. Viele Jahre lang wurde der Beckenkamm dazu genutzt,[91] doch haben einige Autoren gezeigt, dass die langfristige Knochenresorption bei dieser Rekonstruktionsform nicht vorhersagbar ist (bis zu 50 % nach drei Jahren).[92]

Wie mehrere Studien zeigen konnten, tritt im Gegensatz dazu bei Transplantaten aus der Schädelkalotte mit ihrer sehr dichten Kortikalis im Laufe der Zeit nur eine geringfügige Resorption auf.[93–98] Außerdem ist die postoperative Morbidität bei der Entnahme von Knochen aus der Kalotte geringer[95,96] als bei der Entnahme aus dem Beckenkamm, die für die Patienten fast immer mit Schmerzen beim Gehen verbunden ist.[99–102] Mehrere klinische Studien haben gezeigt, dass eine starke Unterkieferatrophie mit einem verbliebenen Knochenangebot von vertikal und horizontal 6 mm im basalen Knochen des interforaminalen Bereichs mit kurzen Implantaten rehabilitiert werden kann.[92,100,103] Sind weniger als 6 mm Knochen verblieben, ist generell eine Rekonstruktion mit einem Knochentransplantat indiziert. Allerdings wird auch dieses Rekonstruktionsverfahren der Kiefer durch die lange Wartezeit zwischen der Rekonstruktion und der Belastung der Implantate, das heißt durch den Umstand eingeschränkt, dass diese Patienten für etwa 60 Tage kein Provisorium tragen können. Denn ein verfrühtes Einsetzen der Prothese kann zur Transplantatexposition und Infektion mit der Gefahr des teilweisen oder vollständigen Transplantatverlusts führen. Ein weiteres Problem ist das zusätzlich verlängerte Intervall, in dem bei Patienten mit Beckenkammtransplantaten Transplantatresorptionen auftreten können.[92,101,102]

Um dieser Problematik zu begegnen, wurde vorgeschlagen, die Implantation gleichzeitig mit der Transplantation durchzuführen.[92,100,101,104–107] Hintergedanke ist, dass die Einheilung des Transplantats zeitgleich mit der Osseointegration der Implantate erfolgt, sodass die Behandlungszeit verkürzt wird. Allerdings hat dieses kombinierte chirurgisch-prothetische Vorgehen mehrere Nachteile, die das Endergebnis beeinträchtigen können:

- Bei Transplantatdehiszenz, -exposition oder -infektion kann es zum partiellen oder vollständigen Verlust von Transplantat und Implantaten kommen.
- Die Implantate werden in avaskulären Knochen eingesetzt, weshalb die Osseointegration gefährdet ist.
- Die korrekte Implantatposition ist schwieriger zu erzielen, wenn die Implantate gleichzeitig mit dem Knochentransplantat eingesetzt werden. Eine verzögerte Implantation nach Konsolidierung des Transplantats ermöglicht eine genauere prothetische Planung.

Daher wird empfohlen, die Implantate erst drei Monate nach der Knochenrekonstruktion mit einem Beckenkammtransplantat einzusetzen. Dieses Vorgehen, durch das der Zeitpunkt der Implantation verändert wird, ermöglicht die

PRÄPARATIONSSEQUENZ FÜR KONISCHE IMPLANTATE MIT EINEM DURCHMESSER VON 4 MM

1   Spitzbohrer

2   Spiralbohrer (2,0 mm)

3   Konischer Bohrer (3,25 mm)

4   Schulterfräse zur Präparation der Kortikalis

5   Implantation

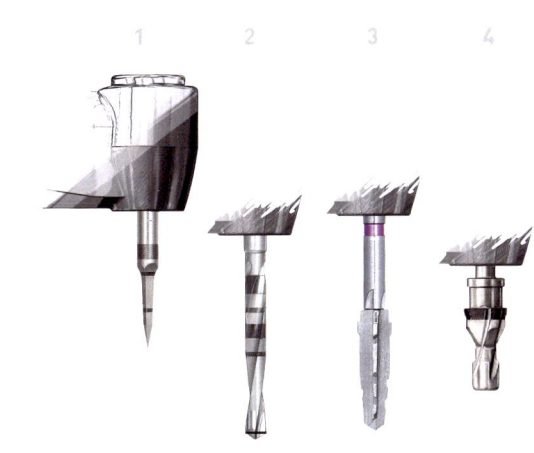

Kasten 7-2 Präparation des Implantatbetts im unbezahnten Alveolarkamm nach Rekonstruktion mit einem Beckenkammtransplantat: Präparationssequenz für konische Implantate mit einem Durchmesser von 4 mm

PRÄPARATIONSSEQUENZ FÜR ZYLINDRISCHE IMPLANTATE MIT EINEM DURCHMESSER VON 4 MM

1   Spitzbohrer

2   Spiralbohrer (2,0 mm)

3   Pilotbohrer

4   Spiralbohrer (3,0 mm)

5   Spiralbohrer (3,25 mm)

6   Schulterfräse zur Präparation der Kortikalis

7   Gewindebohrung

8   Implantation

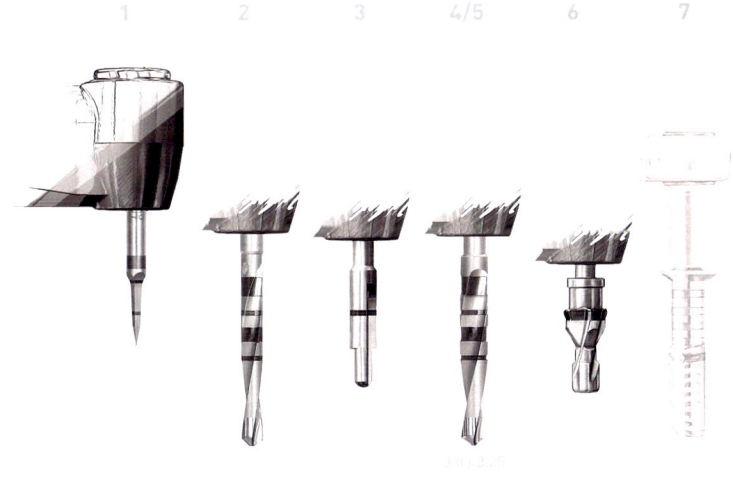

Kasten 7-3 Präparation des Implantatbetts im unbezahnten Alveolarkamm nach Rekonstruktion mit einem Transplantat aus der Schädelkalotte: Präparationssequenz für zylindrische Implantate mit einem Durchmesser von 4 mm

Implantation in konsolidierten Knochen und minimiert die Gefahr einer unzureichenden Osseointegration, einer ungenauen Implantatposition und eines Verlusts von Knochen und Implantat bei Exposition und Infektion.

In einer klinischen Studie, die gegenwärtig am Istituto Ortopedico Galeazzi in Mailand läuft,[108] beträgt das prozentuale Implantatüberleben nach 24-monatiger Beobachtung derzeit 88,4 % im Oberkiefer und 100 % im Unterkiefer. Abbildung 7-21 zeigt einen klinischen Fall aus dieser Studie.

Die Implantatbettaufbereitung muss je nach Art der Knochenrekonstruktion modifiziert werden. Bei Beckenkammtransplantaten ist der Knochen drei Monate postoperativ während der Implantationsphase gemäß der Klassifikation von Trisi und Rao weich.[3] Daher wird empfohlen, das Implantatbett unterzupräparieren und konische Implantate zu verwenden, um eine ausreichende Primärstabilität für die Sofortbelastung zu erreichen (KASTEN 7-2). Da Kalottentransplantate nur aus Kortikalis bestehen, ist die Situation völlig anders. Hier ist eine äußerst sorgfältige Präparation des Implantatbetts mit reichlicher Spülung erforderlich. Verwendet werden vorzugsweise zylindrische Implantate (KASTEN 7-3).

Abb. 7-21 58-jähriger vollständig zahnloser Patient, der wegen Instabilität seiner herausnehmbaren Unterkiefervollprothese vorstellig wurde.

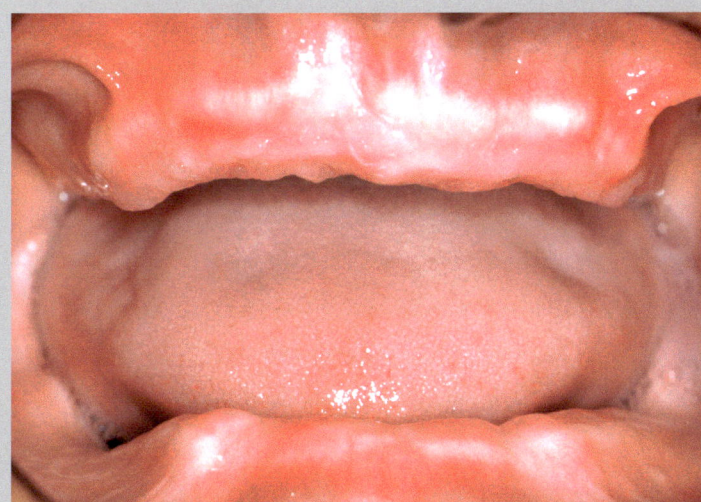

INITIALE PHASE

Abb. 7-21a Intraoraler Befund bei Erstvorstellung. Deutlich zu erkennen ist die starke Atrophie des Unterkieferknochens.

21A

21B   21C

CHIRURGISCHE PHASE

Abb. 7-21b und c (b) Restauration des Unterkiefer-Knochenvolumens in vestibulooraler Dimension mit Blocktransplantaten aus der Kalotte. (c) Einsetzen der Implantate sechs Monate nach der Knochentransplantation zur Abstützung eines vollständig implantatgetragenen soforthelasteten Provisoriums.

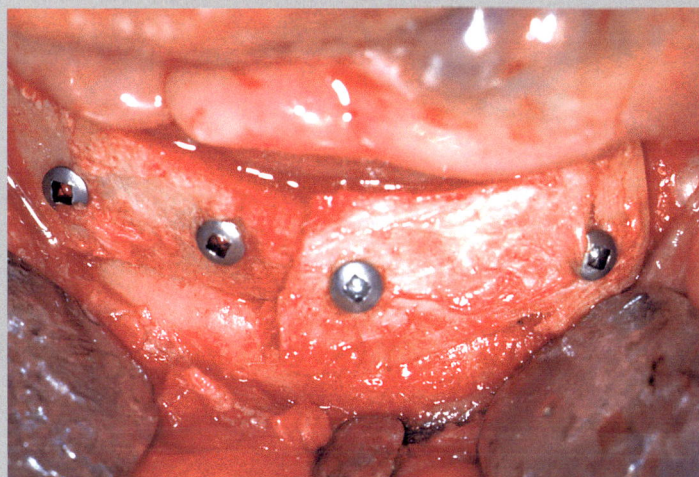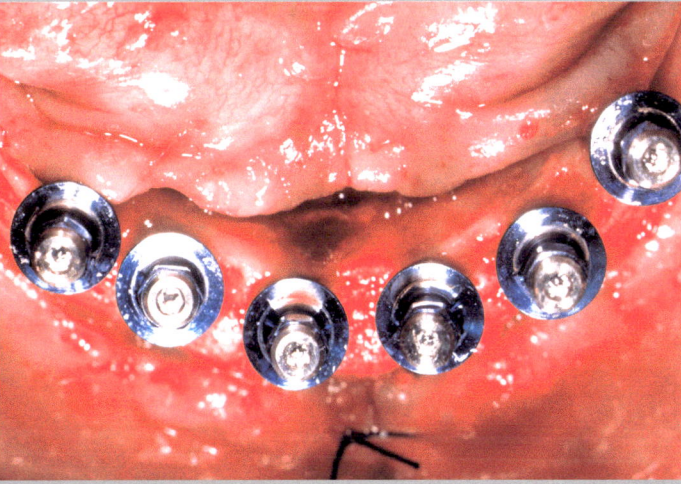

INTRAOPERATIVE
PROTHETISCHE PHASE

Abb. 7-21d bis f (d) Isolierung des Operationsbereichs durch ein kältesterilisiertes Blatt Kofferdam. (e und f) Intraorale Ansicht der chirurgischen Indexierung in Zentrik.

21D

21E

21F

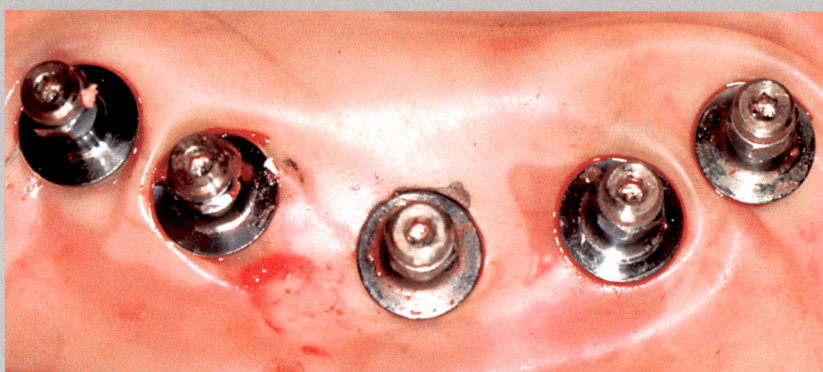

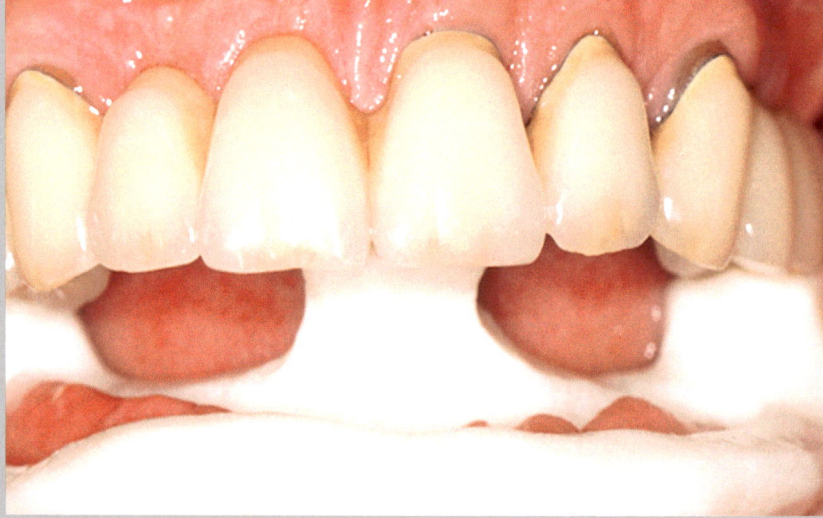

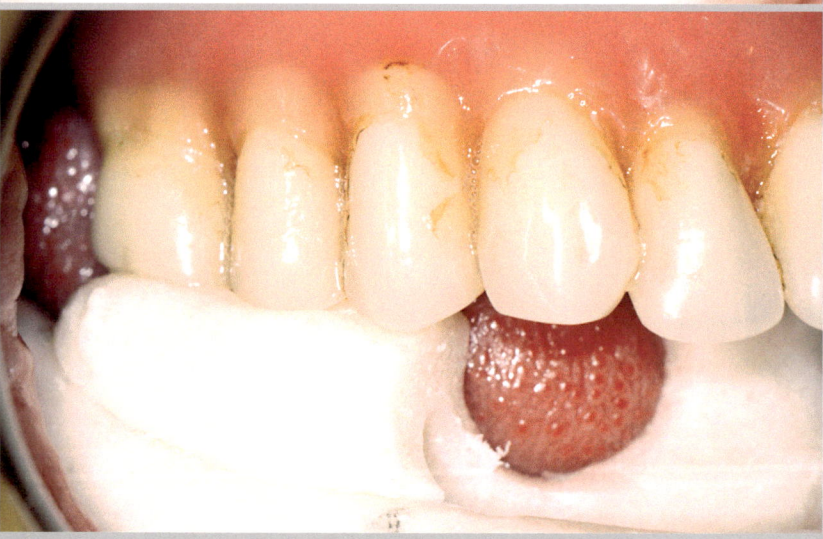

PROVISORISCHE PROTHESE

Abb. 7-21g und h (g) Ansicht der am chirurgischen Index mit selbsthärtendem Kunststoff fixierten Montierhilfen. Auf diese Weise werden die Position der Implantate und die Kieferrelation (Vertikaldimension und korrekte Okklusion) an das Labor übermittelt. (h) Intraorale Ansicht der verschraubten provisorischen Restauration.

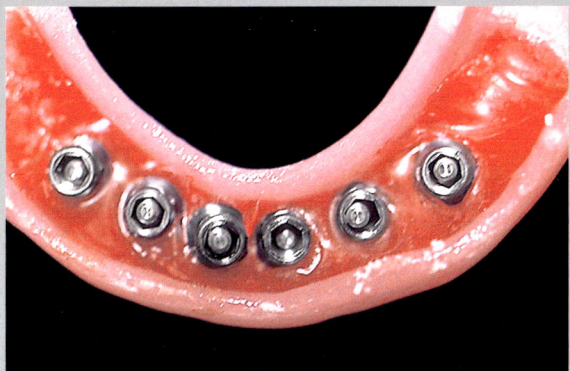 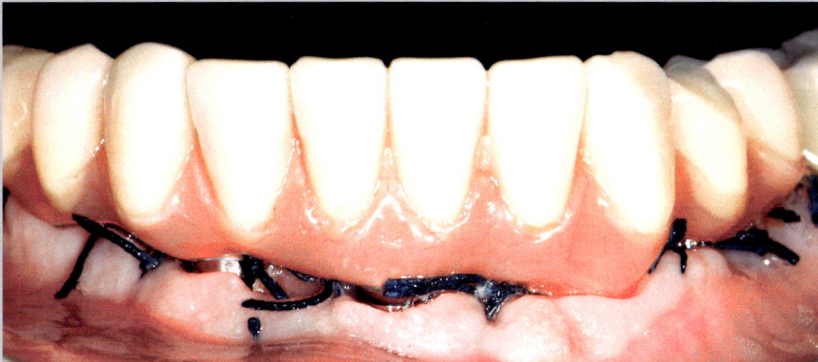

DEFINITIVE PROTHESE

Abb. 7-21i und j (i) Definitive implantatprothetische Restaurationen im Ober- und Unterkiefer mit CAD/CAM-gefertigten Titanstegen und Kompositzähnen. (j) Postoperative Röntgenkontrolle.

21G	21H
	21I
	21J

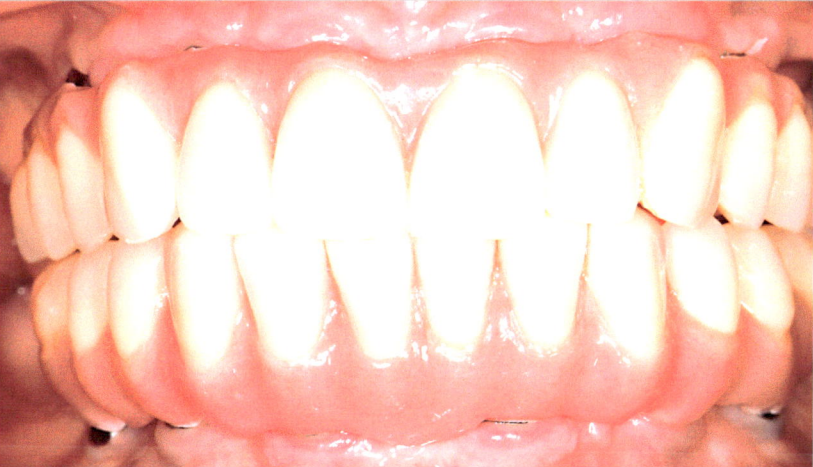

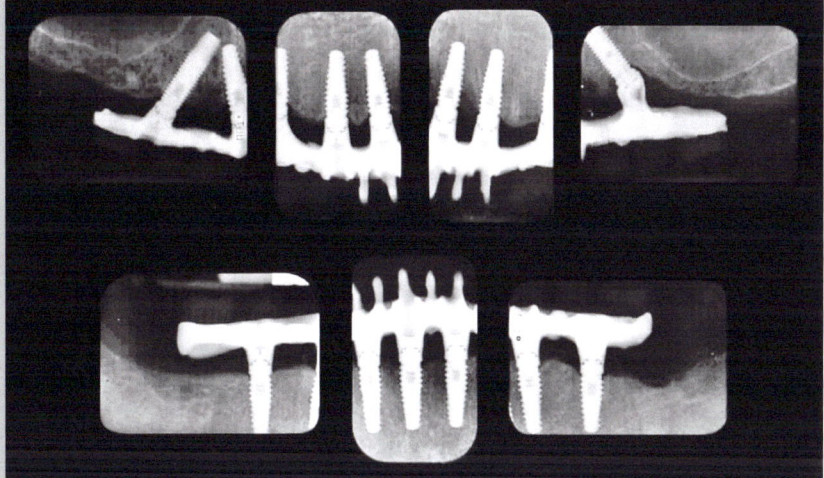

TEIL 2: ÜBERBLICK ÜBER DIE FORSCHUNGSAKTIVITÄTEN DES IMPLANTOLOGISCHEN TEAMS AM ISTITUTO ORTOPEDICO GALEAZZI (MAILAND)

MASSIMO DEL FABBRO ET AL.

Die klinische Aktivität des implantologischen Teams der Autoren geht mit einem nicht unerheblichen wissenschaftlichen Forschungsaufwand einher, der in den letzten Jahren zu zahlreichen Veröffentlichungen in nationalen und internationalen Zeitschriften geführt hat. Die Forschung folgt unterschiedlichen Ansätzen und betrifft überwiegend die Reduktion der Behandlungsdauer (Früh- und Sofortbelastung), die Implantatbehandlung von Patienten mit unzureichender Knochenquantität und -qualität sowie die Evaluation der Wirksamkeit verschiedener Knochenersatzmaterialien.

Der initiale Ansatz bei der Sofortbelastung war ein progressiver, das heißt, die ersten Patienten wurden nach dem Schnitman-Protokoll behandelt,[109] bei dem in den unbezahnten Unterkiefer sowohl sofortbelastete als auch gedeckt einheilende Implantate eingesetzt werden. Auch bei Versagen einiger der sofortbelasteten Implantate hätte der Patient somit weiterhin mit einer festsitzend Prothese auf den gedeckt eingeheilten Implantaten versorgt werden können, deren vorhersagbare Osseointegration in der Literatur bereits umfangreich dokumentiert war. Einige der Implantate, sowohl sofortbelastete als auch gedeckt einheilende, sollten später zur histologischen Untersuchung wieder entnommen werden, um die Qualität des neu gebildeten Knochens an beiden Implantationstypen zu ermitteln. Die Implantate wurden bei einem Patienten nach zweimonatiger und bei einem weiteren Patienten nach viermonatiger Belastung mithilfe eines Trepanbohrers entfernt.

Die histologischen Ergebnisse wurden in zwei aufeinanderfolgenden Artikeln veröffentlicht und haben zu der Erkenntnis beigetragen, dass sich um sofortbelastete Implantate qualitativ guter Knochen neu bildet – mit mehr Knochen-Implantat-Kontakt als an gedeckt eingeheilten Implantaten beim selben Patienten.[110,111]

Anschließend bestätigten zahlreiche weitere histologische Untersuchungen sofortbelasteter Implantate bei Patienten mit unterschiedlicher Bezahnung, dass diese Behandlung in verschiedenen klinischen Situationen erfolgreich angewendet werden kann.[112]

Nach den ersten Versuchen wurde die Sofortbelastung bei immer mehr Patienten durchgeführt, nicht nur bei unbezahntem Unterkiefer, wozu es reichlich Literatur gibt, sondern auch in biomechanisch riskanteren Fällen, wie Teilbezahnung, oder in Fällen mit suboptimaler Knochenmenge und -qualität, wie bei der Alveolarkammatrophie im Oberkiefer.

In der Folge wurden zahlreiche prospektive Einzel- und Multicenterstudien durchgeführt, darunter auch vergleichende, die insgesamt zu ausgezeichneten Ergebnissen kamen und Gegenstand zahlreicher Publikationen in den wichtigsten internationalen Fachzeitschriften für Implantologie waren **(TABELLE 7-3)**. Außerdem haben die Autoren mehrere Artikel zur Sofortbelastung in nicht indexierten Zeitschriften veröffentlicht.[117–124] All diese Studien zielten darauf ab, die Protokolle zu vereinfachen und den Aufwand sowie die Kosten sowohl für die Patienten als auch für das Behandlungsteam zu reduzieren und dabei gleichzeitig eine hohe implantologische und prothetische Erfolgsrate sowie ein den Patienten zufriedenstellendes Ergebnis sicherzustellen, wozu neben ausgezeichneter Ästhetik auch eine effiziente Kaufunktion und gute Phonetik gehören. Die Evaluation der ästhetischen Ergebnisse bei Sofortbelastung, die auch Gegenstand eines der folgenden Kapitel ist, wurde durch die Entwicklung des Implant Esthetic Score (IES) erleichtert, der eine objektive

Referenz	Anzahl der SB-Patienten/ gesamt	Anzahl der SB-Implantate/ gesamt	Art der Prothese	Lokalisation	Kumulatives Implantat-überleben	Nachbeobachtungs-dauer (Mittelwert)
Testori et al 2001[110]	1	6/12	Vollprothese	Unterkiefer	NA	NA
Testori et al 2002[111]	1	6/11	Vollprothese	Unterkiefer	NA	NA
Testori et al 2003[2]	15	92/103	Vollprothese	Unterkiefer	98,9%	12–60 Mon.
Testori et al 2003[113]	14/32	52/101	Teilprothese	Ober- und Unterkiefer	96,15%	bis zu 24 Mon.
Testori et al 2004[114]	62	325	Vollprothese	Unterkiefer	99,4%	12–60 Mon.
Testori et al 2004[115]	19	116	Vollprothese	Unterkiefer	97,4%	8–65 (37,8) Mon.
Testori et al 2005[33]	1	4	Teilprothese	Oberkiefer	NA	NA
Zuffetti et al 2006[108]	28	149	Vollprothese	Ober- und Unterkiefer	96,6%	12–48 Mon.
Capelli et al 2007[21]	65 (41 + 24)	246	Vollprothese	Oberkiefer	97,6%	bis zu 40 (22,5) Mon.
		96		Unterkiefer	100%	bis zu 52 (29,1) Mon.
Testori et al 2007[36]	25	52	Teilprothese	Ober- und Unterkiefer	97,9%	12 Mon.
Testori et al 2008[22]	41	246	Vollprothese	Oberkiefer	99,4%	18–55 (37,5) Mon.
Galli et al 2008[116]	25	52	Teilprothese	Ober- und Unterkiefer	97,9%	12 Mon.
Del Fabbro et al 2006[89] (systematischer Review)	2.977	10.491	Alle		96,39%	bis zu 13 J.

Tabelle 7-3 Übersicht der wissenschaftlichen Veröffentlichungen über klinische Aktivitäten zur Sofortbelastung (SB) des implantologischen Teams der Autoren

Beurteilung des Erscheinungsbildes der periimplantären Gewebe ermöglicht.[33] Derzeit ist ein Manuskript zum Vergleich der Beurteilung des ästhetischen Ergebnisses durch den Arzt mit der durch den Patienten in Vorbereitung. Diese Studie basiert auf Fragebögen, die von Zahnarzt und Patient ausgefüllt werden und die Zufriedenheit mit dem Aussehen der Krone und der Weichgewebe, mit der Funktionalität und mit dem Gesamtergebnis in Bezug auf die ursprünglichen Erwartungen erfassen.[125]

Im Jahr 2006 wurde ein systematischer Literaturreview veröffentlicht, der die in der Literatur bis Dezember 2005 vorhandene klinische Evidenz zur Überlebensrate von sofortbelasteten Implantaten bei verschiedenen prothetischen Restaurationen auswertete.[89] Dieser Review strich die Vorhersagbarkeit der Sofortbelastung bei Unterkieferdeckprothesen und festsitzenden Unterkiefervollprothesen heraus, da diese beiden Restaurationsformen sehr gut dokumentiert waren, unter anderem auch durch Studien mit hohem Standard. Obwohl die Überlebensrate der Implantate auch bei anderen Prothesen ausgezeichnet war (Oberkiefervollprothese, Teilprothesen und Einzelzahnrestaurationen) war die Dokumentation zu schlecht; hier sollten weitere Studien durchgeführt werden. Außerdem kam der Review zu dem Schluss, dass die Überlebensrate von Implantaten mit rauer Oberfläche bei allen Restaurationsformen höher ist als diejenige von Implantaten mit maschinierter Oberfläche, und dass dieser Unterschied vor allem im Seitenzahnbereich ausgeprägt ist, wo der Knochen oft von minderer Qualität ist als im Frontzahnbereich.[89] Eine aktualisierte und revidierte Version dieses Reviews findet sich in Kapitel 4 dieses Buches.

Abb. 7-24 Evidenzpyramide.

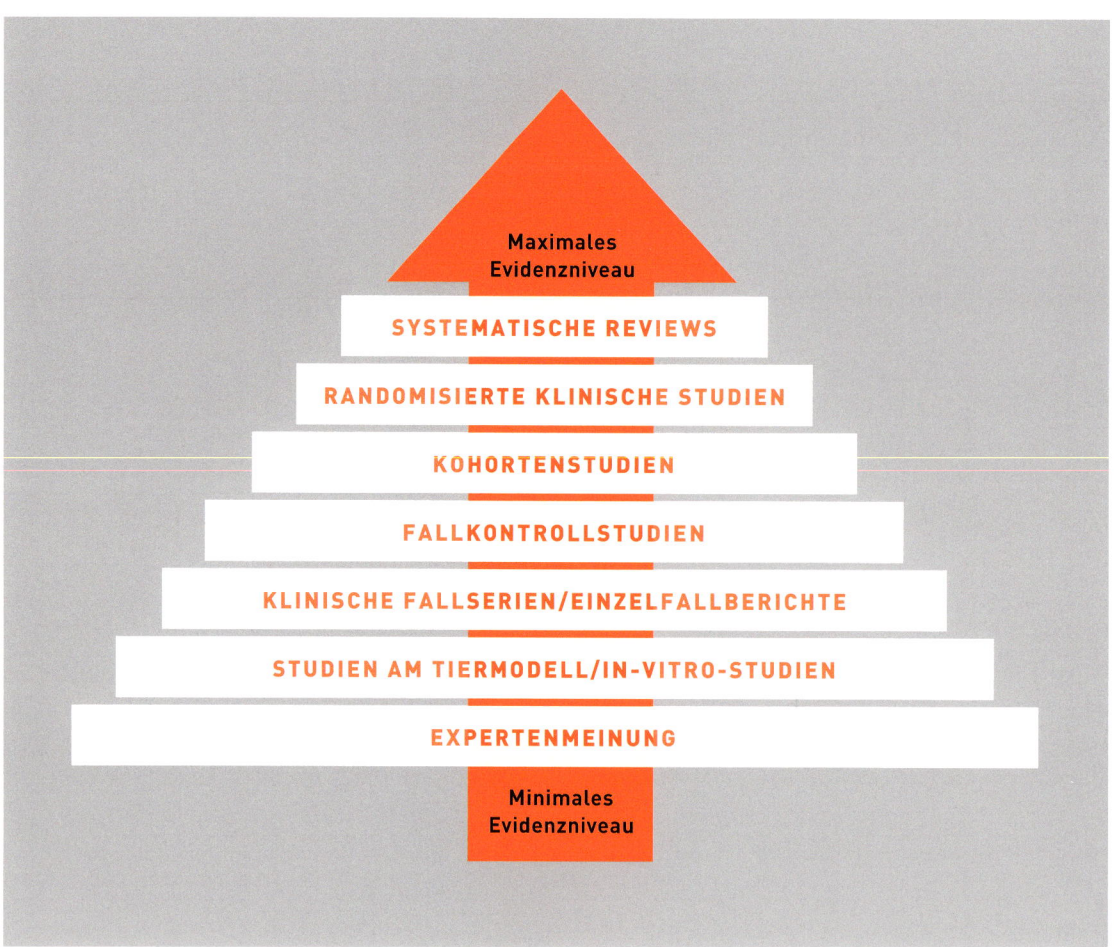

In den vergangenen Jahren haben die Autoren, zum Teil aufgrund ihrer Erfahrungen mit Sinusoperationen, an der Entwicklung alternativer Verfahren gearbeitet, die eine Implantation auch ohne Knochentransplantation ermöglichen. Das chirurgische und restaurative Vorgehen für den atrophischen Oberkiefer geht oft mit einer hohen Morbidität und einem nicht zu vernachlässigenden Risiko für intraoperative und postoperative Komplikationen einher. Neue Therapieansätze mit geneigten Implantaten haben kurz- und mittelfristig hohe Erfolgsraten gezeigt, sodass dieses Verfahren systematisch bei Oberkieferatrophie angewendet werden könnte. Das von Dr. Testori geleitete Team hat mit prospektiven Multicenter-Studien begonnen, in deren Rahmen vier intraforaminale Implantate in den Unterkiefer bzw. sechs in den Oberkiefer gesetzt werden, wobei jeweils die beiden distalen geneigt eingebracht werden; 48 Stunden nach der Implantation erfolgt die Belastung mit einer auf diesen Implantaten abgestützten festsitzenden Vollprothese. Die Ergebnisse waren ausgezeichnet: Implantatüberlebensraten und periimplantäre Knochenresorption waren kurz- und mittelfristig vergleichbar mit denjenigen bei konventioneller Rehabilitation (Toronto und Brånemark). Inzwischen haben einige Patienten komplikationslos die Fünfjahresmarke der Nachbeobachtung erreicht. Die Ergebnisse dieser Studien wurden vor Kurzem veröffentlicht.[21,22] Somit haben sich geneigte Implantate als wertvolle therapeutische Alternative zu für

Arzt und Patienten belastenderen chirurgischen Verfahren etabliert, was sich in neueren Veröffentlichungen auch zunehmend niederschlägt.

Nach einem zurückhaltenden initialen Ansatz hat die klinische Forschung zur Bewertung der Möglichkeiten einer Verkürzung der Wartezeit bis zur Belastung und Vereinfachung der Behandlung bei vielen Formen der Zahnlosigkeit vielversprechende Ergebnisse erbracht. Diese Forschung erfolgte dabei grundsätzlich systematisch und rational. Es wurden prospektive Langzeitstudien durchgeführt sowie, falls möglich, randomisierte kontrollierte Studien (RCTs),[22,36,114] die immer strikt durchgeführt und überwacht wurden, um möglichst reliable und reproduzierbare Ergebnisse zu erzielen [ABB. 7-24].

Die Ergebnisse belegen, dass es durch das Befolgen von wissenschaftlich validierten standardisierten klinischen Protokollen möglich ist, bei verschiedenen Formen der Zahnlosigkeit erfolgreich Sofortbelastungsprotokolle umzusetzen. Derzeit untersucht das Team der Autoren die Wirksamkeit neuartiger Implantatmaterialien mit nanostrukturierter Oberfläche[126] oder einer Beschichtung mit osteokonduktiven Faktoren sowie die Eignung der Sofortbelastung in bestimmten klinischen Situationen, wie infizierten Extraktionsalveolen.[127]

LITERATUR

1. Chee W, Jivraj S. Efficiency of immediately loaded mandibular full-arch implant restorations. Clin Implant Dent Relat Res 2003;5:52–56.

2. Testori T, Del Fabbro M, Szmukler-Moncler S, Francetti L, Weinstein RL. Immediate occlusal loading of Osseotite implants in the completely edentulous mandible. Int J Oral Maxillofac Implants 2003;18:544–551.

3. Trisi P, Rao W. Bone classification: Clinical-histomorphometric comparison. Clin Oral Implants Res 1999;10:1–7.

4. Brunski JB. Influence of biomechanical factors at the bone-biomaterial interface. In: Davies JE (ed). The Bone-Biomaterial Interface. Toronto: University of Toronto, 1991:391–405.

5. Brunski JB. Avoid pitfalls of overloading and micromotion of intraosseous implants. Dent Implantol Update 1993;4:1–5.

6. Szmukler-Moncler S, Salama S, Reingewirtz Y, Dubruille JH. Timing of loading and effect of micro-motion on bone-implant interface: A review of experimental literature. J Biomed Mater Res B Appl Biomater 1998;43:192–203.

7. Szmukler-Moncler S, Piattelli A, Favero GA, Dubruille JH. Considerations preliminary to the application of early and immediate loading protocols in dental implantology. Clin Oral Implants Res 2000;11:12–25.

8. Brunski JB. Biomechanical factors affecting the bone-dental implant surface. Clin Mater 1992;10:153–201.

9. Skalak R. Biomechanical consideration in osseointegrated prothesis. J Prosthet Dent 1983;49:96–105.

10. Franchini I, Galli F, Rossi MC, Parenti A, Fumagalli L, Testori T. Considerazioni giuridiche su un materiale da impronta per protesi implantare. Dent Cadmos 2008;(76)1:51–62.

11. Giannì AB, Monteverdi R, Baj A, Carlino F, Tomic O. Maxillary atrophy: Classification and surgical protocols. In: Testori T, Del Fabbro M, Weinstein RL, Wallace S (eds). Maxillary Sinus Surgery and Alternatives in Treatment. London: Quintessence, 2009:91–132.

12. Esposito M, Grusovin MG, Coulthard P, Worthington HV. The efficacy of various bone augmentation procedures for dental implants: A Cochrane systematic review of randomized controlled clinical trials. Int J Oral Maxillofac Implants 2006;21:696–710.

13. Mattsson T, Köndell PA, Gynther GW, Fredholm U, Bolin A. Implant treatment without bone grafting in severely resorbed edentulous maxillae. J Oral Maxillofac Surg 1999;57:281–287.

14. Krekmanov L, Kahn M, Rangert B, Lindström H. Tilting of posterior mandibular and maxillary implants for improved prosthesis support. Int J Oral Maxillofac Implants 2000;15:405–414.

15. Aparicio C, Perales P, Rangert B. Tilted implants as an alternative to maxillary sinus grafting: A clinical, radiologic, and periotest study. Clin Implant Dent Relat Res 2001;3:39–49.

16. Fortin Y, Sullivan RM, Rangert BR. The Marius implant bridge: Surgical and prosthetic rehabilitation for the completely edentulous upper jaw with moderate to severe resorption: A 5-year retrospective clinical study. Clin Implant Dent Relat Res 2002;4:69–77.

17. Rosén A, Gynther G. Implant treatment without bone grafting in edentulous severely resorbed maxillas: A long-term follow-up study. J Oral Maxillofac Surg 2007;65:1010–1016.

18. Koutouzis T, Wennström JL. Bone level changes at axial- and non-axial-positioned implants supporting fixed partial dentures. A 5-year retrospective longitudinal study. Clin Oral Implants Res 2007;18:585–590.

19. Gallucci GO, Bernard JP, Belser UC. Treatment of completely edentulous patients with fixed implant-supported restorations: Three consecutive cases of simultaneous immediate loading in both maxilla and mandible. Int J Periodontics Restorative Dent 2005;25:27–37.

20. Galli F, Parenti A, Fumagalli L, Capelli M, Zuffetti F, Testori T. Carico immediato provvisorio protesicamente guidato nel mascellare superiore. Caso clinico. Ital Oral Surg 2007;6:35–40.

21. Capelli M, Zuffetti F, Del Fabbro M, Testori T. Immediate rehabilitation of the completely edentulous jaw with fixed prostheses supported by either upright or tilted implants: A multicenter clinical study. Int J Oral Maxillofac Implants 2007;22:639–644.

22. Testori T, Del Fabbro M, Capelli M, Zuffetti F, Francetti L, Weinstein RL. Immediate occlusal loading and tilted implants for the rehabilitation of the atrophic edentulous maxilla: 1-year interim results of a multicenter prospective study. Clin Oral Implants Res 2008;19:227–232.

23. Lindeboom JA, Frenken JW, Dubois L, Frank M, Abbink I, Kroon FH. Immediate loading versus immediate provisionalization of maxillary single-tooth replacements: A prospective randomized study with BioComp implants. J Oral Maxillofac Surg 2006;64:936–942.

24. Hall JA, Payne AG, Purton DG, Torr B, Duncan WJ, De Silva RK. Immediately restored, single-tapered implants in the anterior maxilla: Prosthodontic and aesthetic outcomes after 1 year. Clin Implant Dent Relat Res 2007;9:34–45.

25. Jemt T. Regeneration of gingival papillae after single-implant treatment. Int J Periodontics Restorative Dent 1997;17:326–333.

26. Parenti A, Fumagalli L, Capuzzo C, et al. Razionale per un corretto posizionamento implantare. Settori anteriori. Dent Cadmos 2004;(72)5:57–62.

27. Coquet V, Tarnow DP. Clinical and radiographic evaluation of the papillae level adjacent to single tooth dental implants: A retrospective study in the maxillary anterior region. J Periodontol 2001;72:1364–1371.

28. Tarnow DP, Cho SC, Wallace SS. The effect of inter-implant distance on the height of inter-implant bone crest. J Periodontol 2000;71:546–549.

29. Grunder U, Gracis S, Capelli M. The influence of the 3-D bone-to-implant relationship on esthetics. Int J Periodontics Restorative Dent 2005;25:113–119.

30. Evans CDJ, Chen ST. Aesthetic outcomes of immediate implant placements. Clin Oral Implants Res 2008;19:73–80.

31. Fürhauser R, Florescu D, Benesch T, Haas R, Mailath G, Watzek G. Evaluation of soft tissue around single-tooth implant crowns: The pink esthetic score. Clin Oral Implants Res 2005;16:639–644.

32. Meijer HJ, Stellingsma K, Meijndert L, Raghoebar GM. A new index for rating aesthetics of implant-supported single crowns and adjacent soft tissues—The Implant Crown Aesthetic Index. Clin Oral Implants Res 2005;16:645–649.

33. Testori T, Bianchi F, Del Fabbro M, et al. Implant aesthetic score for evaluating the outcome: Immediate loading in the aesthetic zone. Pract Proced Aesthet Dent 2005;17:123–130.

34. Abrahamsson I, Berglundh T, Glantz PO, Lindhe J. The mucosal attachment at different abutments. An experimental study in dogs. J Clin Periodontol 1998;25:721–727.

35. Abrahamsson I, Berglundh T, Sekino S, Lindhe J. Tissue reactions to abutment shift: An experimental study in dogs. Clin Implant Dent Relat Res 2003;5:82–88.

36. Testori T, Galli F, Capelli M, Zuffetti F, Esposito M. Immediate nonocclusal versus early loading of dental implants in partially edentulous patients: 1 year results from a multicenter, randomized controlled clinical trial. Int J Oral Maxillofac Implants 2007;22:815–822.

37. Cardaropoli G, Araujo M, Lindhe J. Dynamics of bone tissue formation in tooth extraction sites. An experimental study in dogs. J Clin Periodontol 2003;30:809–818.

38. Araujo M, Lindhe J. Dimensional ridge alterations following tooth extraction. An experimental study in dogs. J Clin Periodontol 2005;32:212–218.

39. Huebsch RF, Caleman RD, Frandsen AM. The healing process following molar extraction. Oral Surg 1952;5:864–876.

40. Amler MH. The time sequence of tissue regeneration in human extraction wounds. Oral Surg Oral Med Oral Pathol 1969;27:309–318.

41. Schropp L, Wenzel A, Kostopolulos L, Karring T. Bone healing and soft tissue contour changes following single-tooth extraction: A clinical and radiographic 12-month prospective study. Int J Periodontics Restorative Dent 2003;23:313–323.

42. Araujo M, Wennstrom JL, Lindhe J. Modeling of the buccal and lingual bone walls of fresh extraction sites following implant installation. Clin Oral Implants Res 2006;17:606–614.

43. Kois JC, Kan JY. Predictable peri-implant gingival aesthetics: Surgical and prosthodontic rationales. Pract Proced Aesthet Dent 2001;13:691–698.

44. Lekovic V, Kenney EB, Weinlaeder M, et al. A bone regenerative approach to alveolar ridge maintenance following tooth extraction. Report of 10 cases. J Periodontol 1997;68:563–570.

45. Lekovic V, Camargo PM, Klokkevold PR, et al. Preservation of alveolar bone in extraction sockets using bioabsorbable membranes. J Periodontol 1998;69:1044–1049.

46. Hammerle CH, Chen ST, Wilson TG Jr. Consensus statements and recommended clinical procedures regarding the placement of implants in extraction sockets. Int J Oral Maxillofac Implants 2004;19:26–28.

47. Nevins M, Camelo M, De Paoli S, et al. A study of the fate of the buccal wall of extraction sockets of teeth with prominent roots. Int J Periodontics Restorative Dent 2006;26:19–29.

48. Becker W, Cameron S, Sennerby L, Urist M, Becker B. Histologic finding after implantation and evaluation of different grafting materials and titanium micro screws into extraction sockets: Case reports. J Periodontol 1998;69:414–421.

49. Artzi Z, Tal H, Davan D. Porous bovine bone mineral in healing of human extraction sockets. Part 1: Histomorphometric evaluations at 9 months. J Periodontol 2000;21:1015–1023.

50. Froum S, Cho SC, Rosemberg F, Rohrer M, Tarnow D. Histological comparison of healing extraction sockets implanted with bioactive glass or demineralized freeze dried bone allograft. J Periodontol 2002;73:94–102.

51. Carmagnola D, Adriaensens P, Berglundh T. Healing of human extraction sockets filled with Bio-Oss. Clin Oral Implants Res 2003;14:137–143.

52. Berglundh T, Lindhe J. Healing around implants placed in bone defects treated with Bio-Oss. An experimental study in the dog. Clin Oral Implants Res 1997;8:117–124.

53. Lazzara RJ. Immediate implant placement into extraction sites: Surgical and restorative advantages. Int J Periodontics Restorative Dent 1989;9:332–343.

54. Rosenquist B, Grenthe B. Immediate placement of implants into extraction sockets: Implant survival. Int J Oral Maxillofac Implants 1996;11:205–209.

55. Paoloantonio M, Dolci M, Scarano A, et al. Immediate implantation in fresh extraction sockets. A controlled clinical and histological study in man. J Periodontol 2001;72:1560–1571.

56. Schenk RK, Willenegger HR. Histology of primary bone healing: Modifications and limits of recovery of gaps in relation to extent of the defect [in German]. Unfallheilkunde 1977;80(5):155–160.

57. Caudill RF, Meffert RM. Histological analysis of the osseointegration of endosseous implants in simulated extraction sockets with and without e-PTFE barrier. Part I. Preliminary finding. Int J Periodontics Restorative Dent 1991;11:207–215.

58. Knox R, Caudill R, Meffert R. Histologic evaluation of dental endosseous implants placed in surgically created extraction defects. Int J Periodontics Restorative Dent 1991;11:365–375.

59. Akimoto K, Becker W, Persson R, Baker DA, Rohrer MD, O'Neal RB. Evaluation of titanium implants placed into simulated extraction sockets: A study in dogs. Int J Periodontics Restorative Dent 1999;14:351–360.

60. Botticelli D, Berglundh T, Buser D, Lindhe J. The jumping distance revisited. An experimental study in the dog. Clin Oral Implants Res 2003;14:35–42.

61. Cornellini R, Scarano A, Covani U, Petrone G, Piattelli A. Immediate one-stage postextraction implant: A human clinical and histological case report. Int J Oral Maxillofac Implants 2000;15:432–437.

62. Wilson TG, Schenk R, Buser D, Cochran D. Implants placed in immediate extraction sites: A report of histological and histometric analysis of human biopsies. Int J Oral Maxillofac Implants 1998;13:333–341.

63. Siegenthaler DW, Jung RE, Holderegger C, Roos M, Hammerle CHF. Replacement of teeth exhibiting periapical pathology by immediate implants. A prospective, controlled clinical trial. Clin Oral Implants Res 2007;18:727–737.

64. Hui E, Chow J, Li D, et al. Immediate provisional for single-tooth implant replacement with Brånemark system: Preliminary report. Clin Oral Implants Res 2001;3:79–86.

65. Friberg B, Sennerby L, Grondhal K. On cutting torque measurements during implant placement: 3-year clinical prospective study. Clin Oral Implants Res 1999;1:75–83.

66. Bragger U, Hafeli U, Huber B, et al. Evaluation of postsurgical crestal bone levels adjacent to non submerged dental implants. Clin Oral Implants Res 1998;9:218–224.

67. Esposito M, Grusovin M, Maghaireh H, Coulthard P, Worthington H. Interventions for replacing missing teeth: Management of soft tissues for dental implants. Cochrane Database Syst Rev 2007;3:CD006697.

68. Rocci A, Martignoni M, Gottlow J. Immediate loading in the maxilla using flapless surgery, implants placed in predetermined positions and prefabricated provisional restorations: A retrospective 3-year clinical study. Clin Implant Dent Relat Res 2003;5(suppl 1):29–36.

69. Van de Velde T, Glor F, De Bruyn H. A model study on flapless implant placement by clinicians with a different experience level in implant surgery. Clin Oral Implants Res 2008;19:66–72.

70. Cannizzaro G, Leone M, Esposito M. Immediate functional loading of implants placed with flapless surgery in the edentulous maxilla: 1-year follow-up of a single cohort study. Int J Oral Maxillofac Implants 2007;22:87–95.

71. Simion M, Baldoni M, Rossi P, Zaffe DA. A comparative study of the effectiveness of e-PTFE membranes with and without early exposure during the healing period. Int J Periodontics Restorative Dent 1994;14:167–180.

72. Salama H, Salama MA, Garber D, Adar P. The interproximal height of bone: A guidepost to predictable aesthetic strategies and soft tissue contours in anterior tooth replacement. Pract Periodontics Aesthet Dent 1998;10:1131–1141.

73. Wilderman MN. Exposure of bone in periodontal surgery. Dent Clin North Am 1964;3:23–26.

74. Botticelli D, Berglundh T, Lindhe J. Hard-tissue alterations following immediate implant placement in extraction sites. J Clin Periodontol 2004;31:820–828.

75. Sclar AG. Strategies for management of single-tooth extraction sites in aesthetic implant therapy. J Oral Maxillofac Surg 2004;62(suppl):90–105.

76. Belser UC, Schmid B, Higginbottom F, Buser D. Outcome analysis of implant restorations located in the anterior maxilla: A review of the recent literature. Int J Oral Maxillofac Implants 2004;19(suppl):30–42.

77. Kois JC, Kan JY. Predictable peri-implant gingival aesthetics: Surgical and prosthodontic rationales. Pract Proced Aesthet Dent 2001;13:691–698.

78. Wheeler SL, Vogel RE, Castellini R. Tissue preservation and maintenance of optimum esthetics: A clinical report. Int J Oral Maxillofac Implants 2000;15:265–271.

79. Weng D, Bohm S. Simplify your augmentation—What to consider at extraction to simplify the implantation. A treatment concept for extraction sockets before implantation. Implantologie 2006;4:21–28.

80. Nir-Hadar O, Palmer M, Soskolne WA. Delayed immediate implants: Alveolar bone changes during the healing period. Clin Oral Implants Res 1998;9:26–36.

81. Grunder U, Polizzi G, Goenè R, et al. A 3-year prospective multicenter follow-up report on the immediate and delayed immediate placement of implants. Int J Oral Maxillofac Implants 1999;14:210–216.

82. Castellucci A. Patologia periapicale. In: Castellucci A (ed). Endodonzia. Prato: Il Tridente, 1993:150.

83. Rams TE, Roberts TW, Tatum H Jr, Keyes PH. The subgingival microbial flora associated with human dental implants. J Prosthet Dent 1984;51:529–534.

84. Rams TE, Link CC Jr. Microbiology of failing dental implants in humans: Electron microscopic observations. J Oral Implantol 1983;11:93–100.

85. Mombelli A, Buser D, Lang NP. Colonization of osseointegrated titanium implants in edentulous patients. Early results. Oral Microbiol Immunol 1988;3:113–120.

86. Tripodakis APD. Immediate implant placement combined with controlled immediate loading in infected and defected sockets. Implantologie 2001;1:13–25.

87. Villa R, Rangert B. Early loading of interforaminal implants immediately installed after extraction of teeth presenting endodontic and periodontal lesions. Clin Implant Dent Relat Res 2005;7(suppl 1):28S–35S.

88. Chiapasco M, Gatti C. Immediate loading of dental implants placed in revascularized fibula free flaps: A clinical report on 2 consecutive patients. Int J Oral Maxillofac Implants 2004;19:906–912.

89. Del Fabbro M, Testori T, Francetti L, Taschieri S, Weinstein RL. Systematic review of survival rates for immediately loaded dental implants. Int J Periodontics Restorative Dent 2006;26:249–263.

90. Cawood JI, Howell RA. A classification of the edentulous jaws. Int J Oral Maxillofac Surg 1988;17:232–236.

91. Keller EE, Van Roekel NB, Desjardins RP, Tolman DE. Prosthetic-surgical reconstruction of the severely resorbed maxilla with iliac bone grafting and tissue-integrated prostheses. Int J Oral Maxillofac Implants 1987;2:155–165.

92. Vermeeren JI, Wismeljer D, Van Waas MA. One-step reconstruction of the severely resorbed mandible with onlay bone grafts and endosteal implants. A 5-year follow-up. Int J Oral Maxillofac Surg 1996;25:112–115.

93. Zins JE, Withaker LA. Membranous versus endochondral bone: Implications for craniofacial reconstruction. Plast Reconstr Surg 1983;72:778–785.

94. Harsha BC, Turvey TA, Powers SK. Use of autogenous cranial bone grafts in maxillofacial surgery. A preliminary report. Int J Oral Maxillofac Surg 1986;44:11–15.

95. Hardesty RA, Marsh L. Craniofacial onlay bone grafting: A prospective evaluation of graft morphology, orientation, and embryonic origin. Plast Reconstr Surg 1990;85:5–14.

96. Orsini G, Bianchi AE, Vinci R, Piattelli A. Histologic evaluation of autogenous calvarial bone in maxillary onlay bone grafts: A report of two cases. Int J Oral Maxillofac Implants 2003;18:594–598.

97. Iizuka T, Smolka W, Merickse-Stern R. Extensive augmentation of the alveolar ridge using autogenous calvarial split bone grafts for dental rehabilitation. Clin Oral Implants Res 2004;15:607–615.

98. Chiapasco M, Gatti C, Gatti F. Immediate loading of dental implants placed in severely resorbed edentulous mandibles reconstructed with autogenous calvarial grafts. Clin Oral Implants Res 2007;18:13–20.

99. Kahnberg KE, Nystrom E, Bartholdsson L. Combined use of bone grafts and Brånemark fixtures in the treatment of severely resorbed maxillae. Int J Oral Maxillofac Implants 1989;4:297–304.

100. Keller EE. Reconstruction of the severely atrophic edentulous mandible with endosseous implants. A 10-year longitudinal study. Int J Oral Maxillofac Surg 1995;53:305–320.

101. Van Steenberghe D, Naert I, Bossuyt M, et al. The rehabilitation of the severely resorbed maxilla by simultaneous placement of autogenous bone grafts and implants: A 10-year evalution. Clin Oral Investig 1997;1:102–108.

102. Nystrom E, Ahlqvist J, Gunne J, Kahneberg KE. 10-year follow-up of onlay bone grafts and implants in severely resorbed maxillae. Int J Oral Maxillofac Surg 2004;33:258–262.

103. Verhoeven JW, Cune MS, Terlou M, Zoon MA, de Putter C. The combined use of endosteal implants and iliac crest onlay grafts in the severely atrophic mandible: A longitudinal study. Int J Oral Maxillofac Surg 1997;26:351–357.

104. Breine U, Brånemark PI. Reconstruction of alveolar jaw bone. An experimental and clinical study of immediate and preformed autologous bone grafts in combination with osseointegrated implants. Scand J Plast Reconstr Surg 1980;14:23–48.

105. Haers PEJ, Van Straaten W, Stoelinga PJW, de Koomen HA, Blijdorp P. Reconstruction of the severely resorbed mandible prior to vestibuloplasty or placement of endosseous implants. Int J Oral Maxillofac Surg 1991;20:149–154.

106. Keller EE, Tolman DE, Eckert SE. Surgical-prosthodontic reconstruction of advanced maxillary bone compromise with autogenous onlay block bone grafts and osseointegrated endosseous implants: A 12-year study of 32 consecutive patients. Int J Oral Maxillofac Implants 1999;14:197–202.

107. Van der Meij EH, Blankestijn J, Berns RM, et al. The combined use of two endosteal implants and iliac crest onlay grafts in the severely atrophic mandible by a modified surgical approach. Int J Oral Maxillofac Surg 2005;34:152–157.

108. Zuffetti F, Zuffetti C, Testori T, et al. Carico immediato su impianti Osseotite nel mascellare superiore e inferiore edentulo. Follow-up da 1 anno a 4 anni. Quintessence Int 2006;4:25–33.

109. Schnitman PA, Wöhrle PS, Rubenstein JE. Immediate fixed interim prostheses supported by two-stage threaded implants: Methodology and results. J Oral Implantol 1990;2:96–105.

110. Testori T, Szmuckler-Moncler S, Francetti L, et al. Immediate loading of Osseotite implants: A case report and histologic analysis after 4 months of occlusal loading. Int J Periodontics Restorative Dent 2001;21:451–459.

111. Testori T, Szmukler-Moncler S, Francetti L, Del Fabbro M, Trisi P, Weinstein RL. Healing of Osseotite implants under submerged and immediate loading conditions in a single patient: A case report and interface analysis after 2 months. Int J Periodontics Restorative Dent 2002;22:345–353.

112. Romanos GE, Testori T, Degidi M, Piattelli A. Histologic and histomorphometric findings from retrieved, immediately occlusally loaded implants in humans. J Periodontol 2005;76:1823–1831 [erratum 2006;77:326].

113. Testori T, Bianchi F, Del Fabbro M, Francetti L, Weinstein RL. Immediate non-occlusal loading vs. early loading in partially edentulous patients. Pract Proced Esthet Dent 2003;15:787–794.

114. Testori T, Meltzer A, Del Fabbro M, et al. Immediate occlusal loading of Osseotite implants in the lower edentulous jaw. A multicenter prospective study. Clin Oral Implants Res 2004;15:278–284.

115. Testori T, Del Fabbro M, Galli F, Francetti L, Taschieri S, Weinstein R. Immediate occlusal loading the same day or the day after implant placement: Comparison of 2 different time frames in total edentulous lower jaws. J Oral Implantol 2004;30:307–313.

116. Galli F, Capelli M, Zuffetti F, Testori T, Esposito M. Immediate non-occlusal vs early loading of dental implants in partially edentulous patients: A multicentre randomized clinical trial. Peri-implant bone and soft-tissue levels. Clin Oral Implants Res 2008;19:546–552.

117. Testori T, Del Fabbro M, Parenti A, Francetti L, Weinstein RL. Impianti a carico immediato in mandibole edentule. Studio longitudinale prospettico. Dent Cadmos 2002;70(3):65–80.

118. Bianchi F, Del Fabbro M, Francetti L, Zuffetti F, Testori T, Weinstein RL. Carico immediato degli impianti endossei in mandibole totalmente edentule. Implantol Orale 2002;5(4):23–31.

119. Franchini I, Rossi MC, Arioli E, et al. Valutazione della passivazione delle sovrastrutture implantari per protesi ibride fisse nel carico immediato. Studio sperimentale. Implantol Orale 2005;8(4):9–24.

120. Del Fabbro M, Testori T, Bianchi F, Galli F, Taschieri S, Francetti L. Position paper. Il carico immediato in implantologia. Ital Oral Surg 2005;4(3):35–47.

121. Daverio L, Franchini I, Capelli M, Rossini M, Del Fabbro M, Testori T. Studio longitudinale prospettico nella riabilitazione del mascellare superiore totalmente edentulo con impianti inclinati distalmente. Implantol Orale 2007;10(3):26–35.

122. Goené R, Testori T, Trisi P. La nuova superficie implantare "NanoTite" e la neogenesi ossea: studio prospettico randomizzato in doppio cieco controllato con istomorfometria su modello umano. Quintessenza Int 2007;23(3 bis):34–41.

123. Zuffetti F, Capelli M, Galli F. Carico immediato nei settori latero-posteriori. Quintessenza Int 2007;23(3 bis):72–74.

124. Capelli M, Zuffetti F, Del Fabbro M, Testori T. Il carico immediato nei mascellari totalmente edentuli mediante impianti inclinati: studio clinico prospettico multicentrico. Implantologia 2008;6(2):77–85.

125. Del Fabbro M. Implants in the aesthetic zone: Does immediate loading allow for optimal outcomes regarding functional and aesthetic? Presented at the 16th European Association for Osseointegration Annual Congress, Barcelona, 25–27 Oct 2007.

126. Goené RJ, Testori T, Trisi P. Influence of a nanometer-scale surface enhancement on de novo bone formation on titanium implants: A histomorphometric study in human maxillae. Int J Periodontics Restorative Dent 2007;27:211–219.

127. Del Fabbro M, Boggian C, Taschieri S. Immediate implant placement into apically infected dentoalveolar sockets in conjunction with plasma rich in growth factor. Preliminary results of a single cohort study. J Oral Maxillofac Surg 2009;67:2476–2482.

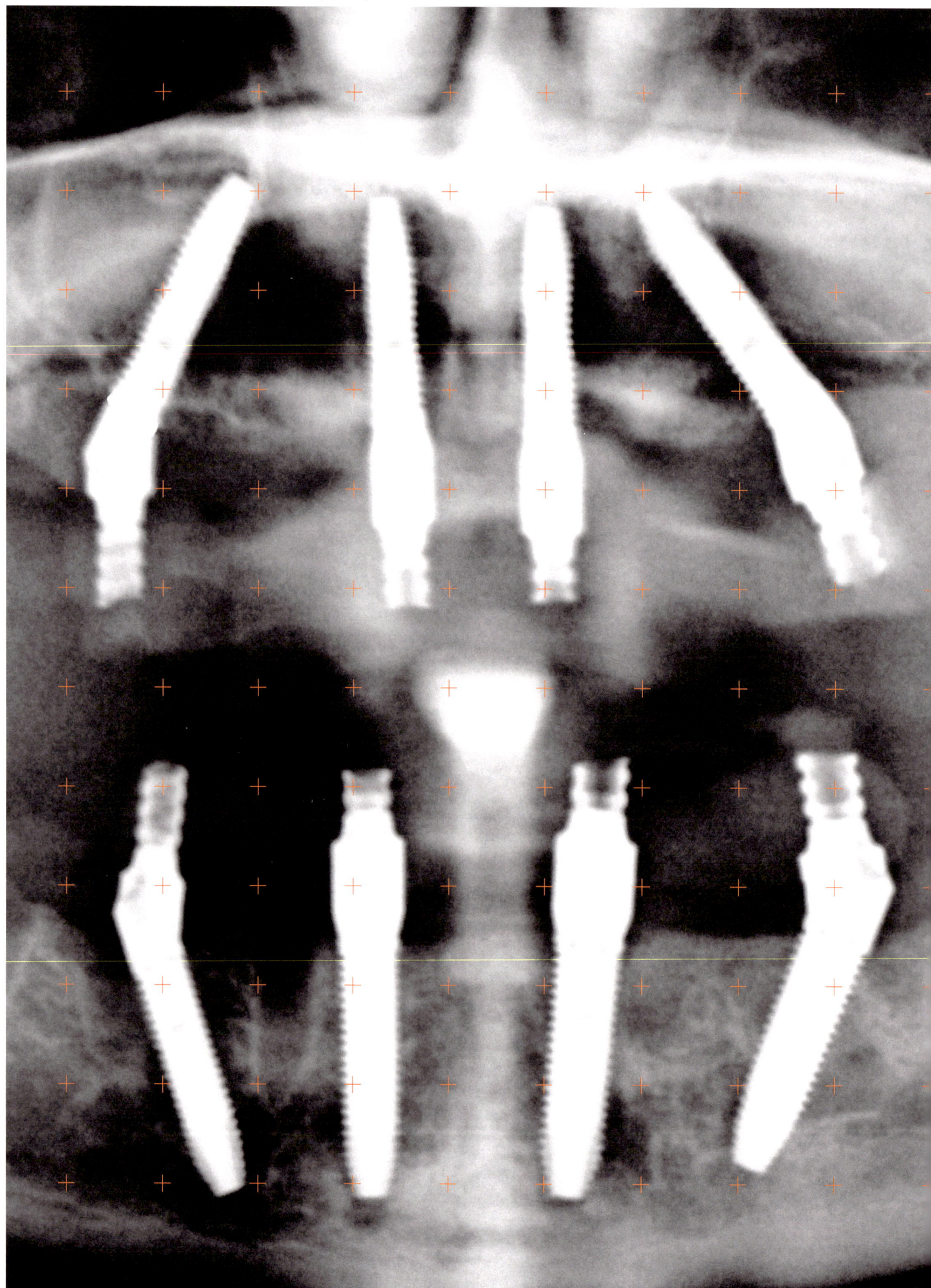

L. FRANCETTI
D. ROMEO
E. AGLIARDI
M. DEL FABBRO

Therapeutische Alternative für die Sofortrehabilitation des atrophischen Kiefers: Verwendung geneigter Implantate

08

08

Bei der All-on-four-Methode[1–3] werden nur vier Implantate eingesetzt (im Unterkiefer in den interforaminalen Bereich, im Oberkiefer in den Zwischenkiefer). Die zwei mesialen Implantate stehen dabei jeweils senkrecht zur Okklusionsebene, während die beiden distalen um 30–45 Grad gegenüber der Okklusionsebene geneigt sind. Auf diesen vier Implantaten werden sofortbelastete verschraubte Prothesen abgestützt.

Das Verfahren wurde erstmals 2003[1] im Rahmen einer retrospektiven Studie für den Unterkiefer beschrieben. Die vorgestellten Ergebnisse waren äußerst vielversprechend und ergaben für die Implantate und Prothesen kurzfristige Erfolgsraten, wie sie von den traditionellen Verfahren bekannt sind.[4,5] In der späteren Veröffentlichung der Ergebnisse der insgesamt 128 Implantate in 32 Oberkiefern wurde ein kumulatives Implantatüberleben von 97,6 % nach einjähriger funktioneller Belastung angegeben.[2]

Obwohl diese ersten Studien nur kurze Beobachtungszeiten überblickten, führten das einfache klinische Vorgehen und die Möglichkeit der Sofortbelastung zu einer weiten Verbreitung der Methode.[6–9] Die wichtigsten Vorteile dieses minimalinvasiven Verfahrens, das zu zufriedenstellenden funktionellen und ästhetischen Ergebnissen

führt, sind die kürzere Behandlungsdauer sowie die geringere biologische und ökonomische Belastung des Patienten.[1,2]

Jahrelang waren Toronto-Brånemark-Rehabilitationen der Goldstandard für festsitzende implantatgetragene Vollprothesen.[10] Bei diesem Verfahren werden vier bis sechs Implantate parallel zueinander in den interforaminalen oder Zwischenkieferknochenbereich eingesetzt, die eine festsitzende Prothese mit Freiendsätteln tragen. Erfolgs- und Überlebensraten der Implantate und der Prothesen sind sehr hoch und Nachbeobachtungen erfolgten über sehr lange Zeiträume von mehr als 20 Jahren.[11–15] Ursprünglich sah das Operationsprotokoll eine belastungsfreie Heilungsphase von mindestens drei Monaten für den Unterkiefer und sechs Monaten für den Oberkiefer vor,[10] die aber heute nicht mehr als zwingende Voraussetzung für den Erfolg der Rehabilitation angesehen wird.[16]

Eine therapeutische Alternative, die sogenannte Deckprothese, die in der Literatur sowohl mit konventioneller als auch mit Sofortbelastung ausführlich dokumentiert wurde,[17] verwendet zur Abstützung einer Vollprothese mindestens zwei Implantate im Bereich der Symphyse bzw. im Bereich des Zwischenkieferknochens. Der Vorteil dieser kombinierten Abstützung (Implantate und Schleimhaut) liegt vor allem in einer deutlichen Verringerung der Behandlungskosten sowie in der relativ einfachen, wenig zeitaufwendigen Mundhygiene. Nachteile bestehen darin, dass die Prothese herausnehmbar ist und im Laufe der Zeit immer wieder angepasst werden muss, was sich auch auf die Gesamtkosten auswirkt. Zudem sind Unterkieferdeckprothesen kontraindiziert, wenn der Alveolarnerv im Seitenzahnbereich sehr nah an der Oberfläche verläuft, da es in diesen Fällen wegen der mukosalen Abstützung zur Kompression des Nervs kommen kann.

Schließlich wünschen die Patienten seit einigen Jahren immer häufiger festsitzende Rehabilitation, die bei überschaubarer biologischer und ökonomischer Belastung in relativ kurzer Zeit Funktion und Ästhetik wiederherstellen. Vereinfachung von Operationsprotokollen und Kostenreduktion sind zentrale Anliegen der Human- wie der Zahnmedizin. Aus all dem ergibt sich, dass prothetische Versorgungen, wie herausnehmbare Voll- und Deckprothesen, keine erstrebenswerte Alternative mehr darstellen.[18]

WISSENSCHAFTLICHE GRUNDLAGE DER REHABILITATION MIT VIER IMPLANTATEN

Die progressive Reduktion der Anzahl der Implantate, die eine festsitzende Vollprothese stützen, stützt sich auf theoretische Überlegungen zum Kaumechanismus[19] und In-vivo-Untersuchungen.[20] Die geringste Implantatanzahl zur Abstützung einer festsitzenden Vollprothese, die bislang vorgeschlagen und dokumentiert wurde, findet sich beim Brånemark Novum System (Nobel Biocare).[21–25] Dabei werden lediglich drei Implantate mit einem Durchmesser von 5 mm mithilfe einer Operationsschablone und vorgefertigter Komponenten in den interforaminalen Bereich eingesetzt. Außerdem lässt sich bei diesem System die Abdrucknahme umgehen und die endgültige Prothese sofort auf den Implantaten befestigen. In der ersten klinischen Studie zu dieser Methode[21] wurden 50 Patienten mit insgesamt 150 Implantaten behandelt und für 6–30 Monate nachbeobachtet. Bei einer Implantatüberlebensrate von 98 % versagten lediglich drei Implantate. Die Resorption des periimplantären Knochens erreichte etwa 0,2 mm jährlich.

Das Verfahren war wegen der vorgefertigten Schablonen nicht sehr flexibel und konnte zudem nur bei Patienten mit einer bestimmten Unterkiefermorphologie und okklusalen Relation angewendet werden.[26] Eine Abwandlung dieses Verfahrens,[27] die mit einer Implantaterfolgsrate von 97,7 % einhergeht, wurde ebenfalls beschrieben. Eine

andere Studie zeigte, dass der Verlust eines Implantats bei diesem Implantatsystem bei 15 % der Patienten zum vollständigen prothetischen Versagen führt, sodass eine Zweitoperation erforderlich wurde.[28] Diese Ergebnisse führten zu der Schlussfolgerung, dass eine festsitzende Prothese am Unterkiefer von mindestens vier Implantaten getragen werden sollte, um eine hohe Erfolgsrate zu erzielen.

Brånemark selbst mutmaßte in einer retrospektiven Studie, dass der Langzeiterfolg von implantatprothetischen Rehabilitationen nur geringfügig von der Implantatanzahl beeinflusst wird.[13] Die Implantatüberlebensrate nach zehn Jahren lag für Unterkieferrehabilitationen mit vier Implantaten bei 88,4 % und mit sechs Implantaten bei 93,2 %. Für Oberkieferrehabilitationen lagen die Werte bei 78,3 % für vier Implantate und bei 80,3 % für sechs Implantate. Diese Unterschiede sind statistisch nicht signifikant (P > 0,05). Außerdem haben klinische Studien gezeigt, dass sowohl bei Frühbelastung[29,30] als auch bei Sofortbelastung[1–3,7,9,31] vier Implantate bei entsprechender Verteilung für den Langzeiterfolg festsitzender Vollprothesen ausreichen.

Eine der Neuerungen der All-on-four-Methode besteht in der Neigung der distalen Implantate, die mit operativen und prothetischen Vorteilen einhergeht. Durch das Neigen der Implantate lassen sich auch sehr lange Implantate einsetzen und aufgrund des größeren Implantat-Knochen-Kontaktes eine höhere Primärstabilität erreichen. Selbst bei starker Unterkieferatrophie mit einem vertikalen Knochenangebot von nur etwas mehr als 1 cm im Bereich der Symphyse können Implantate von 11,5 oder 13 mm Länge eingesetzt werden, die das gesamte verbliebene Knochenvolumen ausnutzen. Außerdem ist die Knochenqualität im Bereich der Austrittsstelle des Nervus alveolaris inferior (ABB. 8-1) und der anterioren Sinuswand (ABB. 8-2) gut, sodass die Implantate dort biomechanischen Halt finden.

Durch die Distalneigung der Implantate wird das distale prothetische Freiende kürzer, auch wenn dessen ideale Länge bislang nicht verbindlich ermittelt werden konnte.[11,32–36] Einige Wissenschaftler geben Längen von 15–20 mm an,[33,35,37] andere halten eine Länge von 18–20 mm für möglich.[11,36] Die Länge des Freiendes wurde auch mit Komplikationen – von Schraubenlockerungen über Frakturen und Knochenresorption bis hin zum Verlust der Osseointegration – in Verbindung gebracht.[38–40] Allerdings besteht wohl Einigkeit darüber, dass Extensionen, die kürzer als 15 mm sind, mit einem besseren Überleben der Prothese einhergehen als längere.[41]

Aus radiologischer Sicht belegen die in der Literatur beschriebenen klinischen Studien weder im Ober- noch im Unterkiefer statistisch signifikante Unterschiede zwischen der Alveolarkammresorption bei axialen und der bei geneigten Implantaten[1–3,7,9,42–50] (TABELLE 8-1).

Es wurden einige experimentelle biomechanische Studien über nicht axial zur Okklusionsebene gesetzte, sofortbelastete Implantate veröffentlicht.[51–57] Experimentelle Versuche[51,54] und Studien mit Finite-Element-Analysen[52,55] haben gezeigt, dass Belastung und Knochenkompression zunehmen und Biegemomente auftreten, wenn Kräfte axial oder in einem bestimmten Winkel auf das geneigte Implantat wirken. Ist das geneigte Implantat hingegen über eine prothetische Struktur fest mit anderen, axial gesetzten Implantaten verbunden, wird dieses Biegemoment durch die Verteilung der Kräfte und Belastungen sowie durch die Festigkeit des Gerüsts reduziert.[19,42]

Eine zweidimensionale Finite-Element-Analyse ermittelte keinen Einfluss der Implantatneigung auf die Belastung des Alveolarknochens im Vergleich zu axialen Implantaten.[57] In nachfolgenden Untersuchungen wurden axiale Implantate allein mit Kombinationen aus axialen und geneigten Implantaten in Ober- und Unterkiefer verglichen. Trotz aller Einschränkungen, denen diese Methoden unterliegen, scheint nunmehr deutlich zu sein, dass die Kompressionsbelastung des Alveolarknochens auf der Seite der Krafteinwirkung am stärksten ist, während auf der gegenüberliegenden Seite Zugspannung entsteht.[53,55,56] Außerdem nimmt

Tabelle 8-1 Implantatüberleben geneigter Implantate nach aktuellen Studien

Autor	Anzahl der geneigten Implantate	Follow-up	Kumulative Überlebensrate (%)
Krekmanov et al. 2000[42]	36 Unterkiefer 40 Oberkiefer	5 Jahre	100 95,7
Aparicio et al. 2001[43]	42 Oberkiefer	7 Jahre	95,2
Fortin et al. 2002[45]	90 Oberkiefer	5 Jahre	92,2
Malò et al. 2003[1]	88 Unterkiefer	3 Jahre	98,9
Malò et al. 2005[2]	64 Oberkiefer	1 Jahr	95,3
Calandriello und Tomatis 2005[46]	27 Oberkiefer	3 Jahre	96,3
Malò et al. 2006[3]	18 Unterkiefer 88 Oberkiefer	1 Jahr	98,9
Capelli et al. 2007[7]	48 Unterkiefer	Bis zu 52 Monate	100
	82 Oberkiefer	Bis zu 40 Monate	97,59
Testori et al. 2008[48]	82 Oberkiefer	Bis zu 36 Monate	97,1
Francetti et al. 2008[9]	124 Unterkiefer	Bis zu 48 Monate	100
Agliardi et al. 2009[49]	84 Oberkiefer	Bis zu 36 Monate	100

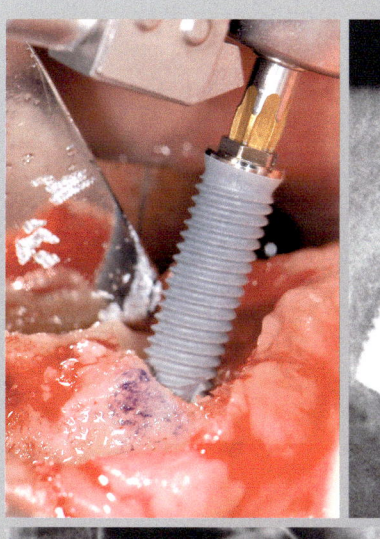
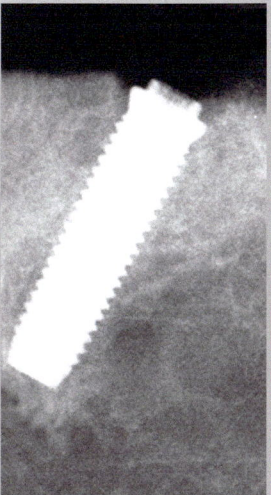
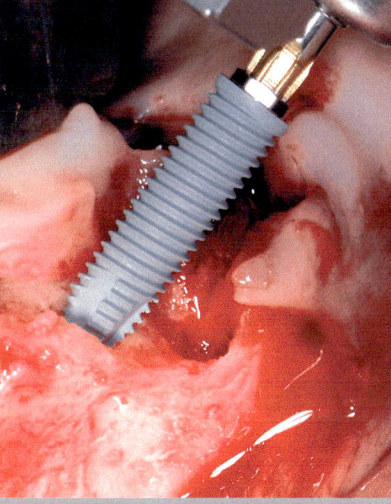

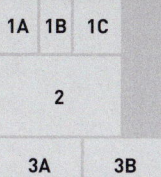

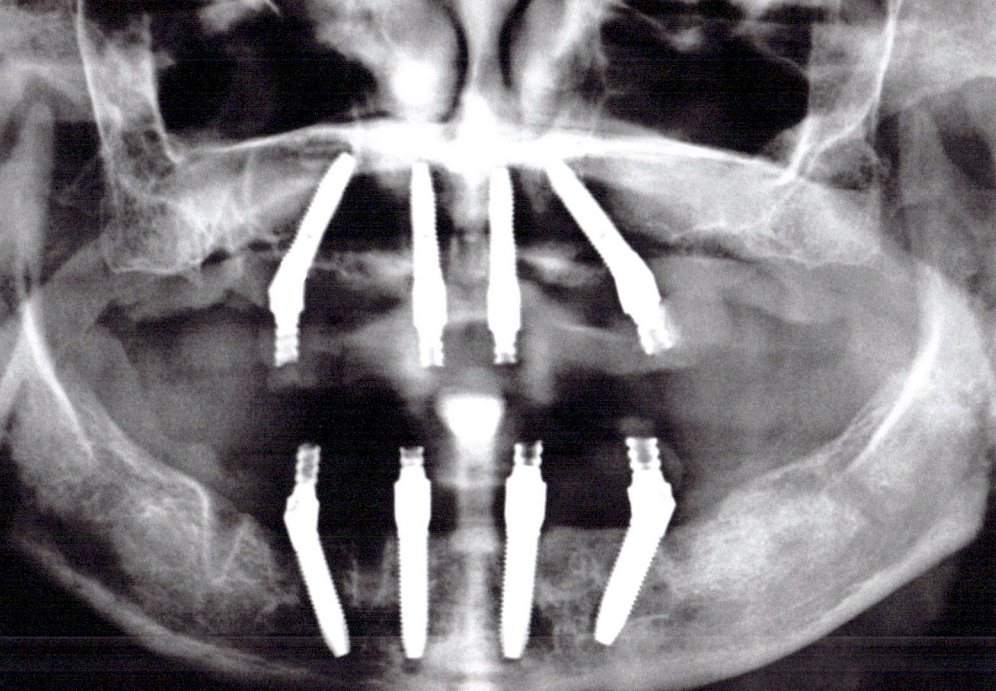

Abb. 8-1a bis c Durch das Neigen der Implantate können längere Implantate in unmittelbarer Nähe zum Austritt des Nervus alveolaris inferior eingesetzt werden.

Abb. 8-2 Durch Nutzung der mesialen Sinuswand lässt sich eine höhere Primärstabilität erzielen.

Abb. 8-3a und b Unterschiedliche anteroposteriore Ausdehnung (AP-Spread) bei der All-on-four- (a) und der Toronto-Brånemark-Rehabilitation (b).

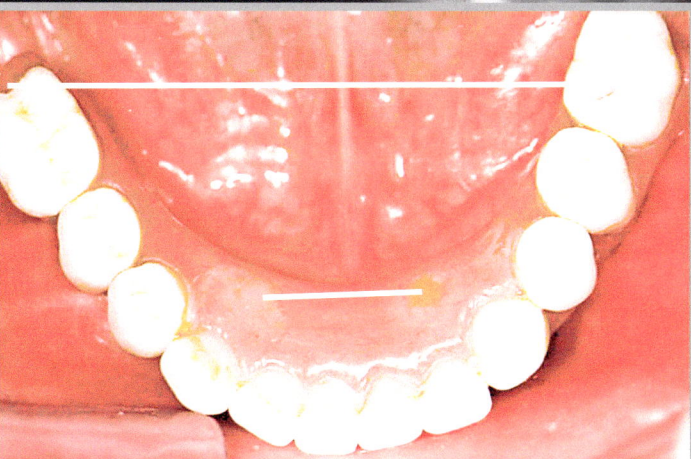
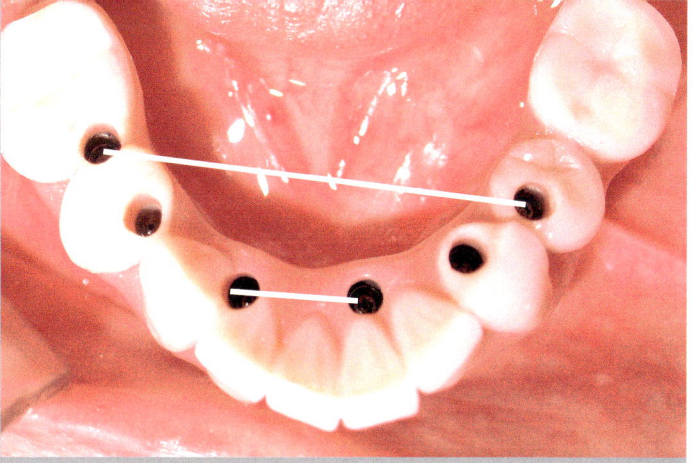

die Belastung mit der Länge des distalen Freiendes zu, während jedoch keine Korrelation mit
der Implantatlänge zu bestehen scheint.[57,58]

Die Arbeitsgruppe des Verfassers ver-
glich die Toronto-Brånemark-Rehabilitation
und die All-on-four-Rehabilitation mit einem
dreidimensionalen Finite-Element-Modell.
Erste Ergebnisse zeigten hinsichtlich der
Kompressionsbelastung des Knochengewebes keine signifikanten Unterschiede.[59,60]

Weitere prothetische Folgen der Implantatneigung sind ein größerer interimplantärer
Abstand, die Entstehung eines gleichmäßi-
geren prothetischen Vielecks und eine Vergrößerung der anteroposterioren Ausdehnung
(AP-Spread) im Vergleich zur Toronto-Brånemark-Rehabilitation [ABB. 8-3], insbesondere
bei rechteckigem Unterkieferzahnbogen.[19]

Durch das Einsetzen von weniger Implantaten lässt sich sowohl bei der provisorischen
als auch bei der endgültigen Rehabilitation
einfacher ein spannungsfreier Sitz der Metallstrukturen erzielen.[61] Da weniger Oberflächen
vorhanden sind und der Abstand der Implantate
größer ist, kann der Patient die Prothese zudem
einfacher und schneller reinigen, da der Zugang
für die Hygieneinstrumente leichter ist.[62]

OPERATIONSPROTOKOLL

CHIRURGISCHE PHASE

Nach steriler Vorbereitung von Personal,
Patient und Operationsinstrumenten erfolgt
vestibulär und oral eine Leitungsanästhesie mit
4%igem Articain oder Mepivacain mit Adrena-
linzusatz. Eventuell vorhandene Restzähne werden extrahiert. Mit einer 15er- oder 15C-Klinge
erfolgt eine mukoperiostale Inzision, die vom
Bereich des ersten Molaren der einen Seite
bis in dieselbe Region auf der kontralateralen
Seite extendiert wird. Bei weniger als 3 mm
verbliebener keratinisierter Gingiva muss die
Inzision so angelegt werden, dass vestibulär
und oral dieselbe Menge an Gewebe verbleibt.

So lassen sich die Nähte stärker spannen und
es wird verhindert, dass sie durch die Aktivität
der Mm. mentalis und buccinator nachge-
ben. Außerdem muss um die prothetischen
Aufbauten herum eine epitheliale Abdichtung
aus keratinisierter Gingiva geschaffen werden, um die Mundhygiene zu erleichtern.

Nun wird der Alveolarkamm mit Freer-
und Pritchard-Elevatoren freigelegt und der
Mukoperiostlappen von lingual aus angehoben,
da er dort meist weniger fest mit dem darunter
liegenden Knochen verbunden ist. Am Oberkiefer ist die Lappenbildung labial einfacher, der
palatinale Lappen ist schwerer zu mobilisieren.

Wichtige Schritte sind das Aufsuchen und
Isolieren des Austritts des Nervus alveolaris
inferior im Unterkiefer und das Aufsuchen der
anterioren Sinuswand im Oberkiefer. Diese
beiden Strukturen bilden die posteriore anatomische Grenze dieser Form der Rehabilitation.
Der Verlauf des Alveolarkanals ist auf der Panoramaaufnahme zu erkennen. Sofern er nach
anterior verläuft und sein Austritt auf gleicher
Höhe liegt, kann das Foramen als distaler Mar-
ker herangezogen werden. In anderen Fällen
läuft der Alveolarnerv von unten auf den Kanal
zu, zieht 1–3 mm am Foramen vorbei, biegt
dann nach oben und hinten ab und tritt durch
das Foramen mentale. Dieser Verlauf lässt
sich auf etwa 12 % der Panoramaaufnahmen
finden.[63] In einer Serie von 58 neurovaskulä-
ren Bündeln fand sich bei 43 von ihnen eine
anteriore Schleife von 2 mm,[64] während sich
in einer Studie an knöchernen Schädeln bei
92–96 % der Fälle dieser Verlauf fand.[65] Daraus lässt sich ableiten, dass das am weitesten
distal gelegene Implantat 2–3 mm anterior der
anterioren Schleife platziert werden sollte, die
damit das Foramen als Bezugspunkt ablöst.

Sofern sich der Verlauf des Kanals
nicht genau von der Panoramaaufnahme
ableiten lässt, beseitigen eine Computertomografie und der intraoperative Befund
letzte Zweifel. Nach der vorsichtigen Freilegung des Austritts des Nervus alveolaris

inferior sollte eine Parodontalsonde in das Foramen eingeführt und die Ausdehnung einer etwaigen Schleife ermittelt werden.

Bei Implantation im Oberkiefer lässt sich die anteriore Sinuswand auf der Computertomografie sowie intraoperativ durch direkte Einsichtnahme lokalisieren, wobei die Knochenmorphologie und die Farbänderung des Knochens über der durchscheinenden Kieferhöhle als Anhaltspunkte dienen.

Im Zweifelsfall sollte nahe der anterioren Sinuswand ein kleines Knochenfenster angelegt, die Sinuswand mit einer Parodontalsonde aufgesucht und dabei ihre mesiale Ausdehnung ermittelt werden.

Um eine plane Fläche für die Implantation zu schaffen, insbesondere im Bereich von Extraktionsalveolen, erfolgt eine Egalisierung des Knochens, zunächst mit Handinstrumenten (Hohlmeißelzangen), anschließend mit rotierenden Instrumenten (Rundbohrer auf einem geraden Handstück). Bei einem schmalen, scharfen Alveolarkamm vergrößert sich durch Absenken des Alveolarfortsatzes die verfügbare Knochenoberfläche in vestibulooraler Ausdehnung, sodass die Implantation ohne vorherige Knochenregeneration erfolgen kann.

Mit einem 2-mm-Bohrer wird in der Medianlinie senkrecht zum Alveolarkamm ein Loch für die Operationsschablone gebohrt, die Kerben besitzt, sodass der Operateur den interimplantären Abstand, die dreidimensionale Neigung der Aufbauten und die anteroposteriore Position mit Bezug zum gegenüberliegenden Zahnbogen regulieren kann. Außerdem schützt sie die Zunge vor den rotierenden Instrumenten.

Die Kerben sind 10 mm lang und haben einen Abstand von 7 mm. Folgt man der Diagonale dieses gedachten Rechtecks, wird eine Neigung von 30 Grad erreicht. Wird der Bohrer hingegen noch stärker geneigt, sodass ein Quadrat entsteht, sind die Implantate um 45 Grad gegenüber der Okklusionsebene geneigt. Nachdem die ideale Neigung der Implantate

unter Berücksichtigung der Rehabilitation des antagonistischen Zahnbogens ermittelt ist und die anatomischen Grenzen (Nervus alveolaris inferior und Sinus maxillaris) vergegenwärtigt worden sind, erfolgt die Implantatbettaufbereitung für die distalen Implantate. Dabei muss zunächst die lokale Knochenqualität ermittelt werden, da von ihr die Bohrsequenz abhängt. Eine unterdimensionierte Implantatbettpräparation, eine bikortikale Verankerung und der Verzicht auf ein Vorschneiden des Gewindes sind mögliche Kunstgriffe zur Erzielung einer hohen Primärstabilität. Ein Eindrehmoment von mehr als 35 Ncm gilt als ausreichend, um Makrobewegungen am Knochen-Implantat-Kontakt zu verhindern, die die Osseointegration behindern und eine Sofortbelastung unmöglich machen würden.

Für eine optimale mechanische Verankerung muss auch das Implantatdesign berücksichtigt werden, insbesondere bei schlechter Knochenqualität, wie beispielsweise im oberen Seitenzahnbereich. Implantate mit zylindrischem Körper und einer konischen Spitze mit reduziertem Durchmesser ermöglichen die Kompaktierung des Knochens bei der Implantation,[3] sodass eine ausgezeichnete Primärstabilität gewährleistet ist.

Nach der Platzierung der distalen Implantate erfolgt die Präparation für die anterioren Implantate, die parallel zueinander und senkrecht zum Alveolarkamm eingesetzt werden, am besten in der Position der lateralen Schneidezähne. Auf die distalen Implantate werden um 30 Grad geneigte Abutments gesetzt, damit die Prothesenschrauben einen leichten Zugang haben, während auf die axialen Implantate Standard-Abutments gesetzt werden. Abschließend werden die Lappen vernäht.

Nun werden eine Polyvinylsiloxan-Abformung über die Implantate und ein Wachsbiss genommen. Auf dieser Grundlage wird ein Kunststoffprovisorium angefertigt, das zehn Zähne enthält. Nach der Abformung werden Plastikkappen (Multi-Unit®-Einheilkappen) aufgesetzt, um die Prothesenverbindungen zu schützen und in der unmittelbar postoperativen Phase das Weichgewebe zu konditionieren.

Nach der Operation erhält der Patient Verhaltensanweisungen und eine geeignete Medikation – Antibiotika (Amoxicillin und Clavulansäure, 1-g-Kapseln) und Antiphlogistika (meistens 600 mg Ibuprofen oder 550 mg Naproxen-Natrium) – zur Reduktion der Infektionsgefahr, gegen die Schmerzen und gegen das Ödem. Außerdem soll der Patient ab dem ersten postoperativen Tag eine Chlorhexidindigluconat-Mundspülung (0,2 %) verwenden.

PROTHETISCHE PHASE

Binnen 3–24 Stunden wird die provisorische Prothese beim Patienten eingesetzt. Dazu werden die Multi-Unit-Einheilkappen entnommen und das Provisorium präzise mit den Abutments verbunden. Die Okklusalkontakte werden überprüft und gegebenenfalls angepasst. Ziel ist eine Sofortrehabilitation, die in Zentrik nur im Bereich zwischen den Eckzähnen Kontakt hat.

Nachdem eine korrekte Okklusion eingestellt ist, werden die Schrauben mit 10 Ncm wie vom Hersteller angegeben auf den Abutments befestigt und die Zugangslöcher mit einem provisorischen Zement auf Kunststoffbasis verschlossen. Durch das Provisorium sind die Implantate nun zu einer einzigen stabilen Struktur verbunden. Wichtig ist, dass die Prothese während der Heilungsphase keine Spannungen auf die Implantate überträgt, was jedoch meist nur bei unpräziser Verbindung von Implantaten und Abutments oder durch eine fehlerhafte Prothesenanfertigung der Fall ist.

Am selben Tag wird eine Panoramaaufnahme angefertigt, die Aufschluss über die Implantatpositionen gibt, und es werden enorale Röntgenbilder mit Standardfilm, individuellen Haltern und der Langkonus-Paralleltechnik aufgenommen, auf denen die Implantate, das periimplantäre Knochenniveau und die Prothesenverbindungen unverzerrt zu erkennen sind.

Bakterielle Plaque wird unmittelbar postoperativ mit Antimikrobiotika auf Chlorhexidinbasis und ab dem ersten Tag nach Einsetzen der Prothese mithilfe einer weichen Zahnbürste bekämpft, bis die Fäden etwa eine Woche postoperativ gezogen werden. Anschließend sollte der Patient eine mittelharte Zahnbürste, Zahnseide und Interdentalbürsten verwenden, wobei die Wahl der Instrumente zur Mundhygiene von seiner Geschicklichkeit und den Fortschritten der Weichgewebeheilung abhängt. Die Hygieneinstrumente müssen so gewählt werden, dass sie an den Abutments sowie am Übergang zwischen Weichgewebe und Kunststoff effektiv wirken.

Vier bis sechs Monate nach dem Einsetzen des Provisoriums, nach erfolgreicher Osseointegration der Implantate (bestätigt durch eine Röntgenkontrolle und fehlende periimplantäre Entzündungen oder Schmerzen), wird mit der Anfertigung der endgültigen Prothese nach traditionellen Methoden begonnen. Die Autoren verwenden das Procera-CAD/CAM-System (Nobel Biocare).

DATENERFASSUNG UND NACHBEOBACHTUNG

Die Datenaufzeichnung während der Operation ist eine wichtige Grundlage für Entscheidungen im Verlauf der Operation und die Wahl des Belastungsprotokolls. Informationen über die Knochenqualität und -quantität, Implantatmerkmale (Design, Durchmesser und Länge), Dehiszenzen und Fenestrationen sowie das Eindrehmoment der Implantate werden jeweils zum Zeitpunkt der Operation schriftlich festgehalten.

Wenn ein axiales oder geneigtes Implantat nicht mit einem Eindrehmoment von mehr als 30 Ncm eingesetzt werden konnte, erfolgt in der Regel trotzdem eine Sofortbelastung, wozu das Implantat mit den drei übrigen zu einer festen Struktur verbunden wird. Erreichen eines oder beide geneigten Implantaten und eines der axialen Implantate nicht das gewünschte Eindrehmoment, wird eine gedeckte Einheilung gewählt und es erfolgt eine verzögerte Belastung.

Die Patienten werden im ersten Monat wöchentlich untersucht, wobei immer auch die prothetische Funktion und die Heilung der periimplantären Weichgewebe bewertet werden. Weitere Kontrollbesuche werden gemäß dem implantatprothetischen Pflegeprotokoll und der Patientenwünsche festgelegt. In den ersten zwei Jahren erfolgen alle sechs Monate, anschließend für fünf Jahre jährlich Röntgenkontrollen mit individuellem Halter in Langkonustechnik zur korrekten Bestimmung der Veränderungen des periimplantären Knochenniveaus.[9]

Während der gesamten Beobachtungsphase werden alle sechs Monate der Plaque-Index und der Blutungsindex ermittelt. Die Oberfläche jedes Implantats wird in vier Seiten aufgeteilt, von denen jede 6,25 % zur Gesamtrehabilitation beiträgt.[9] Jede Seite, an der mit bloßem Auge oder mithilfe einer Parodontalsonde aus Teflon (DuPont) Plaque festzustellen ist, wird als positiv eingestuft. Für den Blutungsindex wird ebenso vorgegangen. Nach einjähriger Belastung wird die Mobilität der Suprastruktur und der Implantate überprüft. Außerdem werden die Freiendlängen des Provisoriums und der definitiven Prothese sowie der interimplantäre Abstand vermessen.

Eine Woche nach dem Einsetzen des Provisoriums sowie anschließend alle sechs Monate wird der Patient gebeten, einen Fragebogen zu seiner Zufriedenheit mit Ästhetik, Phonetik und Kaufunktion auszufüllen, die auf einer Likert-Skala von 0 bis 4 eingestuft werden (0 = schlecht, 1 = ausreichend, 2 = gut, 3 = sehr gut, 4 = ausgezeichnet).

COMPUTERGESTÜTZTE PLANUNG UND DURCHFÜHRUNG DER OPERATION

Das computergestützte Planungssystem NobelGuide (Nobel Biocare) ermöglicht es dank einer entsprechenden Software, die Operationen mithilfe einer Operationsschablone zu programmieren und durchzuführen, ohne dass eine Lappenpräparation erforderlich ist.[66–72]

Im ersten Schritt wird die Vollprothese des Patienten dupliziert und mit röntgenologischen Bezugspunkten versehen, die vom System benötigt werden. Mit dieser Röntgenschablone in situ, die durch den antagonistischen Zahnbogen über einen zuvor angefertigten Silikonindex stabilisiert wird, wird der Patient geröntgt. Anschließend werden die CT-Schnitte mit entsprechender Software verarbeitet, die das Knochenvolumen dreidimensional rekonstruieren und die Vollprothese des Patienten entwerfen kann. Danach entscheidet der Arzt unter Berücksichtigung der anatomischen Strukturen (z. B. Nerven, Blutgefäße, Sinus maxillaris, Nasenboden) über die dreidimensionale Position, Neigung und Verteilung der Implantate.

Alle benötigten Informationen werden an das Nobel Biocare Training Center gesandt, wo eine stereolithografische Operationsschablone angefertigt wird, die Zugangslöcher für das Einsetzen der Implantate enthält. Die Operation erfolgt ohne Lappenbildung, was die Operationsdauer verkürzt und die postoperativen Schmerzen und Schwellungen reduziert. Die provisorische Prothese kann schon vor der Operation angefertigt werden, da die Position der Implantate bereits bekannt ist, sodass die Verzögerungen durch Abformung und Anfertigen der Prothese entfallen.

CHIRURGISCHES VORGEHEN UND SOFORTPROVISORIUM

Nach der Plexusanästhesie wird die Operationsschablone eingesetzt und mit entsprechenden Stiften (Ankerstiften) an Ober- oder

Unterkiefer befestigt. Anschließend werden vier Implantate mit einer Abfolge entsprechender Bohrer und einem Bohrprotokoll eingesetzt, das von der lokalen Knochendichte abhängt. Für die Sofortbelastung muss eine hohe Primärstabilität erreicht werden. Anschließend werden die prothetischen Abutments auf die weiter anterior gelegenen Implantate standardmäßig und auf die distalen Implantate mit einer Neigung von 30 Grad aufgesetzt. Zum Schluss wird das Provisorium eingesetzt und die Okklusion überprüft. Die Verbindungsschrauben werden festgezogen und die Zugangslöcher mit Kompositmaterial abgedeckt (ABB. 8-4).

Durch Verbindung der All-on-four-Methode mit dem NobelGuide-Konzept werden die chirurgischen und prothetischen Vorteile des Verfahrens mit denen der Computer-assistierten Programmierung und sofortigen funktionellen Belastung des NobelGuide-Systems verknüpft. Zur Durchführung dieser lappenlosen Operation müssen eine gewisse Knochenmenge und -qualität sowie, bei Zahnlosigkeit, eine bestimmte Gingivadicke und -extension gegeben sein. Im Oberkiefer ist das ästhetische Ergebnis bei niedriger Lachlinie besser.

In den ersten Protokollen der modernen zahnärztlichen Implantologie wurde empfohlen, Implantate nur in Bereiche mit ausreichendem Knochenangebot zu platzieren. Rasch verbreitete sich jedoch das Konzept der prothetisch geführten Implantologie, in dessen Rahmen vor der prothetisch kompatiblen Implantatation oft eine Knochenrekonstruktion oder -regeneration erforderlich war, mitunter auch eine sehr komplexe. Inzwischen ermöglichen Neuentwicklungen im Bereich der Computer-assistierten Verfahren eine anatomisch optimale Implantation, die den gesamten verfügbaren Knochen nutzt, gleichzeitig wichtige Nerv- und Gefäßstrukturen sowie den Sinus maxillaris schont und dennoch die prothetische Rehabilitation berücksichtigt.

Allerdings ist zu beachten, dass Computer-assistierte Verfahren und lappenlose Operationen das chirurgische und prothetische Vorgehen zwar vereinfachen, aber während der Behandlungsplanung viel Erfahrung voraussetzen.

V-II-V-METHODE

Durch ein vor Kurzem neu eingeführtes Verfahren, die sogenannte V-II-V-Methode,[49,50,73,74] kann der unbezahnte Oberkiefer inzwischen in wenigen Stunden mit einer Vollprothese versorgt werden, die von sechs Implantaten getragen wird. Davon werden zwei aufrecht im Bereich des Zwischenkieferknochens und vier geneigt in engem Kontakt mit den Sinuswänden eingesetzt. Insbesondere bei langjähriger Zahnlosigkeit sind Implantationen im oberen Seitenzahnbereich wegen der schlechten Knochenqualität und des geringen Knochenangebots oftmals schwierig. Deshalb wurden verschiedene therapeutische Ansätze vorgeschlagen: lange distale Extensionen,[41] Implantate mit reduzierter Länge,[75,76] Knochentransplantate, Sinusbodenaugmentationen mit krestalem oder lateralem Zugang,[77–79] Implantationen im Bereich des Os pterygoideum[80], des Tuber maxillae[81–83] oder des Os zygomaticum.[84] Für jedes Verfahren müssen die Vorteile gegen die Nachteile, die operativen Risiken und die Komplikationen abgewogen werden, die oft mit nicht unerheblichen biologischen und ökonomischen Belastungen einhergehen.

Der obere Seitenzahnbereich ist mit hohen Kaukräften belastet, die einen wichtigen biomechanischen Risikofaktor darstellen und die Langzeitstabilität der Implantate und ihrer prothetischen Komponenten gefährden.[85–87] Aufgrund der hohen Kaukräfte und der Belastung durch den Hebelarm gehen distale Extensionen oft mit Komplikationen, wie Schraubenfrakturen, Prothesenfrakturen, signifikanter Knochenresorption oder sogar dem Verlust der Osseointegration einher.[39] Zur Rehabilitation des unbezahnten Oberkiefers und insbesondere bei Pneumatisierung des Sinus maxillaris

Kapitel 8 — Therapeutische Alternative für die Sofortrehabilitation des atrophischen Kiefers: Verwendung geneigter Implantate

305

und vermindertem vertikalem Knochenangebot im Seitenzahnbereich ist ein Verfahren wünschenswert, bei dem möglichst wenige Implantate eingesetzt werden müssen und gleichzeitig weder eine Sinusbodenaugmentation noch eine andere Knochentransplantation erforderlich ist.

Die ersten klinischen Versuche zur Sofortrehabilitation im Oberkiefer erfolgten mit einer großen Zahl von Implantaten (bis zu 14).[66,88–95] Aufgrund der in diesem Bereich sehr schlechten Knochenqualität kam es oft zum Implantatversagen. Man ging davon aus, dass die Verwendung vieler Implantate die Prothesenfunktion sicherstellen würde, selbst wenn eines oder mehrere versagten. Da dieses Vorgehen jedoch für die Patienten biologisch sehr belastend war, wurde es von ihnen überwiegend nicht akzeptiert. Daher mussten minimalinvasive Ansätze entwickelt werden, die einfach, vorhersehbar und schnell waren und sich nicht negativ auf das klinische Ergebnis auswirkten.

Das V-II-V-Verfahren wurde vorgeschlagen, weil es *(1)* zu einem funktionell, phonetisch und ästhetisch zufriedenstellenden Ergebnis führt sowie *(2)* durch die kaum vorhandene operative Morbidität relativ schnell beendet ist und mit einer geringen biologischen und ökonomischen Belastung einhergeht. Der entscheidende Unterschied gegenüber der All-on-four-Methode[2] besteht im Vorhandensein eines zusätzlichen mesiodistalen Implantats auf jeder Seite, das in einem Winkel von 30–45 Grad inkliniert ist und engen Kontakt mit der posterioren Sinuswand hat.

Eine wichtige Voraussetzung für den Erfolg der Rehabilitation bei Sofortbelastung ist eine hohe Primärstabilität der Implantate, die ein Eindrehmoment von mindestens 35 Ncm voraussetzt. Durch die Neigung der Implantate wird die Kortikalis des Oberkiefers voll genutzt und so eine hohe Primärstabilität erreicht.[2,3,7,9,42–46,48–50] Neben der Kortikalis des Alveolarkamms gewährleisten der Nasenboden, die lateralen Nasenwände und die dichteren Knochenstrukturen, die den gesamten Sinus maxillaris umgeben, eine ausreichende Primärstabilität, die Mikrobewegungen am Knochen-Implantat-Kontakt auf 150 μm begrenzt.[96] Da je Seitenzahnbereich zwei Implantate zur Verfügung stehen, ist keine distale Extension erforderlich, und es kann eine festsitzende Prothese angefertigt werden, die bis zu den zweiten Molaren reicht.

In Studien wurden Ausmaß und Verteilung der auf Toronto-Brånemark-Rehabilitationen einwirkenden Kräfte untersucht.[97] Mithilfe von Sensoren im implantatgestützten Teil der Prothese und im distalen Freiende wurden die mittleren Kaukräfte gemessen, die während des Schluckens bei Patienten mit implantatgetragenen Prothesen und Prothesen auf natürlichen Zähnen entstehen. Bei gleichzeitigem Kontakt aller Sensoren traten im Seitenzahnbereich höhere Kräfte auf als im Frontzahnbereich mit einer Kräfteverteilung von 70 % auf den Bereich der Freienden und 30 % auf die implantatgetragenen Kauflächen.

Es wurde postuliert, dass zum Ausgleich der Biegekräfte, die bei zwei Stützpunkten auftreten, mindestens ein weiteres Implantat eingesetzt werden muss, das nicht in einer Linie mit den anderen beiden ausgerichtet ist, damit die auf das zusätzliche Implantat einwirkenden Axialkräfte dem Biegemoment der anderen beiden entgegenwirken.[19] Bei der Erstellung einer implantatgetragenen Prothese müssen die Implantate entlang des Alveolarkamms verteilt und eine lineare Anordnung der Abutments vermieden werden, um das Biegemoment zu reduzieren, wenn die Implantate nicht perfekt axial belastet werden – was infolge des physiologischen Kaumusters nicht zu erreichen ist. Bei der V-II-V-Methode bildet sich durch die Platzierung von zwei Implantaten posterior des Sinus maxillaris aufgrund der Oberkieferform ein prothetisches Vieleck mit einer breiten Kauoberfläche, auf die sich die Okklusionslast verteilt. Damit wird eine biomechanische Überlastung verhindert, wie sie bei distalen Freiendsätteln auftritt.

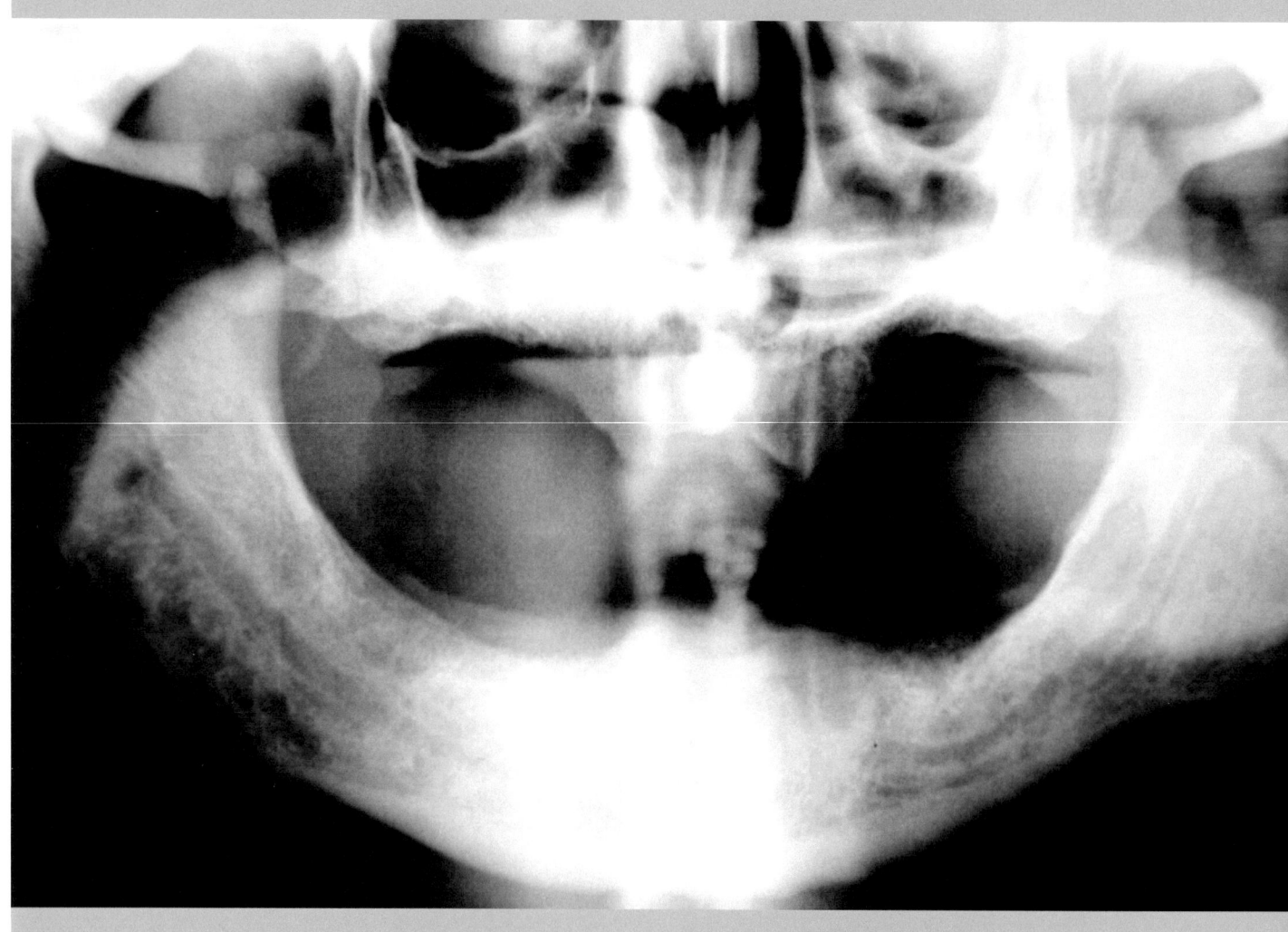

4A

4B

4C

4D

Abb. 8-4a Panorama-
aufnahme der beiden
unbezahnten Kiefer.

Abb. 8-4b bis d Planung
der Implantatpositionen mit
entsprechender Software.

Kapitel 8 — Therapeutische Alternative für die Sofortrehabilitation des atrophischen Kiefers: Verwendung geneigter Implantate

307

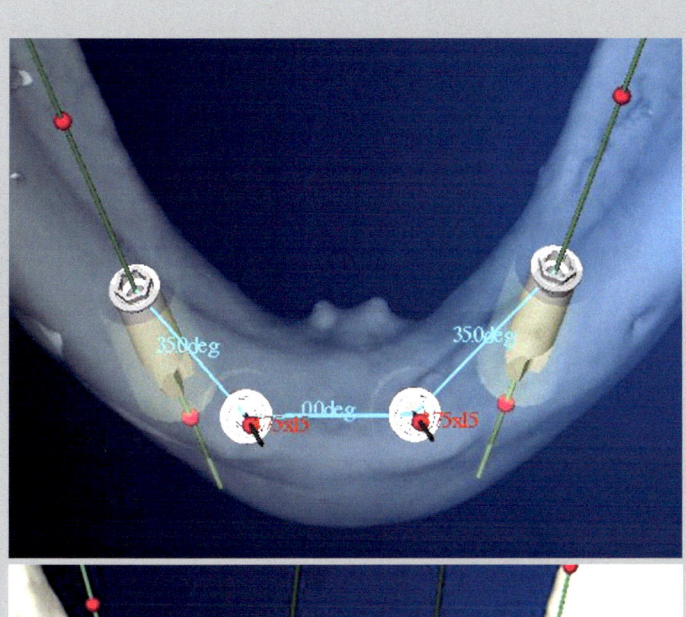

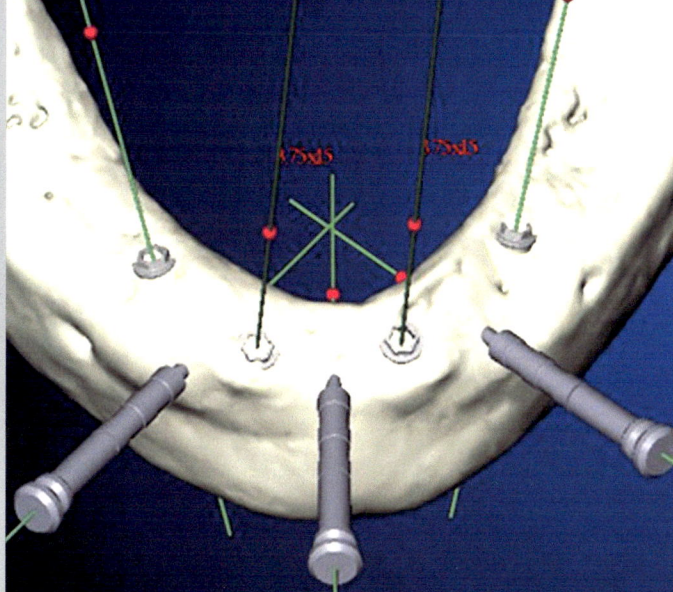

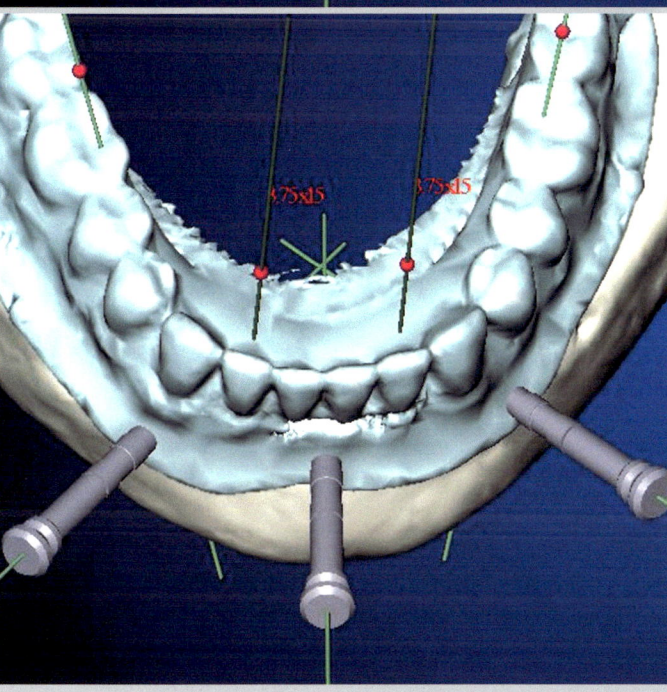

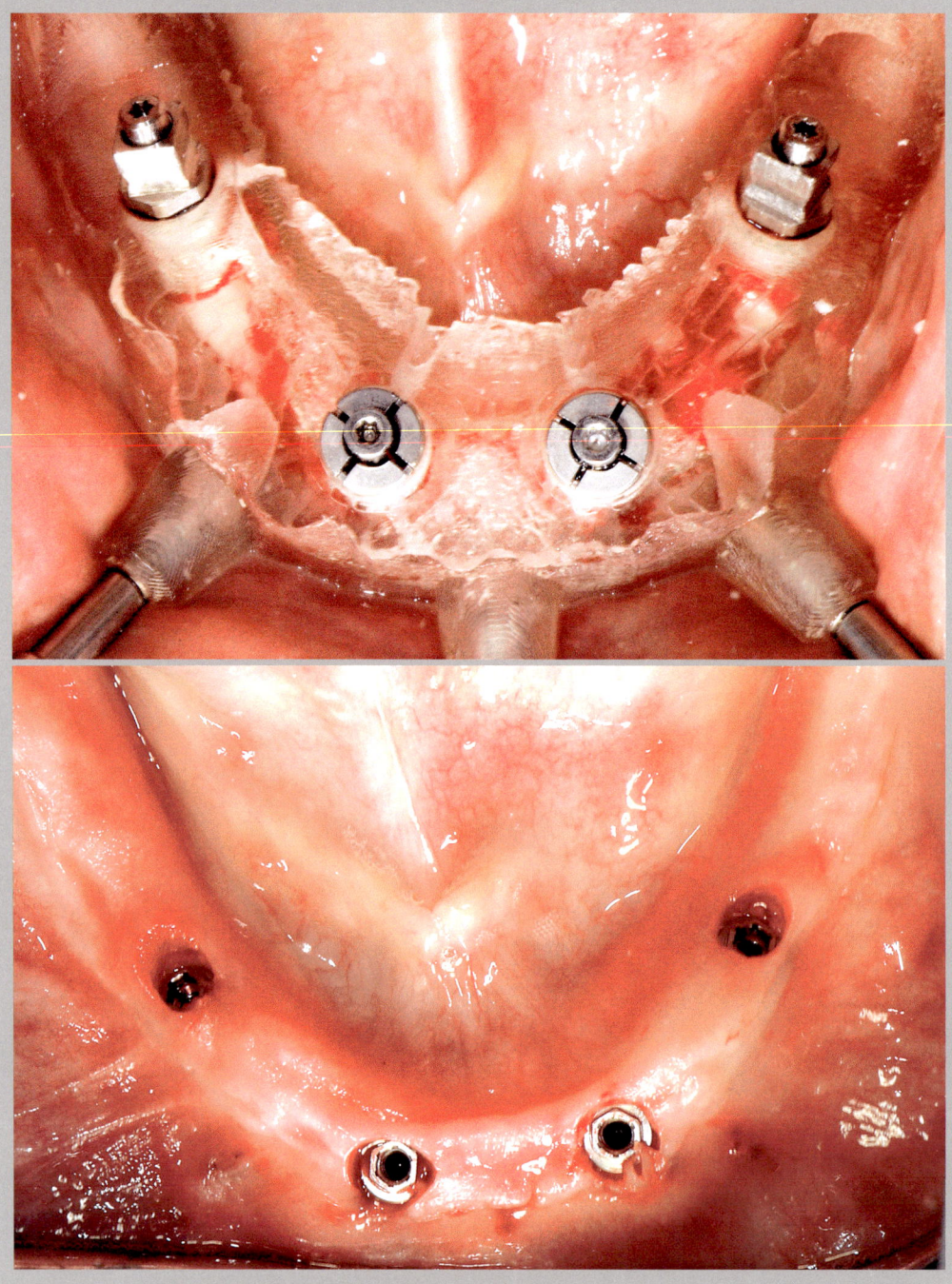

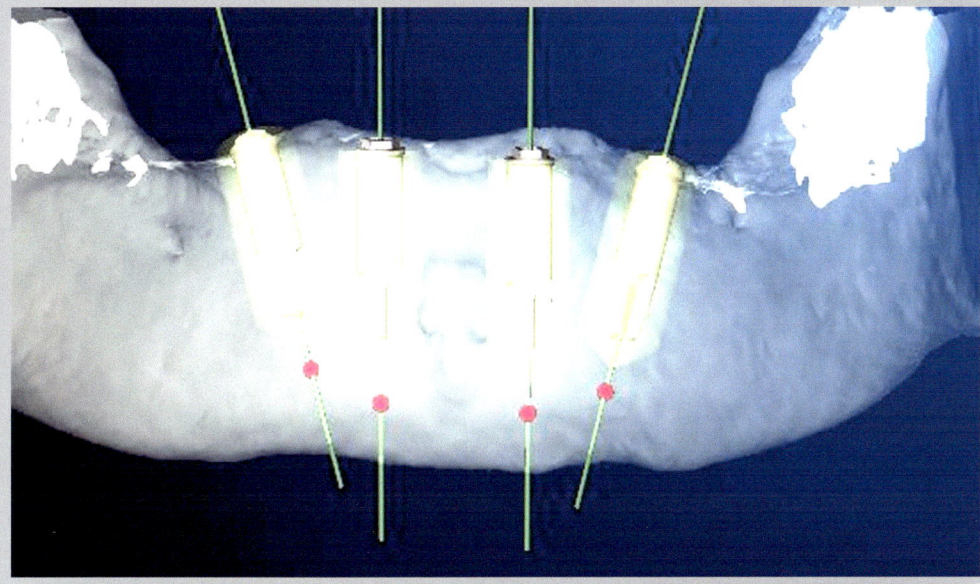

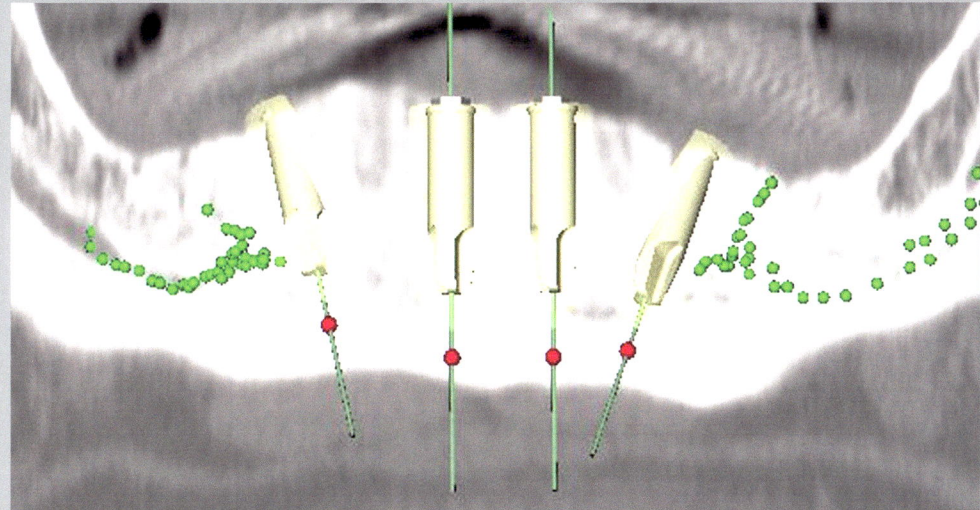

4E	4G
4F	4H
	4I

Abb. 8-4e und f
Okklusalansicht der
Operationsschablone in
situ (e) und der vier ein-
gesetzten Implantate (f).

Abb. 8-4g und h
Dank des lappenlosen
Vorgehens wird die
Invasivität der
Operation minimiert.

Abb. 8-4i
Panorama-aufnahme,
die die perfekte Überein-
stimmung der klinischen
Realität mit der
virtuellen Computer-
planung belegt.

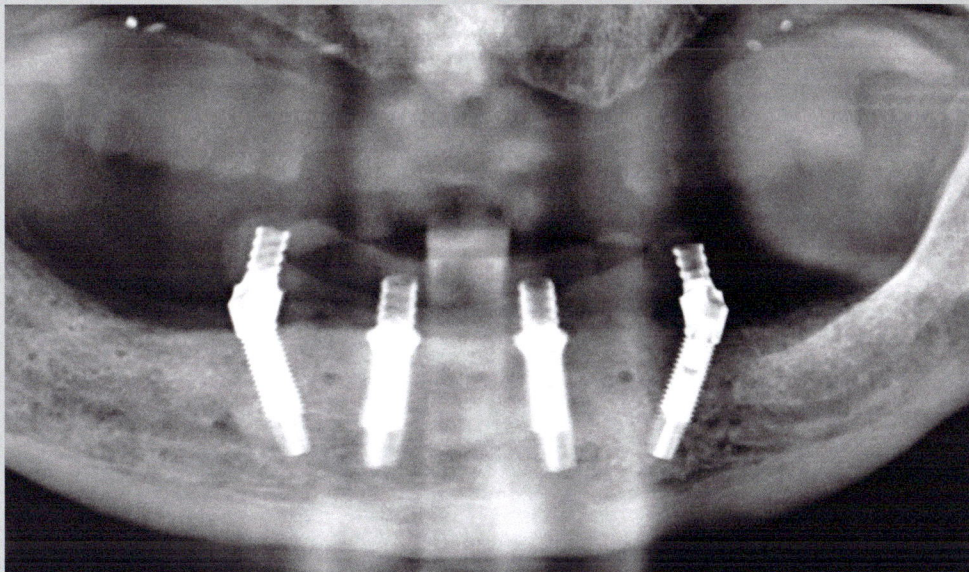

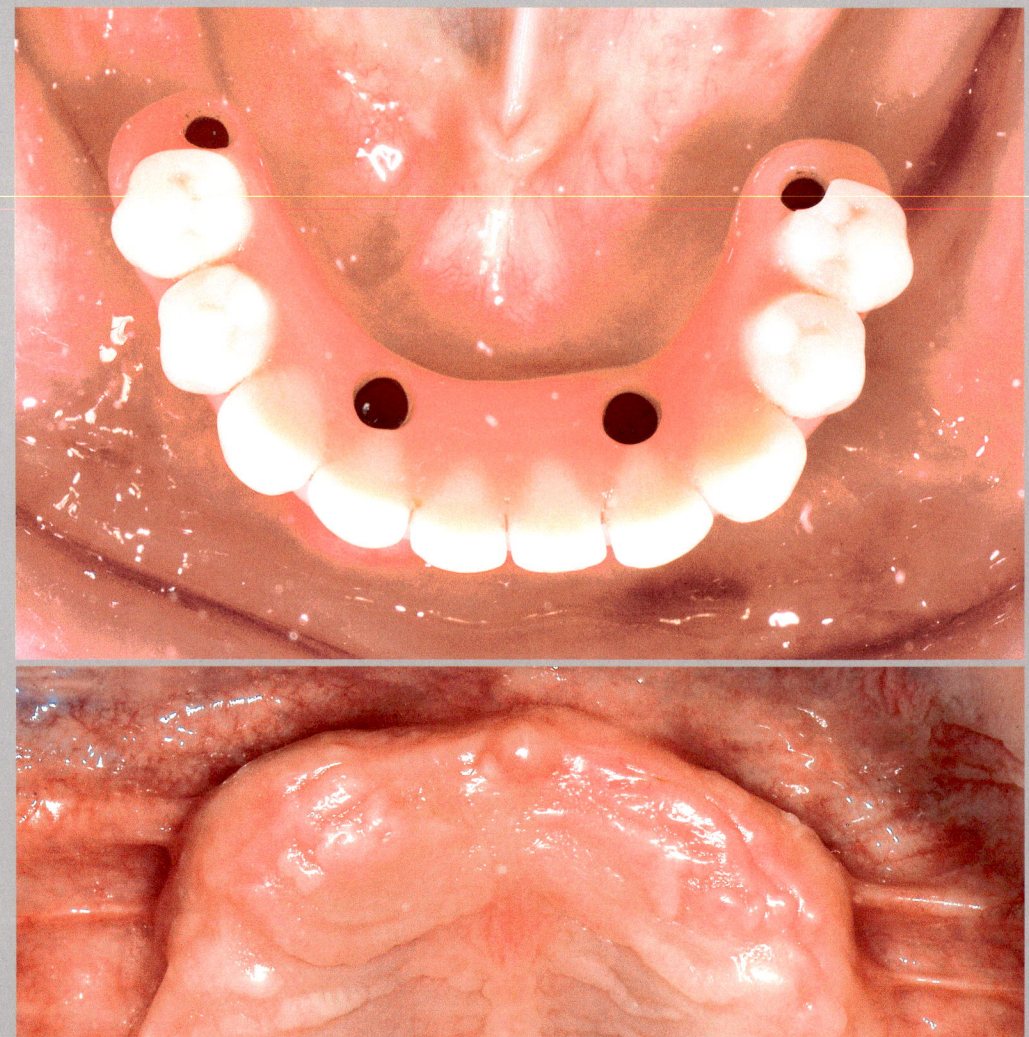

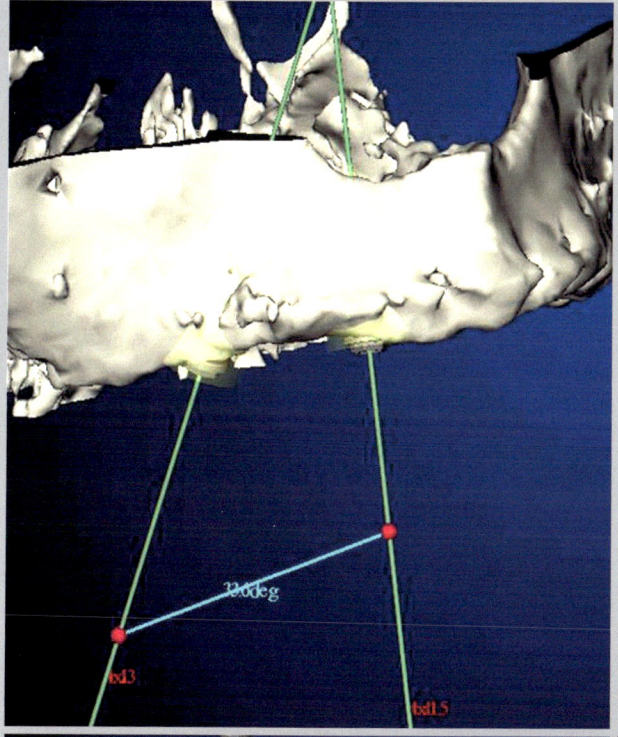

4J		4L	
4K		4M	4N

Abb. 8-4j Der Techniker kann das Provisorium bereits vor der Operation anfertigen, da die Positionen der Implantate bekannt sind.

Abb. 8-4k Okklusalansicht des unbezahnten Oberkiefers.

Abb. 8-4l bis n Bilder der Operationsplanung.

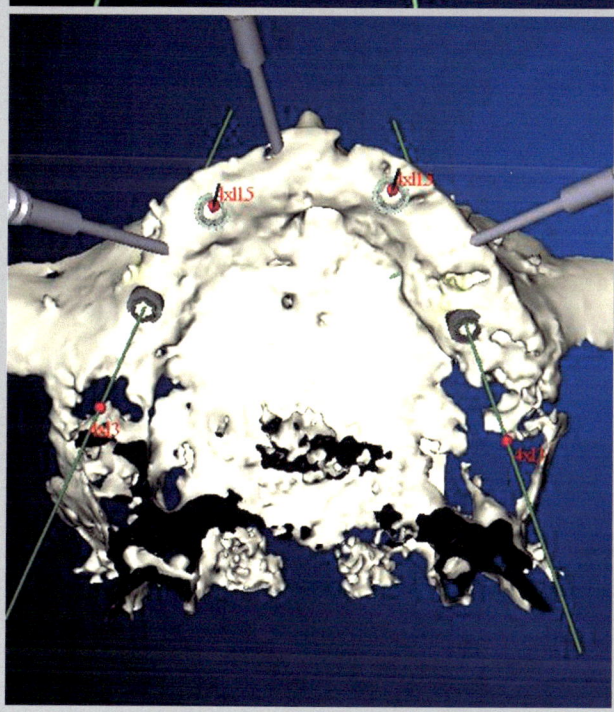

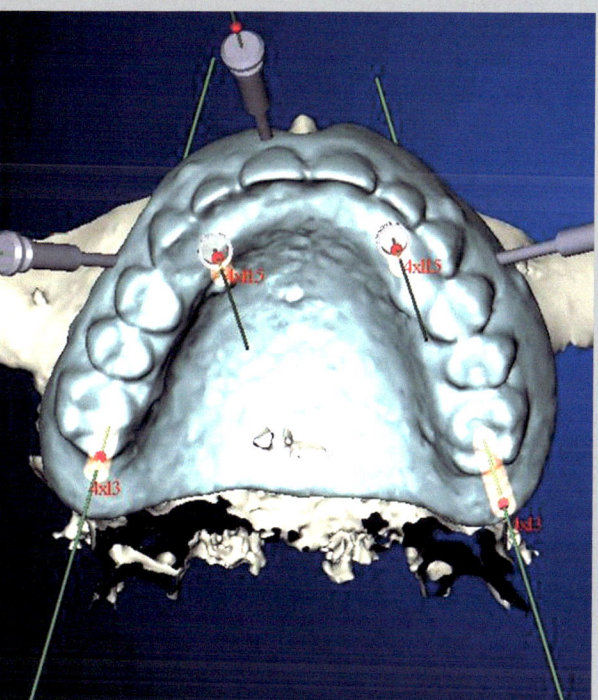

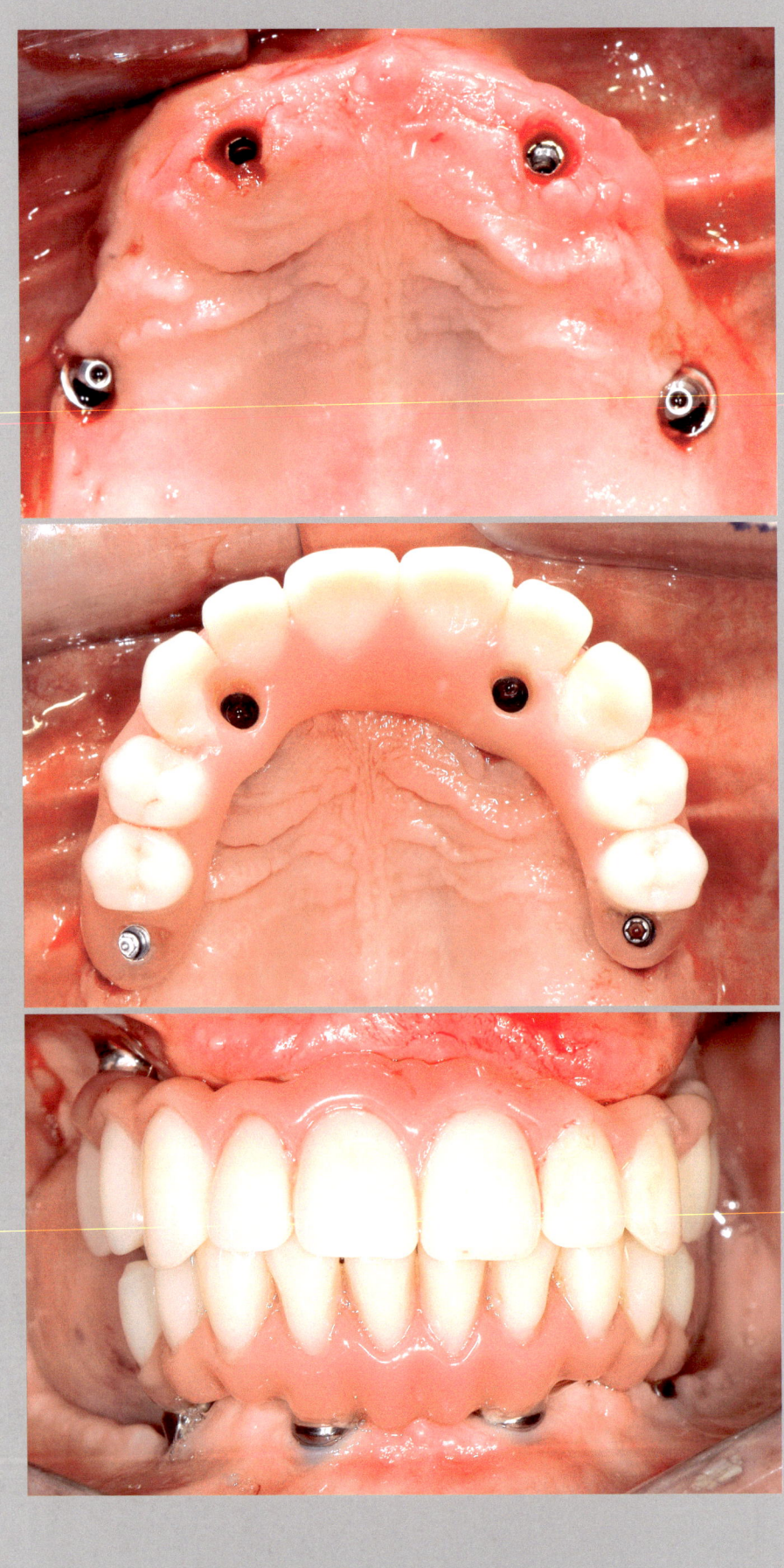

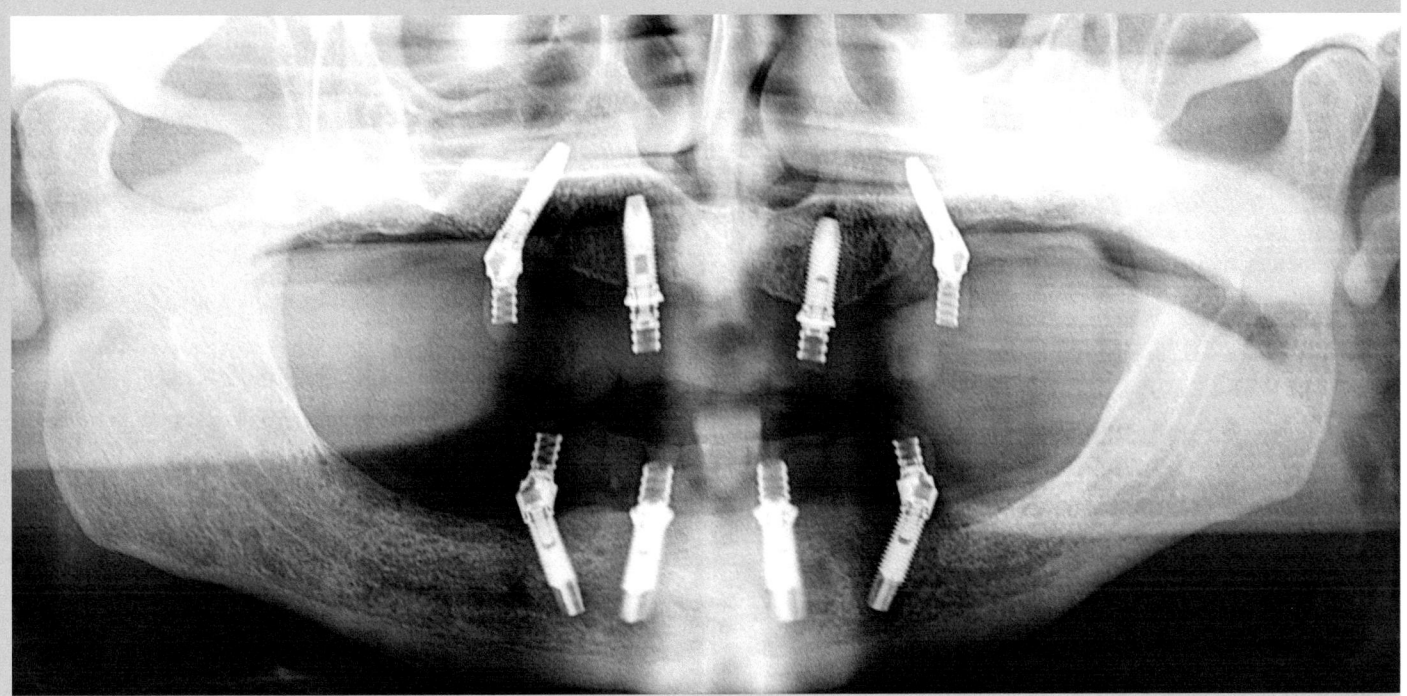

4O		4R
4P		
4Q		

Abb. 8-4o Die Implantate mit aufgesetzten posterioren Abutments.

Abb. 8-4p Provisorium mit Austritt der Implantate auf Höhe der lateralen Schneidezähne und im Bereich der okklusalen Fossae der künftigen ersten Molaren.

Abb. 8-4q Frontalansicht der beiden provisorischen Prothesen in situ.

Abb. 8-4r Panoramaaufnahme mit eingesetzten Provisorien.

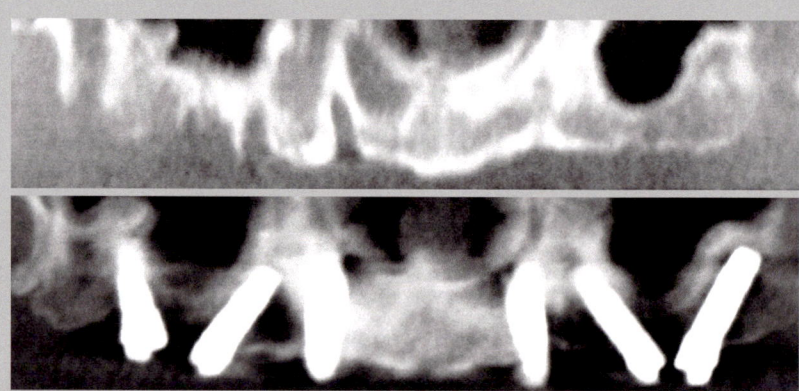

5A,B

5C,D

5E,F

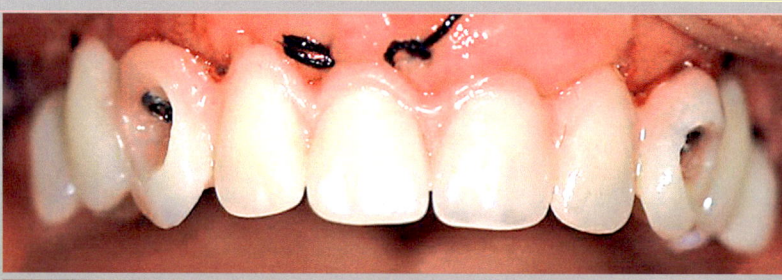

Abb. 8-5a und b Die Computertomografie zeigt die Einbeziehung der Sinuskortikalis, um eine hohe primäre Implantatstabilität zu erreichen.

Abb. 8-5c und d Frontalansicht der provisorischen (c) und definitiven (d) Prothese.

Abb. 8-5e und f Panoramaaufnahmen der provisorischen Prothese drei Stunden postoperativ (e) und der endgültigen Prothese nach 36 Monaten (f).

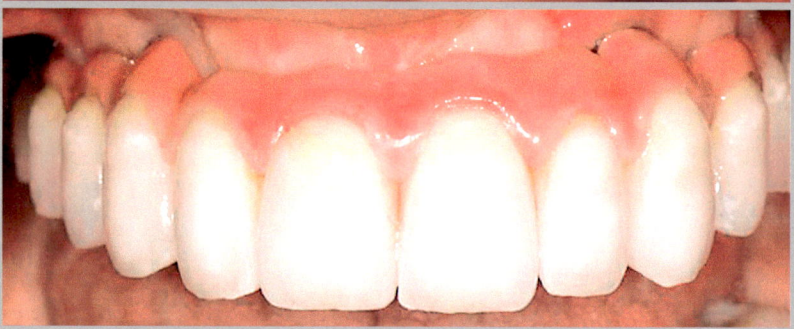

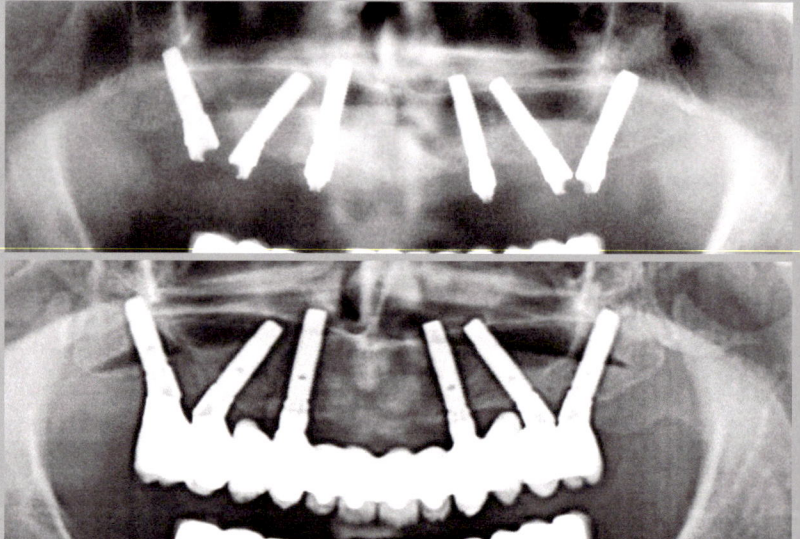

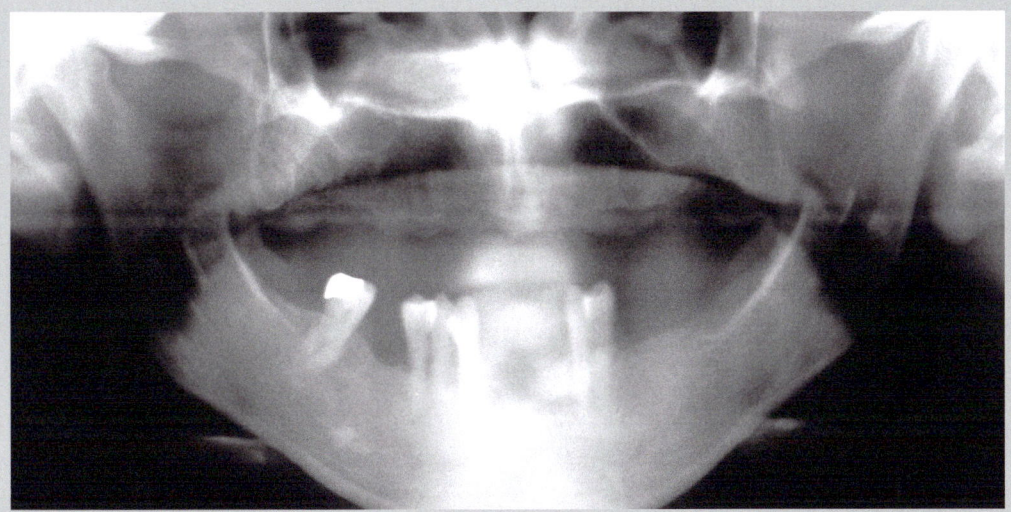

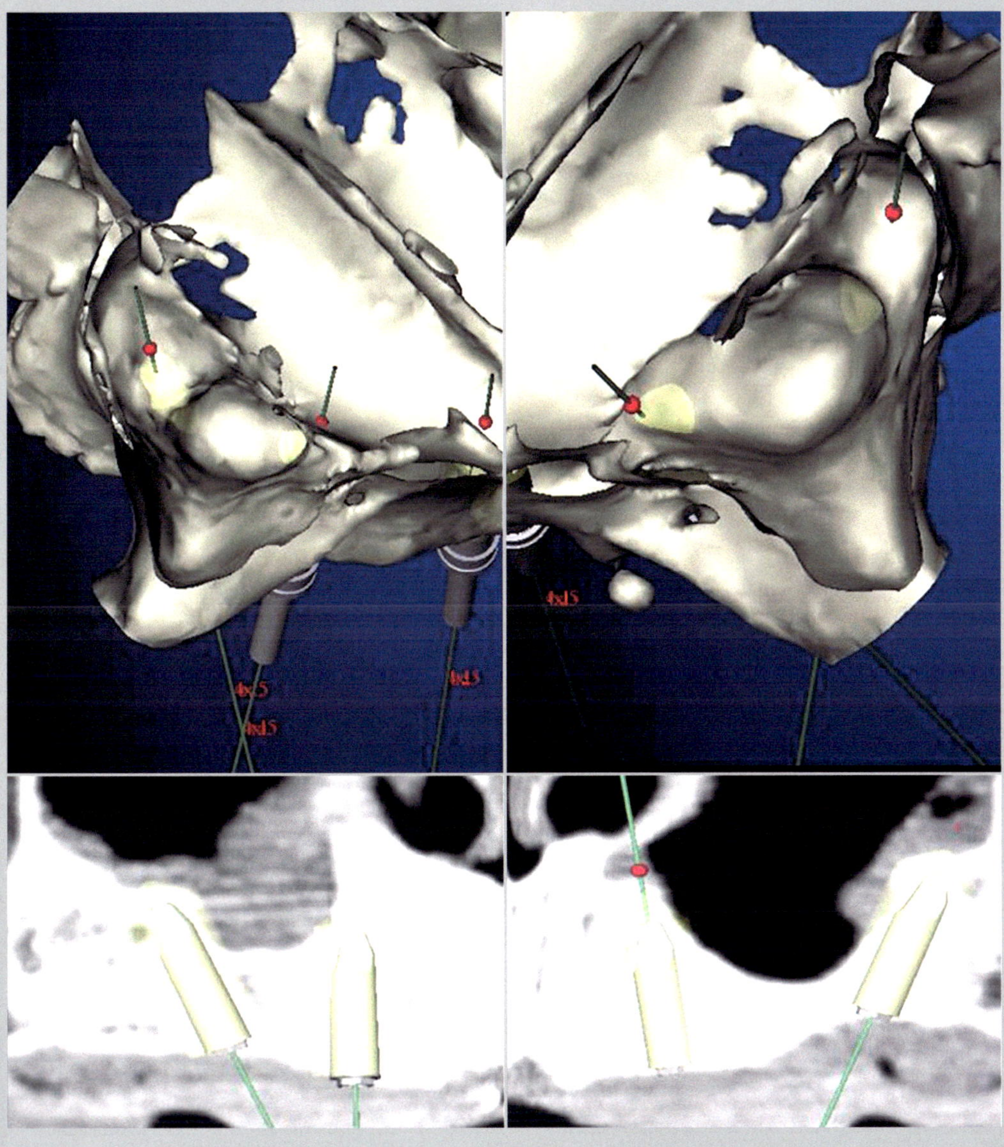

6A

6B

Abb. 8-6a Panorama-
aufnahme vor der
Oberkieferrehabilitation.

Abb. 8-6b Bei der Operationsplanung werden
Position und Neigung
der Implantate anhand
der Lokalisation der
Kortikalis festgelegt.

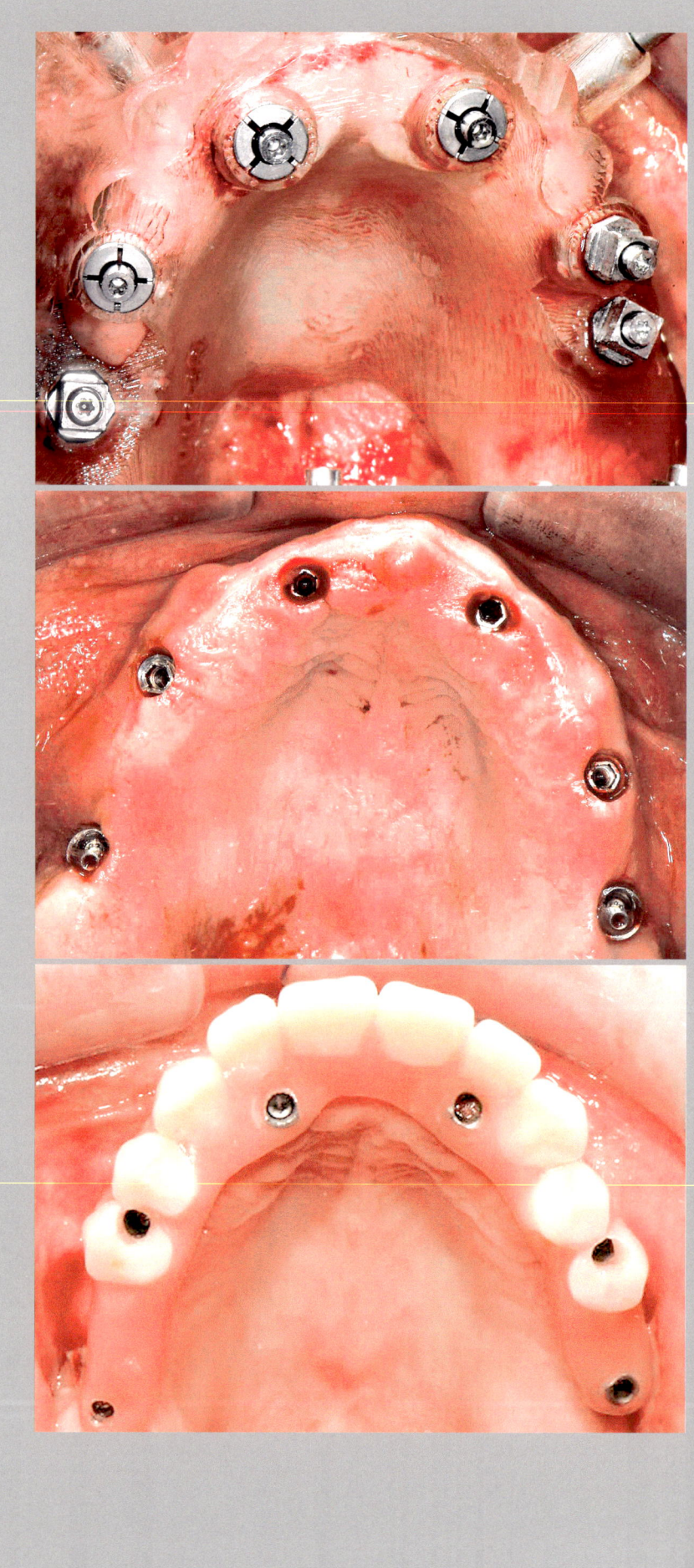

Kapitel 8 — Therapeutische Alternative für die Sofortrehabilitation des atrophischen Kiefers: Verwendung geneigter Implantate

317

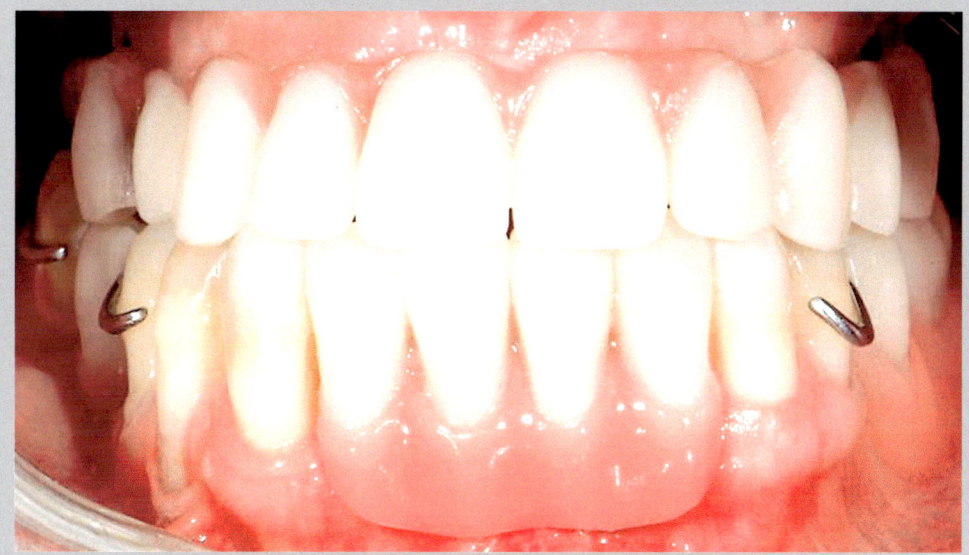

6C	6F
6D	
6E	6G

Abb. 8-6c bis 8-6e (c) Operationsschablone in situ. (d) Implantate in situ. (e) Unmittelbar postoperativ eingesetzte provisorische Rehabilitation.

Abb. 8-6f Frontalansicht der provisorischen Prothese.

Abb. 8-6g Panoramaaufnahme der funktionell belasteten Prothese.

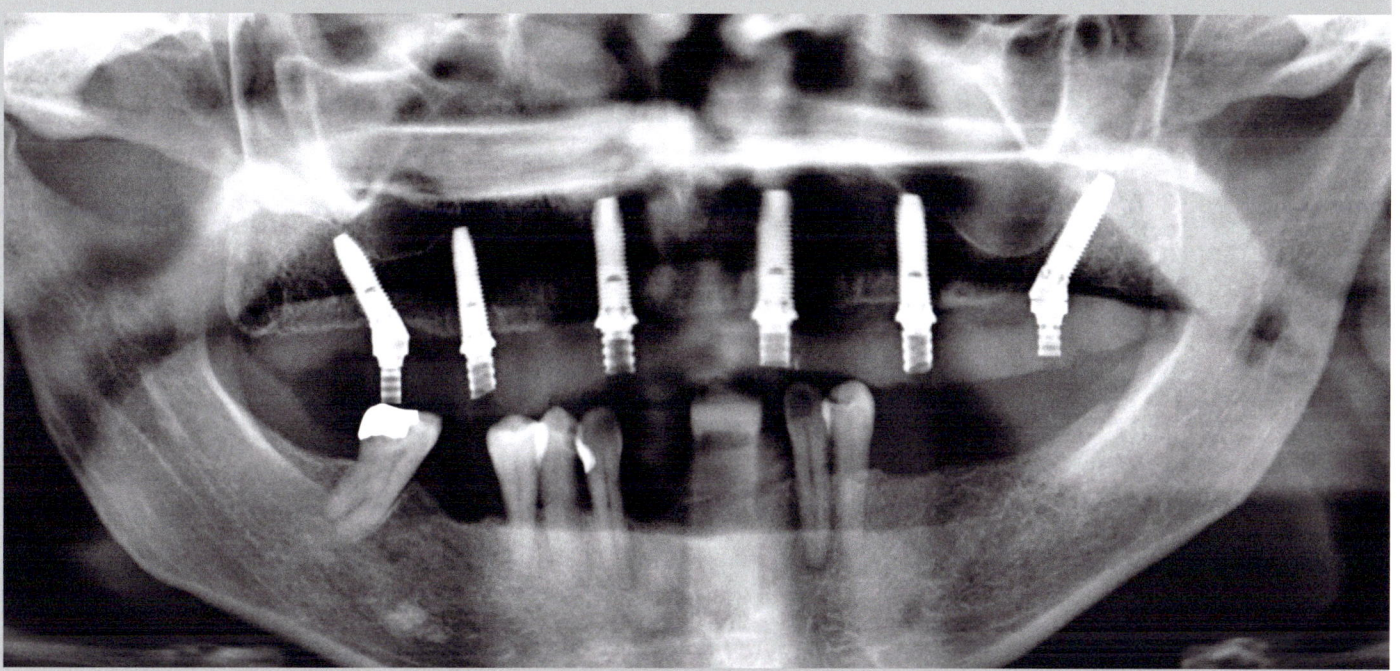

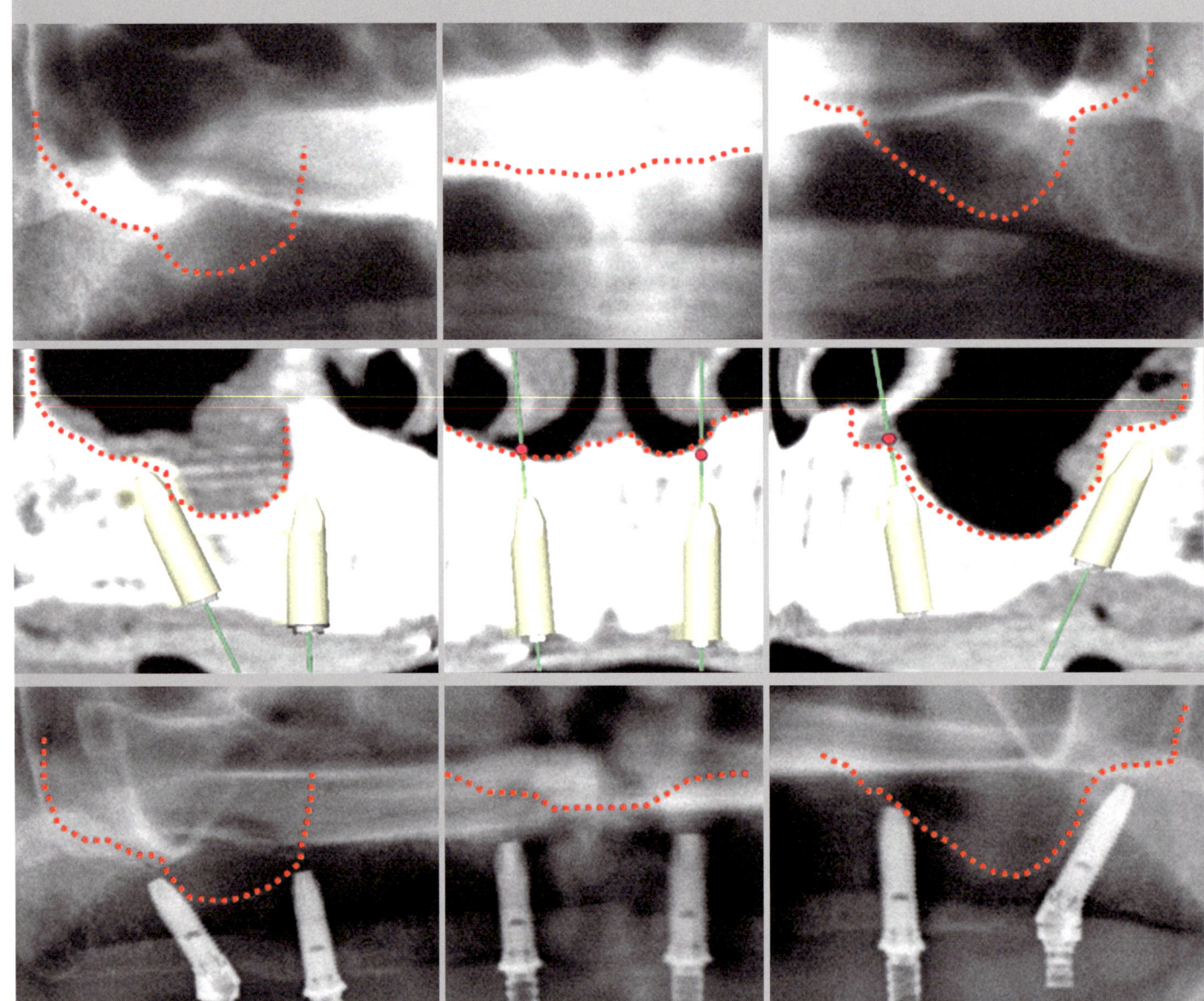

6H	6I	6J
6K	6L	6M
6N	6O	6P

	7A	
7B	7C	7D
	7E	

Abb. 8-6h bis p Perfekte Übereinstimmung von Planung und Operationsergebnis.

Abb. 8-7a Panoramaaufnahme vor der Behandlung.

Abb. 8-7b Präparation des distalen Implantatbetts des zweiten rechten Prämolaren. Beachte die Neigung des 2-mm-Bohrers und die Nähe zum Austritt des Nervus alveolaris inferior.

Abb. 8-7c Einsetzen des Implantats.

Abb. 8-7d Position des Implantatkopfs in Bezug zur Nervenaustrittstelle.

Abb. 8-7e Räumliche Verteilung der Implantate entlang des Alveolarkamms. Die distalen Implantate sind geneigt, die mesialen stehen parallel.

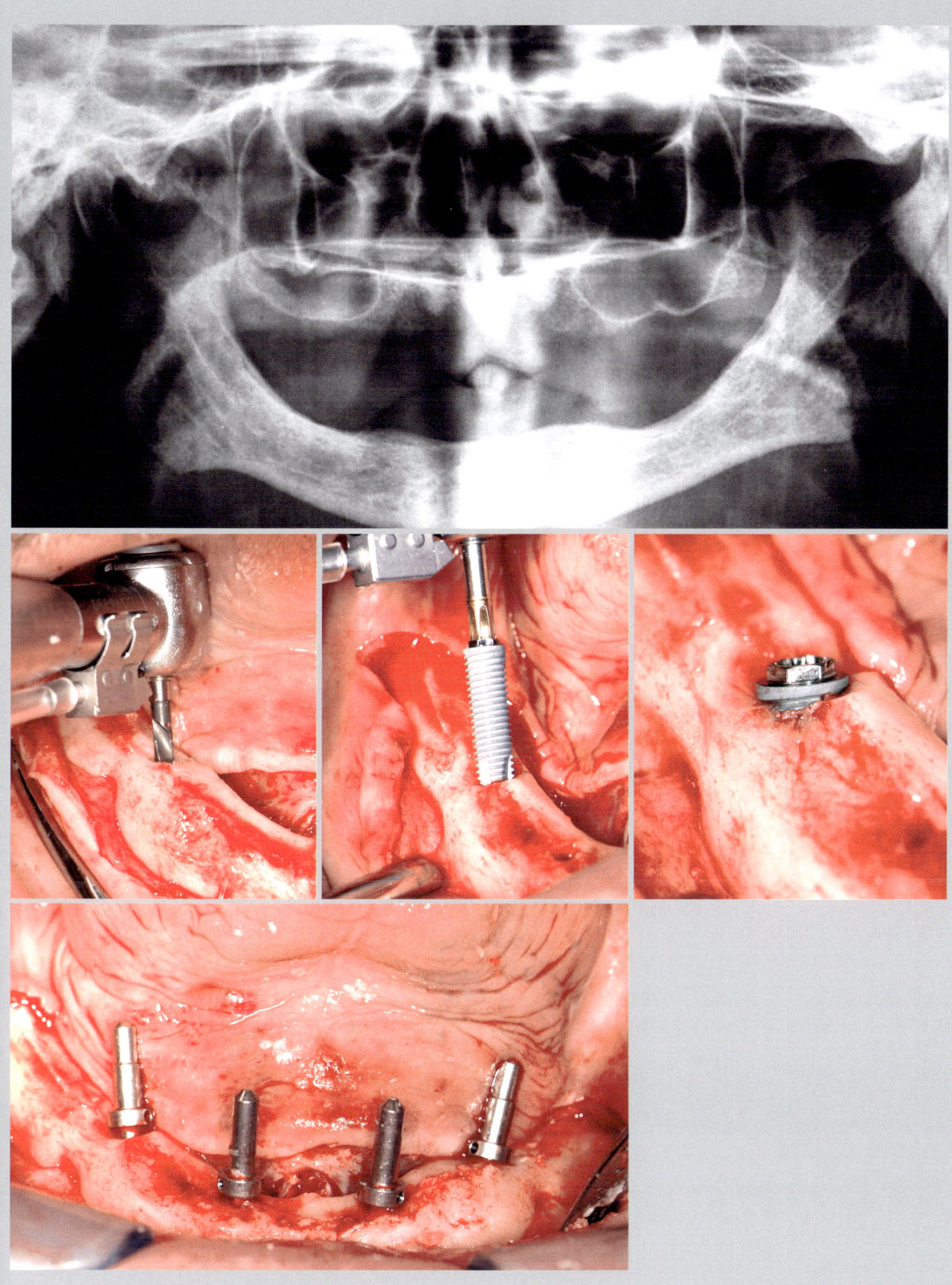

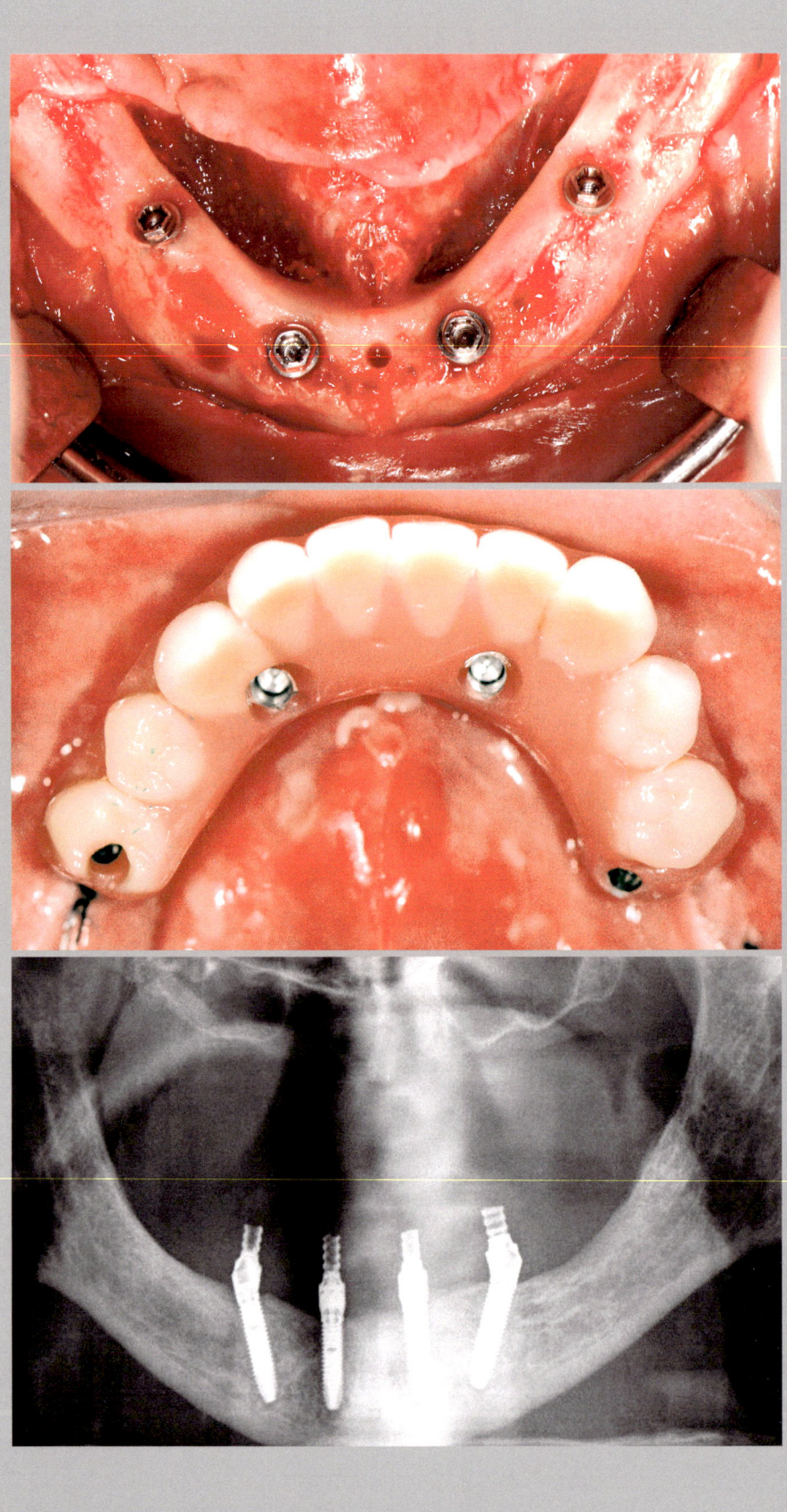

Kapitel 8 — Therapeutische Alternative für die Sofortrehabilitation des atrophischen Kiefers: Verwendung geneigter Implantate

321

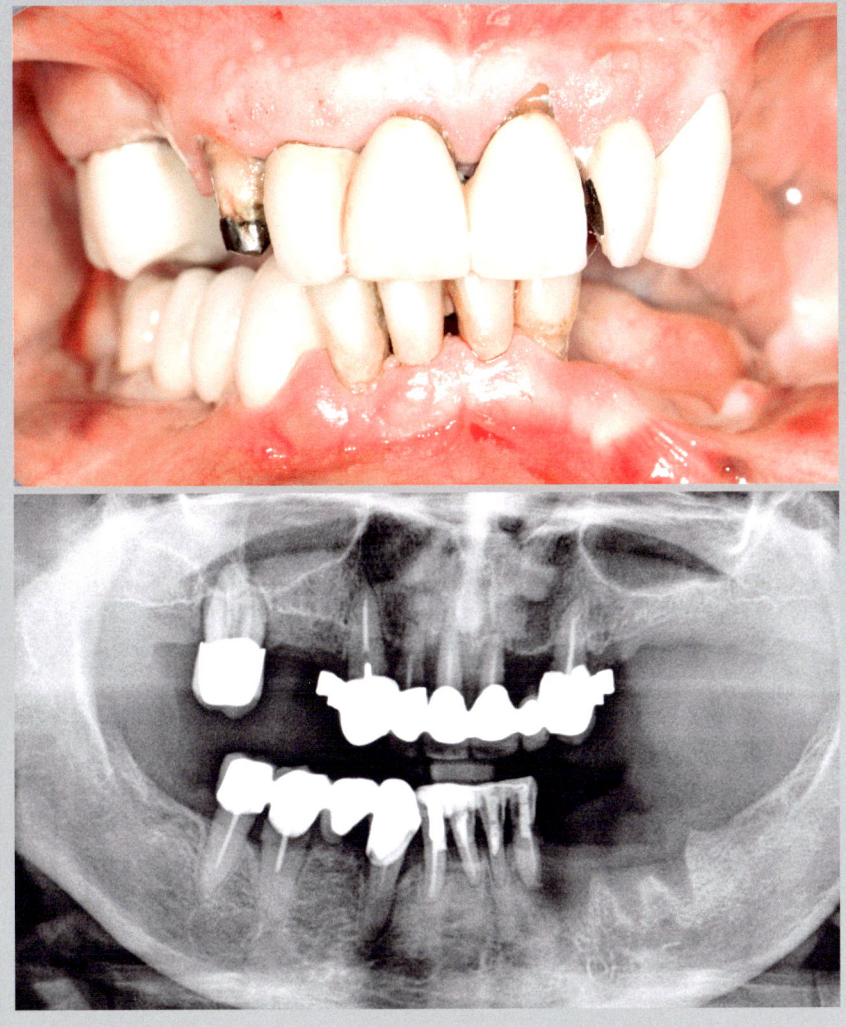

7F	8A
7G	8B
7H	

Abb. 8-7f Okklusalansicht der vier Implantate in situ.

Abb. 8-7g Drei Stunden post-operativ eingesetzte provisorische prothetische Rehabilitation.

Abb. 8-7h Panoramaaufnahme unmittelbar nach dem Einsetzen der provisorischen Prothese.

Abb. 8-8a Frontalansicht der verbliebenen Zähne.

Abb. 8-8b Panoramaaufnahme bei Behandlungsbeginn.

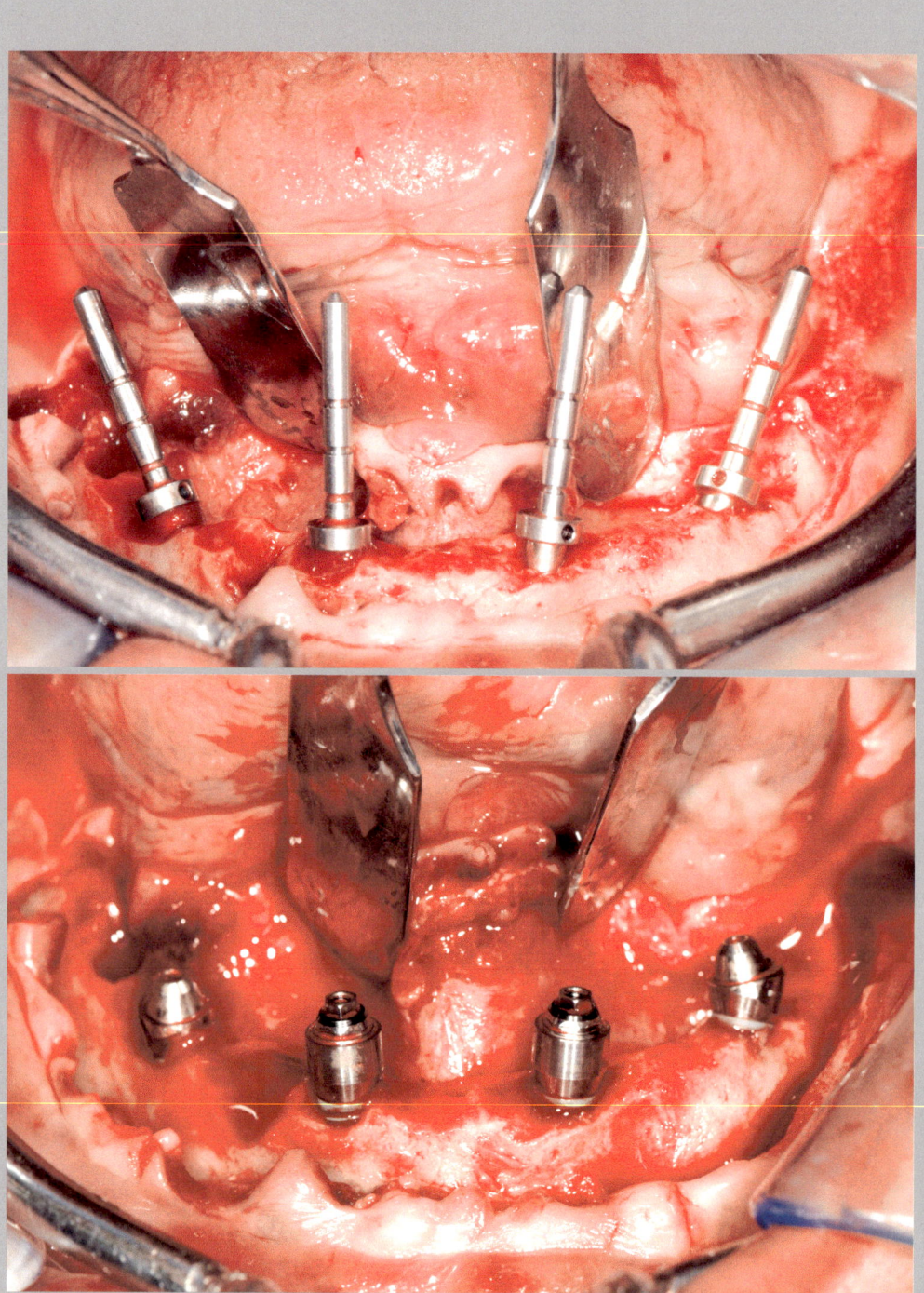

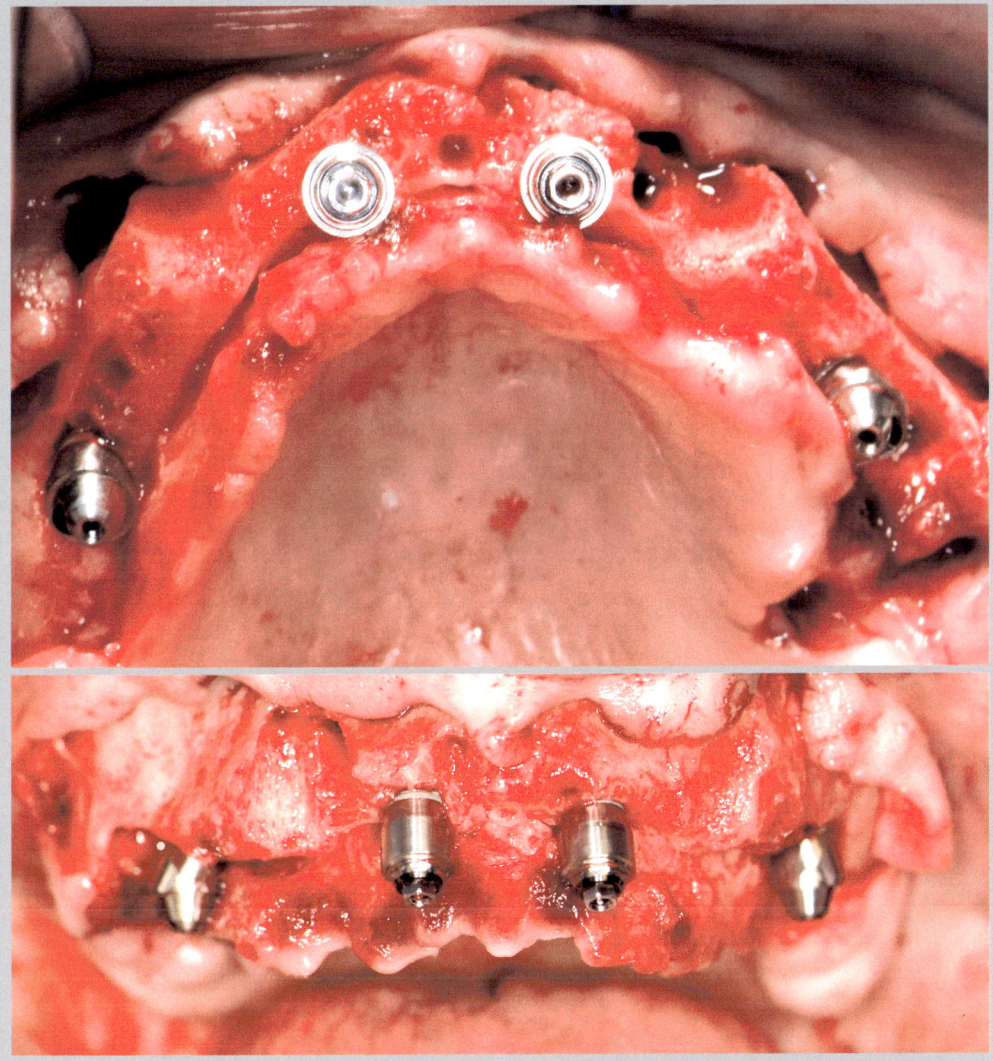

8C	8E
8D	8F

Abb. 8-8c und d Einsetzen der Implantate in den Unterkiefer.

Abb. 8-8e und f Oberkiefer mit vier Implantaten.

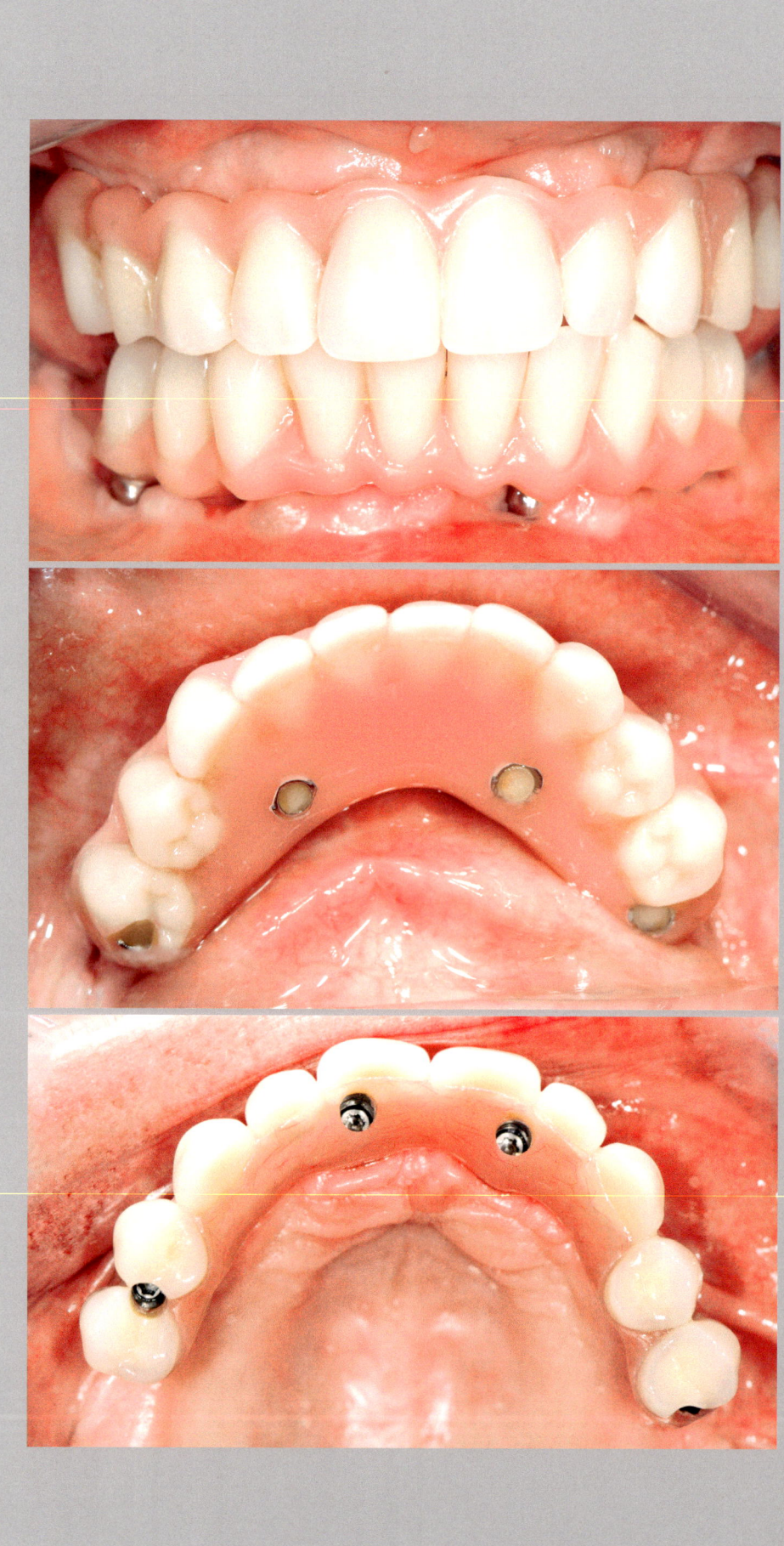

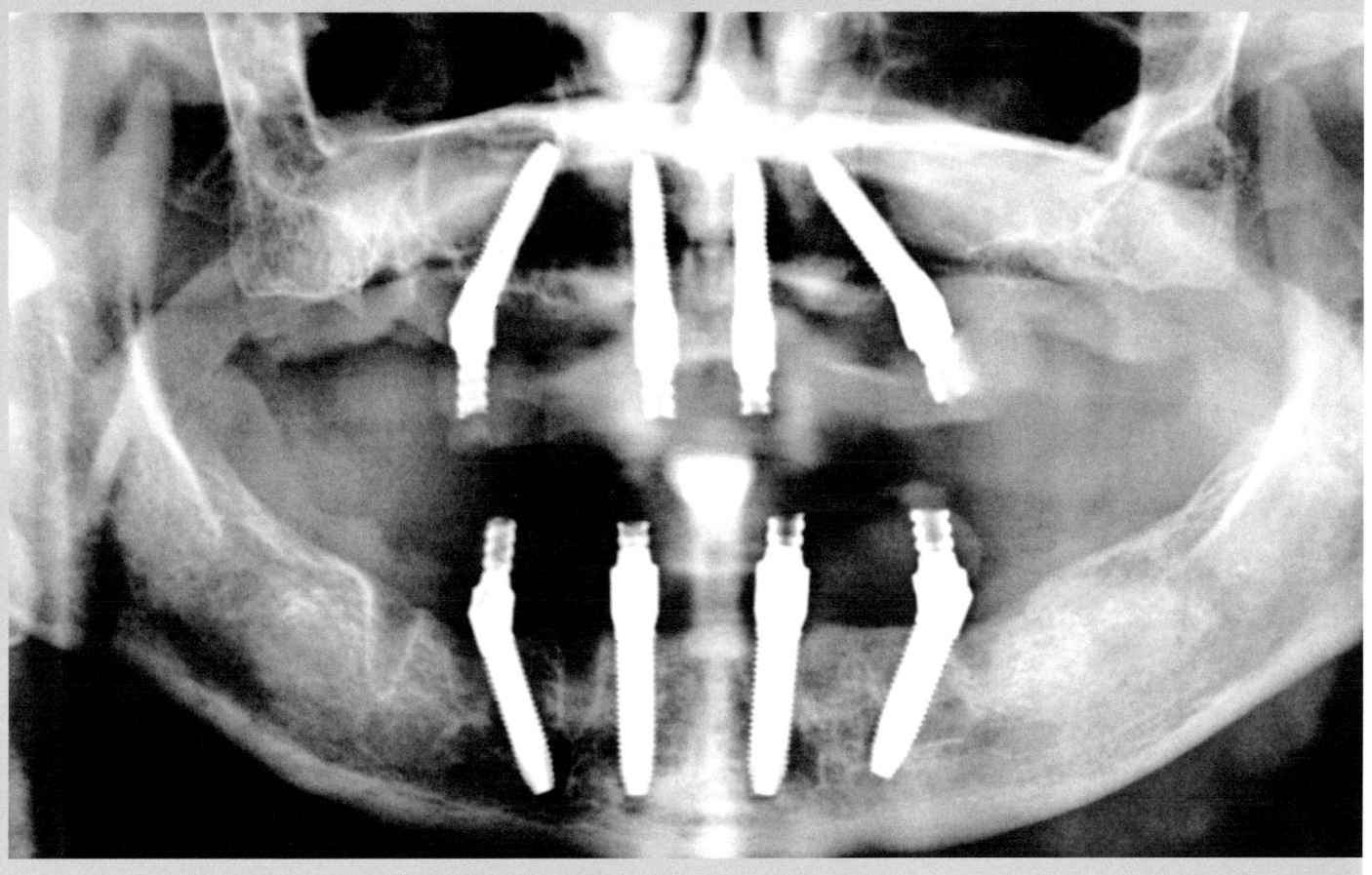

8G	8J
8H	
8I	

Abb. 8-8g bis i
Provisorische Prothesen.

Abb. 8-8j Panoramaaufnahme
wenige Stunden nach
der Sofortrehabilitation.

Tabelle 8-2 V-II-V-Methode: Implantatverteilung abhängig von der Knochenqualität und der Implantatlänge

	Implantatlänge (mm)			
Knochenqualität*	11,5	13	15	Total
D1	0 (0,0%)	6 (4,8%)	5 (3,9%)	11 (8,7%)
D2	3 (2,4%)	36 (28,6%)	34 (27,0%)	73 (58,0%)
D3	4 (3,2%)	20 (15,9%)	13 (10,3%)	38 (29,4%)
D4	1 (0,7%)	4 (3,2%)	0 (0,0%)	5 (3,9%)
Gesamt	**8 (6,3%)**	**66 (52,5%)**	**52 (41,2%)**	**126**

* Klassifikation nach Misch.

Tabelle 8-3 V-II-V-Methode: Implantatüberleben

Zeit (Mon.)	Funktionell belastete Implantate	Kumulative Überlebensrate (%)
Belastung–6	126 (100%)	100
6–12	126 (100%)	100
12–18	114 (90%)	100
18–24	48 (40%)	100
24–36	36 (20%)	100

Tabelle 8-4 V-II-V-Methode: Ergebnisse der von den Patienten ausgefüllten Fragebögen

ÄSTHETIK	Beginn (n = 20)	6 Monate (n = 20)	12 Monate (n = 12)
Ausgezeichnet	4 (20%)	5 (25%)	2 (16,7%)
Sehr gut	13 (65%)	12 (60%)	8 (66,7%)
Gut	2 (10%)	1 (5%)	1 (8,3%)
Ausreichend	1 (5%)	2 (10%)	1 (8,3%)
Schlecht	0	0	0

PHONETIK	Beginn (n = 20)	6 Monate (n = 20)	12 Monate (n = 12)
Ausgezeichnet	4 (20%)	3 (15%)	2 (16,7%)
Sehr gut	12 (60%)	11 (55%)	9 (75%)
Gut	2 (10%)	4 (20%)	1 (6,3%)
Ausreichend	2 (10%)	2 (10%)	0
Schlecht	0	0	0

FUNKTION	Beginn (n = 20)	6 Monate (n = 20)	12 Monate (n = 12)
Ausgezeichnet	3 (15%)	2 (10%)	1 (8,3%)
Sehr gut	12 (60%)	11 (55%)	8 (66,7%)
Gut	4 (20%)	5 (25%)	3 (15%)
Ausreichend	1 (5%)	2 (10%)	0
Schlecht	0	0	0

Kapitel 8 — Therapeutische Alternative für die Sofortrehabilitation des atrophischen Kiefers: Verwendung geneigter Implantate

327

Tabelle 8-5 All-on-four-
Methode: Implantatver-
teilung nach Knochen-
qualität und -angebot

KNOCHENANGEBOT *   **KNOCHENQUALITÄT***

	1	2	3	4	Gesamt
A	10 (4 %)	17 (7 %)	30 (12 %)	0	57 (23 %)
B	14 (5 %)	42 (17 %)	14 (6 %)	0	70 (28 %)
C	54 (22 %)	27 (11 %)	6 (2 %)	0	87 (35 %)
D	24 (10 %)	10 (4 %)	0	0	34 (14 %)
E	0	0	0	0	0
Total	102 (41 %)	96 (39 %)	50 (20 %)	0	248

* Klassifikation nach Lekholm und Zarb[99].

Tabelle 8-6 All-
on-four-Methode:
Implantatüberleben

Zeit (Mon.)	Funktionell belastete Implantate	Kumulative Überlebensrate (%)
Belastung–6	248 (100 %)	100
6–12	248 (100 %)	100
12–18	176 (71 %)	100
18–24	164 (66 %)	100
24–36	112 (45 %)	100
36–48	40 (16 %)	100

Tabelle 8-7 Plaque-
Index (PI) und Bluten
auf Sondierung (BoP)

	6 Mon. (48 Patienten)	12 Mon. (42 Patienten)	18 Mon. (30 Patienten)	24 Mon. (21 Patienten)
PI (%)	13,28 ± 5,99	8,92 ± 7,19	4,93 ± 3,97	3,12 ± 3,68
BoP (%)	3,39 ± 4,82	1,64 ± 3,1	0,42 ± 1,59	0,57 ± 1,88

Abb. 8-9 Implantatvertei-
lung abhängig von Länge
und Knochendichte.

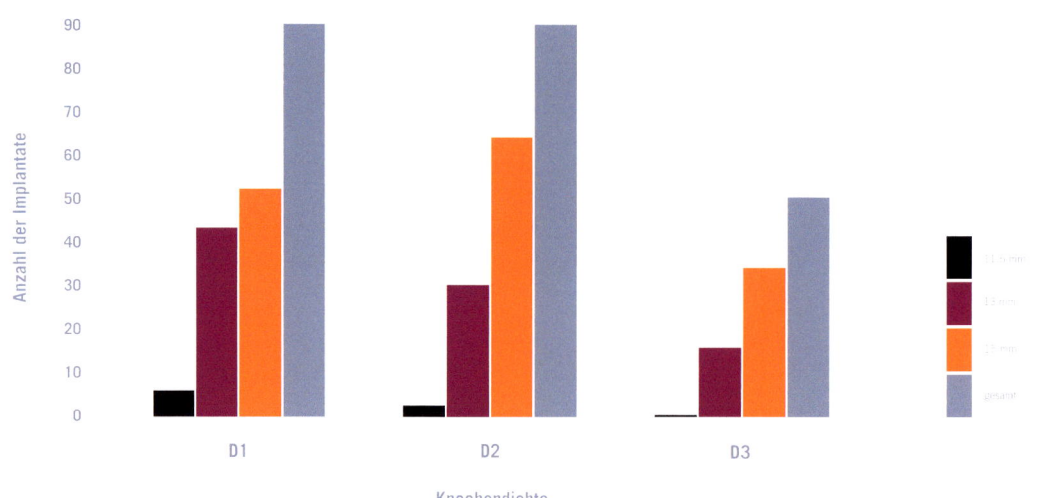

Tabelle 8-8 Analyse des
Implantatüberlebens bei
der All-on-four-Rehabi-
litation im Oberkiefer

Zeit (Mon.)	Funktionell belastete Implantate	Implantatversagen	Überlebensrate im Intervall (%)	Kumulative Über- lebensrate (%)
Belastung–6	160	0	100	100
6–12	124	1	99,2	99,2
12–18	76	0	100	99,2
18–24	56	0	100	99,2
24–36	36	0	100	99,2
36–48	4	0	100	99,2

Table 8-9 → Analye des
Implantatüberlebens bei der
All-on-four-Rehabilitation
im Unterkiefer

Zeit (Mon.)	Funktionell belastete Implantate	Implantatversagen	Überlebensrate im Intervall (%)	Kumulative Über- lebensrate (%)
Belastung–6	332	0	100	100
6–12	292	0	100	100
12–18	236	0	100	100
18–24	192	0	100	100
24–36	168	0	100	100
36–48	76	0	100	100

Auch die durch Belastung des Freiendes auf das endständige Implantat wirkenden Kräfte wurden untersucht.[98] Die für das distale Implantat ermittelten Mikrobelastungen nahmen bei Verlängerung des Freiendsattels von 7 auf 14 mm um 213 %, bei einer Verlängerung auf 14–20 mm um weitere 55 % und bei einer Länge von mehr als 20 mm bis auf 306 % zu.

Durch das Einbeziehen der zweiten oberen Molaren in die Prothese ist das V-II-V-Verfahren auch bei vorhandenen Antagonisten geeignet und gewährleistet eine vollständige und ausgewogene Kaufunktion. Patienten mit kräftiger Kaumuskulatur, brachyzephaler Morphologie und gegebenenfalls einer implantatprothetischen Rehabilitation im Gegenkiefer setzten ihren Zahnersatz in allen seinen Komponenten hohen Belastungen aus. Die Insertion von sechs Implantaten mit günstiger Verteilung und – dank Mehrfachverankerung in kortikalem Knochen – hoher Primärstabilität sowie ein Gerüst mit passivem Sitz und ohne Freienden sorgen auch hier für einen guten Langzeiterfolg [ABB. 8-5].

Erste Ergebnisse einer prospektiven Studie[49] belegen eine chirurgische und prothetische Erfolgsrate von jeweils 100 % bei insgesamt 21 behandelten Patienten und 126 Implantaten sowie einer mittleren Nachbeobachtungszeit von 22 Monaten (Bereich 6–36 Monate) [TABELLEN 8-2 BIS 8-4]. Aufgrund dieser Kurzzeitergebnisse – Langzeitergebnisse fehlen derzeit noch – kann die V-II-V-Methode als valide Alternative bei der Sofortrehabilitation des atrophischen Oberkiefers betrachtet werden.

Zusammengefasst bietet die V-II-V-Methode folgende Vorteile:

- Insertion einer überschaubaren Anzahl von Implantaten und sofortige Rehabilitation des gesamten Zahnbogens
- Implantatlängen von fast immer 13–15 mm bei Knochendichte 2 und 3
- je Seite zwei Pfeiler im Molarenbereich, der am stärksten kaubelastet ist

- keine distalen Extensionen
- keine präprothetische Operation erforderlich

Nachteil der V-II-V-Methode ist die Notwendigkeit der Präparation eines großen Lappens von der Pterygoidregion der einen bis zu derjenigen der anderen Seite mit erheblicher postoperativer Morbidität. Wegen der schweren Einsehbarkeit des Seitenzahnbereichs und der Suche nach einer Verankerung in der Kortikalis des Sinus maxillaris sollte dieses Verfahren zudem nur von erfahrenen Operateuren angewandt werden, die nach präziser klinischer und röntgenologischer Knochenanalyse einen fachgerechten Behandlungsplan aufstellen können. Dank der Einführung der Computer-assistierten Implantation sowie lappenfreier Operationstechniken lassen sich diese Nachteile jedoch überwinden, sodass dieses Verfahren auch einem größeren Kreis von Chirurgen zugänglich werden wird [ABB. 8-6].

KLINISCHE STUDIEN

Eines der innovativsten Verfahren in der Implantatrehabilitation, die in den letzten Jahren entwickelt wurden, ist die implantatprothetische All-on-four-Methode. Klinische Studien haben hierfür hohe kurz- bis mittelfristige Erfolgsraten ermittelt. Die erste retrospektive klinische Studie wurde 2003 veröffentlicht und stellte die Ergebnisse für den Unterkiefer vor.[1] Zwischen April 1998 und Juni 2002 erhielten 44 Patienten insgesamt 176 Implantate nach der All-on-four-Methode. Die ersten 30 Patienten waren nach den Worten des Autors eine „Entwicklungsgruppe", die übrigen 14 Patienten die „Routinegruppe". Von den ersten 30 Patienten erhielten 24 jeweils mehr als vier Implantate (insgesamt 62 Implantate zusätzlich zu den 176). Die zusätzlichen Implantate wurden mesial und distal des Foramen mandibulae eingesetzt und sofort mit Abutments versehen, aber nicht fest mit der provisorischen prothetischen Rehabilitation verbunden.

Angesichts der ermutigenden Ergebnisse bei den ersten 30 Patienten (kumulative Überlebensrate = 96,7 % bei bis zu dreijähriger Belastung) wurde beschlossen, bei den Patienten der Routinegruppe nur die üblichen vier Implantate zu platzieren. Nach einjähriger Belastung betrug die Erfolgsrate der Implantate 98,2 %, mit einer vergleichbaren periimplantären Knochenresorption wie bei Frühbelastungsprotokollen.

Die Erfahrungen der Arbeitsgruppe der Autoren bestätigen die Wirksamkeit der All-on-four-Methode[9] **(SIEHE ABB. 8-7 UND 8-8)**. Insgesamt erhielten 62 Patienten mit einem atrophischen unteren Seitenzahnbereich 248 Implantate **(TABELLE 8-5)**. Die mittlere Nachbeobachtungszeit betrug 22,4 Monate (Bereich 6–43 Monate) mit einer Erfolgsrate für die Implantate und die Prothese von 100 % **(TABELLE 8-6)**. Die periimplantäre Knochenresorption bewegte sich im physiologischen Rahmen und unterschied sich nicht signifikant zwischen axialen und geneigten Implantaten (P > 0,05).

Die Auswertung der von den Patienten ausgefüllten Fragebögen lässt vermuten, dass die ästhetische und funktionelle Zufriedenheit zunimmt, während der Plaque-Index und der Blutungsindex sinken **(TABELLE 8-7)**. Die höchste Zufriedenheit wurde zudem bei den sogenannten Umstellungspatienten ermittelt, vermutlich weil sie durch die Sofortbelastung nicht die psychischen und psychosozialen Folgen eines unbezahnten Gebisses erleiden müssen.

SCHLUSSFOLGERUNGEN

Die All-on-four- und die V-II-V-Methode sind valide Ansätze zur implantatprothetischen Rehabilitation des unbezahnten Ober- und Unterkiefers und insbesondere bei fortgeschrittener Atrophie im Seitenzahnbereich indiziert. Aufgrund der einfachen Durchführung, des minimal-invasiven Operationsprotokolls und der Möglichkeit der Sofortbelastung der Prothese werden diese Verfahren gut von den Patienten angenommen. Beide Methoden haben eine breite theoretische Basis und wurden von wissenschaftlichen Veröffentlichungen bestätigt, die gemeinsam mit den vielversprechenden kurz- und mittelfristigen Ergebnissen ihre Eignung für den klinischen Alltag bestätigen. **(ABB. 8-9; TABELLEN 8-8 UND 8-9)**

LITERATUR

1. Malò P, Rangert B, Nobre M. "All-on-Four" immediate-function concept with Brånemark system implants for completely edentulous mandibles: A retrospective clinical study. Clin Implant Dent Relat Res 2003;5(suppl 1):2–9.

2. Malò P, Rangert B, Nobre M. All-on-4 immediate-function concept with Brånemark System implants for completely edentulous maxillae: A 1-year retrospective clinical study. Clin Implant Dent Relat Res 2005;7(suppl 1):88S–94S.

3. Malò P, Nobre M, Petersson U, Wigren S. A pilot study of completely edentulous rehabilitation with immediate function using a new implant design: Case series. Clin Implant Dent Relat Res 2006;8:223–232.

4. Esposito M, Grusovin MG, Willings M, Coulthard P, Worthington HV. Interventions for replacing missing teeth: Different times for loading dental implants. Cochrane Database Syst Rev 2007;2:CD003878.

5. Esposito M, Grusovin MG, Willings M, Coulthard P, Worthington HV. The effectiveness of immediate, early, and conventional loading of dental implants: A Cochrane systematic review of randomized controlled clinical trials. Int J Oral Maxillofac Implants 2007;22:893–904.

6. Balmer S, Mericske-Stern R. Implant-supported bridges in the edentulous jaw. Clinical aspects of a simple treatment concept. Schweiz Monatsschr Zahnmed 2006;116:729–735.

7. Capelli M, Zuffetti F, Testori T, Del Fabbro M. Immediate rehabilitation of the completely edentulous jaws with fixed prostheses supported by either upright or tilted implants: A multicenter clinical study. Int J Oral Maxillofac Implants 2007;22:639–644.

8.　Khatami A, Smith C. "All-on-Four" immediate function concept and clinical report of treatment of an edentulous mandible with a fixed complete denture and milled titanium framework. J Prosthodont 2008;17:47–51.

9.　Francetti L, Agliardi E, Testori T, Romeo D, Taschieri S, Del Fabbro M. Immediate rehabilitation of the mandible with fixed full prosthesis supported by axial and tilted implants: Interim results of a single cohort prospective study. Clin Implant Dent Relat Res 2008;10:255–263.

10.　Brånemark PI, Hansson BO, Adell R, et al. Osseointegrated implants in the treatment of the edentulous jaw. Experience from a 10-year period. Scand J Plast Reconstr Surg Suppl 1977;16:1–132.

11.　Adell R, Lekholm U, Rockler B, Brånemark PI. A 15-year study of osseointegrated implants in the treatment of the edentulous jaw. Int J Oral Surg 1981;10:387–416.

12.　Adell R, Eriksson B, Lekholm U, Brånemark PI, Jemt T. A long-term study of osseointegrated implants in the treatment of totally edentulous jaws. Int J Oral Maxillofac Implants 1990;5:347–359.

13.　Brånemark PI, Svensson B, Van Steenberghe D. Ten-year survival rate of fixed prostheses on four or six implants ad modum Brånemark in full edentulism. Clin Oral Implants Res 1995;6:227–231.

14.　Ekelund J, Lindquist LW, Carlsson GE, Jemt T. Implant treatment in the edentulous mandible: A prospective study on Brånemark system implants over more than 20 years. Int J Prosthodont 2003;16:602–608.

15.　Astrand P, Ahlqvist J, Gunne J, Nilson H. Implant treatment of patients with edentulous jaws: A 20-year follow-up. Clin Implant Dent Relat Res 2008;10:207–217.

16.　Szmukler-Moncler S, Piattelli A, Favero GA, Dubruille JH. Considerations preliminary to the application of early and immediate loading in dental implantology. Clin Oral Implants Res 2000;11:12–25.

17.　Kawai Y, Taylor JA. Effect of loading time on the success of complete mandibular titanium implant retained overdentures: A systematic review. Clin Oral Implants Res 2007;18:399–408.

18.　Strassburger C, Kerschbaum T, Heydecke G. Influence of implant and conventional prostheses on satisfaction and quality of life: A literature review. Part 2: Qualitative analysis and evaluation of the studies. Int J Prosthodont 2006;19:339–348.

19.　Rangert B, Jemt T, Jorneus L. Forces and moment on Brånemark implants. Int J Oral Maxillofac Implants 1989;4:241–247.

20.　Duyck J, Van Oosterwyck H, Van der Sloten J, De Cooman M, Puers R, Naert I. Magnitude and distribution of occlusal forces on oral implants supporting fixed prostheses: An in vivo study. Clin Oral Implants Res 2000;11:465–475.

21.　Brånemark PI, Engstrand P, Ohrnell LO, Grondahl K, Nilsson P, Hagberg K. Brånemark Novum: A new treatment concept for rehabilitation of the edentulous mandible. Preliminary results from a prospective clinical follow-up study. Clin Implant Dent Relat Res 1999;1:2–16.

22.　Engstrand P, Gröndahl K, Ohrnell LO, Nilsson P, Nannmark U, Brånemark PI. Prospective follow-up study of 95 patients with edentulous mandibles treated according to the Brånemark Novum concept. Clin Implant Dent Relat Res 2003;5:3–10.

23.　Henry PJ, Van Steenberghe D, Blomback U, Polizzi G, Rosenberg R, Urgell JP. Prospective multicenter study on immediate rehabilitation of edentulous lower jaws according to the Brånemark Novum protocol. Clin Implant Dent Relat Res 2003;5:137–142.

24.　Van Steenberghe D, Molly L, Jacobs R, Vandekerckhove B, Quirynen M, Naert I. The immediate rehabilitation by means of a ready-made final fixed prosthesis in the edentulous mandible. Clin Implant Dent Relat Res 2003;5:39–46.

25.　Popper HA, Popper MJ, Popper JP. The Brånemark Novum protocol: Description of the treatment procedure and a clinical pilot study of 11 cases. Int J Periodontics Restorative Dent 2003;23:459–465.

26.　Lekholm U. Patient selection for Brånemark Novum treatment. Appl Osseointegration Res 2001;2:36–40.

27.　Hatano N. The Maxis New. A novel one-day technique for fixed individualized implant-supported prosthesis in the edentulous mandible using Brånemark System implants. Appl Osseointegration Res 2001;2:40–43.

28.　De Bruyn H, Kisch J, Collaert B, Linden U, Nilner K, Dvarsater L. Fixed mandibular restorations on three early-loaded regular platform Brånemark implants. Clin Implant Dent Relat Res 2001;3:176–184.

29.　De Bruyn H, Collaert B. Early loading of machined-surface Brånemark implants in completely edentulous mandibles: Healed bone versus fresh extraction sites. Clin Implant Dent Relat Res 2002;4:136–142.

30.　Engquist B, Astrand P, Anzen B, et al. Simplified methods of implant treatment in the edentulous lower jaw: A 3-year follow-up report of a controlled prospective study of one-stage versus two-stage surgery and early loading. Clin Implant Dent Relat Res 2005;7:95–104.

31.　De Vasconcellos DK, Bottino MA, Saad PA, Faloppa F. A new device in immediately loaded implant treatment in the edentulous mandible. Int J Oral Maxillofac Implants 2006;21:615–622.

32.　Parel S. Tissue-integrated prosthesis. J Oral Implantol 1986;12:435–438.

33.　Rasmussen EJ. Alternative prosthodontic technique for tissue-integrated prostheses. J Prosthet Dent 1987;57:198–204.

34.　Haraldson T, Zarb GA. 10-year follow-up study of the masticatory system after treatment with osseointegrated implant bridges. Scand J Dent Res 1988;96:243–252.

35.　Chapman RJ. Principles of occlusion for implant prostheses: Guidelines for position, timing and force of occlusal contacts. Quintessence Int 1989;20:473–480.

36.　Taylor TD. Fixed implant rehabilitation for the edentulous maxilla. Int J Oral Maxillofac Implants 1991;6:329–336.

37.　Rangert B, Jemt T, Sullivan RM. Load factor control for implants in the posterior partially edentulous segment. Int J Oral Maxillofac Implants 1997;12:360–370.

38.　Lindquist LW, Rockler B, Carlsson GE. Bone resorption around fixtures in edentulous patients treated with mandibular fixed tissue-integrated prostheses. J Prosthet Dent 1988;59:59–63.

39.　Balshi TJ. Preventing and resolving complications with osseointegrated implants. Dent Clin North Am 1989;33:821–868.

40. Naert I, Quirynen M, Van Steenberghe D, Darius P. A study of 589 consecutive implants supporting complete fixed prostheses. Part II: Prosthetic aspects. J Prosthet Dent 1992;68:949–956.

41. Shackleton JL, Carr L, Slabbert JC, Becker PJ. Survival of fixed implant-supported prostheses related to cantilever lengths. J Prosthet Dent 1994;71:23–26.

42. Krekmanov L, Kahn M, Rangert B, Lindström H. Tilting of posterior mandibular and maxillary implants for improved prosthesis support. Int J Oral Maxillofac Implants 2000;15:405–414.

43. Aparicio C, Perales P, Rangert B. Tilted implants as an alternative to maxillary sinus grafting: A clinical, radiologic and periotest study. Clin Implant Dent Relat Res 2001;3:39–49.

44. Aparicio C, Arevalo X, Ouzzani W, Granados C. A retrospective clinical and radiographic evaluation of tilted implants used in the treatment of the severely resorbed edentulous maxilla. Appl Osseointegration Res 2002;3:17–21.

45. Fortin Y, Sullivan RM, Rangert BR. The Marius implant bridge: Surgical and prosthetic rehabilitation for the completely edentulous upper jaw with moderate to severe resorption: A 5-year retrospective clinical study. Clin Implant Dent Relat Res 2002;4:69–77.

46. Calandriello R, Tomatis M. Simplified treatment of the atrophic posterior maxilla via immediate/early function and tilted implants: A prospective 1-year clinical study. Clin Implant Dent Relat Res 2005;7(1 suppl):1S–12S.

47. Koutouzis T, Wennstom J. Bone level changes at axial and non-axial-positioned implants supporting fixed partial dentures: A 5-year retrospective longitudinal study. Clin Oral Implants Res 2007;18:585–590.

48. Testori T, Del Fabbro M, Capelli M, Zuffetti F, Francetti L, Weinstein RL. Immediate occlusal loading and tilted implants for the rehabilitation of the atrophic edentulous maxilla. One-year interim results of a multicenter prospective study. Clin Oral Implants Res 2008;19:227–232.

49. Agliardi EL, Francetti L, Romeo D, Del Fabbro M. Immediate rehabilitation of the edentulous maxilla: Preliminary results of a single-cohort prospective study. Int J Oral Maxillofac Implants 2009;24:887–895.

50. Agliardi E, Francetti L, Romeo D, Taschieri S, Del Fabbro M. Immediate loading in the fully edentulous maxilla without bone grafting: The V-II-V technique. Minerva Stomatol 2008;57:259–263.

51. Clelland N, Gilat A, McGlumphy E, Brantley W. A photoelastic and strain gauge analysis of angle abutments for an implant system. Int J Oral Maxillofac Implants 1993;8:541–548.

52. Clelland N, Lee J, Bimbenet O, Brantley W. A three-dimensional finite element stress analysis of angle abutments for an implant placed in the anterior maxilla. J Prosthodont 1995;4:95–100.

53. Canay S, Hersek N, Akpinar I, Asik Z. Comparison of stress distribution around vertical and angled implants with finite element analysis. Quintessence Int 1996;27:591–598.

54. Brosh T, Pilo R, Sudai D. The influence of abutment angulation on strains and stresses along the bone implant interface: Comparison between two experimental techniques. J Prosthet Dent 1998;79:328–334.

55. Watanabe F, Yoshiaki H, Komatsu S, Ramos T, Fukuda H. Finite element analysis of the influence of implant inclination, loading position, and load direction on stress distribution. Odontology 2003;91:31–36.

56. Satoh T, Maeda Y, Komiyama Y. Biomechanical rationale for intentionally inclined implants in the posterior mandible using 3D finite element analysis. Int J Oral Maxillofac Implants 2005;20:533–539.

57. Zampelis A, Rangert B, Heijl L. Tilting of splinted implants for improved prosthodontic support: A two-dimensional finite element analysis. J Prosthet Dent 2007;97(6 suppl):35S–43S.

58. Sertgöz A, Güvener S. Finite element analysis of the effect of cantilever and implant length on stress distribution in an implant-supported fixed prosthesis. J Prosthet Dent 1996;76:165–169.

59. Bellini CM, Romeo D, Galbusera F, et al. Comparison of tilted versus nontilted implant-supported prosthetic designs for the restoration of the edentulous mandible: A biomechanical study. Int J Oral Maxillofac Implants 2009;24:511–517.

60. Bellini CM, Romeo D, Galbusera F, et al. A finite element analysis of tilted versus nontilted implant configurations in the edentulous maxilla. Int J Prosthodont 2009;22:155–157.

61. Wee AG, Aquilino SA, Schneider RL. Strategies to achieve fit in implant prosthodontics: A review of the literature. Int J Prosthodont 1999;12:167–178.

62. Silverstein LH, Kurtzman GM. Oral hygiene and maintenance of dental implants. Dent Today 2006;25:70–75.

63. Misch CE, Crawford E. Predictable mandibular nerve location. A clinical zone of safety. Int J Oral Implants 1990;7:37–40.

64. Rosenquist B. Is there an anterior loop of the inferior alveolar nerve? Int J Periodontics Restorative Dent 1996;16:40–45.

65. Arouzman MJ, Otis L, Kipnis V, Levine D. Observations of the anterior loop of the inferior alveolar canal. Int J Oral Maxillofac Implants 1993;8:295–300.

66. van Steenberghe D, Naert I, Andersson M, Brajnovic I, Van Cleynenbreugel J, Suetens P. A custom template and definitive prosthesis allowing immediate implant loading in the maxilla: A clinical report. Int J Oral Maxillofac Implants 2002;17:663–670.

67. Marchack CB. An immediately loaded CAD/CAM-guided definitive prosthesis: A clinical report. J Prosthet Dent 2005;93:8–12.

68. van Steenberghe D, Glauser R, Blomback U, et al. A computed tomographic scan-derived customized surgical template and fixed prosthesis for flapless surgery and immediate loading of implants in fully edentulous maxillae: A prospective multicenter study. Clin Implant Dent Relat Res 2005;7(1 suppl):111S–120S.

69. Kupeyan HN, Shaffner M, Armstrong J. Definitive CAD/CAM-guided prosthesis for immediate loading of bone-grafted maxilla: A case report. Clin Implant Dent Relat Res 2006;8:161–167.

70. Marchack C. CAD/CAM-guided implant surgery and fabrication of an immediately loaded prosthesis for a partially edentulous patient. J Prosthet Dent 2007;97:389–394.

Kapitel 8 — Therapeutische Alternative für die Sofortrehabilitation des atrophischen Kiefers: Verwendung geneigter Implantate

333

71. Sanna A, Molly L, van Steenberghe D. Immediately loaded CAD-CAM manufactured fixed complete dentures using flapless implant placement procedures: A cohort study of consecutive patients. J Prosthet Dent 2007;97:331–339.

72. Cheng A, Tee-Khin N, Siew-Luen C, Lee H, Wee AG. The management of a severely resorbed edentulous maxilla using a bone graft and a CAD/CAM-guided immediately loaded definitive implant prosthesis: A clinical report. J Prosthet Dent 2008;99:85–90.

73. Agliardi E, Ciancio P. Riabilitazione con carico immediato del mascellare superiore con utilizzo di impianti angolari: Tecnica V-Two-V. Presented at the Nobel Biocare World Tour, Rimini, Italy, 26–28 October 2006.

74. Agliardi E, Francetti L, Romeo D, Clericò M. V-Two-V technique: Case series [abstract]. Clin Oral Implants Res 2007;104:IVIII.

75. Goene R, Bianchesi C, Huerzeler M, et al. Performance of short implants in partial restorations: 3-year follow-up of Osseotite implants. Implant Dent 2005;14:274–280.

76. Renouard F, Nisand D. Short implants in the severely resorbed maxilla: A 2-year retrospective clinical study. Clin Implant Dent Relat Res 2005;7:104–110.

77. Wallace SS, Froum SJ. Effect of maxillary sinus augmentation on the survival of endosseous dental implants. A systematic review. Ann Periodontol 2003;8:328–343.

78. Del Fabbro M, Testori T, Francetti L, Weinstein R. Systematic review of survival rates for implants placed in the grafted maxillary sinus. Int J Periodontics Restorative Dent 2004;24:565–577.

79. Emmerich D, Att W, Stappert C. Sinus floor elevation using osteotomes: A systematic review and meta-analysis. J Periodontol 2005;76:1237–1251.

80. Balshi TJ, Wolfinger GJ, Balshi SF 2nd. Analysis of 356 pterygomaxillary implants in edentulous arches for fixed prosthesis anchorage. Int J Oral Maxillofac Implants 1999;14:398–406.

81. Bahat O. Osseointegrated implants in the maxillary tuberosity: Report on 45 consecutive patients. Int J Oral Maxillofac Implants 1992;7:459–467.

82. Khayat P, Nader N. The use of osseointegrated implants in the maxillary tuberosity. Pract Periodontics Aesthet Dent 1994;6:53–61.

83. Venturelli A. A modified surgical protocol for placing implants in the maxillary tuberosity: Clinical results at 36 months after loading with fixed partial dentures. Int J Oral Maxillofac Implants 1996;11:743–749.

84. Brånemark PI, Gröndahl K, Ohrnell LO, et al. Zygoma fixtures in the management of advanced atrophy of the maxilla: Technique and long-term results. Scand J Plast Reconstr Surg Hand Surg 2004;38:70–85.

85. Zarb GA, Schmitt A. The longitudinal clinical effectiveness of osseointegrated dental implants in posterior partially edentulous patients. Int J Prosthodont 1993;6:189–196.

86. Nevins M, Langer B. The successful application of osseointegrated implants to the posterior jaw: A long-term retrospective study. Int J Oral Maxillofac Implants 1993;8:428–432.

87. Testori T, Del Fabbro M, Feldman S, et al. A multicenter prospective evaluation of 2-months loaded Osseotite implants placed in the posterior jaws: 3-year follow-up study. Clin Oral Implants Res 2002;13:154–161.

88. Tarnow DP, Emtiaz S, Classi A. Immediate loading of threaded implants at stage 1 surgery in edentulous arches: Ten consecutive case reports with 1- to 5-year data. Int J Oral Maxillofac Implants 1997;12:319–324.

89. Horiuchi K, Uchida H, Yamamoto K, Sugimura M. Immediate loading of Brånemark system implants following placement in edentulous patients: A clinical report. Int J Oral Maxillofac Implants 2000;15:824–830.

90. Grunder U. Immediate functional loading of immediate implants in edentulous arches: Two-year results. Int J Periodontics Restorative Dent 2001;21:545–551.

91. Ibanez JC, Jalbout ZN. Immediate loading of Osseotite implants: Two-year results. Implant Dent 2002;11:128–136.

92. Balshi SF, Wolfinger GJ, Balshi TJ. A prospective study of immediate functional loading, following the Teeth in a Day protocol: A case series of 55 consecutive edentulous maxillas. Clin Implant Dent Relat Res 2005;7:24–31.

93. Olsson M, Urde G, Andersen JB, Sennerby L. Early loading of maxillary fixed cross-arch dental prostheses supported by six or eight oxidized titanium implants: Results after 1 year of loading, case series. Clin Implant Dent Relat Res 2003;5(suppl 1):81–87.

94. Balshi TJ, Wolfinger GJ. Immediate loading of dental implants in the edentulous maxilla: Case study of a unique protocol. Int J Periodontics Restorative Dent 2003;23:37–45.

95. Degidi M, Piattelli A, Felice P, Carinci F. Immediate functional loading of edentulous maxilla: A 5-year retrospective study of 388 titanium implants. J Periodontol 2005;76:1016–1024.

96. Szmukler-Moncler S, Salama H, Reingewirtz J, Dubruille JH. Timing of loading and effect of micromotion on bone-dental implant interface: Review of experimental literature. J Biomed Mat Res B Appl Biomater 1998;43:192–203.

97. Falk H, Laurell L, Lundgren D. Occlusal force pattern in dentitions with mandibular implant-supported fixed cantilever prostheses occluded with complete dentures. Int J Oral Maxillofac Implants 1989;4:55–62.

98. Rodriguez AM, Aquilino SA, Lund PS, Ryter JS, Southard TE. Evaluation of the strain at the terminal abutment site of fixed mandibular implant prostheses during cantilever loading. J Prosthodont 1993;2:93–102.

99. Lekholm U, Zarb G. Patient selection and preparation. In: Brånemark PI, Zarb GA, Albrektsson T (eds). Tissue Integrated Prostheses: Osseointegration in Clinical Dentistry. Chicago: Quintessence, 1985;119–210.

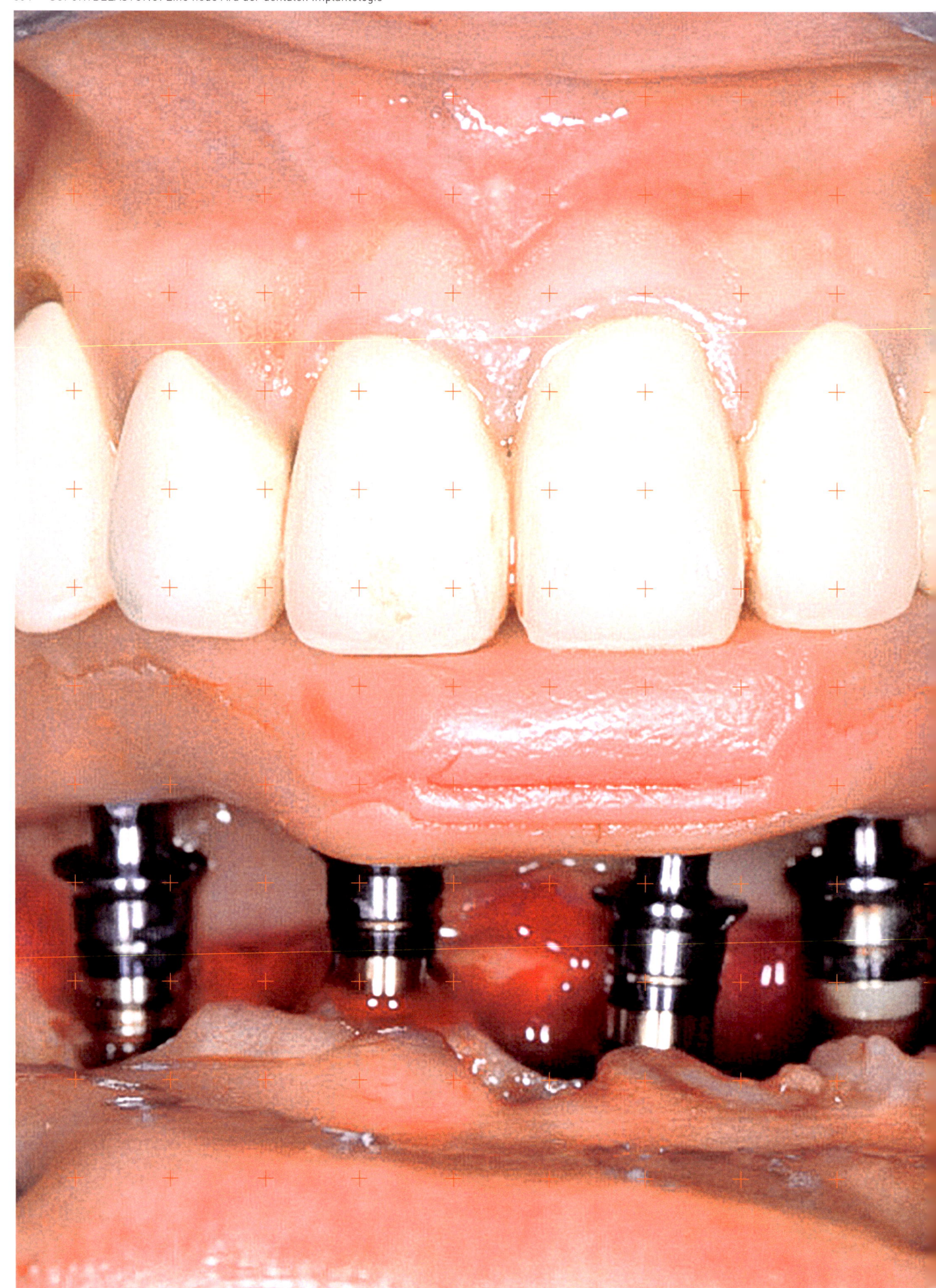

L. BISCARO
A. BECCATTELLI
P. POGGIO

Komplexe Rehabilitationen bei unbezahnten Patienten

09

09

Ein moderner Therapieansatz zur implantatgestützten Rehabilitation beim zahnlosen Patienten muss sowohl die Ziele des Zahnarztes als auch die des Patienten erfüllen.

Die Ziele des Zahnarztes sind:

- **Chirurgische Ziele:** Osseointegration der Implantate; Schaffung einer hygienisch günstigen und ästhetisch ansprechenden Weichgewebeanatomie
- **Prothetische Ziele:** Herstellung eines Zahnersatzes, der über lange Zeit Funktion und Ästhetik sicherstellt
- **Ergonomische Ziele:** Behandlung mit erfolgreichen und gut funktionierenden Verfahren

Ziele aufseiten des Patienten sind:

- Sicherstellung einer angemessenen Lebensqualität während der Behandlung, Reduktion der Behandlungsdauer und der operativen Eingriffe sowie Interimsversorgung mit einem geeigneten Provisorium
- Verbesserung der Lebensqualität nach Behandlungsende, Wiederherstellung von Funktion und Ästhetik

Das ursprüngliche Brånemark-Protokoll verbessert die Lebensqualität zwar nach Abschluss der Behandlung mit guter Vorhersagbarkeit,[1,2] schränkt sie aber während der Behandlung erheblich ein, vor allem weil nach der Implantation zunächst keine Prothese getragen werden kann, weshalb dieses Protokoll heute von den Patienten oft abgelehnt wird.

Die Sofortbelastung von Implantaten kann hingegen *alle* Behandlungsziele erfülle, sofern *(1)* die Ziele aller operativen und prothetischen Phasen vom Zahnarzt verinnerlicht wurden und *(2)* das am besten geeignete Verfahren ausgewählt wurde. Ziel der operativen Phase ist die primäre Implantatstabilität; der Erfolg hängt vom Operationsverfahren, vom Implantattyp und von patientenbedingten Faktoren ab.[3] Ziel der postoperativen Phase ist die Osseointegration. Die Art der Prothese ist entscheidend für die Begrenzung der Mikrobewegungen auf 100–150 μm, sodass es zur Osseointegration und nicht zur fibrösen Einscheidung kommt.[4–11]

In den prothetischen Phasen der Sofortbelastung sollte anhand der präoperativ erhobenen klinischen Daten ein ästhetisch und funktionell akzeptables Provisorium hergestellt werden können. Dieses Provisorium stellt die Lebensqualität des Patienten während der Behandlung sicher und dient zudem als Referenz für die definitive Prothese[12] (ABB. 9-1 UND 9-2).

Dieses Kapitel diskutiert die Prothesentypen und prothetischen Verfahren, die zur Behandlung von Patienten mit bereits eingetretener oder bevorstehender vollständiger Zahnlosigkeit geeignet sind.

PROTHESENTYP

Im Rahmen des Sofortbelastungsprotokolls können verschiedene Prothesentypen verwendet werden. Sie bestehen meist aus Kunststoff oder Kunststoff mit einem Metallgerüst und können verschraubt oder zementiert sein. Es besteht Übereinkunft darüber, dass die Prothese die Implantate fest miteinander verbinden und die Kräfte gleichmäßig verteilen sollte. Allerdings gibt es keine Daten, aus denen sich die am besten geeignete Prothese ableiten lässt. Tatsächlich lässt sich Osseointegration sowohl mit reinen Kunststoffprothesen[13–16] als auch mit metallverstärkten[9,17] und verschraubten Kunststoffprothesen erzielen.[13,16–20] Implantatversagen während der Sofortbelastung wird (der Literatur zufolge) häufig durch prothetische Faktoren, wie fehlende Präzision, fehlenden Passivsitz,[21] okklusale Überlastung,[22] Dezementierung,[21] Prothesenbruch[9,17] und den Wunsch oder die Notwendigkeit eines Prothesentauschs während der Heilungsphase verursacht.[22]

All diese Faktoren führen direkt oder indirekt zu starken Mikrobewegungen der Implantate während der primären Heilungsphase.

Deshalb sollte keinesfalls ein Verfahren gewählt werden, bei dem die Prothese während dieser Phase ersetzt oder herausgenommen werden muss. Außerdem sind durch die gewählte Prothese die Risikofaktoren für eine gestörte Osseointegration, wie fehlender Passivsitz, Zementlockerung und Prothesenbruch, zu minimieren oder zu eliminieren.

Zwar vermögen reine Kunststoffprothesen ebenso wie solche mit Metallgerüst die einwirkenden Kräfte gleichmäßig zu verteilen, unzureichend dicke Kunststoffprothesen können jedoch brechen. Dann muss die Prothese entfernt und nach der Reparatur wieder eingesetzt werden, was während der initialen Heilungsphase zu verheerenden Mikrobewegungen führt. Durch ein Provisorium mit starkem Metallgerüst lässt sich ein Bruch in allen klinischen Situationen zuverlässig vermeiden.

Die spannungsfreie Passung zementierter Prothesen ist leichter zu erreichen, allerdings besteht insbesondere bei kurzen Abutments die Gefahr der Zementlockerung.[21] Die Zementlockerung per se, aber auch die Notwendigkeit, zementiert gebliebene Teile zu lösen, führt zu Mikrobewegungen und Belastungskonzentrationen. Bei verschraubten Lösungen ist ein passiver Sitz nur durch exaktes Vorgehen zu erreichen, dafür ist die Gefahr einer Schraubenlockerung geringer als die einer Dezementierung und das Einsetzen der Prothese gestaltet sich erheblich einfacher.

Aus diesen Gründen bevorzugen die Autoren verschraubte Provisorien mit gegossenem Metallgerüst, die im Unterkiefer während der ersten drei Monate und im Oberkiefer während der ersten vier bis sechs Monate nicht entfernt werden müssen. Das verwendete Herstellungsverfahren (ABB. 9-3) stellt Präzision und passiven Sitz sicher und erfüllt alle funktionellen und ästhetischen Anforderungen.

TECHNISCHE ANALYSE DER PROTHETISCHEN VERFAHREN

Das ideale prothetische Verfahren für die Sofortbelastung sollte:
- in allen klinischen Situationen einsetzbar sein; die chirurgische Phase und vor allem das Erreichen einer adäquaten Primärstabilität nicht stören.
- insbesondere bei unbezahnten Patienten den Einsatz herausnehmbarer Prothesen vermeiden.
- die Verwendung aller präoperativ gewonnenen Informationen ermöglichen.
- den direkten Übergang von der chirurgischen Phase zum Einsetzen der Prothese ermöglichen, entweder unmittelbar nach der Operation oder 24–48 Stunden postoperativ.
- die Herstellung eines Provisoriums mit den zuvor genannten biomechanischen, ästhetischen und funktionellen Merkmalen ermöglichen.

Die bei Sofortbelastungsprotokollen verwendeten prothetischen Verfahren lassen sich in drei Gruppen einteilen, für die von verschiedenen Autoren Varianten vorgeschlagen wurden: *(1)* die Verwendung einer vorhandenen oder neu hergestellten herausnehmbaren Prothese, die entweder in eine festsitzende Prothese umgewandelt (Konversionsprothese) oder zum Übertragen der Implantatpositionen und der Kieferrelation verwendet wird, *(2)* eine intraoperative Abformung mit oder ohne Kieferrelationsbestimmung und *(3)* computergestützte Verfahren, die nicht Gegenstand dieses Kapitels sein sollen. Die Autoren schlagen vor, diese drei Möglichkeiten um ein originäres Verfahren zu erweitern: die sogenannte Ein-Modell-Technik (s. u.). Jedes dieser Verfahren hat Vor- und Nachteile und die Wahl richtet sich nach dem Kosten-Nutzen-Verhältnis des jeweiligen Falls.

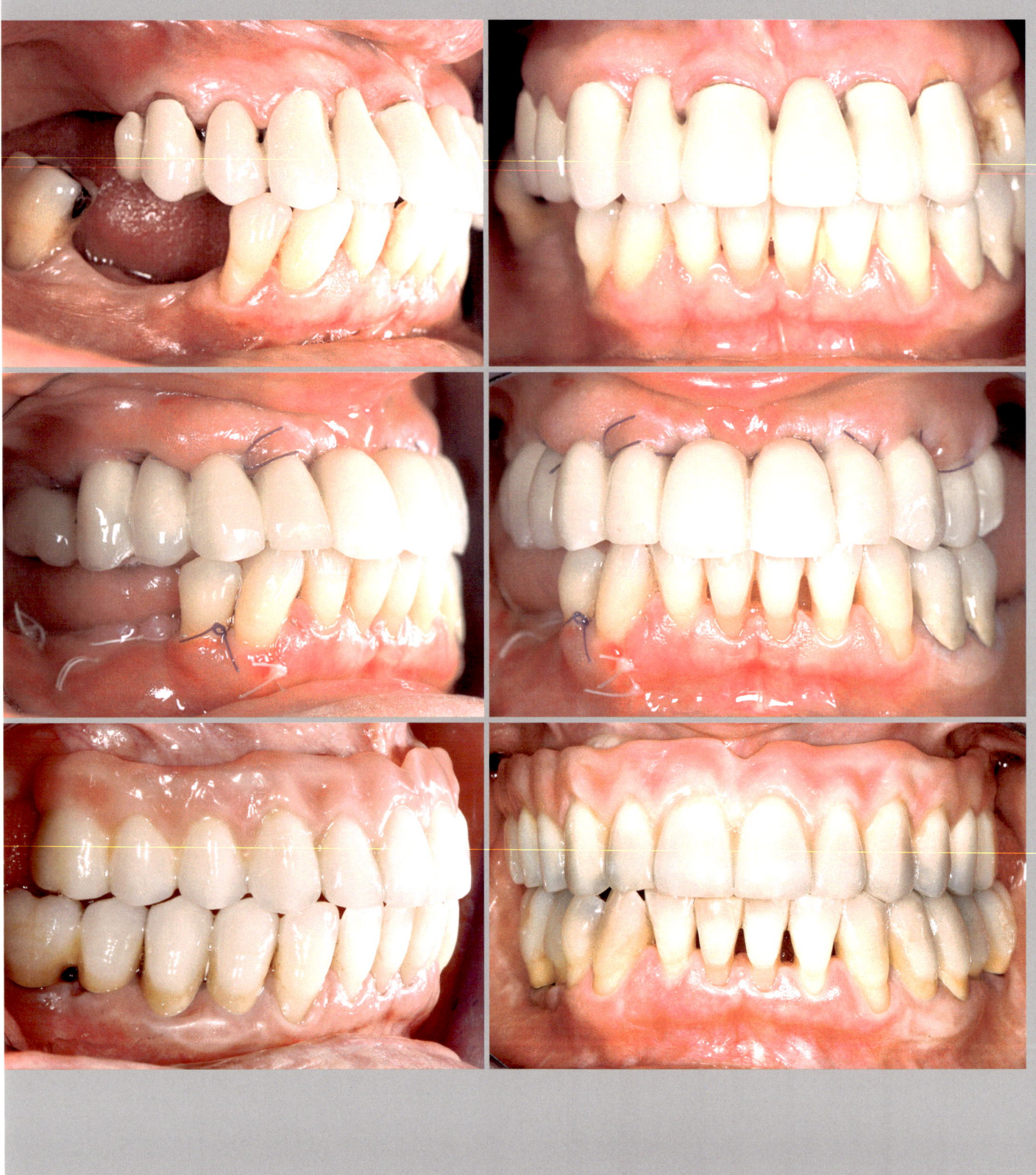

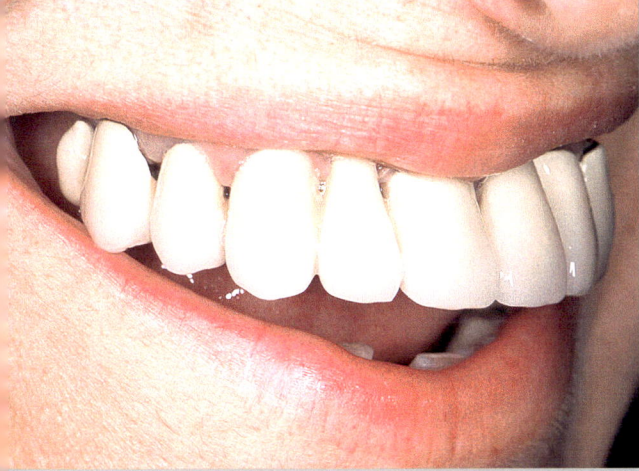

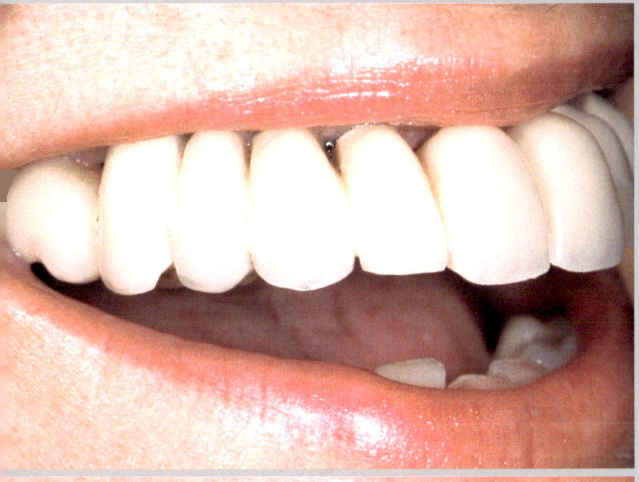

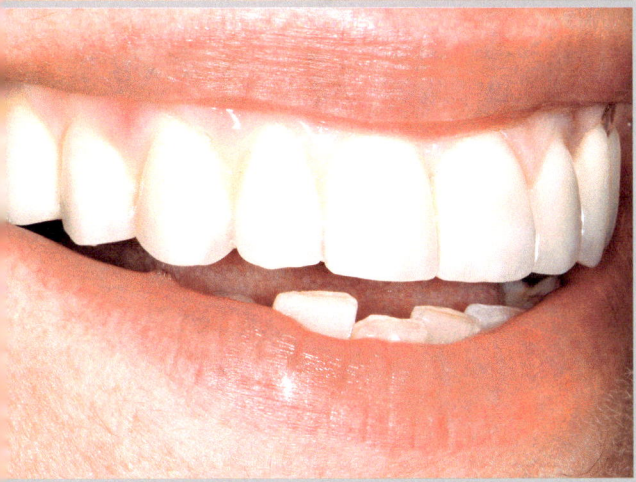

1A	1B	1C
1D	1E	1F
1G	1H	1I

Abb. 9-1 55-jähriger Patient mit einer schweren generalisierten adulten Parodontitis. Der Behandlungsplan sah die Rehabilitation mit implantatgestütztem Zahnersatz im Oberkiefer sowie beidseits im unteren Seitenzahnbereich vor.

Abb. 9-1a bis c Präoperativer Befund. Skelettale Klasse III mit retrognathem Oberkiefer, die durch die labiale Inklination der prothetischen Oberkieferzähne ausgeglichen wird; relativ hohe Lachlinie. Es bestand weder eine funktionelle noch eine ästhetische Indikation zur Erhöhung der Vertikaldimension (was die sagittale Relation verbessert hätte), aber die Länge der oberen Schneidezähne musste erhalten bleiben, ohne die Okklusionsebene zu verändern. Schon während der Planungsphase ließ sich vorhersagen, dass das sagittale Missverhältnis der beiden Zahnbögen nach Extraktion der Oberkieferzähne zunehmen und zu ästhetischen Problemen führen würde, die sich mit einer herausnehmbaren Prothese hätten beheben lassen.

Abb. 9-1d bis f Die Oberkieferzähne wurden extrahiert und gleichzeitig die Implantate eingesetzt und sofortbelastet. Mit der Ein-Modell-Technik (siehe Abb. 9-7) ließen sich die präoperativ gewonnen funktionellen und ästhetischen Informationen auf die provisorische Prothese übertragen, die 24 Stunden postoperativ eingesetzt wurde. In den Seitenansichten wird das anormale Profil der oberen Schneidezähne deutlich, das erforderlich war, um einen ausreichenden Overbite und Overjet zu erzielen. Nach der Heilung wurden die ästhetischen Auswirkungen der dentalen Kompensation der skelettalen Veränderung deutlich; sie erwiesen sich als inakzeptabel für den Patienten.

Abb. 9-1g bis i Eine herausnehmbare Prothese mit einem breiten labialen Rand ermöglichte eine orthopädisch-prothetische Kompensation, die das ästhetische Problem löste. Alle funktionellen und ästhetischen Parameter der provisorischen Prothese wurden auf die definitive Prothese übertragen. In diesem Fall war die Behandlung dank des vor allem prothetischen und weniger chirurgisch dominierten Vorgehens relativ einfach, indem mit sehr wenigen Sitzungen von der initialen Situation auf das Provisorium und von dort auf die definitive Prothese umgestellt wurde.

2A	2B
2C	2D

Abb. 9-2 60-jähriger Patient mit Unterkieferprothese und einigen nicht erhaltungswürdigen Zähnen im Oberkiefer.

Abb. 9-2a und b Der Behandlungsplan sah eine implantatgestützte Rehabilitation beider Zahnbögen vor. Da vor der zweizeitig durchgeführten Implantation mit Sofortbelastung keine adäquate prothetische Planung erfolgt war, erwies sich die provisorische Versorgung, obwohl sie eine erfolgreiche Osseointegration der Implantate sicherstellen konnte, aus ästhetischer und funktioneller Sicht eindeutig als unzureichend.

Abb. 9-2c und d Die Provisorien konnten keine verwertbaren funktionellen oder ästhetischen Hinweise liefern, was sich unweigerlich negativ auf die Effizienz der weiteren Behandlung auswirkte, und bis zur Fertigstellung der definitiven Prothesen (verschraubte Torontobrücke im Unterkiefer, herausnehmbare Prothese im Oberkiefer) waren zahlreiche Zwischeneinproben erforderlich.

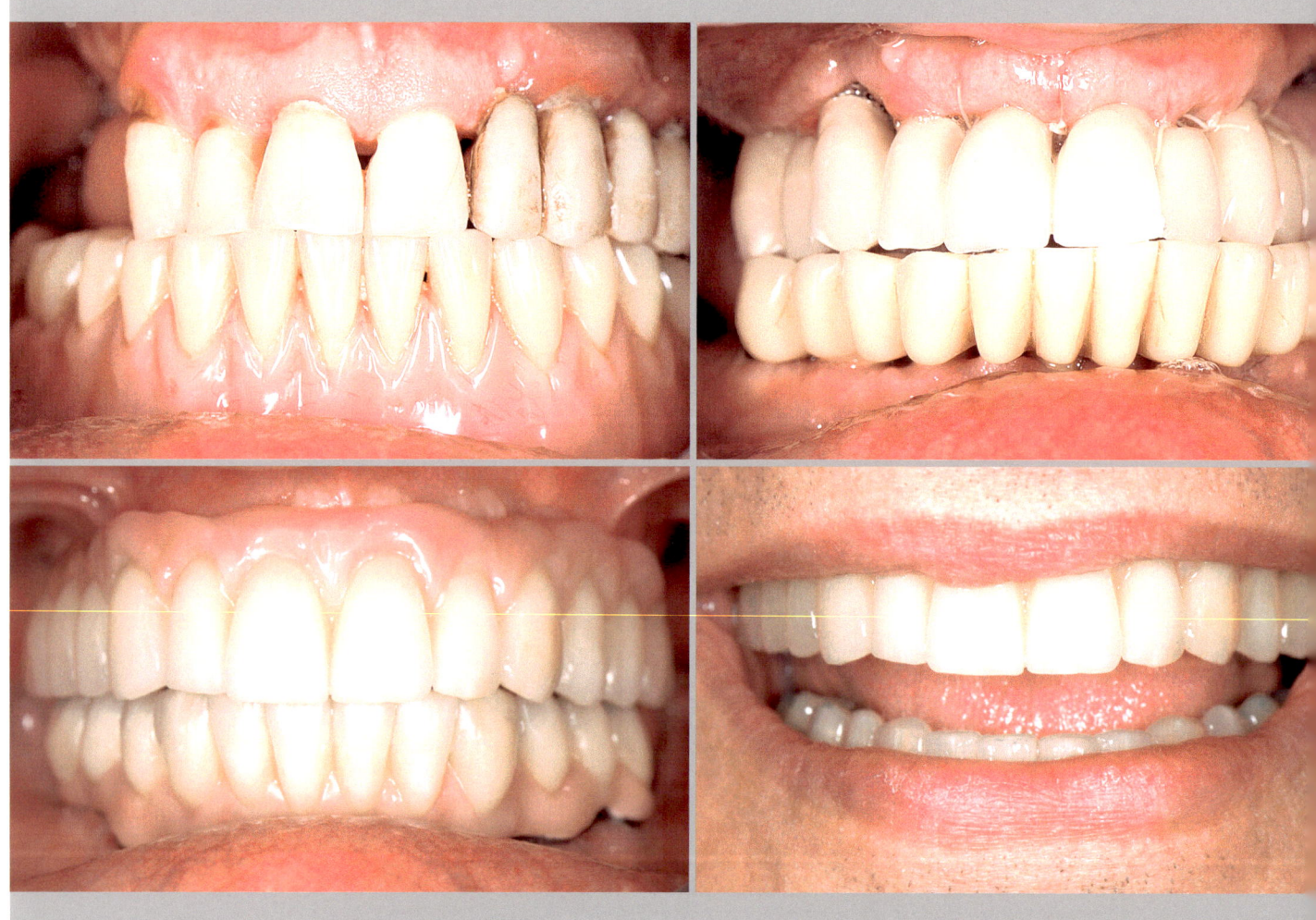

3A	3B
3C	3D

Abb. 9-3 48-jähriger Patient mit zwei wegen schwerer Parodontitis potenziell unbezahnten Kiefern.

Abb. 9-3a und b Die Behandlungsplanung sah festsitzende implantat-gestützte Prothesen in beiden Zahnbögen vor. Voraussetzung war, dass die gesamte Behandlung ohne Rückgriff auf herausnehmbare Proviso-rien erfolgte. Zunächst wurde der Oberkiefer mit einem vorgefertigten metallverstärkten Provisorium versorgt und die Extraktion der Zähne im unteren Seitenzahnbereich durchgeführt. Präoperativ wurde ein Wax-up der Prothese auf den Studienmodellen angefertigt, die mit der Ein-Modell-Technik zu Meistermodellen umfunktioniert worden waren (siehe Abb. 9-7). Die Vertikaldimension wurde leicht erhöht; die unteren Schneidezähne wurden etwas aufgerichtet, die oberen Schneidezähne gekürzt und nach palatinal geneigt und die Okklusionsebene anhand der horizontalen Referenzlinien neu ausgerichtet. Das Wax-up wurde in Silikon dupliziert. In der chirurgischen Phase wurden alle noch ver-bliebenen Zähne extrahiert und gleichzeitig die Implantate gesetzt und sofortbelastet.

Abb. 9-3c und d Im Labor wurde die Position der Implantatanaloga mit einer Schiene überprüft. Anschließend wurden die vorgefertigten pro-visorischen Titan-Abutments parallel ausgerichtet, wobei das exakt auf das Modell reponierte Silikonduplikat des Wax-ups als Referenz diente.

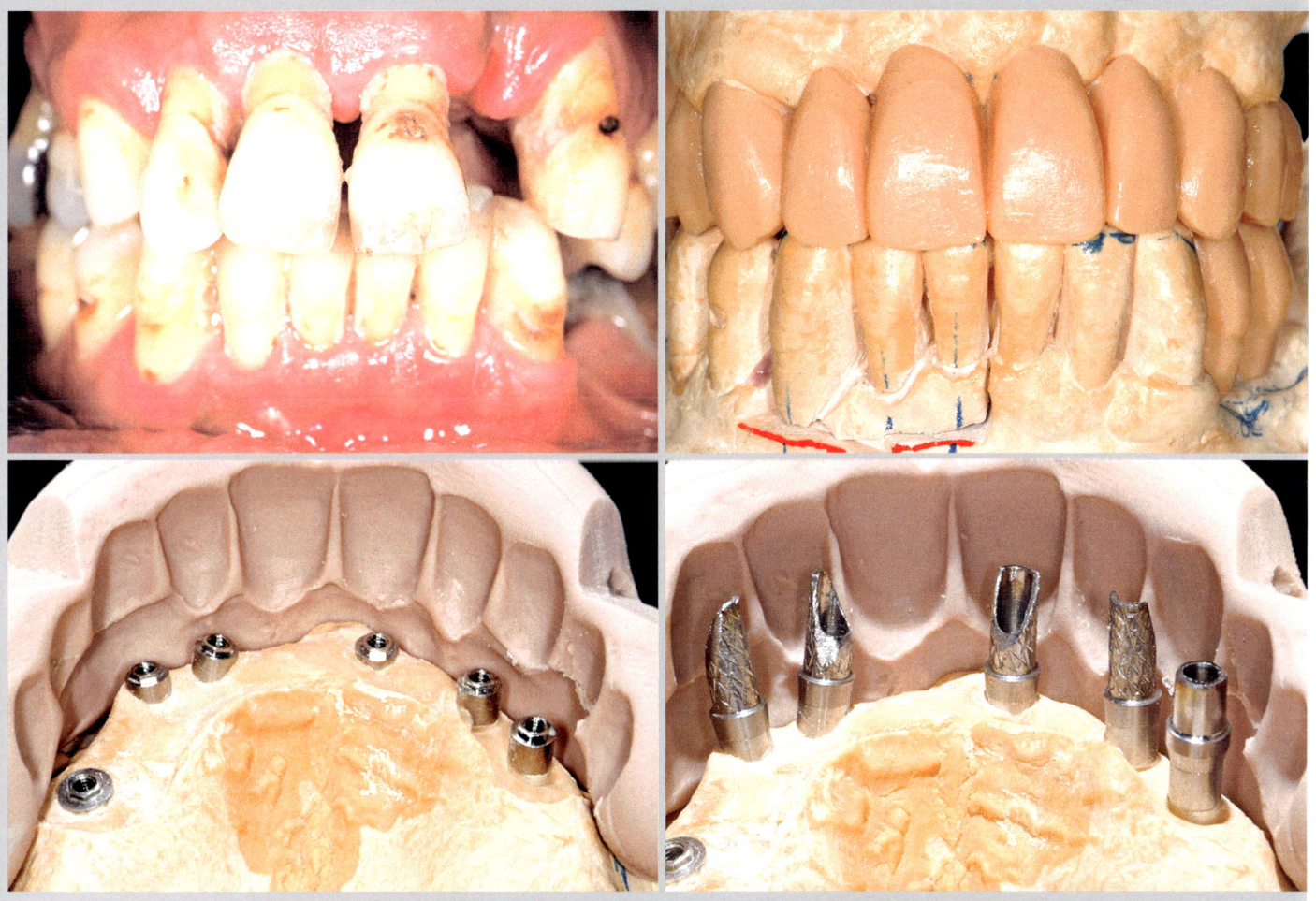

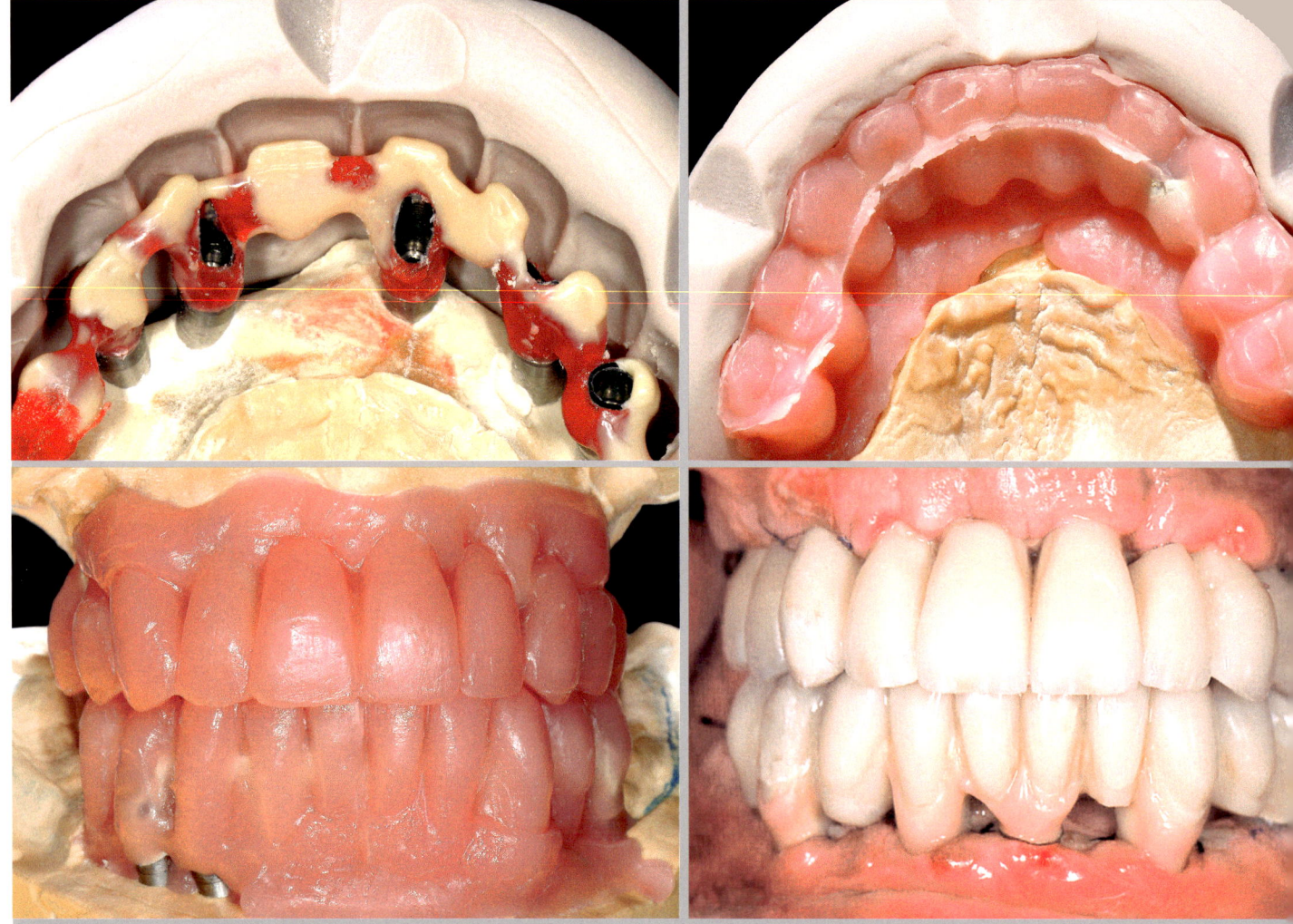

3E	3F
3G	3H

Abb. 9-3e bis h Das Metallgerüst wurde in einer NEM-Legierung gegossen und mit einem Zweikomponentenzement, der von den Zahntechnikern normalerweise zum Verbinden von Metallstrukturen verwendet wird, auf die Abutments zementiert. Das Silikonduplikat wurde mit Wachs ausgegossen; so ließen sich die Formen und Volumina des Wax-up reproduzieren. Die Überführung in Kunststoff erfolgte in der Muffel.

Das Ergebnis war eine direkt mit den Implantaten verschraubte Prothese, die dank der Kontrolle der Implantatanaloge und des Rückgriffs auf vorgefertigte Abutments präzise passte und deren passiver Sitz durch die Zementierung des Metallgerüstes sichergestellt war.

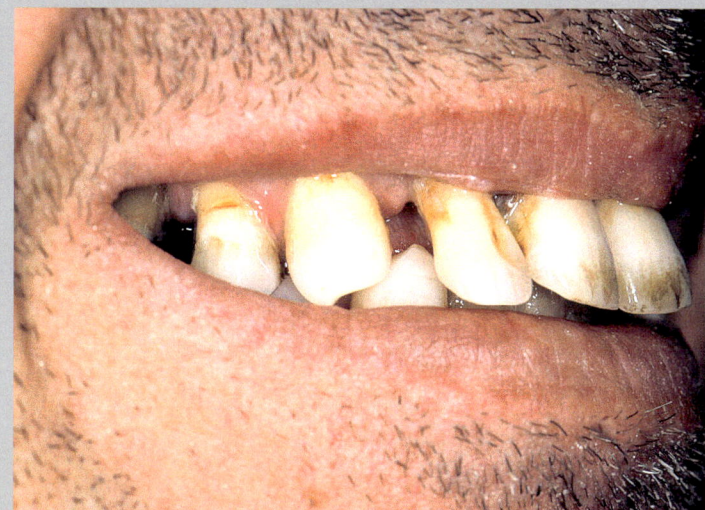
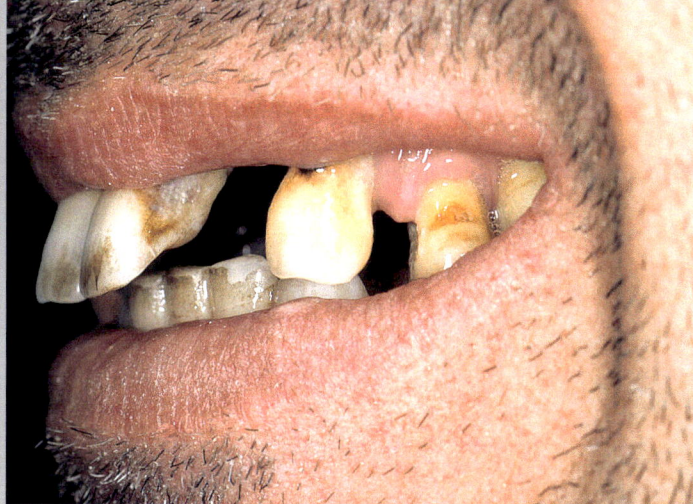
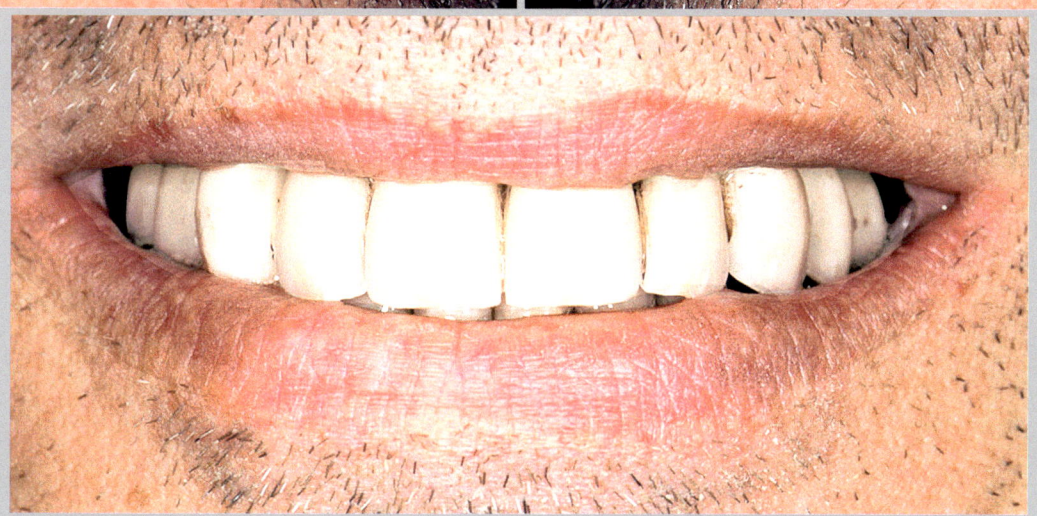

3I	3J
3K	

Abb. 9-3i bis k Extraorale Aufnahmen, die den Befund bei der Erstvorstellung (i und j) dem nach Eingliederung des Provisoriums (k) gegenüberstellen, das gut auf den Mund und das Gesicht des Patienten abgestimmt ist. Dies war möglich, weil alle prächirurgisch gewonnenen Informationen mit einem Silikonduplikat des Wax-up auf das Meistermodell übertragen wurden. So kann das Provisorium als valide Vorlage für den definitiven Zahnersatz dienen.

KONVERSIONSPROTHESE

Für die Herstellung einer Konversionsprothese[23] werden (von fast allen Implantatherstellern vertriebene) vorgefertigte Komponenten verwendet, mit deren Hilfe sich der abnehmbare Zahnersatz in eine verschraubte festsitzende Prothese umwandeln lässt. Dazu muss der vorhandene Zahnersatz funktionell und ästhetisch evaluiert und bei Eignung unterfüttert und angepasst werden. Bei potenzieller Zahnlosigkeit muss ein Zahnersatz vorgefertigt und sofort nach der Zahnextraktion und Implantation angepasst werden.

Die Prothese wird zunächst im Frontzahnbereich zurückgeschnitten, damit sie die auf den Implantaten befindlichen Abutments sowie provisorische Pfosten aufnehmen kann, die ihrerseits auf die Abutments geschraubt und so beschnitten wurden, dass sie zum Prothesenkörper passen. Die Pfosten werden durch Kunststoff mit der Prothese verbunden, die dabei exakt in Position gehalten werden muss. Wenn die Pfosten nicht miteinander interferieren, ist die Okklusion hierzu die beste Referenz. Nachdem alle Pfosten mit dem Prothesenkörper verbunden sind, wird die Prothese von den Abutments abgeschraubt und vom Techniker in eine festsitzende Prothese umgewandelt **(ABB. 9-4)**.

VORTEIL

- Sofortbelastung nach der Operation mit einer festsitzenden, verschraubten Prothese.

NACHTEILE

- Das Verfahren lässt sich im Oberkiefer oft nicht anwenden, da die Implantate im Frontzahnbereich häufig nach labial geneigt sind und der äußere Anteil der Prothese intakt bleiben muss.
- Bei unzureichender Dicke besteht die Gefahr des Prothesenbruchs.
- Das Provisorium unterscheidet sich anatomisch deutlich von der definitiven Prothese.

TRANSFER VON IMPLANTATPOSITION UND KIEFERRELATION MITHILFE DER PROTHESE

Dieses Verfahren ist vor allem im Unterkiefer indiziert und gleicht viele der Nachteile der Prothesenkonversion aus: Die vorhandene Prothese wird nicht in eine festsitzende Prothese umgewandelt, sondern dient zum Transfer der Implantatpositionen und gegebenenfalls der Kieferrelation.

PRAXIS

Der Zahnersatz muss stabil sein (andernfalls muss er präoperativ unterfüttert werden) und eine reproduzierbare okklusale Verzahnung mit dem Oberkiefer aufweisen. Vor der Operation wird der anteriore Prothesenanteil (von Eckzahn zu Eckzahn oder vom ersten Prämolar zum ersten Prämolar) innen so ausgespart, dass die Prothese außen intakt bleibt und genug Zähne erhalten werden, um eine exakte Okklusion mit dem oberen Zahnbogen beizubehalten. Die Aussparung darf nur so weit nach distal reichen, dass die Foramina mentalia isoliert werden; distal muss die Schleimhautabstützung ausreichend sein, um einen genauen Sitz der Prothese gewährleisten zu können.

Unter Verwendung der so ausgeschnittenen Prothese als Vorlage platziert der Arzt die Implantate so, dass der Durchtritt jeweils im Bereich des Prothesenkörpers liegt. Vor der Naht werden die Transferkappen auf die Implantate geschraubt und mit kieferorthopädischem Draht untereinander verbunden, der den Kunststoff unterstützt. Die Prothese wird mit zunehmenden Mengen von Pattern Resin LS (GC Labs), das aufgrund seiner ausgezeichneten Dimensionsstabilität verwendet wird, mit den Transferkappen verbunden. Um Knochenkontakt zu verhindern, wird der Kunststoff erst dann verarbeitet, wenn er eine cremige Konsistenz erreicht hat.

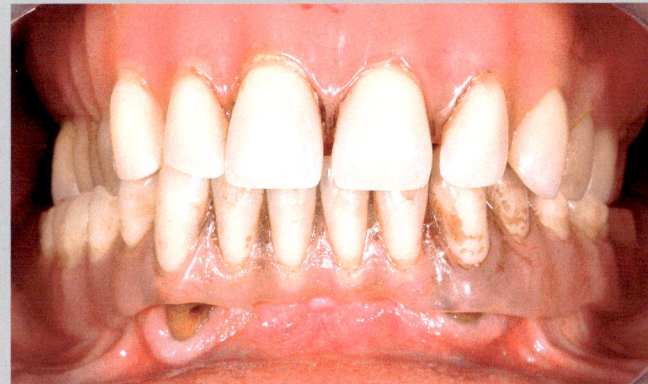

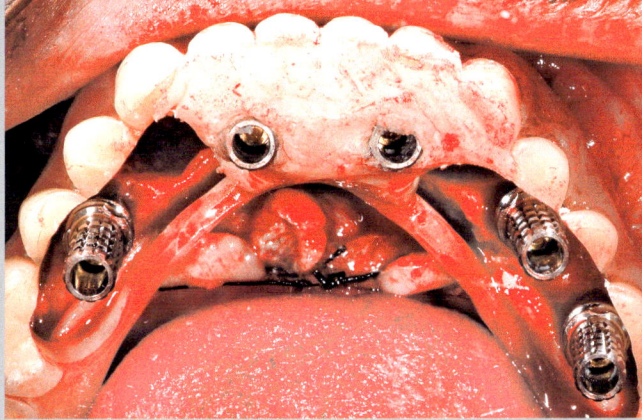

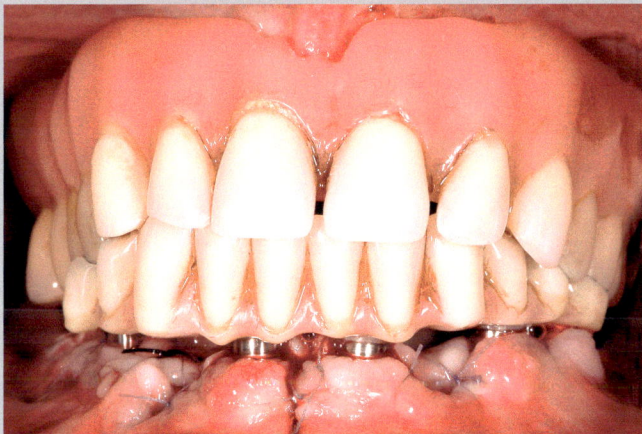

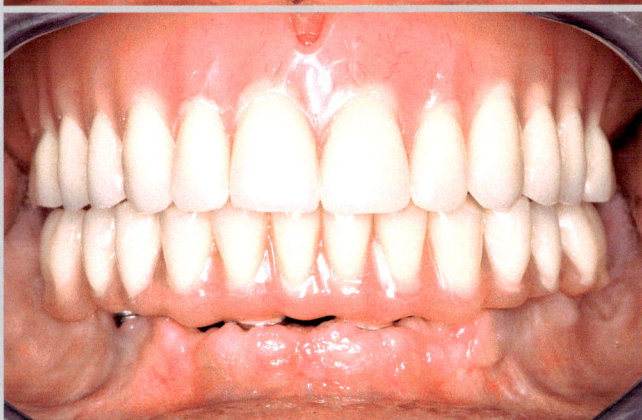

4A

4B

4C

4D

Abb. 9-4a bis d 50-jähriger Patient mit Oberkiefer-Totalprothese und Deckprothese im Unterkiefer, die von einem zementierten Steg auf den Wurzen von 33 bis 43 getragen wird, die inzwischen überhaupt nicht mehr knöchern verankert sind.

Abb. 9-4a Der Behandlungsplan sah eine neue Oberkiefer-Totalprothese und eine festsitzende Unterkieferprothese vor, die durch Konversion der bestehenden Unterkieferprothese in eine verschraubte Prothese entstehen sollte. Durch das Konversionsverfahren war eine Sofortbelastung möglich. Die Prothese wurde innen so beschnitten, dass Platz für die prothetischen Komponenten entstand, die für die Umwandlung einer herausnehmbaren in eine festsitzende Prothese notwendig sind. Zunächst wurden zwei provisorische Zylinder gekürzt, auf die beiden anterioren Implantate geschraubt und mithilfe von Kunststoff mit dem Prothesenkörper verbunden, der dabei durch Okklusion mit der Oberkieferprothese exakt am Platz gehalten wurde. Anschließend wurden die anderen provisorischen Zylinder aufgeschraubt und mittels Kunststoff mit der Prothese verbunden.

Abb. 9-4b Die Prothese wurde von den Implantaten abgeschraubt und zur Umgestaltung in eine festsitzende Prothese ins Labor geschickt.

Abb. 9-4c und d Etwa eine Stunde postoperativ wurde die Prothese wieder auf die Implantate geschraubt. Beachte den geringen verfügbaren Raum, insbesondere in den Seitenzahnbereichen. Infolge dessen brach die Prothese zwar wiederholt, jedoch ohne dass die Osseointegration gestört wurde, sodass die Behandlung trotzdem drei Monate postoperativ beendet werden konnte. In diesem Fall bestand aufgrund des geringen okklusalen Raums keine ideale Indikation für eine Konversionsprothese.

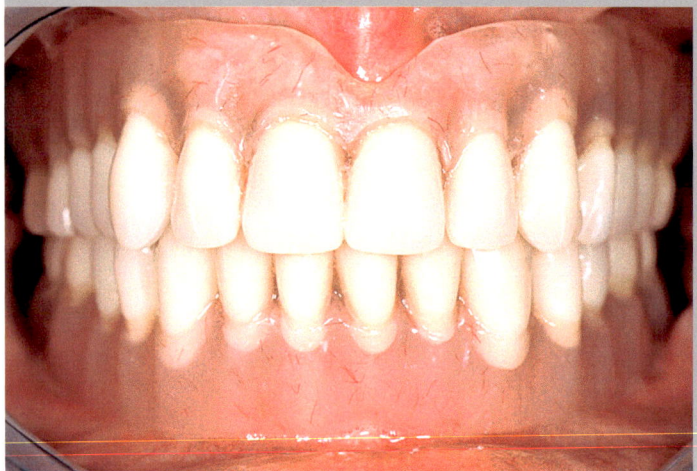

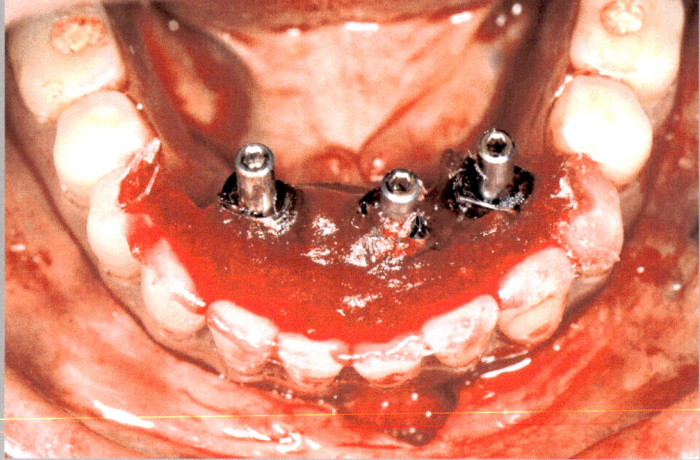

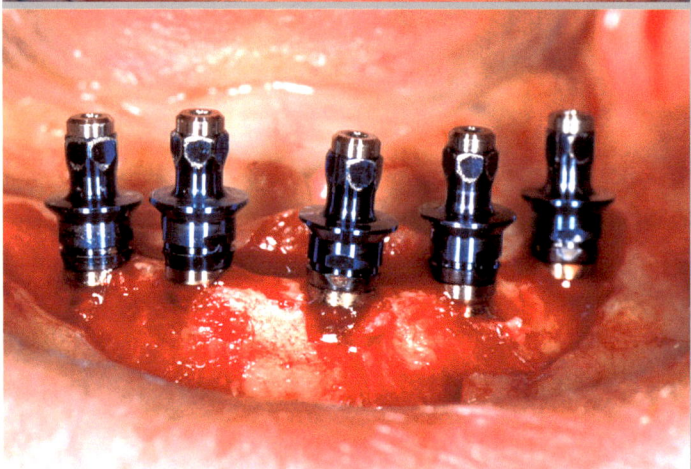

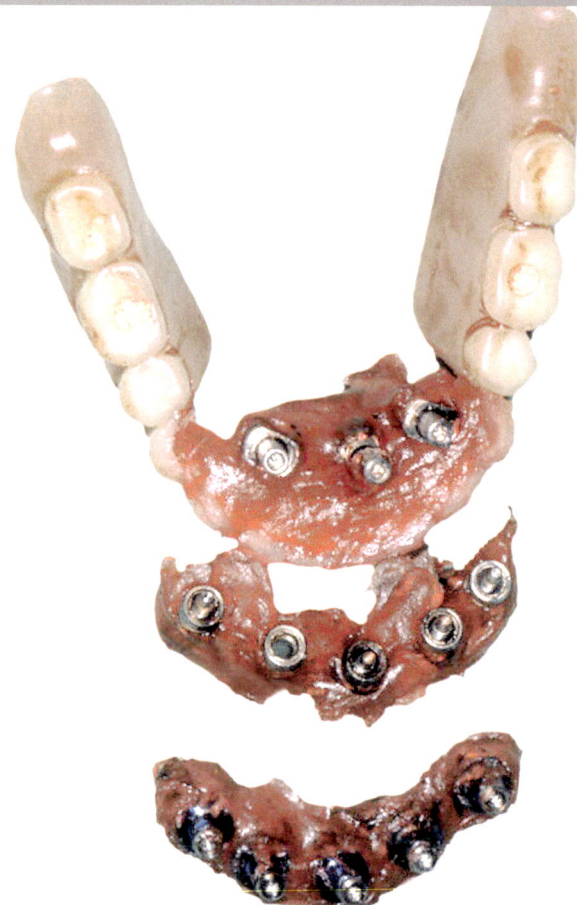

5A	6B
5C	5D

Abb. 9-5a bis d 65-jähriger Patient mit zwei Vollprothesen, der über extreme Mobilität der Unterkieferprothese klagte.

Abb. 9-5a und b Der Behandlungsplan sah eine neue Oberkiefer-Totalprothese sowie eine implantatgestützte Unterkieferprothese vor. Die Okklusion der Unter- mit der Oberkieferprothese und die Vertikaldimension waren akzeptabel. Daher wurde entschieden, die Position der Implantate und die Kieferrelation mithilfe der Unterkieferprothese zu übertragen. Zunächst wurden drei Implantate im Frontzahnbereich platziert und die entsprechenden Transferkappen mithilfe von Pattern Resin an der hier ausgesparten Prothese befestigt, deren Position über die nicht ausgesparten Seitenzahnbereiche gesichert war.

Abb. 9-5c und d Erst jetzt wurde die Aussparung nach distal erweitert; zwei weitere Implantate wurden inseriert. Nun wurden alle fünf Implantate mit Transferkappen versehen und zwei Sätze miteinander verbundener Transferkappen erstellt, die für die Herstellung des Modells und zur Gegenprüfung der Position der Analoge im Labor dienten.

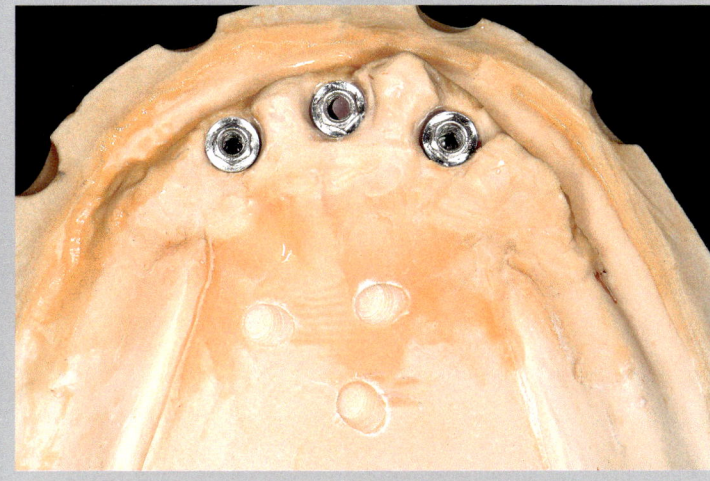

5E	
5F	5G
5H	5I

Abb. 9-5e bis g Nachdem Implantatanaloge mit den drei in der Prothese befestigten Transferkappen verbunden worden waren, wurde das Meistermodell gegossen und einartikuliert. An den Stellen der nicht mit der Prothese verbundenen Transferkappen wurde der Gips reduziert. Mithilfe des ersten Transferkappen-Satzes wurden die beiden noch fehlenden Laboranaloge im Modell platziert und festgegipst, wobei die exakte Position über die drei anterioren Analoge gesichert war. Der zweite Transferkappensatz diente zur Überprüfung.

Abb. 9-5h und i Anschließend wurde eine provisorische Prothese mit gegossenem Metallgerüst angefertigt und direkt auf die Implantate geschraubt. Nach zwei Monaten wurde auf Grundlage des Provisoriums die definitive Prothese gefertigt und eingegliedert.

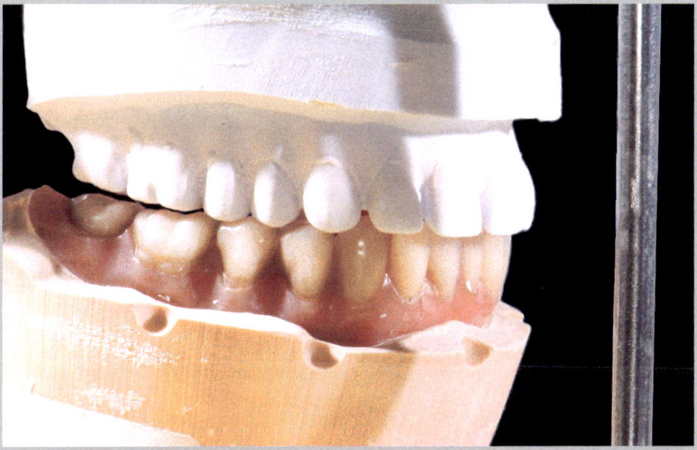

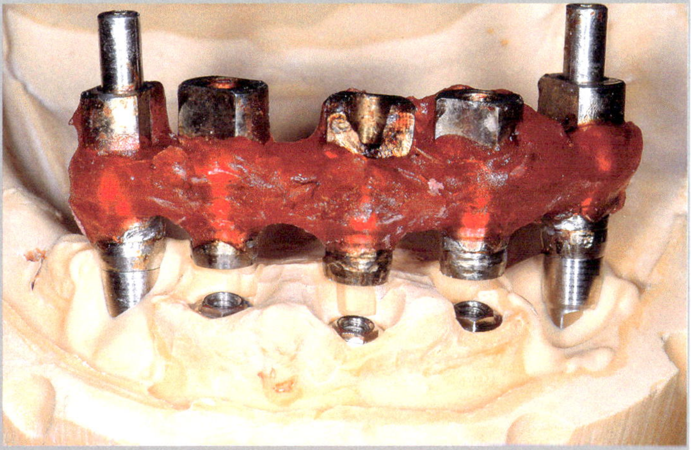

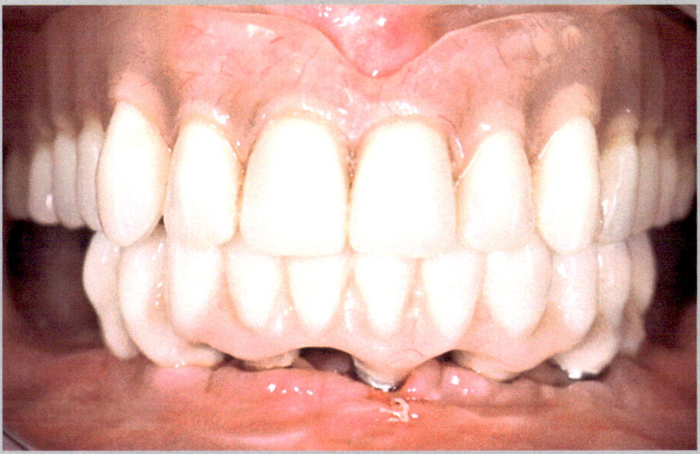

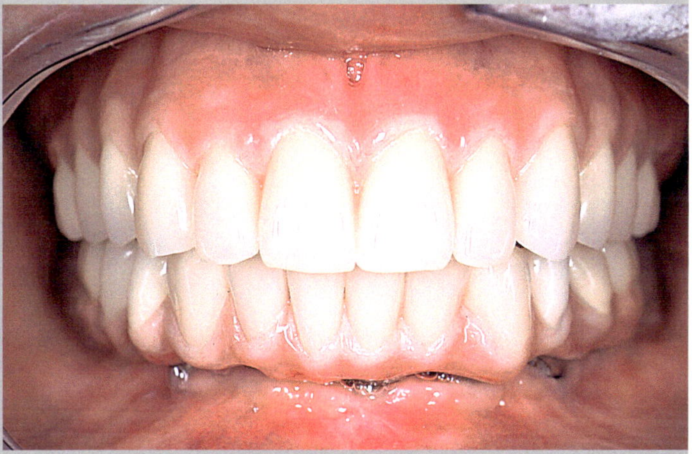

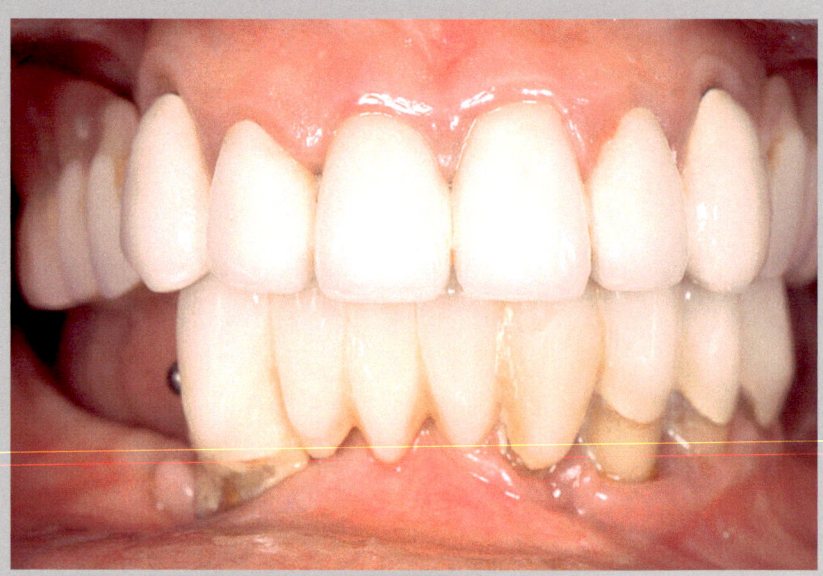

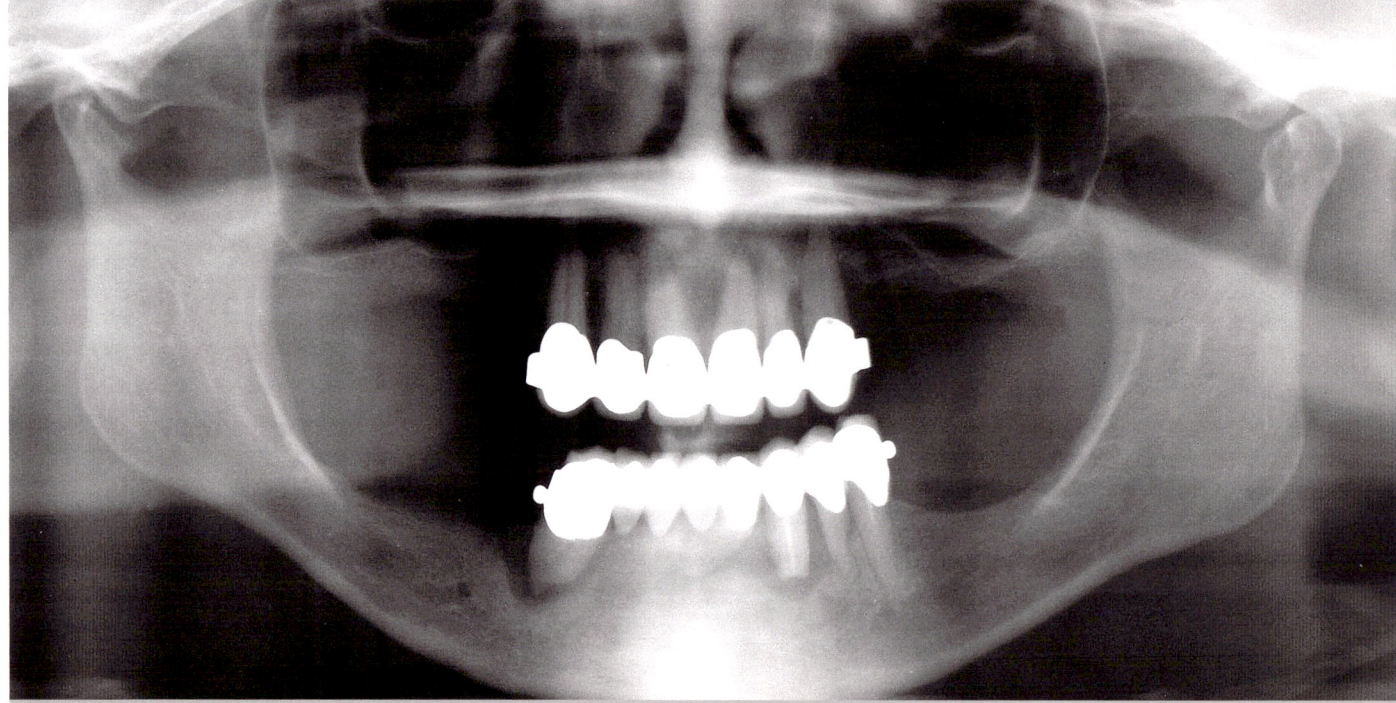

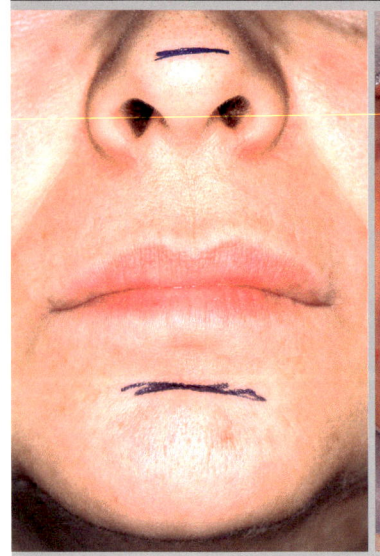
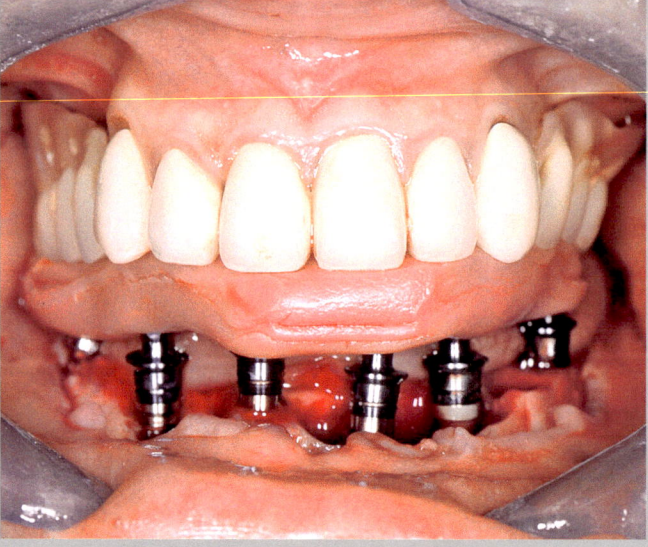
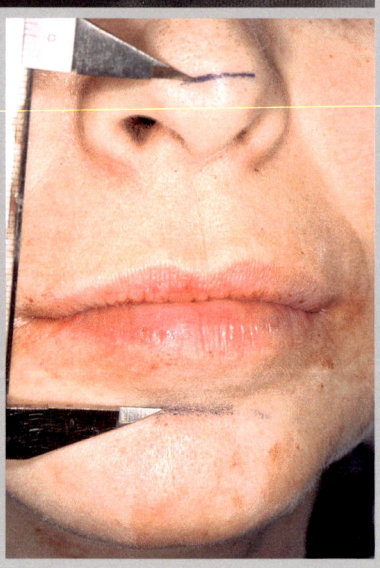

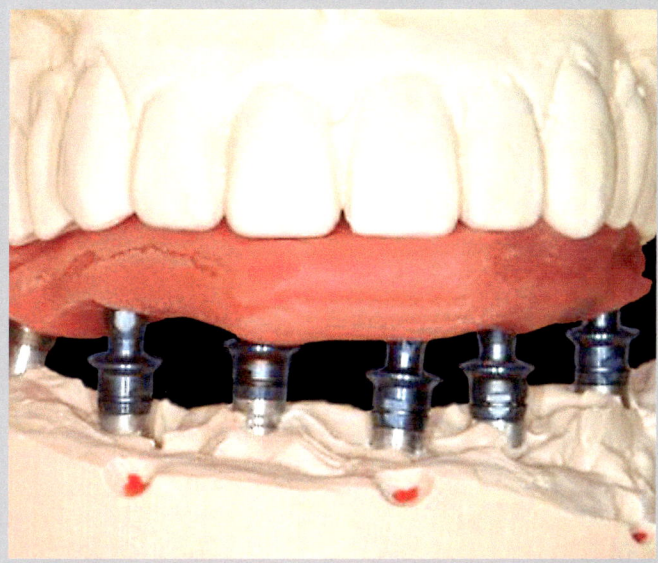

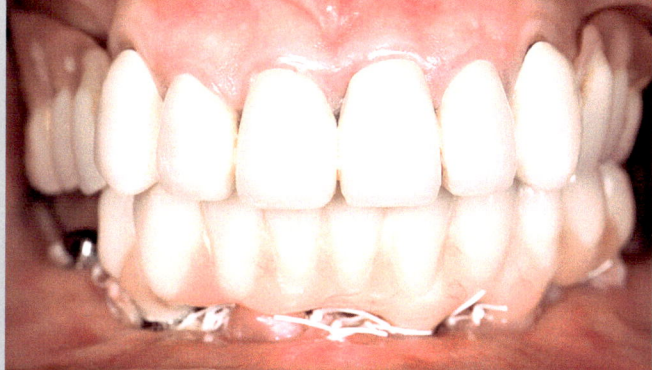

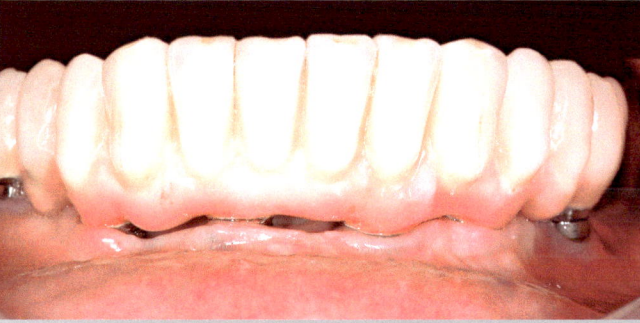

6A	6F
	6G
6B	6H
6C 6D 6E	6I

Abb. 9-6a bis i 52-jährige Patientin mit einer Unterkieferprothese, die infolge fast vollständigen Verlustes der Knochenabstützung der verbliebenen Pfeilerzähne in allen drei
Dimensionen mobil war. Die Patientin wurde an die Autoren
überwiesen, weil sie herausnehmbare Prothesen – auch als
Provisorien – kategorisch ablehnte.

Abb. 9-6a und b Eine Abformung war prächirurgisch nicht
möglich, da die Gefahr bestand, dabei die Prothese mit den
verbliebenen Zähnen herauszureißen, sodass die Autoren
gezwungen waren, Abformung und Kieferrelationsbestimmung
intraoperativ durchzuführen.

Abb. 9-6c bis e Die gegebene Vertikaldimension wurde über
extraorale Referenzpunkte ausgemessen und erwies sich als
akzeptabel. Nach der Extraktion und sorgfältigen chirurgischen
Reinigung der Extraktionsalveolen wurden die Implantate
gesetzt. Nach dem Einsetzen von fünf Montierhilfen sowie einer
Heilungsschrauben auf dem rechten Implantat wurde die Patientin in der zuvor aufgezeichneten Vertikaldimension in zentrische
Relation geführt. Intraoperativ erfolgte eine Pick-up-Abformung
mit einem sterilen, röntgendichten Material (Elite Implantat VPS
Abformmaterial, Zhermack). Außerdem wurde eine zweiter Satz
Transferkappen auf die Implantate geschraubt und mit Kunststoff verbunden. Am Ende der chirurgischen Phase erfolgte
eine Knochentransplantation aus dem Retromolarenbereich,
gleichzeitig wurden lange Heilungsschrauben platziert.

Abb. 9-6f und g Die Abdrücke von Ober- und Unterkiefer, die
Serie der verbundenen Transferkappen, die fünf Montierhilfen
und die Heilungsschrauben wurden ins Labor gesandt. Das
Meistermodell wurde mit den Montierhilfen einartikuliert und
die Heilungsschrauben wie im Mund mit den Implantatanaloga
verbunden, sodass die räumlichen Beziehungen im Mund des
Patienten reproduziert wurden. Die provisorische Prothese
mit gegossenem Metallgerüst wurde 36 Stunden postoperativ
eingesetzt und auf die fünf Implantate geschraubt. Das
rechte Unterkieferimplantat diente nur zur Aufzeichnung der Vertikaldimension und wurde nicht sofortbelastet.

Abb. 9-6h und i Fünf Monate postoperativ wurde die Behandlung
mit einer verschraubten Metallkeramikprothese abgeschlossen.
Nach einem Jahr zeigt die Panoramaschichtaufnahme die vollständige Ausfüllung der Läsionen.

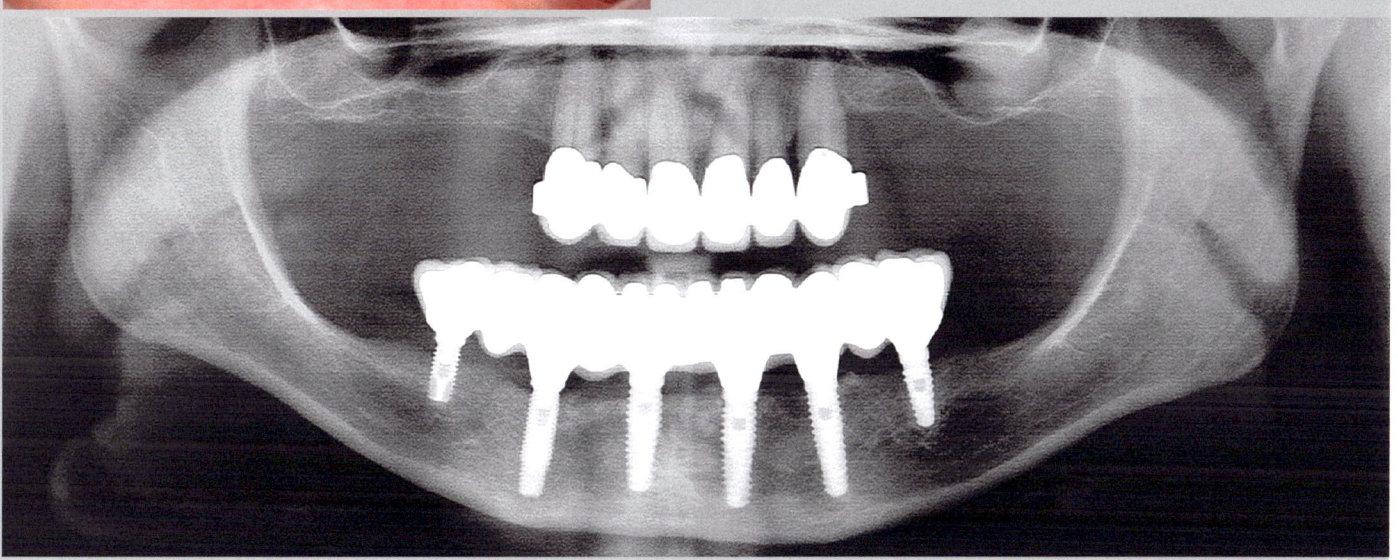

Während der Kunststoff abbindet, wird die Prothese entweder mit der Hand im Seitenzahnbereich fixiert oder durch Okklusion in Position gehalten, sofern ein Abstand zwischen den Transferkappen und dem oberen Zahnbogen besteht (andernfalls können die Transferkappen gekürzt werden). Anschließend wird die Prothese herausgenommen, ein neuer Satz Transferkappen wird auf die Implantate geschraubt und wie eben beschrieben mittels KFO-Draht und Pattern Resin verbunden.

Müssen für die Sofortbelastung vorgesehene Implantate distal der Aussparung inseriert werden [ABB. 9-5A], werden zunächst zwei oder drei der anterioren Implantate gesetzt und die dazugehörenden Transferkappen mit dem Prothesenkörper verbunden [ABB. 9-5B]. Nach der Entnahme der Prothese werden die restlichen Implantate eingesetzt [ABB. 9-5C]. Dann wird auf alle Implantate ein erster Satz Transferkappen geschraubt und mit KFO-Draht und Pattern Resin wie eben beschrieben untereinander verbunden. Dieses Vorgehen wird mit einem zweiten Satz Transferkappen wiederholt. Ein Abdruck des gegenüberliegenden Zahnbogens wird zusammen mit den an der Prothese befestigten Transferkappen sowie den beiden Sätzen Transferkappen an das Labor gesandt [ABB. 9-5D].

LABOR

Die Laboranaloga werden mit den Transferkappen verbunden, das Meistermodell vorbereitet und einartikuliert.

Wenn nicht alle für die Belastung vorgesehenen Implantate mit der Prothese verbunden wurden, wird das Meistermodell hergestellt, indem die Laboranaloge nur mit den an der Prothese befestigten Transferkappen verbunden werden [ABB. 9-5G]. Das Meistermodell wird räumlich korrekt einartikuliert [ABB. 9-5F]. An den Stellen der nicht an der Prothese befestigten Implantate wird der Gips entfernt. Nun werden in die distalen Transferkappen im ersten Transferkappen-Satz die Laboranaloge eingebracht, und die gesamte Schiene wird anhand der schon eingegipsten anterioren Analoge auf dem Modell ausgerichtet, sodass auch die posterioren Analoge exakt im Meistermodell positioniert sind und befestigt werden können [ABB. 9-5G]. Nun sind alle Laboranaloge im Meistermodell befestigt. Mithilfe des zweiten Transferkappen-Satzes wird die exakte Position der Laboranaloge überprüft.

Nun kann jeder gewünschte Prothesentyp realisiert werden. Da die Position der Weichgewebe im Meistermodell nicht wiedergegeben ist, muss die Prothesenbasis so modelliert werden, dass die ödematösen Gewebe nicht komprimiert werden, da dies das Einsetzen der Prothese behindern und für den Patienten schmerzhaft sein kann [ABB. 9-5H UND I].

VORTEILE

- Die vorhandene Prothese kann als Vorlage dienen.
- Es kann die für den individuellen Fall am besten geeignete Prothese angefertigt werden.

NACHTEILE

- Das Verfahren ist nur bedingt oder gar nicht bei Implantaten geeignet, die nicht im Bereich des Prothesenkörpers liegen, wie dies im Oberkiefer oft der Fall ist.
- Da keiner der zahntechnischen Arbeitsschritte präoperativ erfolgen kann, steht der Zahntechniker bei der Fertigstellung der Prothese unter erheblichem Zeitdruck.

INTRAOPERATIVE ABFORMUNG UND KIEFERRELATIONSBESTIMMUNG

Bei dieser Methode kommen aus der festsitzenden Prothetik entlehnte Vorgehensweisen zur Anwendung.

PRAXIS

Präoperativ wird mithilfe von extraoralen Bezugspunkten die Arbeits-Vertikaldimension definiert (ABB. 9-6A BIS C). Nach der Implantation bestimmt der Arzt mit Montierhilfen, provisorischen Abutments oder anderen Hilfsmitteln die Kieferrelation in der vorab gemessenen Vertikaldimension. Dabei geht er wie bei natürlichen Pfeilerzähnen vor (ABB. 9-6D UND E). Zur Abstützung des Zentrikregistrats müssen distale Implantate vorhanden sein.

Nach dem Aufsetzen der Transferkappen wird eine Pick-up-Abformung durchgeführt und, wie oben beschrieben, ein zweiter Satz Transferkappen auf die Implantate gesetzt und untereinander verbunden, um die Position der Implantatanaloge gegenprüfen zu können.

LABOR

Das Meistermodell wird hergestellt und im Artikulator montiert. Unter Verwendung des zur Bissnahme verwendeten Hilfsmittels erfolgt die Montage des Gegenkiefers (ABB. 9-6F). Die Prothese wird auf die übliche Weise hergestellt und am Tag nach der Operation eingegliedert (ABB. 9-6G BIS L).

VORTEILE

- Dieses Verfahren ist vielseitig in Fällen einsetzbar, in denen distale Implantate platziert werden können, auf denen sich das Bissregistrat abstützen lässt.
- Es ist möglich, die für den jeweiligen Fall am besten geeignete Prothese herzustellen.

NACHTEILE

- Das Verfahren ist schwierig, weil Abformung und Bestimmung der Kieferrelation intraoperativ erfolgen.
- Abgesehen von der Vertikaldimension können keine klinischen Daten zur Prothesenkonstruktion herangezogen werden.
- Es ist für den Zahntechniker schwierig, die Prothese im vorgegebenen Zeitrahmen fertigzustellen, da er nicht auf Informationen zurückgreifen kann, die vor der Operation gesammelt wurden, was besonders in Fällen mit größeren Modifikationen der Frontzahnrelation von Nachteil ist.

EIN-MODELL-TECHNIK

Schlüsselelement der Ein-Modell-Technik ist eine Transferplatte, mit deren Hilfe das Studienmodell in ein Meistermodell umgewandelt werden kann, sodass präoperativ ein Wax-up der Prothese möglich ist, in das alle vorhandenen Informationen einfließen können. Das Vorgehen gliedert sich in drei Phasen von gleicher Wichtigkeit: eine präoperative Phase mit einem klinischen und einem zahntechnischen Abschnitt, eine operativ-prothetische Phase und eine Abschlussphase mit der Herstellung der Prothese im Labor.

Die präoperative Phase umfasst alle für die Fallplanung und Erstellung der Transferplatte notwendigen klinischen und technischen Arbeitsschritte: *(1)* das Einartikulieren der Abdrücke in korrekter räumlicher Beziehung, *(2)* das Erstellen eines Wax-up der Prothese anhand der ästhetischen und funktionellen Informationen und *(3)* das Erstellen einer Silikonform des Wax-ups und einer Transferplatte zur Umwandlung des Studienmodells in ein Arbeitsmodell.

In der chirurgisch-prothetischen Phase wird die Transferplatte mit den Transferkappen

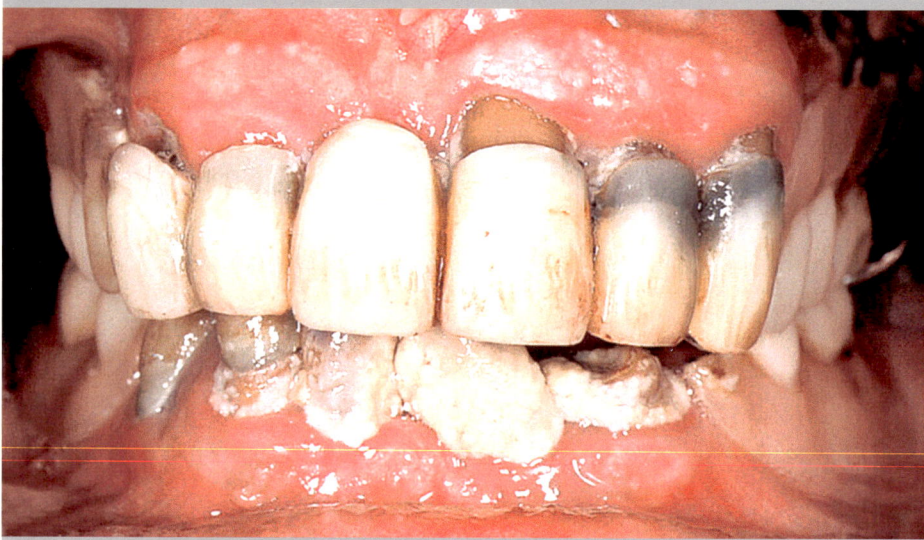

		7E
7A	7D	7F
7B	7G	7H
7C		7I

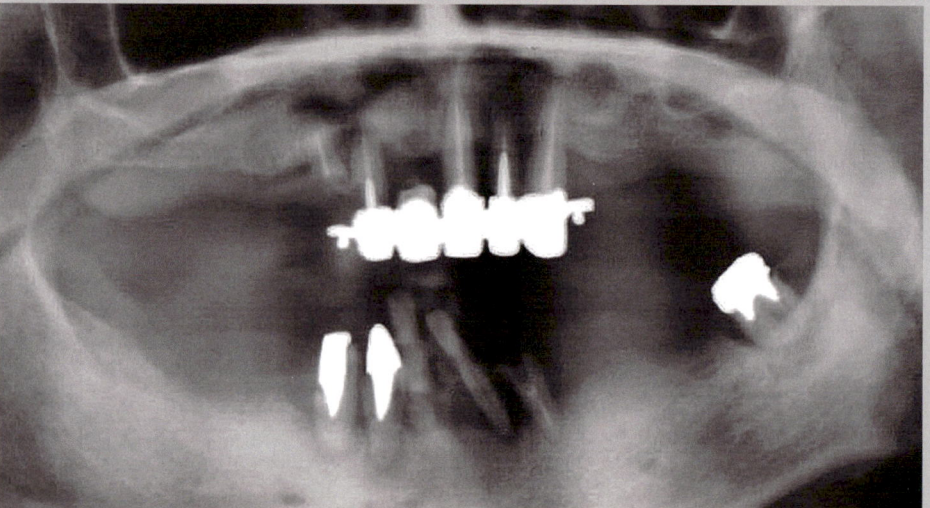

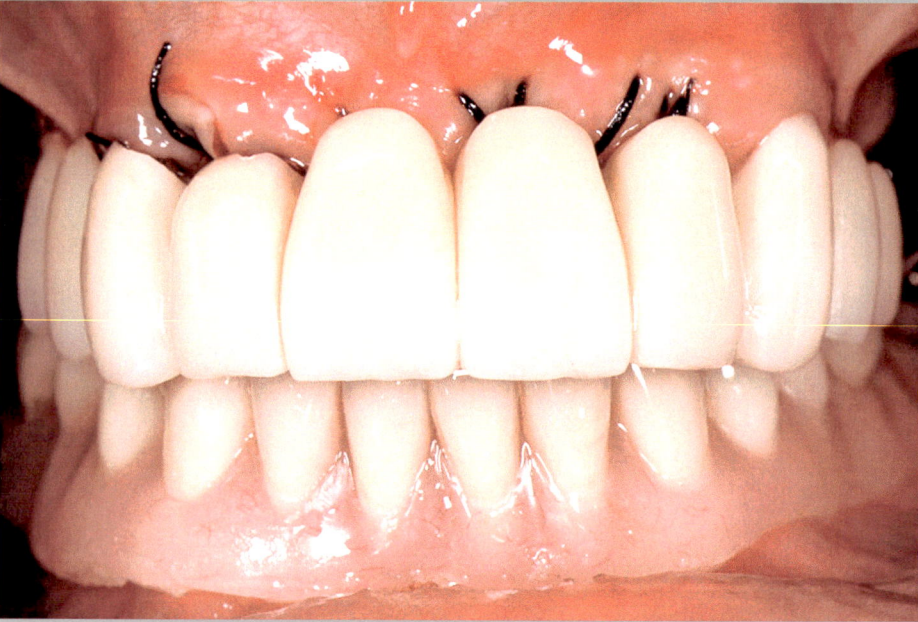

Abb. 9-7 Potenziell unbezahnte 52-jährige Patientin, deren Behandlungsplan festsitzende implantatgestützte Prothesen in beiden Kiefern vorsah.

Abb. 9-7a bis c Zunächst wurde als Notfallmaßnahme ein vorgefertigtes parodontal getragenes Provisorium im Oberkiefer eingesetzt und die Unterkieferprothese nach Extraktion der verbliebenen Zähne angepasst. Einzig der untere rechte Weisheitszahn wurde belassen, um die Stabilität zu verbessern.

Abb. 9-7d bis f Nach einer präzisen Abformung des Oberkiefers wurden die Vertikaldimension sowie alle funktionellen und ästhetischen Informationen mit einem Bisswall aufgezeichnet. Anhand dieser Informationen wurde ein Wax-up der Oberkieferprothese in Bezug zum Modell der Unterkieferprothese angefertigt. Anschließend wurde ein Silikonduplikat des Wax-ups erstellt. Auf dem Oberkiefermodell wurde die Transferplatte hergestellt. Die Implantate wurden gleichzeitig in beiden Zahnbögen inseriert: zehn im Oberkiefer mit doppelter Sinusbodenaugmentation und Sofortbelastung der sechs anterioren Implantate und sieben im Unterkiefer mit Sofortbelastung der fünf anterioren Implantate.

Abb. 9-7g bis i Die perfekt in das Gaumengewölbe passende Transferplatte wurde mit Transferkappen auf den sechs sofortbelasteten Implantaten verbunden. Im Unterkiefer wurde die vorhandene Prothese als Abformlöffel zum Transfer der Implantatposition herangezogen. Im Bereich der Implantate wurde das Oberkiefermodell reduziert, Laboranaloge wurden auf die Transferkappen geschraubt und die Einheit aus Platte, Transferkappen und Laboranalogen vorsichtig auf das Oberkiefermodell gesetzt. Laboranaloge und Gips dürfen nicht interferieren, da dies die präzise Ausrichtung der Platte stört. Das Studienmodell war nun in ein bereits korrekt einartikuliertes Arbeitsmodell umgewandelt.

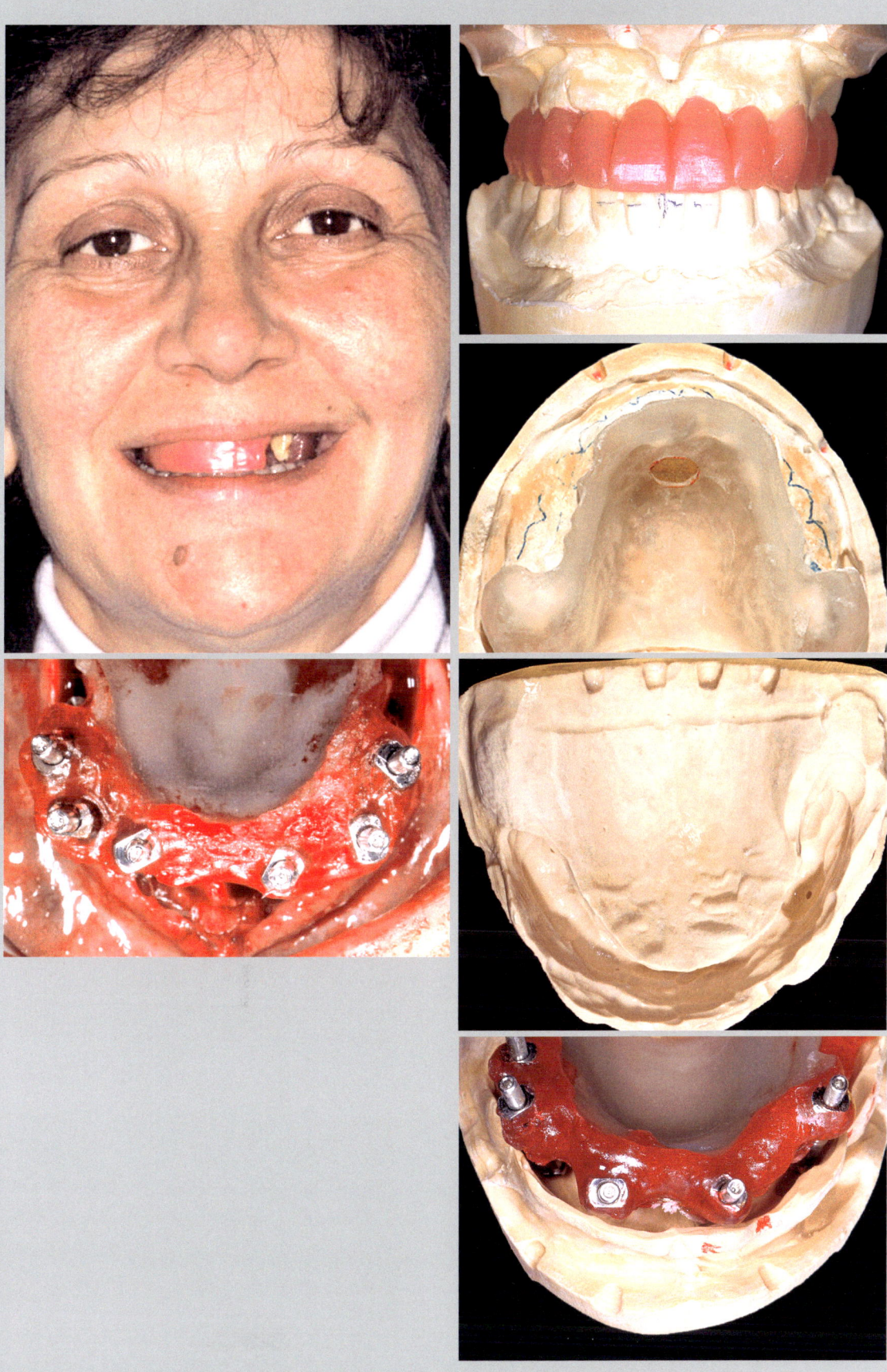

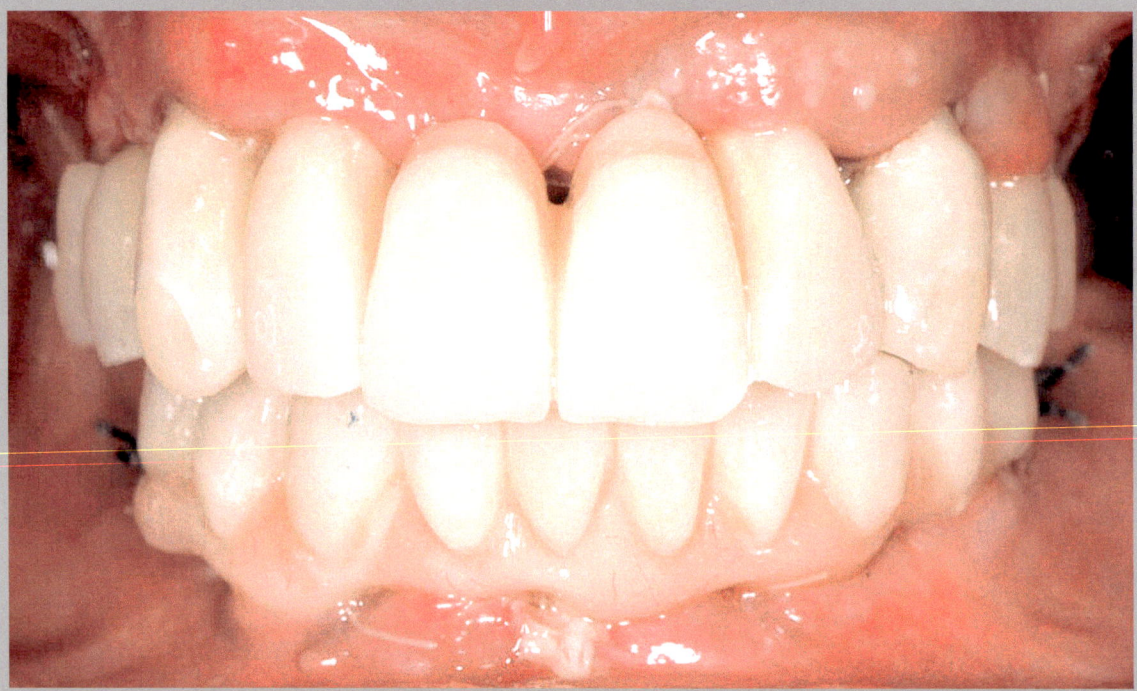

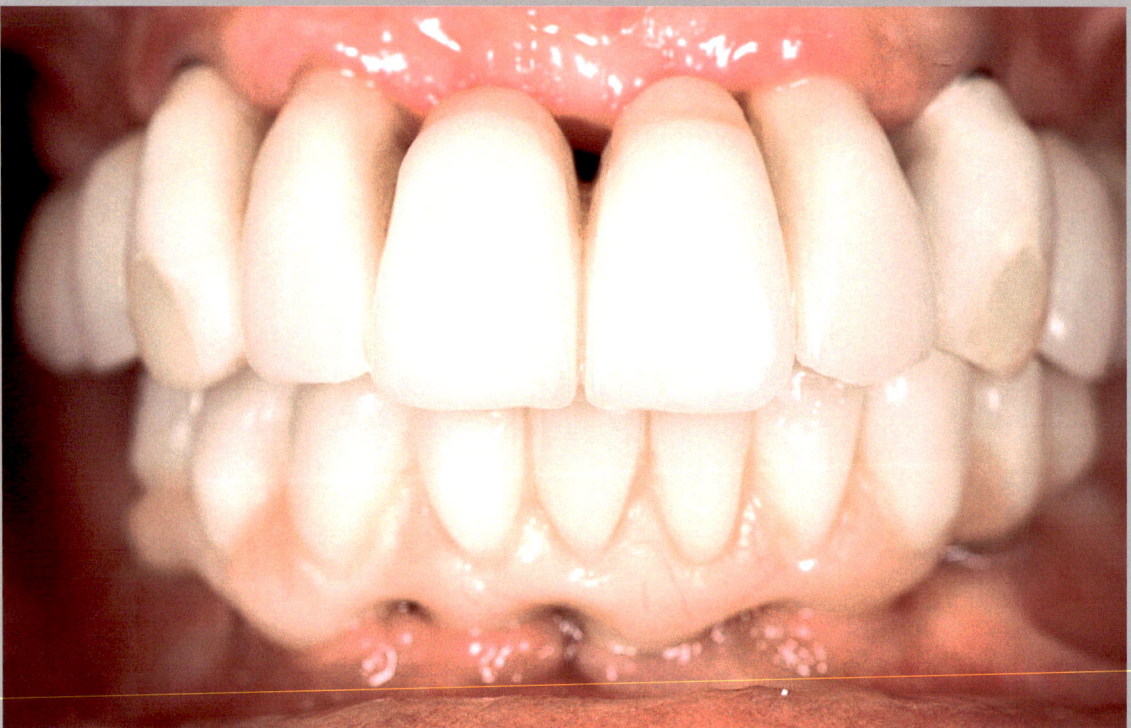

Abb. 9-7j und k Mithilfe des Silikonduplikats des präoperativ erstellten Wax-up wurden provisorische Prothesen hergestellt. Nach fünf Monaten wurden auch die posterioren Implantate im Oberkiefer belastet.

Abb. 9-7l bis p Die provisorischen Prothesen sind funktionell und ästhetisch perfekt integriert. Alle funktionellen und ästhetischen Parameter wurden auf die endgültigen Metall-keramikprothesen übertragen, die etwa acht Monate postoperativ eingegliedert wurden.

7J	7L	
7K	7M	7N
	7O	7P

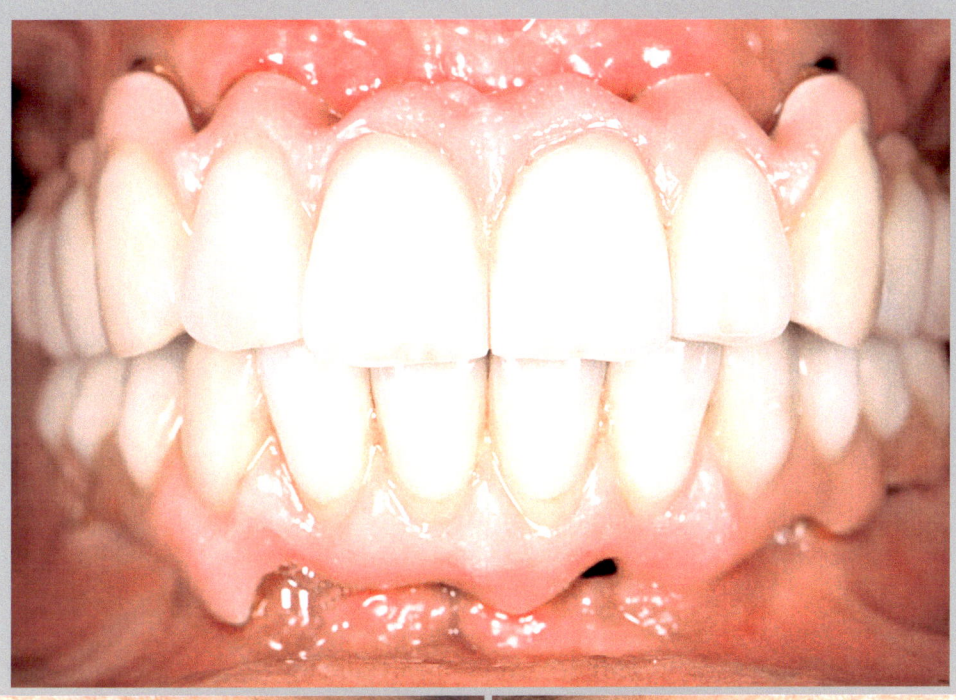

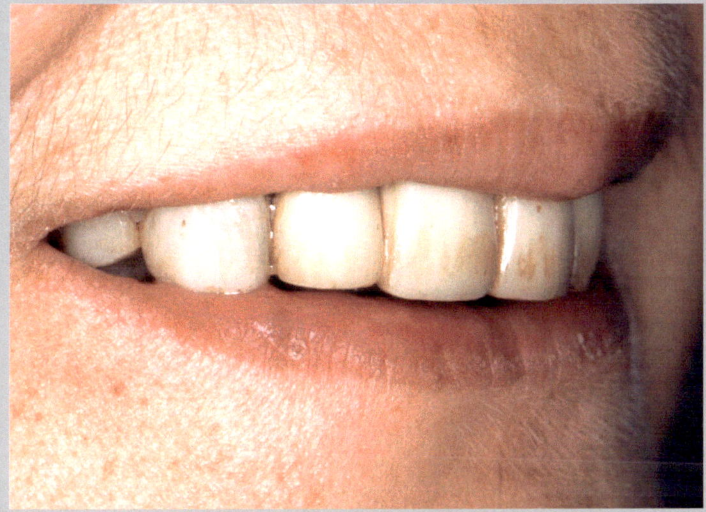

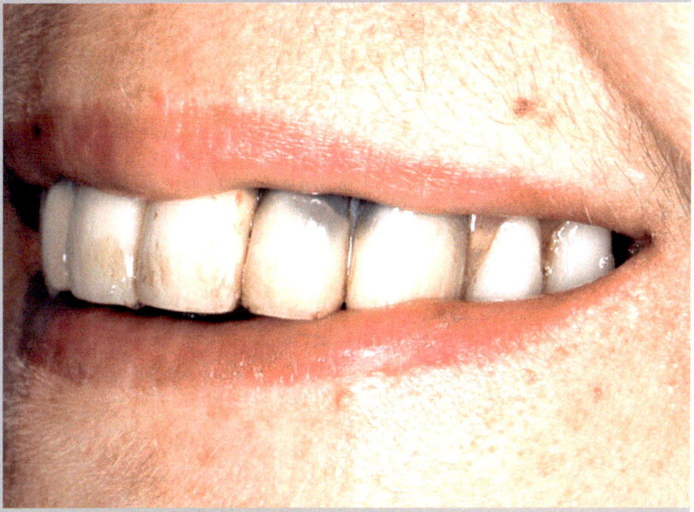

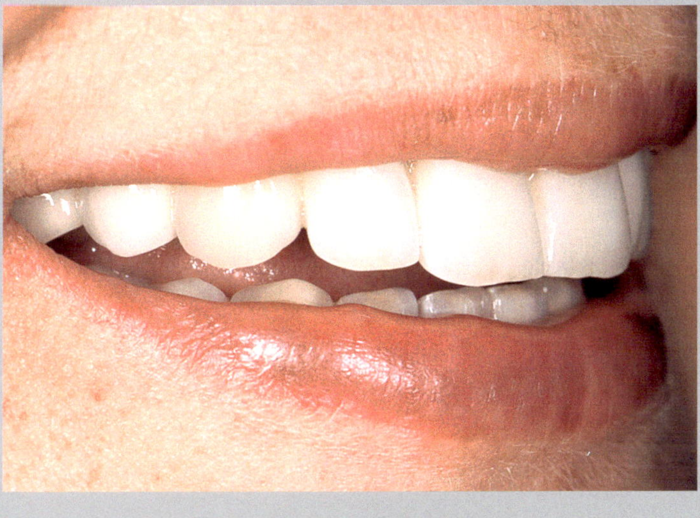

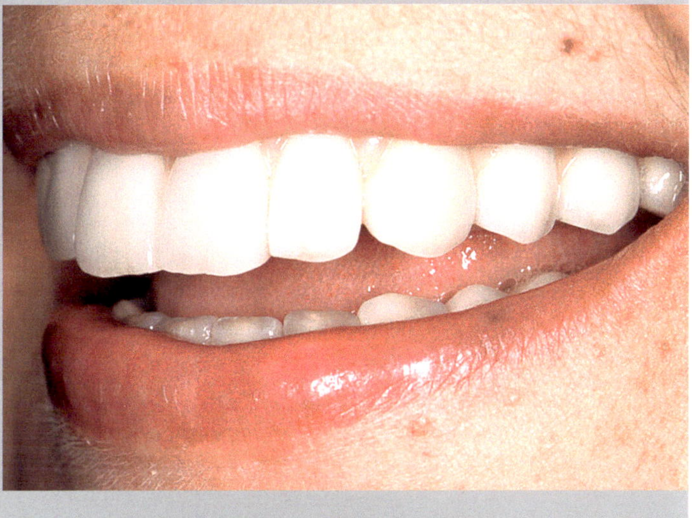

verbunden. In der postoperativen technischen Phase wird die Transferplatte mit den Transferkappen in das Studienmodell eingepasst, aus dem damit das Arbeitsmodell wird. Mithilfe der Silikonform des Wax-ups wird die Prothese hergestellt, die das präoperative Wax-up somit genau reproduziert. Das prothetische Vorgehen ist dabei für Ober- und Unterkiefer dasselbe **(ABB. 9-7)**.

PRÄOPERATIVE PHASE

Die Abformung erfolgt mit einem individuellen Abdrucklöffel. Dabei muss vor allem auf die korrekte Erfassung derjenigen unbezahnten Bereiche geachtet werden, die als Bezugspunkte zwischen Mund und Modell dienen: im Unterkiefer der unbezahnte Bereich distal der Foramina mentalia und im Oberkiefer das Gaumengewölbe.

Bei der Behandlung von unbezahnten oder restbezahnten Kiefern muss auf dem Modell ein Bisswall erstellt werden, um die Kieferrelation und alle anderen für das Aufwachsen der Prothese wichtigen klinischen Informationen ermitteln zu können, wie Mittellinie, Eckzahn-Linie, Lachlinie und Ausrichtung der Okklusionsebene. Die Modelle werden exakt einartikuliert und die Prothese entsprechend der verfügbaren Informationen aufgewachst. Das Wax-up der Prothese wird mit Silikon dupliziert. Das Modell wird mit Kerben versehen, anhand deren später das Silikonduplikat präzise auf das Modell gesetzt werden kann. Auf demselben Modell wird eine der klinischen Situation entsprechende Transferplatte angefertigt.

Im Oberkiefer muss sie perfekt in das Gaumengewölbe passen und möglichst bis zum Tuber maxillae verlängert werden. Außerdem muss sie dem Alveolarkamm und der Restbezahnung anliegen. Durch ein Loch in der Mitte der Platte lässt sich ihre Position leichter überprüfen.

Im Unterkiefer muss die Platte in den distalen unbezahnten Bereichen exakt gearbeitet sein. Zwei kleine Löcher helfen hier bei der Überprüfung der exakten Position. Zwischen dem anterioren Anteil und dem Alveolarkamm oder der Restbezahnung muss ein gewisser Abstand bestehen, um Interferenzen mit den Transferkappen infolge der lingualen Neigung der Implantate zu vermeiden. Bestehende Restzähne im Seitenzahnbereich sollten zunächst erhalten bleiben, um die Platte zu stabilisieren, und werden extrahiert, sobald die anterioren Implantate gesetzt und die Transferkappen mit der Platte verbunden wurden. Die Platte – oder Platten, sofern beide Zahnbögen behandelt wurden – werden ins Labor gesandt.

CHIRURGISCH-PROTHETISCHE PHASE

Nach der Implantation werden Transferkappen auf die für die Sofortbelastung bestimmten Implantate geschraubt und, wie oben beschrieben, miteinander verbunden. Die eingesetzte Transferplatte muss so sitzen, dass sie nicht mit den Transferkappen interferiert. Die Kappen werden mit der Platte mittels Pattern Resin LS verbunden. Eine zweiter Satz Transferkappen wird miteinander verbunden und zusammen mit der Einheit aus Transferplatte und Transferkappen ins Labor gesandt.

LABORPHASE

Auf die mit der Platte verbundenen Transferkappen werden die Laboranaloge geschraubt. Das Studienmodell wird an den entsprechenden Stellen ausgespart. Anschließend wird die Gruppe aus Transferplatte, Transferkappen und Laboranalogen auf das Modell gesetzt. Es darf nicht zu Interferenzen zwischen Gips und Analogen kommen, da die Platte sonst nicht korrekt sitzt. Die Implantatanaloge werden mit Hartgips Typ IV fixiert. Damit wird das Studienmodell in ein bereits korrekt einartikuliertes Arbeitsmodell umgewandelt. Das Silikonduplikat wird anhand der Kerben im Modell reponiert und dient als Vorlage für die Herstellung der Prothese nach dem bereits beschriebenen Verfahren.

VORTEILE

- Verwendung aller präoperativ gewonnenen Informationen, da das Studienmodell und das Arbeitsmodell identisch sind
- Das wichtigste chirurgische Ziel, die Primärstabilität der Implantate, kann ohne Beeinflussung durch das prothetische Vorgehen erreicht werden
- Herstellung der im jeweiligen Fall am besten geeigneten Prothese im erforderlichen Zeitrahmen, da das Wax-up bereits präoperativ angefertigt wurde

NACHTEIL

- Bei ausgeprägter Alveolarkammatrophie ist die präzise Stabilisierung der Transferplatte im Unterkiefer schwierig.

SCHLUSSFOLGERUNGEN

Die Sofortbelastung gilt sowohl im unbezahnten Ober- als auch Unterkiefer als vorhersagbares Verfahren.[24,25] So betrachtet, ist die Prothese ein Werkzeug, um die Osseointegration zu erreichen. Der Erfolg der Behandlung hängt zwar nachhaltig von der Osseointegration ab, sie ist jedoch nicht das alleinige Kriterium für den Behandlungserfolg. Je stärker die Ausgangssituation verändert werden muss, umso wichtiger werden prothetische Aspekte.

Die provisorische Prothese ist nicht allein als chirurgisches Werkzeug zur Unterstützung der Osseointegration zu betrachten, sondern stellt bereits den ersten Schritt und eine Vorlage zur definitiven Rehabilitation dar. Deshalb müssen die Grundlagen der verschiedenen im Rahmen der Sofortbelastung geeigneten prothetischen Verfahren bekannt sein, um das für den jeweiligen Fall am besten geeignete wählen zu können [KASTEN 9-1]. Im unbezahnten Unterkiefer ist die Verwendung der vorhandenen Prothese zum Transfer der Implantatposition oder die Umwandlung der vorhandenen in eine festsitzende Prothese indiziert. Am potenziell

unbezahnten Unterkiefer sollte eine zeitgemäße Behandlungsplanung mit Sofortbelastung die Eingliederung der provisorischen Versorgung unmittelbar oder 24 Stunden nach der Implantation möglich machen. Am besten hierzu geeignet ist die Ein-Modell-Technik oder die intraoperative Abformung und Bissnahme. Im Oberkiefer werden computergestützte Verfahren nur bei bereits etablierter Zahnlosigkeit eingesetzt. Die Autoren verwenden ausschließlich die Ein-Modell-Technik, auch bei zu extrahierender Restbezahnung, da sie innerhalb von 24 Stunden das Einsetzen eines exakten Provisoriums mit spannungsfreiem Sitz ermöglicht, das fazial und oral gut integriert ist und als Vorlage für die definitive Prothese dienen kann.

LITERATUR

1. Brånemark PI, Hansson BO, Adell R, et al. Osseointegrated implants in the treatment of the edentulous jaw. Experience from a 10-year period. Scand J Plast Reconstr Surg Suppl 1977;16:1–132.

2. Adell R, Lekholm U, Rockler B, Brånemark PI. A 15-year study of osseointegrated implants in the treatment of the edentulous jaw. Int J Oral Surg 1981;10:387–416.

3. Esposito M, Grusovin MG, Willings M, Coulthard P, Worthington HV. The effectiveness of immediate, early and conventional loading of dental implants: A Cochrane systematic review of randomized controlled clinical trials. Int J Oral Maxillofac Implants 2007;22:893–904.

4. Glantz PO, Nyman S, Strandman E, Randow K. On functional strain in fixed mandibular reconstructions. II. An in vivo study. Acta Odontol Scand 1984;42:269–276.

5. Glantz PO, Strandman E, Svensson SA, Randow K. On functional strain in fixed mandibular reconstructions. I. An in vitro study. Acta Odontol Scand 1984;42:241–249.

6. Brunski JB. Avoid pitfalls of overloading and micromotion of intraosseous implants. Dent Implantol Update 1993;4:77–81.

7. Salama H, Rose LF, Salama M, Betts NJ. Immediate loading of bilaterally splinted titanium root-form implants in fixed prosthodontics—A technique reexamined: Two case reports. Int J Periodontics Restorative Dent 1995;15:344–361.

8. Spiekermann H, Jansen VK, Richter EJ. A 10-year follow-up study of IMZ and TPS implants in the edentulous mandible using bar-retained overdentures. Int J Oral Maxillofac Implants 1995;10:231–243.

9. Tarnow DP, Emtiaz S, Classi A. Immediate loading of threaded implants at stage 1 surgery in edentulous arches: Ten consecutive case reports with 1- to 5-year data. Int J Oral Maxillofac Implants 1997;12:319–324.

10. Szmukler-Moncler S, Salama H, Reingewirtz Y, Dubruille JH. Timing of loading and effect of micromotion on bone-dental implant interface: Review of experimental literature. J Biomed Mater Res 1998;43:192–203.

11. Randow K, Ericsson I, Nilner K, Petersson A, Glanz PO. Immediate functional loading of Brånemark dental implants. An 18-month clinical follow-up study. Clin Oral Implants Res 1999;10:8–15.

12. Biscaro L, Becattelli A, Poggio PM, Soattin M, Rossini F. The one-model technique: A new method for immediate loading with fixed prostheses in edentulous or potentially edentulous jaws. Int J Periodontics Restorative Dent 2009;29:307–313.

13. Balshi TJ, Wolfinger GJ. Immediate loading of Brånemark implants in edentulous mandibles: A preliminary report. Implant Dent 1997;6:83–88.

14. Jaffin RA, Kumar A, Berman CL. Immediate loading of implants in partially and fully edentulous jaws: A series of 27 case reports. J Periodontol 2000;71:833–838.

15. Gallucci GO, Bernard JP, Bertosa M, Belser UC. Immediate loading with fixed screw-retained provisional restorations in edentulous jaws: The pickup technique. Int J Oral Maxillofac Implants 2004;19:524–533.

16. Bergkvist G, Sahlholm S, Karlsson U, Nilner K, Lindh C. Immediately loaded implants supporting fixed prostheses in the edentulous maxilla: A preliminary clinical and radiologic report. Int J Oral Maxillofac Implants 2005;20:399–405.

17. Grunder U. Immediate functional loading of immediate implants placed in edentulous arches: 2 year results. Int J Periodontics Restorative Dent 2001;21:545–551.

18. Schnitman PA, Wohrle PS, Rubenstein JE. Immediate fixed interim prostheses supported by two-stage threaded implants: Methodology and results. J Oral Implantol 1990;16:96–105.

19. Kammeyer G, Proussaefs P, Lozada J. Conversion of a complete denture to a provisional implant-supported screw-retained fixed prosthesis for immediate loading of a completely edentulous arch. J Prosthet Dent 2002;87:473–476.

20. Testori T, Meltzer A, Del Fabbro M, et al. Immediate occlusal loading of Osseotite implants in the lower edentulous jaw. A multicenter prospective study. Clin Oral Implants Res 2004;15:278–284.

21. Jaffin RA, Kumar A, Barman CL. Immediate loading of dental implants in the completely edentulous maxilla: A clinical report. Int J Oral Maxillofac Implants 2004;19:721–730.

22. Wolfinger GJ, Balshi TJ, Rangert B. Immediate functional loading of Brånemark system implants in edentulous mandibles: Clinical report of the results of developmental and simplified protocols. Int J Oral Maxillofac Implants 2003;18:250–257.

23. Balshi TJ, Wolfinger GJ. Conversion prosthesis: A transitional fixed implant-supported prosthesis for an edentulous arch—A technical note. Int J Oral Maxillofac Implants 1996;11:106–111.

24. Nkenke E, Fenner M. Indications for immediate loading of implants and implant success. Clin Oral Implants Res 2006;17(suppl):19–34.

25. Del Fabbro M, Testori T, Francetti L, Taschieri S, Weinstein RL. Systematic review of survival rates for immediately loaded dental implants. Int J Periodontics Restorative Dent 2006;26:249–263.

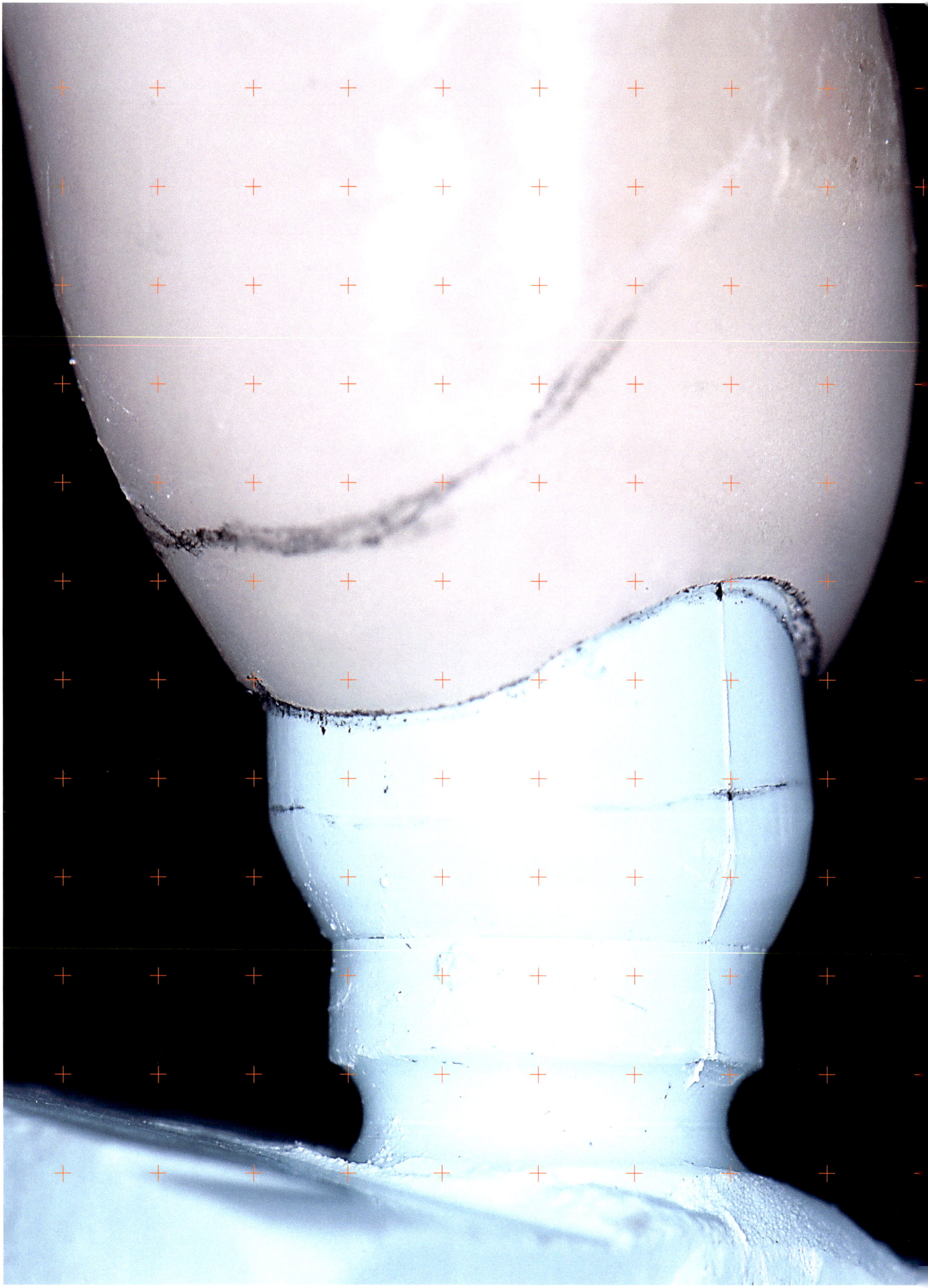

R. COCCHETTO
I. LOI

Chirurgisch-prothetische Interaktionen bei der Sofortbelastung von Implantaten im ästhetischen Bereich

10

10

Am weitesten verbreitet ist das zweite Verfahren, da es gegenüber dem ersten mehrere Vorteile bietet – unter anderem die Aufrechterhaltung der okklusalen Morphologie – und damit zu einem besseren ästhetischen Ergebnis führt. Außerdem ermöglicht es eine Korrektur der Neigung von in den Oberkiefer eingesetzten Implantaten, wenn diese nicht ideal positioniert sind.

PERIIMPLANTÄRE BIOLOGISCHE BREITE

Im ästhetischen Bereich des Oberkiefers (ABB. 10-1), zu dem allgemein die ersten oder zweiten Prämolaren sowie alle anterior davon liegenden Zähne gezählt werden,[1] ist insbesondere bei hoher Lachlinie, die den Gingivasaum zeigt, eine perfekte Integration der prothetischen Restauration in die Weichgewebe und die verbliebenen natürlichen Zähne von großer Wichtigkeit. Um ein entsprechendes Langzeitergebnis zu erzielen, ist ein Verständnis der weitreichenden Interaktionen zwischen den natürlichen (d. h. Knochen und Gingivagewebe) und den künstlichen Komponenten (d. h. Implantat, Abutment und Krone) bei verzögerter sowie vor allem bei Sofortbelastung erforderlich.

Grundsätzlich gibt es zwei Möglichkeiten für implantatgestützte Restaurationen:

- Verschraubte Restaurationen: Die prothetische Krone wird direkt oder durch ein zwischengeschaltetes Abutment mithilfe einer Fixierschraube mit dem Implantat verbunden. Die Schrauben sollten mit dem vom Hersteller vorgegebenen Eindrehmoment (Ncm) festgezogen werden.
- Zementierte Restaurationen: Die prothetische Krone wird auf das Abutment zementiert, das zuvor auf das Implantat geschraubt wurde. Die Form des Abutments ähnelt derjenigen natürlicher Zähne, die als Pfeiler für einen festsitzenden Zahnersatz präpariert wurden.

Beim traditionellen Vorgehen erfolgt die Abformung bei zweizeitigen Operationen nach der Zweitoperation oder mindestens acht Wochen nach einer einzeitigen Implantationsoperation.[2,3] In beiden Fällen hat sich die periimplantäre Gingiva um den Einheilpfosten stabilisiert und ist der Knochenumbau durch die Bildung der sogenannten periimplantären biologischen Breite abgeschlossen. Durch diesen Umbau kommt es beim Brånemark-Implantatsystem zur apikalen Knochenresorption des Alveolarkamms von etwa 1,5–2 mm. Dies wurde auf eine chronische Entzündungsreaktion zurückgeführt,[4] die von Bakterien verursacht wird, die sich am Implantat-Abutment-Übergang ansiedeln, nachdem das Implantat der Mundflora ausgesetzt wurde. Die periimplantäre biologische Breite (ABB. 10-2) ähnelt der an natürlichen Zähnen.[4] Sie ist etwa 3 mm hoch und besteht aus zwei Komponenten, die unterschiedliche Typen von Bindegewebe darstellen. Dieses Gewebe, das den Alveolarkamm für etwa 1 mm bedeckt, setzt sich zu einem Drittel aus Fibroblasten und zu zwei Dritteln aus Kollagenfasern zusammen, die parallel zur Implantatoberfläche verlaufen.[5] Genauer gesagt enthält der Teil mit Kontakt zum Implantat viele Fibroblasten sowie einige Kollagenfasern und Blutgefäße, der weiter außen gelegene Teil dagegen viele Kollagenfasern und Blutgefäße aber nur sehr wenige Fibroblasten.[6]

Histologischen Studien am Tiermodell[7] zufolge enthält das periimplantäre Bindegewebe ein Infiltrat aus überwiegend chronischen Entzündungszellen, wie Plasmazellen und Granulozyten. Diese Zellen umgeben den Implantat-Abutment-Übergang für 1–1,5 mm **(ABB. 10-3)**. An diesem Übergang gibt es einen Mikrospalt, der von intraoralen Mikroorganismen besiedelt wird.[8,9] Das Bindegewebe mit direktem Knochenkontakt unterhalb davon enthält keine Entzündungszellen und ist etwa 0,8 mm dick.

Koronal der Bindegewebskomponente befindet sich ein etwa 2 mm dickes Übergangsepithel, das bei einteiligen Implantaten über Hemidesmosomen mit dessen transgingivalen Komponenten verbunden ist oder bei zweiteiligen Implantaten mit der Oberfläche des Abutments.

Das epitheliale Attachment ist die einzige Barriere zwischen dem periimplantären Knochen und dem oralen Milieu und somit den Bakterien. Allerdings handelt es sich dabei um eine sehr empfindliche Struktur, die leicht durch eine falsch verwendete Parodontalsonde beschädigt werden kann,[10] obwohl manche Ärzte davon ausgehen, dass eine solche Läsion durch eine Parodontalsonde binnen fünf Tagen heilt.[11] Nachdem sich das epitheliale Attachment gebildet hat, sollte es geschont werden, da eine Verletzung vor allem bei dünnem periimplantärem gingivalem Biotyp zu einer Wunde führen kann, die eine Sequenz aus Wundheilungsschritten auslöst, die wiederum zu einem apikalen Umbau des Alveolarkamms führen.[12]

Die dreidimensionale Langzeitstabilität der biologischen Breite ist insbesondere im ästhetischen Bereich ein für den Behandlungserfolg der Implantation entscheidender Faktor und hängt von weiteren anatomischen, chirurgischen und prothetischen Faktoren ab.

ANATOMISCHE FAKTOREN

Die wichtigsten anatomischen Faktoren sind das dreidimensionale Knochenangebot am Implantatbett sowie Qualität und Menge der keratinisierten Gingiva. Beide sind zum Teil genetisch determiniert und legen den sogenannten parodontalen Biotyp fest. Der dicke, flache parodontale Biotyp ist stabiler und widerstandsfähiger als der dünne, bogenförmige Biotyp, der instabiler ist und eher zu Rezessionen neigt.

In Abhängigkeit von den anatomischen und physiologischen Gegebenheiten des jeweiligen Patienten manifestieren sich Zahnerkrankungen auf unterschiedliche Weise. Daher variieren auch die Defekte im Implantatbett erheblich und ist die Wiederherstellung eines ausreichenden Knochen- und Gingivavolumens obligatorischer Bestandteil der Behandlung.

Nicht nur, damit das Implantat aufgenommen werden kann, sondern auch zum Ausgleich der Umbauvorgänge durch die Bildung der biologischen Breite muss die Morphologie des Knochens und der periimplantären Gewebe korrekt wiederhergestellt werden.[13] Bei unzureichendem horizontalen Knochenangebot (mindestens 2 mm labial der Prothesenplattform des Implantats) entsteht bei Patienten mit dünnem Biotyp durch den Knochenumbau auf der labialen Seite ein periimplantärer Krater mit apikaler Resorption des Knochens und des Gingivasaums. Auch bei der Implantation in eine Extraktionsalveole ist es ratsam, ein Implantat mit Standarddurchmesser zu verwenden und in den Raum zwischen der labialen Alveolenwand und dem Implantat ein nichtresorbierbares Biomaterial einzusetzen, damit das horizontale Volumen der Alveole möglichst erhalten bleibt.

CHIRURGISCHE FAKTOREN

Bei der Implantatbettaufbereitung spielen chirurgische Faktoren eine wichtige Rolle. Das chirurgische Vorgehen ist entscheidend für die Implantatposition, die in allen drei Raumebenen perfekt sein muss:

- Die Implantatplattform muss koronoapikal auf Alveolarkammhöhe oder leicht darunter (0,5 mm) liegen. Bei tieferer Lage würde die koronale Knochenresorption durch die Bildung der biologischen Breite

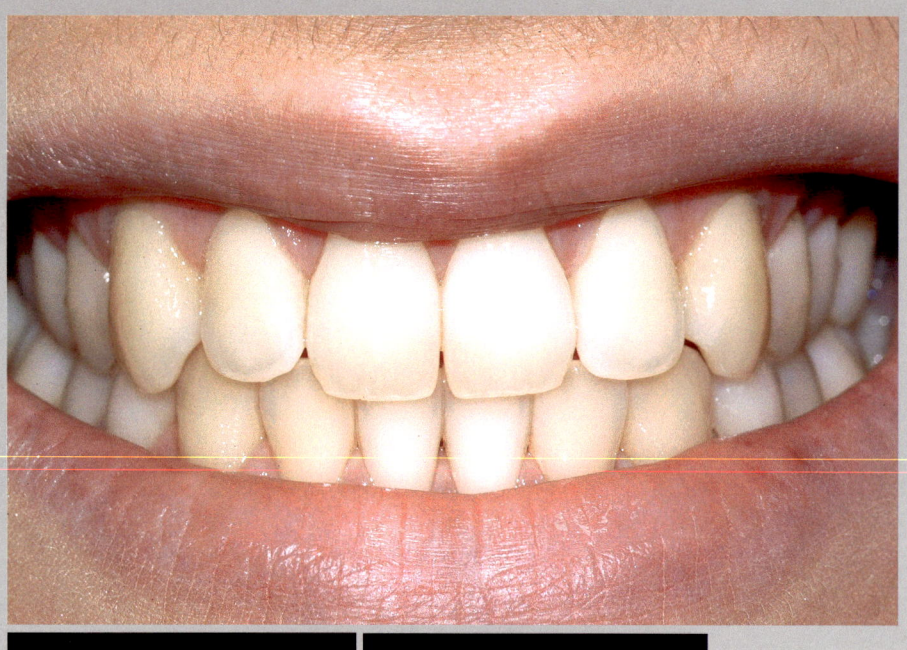

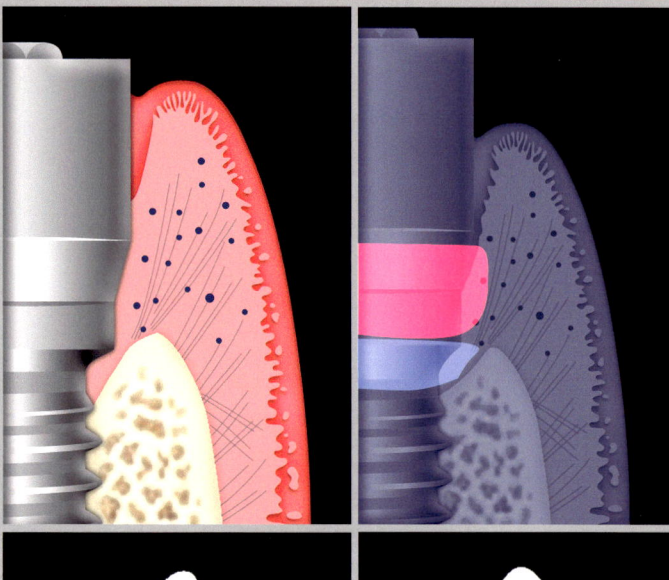

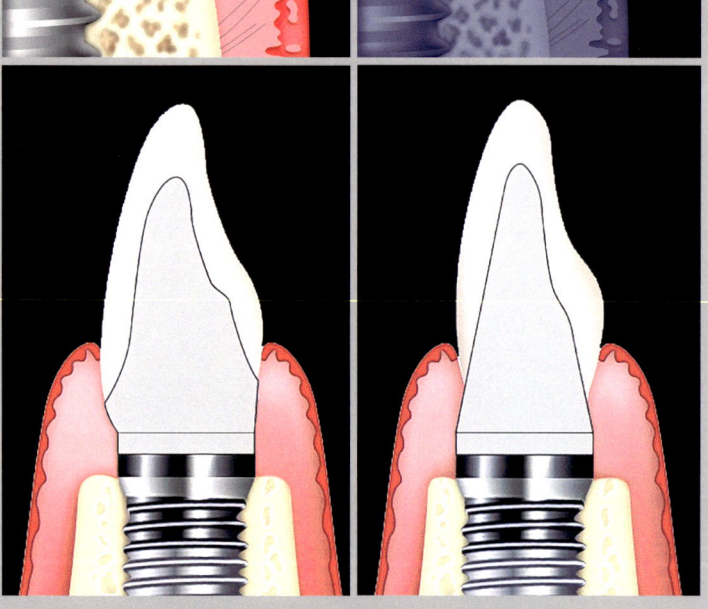

1	
2	3
4	5

Abb. 10-1 Die Sichtbarkeit des ästhetischen Bereichs wird von der Lachlinie bestimmt.

Abb. 10-2 Periimplantäre biologische Breite.

Abb. 10-3 Periimplantärer Bereich aus infiltriertem Bindegewebe (rot) und nicht infiltriertem Gewebe (blau).

Abb. 10-4 Beziehung zwischen der Form des Abutments, der Krone und der Gingiva nach dem klassischen Konzept.

Abb. 10-5 Bei einem stufenlosen Abutment ändert sich die räumliche Beziehung zugunsten der Gingiva.

zunehmen. Das Implantat sollte etwa 3 mm apikal des Gingivasaums liegen.

- Mesiodistal muss das Implantat mindestens 1,5 mm von den benachbarten Zahnwurzeln entfernt sein. Das Knochenniveau der Wurzel eines natürlichen Zahns legt die Endlage der Papille zwischen Zahn und Implantat fest. Bei benachbarten Implantaten ist auf Höhe der Prothesenplattform ein interimplantärer Abstand von mindestens 3 mm erforderlich.

- Vestibulooral muss das Implantat palatinal einer die Wurzeln der Nachbarzähne verbindenden Linie sowie parallel zur Schmelz-Zement-Grenze liegen. Eine falsche Labialneigung des Implantats wirkt sich nachteilig auf den labialen Alveolarkamm aus, der dann resorbiert wird.

PROTHETISCHE FAKTOREN

Schließlich beeinflussen auch viele prothetische Faktoren die Stabilität der periimplantären Gewebe bei verzögerter und Sofortbelastung. Für ein besseres ästhetisches Ergebnis wurde die Lateralisierung der biologischen Breite vorgeschlagen. Bei diesem Ansatz wird ein Abutment mit einem kleineren Durchmesser als die Implantatplattform platziert. Dieses als *Platform Switching* bezeichnete Verfahren ermöglicht die Verteilung eines Teils der biologischen Breite auf den lateralen Anteil der prothetischen Plattform, sodass das Bindegewebe mit dem entzündlichen Infiltrat weiter vom Alveolarkamm entfernt zu liegen kommt und die periimplantäre Knochenresorption weiter reduziert wird.[14,15]

Außerdem wurde vorgeschlagen, dass das prothetische Abutment nach der Platzierung nicht mehr entnommen werden sollte. Für wiederholtes Auf- und Abmontieren des prothetischen Abutments wurde ein negativer Effekt auf die Stabilität des periimplantären Knochens belegt, da es jedes Mal zu einem Mikrotrauma

des empfindlichen epithelialen Attachments kommt.[12] Prothetische Protokolle sollten deshalb Verletzungen dieses Bereichs minimieren.

Ein solches prothetisches Verfahren, das als minimalinvasiv bezeichnet werden kann, ist die Abutment-Kopie.[16] Durch Kopieren des Implantatanteils eines Arbeitsmodells lässt sich auch eine Replik des Abutments in exakt derselben Position wie im Original anfertigen. So können die Kopien bei funktioneller Belastung mit provisorischen Kronen als Vorlagen für die endgültige Restauration verwendet werden. Bei diesem Verfahren werden die Abutments nur einmal mit den Implantaten verbunden und nicht wieder entnommen.

Dieses Vorgehen soll das prothetische Verfahren vor allem vereinfachen und die Anzahl der Behandlungen reduzieren. Daneben hat es aber auch biologische Folgen, so eine Reduktion des Eindringens in die biologische Breite, bei dem das epitheliale Attachment beschädigt werden könnte. Dies ist vor allem im ästhetischen Bereich und bei Sofortbelastung wichtig. Bei der Sofortbelastung erfolgt die Restauration schon zu Beginn der Heilungsphase, sodass die biologische Breite im Bereich des Abutments noch nicht wiederhergestellt wurde. Eine in diesem Fall mögliche Option ist die Verwendung provisorischer Abutments, meistens aus Kunststoff, und einer provisorischen Krone. Sobald jedoch die Dimension der biologischen Breite hergestellt wurde, muss für die definitive Restauration erneut ein Implantatabdruck genommen werden. Dies erhöht die biologische Belastung und die Laborkosten.

Eine weitere Möglichkeit ist das Einsetzen des endgültigen Abutments, das so lange mit dem Implantat und der provisorischen Krone verbunden bleibt, bis Hart- und Weichgewebeheilung abgeschlossen sind. Allerdings lassen sich dabei die Endposition des Gingivasaums und somit der labiale Abschluss des prothetischen Abutments oft schlecht vorhersagen, der vorab im Labor bestimmt werden muss, was aufgrund der Variabilität der

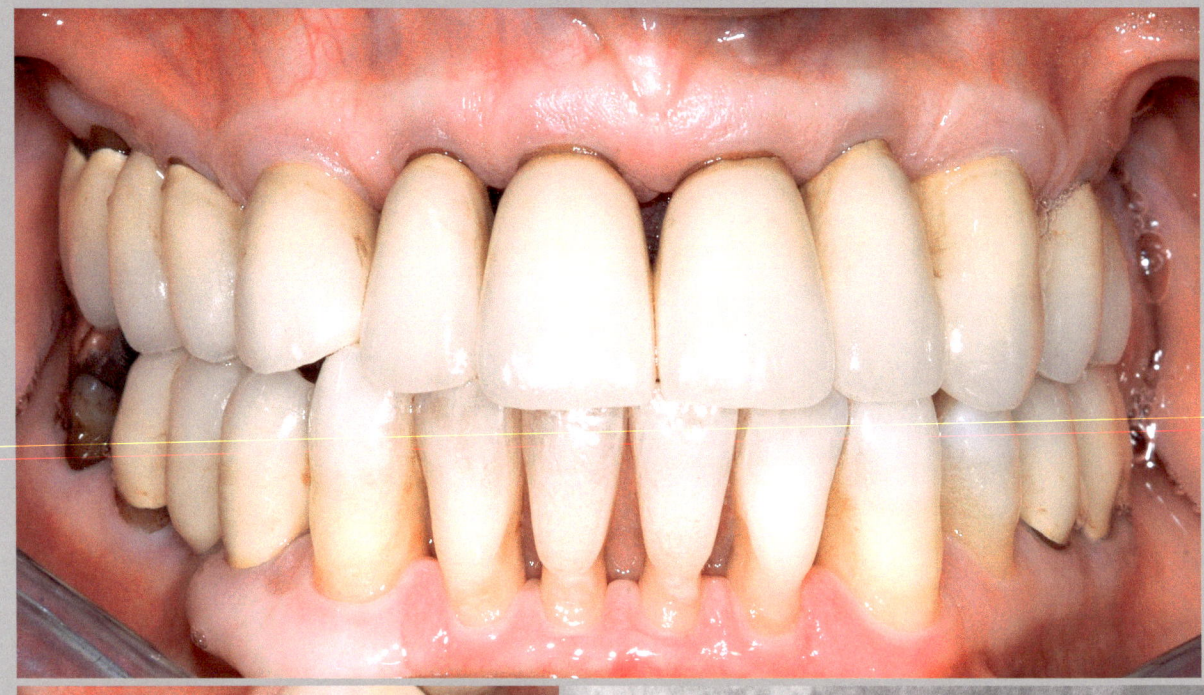

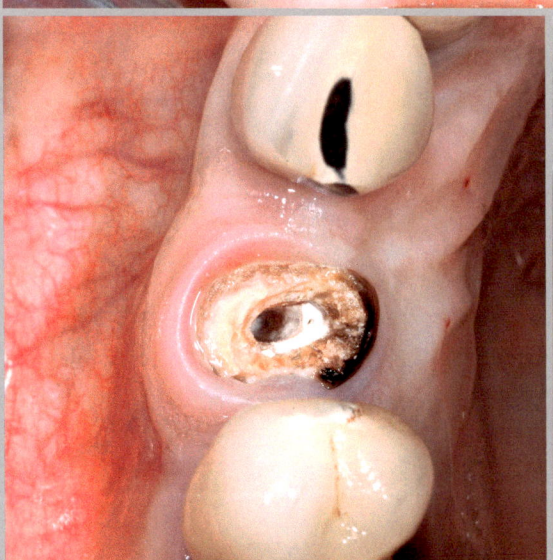

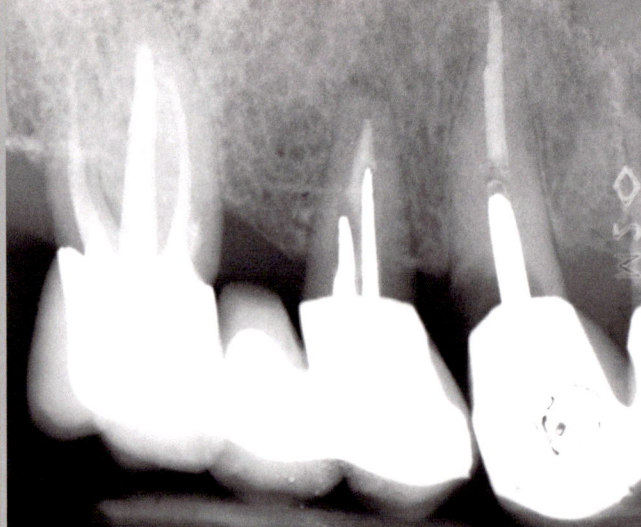

6A	
6B	6C

DIAGNOSTISCHE PHASE

Abb. 10-6 Klinischer Fall.

Abb. 10-6a Ausgangsbefund.

Abb. 10-6b Okklusalansicht des Wurzelrestes des rechten oberen Eckzahns.

Abb. 10-6c Röntgenaufnahme einer ausgedehnten Wurzelkaries.

Gewebemorphologie nicht immer möglich ist. Eventuell muss das Abutment nachbearbeitet und ein intraoraler Abdruck genommen werden, wozu Gingivaretraktionsfäden verwendet werden müssen, die wiederum das epitheliale Attachment schädigen. Außerdem wird dadurch oft die präzise Nachbildung des Abutments behindert, sodass schlecht sitzende Restaurationen und Zahnfleischentzündungen die Folge sind.

Gelegentlich lässt sich die Position der Abschlusslinie der Abutments durch einen „Bottom-up"-Ansatz (von unten nach oben) vorhersagen, indem die biologische Breite ausgehend vom Knochenrand in koronaler Richtung verteilt wird. Sofern sich die prothetische Plattform des Implantats auf Alveolarkammhöhe befindet, müssen am Hals des Abutments für die bindegewebigen und epithelialen Komponenten der biologischen Breite 1,5–2 mm Platz gelassen werden. Dadurch befindet sich die Abschlusslinie des Abutments koronal dieser Linie.

Durch Anwendung des Platform Switching lässt sich ein Teil der biologischen Breite auf die horizontale Komponente der prothetischen Plattform verteilen. Allerdings ist dieses Problem wegen der Variabilität des Faktors Gingiva schwer zu lösen, wenn für das Abutment ein klassisches Präparationsdesign mit definiertem Präparationsrand gewählt wird. Andererseits ist denkbar, dass sich die periimplantäre Gewebeheilung sowohl bei der verzögerten als auch bei der Sofortbelastung durch Änderungen im Design des Abutments beeinflussen lässt.

Nach der Erfahrung der Autoren trägt die Form des Implantat-Abutments entscheidend zum Endergebnis bei. Jahrzehntelange klinische Beobachtungen haben gezeigt, dass die Gingiva um einen Zahn, der mit der Biologically Oriented Preparation Technique (BOPT)[17,18] präpariert wurde, sehr formbar ist und sich dem Profil der prothetischen Krone anpassen kann. Dieses Profil wird unter Berücksichtigung ästhetischer und funktioneller Vorgaben entworfen und der Restaurationsrand in die von der provisorischen Krone geformte Gingivafurche eingepasst, die daher eine wichtige Rolle bei der Festlegung des endgültigen Verhältnisses zwischen Gewebe und Prothese spielt.

Die Form natürlicher Zähne, die unter Berücksichtigung biologischer Faktoren präpariert wurden, lässt sich auf implantatgestützte Restauration übertragen. Durch das Design des implantatprothetischen Abutments lassen sich die umgebenden Gewebe in vielfacher Hinsicht beeinflussen.

Bei der Präparation mit definiertem Präparationsrand wird die Abstützung des periimplantären Weichgewebes fast ausschließlich vom Austrittsprofil des Abutments beeinflusst, das in der Regel nach koronal zunehmend größer wird, um mit dem Umfang der klinischen Krone übereinzustimmen (ABB. 10-4). Die prothetische Krone, die das Profil des Abutments fortsetzt, stützt nur den Gingivasaum. Je weiter dieses Profil nach labial geneigt ist, umso eher neigt das Weichgewebe dazu, sich nach apikal zurückziehen. Daher lässt sich die Form des transmukosalen Kanals nicht mehr verändern, nachdem er einmal um das Abutment herum angelegt wurde, sodass die Möglichkeit zur Weichgewebekonditionierung mittels Provisorien eingeschränkt ist. Die provisorische Belastung wird damit auf eine Phase passiven Abwartens reduziert, bis sich das Gewebe des Gingivasaums und die Papille entlang der definitiven Abutmentränder etabliert haben. Wird dieser Rand dabei labial exponiert, muss er aus ästhetischen Gründen weiter nach apikal verlagert (intraoral nach gingivaler Retraktion oder extraoral mit Entfernen des Abutments) und die provisorische Krone neu angepasst werden. Eine weitere Folge solcher Austrittsprofile ist das Ausdünnen des Weichgeweberings um den Abutmenthals, wodurch die Barrierefunktion abnimmt, welche die tieferen Gewebe schützt.

Bei der Präparation eines stufenlosen Randes ändert sich die Situation: Es gibt keine vorab festgelegte Abschlusslinie und die Gingiva sowie die biologische Breite können sich

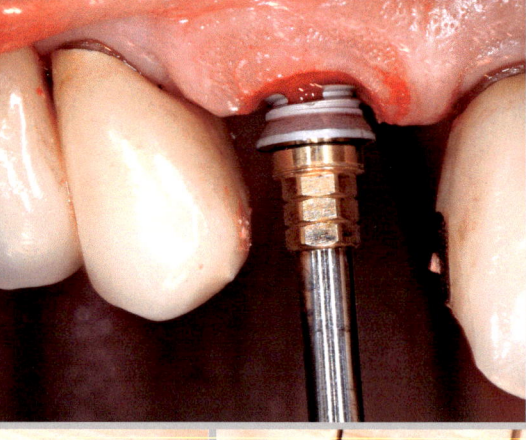

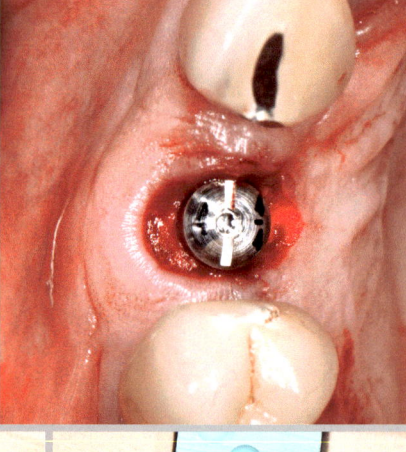

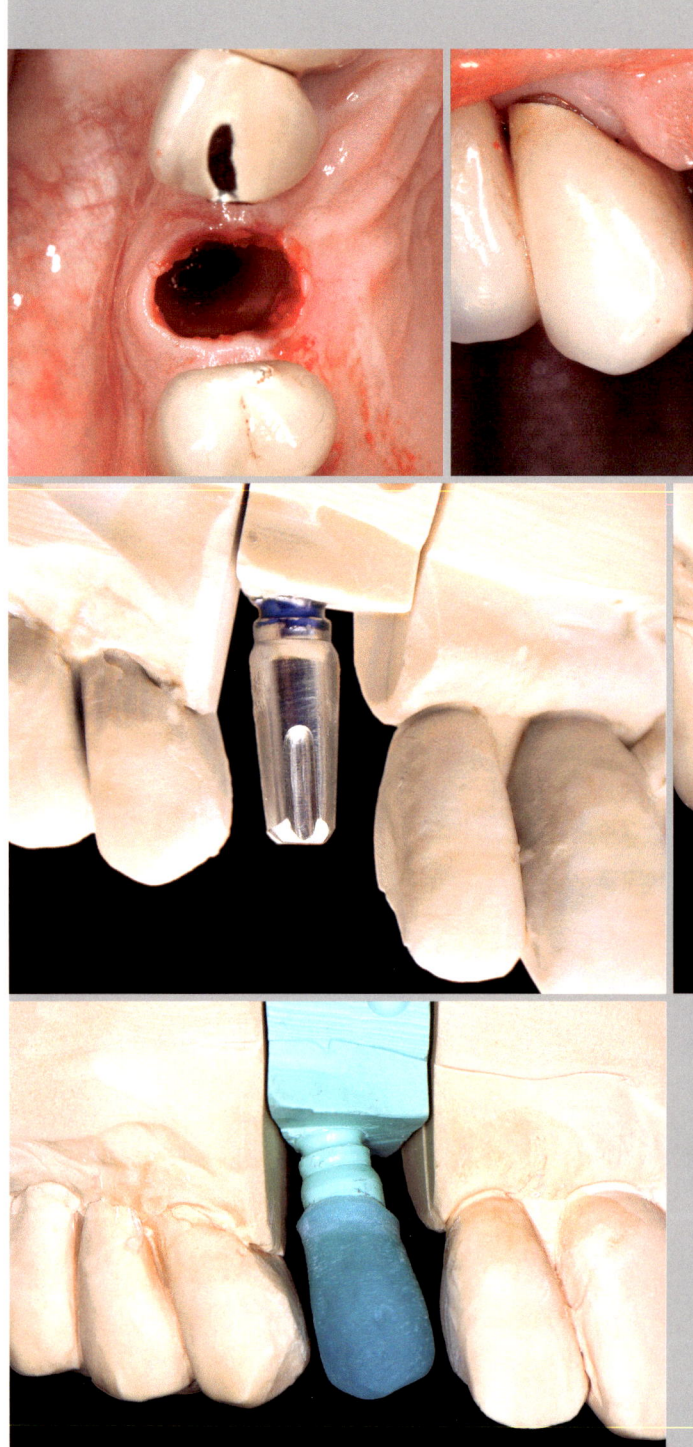

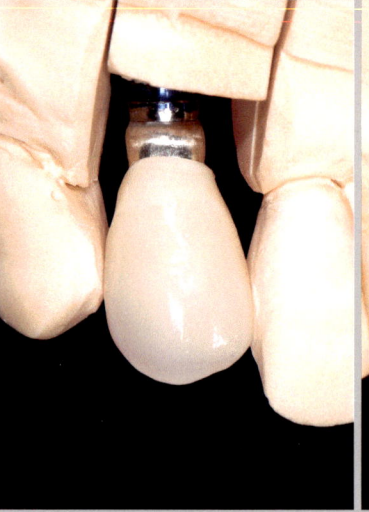

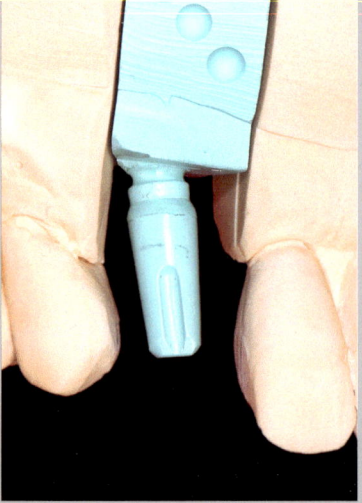

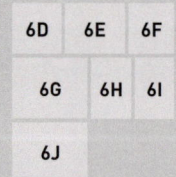

6D	6E	6F
6G	6H	6I
6J		

OPERATIVE PHASE

Abb. 10-6d Alveole nach atraumatischer Extraktion.

Abb. 10-6e Einsetzen eines Implantats mit verbreiterter prothetischer Plattform im Sinne eines Platform Switching.

Abb. 10-6f Abschluss der Operation. Nach der Abformung wird die Einheilschraube eingedreht.

LABORPHASE

Abb. 10-6g Individuell gegossenes Abutment aus einer hochwertigen Goldlegierung. Beachte die fehlende Abschlusslinie.

Abb. 10-6h Provisorische Krone aus Acrylkunststoff.

Abb. 10-6i Abutment-Kopie aus Polyurethan. Die dünne labiale Linie entspricht der Grenze des Prothesenrandes.

Abb. 10-6j Kappe aus Komposit. Das Profil des Randschlusses ist identisch mit dem der provisorischen Krone.

der Oberfläche des Abutments während der Heilung unter Sofortbelastung (oder verzögerter Belastung nach Befestigung des Abutments) frei anpassen [ABB. 10-5]. Damit hängt ihre Morphologie in stärkerem Ausmaß vom Austrittsprofil der prothetischen Krone ab, deren Rand in jeder Höhe der geneigten Abutmentoberfläche liegen kann – in der Gingivafurche allerdings nur dort, wo die Ästhetik dies erfordert. Wie bei natürlichen Zähnen auch lässt der reduzierte Durchmesser des basalen Teils des Abutments, der sich nach koronal eher verjüngen als verbreitern sollte, mehr Raum für das Weichgewebe und „lädt es dazu ein", sich nach koronal auszubreiten. Da die so entstandene biologische Breite während der abschließenden prothetischen Versorgung möglichst nicht mehr verletzt werden sollte, wurde für diesen Fall ein spezielles prothetisches Protokoll entwickelt.

PROTHETISCHES PROTOKOLL ZUR SOFORTBELASTUNG

Die zentralen Punkte des prothetischen Protokolls sind:

- Verwendung eines einzigen Abutments sowohl bei der provisorischen nicht okklusalen Belastung als auch in der Endphase.
- Belassen des Abutments während aller Arbeitsschritte in situ und gleichzeitige Heilung der periimplantären Hart- und Weichgewebe.
- Aufzeichnung der Gingivamorphologie nach Abschluss der Heilung (8–12 Wochen) durch Anfertigen einer Pick-up-Abformung für die definitive Restauration.

KLINISCHER FALL

Der Patient ist ein 45-jähriger Nichtraucher mit einer festsitzenden Oberkieferteilprothese aus Metallkeramik, die nach einer Zahnbehandlung wegen einer Parodontalerkrankung eingesetzt wurde und seit 15 Jahren funktionell

belastet ist. Zum Zeitpunkt der Diagnosestellung war der Patient zwar parodontal unauffällig, allerdings war der obere rechte Eckzahn von destruktiver Karies befallen, die bis in den Wurzelkanal vorgedrungen war [ABB. 10-6A BIS 10-6C]. Es wurde entschieden, den Zahn zu extrahieren und zur Verkürzung der Behandlungsdauer sofort ein Titanimplantat einzusetzen.

Da die Nachbarzähne in eine festsitzende Restauration einbezogen waren, konnte keine provisorische Prothese aufgeklebt werden. Weil der Patient gut mitarbeitete und keine Hinweise auf eine Parafunktion vorlagen, wurde eine nicht funktionelle Sofortbelastung gewählt, bei der die provisorische Krone für mindestens sechs bis acht Wochen eine rein ästhetische Funktion hat. Aufgrund der intakten Struktur des Alveolarkamms und des ausreichenden Angebots an keratinisierter Gingiva wurde ein lappenloses Vorgehen gewählt, um möglichst viel Gingiva zu erhalten und die Auswirkungen eines Vorgehens mit Vollschichtlappen zu vermeiden, der die Gingivastruktur der Nachbarzähne hätte verändern können.

Die atraumatische Extraktion erfolgte mit sorgfältiger Periotomie [ABB. 10-6D]. Die labiale Kortikalis war intakt. Um das Implantat in die palatinale Hälfte der Alveole einsetzen zu können, wurde die posteriore Alveolenwand des Implantatbetts mit einem piezoelektrischen Handstück präpariert. Nach Transplantation eines nichtresorbierbaren osteokonduktiven Materials wurde ein zylindrisches Titanimplantat mit 13 mm Länge und einem Durchmesser von 4 mm mit einem Eindrehmoment von 40 Ncm eingesetzt, das für eine optimale Primärstabilität ausreicht [ABB. 10-6E].

Lässt sich in dieser Phase keine ausreichende Primärstabilität erzielen, sollte keine Sofortbelastung erfolgen, da sie das Implantatüberleben gefährden würde. Nach abschließender Abdrucknahme wurde eine Einheilkappe auf das Implantat geschraubt und das Alveolentransplantat mit einem Kollagenschwamm gesichert [ABB. 10-6F]. Anschließend

6K	6L	6M
6N	6O	6P

SOFORTRESTAURATION

Abb. 10-6k Das mit dem Implantat verbundene Abutment aus einer hochwertigen Metalllegierung. Es wird anschließend nicht mehr entfernt oder verändert.

Abb. 10-6l Röntgenkontrolle der Passung.

Abb. 10-6m Provisorische Krone in Infraokklusion.

BESTIMMUNG DES GINGIVARANDES

Abb. 10-6n An der eingepassten provisorischen Krone wird der Rand der umgebenden Gingiva markiert.

Abb. 10-6o Messen des subgingivalen Anteils bis zum koronalen Rand.

Abb. 10-6p Aufsetzen der provisorischen Krone auf die Abutment-Kopie, auf der der Gingivarand grafisch wiedergegeben ist.

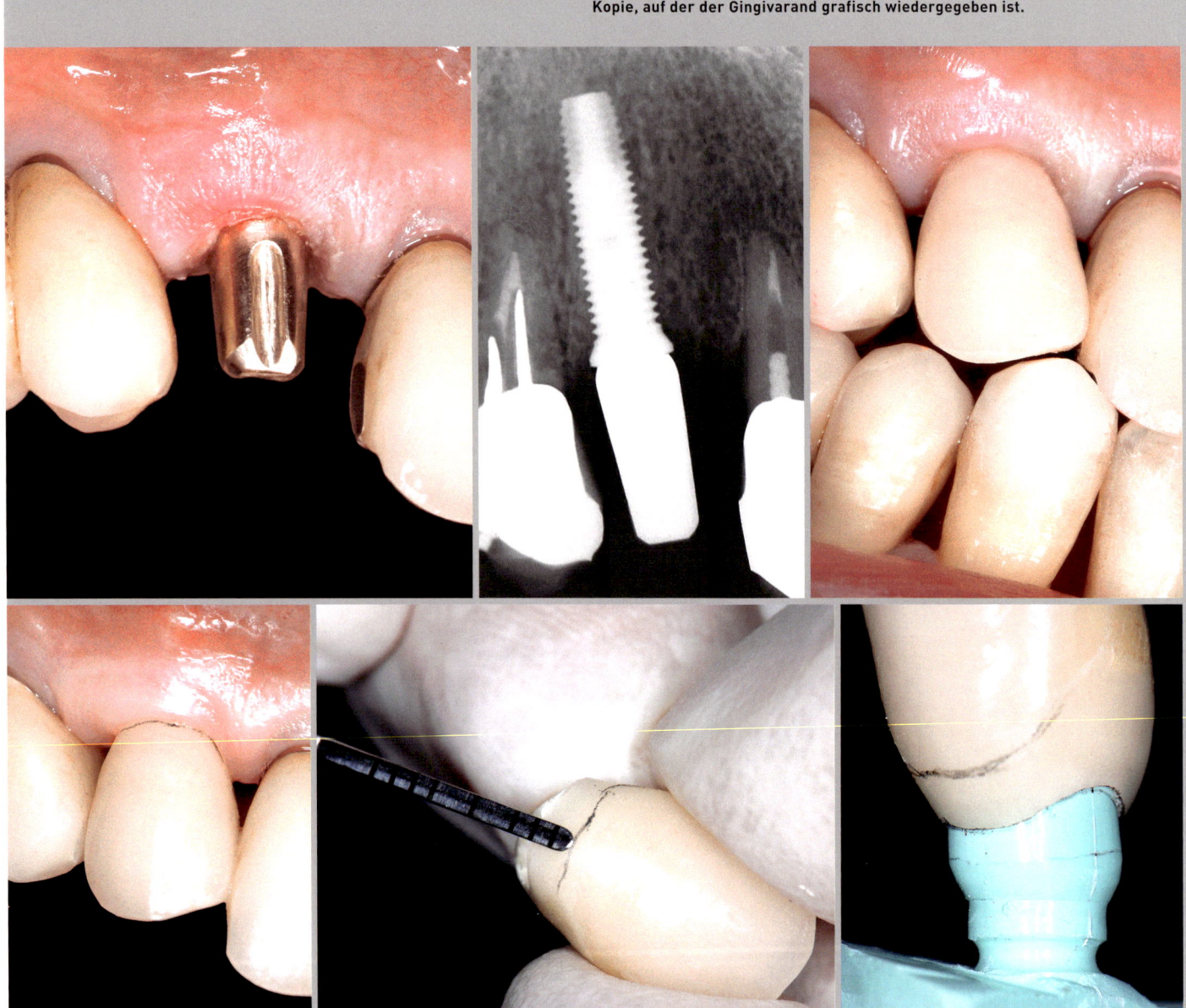

6Q	6R
6S	

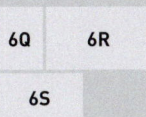

ABFORMUNG

Abb. 10-6q Pick-up-Abformung mithilfe einer Transferkappe aus Komposit.

Abb. 10-6r In das Abformmaterial eingebettete Kappe.

Abb. 10-6s Die Zirkonkappe vor der Verblendung.

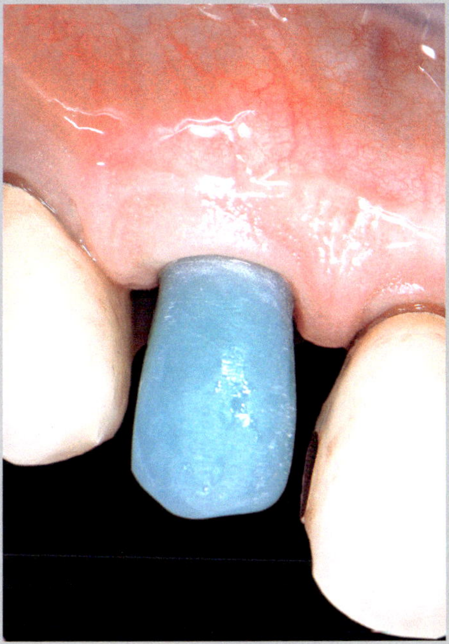

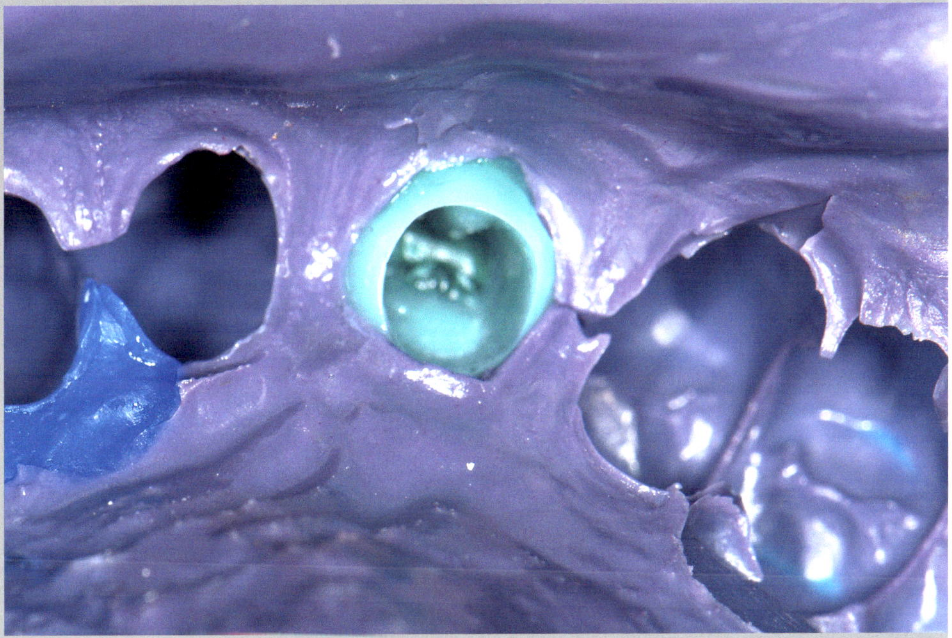

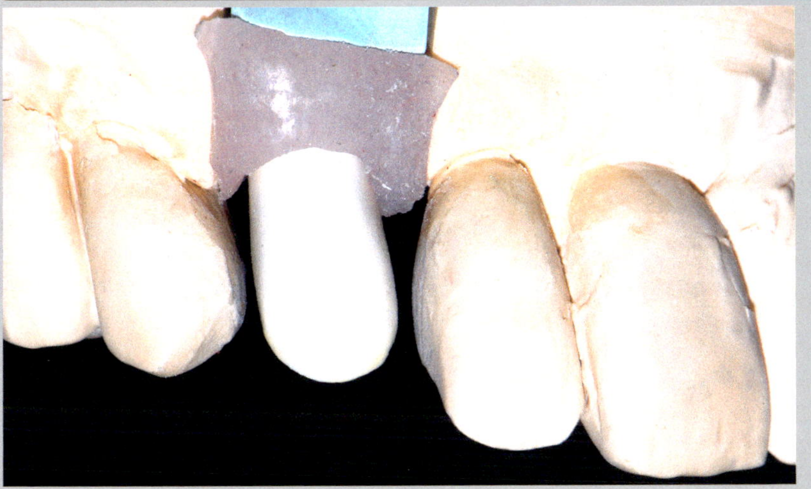

| 6T | 6U | 6V |

ABSCHLUSSPHASE

Abb. 10-6t Fertige Krone. Beachte die Präzision des Randschlusses und die subgingivale Randverstärkung.

Abb. 10-6u Einzementierte Zirkonkrone in situ.

Abb. 10-6v Röntgenkontrolle.

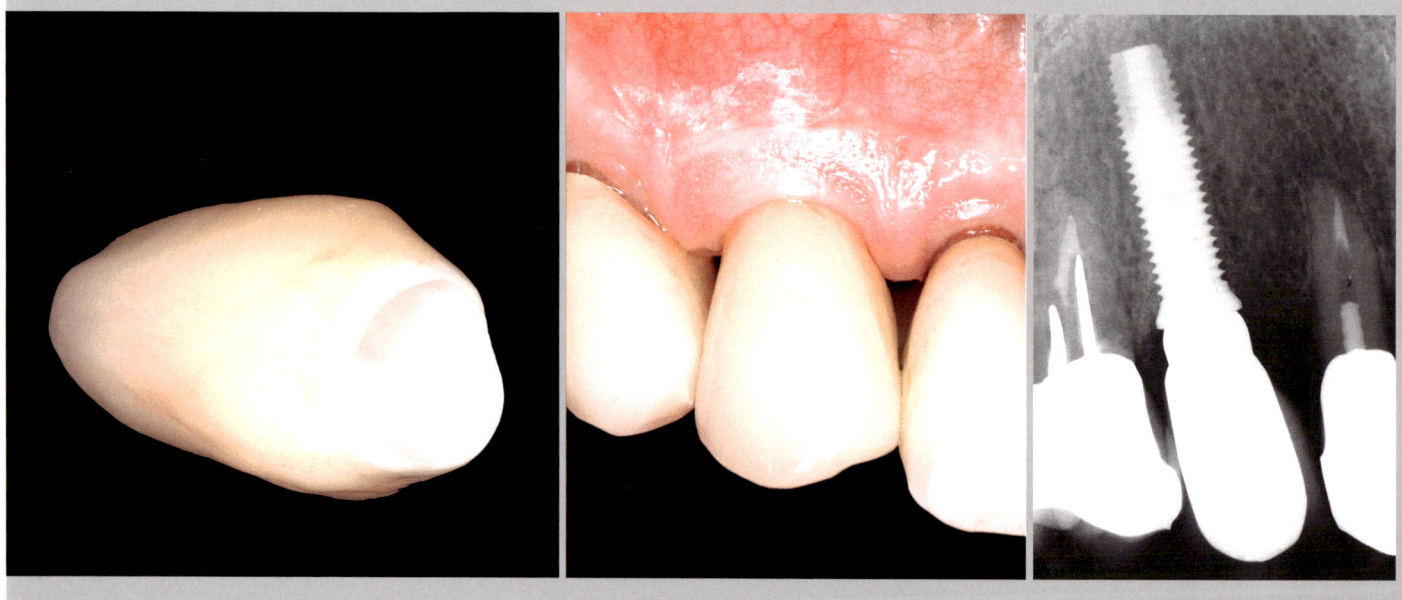

wurde der Patient mit antibiotischer und antiphlogistischer Medikation entlassen.

Im Labor wurde eine Abutment aus einer Goldlegierung mit um 6 Grad konvergierenden Wänden und ohne Abschlusslinie gegossen [ABB. 10-6G]. Der stufenlose Rand der provisorischen Krone kam 1,5–2 mm von der Implantatplattform entfernt zu liegen und folgte dem bogenförmigen Verlauf des Gingivasaums [ABB. 10-6H]. Durch diesen Abstand konnten sich die periimplantären Weichgewebe an die glatte Oberfläche des Abutments anpassen, die biologische Breite wiederherstellen und den darunter liegenden Knochen schützen.

Anschließend wurde nach dem oben beschriebenen Verfahren eine Kopie des Abutments aus Polyurethan angefertigt und auf dem Originalabutment eine Kappe aus lichthärtendem Kunststoff hergestellt [ABB. 10-6I UND 10-6J]. Diese Kappe wird vom Abformmaterial als Vorlage für die definitive Restauration aufgenommen. Sie folgt demselben Verlauf wie das Provisorium und lässt sich am Rand leicht mit demselben lichthärtenden Kunststoff so verändern, dass sie sich an die Endposition des epithelialen Attachments anpasst. Sofern eine definitive Zirkonkrone geplant ist, kann die Kappe eingescannt werden und die Datei zur mechanischen Produktion an ein CAM-System gesandt werden. Alternativ – wie in unserem Fall praktiziert – wird die Kappe durch pantografisches Schleifen in eine exakte Kopie der Zirkonkrone umgewandelt.

36 Stunden nach der Implantation wurde das Abutment auf das Implantat gesetzt und mit einer Goldschraube bei einem Eindrehmoment von 20 Ncm mit ihm verbunden, sodass eine ideale Vorbelastung ohne Rotationskräfte auf das Implantat gewährleistet war. Anschließend erfolgte eine Röntgenkontrolle der Position [ABB. 10-6K UND 10-6L]. Die Krone wurde mit einem dünnen Film aus provisorischem Zement einzementiert und hatte weder bei maximaler Interkuspidation noch bei Seitbewegungen oder Protrusion Okklusionskontakt [ABB. 10-6M].

Der Patient wurde angewiesen, sechs bis acht Wochen nicht auf der Seite des Implantats zu kauen. Während des Schlafens verhinderte eine Aufbissschiene die Weitergabe etwaiger parafunktioneller Bewegungen an das Implantat. Nach zwei Monaten wurde die provisorische Krone entfernt und die Osseointegration sowie die Stabilisierung der periimplantären Weichgewebe und des horizontalen Volumens des Bereichs überprüft. Die Krone wurde wieder aufgesetzt und auf ihrer Oberfläche mit einem Stift der freie Gingivarand markiert [ABB. 10-6N].

Wie zu erkennen ist, liegt der Rand auf der labialen Seite 2 mm subgingival [ABB. 10-6O]. Die provisorische Krone wurde auf die Abutment-Kopie gesetzt, sodass die exakte Lage des Gingivarandes in Bezug zur prothetischen Plattform zu erkennen ist [ABB. 10-6P]. Nun wurde auch die Abschlusslinie an den Gingivarand angepasst. Es genügt, die Abweichung grafisch auf die Kopie zu übertragen, damit der Techniker die Information auf die definitive Restauration übertragen kann.

Ohne die Kopie des Abutments wäre für die Beendigung der Behandlung eine intraorale Abdrucknahme des Abutments mit Retraktionsfäden erforderlich gewesen – ein zeitaufwendiges und für den Patienten unangenehmes Verfahren (sofern keine Lokalanästhesie erfolgt), das weniger präzise ist als das direkte Verfahren.[19] In diesem Fall wurde jedoch die lichtgehärtete Kunststoffkappe für die Weichgewebsabformung verwendet.

Ist die Abweichung des Gingivasaums minimal, kann in vielen Fällen die Pick-up-Abformung entfallen und der Fall direkt mit der Kopie beendet werden. In diesem Fall erfolgte jedoch eine Pick-up-Abformung über die Kunststoffkappe [ABB. 10-6Q UND 10-6R] und es wurde ein neues Meistermodell angefertigt. Die Abutment-Kopie wurde in die in das Abformmaterial eingebettete Kappe eingesetzt und das definitive Modell angefertigt. Die Kappe wurde in eine identische Zirkonstruktur umgewandelt, die mit einer Feldspatkeramik verblendet wurde [ABB. 10-6S].

Die definitive Restauration wurde mit Zinkoxidzement in stabile Gewebeverhältnisse einzementiert. Die Röntgenkontrolle bestätigte aus chirurgischer und prothetischer Sicht die präzise Passung der minimalinvasiv eingesetzten Krone **(ABB. 10-6T BIS 10-6V)**.

SCHLUSSFOLGERUNGEN

Für ein ästhetisches Ergebnis implantatgestützter Restaurationen müssen viele Faktoren beachtet werden. Der Arzt kann sich nicht mehr nur auf die chirurgischen Aspekte konzentrieren, sondern muss auch die umgebenden Gewebe, das Volumen des Implantatbetts und die Gingivaqualität berücksichtigen. Daher muss die Bedeutung prothetischer Aspekte völlig neu beurteilt werden. Das hier vorgestellte neue Protokoll für die prothetische Sofortversorgung eines Implantats in einer Extraktionsalveole im ästhetischen Bereich lässt sich auch auf normale Situationen mit verzögerter Belastung anwenden. In diesen Fällen, insbesondere im ästhetischen Bereich, sollte immer eine Phase der Weichgewebekonditionierung eingeplant werden, durch die sich die Gewebe an den Einheilpfosten anpassen. Ziel ist, dass sich um die provisorische Krone eine stabile und ästhetische Gingivamorphologie bildet. Daher sollten die Weichgewebe auch bei verzögerter Belastung den Verlauf der Abschlusslinie der definitiven Krone bestimmen. Durch das vorgeschlagene prothetische Protokoll erreicht der Arzt in kürzerer Zeit und bei niedrigeren Laborkosten eine präzise prothetische Restauration. Damit ist das Verfahren für den Arzt und insbesondere für den Patienten vorteilhaft.

LITERATUR

1. Dong JK, Jin TH, Cho HW, Oh SC. The esthetics of the smile: A review of some recent studies. Int J Prosthodont 1999;12:9–19.

2. Abrahamsson I, Berglundh T, Wennström J, Lindhe J. The peri-implant hard and soft tissues at different implant systems. A comparative study in the dog. Clin Oral Implants Res 1996;7:212–219.

3. Abrahamsson I, Berglundh T, Moon IS, Lindhe J. Peri-implant tissues at submerged and non-submerged titanium implants. J Clin Periodontol 1999;26:600–607.

4. Berglundh T, Lindhe J, Ericsson I, Marinello CP, Liljenberg B, Thomsen P. The soft tissue barrier at implants and teeth. Clin Oral Implants Res 1991;2:81–90.

5. Abrahamsson I, Zitzmann NU, Berglundh T, Linder E, Wennerberg A, Lindhe J. The mucosal attachment to titanium implants with different surface characteristics: An experimental study in dogs. J Clin Periodontol 2002;29:448–455.

6. Moon IS, Berglundh T, Abrahamsson I, Linder E, Lindhe J. The barrier between the keratinized mucosa and the dental implant. An experimental study in the dog. J Clin Periodontol 1999;26:658–663.

7. Ericsson I, Nilner K, Klinge B, Glantz PO. Radiographical and histological characteristics of submerged and nonsubmerged titanium implants. An experimental study in the Labrador dog. Clin Oral Implants Res 1996;7:20–26.

8. Jansen VK, Conrads G, Richter EJ. Microbial leakage and marginal fit of the implant-abutment interface. Int J Oral Maxillofac Implants 1997;12:527–540.

9. Piattelli A, Vrespa G, Petrone G, Iezzi G, Annibali S, Scarano A. Role of the microgap between implant and abutment: A retrospective histologic evaluation in monkeys. J Periodontol 2003;74:346–352.

10. Ericsson I, Lindhe J. Probing depth at implants and teeth. An experimental study in the dog. J Clin Periodontol 1993;20:623–627.

11. Etter TH, Håkanson I, Lang NP, Trejo PM, Caffesse RG. Healing after standardized clinical probing of the periimplant soft tissue seal: A histomorphometric study in dogs. Clin Oral Implants Res 2002;13:571–580.

12. Abrahamsson I, Berglundh T, Lindhe J. The mucosal barrier following abutment dis/reconnection. An experimental study in dogs. J Clin Periodontol 1997;24:568–572.

13. Grunder U, Gracis S, Capelli M. Influence of the 3-D bone-to-implant relationship on esthetics. Int J Periodontics Restorative Dent 2005;25:113–119.

14. Baumgarten H, Cocchetto R, Testori T, Meltzer A, Porter S. A new implant design for crestal bone preservation: Initial observations and case report. Pract Proced Aesthet Dent 2005;17:735–740.

15. Lazzara RJ, Porter SS. Platform switching: A new concept in implant dentistry for controlling postrestorative crestal bone levels. Int J Periodontics Restorative Dent 2006;26:9–17.

16. Cocchetto R, Resch I, Castagna M, Vincenzi GP, Celletti R. The Abutment Duplication Technique (ADT): A novel protocol for cementable implant supported restorations. Int J Periodontics Restorative Dent 2010;30:2–11.

17. Loi I, Galli F, Scutellà F. Tecnica di Preparazione Orientata Biologicamente (BOPT). Un nuovo approccio nella preparazione protesica in odontostomatologia. Quintessenza Internazionale 2008;24(3):69–75.

18. Loi I, Galli F, Scutellà F, Di Felice A. Il contorno coronale protesico con tecnica di preparazione BOPT (Biologically Oriented Preparation Technique): Considerazioni tecniche. Quintessenza Internazionale 2009;25(4):19–31.

19. Ganz SD, Desai N, Weiner S. Marginal integrity of direct and indirect castings for implant abutments. Int J Oral Maxillofac Implants 2006;21:593–599.

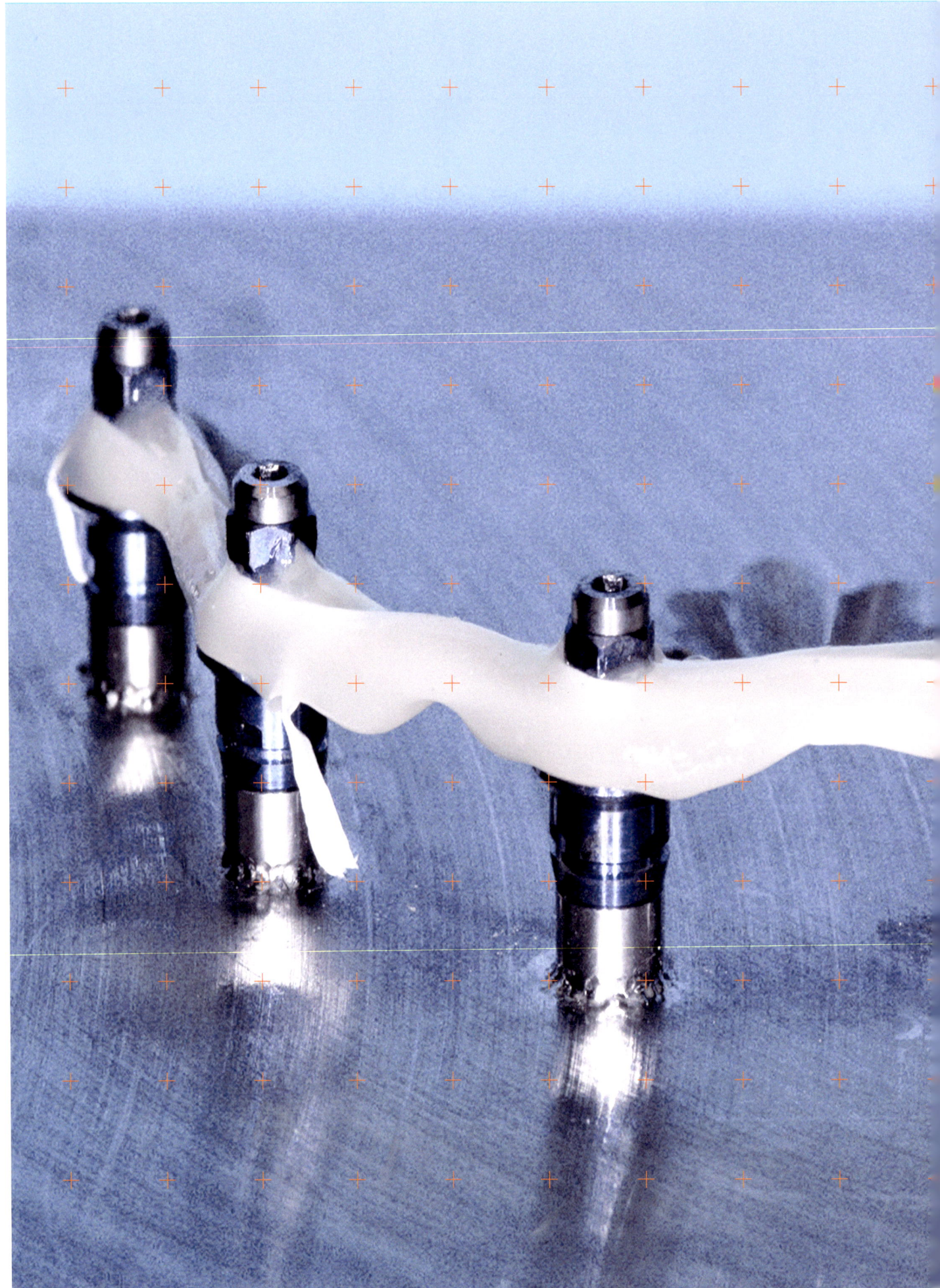

I. FRANCHINI
F. GALLI
M. C. ROSSI
M. DEL FABBRO

Intraoperative Abformung und Kontrolle der spannungsfreien Passung bei Sofortbelastung

11

11

SPANNUNGSFREIE PASSUNG VON PROTHETISCHEN KOMPONENTEN: KRITERIEN UND EVALUATION

Zahlreiche Langzeitstudien der modernen dentalen Implantologie haben die Erfolgsrate osseointegrierter implantatgetragener prothetischer Rehabilitationen bestimmt[1,2] und zur Verbreitung dieses Verfahrens bei unbezahnten und teilbezahnten Patienten geführt.

Bei der traditionellen verzögerten Belastung von Implantaten ist nach einer ersten Phase der Osseointegration ein Misserfolg aufgrund einer Infektion oder eines Versagens der prothetischen Komponenten möglich. Die meisten Komplikationen und Misserfolge bei der implantatprothetischen Rehabilitation gehen auf die wiederholte Lockerung von Retentionsschrauben, Frakturen des Verblendmaterials, Frakturen von Retentionsschrauben oder des Metallgerüstes, Implantatfrakturen sowie die Resorption des Alveolarknochens bis hin zum Implantatverlust zurück. Die beiden wichtigsten Ursachen dieser Komplikationen sind die okklusale Überlastung und die nicht gegebene spannungsfreie Passung des implantatprothetischen Übergangs.[3]

Bei der Implantation mit Sofortbelastung soll die implantatgestützte prothetische Rehabilitation durch ein ideales Austrittsprofil die anatomische und strukturelle Integrität des stomatognathen Systems wiederherstellen, und so den Langzeiterfolg der Restauration sicherstellen. Auf keinen Fall darf die progressive Implantatbelastung die Reifung und den Umbau des umgebenden Knochengewebes stören.[4]

Osseointegrierte Implantate besitzen kein parodontales Ligament und somit auch nicht die Resilienz natürlicher Zähne, dank deren transversale Kräfte absorbiert werden können. Aus demselben Grund kann das Implantat seine Position nicht an schlecht sitzende Aufbauten anpassen. Wegen dieser fehlenden Anpassungsfähigkeit belasten Kräfte, die auf ein Implantat ohne spannungsfreie Passung wirken, die Komponenten der implantatprothetischen Verbindung sowie den Knochen-Implantat-Kontakt mechanisch.[5,6]

Während der von Brånemark vorgeschlagene Zeitrahmen für die Einheilung auf empirischer Basis etabliert wurde, wurden von 1979[7] bis heute[8–11] viele Studien zur Sofortbelastung durchgeführt, die Erfolgsraten von 91,2–100 % belegen konnten – ähnlich den Erfolgsraten des traditionellen Protokolls.

Der Schutz des Knochen-Implantat-Kontakts ist von entscheidender Bedeutung für Implantaterfolg und -überleben.[12] Eine frühe, übermäßige Belastung kann exzessive Mikrobewegungen am Kontakt verursachen, die den initialen Knochenumbau stören[13] und eher zu einer fibrösen Reparatur als zur Osseointegration führen.[1,14,15]

Eine essenzielle Voraussetzung der Osseointegration bei Sofortbelastung ist das Ausschalten von Mikrobewegungen des Implantats durch akkurate Abformung der Implantatposition und festes Verblocken der Implantate mit der provisorischen Prothese. Mikrobewegungen von weniger als 150 μm stören die Osseointegration nicht und begünstigen die Sekundärstabilität des Implantats. Mikrobewegungen von mehr als 150 μm können das Implantat mobilisieren und zu dessen bindegewebiger Einscheidung statt zur Osseointegration führen.

Die Reaktion auf die Implantation wird vor allem von zwei Faktoren bestimmt: den Selbstheilungskräften des Organismus und der funktionellen Stimulation durch das Implantat.[16] Während der ersten 20–40 Tage nach der Implantation muss eine absolute Immobilität sichergestellt sein, damit sich das neu gebildete Osteoid nicht in fibröses Gewebe umwandelt.[17,18] Für das Erzielen der Implantatstabilität wurden zwei Ansätze vorgeschlagen: *(1)* der Ausschluss des Implantats von der okklusalen Funktion[19] und *(2)* die kontrollierte Belastung des Implantats,[20] die räumliche Abweichungen verhindert und für eine feste Stabilität sorgt.[21] Die Immobilisierung stellt die ersten intrinsischen osteogenen Prozesse sicher. In den nachfolgenden 40–80 Tagen ist eine angemessene mechanische Stimulation erforderlich, um die Knochenreifung zu erhalten und voranzutreiben.[22]

Probleme mit der spannungsfreien Passung zeigen sich vor allem in folgenden Situationen:

- bei verschraubten Restaurationen, die von multiplen Implantaten gestützt werden und deren Retentionsschrauben allmählich fester gezogen werden, um die schlechte Passung der implantatprothetischen Restauration auszugleichen, sodass Transversalkräfte entstehen und die Fähigkeit zur Absorption und Verteilung der Okklusionsbelastungen sinkt.
- bei derselben Art von Restaurationen unter Sofortbelastung, bei denen die spannungsfreie Konstruktion die Implantate stabilisieren und die Osseointegration begünstigen muss.

Im Gegensatz dazu fallen die Belastungen durch das Festziehen der Schrauben bei zementierten implantatgestützten Prothesen weg, und die Zementierung kann die fehlende spannungsfreie Passung der prothetischen Struktur zum Teil ausgleichen.[23] Diese Spannungen sind statische Kräfte, die auch bei fehlender Okklusionsbelastung auf das Implantat wirken und es ebenso wie die Suprastruktur einer Dauerbelastung aussetzen. Während eine fehlende Passung der implantatprothetischen Komponenten zu statischen Kräften und somit zu einer Dauerbelastung führt, geht die Okklusionsbelastung mit dynamischen Kräften einher und führt somit zu einer nicht kontinuierlichen Belastung.

Die Möglichkeit, eine spannungsfreie Passung für eine implantatgestützte Prothese zu erzielen, wird von mehreren Variablen beeinflusst: der fehlenden Parallelstellung der Implantate, einer großen Anzahl von Implantaten sowie einer breiten Verteilung der Implantate über den Zahnbogen. Außerdem verstärkt ein Freiende die dynamische Belastung aller biologischen und mechanischen Komponenten.[24] Die ideale Länge des distalen Freiendes, d. h. seine anteroposteriore Ausdehnung, entspricht der eineinhalbfachen senkrechten Distanz zwischen dem am weitesten mesial gelegenen Implantat und dem am weitesten distal gelegenen. Die auf das distale Implantat einwirkenden Kräfte werden direkt und indirekt von der Länge der Verlängerung beeinflusst.[24]

Studien haben gezeigt, dass schlecht sitzende verschraubte implantatgestützte Restaurationen nach fünfjähriger Belastung keine stärkere Resorption des periimplantären Knochengewebes verursachen, als dies bei optimalen Bedingungen zu erwarten wäre und somit auch keinen Einfluss auf das Implantatüberleben haben.[25] In anderen Studien wurde eine gewisse Fehlpassung vertragen und veränderte die Langzeitüberlebensrate der Implantate nicht, führte aber zu zahlreichen prothetischen Komplikationen, wie wiederholter Schraubenlockerung, Fraktur der Retentionsschrauben sowie des Verblendmaterials und der Metallkomponenten.[3,26]

Zur Evaluation der klinischen Fehlpassung von implantatprothetischen Restaurationen in der Mundhöhle wurden diverse Verfahren vorgeschlagen:[27,28]

- Inspektion des supragingivalen implantat-prothetischen Übergangs
- Palpatorische Überprüfung der Beweglichkeit von Komponenten[29]
- Sondenuntersuchung[30]
- Röntgenuntersuchung[31]
- Einsatz von Druckstellen-Indikator-Paste[32]
- Inspektion mit optischem Komparator[33]
- Photogrammetrie[34,35]
- Periotest (Medizintechnik Gulden)[36]
- Festziehen einzelner Schrauben, wobei die Schraube an einem Ende der Restauration festgezogen wird, um Randabweichungen des gegenüberliegenden Endes aufzudecken[25]

Alle vorgenannten Methoden unterliegen erheblichen Einschränkungen, wie hoher Subjektivität, unzureichender Sensitivität und vor allem Schwierigkeiten bei der Standardisierung des Verfahrens und der Messwerte. Aufgrund dieser Einschränkungen sind diese Methoden weder reproduzierbar noch vorhersagbar.

HERSTELLUNG VON PROTHETISCHEN KOMPONENTEN MIT SPANNUNGSFREIER PASSUNG

Für eine Toronto-Brånemark-Prothese müssen fünf bis sechs Implantate in den Unterkiefer eingesetzt werden. Bei Sofortbelastung müssen die Implantate sofort nach dem Einsetzen durch Aufsetzen der Abutments und der provisorischen Prothese funktionell belastet werden. Dieses Vorgehen wird jedoch dadurch erschwert, dass ein Metallkörper hergestellt werden muss, der belastungsfrei auf die abstützenden Implantate aufgeschraubt werden kann.

Es gibt keine wissenschaftlichen Belege für eine tolerable Fehlpassung von implantatgestützten Restaurationen. Die Schätzungen reichen von 10 μm[1] über 30 μm[37] bis zu 150 μm.[38] Ein Literatur-Review hat gezeigt, dass die spannungsfreie Passung des

Implantatsystems für die Osseointegration[27,39] und den Langzeiterfolg der implantatprothetischen Restauration essenziell ist.[28]

In der Klinik sind die korrekte Platzierung der Implantate und die präzise Aufzeichnung ihrer Position für den passiven Sitz des Implantataufbaus und die Begrenzung der biomechanischen Belastung entscheidend.[5] Eine optimale spannungsfreie Passung des Implantatsystems hängt von drei Arbeitsschritten ab: *(1)* dem Abformverfahren, *(2)* der Laborphase mit Herstellung des Meistermodells und des Metallgerüsts und *(3)* dem Verfahren zur indirekten (auf dem Modell) und/oder direkten (im Mund) Passivierung.

Dem Arzt stehen verschiedene Methoden zur Aufzeichnung der Implantatposition zur Verfügung: mit perforiertem oder geschlossenem individuellem Abformlöffel,[40,41] mit oder ohne Verblockung der Abformkäppchen mittels Kunststoff oder Gips,[42] mit unterschiedlichen Abformmaterialien, wie Gips, Polyether und Silikon.[5,33,43]

Die lineare Kontraktion des Abformmaterials, die den interimplantären Abstand beeinflusst, schwankt zwischen 0,03 % für Polyether und 0,08 % für Polyvinylsiloxane. Um diese Kontraktion zu vermindern, wird die Verwendung eines individuellen Abformlöffels empfohlen, da die Kontraktion umso geringer ausfällt, je weniger Material verwendet wird. Außerdem sollten die Abformkäppchen mit selbsthärtendem Kunststoff verblockt werden. Bei einem Sofortbelastungsprotokoll sollte eine modifizierte Operationsschablone verwendet werden, um die Implantatposition direkt mit selbsthärtendem Kunststoff zu übertragen.

Gips dehnt sich um 0,08–0,2 % aus und kann zu Dimensionsveränderungen des Meistermodells führen, die bei multiplen Implantaten ein ungenaues, schlecht sitzendes verschraubtes Gerüst zur Folge haben.[5,44] Kontrollieren lässt sich die Expansion durch Verwendung von Klasse-IV-Superhartgipsen, wie GC Fujirock EP (GC Labs), sowie Präzisionssystemen, wie Silfradent Cruise 440 (Silfradent), Zeiser System (Giraback Dental) oder Pindex (Coltène Whaledent), und die Überprüfung der Implantatposition in situ mittels Index. Die Stabilisierung der Abformkäppchen mit selbsthärtendem Kunststoff zu einer festen Struktur gleicht die Bewegungen durch die Kontraktion des Abformmaterials aus.[41,42,45–47]

Die Gerüstkontraktion beim Abkühlen des Metalls nach dem Guss gilt als wichtigster Faktor für mangelnden passiven Sitz auf den Implantaten.[48–50] Die Dimensionsveränderung hierbei ist nur schwer zu quantifizieren und hängt von der verwendeten Legierung, der Form und der Dicke des Gerüstes sowie dem Herstellungsverfahren ab.[51] Passivierte Gerüste lassen sich mit verschiedenen Techniken erreichen, so als langsamer, sorgfältiger Einstückguss unter Verwendung einer Goldlegierung mit begrenzter Ausdehnung,[35] als Guss von Einzelkomponenten, die später verlötet werden,[32] mit dem Procera-System (Nobel Biocare)[52], einem CAD/CAM-System[53,54] oder Architech PSR/CAM StructSURE Precision Milled Bars (Biomet 3i), mittels Elektroerosion, durch galvanische Beschichtung primärer Käppchen mit Gold, die dann zu einer sekundären Struktur verbunden werden oder mit dem System Cresco-Ti-Precision (Astra Tech Dental).[21] Letzteres korrigiert die Verzerrung, indem das Gerüst horizontal durchtrennt und auf vorgefertigte Titanzylinder geschweißt wird, die auf den Implantatanalogen des Meistermodells montiert sind und exakt parallel zu diesen beschnitten sind.

INDIREKTE METHODEN ZUM ERZIELEN EINER SPANNUNGSFREIEN PASSUNG: EINE EXPERIMENTELLE STUDIE

Um den prothetischen Erfolg sicherzustellen, ist es unerlässlich, die Parameter zu ermitteln, von denen die Festigkeit des Knochen-Implantat-Kontakts abhängt,

und sie so zu beeinflussen, dass auch bei Sofortbelastung eine vorhersagbare Osseointegration stattfindet. Ziel ist die Herstellung eines Gerüstes mit spannungsfreier Passung, das die Implantate stabilisiert, ohne die Osseointegration zu stören.

In einer experimentellen Studie untersuchten die Autoren den Grad des passiven Sitzes verschraubter Implantatsuprastrukturen für Toronto-Brånemark-Hybridprothesen bei Sofortbelastung.[55] Der variable Faktor im Herstellungsprozess der Metallgerüste war die gewählte Abformtechnik. Die Passivierung wurde unter klinischem Gesichtspunkt betrachtet, wozu drei Techniken zur Abdrucknahme evaluiert wurden, die im Fall einer Sofortbelastung unmittelbar nach der Implantation und vor der Lappennaht erfolgt, wobei die Montierhilfen des Implantats als Transferkäppchen dienten. Die Studie untersuchte die spannungsfreie Passung zum Zeitpunkt der Gerüsteinprobe und sollte folgende klinische Evidenz erbringen: *(1)* Beschreibung eines Verfahrens zur klinischen Evaluation der implantatprothetischen Passung und *(2)* Beschreibung einer Technik zur präzisen Abformung, die eine implantatprothetische Fehlpassung verhindert.

Dazu wurde ein Stahlmodell der Position von sechs Implantaten im Mund des Patienten angefertigt, das die klinische Situation einer Toronto-Brånemark-Prothese nachahmte. Um die Anzahl möglicher Randspalten zu erhöhen, wurden sechs Implantate platziert. Die Implantate mit Außensechskantverbindung wurden auf dem experimentellen Modell in einem größeren Bogen verteilt als klinisch üblich, um diejenigen Passungsfehler des Gerüstes zu verstärken, die sich aus seiner Länge und Krümmung ergeben.

Nach der Verblockung und Stabilisierung der Montierhilfen, die zum Übertragen der Implantatposition dienten, erfolgte die Abformung über das Stahlmodell. Es wurden drei Abformtechniken verwendet und jeweils drei Abdrücke angefertigt, insgesamt also neun

Abdrücke [ABB. 11-1]. Für jede Abformtechnik wurde ein individueller Abformlöffel aus selbsthärtendem Kunststoff verwendet, der sowohl als Operationsschablone diente, da er alle Informationen über die optimale Implantatposition, die maxillomandibuläre Vertikaldimension und die zentrische Relation enthielt, als auch – nach Anbringen eines Handgriffes – als Abformlöffel.

Beim ersten Verfahren (Gruppe 1) wurde zum Verblocken der Transferkäppchen das lichthärtende Kompositmaterial Tetric Flow (Ivoclar Vivadent) verwendet und als Abformmaterial das Polyethermaterial Impregum (3M Espe) [ABB. 11-2A]. Das zweite Verfahren (Gruppe 2) setzte den selbsthärtenden Acrylkunststoff Pattern Resin LS (GC Labs) zum Verblocken der Transferkappen ein und wieder Impregum als Abformmaterial [ABB. 11-2B]. Beim dritten Verfahren (Gruppe 3) wurden die Transferkappen lediglich mit Pattern Resin LS verblockt und kein Abformmaterial verwendet [ABB. 11-2C]. Anhand jedes Abdrucks wurde ein Meistermodell aus GC Fujirock EP Superhartgips angefertigt, sodass insgesamt neun Modelle entstanden. Auf jedem dieser neun Modelle wurde mittels Wachsausschmelzverfahren ein Titangerüst hergestellt, für das anschließend mit Cresco-Ti-Precision die spannungsfreie Passung auf dem jeweiligen Modell hergestellt wurde.

Die Gerüste wurden mit Titanschrauben auf den Implantatanalogen im Meistermodell und den Implantaten des Studienmodells befestigt. Der Gewindegang der Retentionsschrauben hatte eine Weite von 350 µm, sodass jede Drehung der Schraube um 1° einer vertikalen Bewegung von etwa 1 µm entsprach.

Jede der neun implantatprothetischen Konstruktionen wurde auf die spannungsfreie Passung auf dem jeweiligen Meistermodell [ABB. 11-3A] und dem experimentellen Modell aus Stahl [ABB. 11-3B] überprüft, sodass insgesamt 18 Evaluationen stattfanden [SIEHE ABB. 11-1]. Der Sitz wurde mit dem OsseoCare-Schraubenbefestigungssystem (Nobel Biocare) überprüft, das auf ein maximales Drehmoment von 20 Ncm eingestellt war. Das Anziehen der Schrauben mit Messung des Torque erfolgte an den Gipsmodellen wie auch am experimentellen Stahlmodell im Uhrzeigersinn vom linken zum rechten Ende des Gerüstes fortschreitend, wobei die Position des Zahnbogens in vivo als Referenz verwendet wurde. Die grafische Darstellung des Eindrehmoments für jede Schraube erfolgt als Kurve mit dem Eindrehmoment (Ncm) auf der Y-Achse und dem Rotationswinkel der Schraube auf der X-Achse. Die eigentliche Messung begann und endete mit der Motorbewegung. Dargestellt wurden die letzten 240 Grad der Rotation entsprechend den letzten zwei Dritteln der Schraubenrotation. Die Passivität des Gerüstes wurde mathematisch anhand der Daten aus dem Schraubenversuch analysiert. Die gesammelten Daten wurden sowohl grafisch als auch als nummerische Daten auf statistischer Ebene ausgewertet.

Die Untersuchung umfasste zudem die Evaluation der Passivität eines Gerüstes direkt in vivo am Patienten mit Bewertung aller klinischen Phase nach demselben Vorgehen wie in der experimentellen Studie. Der Behandlungsplan sah eine herausnehmbare Oberkiefervollprothese und eine festsitzende Unterkieferhybridprothese vom Typ Toronto-Brånemark auf fünf interforaminalen Implantaten vor. Die festsitzende provisorische Unterkieferprothese mit einem Titangerüst und Kunststoffzähnen wurde 36 Stunden postoperativ eingesetzt.

Die Abformung erfolgte mit einer Vorrichtung, die initial als Operationsschablone und anschließend als Abformlöffel diente und anhand einer Kopie der provisorischen herausnehmbaren Vollprothese des Patienten angefertigt wurde, sodass zentrische Okklusion und Vertikaldimension präzise reproduziert werden konnten. Die Implantatposition wurde durch Verblockung und Stabilisierung der Montierhilfen des Implantats mithilfe von Pattern Resin LS übertragen. Das im Anschluss angefertigte Meistermodell wurde zur Herstellung

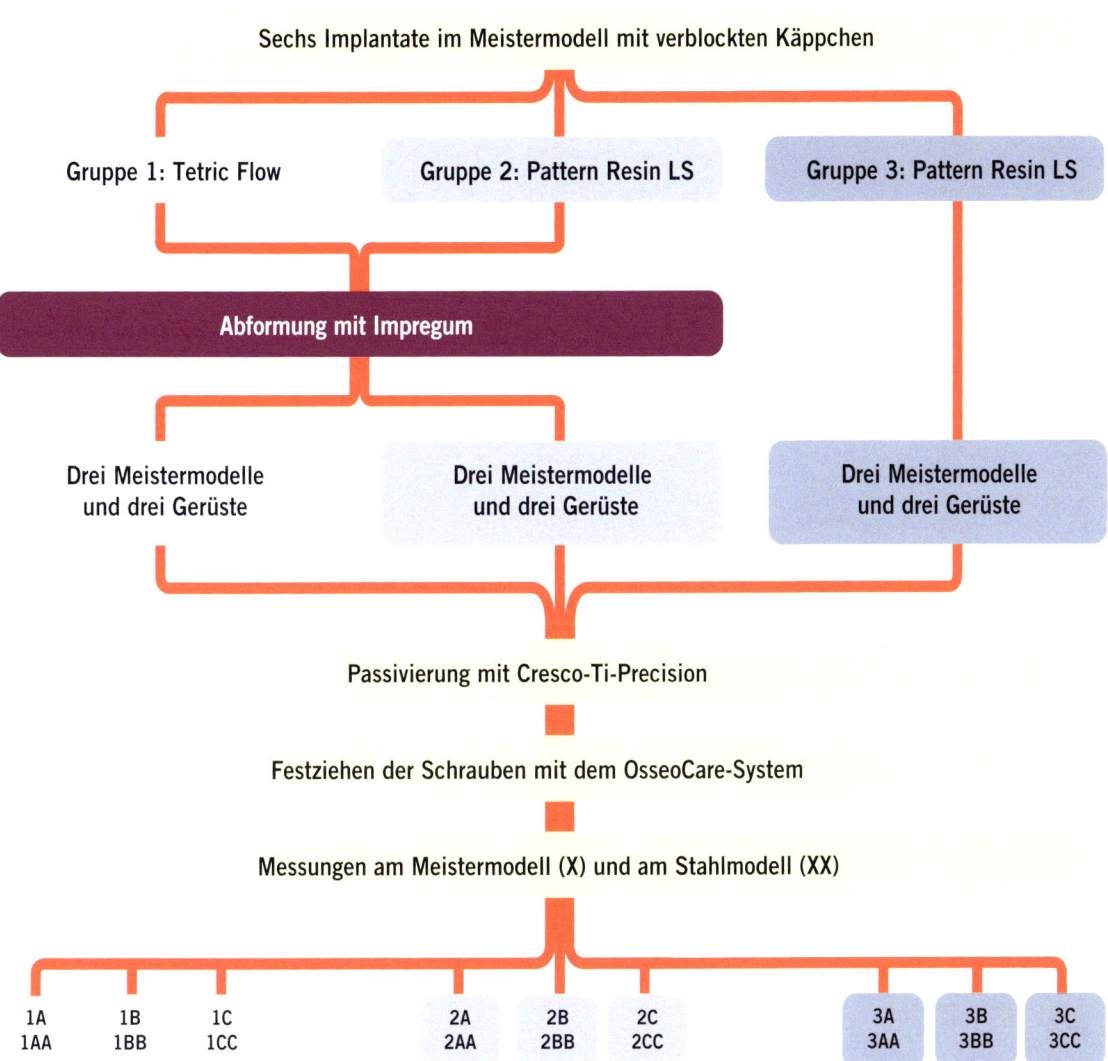

Abb. 11-1 Algorithmus des experimentellen Studiendesigns.

der provisorischen Prothese, die 36 Stunden nach Implantation eingesetzt wurde, und der definitiven Prothese, die vier Monate nach der Operation mit Sofortbelastung eingesetzt wurde, verwendet. Das Festziehen der Schrauben wurde für die provisorische und die definitive Hybridprothese am Modell und in der Mundhöhle untersucht, auch hier sowohl mit grafischer als auch mit nummerischer Analyse.

Die Referenzkurve zeigt, dass das Festziehen einer Schraube, einer spannungsfreien Struktur, grundsätzlich in drei Phasen unterteilt werden kann [ABB. 11-4A]. Für etwa 200 der letzten 240 Grad der Rotation während der initialen Befestigungsphase blieb das Moment im niedrigen Bereich unter 2 Ncm entsprechend dem Widerstand der Retentionsschrauben im Innengewinde des Implantats. In der zweiten Phase von etwa 200–220 Grad Rotation verformt sich die Retentionsschraube durch den engen Kontakt zwischen den Oberflächen elastisch. In der dritten Phase von etwa

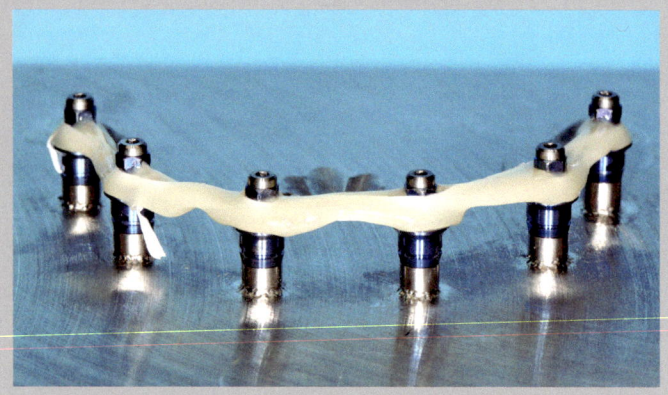

2A	
2B	2C
3A	3B

Abb. 11-2 (a) In Gruppe 1 erfolgte die Abformung mit Polyether nach Verblocken der Transferkappen mit einem lichthärtenden Komposit. (b) In Gruppe 2 erfolgte eine Polyetherabformung nach Verblocken der Transferkappen mit selbsthärtendem Acrylkunststoff. (c) In Gruppe 3 wurde nur selbsthärtendes Acrylat verwendet.

Abb. 11-3 Evaluation der neun Gerüste auf dem Meistermodell (a) und dem experimentellen Stahlmodell (b).

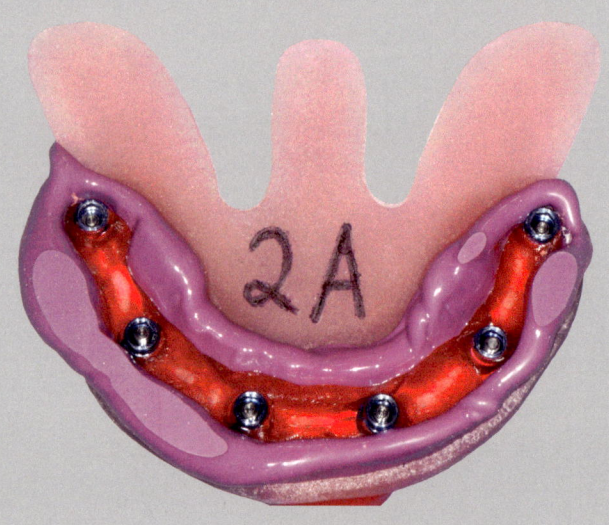

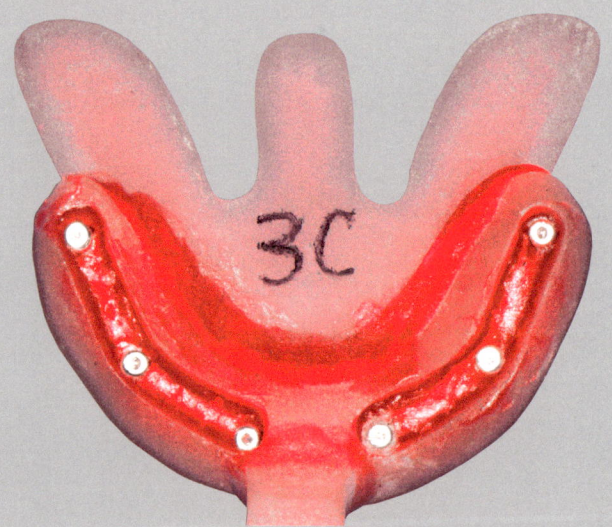

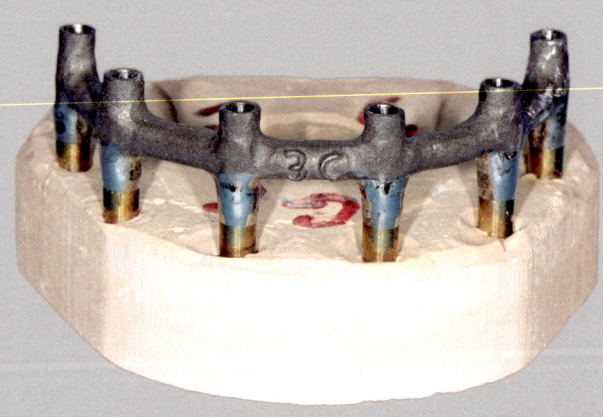

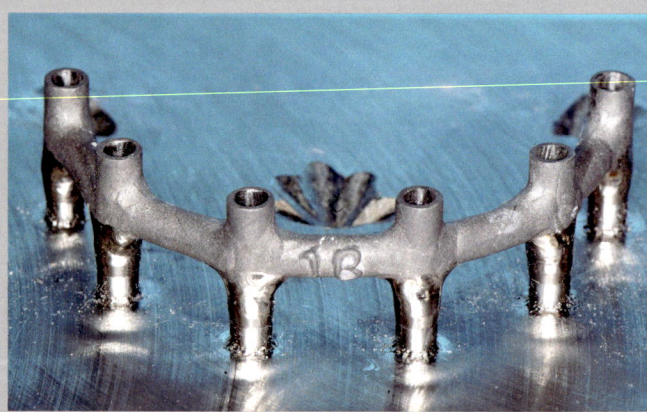

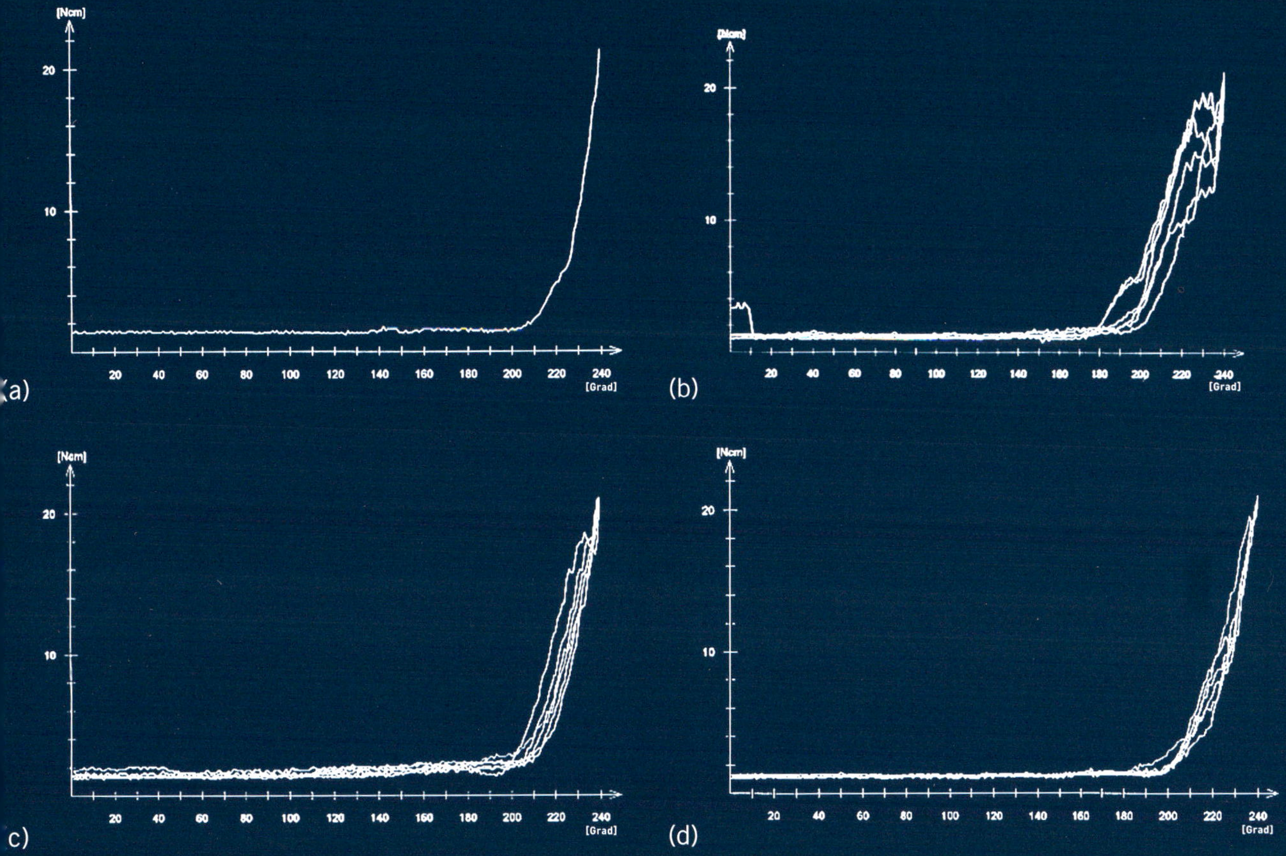

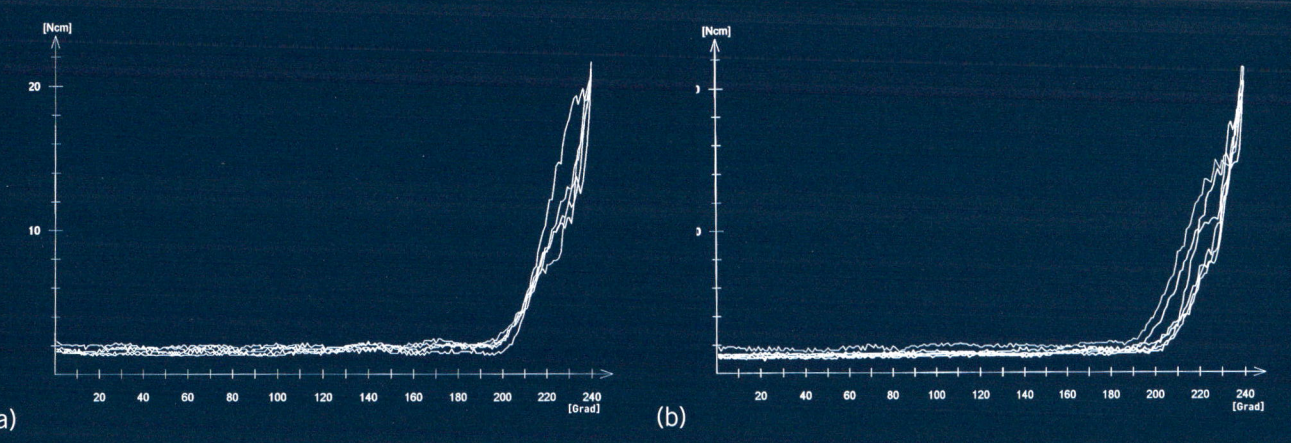

Abb. 11-4 Grafische Darstellung der Eindrehmomente der Schauben. (a) Einzelschrauben sind definitionsgemäß spannungsfrei. (b) Gerüst 1A zeigt in der Endphase der Befestigung am Hartgipsmodell deutliche Abweichungen. (c) Gerüst 2CC zeigt eine gute spannungsfreie Passung auf dem Stahlmodell. (d) Gerüst 3AA zeigt eine bessere spannungsfreie Passung auf dem Stahlmodell als auf dem Meistermodell.

Abb. 11-5 (a) Das provisorische Sofortgerüst zeigt eine gute spannungsfreie Passung. (b) Die definitive Restauration hingegen zeigt eine spannungsfreie Passung mit Zeichen für erhöhte Spannung beim Festziehen nach 180 Grad Rotation.

Abb. 11-6 Mittleres Drehmoment und Standardabweichung der Messungen am experimentellen Stahlmodell für jede der drei Versuchsgruppen bei 100, 190, 220 und 240 Grad Rotation.

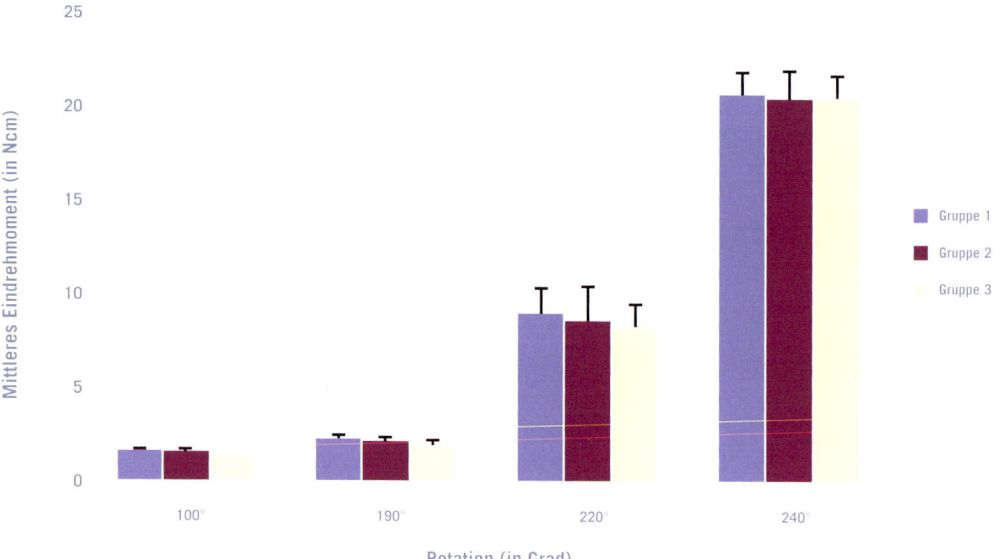

220–240 Grad Rotation wird die Schraube mit dem maximalen voreingestellten Moment von 20 Ncm belastet, verformt sich plastisch und wird dadurch endgültig festgedreht.

Die abgebildeten Kurven zeigen die Widerstandswerte der Gerüste gegen das Anziehen der Schrauben am Meistermodell (1A) und dem experimentellen Stahlmodell (2CC und 3AA) [ABB 11-4B BIS 11-4D]. Für jede Konstruktion sind die Werte von sechs Schrauben in Ncm angegeben. Dargestellt sind die letzten 240 Grad der Rotation, die zwei Dritteln einer vollständigen Rotation und etwa 240 µm Vertikalexkursion der Schrauben entsprechen (Gewindeschritt etwa 360 µm, s. o.). Die nummerischen Werte werden für 100, 190, 220 und 240 Grad der Schraubenrotation analysiert.

Abbildung 11-5 zeigt die Drehmomente der sofortbelasteten provisorischen Hybridprothese und des definitiven Zahnersatzes in der klinischen Studienphase. In beiden Fällen erfolgten die Messungen am Meistermodell und in der Mundhöhle.

Abbildung 11-6 zeigt die mittleren Drehmomente und die Standardabweichung der

Messungen am experimentellen Stahlmodell für jede der drei Versuchsgruppen bei 100, 190, 220 und 240 Grad Rotation [ABB. 11-6]. Die grafische Darstellung der Ergebnisse zeigt, dass sich die drei Verfahren sehr stark ähneln [ABB. 11-7].

Für die Abformungen, bei denen die Transferkappen mit dem lichthärtenden Kompositmaterial Tetric Flow verblockt und das Abformmaterial Impregum verwendet wurde (Gruppe 1), belegen die Kurven eine beträchtliche spannungsfreie Passung. Die Gerüste 1A und 1B zeigen auf dem experimentellen Stahlmodell eine bessere spannungsfreie Passung als auf dem Meistermodell aus Hartgips [SIEHE ABB. 11-4B]; Gerüst 1C zeigt für das Meistermodell aus Hartgips und das experimentelle Stahlmodell ähnliche Werte.

Für die Abformungen, bei denen die Transferkappen mit selbsthärtendem Kunststoff (Pattern Resin LS) verblockt und als Abformmaterial Impregum verwendet wurde (Gruppe 2), zeigen drei Kurven, 2A, 2B und 2CC, sowohl am Gipsmodell als auch am experimentellen Stahlmodell eine deutliche Passivierung [SIEHE ABB. 11-4C]. In Gruppe 3, in der nur

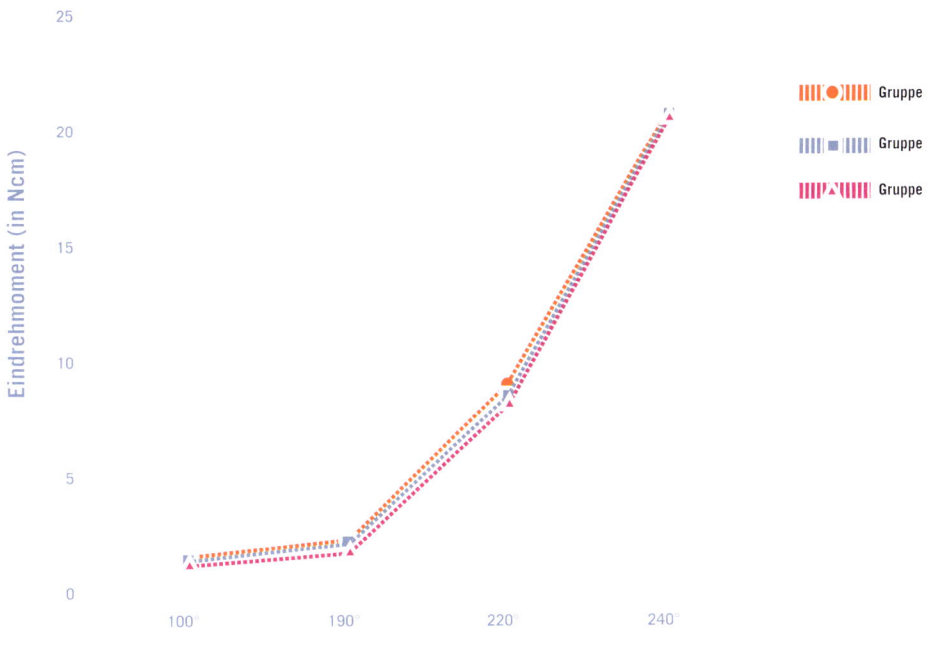

Abb. 11-7
Die Messwerte
der drei Verfahren
sind annähernd
deckungsgleich.

die Transferkappen mit selbsthärtendem Kunststoff verblockt wurden (Pattern Resin LS), zeigt die Kurve 3AA eine bessere spannungsfreie Passung im experimentellen Stahlmodell als im Meistermodell aus Hartgips (SIEHE ABB. 11-4D) und die Konstruktionen 3B und 3C ähnliche Werte für das Meistermodell und das experimentelle Stahlmodell, mit flacheren Kurven für das Festziehen der Kurven als in den vorherigen Fällen.

Bei der Untersuchung am Patienten weisen die Sofortrestaurationen am Meistermodell und in der Mundhöhle einen guten passiven Sitz mit Eindrehmomenten unter 2,2 Ncm bei bis zu 190 Grad Rotation auf (SIEHE ABB. 11-5A). Die definitive Restauration zeigt eine ausgezeichnete spannungsfreie Passung am Modell bei etwas schlechteren Messwerten in situ mit erhöhter Spannung beim Festdrehen der Schrauben nach 180 Grad Rotation (SIEHE ABB. 11-5B).

Die auf den Gipsmodellen ermittelten Kurven entsprachen einem deutlich passiven Sitz der Gerüste, sodass für die spannungsfreie Passung von Konstruktionen auf dem Meistermodell, die mittels

Einstückguss in Titan und Passivierung mit dem Cresco-Ti-Precision-System hergestellt werden, von vorhersagbaren Ergebnissen ausgegangen werden darf.[21]

Die auf dem Stahlmodell ermittelten Kurven überlagern sich zum größten Teil, zeigen jedoch leichte, in der Endphase des Anziehens am deutlichsten ausgeprägte Abweichungen zugunsten von Gruppe 3 (SIEHE ABB. 11-6 UND 11-7).

Nach derzeitigem Wissensstand wirkt sich eine Fehlpassung von 60–90 µm klinisch nicht aus[25], was 60–90 Grad Schraubenrotation entspricht.

Das in Gruppe 3 verwendete experimentelle Verfahren, das dem Vorgehen am Patienten entspricht, erbrachte gleichförmige Ergebnisse mit einer durchschnittlichen Randfehlpassung von unter 40 µm und somit einer guten spannungsfreien Passung. Diese Ergebnisse sind mit Sofortbelastungsprotokollen vereinbar, bei denen die Mikrobewegungen eingeschränkt und die Implantate stabilisiert werden müssen. In den Gruppen 1 und 2 liegt die Fehlpassung am Rand klinisch akzeptabel bei 20–80 µm.

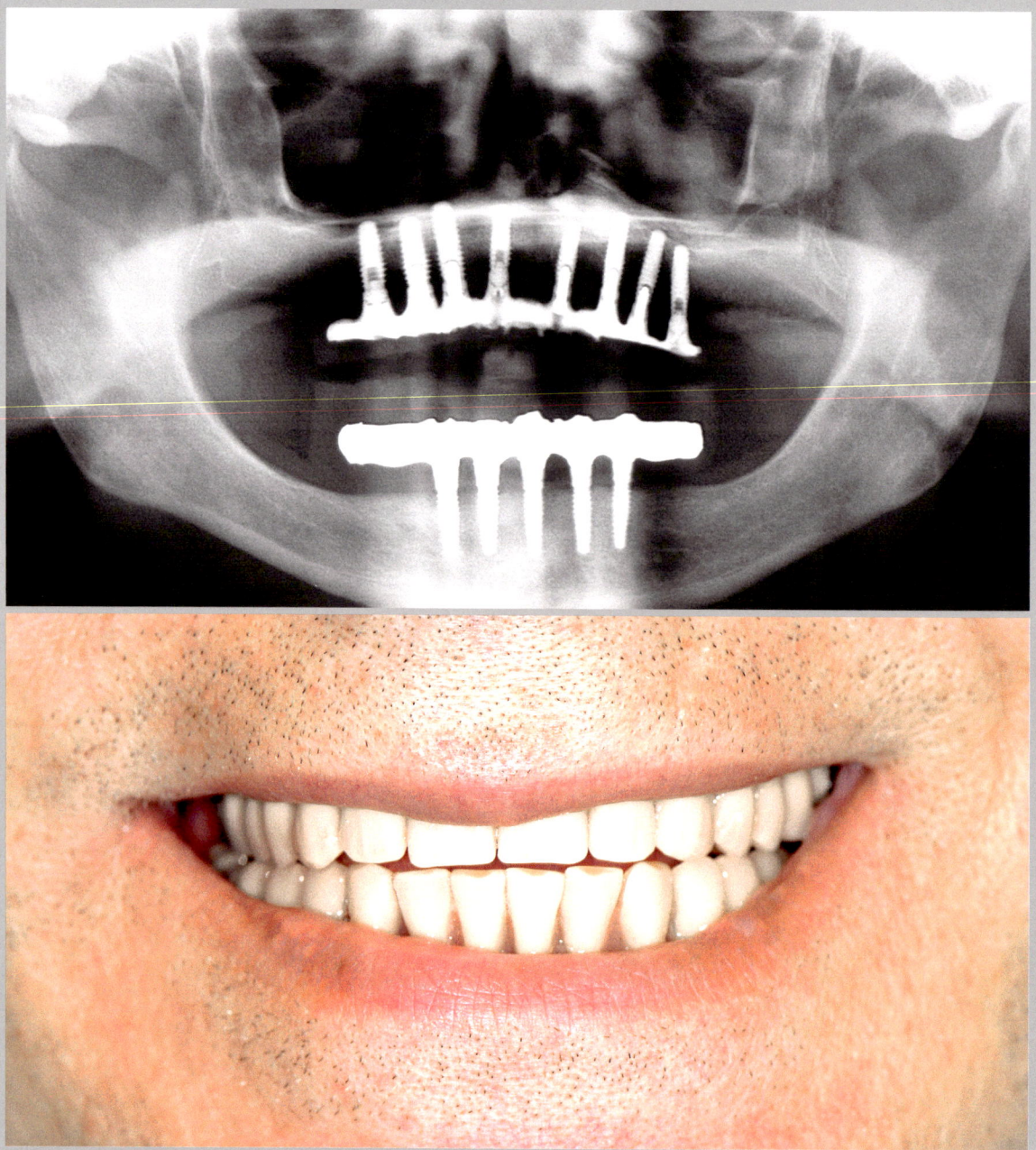

8A
8B

Abb. 11-8 Das Einsetzen der beiden implantatgestützten Restaurationen mit spannungsfreier Passung stellt die anatomische und funktionelle Integrität des stomatognathen Systems wieder her und garantiert die Langzeitosseointegration der Implantate. (a) Panoramaaufnahme des Endbefundes. (b) Extraorale Ansicht der definitiven Restaurationen.

Die Abfolge beim Festschrauben der prothetischen Konstruktion, die zur Verstärkung etwaiger Fehlpassungen gewählt worden war, wirkte sich nicht auf das Behandlungsergebnis aus.

SCHLUSSFOLGERUNGEN

Die spannungsfreie Passung verschraubter implantatgestützter Restaurationen ist für das Erzielen und den Langzeiterhalt der Osseointegration entscheidend. Dies gilt insbesondere bei Sofortbelastung, da hier die Primärstabilität der Implantate gewährleistet sein muss.[3-6] Dabei ist es besonders wichtig, dass bei jedem Fertigungsschritt der verschraubten implantatgestützten Sofortrestauration für eine spannungsfreie Passung gesorgt wird. Dies setzt die genaue Kenntnis der verwendeten Materialien und eine korrekte Arbeitsweise bei jedem Arbeitsschritt voraus. Durch eine sorgfältige Abformung sorgt der Arzt dafür, dass die Implantatposition korrekt übertragen wird[40-44], und der Zahntechniker stellt durch geeignete Herstellungsverfahren die spannungsfreie Passung der Suprastruktur auf dem Arbeitsmodell sicher, was für den Langzeiterfolg der Restauration entscheidend ist [ABB. 11-8].

Die quantitative Evaluation des Widerstandes beim Festziehen der Schrauben mit dem OsseoCare-Befestigungssystem ist ein einfaches, wissenschaftlich validiertes und klinisch nützliches Verfahren zur Ermittlung der spannungsfreien Passung von implantatprothetischen Suprastrukturen. Mit diesem System lässt sich der Zahnersatz mit einem voreingestellten Drehmoment verschrauben und der Widerstand gegen das Festziehen der Schraube sowie die Rotationsverschiebung der Retentionsschrauben ermitteln. Andere Verfahren sind mit deutlichen Nachteilen behaftet, da sie stärker subjektiv und nicht ausreichend sensitiv sind (Palpation, Sondenuntersuchung, Periotest), die Standardisierung der Messdaten erschweren (Röntgenuntersuchungen, Druckstellen-Indikator-Paste, Festziehen einzelner Schrauben) oder sehr teuer und schwer durchführbar sind (optischer Komparator, dreidimensionale Photogrammetrie).[27,28]

Die Ergebnisse dieser experimentellen Studie belegen für drei Abformtechniken grundsätzlich vergleichbare Erfolgsraten sowie klinische Verlässlichkeit und Vorhersagbarkeit der Ergebnisse. Mit Rücksicht auf die besonders günstigen Ergebnisse in der Gruppe, in der nur die Transferkappen mit selbsthärtendem Kunststoff verblockt wurden – die Technik, die auch für die In-vivo-Evaluation verwendet wurde – und die einfache Handhabung, insbesondere bei Sofortbelastung, erscheint dieses Verfahren klinisch valide und anwendbar.

In der Literatur werden verschiedene Symptome genannt, an denen ein unzureichend passiver Sitz implantatgestützter Restaurationen zu erkennen ist. Hierzu gehören Schmerzen beim Festziehen der Schraube, die wiederholte Lockerung der Retentionsschrauben, wiederholte Frakturen der Verblendung oder der Retentionsschrauben sowie eine Knochenresorption über den ersten Gewindegang des Implantats hinaus in den ersten Monaten unter Belastung.

. SZMUKLER-MONCLER
M. DAVARPANAH
P. KHOURY

Provisorium bei Sofortbelastung: Herstellung am Stuhl und im Labor

12

12

Um die kurze verfügbare Zeit bei Sofortbelastungsprotokollen bestmöglich nutzen zu können, muss sich der Behandler die Wünsche des Patienten genau vor Augen halten. Außerdem muss das Behandlungsteam einen Überblick über die verschiedenen Behandlungsoptionen und deren Auswirkungen auf die Stuhlzeit, die Logistik und die Kosten haben, um den Ansatz auswählen zu können, der den Erwartungen des Patienten und den Fähigkeiten des Implantationsteams am meisten entgegenkommt.

Dieses Kapitel soll einen strategischen Einblick und einen systemischen Ansatz liefern, um die für den Patienten und das Behandlungsteam am besten geeignete Methode auszuwählen.

EINLEITUNG

Durch das klinische Verfahren der Sofortbelastung wird die Zeit zwischen Einsetzen und Belastung von Implantaten drastisch verringert. Die Meinungen darüber, wie viel Zeit vergehen darf, damit noch von einer Sofortbelastung gesprochen werden kann, gehen auseinander. Einige Autoren verwenden den Begriff nur, wenn die provisorische Versorgung zum Zeitpunkt der Operation platziert wird,[1] bei anderen muss sie nur am Operationstag platziert werden[2] und wieder andere akzeptieren eine Verzögerung der Belastung um 48–72 Stunden.[3,4] Da jedoch keine dieser Begriffsbildungen auf physiologischen oder biologischen Reaktionen am Knochen-Implantat-Kontakt basiert, sind sie rein empirisch.

Die Verzögerung durch die Anfertigung des Provisoriums direkt nach der Operation bewegt sich in den allermeisten Fällen in einem zeitlichen Rahmen zwischen mehreren Stunden und fünf bis sieben Tagen. Aus prothetischer Sicht bedeutet diese Verzögerung eine drastische Änderung gegenüber der klassischen verzögerten oder Frühbelastung. Da der Ablauf reibungslos erfolgen muss, ist die Behandlungsatmosphäre oft angespannt und hektisch; bei Fehlern sind Störungen und Unzufriedenheit an der Tagesordnung.

SOFORTBELASTUNG ALS PATIENTENWUNSCH: GRUNDVORAUSSETZUNG DER BEHANDLUNG

Sofortbelastung bedeutet, dass der Zahnersatz binnen fünf Tagen postoperativ eingegliedert wird, und nicht, dass jede Behandlung dem Prinzip „Lächeln in einer Stunde" oder „Zähne an einem Tag" folgen muss.[5] Diese eindrucksvollen und bahnbrechenden Konzepte erfordern eine präzise vorbereitende Koordination aller Teammitglieder, d. h. des Chirurgen, des Prothetikers und des Labortechnikers, umfassende logistische Anstrengungen sowie eine längere Stuhlzeit und höhere Kosten, die sich nicht jeder Patient und jedes Behandlungsteam leisten kann. Manchmal ist es besser, die provisorische Versorgung erst nach einigen Tagen zu platzieren als im Rahmen derselben Sitzung am selben Tag. So sinkt der Zeitdruck während der einzelnen prothetischen Arbeitsschritte, und der Zeit- und Kostenaufwand für die Versorgung mit einem Provisorium durch das Behandlungsteam wird reduziert.

Aus logistischer Sicht sollte eine provisorische Restauration besser im Labor als am Behandlungsstuhl angefertigt werden. Laborgefertigte Provisorien sind präziser und preiswerter. Allgemein sollte die Fertigung nur dann am Stuhl erfolgen, wenn es erforderlich ist, um dem Patienten die emotionale Belastung durch das unschöne Aussehen zu ersparen.

Deshalb muss zunächst geklärt werden, warum der Patient eine Sofortbelastung wünscht und wie und warum diese in den Behandlungsplan passt. Abhängig von der Art der geplanten Rehabilitation wünschen Patienten aus folgenden Gründen eine Sofortbelastung:

- *Psychologische Gründe:* Wegen der emotionalen Belastung durch das unschöne Aussehen wünscht der Patient eine möglichst schnelle Restauration der fehlenden Zähne. Je schneller es geht, umso besser. Ideal ist hier die Extraktion, Implantation und provisorische Rehabilitation innerhalb einer einzigen Sitzung.
- *Angst vor der Behandlung:* Der Patient wünscht eine rasche Restauration der fehlenden Zähne, scheut sich aber vor einer langwierigen zahnärztlichen Behandlung. Er ist bereit, einige Tage zwischen den Eingriffen zu warten.
- *Probleme bei der Termineinhaltung:* Wegen enger Termine oder aus anderen Gründen kann der Patient nicht viele Termine zusagen und zieht daher eine rasche Behandlung vor. Die Versorgung mit einem Provisorium kann entweder am Operationstag oder kurze Zeit nach der Operation erfolgen.
- *Finanzielle Gründe:* Binnen fünf Tagen kann eine definitive Prothese im Unterkiefer eingegliedert werden, sodass der Patient nicht durch die Kosten für einen provisorischen Zahnersatz belastet wird.
- *Behandlungsbedingte Gründe:* Das Behandlungsteam entscheidet sich für ein Sofortbelastungsprotokoll, um bestimmte Bereiche vor der Traumatisierung durch eine herausnehmbare Prothese zu schüt-

zen oder um sofort mit der Weichgewebekonditionierung zu beginnen. Daher kann die Versorgung mit einem Provisorium entweder am Operationstag oder kurze Zeit nach der Operation erfolgen.

Bei entsprechender Motivation und mit dem entsprechenden Ablaufplan der provisorischen Versorgung vor Augen, kann die bestmögliche Behandlung angeboten werden, wie weiter unten erörtert wird.

LOGISTISCHE ASPEKTE DER EINZELNEN BEHANDLUNGSANSÄTZE

Die Entscheidung für einen prothetischen Ansatz erfolgt unter Berücksichtigung der wichtigsten praktischen Aspekte der Behandlungsalternativen. Dieser Abschnitt soll dem Leser dabei helfen, für jede klinische Situation und die damit verbundenen praktischen Aspekte schnell die beste Lösung zu finden.

Im Folgenden werden die Schlüsselaspekte der einzelnen Behandlungsoptionen jeweils in einem Tableau aus acht Kästen zusammengefasst (ABB. 12-1). Zunächst sollen diese Schlüsselpunkte erläutert werden:

Die *technischen Schwierigkeiten* bei der Anfertigung einer provisorischen Versorgung sind:
- *hoch,* wenn eine Vollprothese am Behandlungsstuhl angefertigt wird und okklusale Anpassungen erforderlich sind.
- *mittel,* wenn die Prothese im Labor angefertigt wird, aber präzise okklusale Anpassungen erforderlich sind, oder wenn die Prothese am Behandlungsstuhl angefertigt wird.
- *niedrig,* wenn postoperativ eine Abformung erfolgt und die Prothese im Labor angefertigt wird.

Die Schwierigkeit bei der Koordination der Mitglieder des Behandlungsteams bei der *Teamplanung* ist:

- *hoch,* wenn das Labor unmittelbar nach der Implantation eine komplexe Restauration anfertigen soll, deren Herstellung einige Zeit in Anspruch nimmt, oder wenn der Zahnersatz sofort und ohne Verzögerung angefertigt werden muss.
- *mittel,* wenn zwar eine gewisse Koordination mit dem Labor erforderlich ist, die Terminvorgabe aber nicht so eng gefasst ist, z. B. wenn der Zahnersatz recht einfach aufgebaut ist und binnen fünf Tagen statt in 24 Stunden fertiggestellt werden kann.
- *niedrig,* wenn das Labor nicht an den Arbeiten unmittelbar nach der Implantation beteiligt ist, da der Zahnersatz am Behandlungsstuhl angefertigt wird. Eine hohle Restauration lässt sich bereits im Voraus anfertigen und erfordert keine enge zeitliche Planung.

Der *Zeitaufwand für die Behandlung* – wichtig für die Planung der prothetischen Phase, die Abschätzung der Kosten und das Zeitmanagement – ist:

- *hoch,* wenn die Herstellung des Zahnersatzes viel Zeit in Anspruch nimmt. Dieser wird entweder am Behandlungsstuhl angefertigt und die Okklusion muss angepasst werden oder er wird im Labor hergestellt, wobei viel Zeit für die sorgfältige Anpassung der Okklusion erforderlich ist, z. B. bei einer definitiven Prothese.
- *mittel,* wenn die provisorische Versorgung den Arzt länger aufhält. Sie wird am Behandlungsstuhl angefertigt und ohne Okklusion eingesetzt oder im Labor hergestellt, wobei eine okklusale Anpassung erforderlich ist.
- *niedrig,* wenn der Zahnersatz im Labor angefertigt wird, nicht in Okklusion genommen wird und keine präzise okklusale Anpassung erfolgen soll.

Die *Anzahl der Implantate,* die für eine ausreichende Abstützung nötig ist, schwankt von Fall zu Fall. Bei Zahnlosigkeit kann im Oberkiefer eine andere Implantatanzahl erforderlich sein als im Unterkiefer. Zudem hängt die Anzahl vom Behandlungsrisiko ab.[6] Um die Gefahr eines Versagens zu reduzieren, können mehr Implantate im Behandlungsplan empfohlen werden als in der Literatur üblich, z. B. All-on-four[7] oder All-on-six.[8] So kann die Anzahl der für die Behandlung erforderlichen Implantate zwischen einem und zehn variieren: Bei Einzelzahnersatz genügt ein Implantat, während für eine Oberkiefervollprothese bis zu zehn erforderlich sein können.

Die *ästhetischen Anforderungen* sind:

- *hoch,* wenn die ästhetischen Überlegungen im Vordergrund stehen und entscheidend sind. Chirurg und Prothetiker sollten Erfahrungen mit dem Weichgewebemanagement haben. Der Chirurg muss die Kriterien der dreidimensionalen Implantatpositionierung exakt befolgen und der Prothetiker muss mit der prothetischen Weichgewebekonditionierung vertraut sein.
- *mittel* bei mäßigen ästhetischen Anforderungen. Der Chirurg und der Prothetiker müssen das Weichgewebemanagement nicht übermäßig berücksichtigen. Trotzdem sollten die Kriterien der dreidimensionalen Implantatpositionierung möglichst präzise erfüllt werden.
- *niedrig,* wenn die Behandlung keine besondere Beachtung der ästhetischen und dreidimensionalen Aspekte der Implantation erfordert und keine Notwendigkeit für ein besonderes Weichgewebemanagement besteht; hier ist die Behandlung auch weniger zeitaufwändig.

Die Sofortbelastung kann für den Patienten mit Zusatzkosten im Vergleich zur traditionellen Versorgung mit einem Provisorium

TECHNISCHER SCHWIERIGKEITSGRAD	HOCH	MITTEL	NIEDRIG
TEAMPLANUNG	HOCH	MITTEL	NIEDRIG
ZEITAUFWAND	HOCH	MITTEL	NIEDRIG
ANZAHL DER IMLANTATE	1–10		

ÄSTHETISCHE ANFORDERUNGEN	HOCH	MITTEL	NIEDRIG
ZUSATZKOSTEN	HOCH	MITTEL	NIEDRIG
ZUSATZRISIKO	HOCH	MITTEL	NIEDRIG
LITERATUR	HOCH	MITTEL	NIEDRIG

Abb. 12-1 Übersicht der Beschreibungen der verschiedenen praktischen Parameter bei der Sofortbelastung

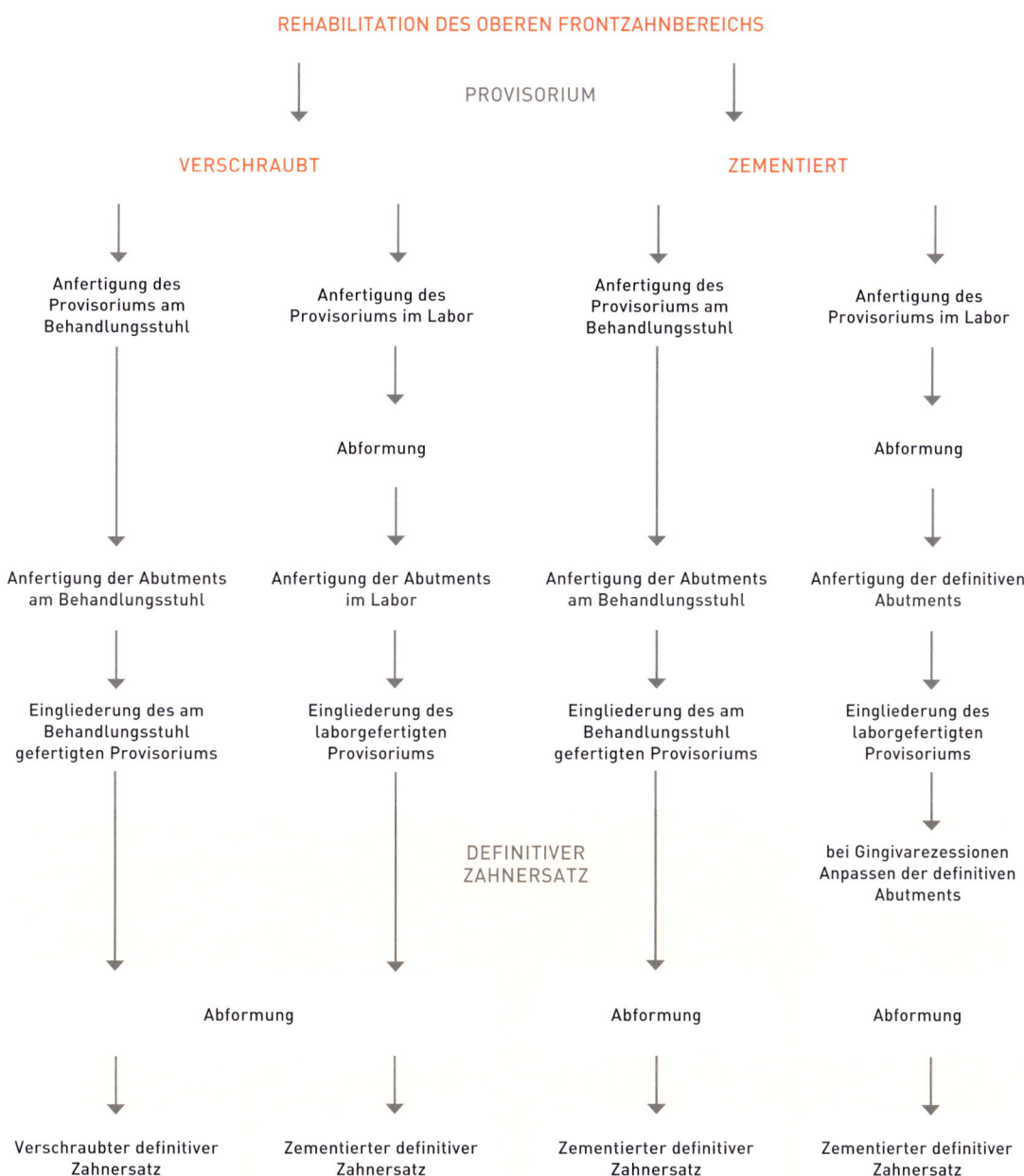

Abb. 12-2 Algorithmus der verschiedenen Behandlungsoptionen bei Teilbezahnung, insbesondere im oberen Frontzahnbereich. Der Algorithmus gilt für abgeheilte Bereiche wie für Extraktionsalveolen.

REHABILITATION DES OBEREN FRONTZAHNBEREICHS

PROVISORIUM

VERSCHRAUBT

ZEMENTIERT

Anfertigung des Provisoriums am Behandlungsstuhl

Anfertigung des Provisoriums im Labor

Abformung

Anfertigung des Provisoriums am Behandlungsstuhl

Anfertigung des Provisoriums im Labor

Abformung

Anfertigung der Abutments am Behandlungsstuhl

Anfertigung der Abutments im Labor

Anfertigung der Abutments am Behandlungsstuhl

Anfertigung der definitiven Abutments

Eingliederung des am Behandlungsstuhl gefertigten Provisoriums

Eingliederung des laborgefertigten Provisoriums

Eingliederung des am Behandlungsstuhl gefertigten Provisoriums

Eingliederung des laborgefertigten Provisoriums

bei Gingivarezessionen Anpassen der definitiven Abutments

DEFINITIVER ZAHNERSATZ

Abformung

Abformung

Abformung

Verschraubter definitiver Zahnersatz

Zementierter definitiver Zahnersatz

Zementierter definitiver Zahnersatz

Zementierter definitiver Zahnersatz

verbunden sein, weil bei der Sofortbelastung oft teurere Instrumente und/oder Materialien verwendet werden. Manchmal sind die Kosten jedoch auch vergleichbar. Außerdem ist der initiale Zeitaufwand für den Arzt bei der Versorgung mit einem Provisorium höher, was sich jedoch bei Betrachtung der Behandlungszeit insgesamt relativiert, weil z. B. Anpassung und Unterfütterung schneller erfolgen können. Die *Zusatzkosten* für die Sofortbelastung im Vergleich zur konventionellen Behandlung sind:

- *hoch,* wenn zusätzlich größere Mengen prothetischer Materialien benötigt werden und der Prothetiker mehr Zeit am Behandlungsstuhl verbringen muss. Dadurch nimmt das Gesamthonorar erheblich zu, z. B. bei Konversionsprothesen im Unterkiefer.
- *mittel,* wenn zusätzlich einige spezielle prothetische Materialien benötigt werden oder der Prothetiker zusätzliche Zeit am Behandlungsstuhl verbringen muss.
- *niedrig,* wenn keine zusätzlichen prothetischen Materialien benötigt werden, die Prothese im Labor angefertigt wird und die Stuhlzeit des Arztes nicht verlängert wird. Auch die Wiederverwendung der Materialien des Provisoriums bei der Anfertigung der endgültigen Restauration trägt zur Kostenreduktion bei.

Vor der Behandlung muss der Arzt die möglichen Risiken der Sofortbelastung darlegen. Arzt und Patient müssen das Kosten-Nutzen-Verhältnis ermitteln und alternative Maßnahmen erörtern, die beim Versagen der Sofortbelastung ergriffen werden können. Diese Risikoanalyse sollte nicht nur aufgrund der in der Literatur angegebenen Erfolgsraten erfolgen, sondern auch abhängig vom Einzelfall und den Erfahrungen des Arztes. Das *Zusatzrisiko* durch eine Sofortbelastung ist:

- *hoch,* wenn alle für eine Sofortbelastung relevanten Risikofaktoren gegeben sind. Der Arzt sollte sich genau an die Prinzipien der Sofortbelastung halten und sicherstellen, dass alle für ein erfolgreiches Ergebnis erforderlichen Voraussetzungen erfüllt sind.[6]
- *mittel,* wenn das Risiko durch die Sofortbelastung zwar nicht zu vernachlässigen, aber durch den Arzt ohne größeren Aufwand zu beherrschen ist.
- *niedrig,* wenn die Risiken durch die Sofortbelastung gering sind und die Risikofaktoren leicht zu beherrschen sind. Die Erfolgsraten für die behandelte Indikation sind hoch und vergleichbar mit denen bei traditioneller Belastung.

Nicht alle Indikationen der Sofortbelastung sind in der Literatur gleich gut dokumentiert. Allerdings geben weder eine ausführliche noch eine spärliche Dokumentation Sicherheit hinsichtlich der Reliabilität oder des Risikos eines Verfahrens. Der Umfang der Dokumentation in der *Literatur* ist:

- *hoch* bei extensiver Dokumentation in der Literatur. Diese Indikation zur Sofortbelastung wurde ausgiebig in der Literatur dokumentiert, z. B. der unbezahnte Unter- und Oberkiefer.
- *mittel,* wenn eine überschaubare Anzahl von Studien zu dieser Indikation veröffentlicht wurde, z. B. zum teilbezahnten Patienten.
- *niedrig,* wenn sich kaum Dokumentation in der Literatur findet. Zu dieser Indikation wurde eine sehr begrenzte Anzahl von Studien veröffentlicht, z. B. zum teilbezahnten Seitenzahnbereich.

ÜBERSICHT ÜBER DIE VERSCHIEDENEN BEHANDLUNGSOPTIONEN

Die Behandlungsoptionen variieren in Abhängigkeit von der Indikation. Die Anzahl der Optionen schwankt von fünf beim teilbezahnten Patienten über vier beim Patienten mit unbezahntem Oberkiefer bis hin zu drei beim Patienten mit unbezahntem Unterkiefer.

BEHANDLUNG DES TEILBEZAHNTEN PATIENTEN

Die Behandlungsoptionen sind in Abbildung 12-2 in Form eines Algorithmus mit Entscheidungspunkten dargestellt [ABB. 12-2]. Der Algorithmus ist für abgeheilte Bereiche und Extraktionsalveolen nahezu gleich. Der einzige Unterschied besteht darin, dass die ausgehöhlten Kronen der extrahierten Zähne bei ausreichendem Erhaltungszustand für die Restauration verwendet werden können.

Am ersten Entscheidungspunkt muss der Arzt entscheiden, ob er (1) ein verschraubtes oder (2) ein zementiertes Provisorium verwenden will. (Die Punkte, auf die er seine Entscheidung stützen sollte, werden an anderer Stelle erörtert.[6])

Verschraubtes Provisorium

Beim verschraubten Ansatz fährt der Prothetiker im Algorithmus zum nächsten Entscheidungspunkt fort. Er muss entscheiden, ob das verschraubte Provisorium (1) am Stuhl oder (2) im Labor gefertigt werden soll.

Bei „Anfertigung am Behandlungsstuhl" präpariert der Arzt die Abutments am Stuhl, während es für die Herstellung des Provisoriums selbst zwei Möglichkeiten gibt: (1) präoperativ im Labor in Form einer Hohlschale, die am Behandlungsstuhl angepasst wird, oder (2) direkt am Behandlungsstuhl durch Anpassung von handelsüblichen Prothesenzähnen.

Bei „Anfertigung des Provisoriums im Labor" nimmt der Prothetiker nach der Implantation einen Abdruck, nach dessen Vorlage das Labor die Abutments und den provisorischen Zahnersatz anfertigt.

Nach Abschluss der Osseointegration und klinischer Bestätigung der Implantatstabilität muss der Arzt festlegen, ob der definitive Zahnersatz (1) verschraubt oder (2) zementiert sein soll.

Zementiertes Provisorium

Der Arzt muss zunächst entscheiden, ob das zementierte Provisorium (1) am Behandlungsstuhl oder (2) im Labor angefertigt werden soll.

Wie beim verschraubten Provisorium bedeutet „Anfertigung am Behandlungsstuhl", dass der Arzt am Behandlungsstuhl die Abutments präpariert, während das Provisorium selbst entweder im Labor hergestellt werden kann, in Form einer Hohlschale, die am Behandlungsstuhl angepasst werden muss, oder direkt am Behandlungsstuhl durch die Anpassung handelsüblicher Prothesenzähne.

Nach funktioneller Belastung des Provisoriums für sechs Monate, was der Reifungszeit der Weichgewebe entspricht, ermittelt der Arzt vor der Eingliederung des definitiven Zahnersatzes die Implantatstabilität.

Die postoperativ eingesetzten Abutments werden vor der Abdrucknahme abgeschraubt. Anhand der Abformung wird im Labor der definitive Zahnersatz hergestellt.

Soll das zementierte Provisorium im Labor angefertigt werden, muss der Arzt eine weitere Entscheidung treffen: ob (1) provisorische Abutments verwendet werden, die bei Abschluss der prothetischen Versorgung wieder abgeschraubt werden, oder (2) definitive Abutments, die aus an anderer Stelle beschriebenen[6], ästhetischen Gründen auch für die Anfertigung des definitiven Zahnersatzes nicht wieder entnommen werden.

Nach sechsmonatiger funktioneller Belastung des Provisoriums und Weichgewebeheilung überprüft der Arzt vor der Anfertigung der definitiven Restauration die Implantatstabilität.

Etwaige provisorische Abutments werden entnommen, und die Abformung erfolgt direkt über die Implantate mit aufgebrachten Abformkappen. Im Falle definitiver Abutments wird die Abformung über die Abutments genommen. Sind Gingivarezessionen aufgetreten, werden die zervikalen Ränder der Abutments im Mund angepasst.

Zusammenfassung der Behandlungsoptionen bei Teilbezahnung

1. Unmittelbar postoperativ wird ein verschraubtes Provisorium eingesetzt; präoperativ wird im Labor ein hohler Zahnersatz vorgefertigt, die Abutments werden am Behandlungsstuhl angefertigt.
2. Binnen fünf Tagen postoperativ wird ein verschraubtes Provisorium eingesetzt, das vollständig im Labor hergestellt wird.
3. Unmittelbar postoperativ wird ein zementiertes Provisorium eingesetzt; präoperativ wird im Labor ein hohler Zahnersatz vorgefertigt, die Abutments werden am Behandlungsstuhl angefertigt.
4. Binnen fünf Tagen postoperativ wird ein zementiertes Provisorium eingesetzt; provisorische Abutments und die provisorische Restauration werden im Labor angefertigt.
5. Binnen fünf Tagen postoperativ wird ein zementiertes Provisorium eingesetzt; definitive Abutments und die provisorische Restauration werden im Labor hergestellt.

Bedeutung und Anwendung der Behandlungsoptionen

1. OPTION: VERSCHRAUBTES PROVISORIUM, HERSTELLUNG AM BEHANDLUNGSSTUHL

Diese Option wird gewählt, wenn:
- ein verschraubtes Provisorium einem zementierten vorgezogen wird.
- die Implantatachsen mit einem palatinalen Zugang der Schrauben vereinbar sind.
- die Behandlung vor allem von der psychischen Entlastung des Patienten bestimmt wird. Patienten, die nicht mit Zahnlücken in der Öffentlichkeit gesehen werden wollen, können die Praxis nach der Operation mit einem Sofortersatz der extrahierten Zähne verlassen.

Das Labor stellt präoperativ ein hohles Provisorium her, das der Arzt auf den provisorischen Abutments befestigt, die er am Behandlungsstuhl präpariert hat. Die Behandlung erfolgt in einer Sitzung und der Patient verlässt die Praxis mit seinem festsitzenden Provisorium.

Das Vorgehen kann variiert werden, indem am Stuhl ein handelsüblicher Prothesenzahn ausgehöhlt wird und so die Kunststoffschale am Behandlungsstuhl angefertigt wird. Das Labor ist nicht involviert. Bei dieser Art der Sofortbelastung ist die Terminvergabe einfacher, da die Laborkapazitäten nicht berücksichtigt werden müssen.

Die Provisoriumsphase, während der die Osseointegration und die Weichgewebeheilung abgeschlossen werden, dauert für abgeheilte wie für Extraktionsalveolen sechs Monate. Nach Bestätigung einer erfolgreichen Osseointegration erfolgt die verschraubte oder zementierte definitive Restauration, die im Labor anhand einer konventionellen Abformung gefertigt wird. Nach dem Einsetzen der definitiven Restauration überprüft der Arzt die Okklusion.

Vorteile
- Das psychische Bedürfnis des Patienten wird befriedigt, da er in der Öffentlichkeit nicht ohne Restauration gesehen wird.
- Es muss kein Zement verwendet werden, der oft zu Gewebereizungen führt.
- Der Arzt kann die Prothese leicht entfernen, um die Osseointegration zu überprüfen.

Nachteile
- Der Patient muss eine längere, kombinierte Sitzung ertragen, während der die Operation und die prothetische Versorgung stattfinden, was zwei bis vier Stunden dauern kann.

- Auch der Zahnarzt und seine Assistenz müssen eine längere Behandlungssitzung von zwei bis vier Stunden Länge ertragen, insbesondere wenn die Operation und die prothetische Versorgung durch denselben Behandler erfolgen.
- Bei diesem Vorgehen kann das Provisorium nicht mit einem Metallsteg verstärkt werden.
- Die Gesamtkosten für den Patienten sind wegen der längeren Stuhlzeit des Behandlers höher als bei einem laborgefertigten Provisorium.
- Verschraubte Provisorien können sich lockern.

Behandlungstipps

Dieses Vorgehen sollte gewählt werden, wenn der Patient auch kurzzeitig nicht ohne eine Restauration sein will. Bei in diesem Punkt weniger anspruchsvollen Patienten wird das Verfahren für Arzt und Patient durch ein laborgefertigtes Provisorium vereinfacht. Abbildung 12-3 fasst die wichtigsten Aspekte dieser 1. Behandlungsoption zusammen.

2. OPTION: VERSCHRAUBTES PROVISORIUM, HERSTELLUNG IM LABOR

Diese Option wird gewählt, wenn:

- ein verschraubtes Provisorium einem zementierten vorgezogen wird.
- die Implantatachsen mit einem palatinalen Zugang der Retentionsschraube vereinbar sind.
- die Behandlung vor allem vom körperlichen Wohlbefinden des Patienten bestimmt wird, der keine lange zahnärztliche Behandlungssitzung wünscht.
- eine Laborfertigung des Provisoriums wünschenswert ist.
- die Langlebigkeit des Provisoriums wichtig ist. Durch Einarbeiten von Metallkomponenten wird die Frakturresistenz und Langlebigkeit verbessert.
- Im Gegensatz zum vorherigen Ansatz wird das Provisorium hier vollständig im Labor

angefertigt. Der Patient wird in zwei Sitzungen behandelt und erhält die Restauration binnen fünf Tagen postoperativ.

Die prothetische Phase dauert sowohl bei abgeheilten als auch bei Extraktionsalveolen sechs Monate. In dieser Zeit erfolgen Osseointegration und Weichgewebeheilung.

Nach Bestätigung einer erfolgreichen Osseointegration erfolgt die verschraubte oder zementierte definitive Restauration, die im Labor anhand einer konventionellen Abformung angefertigt wird. Nach dem Einsetzen des definitiven Zahnersatzes überprüft der Arzt die Okklusion.

Vorteile

- Der Patient fühlt sich wohler, weil die eine bis drei Stunden dauernde prothetische Phase im Stuhl vermieden wird.
- Es muss kein Zement verwendet werden, der zu Gewebereizungen führen könnte.
- Eine festsitzende Brücke kann durch einen Metallsteg verstärkt werden.
- Der Arzt kann das Provisorium leicht abschrauben, um die Osseointegration zu überprüfen.
- Die lange, ermüdende Sitzung am Behandlungsstuhl entfällt für den Prothetiker.
- Aufgrund der reduzierten Stuhlzeit sinken auch die Behandlungskosten für den Patienten.
- Mit einem Metallgerüst ist die Frakturresistenz des Provisoriums höher. Es hält länger zuverlässig als Acrylatprothesen, selbst solche mit einem gegossenen Metallsteg.

Nachteile

- Der Patient trägt für bis zu fünf Tage postoperativ keine Restauration.
- Bei ungenauer Bissnahme muss das prothetische Verfahren eventuell wiederholt werden.
- Bei Verwendung von Metallkomponenten wird das Provisorium teurer.

Abb. 12-3 Schlüsselparameter der Behandlung des teilbezahnten Kiefers mit der 1. Behandlungsoption (verschraubtes Provisorium, Herstellung am Behandlungsstuhl).

TECHNISCHER SCHWIERIGKEITSGRAD	HOCH	**MITTEL**	NIEDRIG		ÄSTHETISCHE ANFORDERUNGEN	**HOCH**	MITTEL	NIEDRIG
TEAMPLANUNG	HOCH	MITTEL	**NIEDRIG**		ZUSATZKOSTEN	HOCH	**MITTEL**	NIEDRIG
ZEITAUFWAND	HOCH	**MITTEL**	NIEDRIG		ZUSATZRISIKO	HOCH	**MITTEL**	NIEDRIG
ANZAHL DER IMLANTATE	1–3				LITERATUR	HOCH	**MITTEL**	NIEDRIG

Abb. 12-4 Schlüsselparameter der Behandlung des teilbezahnten Kiefers mit der 2. Behandlungsoption (verschraubtes Provisorium, Herstellung im Labor).

TECHNISCHER SCHWIERIGKEITSGRAD	HOCH	**MITTEL**	NIEDRIG		ÄSTHETISCHE ANFORDERUNGEN	**HOCH**	MITTEL	NIEDRIG
TEAMPLANUNG	HOCH	MITTEL	**NIEDRIG**		ZUSATZKOSTEN	HOCH	**MITTEL**	NIEDRIG
ZEITAUFWAND	HOCH	**MITTEL**	NIEDRIG		ZUSATZRISIKO	HOCH	**MITTEL**	NIEDRIG
ANZAHL DER IMLANTATE	1–3				LITERATUR	HOCH	**MITTEL**	NIEDRIG

Abb. 12-5 Schlüsselparameter der Behandlung des teilbezahnten Kiefers mit der 3. Behandlungsoption (zementiertes Provisorium, Herstellung am Behandlungsstuhl).

TECHNISCHER SCHWIERIGKEITSGRAD	HOCH	**MITTEL**	NIEDRIG		ÄSTHETISCHE ANFORDERUNGEN	**HOCH**	MITTEL	NIEDRIG
TEAMPLANUNG	HOCH	MITTEL	**NIEDRIG**		ZUSATZKOSTEN	HOCH	**MITTEL**	NIEDRIG
ZEITAUFWAND	HOCH	**MITTEL**	NIEDRIG		ZUSATZRISIKO	HOCH	**MITTEL**	NIEDRIG
ANZAHL DER IMLANTATE	1–3				LITERATUR	HOCH	**MITTEL**	NIEDRIG

- Die Gefahr des Implantatversagens ist trotz des teureren Gerüsts nicht vollständig ausgeschlossen.
- Verschraubte Provisorien können sich lockern.

Behandlungstipps

Bei Prothesen wird eine Metallverstärkung (möglichst Guss) empfohlen. Zur Verstärkung der Prothese durch eine Metallkonstruktion sollte der Prothetiker ein Labor auswählen, das Erfahrungen mit der schnellen und zuverlässigen Herstellung von Metallgerüsten hat. Abbildung 12-4 fasst die wichtigsten Punkte dieser 2. Behandlungsoption zusammen.

3. OPTION: ZEMENTIERTES PROVISORIUM, HERSTELLUNG AM BEHANDLUNGSSTUHL

Diese Option wird gewählt, wenn:
- ein zementiertes Provisorium einem verschraubten vorgezogen wird.
- die Behandlung vor allem von der psychischen Entlastung des Patienten bestimmt wird. Patienten, die nicht mit Zahnlücken im oberen Frontzahnbereich in der Öffentlichkeit gesehen werden wollen, können die Praxis nach der Operation mit einem Sofortersatz der extrahierten Zähne verlassen.

Bei diesem Ansatz wird auf die Abutments ein Acrylatprovisorium zementiert. Das Labor stellt präoperativ eine Hohlschale her, die der Arzt am Behandlungsstuhl auf den provisorischen Titanabutments befestigt. Der Patient wird an einem Tag behandelt und verlässt die Praxis mit einer festsitzenden provisorischen Restauration.

Bei einer Abwandlung dieses Ansatzes fertigt der Arzt die Hohlschale am Behandlungsstuhl an, indem er einen herausnehmbaren Zahnersatz anpasst, sodass das Labor nicht beteiligt ist. Dies vereinfacht die Terminvergabe, weil die Koordination mit anderen an der Sofortbelastung beteiligten Dienstleistern wegfällt.

Sowohl bei abgeheilten als auch bei Extraktionsalveolen wird das Provisorium für sechs Monate in situ belassen. Während dieser Zeit werden Osseointegration und Weichgewebeheilung abgeschlossen.

Nach der Bestätigung der Osseointegration erfolgt eine konventionelle Abformung, anschließend sendet der Zahnarzt den Abdruck ins Labor. Nach dem Einzementieren der definitiven Restauration wird die Okklusion justiert.

Vorteile
- Die Restauration kann unmittelbar nach der Operation eingesetzt werden.
- Das zementierte Provisorium entspricht dem klassischen Konzept „Krone und Brücke".
- Zementierte Provisorien können auch bei abweichenden Zugangswegen zu den Implantaten verwendet werden.

Nachteile
- Der Patient muss eine längere Sitzung über sich ergehen lassen, da sich die prothetische Phase sofort an die Operation anschließt. Die kombinierte Sitzung kann zwei bis vier Stunden dauern.
- Das Provisorium kann nicht durch Metallgusskomponenten verstärkt werden.
- In der Gingiva kann überschüssiger Zement verbleiben.
- Das Provisorium kann sich ablösen.
- Aufgrund der längeren Behandlung durch den Zahnarzt entstehen für den Patienten höhere Kosten als bei einem laborgefertigten Provisorium.

Behandlungstipps

Dieses Protokoll eignet sich besonders für Einzelkronen. Insbesondere bei abweichenden Zugangswegen zu den Implantaten kann die Anfertigung der Abutments schwierig sein, weshalb das Provisorium vorzugsweise indirekt durch das Labor angefertigt werden sollte. Abbildung 12-5 fasst die Schlüsselparameter dieser 3. Behandlungsoption zusammen.

Abb. 12-6 Schlüsselparameter der Behandlung des teilbezahnten Kiefers mit der 4. Behandlungsoption (zementiertes Provisorium, Herstellung auf provisorischen Abutments im Labor).

TECHNISCHER SCHWIERIGKEITSGRAD	HOCH	MITTEL	**NIEDRIG**		ÄSTHETISCHE ANFORDERUNGEN	**HOCH**	MITTEL	NIEDRIG
TEAMPLANUNG	**HOCH**	MITTEL	NIEDRIG		ZUSATZKOSTEN	HOCH	MITTEL	**NIEDRIG**
ZEITAUFWAND	HOCH	MITTEL	**NIEDRIG**		ZUSATZRISIKO	HOCH	**MITTEL**	NIEDRIG
ANZAHL DER IMLANTATE	1–4				LITERATUR	HOCH	**MITTEL**	NIEDRIG

Abb. 12-7 Schlüsselparameter der Behandlung des teilbezahnten Kiefers mit der 5. Behandlungsoption (zementiertes Provisorium, Herstellung auf definitiven Abutments im Labor).

TECHNISCHER SCHWIERIGKEITSGRAD	HOCH	MITTEL	**NIEDRIG**		ÄSTHETISCHE ANFORDERUNGEN	**HOCH**	MITTEL	NIEDRIG
TEAMPLANUNG	**HOCH**	MITTEL	NIEDRIG		ZUSATZKOSTEN	HOCH	MITTEL	**NIEDRIG**
ZEITAUFWAND	HOCH	MITTEL	**NIEDRIG**		ZUSATZRISIKO	HOCH	**MITTEL**	NIEDRIG
ANZAHL DER IMLANTATE	1–4				LITERATUR	HOCH	**MITTEL**	NIEDRIG

4. OPTION: ZEMENTIERTES PROVISORIUM AUF PROVISORISCHEN ABUTMENTS, HERSTELLUNG IM LABOR

Diese Option wird gewählt, wenn:
- ein zementiertes Provisorium einem verschraubten vorgezogen wird.
- das körperliche Wohlbefinden des Patienten der behandlungsbestimmende Faktor ist.
- die Anfertigung des Provisoriums im Labor wünschenswert ist.
- das Provisorium durch Metallgusskomponenten verstärkt werden soll.

Im Gegensatz zum zuvor beschriebenen Ansatz übernimmt das Labor in diesem Fall die volle Verantwortung für die Anfertigung des Provisoriums. Die Patienten werden zweizeitig behandelt. Bei der zweiten, bis zu fünf Tage postoperativ stattfindenden Sitzung zementiert der Prothetiker die provisorische Restauration ein.

Das Provisorium bleibt sowohl im Fall von abgeheilten als auch von Extraktionsalveolen für sechs Monate in situ, bis Osseointegration und Weichgewebeheilung abgeschlossen sind. Nach Bestätigung der erfolgreichen Osseointegration des Implantats fertigt der Arzt eine konventionelle Abformung an und sendet sie ins Labor. Nach dem Einzementieren des definitiven Zahnersatzes wird die Okklusion justiert.

Vorteile
- Der Patient wird weniger stark belastet, da das Labor das Provisorium anfertigt und eine bis zwei Stunden Stuhlzeit wegfallen.

- Dem Prothetiker bleibt die zeitintensive Anfertigung der provisorischen Restauration am Behandlungsstuhl erspart.
- Aufgrund der reduzierten Stuhlzeit sinken auch die dem Patienten entstehenden Kosten.
- Das zementierte Provisorium entspricht dem klassischen Konzept „Krone und Brücke".
- Zementierte Provisorien können auch bei abweichenden Zugangswegen zu den Implantaten verwendet werden.
- Das Provisorium kann durch Metallgusskomponenten verstärkt werden.
- Mit einem Metallgerüst ist die Frakturresistenz des Provisoriums höher. Es hält länger zuverlässig als Acrylatprothesen, selbst solche mit einem gegossenen Metallsteg.

Nachteile
- Der Patient ist bis zu fünf Tage postoperativ nicht mit einer Restauration versorgt.
- Bei ungenauer Bissnahme muss das prothetische Verfahren eventuell wiederholt werden.
- In der Gingiva kann überschüssiger Zement verbleiben.
- Die Prothese kann sich ablösen.
- Bei Verwendung eines Metallgerüsts wird das Provisorium teurer.
- Die Gefahr des Implantatversagens ist trotz des teureren Gerüsts nicht vollständig ausgeschlossen.

Behandlungstipps
Zahnersatz aus drei oder mehr Gliedern sollte metallverstärkt werden. Bei Indikation für ein Metallgerüst sollte der Prothetiker ein Labor auswählen, das mit diesem Verfahren gut vertraut ist. Abbildung 12-6 fasst die Schlüsselparameter dieser 4. Behandlungsoption zusammen.

5. OPTION: ZEMENTIERTES PROVISORIUM AUF DEFINITIVEN ABUTMENTS, HERSTELLUNG IM LABOR

Dieser Ansatz wird gewählt, wenn:
- ein zementiertes Provisorium einem verschraubten vorgezogen wird.
- das körperliche Wohlbefinden des Patienten der behandlungsbestimmende Faktor ist.
- die Anfertigung des Provisoriums im Labor wünschenswert ist.
- das Provisorium durch Metallgusskomponenten verstärkt werden soll.

Das Labor stellt alle Prothesenkomponenten her, auch die definitiven Titan- oder Zirkonoxid-Abutments; diese werden nach dem Einbringen nicht wieder entnommen. Die Behandlung erfolgt zweizeitig und das Provisorium wird binnen fünf Tagen postoperativ eingesetzt. Das Provisorium bleibt sowohl im Fall von abgeheilten als auch von Extraktionsalveolen für sechs Monate in situ, bis Osseointegration und Weichgewebeheilung abgeschlossen sind. Nach Bestätigung der erfolgreichen Osseointegration des Implantats passt der Zahnarzt im Falle einer Gingivarezession die Form der definitiven Abutments an. Anschließend fertigt er eine konventionelle Abformung an und sendet sie ins Labor. Nach dem Einzementieren des definitiven Zahnersatzes wird die Okklusion justiert.

Vorteile
- Dieser Ansatz kombiniert alle Elemente zur Anfertigung eines Provisoriums mit den besten ästhetischen Ergebnissen, insbesondere bei Patienten mit dünnem gingivalen Biotyp.
- Das Labor fertigt präzisere Abutments und Provisorien an.
- Das zementierte Provisorium kommt dem klassischen Konzept „Krone und Brücke" am nächsten.
- Das Provisorium kann durch Metallgusskomponenten verstärkt werden.

- Der Patient wird weniger stark belastet, da das Labor das Provisorium anfertigt und eine bis zwei Stunden Stuhlzeit wegfallen.
- Dem Prothetiker bleibt die zeitintensive Anfertigung des Provisoriums am Behandlungsstuhl erspart.
- Aufgrund der reduzierten Stuhlzeit sinken auch die dem Patienten entstehenden Kosten.
- Mit einem Metallgerüst ist die Frakturresistenz des Provisoriums höher. Es hält länger zuverlässig als Acrylatprothesen, selbst solche mit einem gegossenen Metallsteg.

Nachteile

- Der Patient ist bis zu fünf Tage postoperativ nicht mit einer Restauration versorgt.
- Bei ungenauer Bissnahme muss das prothetische Verfahren eventuell wiederholt werden.
- Das Provisorium kann sich ablösen.
- In der Gingiva kann überschüssiger Zement verbleiben.
- Bei Verwendung eines Metallgerüsts wird das Provisorium teurer.
- Die Gefahr des Implantatversagens ist trotz des teureren Gerüsts nicht vollständig ausgeschlossen.

Behandlungstipps

Dieses Vorgehen muss gewählt werden, wenn ästhetische Überlegungen im Vordergrund stehen, insbesondere bei dünnem parodontalem Biotyp. Drei- oder mehrgliedrige Provisorien sollten durch ein Metallgerüst verstärkt werden. Soll ein Metallgerüst verwendet werden, sollte der Prothetiker ein Labor auswählen, das mit diesem Verfahren gut vertraut ist. Abbildung 12-7 fasst die Schlüsselparameter dieser 5. Behandlungsoption zusammen.

BEHANDLUNG DES UNBEZAHNTEN OBERKIEFERS

Die Behandlungsoptionen für den unbezahnten Oberkiefer sind in Abbildung 12-8 in Form eines Algorithmus mit aufeinanderfolgenden Entscheidungsknoten zusammengefasst und für abgeheilte wie Extraktionsalveolen gleich. Es gibt einige Unterschiede zum Algorithmus für teilbezahnte Kiefer. Der wichtigste ist, dass die Interimsprothese wegen der Anzahl der Implantate nicht am Behandlungsstuhl angefertigt werden kann. Dennoch gibt es vier Behandlungsansätze für den unbezahnten Oberkiefer **(ABB. 12-8)**.

Die erste Entscheidung betrifft die Wahl zwischen zwei Prothesentypen: (1) einer verschraubten und (2) einer zementierten provisorischen Prothese. Die Entscheidung hängt von der Erfahrung des Arztes sowie von lokalen Faktoren, wie der Knochenresorption und der Abweichung zwischen Front- und Seitenzahnbereich ab. Eine verschraubte Prothese kommt nur dann in Betracht, wenn die Zugangslöcher zu den Schrauben im Frontzahnbereich palatinal und im Seitenzahnbereich okklusal in den Kronen liegen.

Verschraubte provisorische Prothese

Bei verschraubten provisorischen Prothesen muss der Arzt zwischen *(1)* der Laborfertigung einer Prothese nach der Vorlage einer unmittelbar nach der Implantation durchgeführten Abformung und *(2)* der Prothesenkonversion wählen, bei welcher ein herausnehmbarer Zahnersatz in eine festsitzende Prothese umgewandelt wird.

Nach Abschluss von Osseointegration und Weichgewebereifung muss der Arzt entscheiden, ob die definitive Prothese *(1)* verschraubt oder *(2)* zementiert sein soll.

Zementierte provisorische Prothese

Bei der zementierten Prothese muss der Arzt zwischen *(1)* der Platzierung provisorischer Abutments, die beim Einsetzen der definitiven Prothese ersetzt werden, und *(2)* der Platzierung definitiver Abutments wählen, die unmittelbar nach der Implantation eingesetzt werden. Aus ästhetischen Gründen werden

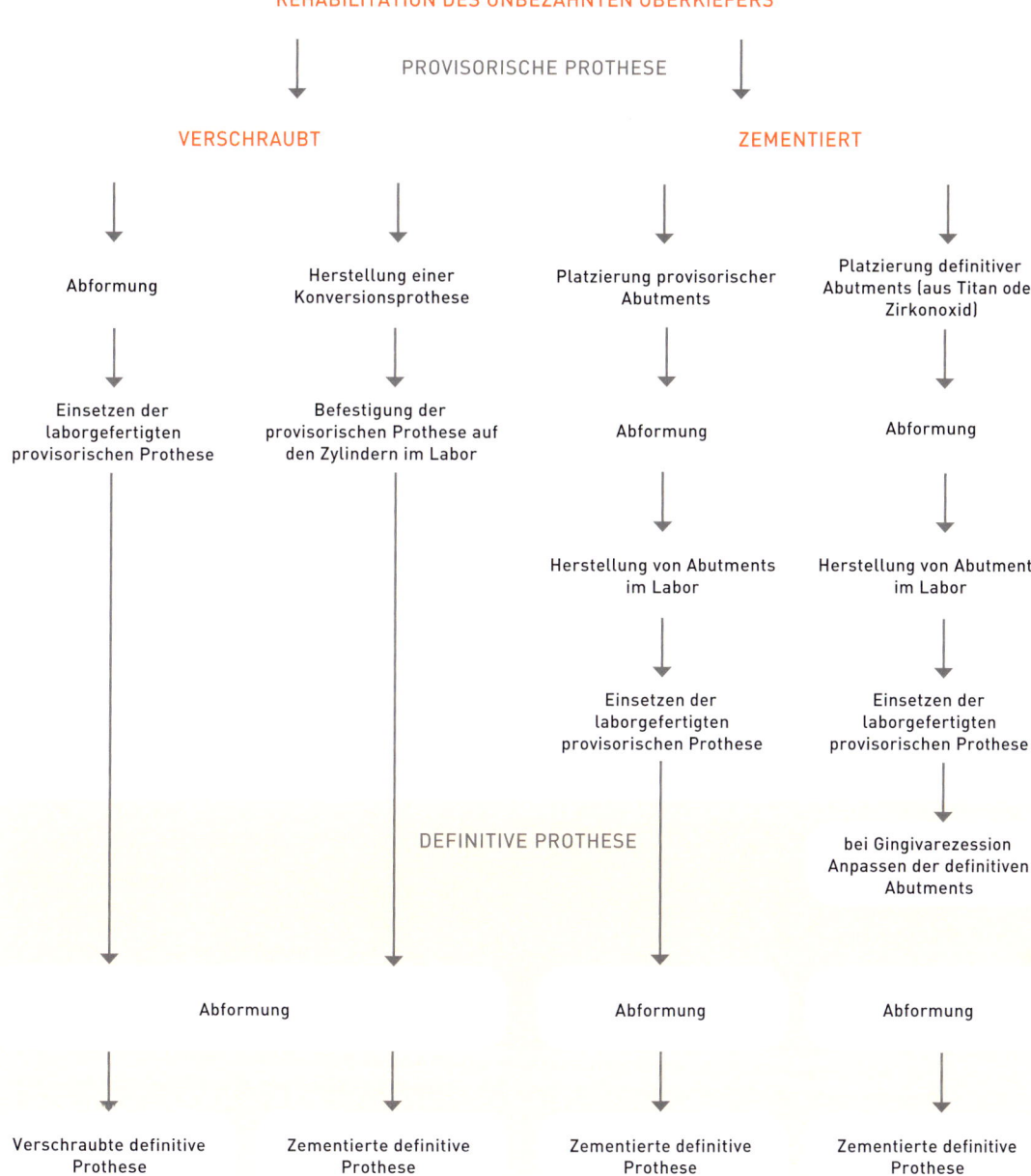

REHABILITATION DES UNBEZAHNTEN OBERKIEFERS

PROVISORISCHE PROTHESE

VERSCHRAUBT

ZEMENTIERT

Abformung

Herstellung einer Konversionsprothese

Platzierung provisorischer Abutments

Platzierung definitiver Abutments (aus Titan oder Zirkonoxid)

Einsetzen der laborgefertigten provisorischen Prothese

Befestigung der provisorischen Prothese auf den Zylindern im Labor

Abformung

Abformung

Herstellung von Abutments im Labor

Herstellung von Abutments im Labor

Einsetzen der laborgefertigten provisorischen Prothese

Einsetzen der laborgefertigten provisorischen Prothese

DEFINITIVE PROTHESE

bei Gingivarezession Anpassen der definitiven Abutments

Abformung

Abformung

Abformung

Verschraubte definitive Prothese

Zementierte definitive Prothese

Zementierte definitive Prothese

Zementierte definitive Prothese

Abb. 12-8 Algorithmus der verschiedenen Behandlungsoptionen für den unbezahnten Oberkiefer. Der Algorithmus gilt für abgeheilte und Extraktionsalveolen.

diese Abutments nicht wieder abgeschraubt und werden ein Teil der definitiven Prothese.

Nach sechsmonatiger funktioneller Belastung, während der die Weichgewebereifung stattfindet, ermittelt der Arzt zunächst die Implantatstabilität, bevor er mit der Fertigung der definitiven Prothese beginnt. Postoperativ eingesetzte provisorische Abutments werden für die Abformung abgeschraubt; anhand des Abdrucks fertigt das Labor dann die definitive zementierte Prothese an.

1. Einsetzen einer verschraubten provisorischen Prothese binnen fünf
Tagen postoperativ, die Prothese wird
vollständig im Labor angefertigt.

2. Einsetzen einer verschraubten provisorischen Prothese binnen fünf Tagen
postoperativ, die vorhandene herausnehmbare Prothese wird im Labor mit
den provisorischen Zylindern zu einer
Konversionsprothese verbunden.

3. Einsetzen einer zementierten provisorischen Prothese binnen fünf Tagen postoperativ, provisorische Abutments und die
Prothese werden im Labor angefertigt.

4. Einsetzen einer zementierten provisorischen Prothese binnen fünf Tagen postoperativ, definitive Abutments und die
Prothese werden im Labor angefertigt.

1. OPTION: VERSCHRAUBTE PROVISORISCHE PROTHESE, HERSTELLUNG IM LABOR

Dieser Ansatz wird gewählt, wenn:

- eine verschraubte Prothese einer zementierten vorgezogen wird.
- die Implantatachsen im Frontzahnbereich
mit palatinalen und im Seitenzahnbereich
mit okklusalen Schraubenzugangslöchern
vereinbar sind.
- eines der wichtigsten Ziele der Behandlung die Anfertigung einer haltbaren und
frakturresistenten Prothese ist; in diesen
Fällen wird die provisorische Prothese auf
einem Metallgerüst gefertigt.

Bei diesem Behandlungsansatz wird bei
Patienten mit mäßiger Alveolarkammresorption
im Oberkiefer eine verschraubte Acrylatprothese mit oder ohne Metallgerüst angefertigt.
Bei Metallverstärkung der Prothese muss
ausreichend Platz zur Verfügung stehen.

Nach dem Einsetzen aller Implantate
fertigt der Prothetiker eine präzise Pick-up-
Abformung an und sendet sie ins Labor, wo
eine Prothese auf verschraubten provisorischen Zylindern angefertigt wird. Während
der etwa fünftägigen Laborarbeiten trägt
der Patient keine Oberkieferrestauration.

Eine provisorische Prothese mit Metallgerüst kann unter günstigen Bedingungen für
mehr als sechs Monaten getragen werden. Dies
ist besonders bei Patienten vorteilhaft, die
in einiger Entfernung von der Zahnarztpraxis
leben oder wenig Zeit für eine zahnärztliche
Behandlung haben. In bestimmten Fällen kann
die Prothese als zufriedenstellende mittelfristige Übergangslösung betrachtet werden,
sofern das ästhetische Ergebnis nach der
Weichgewebestabilisierung akzeptabel ist.

Das Provisorium bleibt sowohl im Falle
von abgeheilten wie von Extraktionsalveolen
für sechs Monate in situ, bis Osseointegration
und Weichgewebeheilung abgeschlossen sind.
Nach Bestätigung der erfolgreichen Osseointegration des Implantats fertigt der Prothetiker
eine verschraubte oder zementierte definitive
Prothese an. Die definitive Prothese wird auf
die übliche Weise im Labor nach einer Abformung angefertigt. Nach dem Einsetzen der
definitiven Prothese wird die Okklusion justiert.

Vorteile

- Stuhlzeit und Belastung des Prothetikers
werden reduziert.
- Es wird kein Zement verwendet, der das
Gewebe reizen kann.
- Der Arzt kann die Prothese leicht entfernen, um die Osseointegration des Implantats zu überprüfen.
- Aufgrund der verkürzten Stuhlzeit des
Prothetikers entstehen dem Patienten
weniger Kosten.
- Wird ein Metallgerüst verwendet, ist die
provisorische Prothese frakturresistenter
und langlebiger als Acrylatprothesen,
selbst wenn Letztere durch einen Metallsteg verstärkt sind.

TECHNISCHER SCHWIERIGKEITSGRAD	HOCH	**MITTEL**	NIEDRIG		ÄSTHETISCHE ANFORDERUNGEN	HOCH	**MITTEL**	NIEDRIG
TEAMPLANUNG	**HOCH**	MITTEL	NIEDRIG		ZUSATZKOSTEN	**HOCH**	MITTEL	NIEDRIG
ZEITAUFWAND	HOCH	**MITTEL**	NIEDRIG		ZUSATZRISIKO	HOCH	**MITTEL**	NIEDRIG
ANZAHL DER IMLANTATE	8–10				LITERATUR	**HOCH**	MITTEL	NIEDRIG

Abb. 12-9 Schlüsselparameter bei der Behandlung des unbezahnten Oberkiefers mit der 1. Behandlungsoption (verschraubte provisorische Prothese, Herstellung im Labor).

TECHNISCHER SCHWIERIGKEITSGRAD	HOCH	**MITTEL**	NIEDRIG		ÄSTHETISCHE ANFORDERUNGEN	HOCH	MITTEL	**NIEDRIG**
TEAMPLANUNG	**HOCH**	MITTEL	NIEDRIG		ZUSATZKOSTEN	**HOCH**	MITTEL	NIEDRIG
ZEITAUFWAND	HOCH	**MITTEL**	NIEDRIG		ZUSATZRISIKO	HOCH	**MITTEL**	NIEDRIG
ANZAHL DER IMLANTATE	8–10				LITERATUR	**HOCH**	MITTEL	NIEDRIG

Abb. 12-10 Schlüsselparameter bei der Behandlung des unbezahnten Oberkiefers mit der 2. Behandlungsoption (verschraubte Konversionsprothese, Herstellung im Labor).

Nachteile

- Der Patient ist für bis zu fünf Tage postoperativ ohne Oberkieferzähne.
- Die verschraubte Prothese kann sich lockern.
- Durch das Metallgerüst steigen die Kosten.
- Auch durch die Verstärkung mit dem teureren Metallgerüst ist ein Implantatversagen nicht völlig ausgeschlossen.

Behandlungstipps

Es wird empfohlen, die Acrylatprothese mit einem Metallsteg zu verstärken. Soll ein Metallgerüst verwendet werden, sollte der Prothetiker ein Labor auswählen, das solche Prothesen rasch und präzise anfertigen kann. Abbildung 12-9 fasst die Schlüsselparameter dieser 1. Behandlungsoption zusammen.

2. OPTION: VERSCHRAUBTE KONVERSIONSPROTHESE, HERSTELLUNG IM LABOR

Diese Option wird gewählt, wenn:
- eine schwere Alveolarkammresorption besteht und Weichgewebe sowie Lippe und Kiefer abgestützt werden müssen.
- die Implantatachsen mit im Frontzahnbereich palatinalen und im Seitenzahnbereich okklusalen Schraubenzugangslöchern vereinbar sind.

Es wird eine Konversionsprothese für den Oberkiefer angefertigt. Die Konversion der herausnehmbaren in eine festsitzende Prothese erfolgt dabei im Labor, nicht am Behandlungsstuhl. Dazu führt der Prothetiker eine Abformung über die transgingivalen Abutments und eine Bissnahme durch und sendet Abdruck und Registrat ins Labor. Der Labortechniker höhlt den herausnehmbaren Zahnersatz aus, verbindet ihn mit den provisorischen Zylindern und stellt die Prothese fertig.

Der Patient erhält die festsitzende provisorische Prothese binnen fünf Tagen. Es gibt zwei Möglichkeiten für den zeitlichen Ablauf. Bei der ersten muss sich das Labor in der Zahnarztpraxis oder in deren Nähe befinden. Der Patient wartet im Wartezimmer, während das Labor die Prothesenkonversion durchführt. Die Behandlung wird an einem Tag im Rahmen von zwei nicht zu langen Sitzungen abgeschlossen. In der ersten, die zwei bis drei Stunden dauert, werden die Implantate eingesetzt und die Abformung durchgeführt. In der zweiten, die eine bis zwei Stunden dauert, wird die verschraubte Prothese auf den Implantaten befestigt und die Okklusion angepasst.

Bei der zweiten Variante befindet sich das Labor in einiger Entfernung von der Zahnarztpraxis und die provisorische Prothese wird meist erst am ersten bis fünften postoperativen Tag eingesetzt. Durch diese Verzögerung kann sich der Patient etwas von der Operation erholen.

Vorteile
- Weichgewebe und Kiefer werden abgestützt.
- Stuhlzeit und Belastung des Prothetikers werden reduziert.
- Es wird kein Zement verwendet, der die Weichgewebe reizen kann.
- Zur Überprüfung der Osseointegration des Implantats lässt sich die Prothese leicht entfernen.
- Aufgrund der verkürzten Stuhlzeit des Prothetikers entstehen dem Patienten weniger Kosten.

Nachteile
- Der Patient hat bis zu fünf Tage postoperativ keine Oberkieferzähne.

- Bei ungenauer Bissnahme muss die prothetische Phase oft wiederholt werden.
- Die verschraubte Prothese kann sich lockern.

Behandlungstipps
Abbildung 12-10 fasst die Schlüsselparameter dieser 2. Behandlungsoption zusammen.

3. OPTION: ZEMENTIERTE PROVISORISCHE PROTHESE, HERSTELLUNG AUF PROVISORISCHEN ABUTMENTS IM LABOR

Diese Option wird gewählt, wenn:
- eine zementierte provisorische Prothese einer verschraubten vorgezogen wird.
- eine ungenügende Parallelstellung der Implantate ausgeglichen werden muss. Das Labor beschneidet die Abutments und stellt eine zementierte Prothese her.
- ein dicker parodontaler Biotyp vorliegt.

Bei diesem Verfahren nimmt der Prothetiker unmittelbar postoperativ einen Abdruck und sendet ihn ins Labor, das binnen fünf Tagen die Titan-Abutments und die metallverstärkte Acrylatprothese anfertigt. Während dieser Zeit trägt der Patient keine Oberkieferrestaurationen.

Vorteile
- Stuhlzeit und Belastung des Prothetikers werden reduziert.
- Aufgrund der verkürzten Stuhlzeit des Prothetikers entstehen dem Patienten weniger Kosten.
- Wird ein Metallgerüst verwendet, ist die provisorische Prothese frakturresistenter und langlebiger als Acrylatprothesen, selbst wenn Letztere durch einen Metallsteg verstärkt sind.

Nachteile
- Der Patient ist für bis zu fünf Tage postoperativ ohne Oberkieferzähne.
- Bei ungenauer Bissnahme muss die prothetische Phase oft wiederholt werden.

TECHNISCHER SCHWIERIGKEITSGRAD	HOCH	**MITTEL**	NIEDRIG		ÄSTHETISCHE ANFORDERUNGEN	HOCH	**MITTEL**	NIEDRIG
TEAMPLANUNG	**HOCH**	MITTEL	NIEDRIG		ZUSATZKOSTEN	**HOCH**	MITTEL	NIEDRIG
ZEITAUFWAND	HOCH	**MITTEL**	NIEDRIG		ZUSATZRISIKO	HOCH	**MITTEL**	NIEDRIG
ANZAHL DER IMLANTATE	8–10				LITERATUR	**HOCH**	MITTEL	NIEDRIG

Abb. 12-11 Schlüsselparameter bei der Behandlung des unbezahnten Oberkiefers mit der 3. Behandlungsoption (zementierte provisorische Prothese, Herstellung auf provisorischen Abutments im Labor).

TECHNISCHER SCHWIERIGKEITSGRAD	HOCH	**MITTEL**	NIEDRIG		ÄSTHETISCHE ANFORDERUNGEN	HOCH	**MITTEL**	NIEDRIG
TEAMPLANUNG	**HOCH**	MITTEL	NIEDRIG		ZUSATZKOSTEN	HOCH	**MITTEL**	NIEDRIG
ZEITAUFWAND	HOCH	**MITTEL**	NIEDRIG		ZUSATZRISIKO	HOCH	**MITTEL**	NIEDRIG
ANZAHL DER IMLANTATE	8–10				LITERATUR	**HOCH**	MITTEL	NIEDRIG

Abb. 12-12 Schlüsselparameter bei der Behandlung des unbezahnten Oberkiefers mit der 4. Behandlungsoption (zementierte provisorische Prothese, Herstellung auf definitiven Abutments im Labor).

- In der Gingiva kann überschüssiger Zement verbleiben.
- Die zementierte Prothese kann sich ablösen.
- Durch das Metallgerüst steigen die Kosten.
- Auch durch die Verstärkung mit dem teureren Metallgerüst ist ein Implantatversagen nicht völlig ausgeschlossen.

Behandlungstipps

Es wird empfohlen, die Acrylatprothese mit einem Metallsteg zu verstärken. Soll ein Metallgerüst verwendet werden, sollte der Prothetiker ein Labor auswählen, das solche Prothesen rasch und präzise anfertigen kann. Abbildung 12-11 fasst die Schlüsselparameter dieser 3. Behandlungsoption zusammen.

4. OPTION: ZEMENTIERTE PROVISORISCHE PROTHESE, HERSTELLUNG AUF DEFINITIVEN ABUTMENTS IM LABOR

Diese Option wird gewählt, wenn:
- eine zementierte provisorische Prothese einer verschraubten vorgezogen wird.
- bei Patienten mit dünnem parodontalem Biotyp die ästhetischen Faktoren behandlungsbestimmend sind. Bei diesem Vorgehen kann die festsitzende Prothese innerhalb von fünf Tagen eingesetzt werden.

Bei diesem Verfahren nimmt der Prothetiker den Abdruck unmittelbar postoperativ und sendet ihn ins Labor, das innerhalb von fünf Tagen die Abutments und die metallverstärkte Akrylatprothese anfertigt. Die Abutments aus Titan oder Zirkonoxid dienen als definitive Abutments und werden auch beim Einsetzen der definitiven Prothese nicht wieder entfernt. Sofern wegen Gingivarezession eine Rekonturierung erforderlich ist, erfolgt diese vor der definitiven Abformung direkt im Patientenmund durch den Prothetiker. Das Labor fertigt dann nach der Abformung die definitive Prothese an.

Vorteile
- Bei dünnem parodontalem Biotyp ist dieses Vorgehen für die Rehabilitation des unbezahnten Oberkiefers am besten geeignet.
- Stuhlzeit und Belastung des Prothetikers werden reduziert.
- Da nur ein Satz Abutments angefertigt wird, sinken die Kosten.
- Wird ein Metallgerüst verwendet, ist die provisorische Prothese frakturresistenter und langlebiger als Acrylatprothesen, selbst wenn Letztere durch einen Metallsteg verstärkt sind.

Nachteile
- Der Patient ist für bis zu fünf Tage postoperativ ohne Oberkieferzähne.
- Bei ungenauer Bissnahme muss die prothetische Phase oft wiederholt werden.
- In der Gingiva kann überschüssiger Zement verbleiben.
- Die zementierte Prothese kann sich ablösen.
- Durch das Metallgerüst steigen die Kosten.
- Auch durch die Verstärkung mit dem teureren Metallgerüst ist ein Implantatversagen nicht völlig ausgeschlossen.

Behandlungstipps
Dieses Vorgehen sollte bei Patienten mit dünnem parodontalem Biotyp gewählt werden, sofern die Versorgung mit einer zementierten Prothese möglich ist. Es wird empfohlen, die Prothese mit einem Metallsteg zu verstärken. Soll ein Metallgerüst verwendet werden, sollte

der Prothetiker ein Labor auswählen, das solche Prothesen rasch und präzise anfertigen kann. Abbildung 12-12 fasst die Schlüsselparameter dieser 4. Behandlungsoption zusammen.

BEHANDLUNG DES UNBEZAHNTEN UNTERKIEFERS

Die Behandlungsoptionen für den unbezahnten Unterkiefer sind in Abbildung 12-13 in Form eines Algorithmus mit aufeinanderfolgenden Entscheidungsknoten zusammengefasst und für abgeheilte wie Extraktionsalveolen gleich [ABB. 12-13]. Es gibt einige Unterschiede zum Algorithmus bei teilbezahntem Kiefer und unbezahntem Oberkiefer. Der wichtigste ist, dass sofort eine definitive Prothese eingesetzt werden kann. Es gibt drei Möglichkeiten zur Behandlung des unbezahnten Unterkiefers [ABB. 12-13].

Bei der Rehabilitation unbezahnter Unterkiefer oder restbezahnter Unterkiefer, deren Zähne komplett extrahiert werden müssen, hat der Arzt grundsätzlich zwischen den folgenden beiden Wegen zu wählen: (1) der Anfertigung einer provisorischen Prothese, die der Patient drei bis sechs Monate trägt, bis er eine definitive Prothese erhält, oder (2) der sofortigen Anfertigung einer definitiven Prothese mit einem Metallgerüst.

Die Sofortrestauration mit einer definitiven Prothese mag überraschen, da gesunder Menschenverstand und klinischer Usus eher zu fordern scheinen, dass sich der Arzt vor diesem definitiven Schritt von einer erfolgreichen Osseointegration überzeugt. Nichtsdestoweniger handelt es sich um eine legitime Behandlungsalternative, da eine hohe Erfolgsrate belegt ist. Wenn die behandlungsbestimmenden Parameter für ein derartiges Vorgehen sprechen, kann der Arzt es deshalb bedenkenlos auswählen, da es genauso zuverlässig ist wie andere Verfahren. Die Bedingungen für eine erfolgreiche Anwendung werden unten unter Option 3 diskutiert.

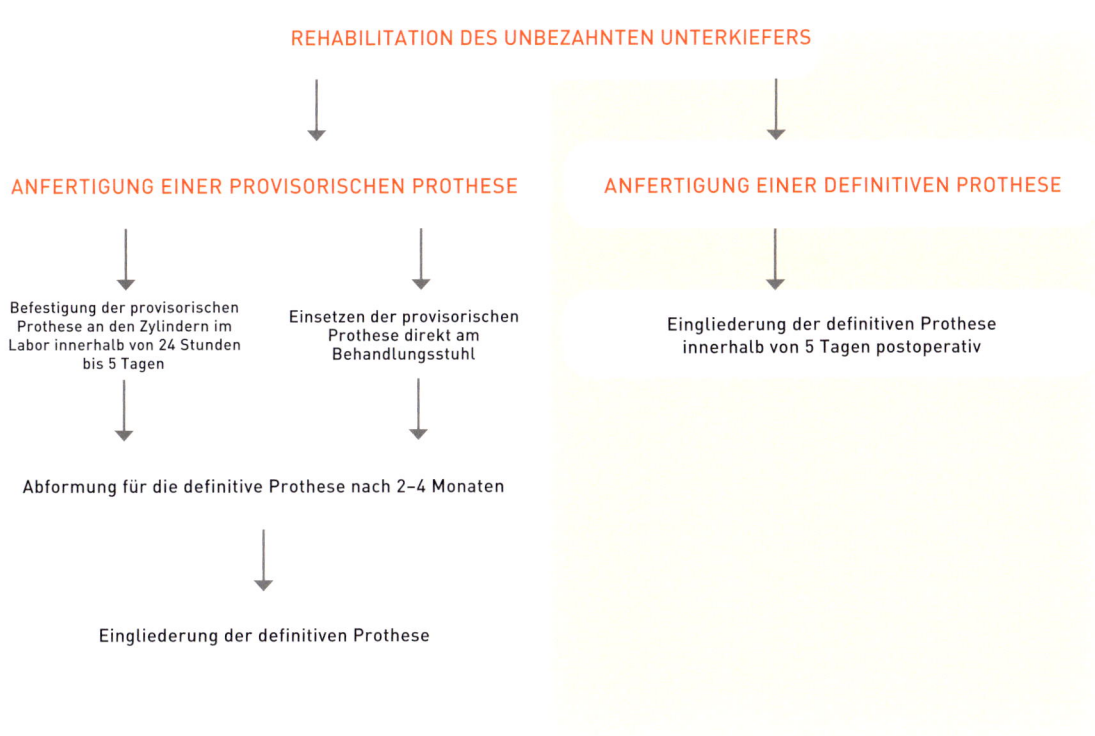

REHABILITATION DES UNBEZAHNTEN UNTERKIEFERS

ANFERTIGUNG EINER PROVISORISCHEN PROTHESE

Befestigung der provisorischen Prothese an den Zylindern im Labor innerhalb von 24 Stunden bis 5 Tagen

Einsetzen der provisorischen Prothese direkt am Behandlungsstuhl

Abformung für die definitive Prothese nach 2–4 Monaten

Eingliederung der definitiven Prothese

ANFERTIGUNG EINER DEFINITIVEN PROTHESE

Eingliederung der definitiven Prothese innerhalb von 5 Tagen postoperativ

Abb. 12-13 Algorithmus der Behandlungsoptionen für den unbezahnten Unterkiefer. Der Algorithmus gilt für abgeheilte und Extraktionsalveolen.

Bei diesem Verfahren stellt das Labor die definitive Prothese mit Metallgerüst anhand eines Abdrucks her, den der Prothetiker genommen hat. Dieser setzt die Prothese innerhalb von fünf Tagen postoperativ beim Patienten ein.

Sofern sich der Arzt im Algorithmus für eine provisorische Prothese entscheidet, ist eine weitere Wahl erforderlich – nämlich ob die provisorische Konversionsprothese *(1)* im Labor auf die Implantate aufgesetzt und im Rahmen einer zweiten Sitzung im Mund eingesetzt wird oder *(2)* am Behandlungsstuhl auf die Implantate aufgesetzt und sofort postoperativ im Rahmen derselben Sitzung eingegliedert.

Bei Patienten, die bereits eine herausnehmbare Prothese haben, muss der Arzt entscheiden, ob der vorhandene Zahnersatz die Voraussetzungen für eine Konversionsprothese erfüllt. Nach der

Bestätigung der Osseointegration der Implantate wird mit der Herstellung der definitiven Prothese fortgefahren.

Zusammenfassung der Behandlungsoptionen bei unbezahntem Unterkiefer

1. Einsetzen einer verschraubten provisorischen Prothese binnen fünf Tagen postoperativ, Befestigen der Prothese auf provisorischen Zylinder im Labor.
2. Einsetzen einer verschraubten provisorischen Prothese unmittelbar postoperativ, die Prothese wird am Behandlungsstuhl auf den provisorischen Abutments befestigt.
3. Laborfertigung einer verschraubten definitiven Prothese und Eingliederung binnen fünf Tagen.

Bedeutung und Anwendung der
Behandlungsoptionen

1. OPTION: VERSCHRAUBTE KONVERSIONSPROTHESE, HERSTELLUNG IM LABOR

Diese Option wird gewählt, wenn:
- die Behandlung vor allem vom körperlichen Wohlbefinden des Patienten bestimmt wird, der keine lange operative und prothetische Behandlungssitzung wünscht, die drei bis fünf Stunden dauern kann. Die Behandlung kann auf zwei Sitzungen angenehmerer Länge verteilt werden, die am selben Tag oder im Abstand von zwei oder mehr Tagen durchgeführt werden.
- die Implantatachsen mit im Frontzahnbereich lingualen und im Seitenzahnbereich okklusalen oder weiter lingual, mit einem gewissen Abstand zu den Zähnen liegenden Schraubenzugangslöchern vereinbar sind.

Das Konversionsverfahren erfordert:
- einen bestehenden herausnehmbaren Zahnersatz, der für eine Konversion geeignet ist.
- spezielle, für die Konversion entwickelte prothetische Komponenten.[6]

Die Prothese wird im Labor auf den provisorischen Zylindern befestigt. Der Arzt führt eine Abformung über die transgingivalen Abutments im Mund sowie eine Bissnahme durch. Das Labor fertigt die geeigneten Öffnungen im herausnehmbaren Zahnersatz an, befestigt ihn auf den provisorischen Zylindern, stellt die Konversionsprothese fertig und poliert sie.

Der Arzt kann die festsitzende provisorische Prothese bereits nach drei Stunden oder bis zu fünf Tagen postoperativ beim Patienten einsetzen. Es sind zwei Vorgehensweisen möglich:

- Das Labor befindet sich in der Zahnarztpraxis oder in deren Nähe. Der Patient wartet bequem im Wartezimmer, während das Labor die Konversion und Ausarbeitung der Prothese abschließt. Auf diese Weise wird die Behandlung an einem Tag im Rahmen von zwei nicht zu langen Sitzungen abgeschlossen. In der ersten Sitzung, die zwei oder drei Stunden dauert, werden die Implantate eingesetzt und der Abdruck genommen. In der zweiten, etwa einstündigen Sitzung wird die Prothese eingegliedert und ihre Okklusion justiert.
- Das Labor befindet sich in einiger Entfernung zur Praxis. Die Eingliederung der Konversionsprothese wird auf den ersten postoperativen Tag oder später verschoben. Dadurch hat der Patient die Gelegenheit, sich von der langen Operationssitzung zu erholen.

Die Osseointegration der Implantate dauert bei abgeheilten Alveolen mindestens zwei bis drei, bei Extraktionsalveolen drei bis vier Monate.

Vorteile
- Der Patient ist weniger belastet, weil ihm eine ein- bis dreistündige prothetische Phase im Stuhl erspart wird.
- Die Behandlung ist für den Prothetiker einfacher, da das Labor die schwierige Aufgabe übernimmt, den herausnehmbaren Zahnersatz auf den Implantaten zu befestigen, wodurch dem Zahnarzt das zeitaufwendige Befestigen am Behandlungsstuhl erspart wird.
- Der Prothetiker gewinnt Zeit für die Behandlung anderer Patienten.
- Aufgrund der reduzierten Stuhlzeit sinken die Kosten für den Patienten.
- Im Gegensatz zur Sofortversorgung mit einer definitiven Prothese erlaubt dieser

TECHNISCHER SCHWIERIGKEITSGRAD	HOCH	**MITTEL**	NIEDRIG		ÄSTHETISCHE ANFORDERUNGEN	HOCH	MITTEL	**NIEDRIG**
TEAMPLANUNG	HOCH	**MITTEL**	NIEDRIG		ZUSATZKOSTEN	**HOCH**	MITTEL	NIEDRIG
ZEITAUFWAND	HOCH	**MITTEL**	NIEDRIG		ZUSATZRISIKO	HOCH	MITTEL	**NIEDRIG**
ANZAHL DER IMLANTATE	5–8				LITERATUR	**HOCH**	MITTEL	NIEDRIG

Abb. 12-14 Schlüsselparameter der Behandlung des unbezahnten Oberkiefers mit der 1. Behandlungsoption (verschraubt Konversionsprothese, Herstellung im Labor).

TECHNISCHER SCHWIERIGKEITSGRAD	**HOCH**	MITTEL	NIEDRIG		ÄSTHETISCHE ANFORDERUNGEN	HOCH	MITTEL	**NIEDRIG**
TEAMPLANUNG	HOCH	MITTEL	**NIEDRIG**		ZUSATZKOSTEN	**HOCH**	MITTEL	NIEDRIG
ZEITAUFWAND	**HOCH**	MITTEL	NIEDRIG		ZUSATZRISIKO	HOCH	MITTEL	**NIEDRIG**
ANZAHL DER IMLANTATE	5–8				LITERATUR	**HOCH**	MITTEL	NIEDRIG

Abb. 12-15 Schlüsselparameter der Behandlung des unbezahnten Oberkiefers mit der 2. Behandlungsoption (verschraubt Konversionsprothese, Herstellung am Behandlungsstuhl).

Ansatz die recht einfache Behandlung eines Implantatversagens.

Nachteile

- Der Patient trägt für mehrere Stunden bis zu fünf Tage postoperativ keine festsitzende Prothese.
- Bei fehlerhafter Bissnahme muss die prothetische Phase wiederholt werden.

Behandlungstipp

Konversionsprothesen sollten am besten im Labor und nicht am Behandlungsstuhl angefertigt werden. Dieses Vorgehen erspart dem Patienten eine belastende drei- bis fünfstündige Sitzung im Stuhl. Außerdem übernimmt das Labor die zeitaufwändige Aufgabe des Prothetikers. Letzterer muss sicherstellen, dass er dem Labor einen präzisen Abdruck zur Verfügung stellt. Dieses Vorgehen erfordert eine enge und fehlerfreie Zusammenarbeit zwischen Prothetiker und Labor. Abbildung 12-14 fasst die Schlüsselparameter dieser 1. Behandlungsoption zusammen.

2. OPTION: VERSCHRAUBTE KONVERSIONSPROTHESE, HERSTELLUNG AM BEHANDLUNGSSTUHL

Diese Option wird gewählt, wenn:

- die Behandlung vor allem vom psychischen Wohlbefinden oder dem Terminplan des Patienten bestimmt wird.
- die Implantatachsen mit im Frontzahnbereich lingualen und im Seitenzahnbereich okklusalen oder weiter lingual, mit einem gewissen Abstand zu den Zähnen liegenden Schraubenzugangslöchern vereinbar sind.

Das Konversionsverfahren erfordert:
- einen bestehenden herausnehmbaren Zahnersatz, der für eine Konversion geeignet ist.
- spezielle, für die Konversion entwickelte prothetische Komponenten.[6]

Im Gegensatz zum vorherigen Ansatz befestigt der Prothetiker den herausnehmbaren Zahnersatz hier am Behandlungsstuhl an den provisorischen Zylindern. Nach einer längeren Sitzung kann der Patient die Praxis mit einer neuen, festsitzenden provisorischen Prothese verlassen.

Der Prothetiker legt in dem herausnehmbaren Zahnersatz an den Implantatpositionen großzügige Öffnungen an, sodass die provisorischen Zylinder hindurchpassen. Die Titanzylinder werden auf die Implantate geschraubt und die Prothese mittels Kunststoff mit ihnen verbunden.

Die Osseointegration der Implantate dauert bei abgeheilten Alveolen mindestens zwei bis drei, bei Extraktionsalveolen drei bis vier Monate. Nach Bestätigung der erfolgreichen Osseointegration aller Implantate wird auf üblichem Wege die verschraubte definitive Prothese angefertigt: Nach der Abformung fertigt das Labor die Prothese an, die der Zahnarzt eingliedert und okklusal justiert.

Vorteile
- Die psychischen und terminlichen Bedürfnisse des Patienten werden erfüllt, da der Patient unmittelbar nach der Operation mit einer Restauration versorgt wird.
- Es ist keine präzise Abstimmung mit dem Labor erforderlich.
- Im Gegensatz zur Sofortrestauration mit der definitiven Prothese kann der Arzt hier relativ leicht auf ein Implantatversagen reagieren.

Nachteile
- Der Patient muss eine lange Sitzung ertragen. Da die prothetische Phase unmittelbar nach der Operation beginnt, dauert die Behandlungssitzung insgesamt drei bis fünf Stunden.
- Auch Arzt und Stuhlassistenz müssen die längere Sitzung hindurch arbeiten, insbesondere wenn derselbe Arzt die Operation und die prothetische Versorgung durchführt.
- Dem Patienten entstehen höhere Kosten, weil die provisorische Prothese am Behandlungsstuhl mit den Zylindern verbunden wird. Trotz der preiswerteren Laborzeit muss dem Patienten die teure Stuhlzeit in Rechnung gestellt werden.

Behandlungstipps
Dieser Behandlungsansatz wird nicht als erste Wahl empfohlen, da er für Patient und Behandlungsteam extrem belastend ist. Er ist jedoch indiziert, wenn die komplizierte Zusammenarbeit mit dem Labor umgangen werden soll.

Der Prothetiker sollte den bereits vorhandenen herausnehmbaren Zahnersatz möglichst nicht für eine Konversionsprothese verwenden. In diesem Falle ist die Anfertigung einer neuen Prothese vorzuziehen. Die Zusatzkosten durch das Anfertigen einer neuen Prothese sind bezogen auf die Gesamtkosten recht gemäßigt. Da diese neue Prothese an den Zylindern befestigt werden muss, sollte sie vestibulooral breiter sein als normalerweise üblich. So wird verhindert, das die Prothese an den großzügig ausgehöhlten Bereichen bricht, während die Öffnungen für die Zylinder angepasst werden. Abbildung 12-15 fasst die Schlüsselparameter dieser 2. Behandlungsoption zusammen.

TECHNISCHER SCHWIERIGKEITSGRAD	HOCH	MITTEL	NIEDRIG		ÄSTHETISCHE ANFORDERUNGEN	HOCH	MITTEL	NIEDRIG
TEAMPLANUNG	HOCH	MITTEL	NIEDRIG		ZUSATZKOSTEN	HOCH	MITTEL	NIEDRIG
ZEITAUFWAND	HOCH	MITTEL	NIEDRIG		ZUSATZRISIKO	HOCH	MITTEL	NIEDRIG
ANZAHL DER IMLANTATE	5–8				LITERATUR	HOCH	MITTEL	NIEDRIG

Abb. 12-16 Schlüsselparameter der Behandlung des unbezahnten Oberkiefers mit der 3. Behandlungsoption (verschraubte definitive Prothese, Herstellung im Labor).

3. OPTION: VERSCHRAUBTE DEFINITIVE PROTHESE, HERSTELLUNG IM LABOR

Diese Option wird gewählt, wenn:

- die Behandlung von finanziellen Aspekten diktiert wird, d. h. der Patient gezwungen ist, die Kosten so gering wie möglich zu halten.
- die Behandlungsdauer im Vordergrund steht, d. h. die Behandlung möglichst kurz sein soll.
- die Implantatachsen mit im Frontzahnbereich lingualen und im Seitenzahnbereich okklusalen oder weiter lingual, mit einem gewissen Abstand zu den Zähnen liegenden Schraubenzugangslöchern vereinbar sind. Dieser Ansatz ist im Unterkiefer bei abgeheilten und Extraktionsalveolen oder auch bei Mischsituationen geeignet.

Diese 3. Behandlungsoption ist nur geeignet, wenn die Mikrobewegungen erfolgreich auf ein Minimum eingeschränkt wurden und insbesondere wenn alle Implantate eine ausgezeichnete Primärstabilität mit einem Eindrehmoment von mehr als 45 Ncm aufweisen. Bei diesem Vorgehen mit Sofortrestauration kann die definitive Prothese auf fünf bis sechs Implantaten im unteren Frontzahnbereich oder auf sieben bis acht Implantaten im unteren Front- und Seitenzahnbereich oder nur im Seitenzahnbereich abgestützt werden.

Da keine Kosten für eine provisorische Prothese anfallen, sinken auch die Gesamtkosten der Behandlung. Die Herstellung der Prothese beginnt mit einer Pick-up-Abformung und einer Bissnahme, die ins Labor gesandt werden.

Das Labor stellt ein Metallgerüst mit Löchern her, die auf die transgingivalen Abutments oder direkt auf die Implantathälse passen. Auf dem Gerüst werden Acrylat- oder Keramikkronen aufgestellt. Bei diesem Vorgehen trägt der Patient für bis zu fünf Tage, während deren die Prothese im Labor gefertigt wird, keine Zähne.

Bei Patienten, die seit längerer Zeit zahnlos sind, sind bei weiteren fünf Tagen ohne Restauration keine psychischen oder funktionellen Folgen zu befürchten, wenn durch dieses Vorgehen sowohl die Gesamtkosten als auch die Dauer der Behandlung gesenkt werden. Bei Patienten, deren letzte Zähne extrahiert werden müssen, werden die düsteren Aussichten auf Zahnlosigkeit dadurch aufgehellt, dass sie der Welt bald mit einer festsitzenden definitiven Prothese entgegentreten können.

Vorteile
- Der Patient wird weniger belastet, weil die ein- bis dreistündige prothetische Phase im Stuhl vermieden wird.
- Die Gesamtzeit der Behandlung wird reduziert. Der Patient erhält innerhalb von fünf Tagen die definitive festsitzende Prothese.

- Die Behandlung ist für den Arzt einfacher, da ihm ermüdende und langwierige Arbeiten am Behandlungsstuhl erspart bleiben.
- Der Prothetiker gewinnt Zeit für die Behandlung anderer Patienten.
- Da keine provisorische Prothese erforderlich ist und die Stuhlzeit reduziert wurde, sinken auch die Kosten für den Patienten.

Nachteile
- Der Patient muss nach der Operation bis zu fünf Tage auf seine Prothese warten.
- Ein Versagen der definitiven Prothese ist nicht gänzlich ausgeschlossen.
- Bei Implantatversagen muss die definitive Prothese stark angepasst werden. Die Zusatzkosten durch diese Revisionen können genauso hoch sein wie die Kostenersparnis durch Umgehen einer provisorischen Prothese.

Behandlungstipps
Dieser Behandlungsansatz wird nur empfohlen, wenn:
- der Arzt Erfahrung mit Sofortbelastungsverfahren hat.
- die Implantate eine gute Primärstabilität aufweisen.
- eine exakte Abformung durchgeführt werden kann.

- das Labor Erfahrung mit der raschen Anfertigung zuverlässiger Metallgerüste hat.
- Arzt und Patient bereit sind, ein finanzielles Risiko zu tragen.

Abbildung 12-16 fasst die Schlüsselparameter dieser 3. Behandlungsoption zusammen.

SCHLUSSFOLGERUNG

Wie in diesem Buch bereits ausführlich dargelegt wurde, ist nicht die Biologie der einschränkende Faktor bei der Sofortbelastung, sondern vielmehr die Logistik, d. h. das Behandlungsteam – Chirurg, Prothetiker und Zahntechniker – müssen einen neuen Weg enger Zusammenarbeit beschreiten. Zudem muss der Behandler die Wünsche und Vorlieben des Patienten verstehen (d. h. die Grundbedingungen der Behandlung), um das beste Vorgehen für die Sofortbelastung anbieten zu können. Wenn der Patient einige Tage warten kann, gibt es keinen Grund zur Eile, und die Prothese muss nicht in derselben Sitzung oder am selben Tag platziert werden. Einen klarer Überblick über alle Behandlungsoptionen ermöglicht die Auswahl des für den Patienten und die Fähigkeiten des Implantatteams am besten geeigneten prothetischen Vorgehens.

LITERATUR

1. Cooper LF, Rahman A, Moriarty J, Chaffee N, Sacco D. Immediate mandibular rehabilitation with endosseous implants: Simultaneous extraction, implant placement, and loading. Int J Oral Maxillofac Implants 2002;17:517–525.

2. Aparicio C, Rangert B, Sennerby L. Immediate/early loading of dental implants: A report from the Sociedad Espanola de Implantes. World Congress consensus meeting in Barcelona, Spain 2002. Clin Implant Dent Relat Res 2003;5:57–60.

3. Cochran DL, Morton D, Weber HP. Consensus statements and recommended clinical procedures regarding loading protocols for endosseous dental implants. Int J Oral Maxillofac Implants 2004;19 Suppl:109–113.

4. Szmukler-Moncler S, Salama H, Reingewirtz, Dubruille JH. The timing of loading and the effect on micro-motion on the dental implant-bone interface: A review of the experimental literature. J Biomed Mat Res (Appl Mater) 1998;43:192–203.

5. Balshi TJ, Wolfinger GJ. Teeth in a day. Implant Dent 2001;10:231–233.

6. Davarpanah M, Szmukler-Moncler S. Immediate Loading of Dental Implants. Theory and Clinical Practice. Paris: Quintessence International, 2008.

7. Maló P, Rangert B, Nobre M. All-on-4 immediate-function concept with Brånemark System implants for completely edentulous maxillae: A 1-year retrospective clinical study. Clin Implant Dent Relat Res 2005;7 Suppl 1:S88–94.

8. Testori T, Del Fabbro M, Capelli M, Zuffetti F, Francetti L, Weinstein RL. Immediate occlusal loading and tilted implants for the rehabilitation of the atrophic edentulous maxilla: 1-year interim results of a multicenter prospective study. Clin Oral Implants Res 2008;19:227–232.

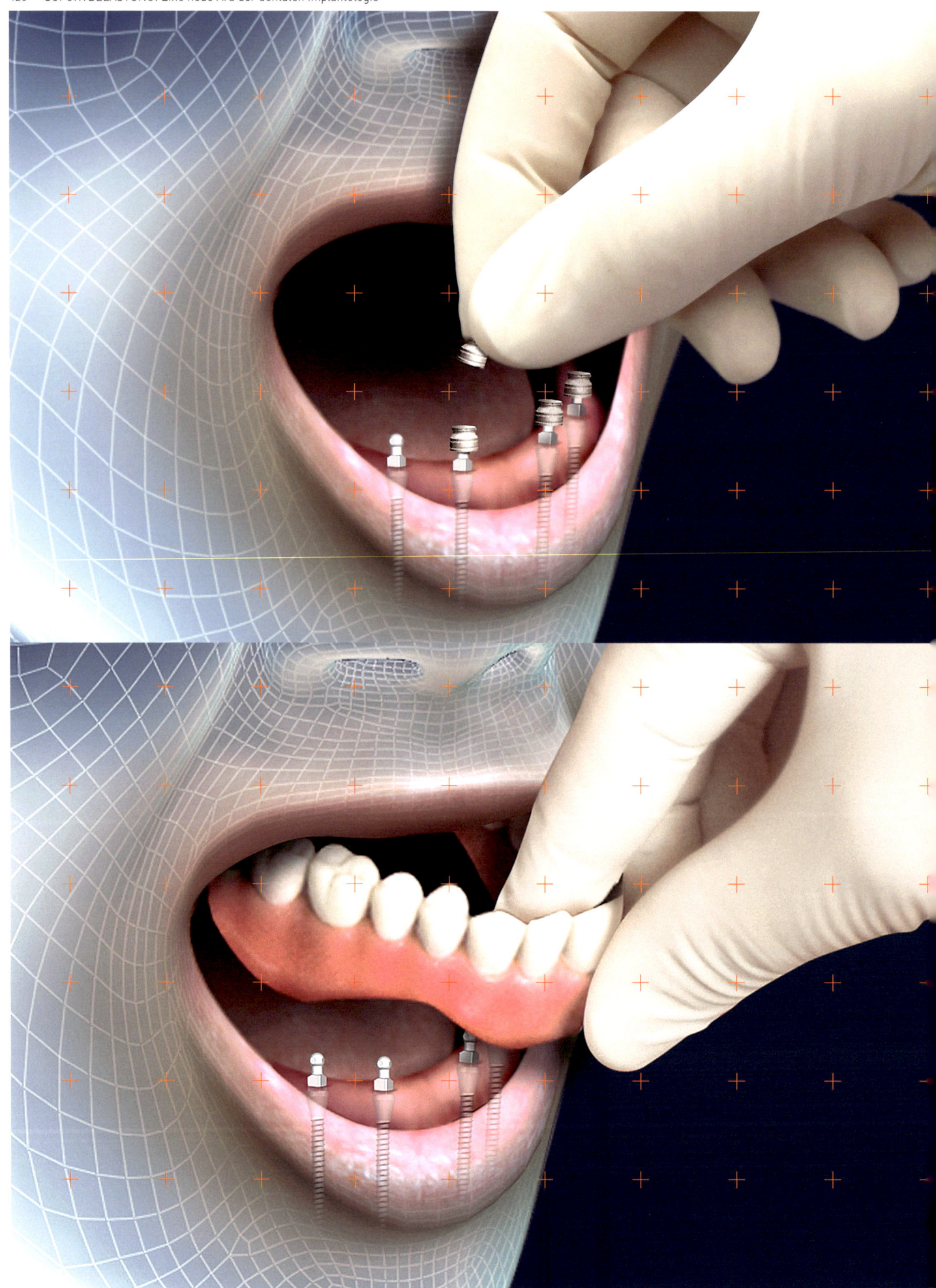

F. MONTAGNA
J. M. RITZMANN
L. MONTAGNA

Indikationen und Kontraindikationen für Mini-Implantate

13

13

Die wissenschaftliche Evidenz belegt, dass die Umstellung von einer Vollprothese auf eine implantatgestützte Deckprothese eine funktionelle Verbesserung der Phonetik bedeutet, die Geschwindigkeit, den Umfang und die Regelmäßigkeit der Kauzyklen erhöht und die Okklusionskraft steigert.[1] Aus diesen Gründen wird die Deckprothese auf zwei Implantaten zur Behandlung des zahnlosen Unterkiefers einer rein schleimhautgetragenen herausnehmbaren Prothese gegenwärtig vorgezogen. Mini-Implantate sind sowohl bei Sofortbelastung als auch bei verzögerter Belastung eine minimalinvasive Behandlungsalternative mit kürzerer Heilungszeit und Rehabilitation.[2,3]

Hauptindikation für Mini-Implantate ist die Stabilisierung herausnehmbarer Prothesen bei älteren Patienten mit Alveolarkammatrophie, die oft unter systemischen Krankheiten leiden und bei denen eine bezahlbare Behandlung erforderlich ist. Derzeit wird die Implantatüberlebensrate in der Literatur mit etwa 80 % nach zehn Jahren angegeben. Dieses unspektakuläre Ergebnis ist vermutlich die Folge fehlender klinischer Richtlinien und Operationsprotokolle, die unabhängig vom verwendeten Mini-Implantat für die Standardisierung der operativen und prothetischen

Verfahren erforderlich wären. Trotz des einfachen Vorgehens ist die Behandlung mit Mini-Implantaten weder anspruchslos noch ohne ausreichendes Basiswissen durchführbar.

INDIKATIONEN FÜR MINI-IMPLANTATE BEI FESTSITZENDEN UND HERAUSNEHMBAREN PROTHESEN

Die Behandlung mit Mini-Implantaten wurde in der Mitte der 1980er-Jahre von Dr. V. I. Sendax entwickelt. Im Jahre 2004 ließ die United States Food and Drug Administration die ersten Mini-Implantate zur Verwendung als definitive Implantate zu. Trotz der begrenzten Anzahl von Veröffentlichungen über Mini-Implantate und der initialen Skepsis werden sie immer häufiger in der klinischen Praxis eingesetzt, da sie leicht zu platzieren sind und die Bedürfnisse derjenigen Patienten erfüllen, die sich die Standardversorgung nicht leisten können.

Bei festsitzenden Prothesen sind Mini-Implantate nur zum Ersatz der oberen seitlichen sowie der unteren mittleren und seitlichen Schneidezähne indiziert, sofern der Platz zwischen den Wurzeln nicht für konventionelle Implantate ausreicht (ABB. 13-1). Der Einsatz im Seitenzahnbereich bei festsitzenden Prothesen wird derzeit wissenschaftlich nicht unterstützt.

In folgenden Fällen ist eine definitive Stabilisierung herausnehmbarer Prothesen indiziert:

- bei einer neuen oder bereits vorhandenen Vollprothese bei zahnlosen Patienten
- bei einer herausnehmbaren Teilprothese mit ungünstiger Anordnung der natürlichen Pfeiler zur besseren Verteilung der Okklusionskraft sowie zur Eliminierung ungünstiger Rotationsachsen und/oder Klammern im ästhetischen Bereich (ABB. 13-2).

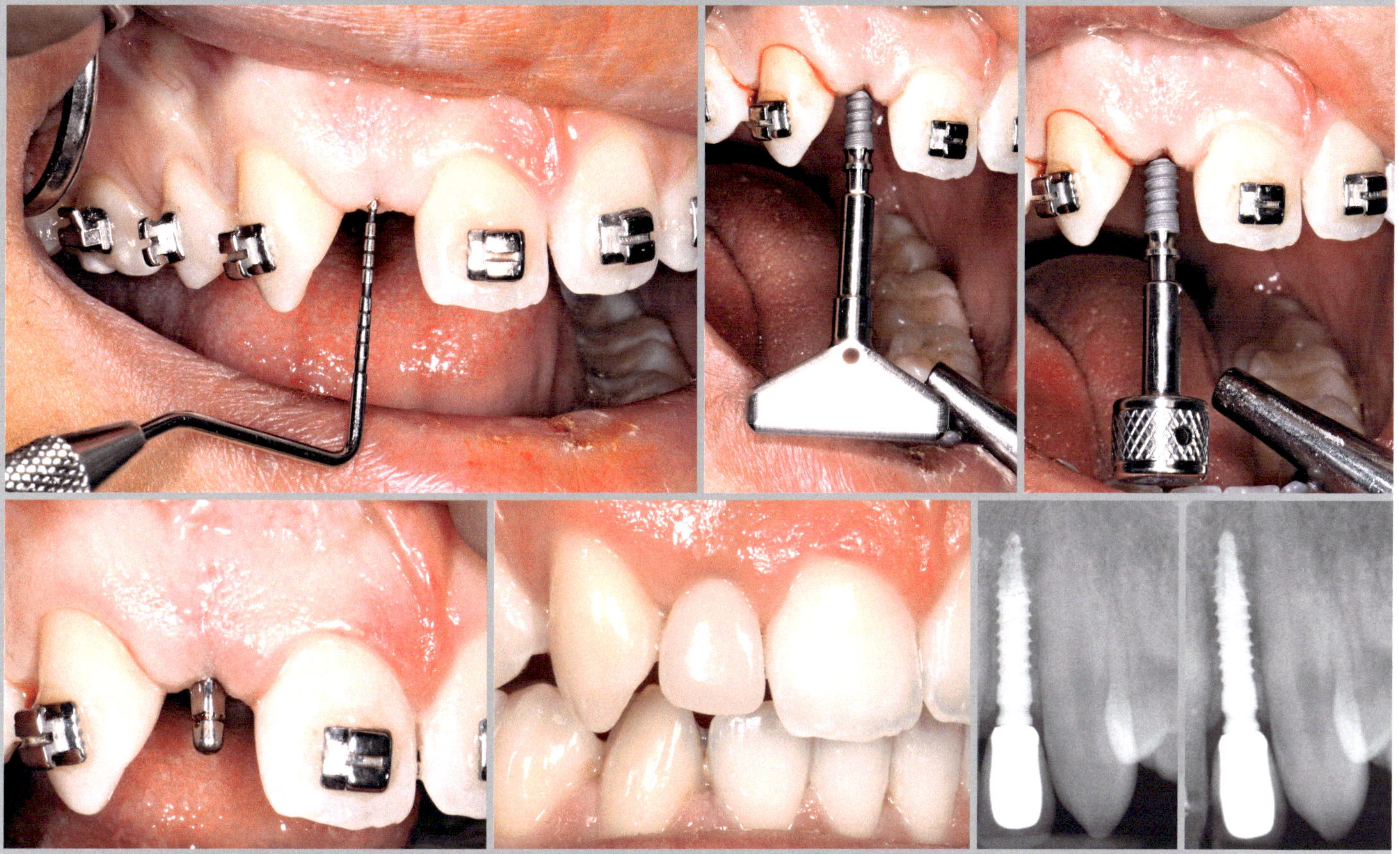

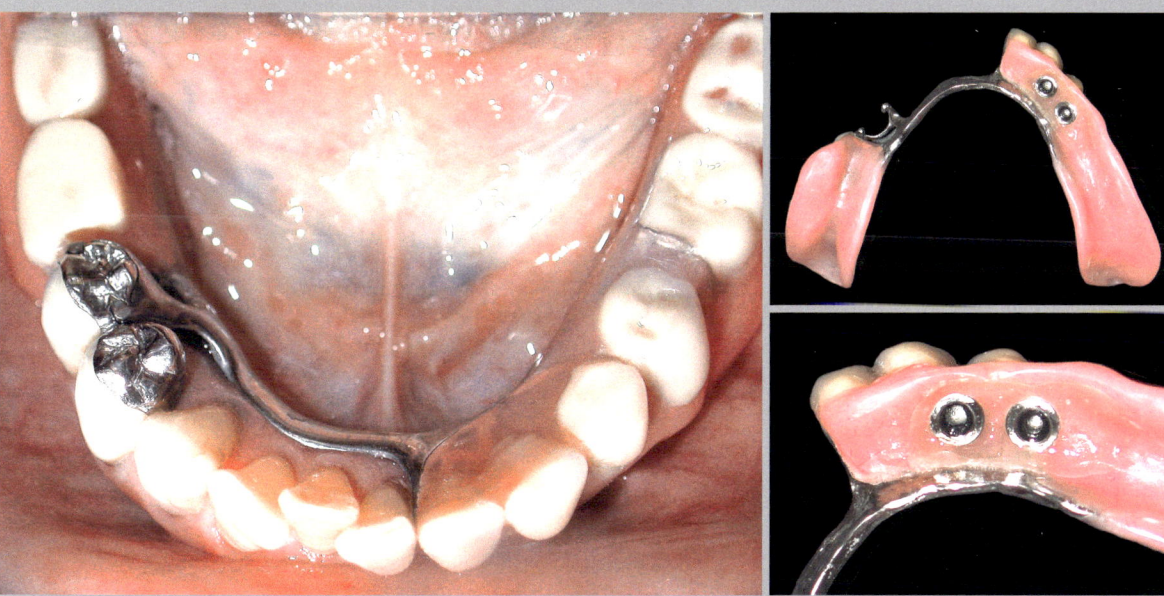

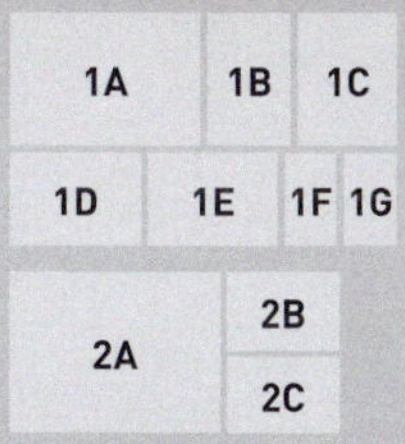

1A	1B	1C
1D	1E	1F 1G
2A	2B	
	2C	

Abb. 13-1 Definitiver festsitzender Zahnersatz.

Abb. 13-1a Nichtanlage des oberen rechten seitlichen Schneidezahns.

Abb. 13-1b und c Einsetzen des Implantats im Rahmen einer lappenlosen Operation.

Abb. 13-1d Situation nach Abschluss der Operation.

Abb. 13-1e Klinischer Abschlussbefund.

Abb. 13-1f und g Röntgenkontrolle.

Abb. 13-2 Stabilisierung einer herausnehmbaren Teilprothese: bereits vorhandene Prothese nach Extraktion der unteren rechten mittleren und seitlichen Schneidezähne, die durch Mini-Implantate ersetzt wurden, sodass die bereits vorhandene Prothese weiterverwendet werden konnte.

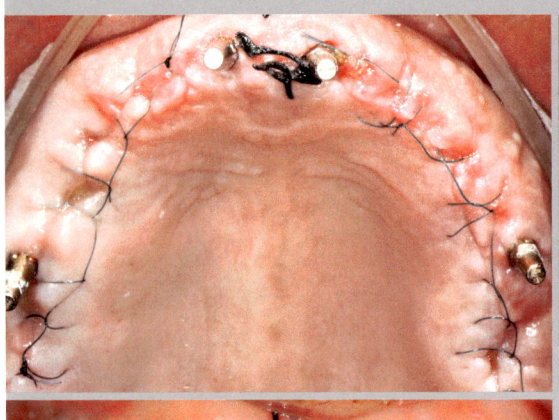
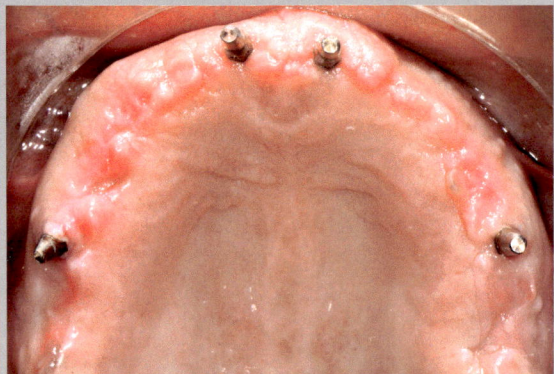
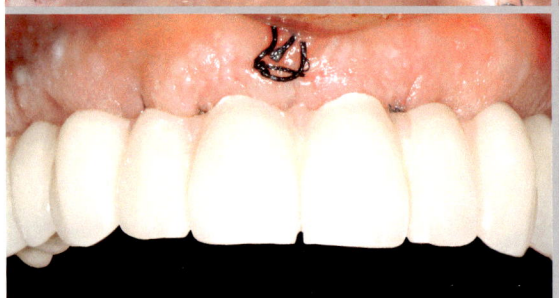
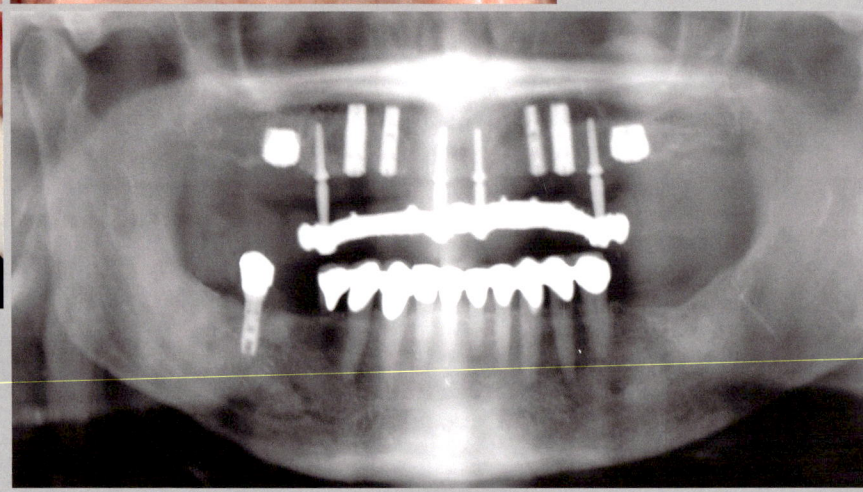

3A	3B
3C	3D

Abb. 13-3 Provisorische festsitzende Prothese während
der Osseointegration kon-
ventioneller Implantate.

Abb. 13-4 Extradentale Verankerung zur Extrusion eines
impaktierten Prämolaren.

4A	4B

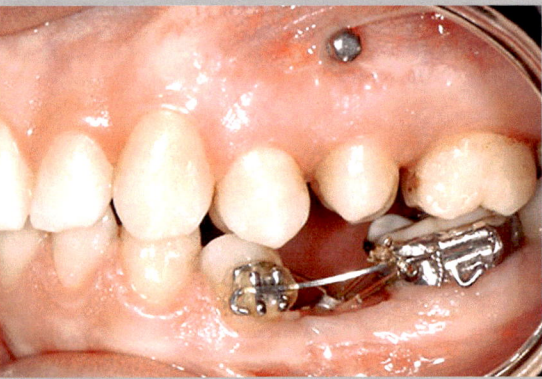
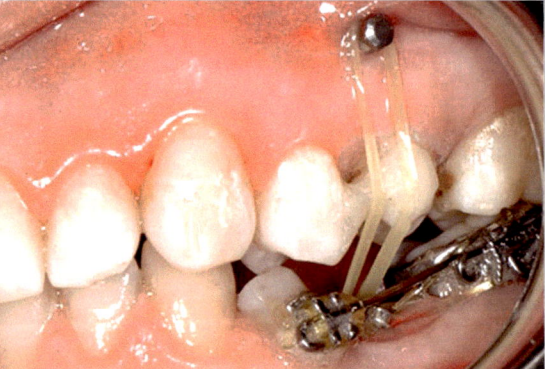

Indikationen für den provisorischen Einsatz von Mini-Implantaten sind:

- die Stabilisierung festsitzender oder herausnehmbarer provisorischer Prothesen während der Osseointegration von konventionellen Implantaten [ABB. 13-3]
- der Erhalt bereits vorhandener festsitzender Prothesen, die wegen des Verlusts von Pfeilerzähnen ersetzt werden müssen
- die extradentale Verankerung bei kieferorthopädischen Zahnbewegungen. [ABB. 13-4]

Mini-Implantate können nur eingesetzt werden, wenn der verbliebene Alveolarkamm folgende Voraussetzungen erfüllt:

- eine Dicke von mindestens 3,5 mm, da selbstschneidende Implantate zu einer leichten Transversalexpansion führen
- eine Höhe von mehr als 10 mm entsprechend der Mindestlänge des Implantatsystems
- mindestens 5 mm Freiraum zwischen Alveolarkamm und Basis der künstlichen Zähne, sodass Patrize und Matrize ohne Verdickung oder Schwächung der Kunststoffbasis platziert werden können.

KONTRAINDIKATIONEN

Kontraindikationen sowie lokale und systemische Risikofaktoren sind dieselben wie bei konventionellen Implantaten: Rauchen, Parafunktionen, Immundefizienz und der Zustand nach Strahlentherapie des Kopfes.

BIOMECHANIK

Es gibt mehrere Mini-Implantatsysteme zur Stabilisierung von Vollprothesen, die alle recht ähnliche Eigenschaften haben:

- einteilige Implantate, bei denen der enossäre Anteil und das Abutment ein Stück bilden. Abmessungen: 1,8–2,9 mm Durchmesser und 10–15 mm Länge.
- selbstschneidende Gewinde mit unterschiedlicher Morphologie, die in Abhängigkeit von der Knochendichte für Primärstabilität sorgt (Makromorphologie): Breitere Gewindegänge lassen sich zwar in dichten Knochen schwerer einschneiden, erhöhen aber bei schlechter Knochenqualität die Primärstabilität.
- bioinerte Oberflächen mit osteokonduktiver Kapazität (Gerüstfunktion), die durch direkten Kontakt und biomechanische Verankerung am Implantat-Knochen-Kontakt die Osteogenese induzieren.[4]
- Matrize in Form eines kugeligen Ankers (Kugelattachment).
- Matrize in Form einer Metallkappe, in die Retentionsringe (O-ring, snap-on) aus Polyvinylchlorid (PVC) passen.
- quadratischer Hals, um das Eindrehen mit Schraubendreher, Flügelschlüssel und Ratsche zu ermöglichen.

Das für Mini-Implantate typische Kugelankersystem, das den Implantat-Prothese-Kontakt herstellt, reduziert die Belastung am Implantat-Knochen-Kontakt unter folgenden Bedingungen:

- Die Intensität der Retentionskräfte muss eingeschränkt sein, was durch die Auswahl des PVC-Ringtyps beeinflusst werden kann.
- In transversaler Richtung müssen Scharnierbewegungen möglich sein, die eine begrenzte Rotation erlauben.
- Es muss eine ausreichende vertikale Elastizität mit einem Spalt von 0,5–1 mm zwischen Attachment und Retentionskappe gegeben sein, sodass die Attachments bis zu ihrer Entfernung passiv bleiben.

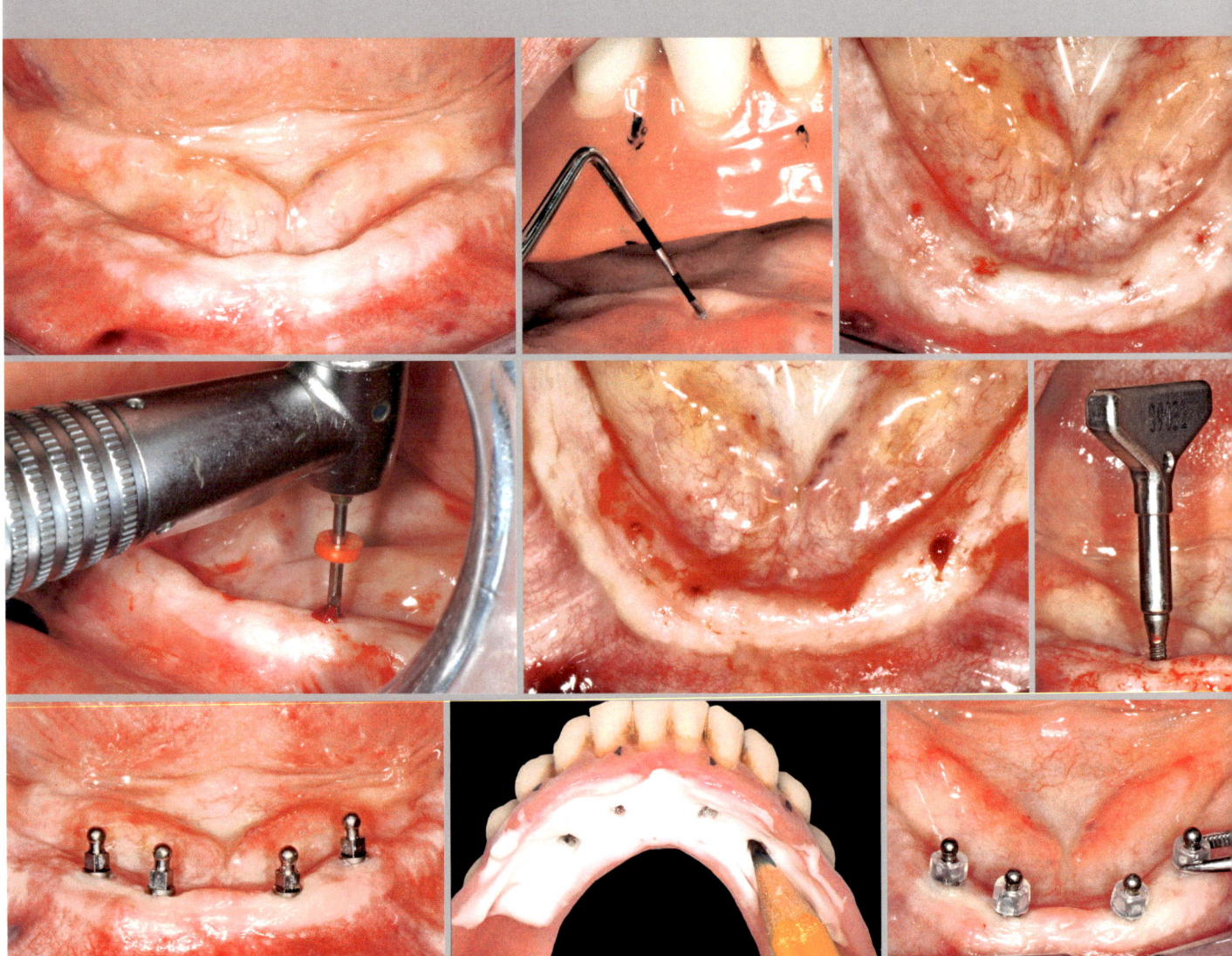

5A	5B	5C	5J	
5D	5E	5F	5K	5L
5G	5H	5I	5M	

Abb. 13-5 Stabilisierung einer bereits vorhandenen Unterkieferprothese mit Mini-Implantaten nach dem direkten Verfahren in einer Sitzung mit Sofortbelastung.

Abb. 13-5a Verbliebener Alveolarkamm.

Abb. 13-5b und c Sondierung der Alveolarkammdicke und -form. Die Position der Mini-Implantate wird auf der Prothesenbasis markiert und mithilfe von Blutungspunkten auf die Mukosa übertragen.

Abb. 13-5d und e Die in Länge und Breite unterdimensionierten Implan-tatbetten werden mit einem Pilotbohrer präpariert.

Abb. 13-5f und g Einsetzen und Festschrauben der Implantate.

Abb. 13-5h Die Lage der Patrizen wird mit Silikon markiert und in die Prothesenbasis eingearbeitet.

Abb. 13-5i Aufsetzen der Abstandshalter auf den Hals der Mini-Implantate.

Abb. 13-5j Aufsetzen der Matrizen auf die Patrizen.

Abb. 13-5k Perforation der Basis zur Vorbereitung der Härtung der Matrizen.

Abb. 13-5l Aushärtung der Matrizen mit in Okklusion eingesetz-ter Prothese, Entfernen von Kunststoffüberschüssen.

Abb. 13-5m Kontrolle der Implantatpositionen mit einer Panoramaaufnahme.

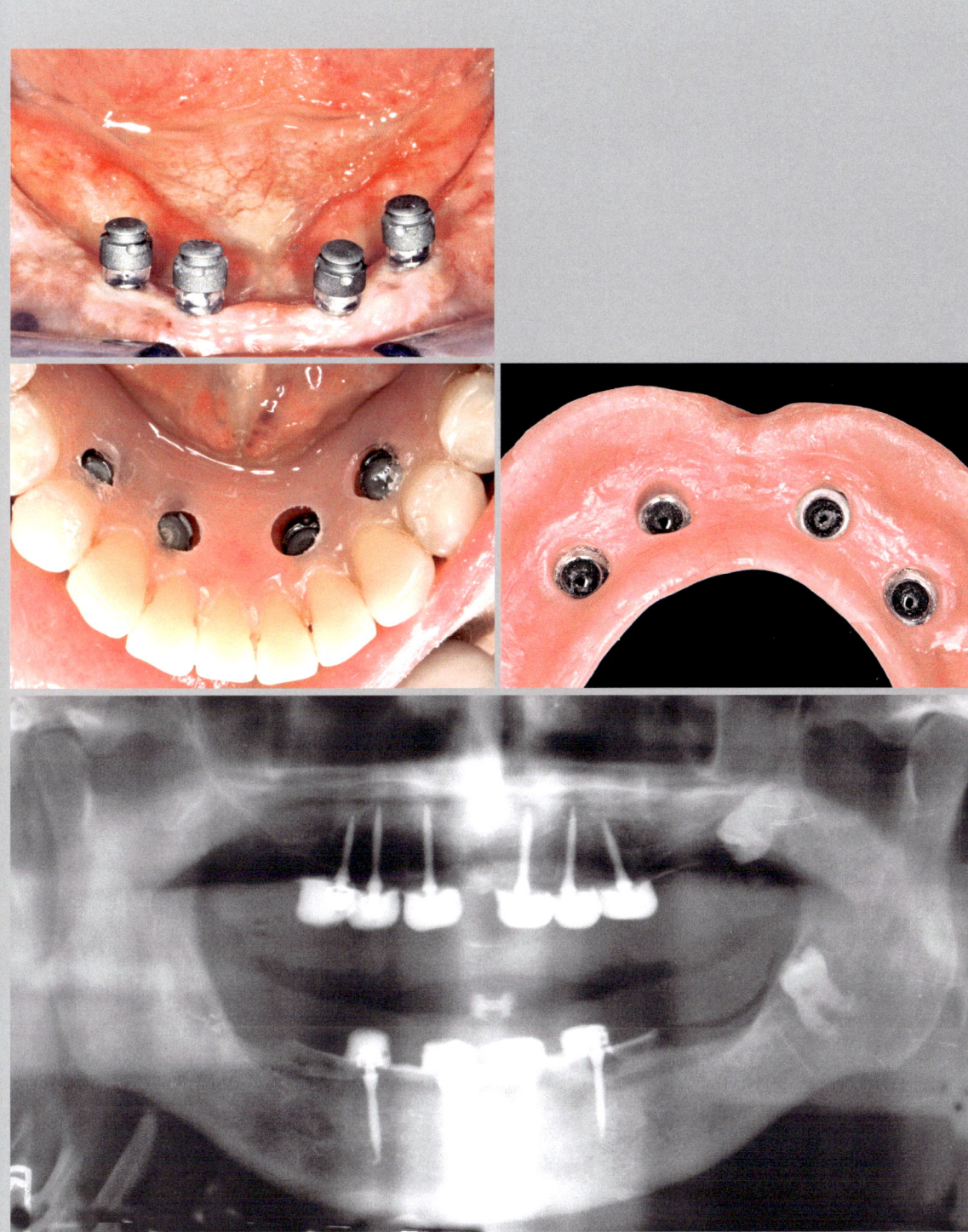

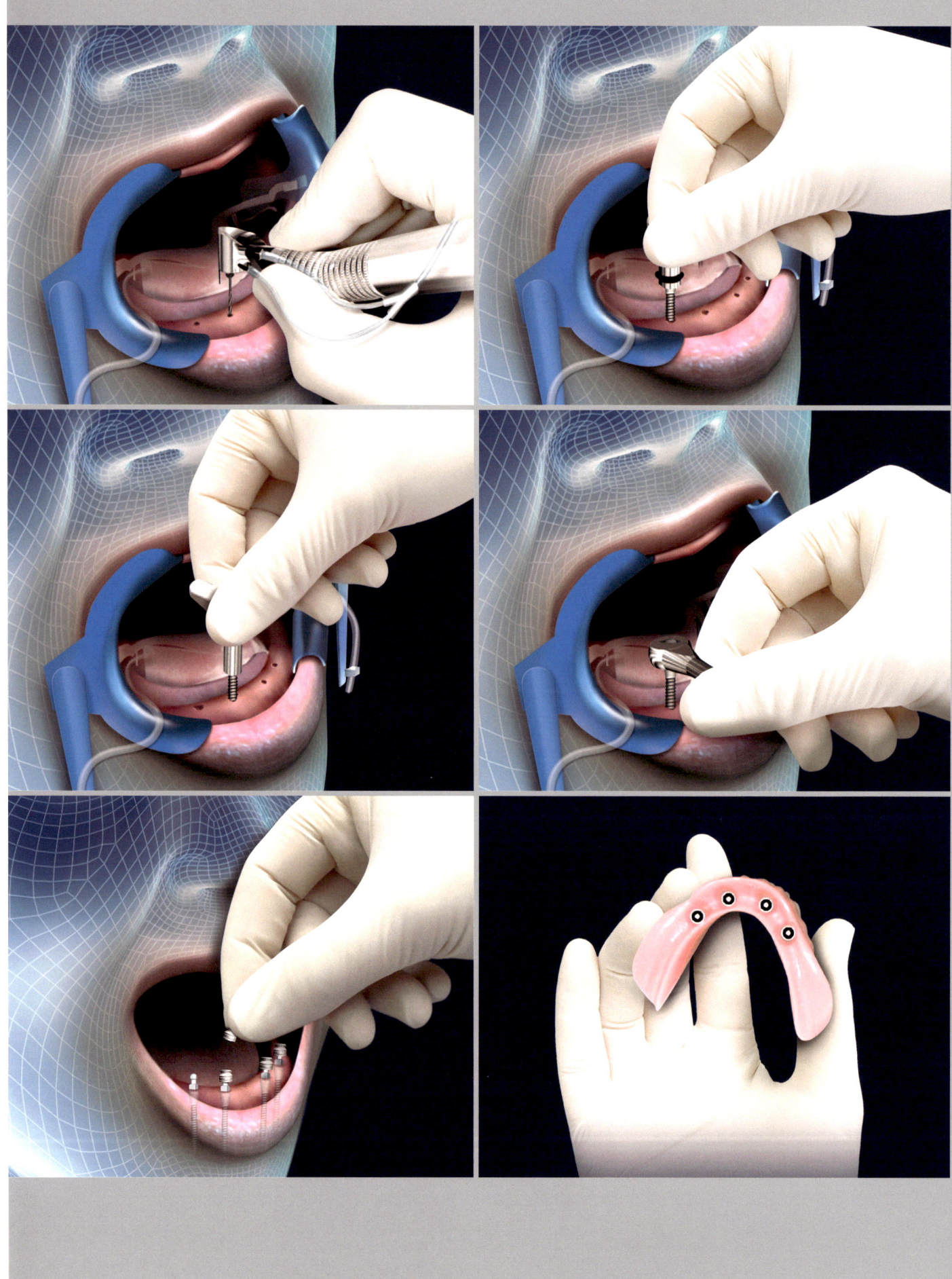

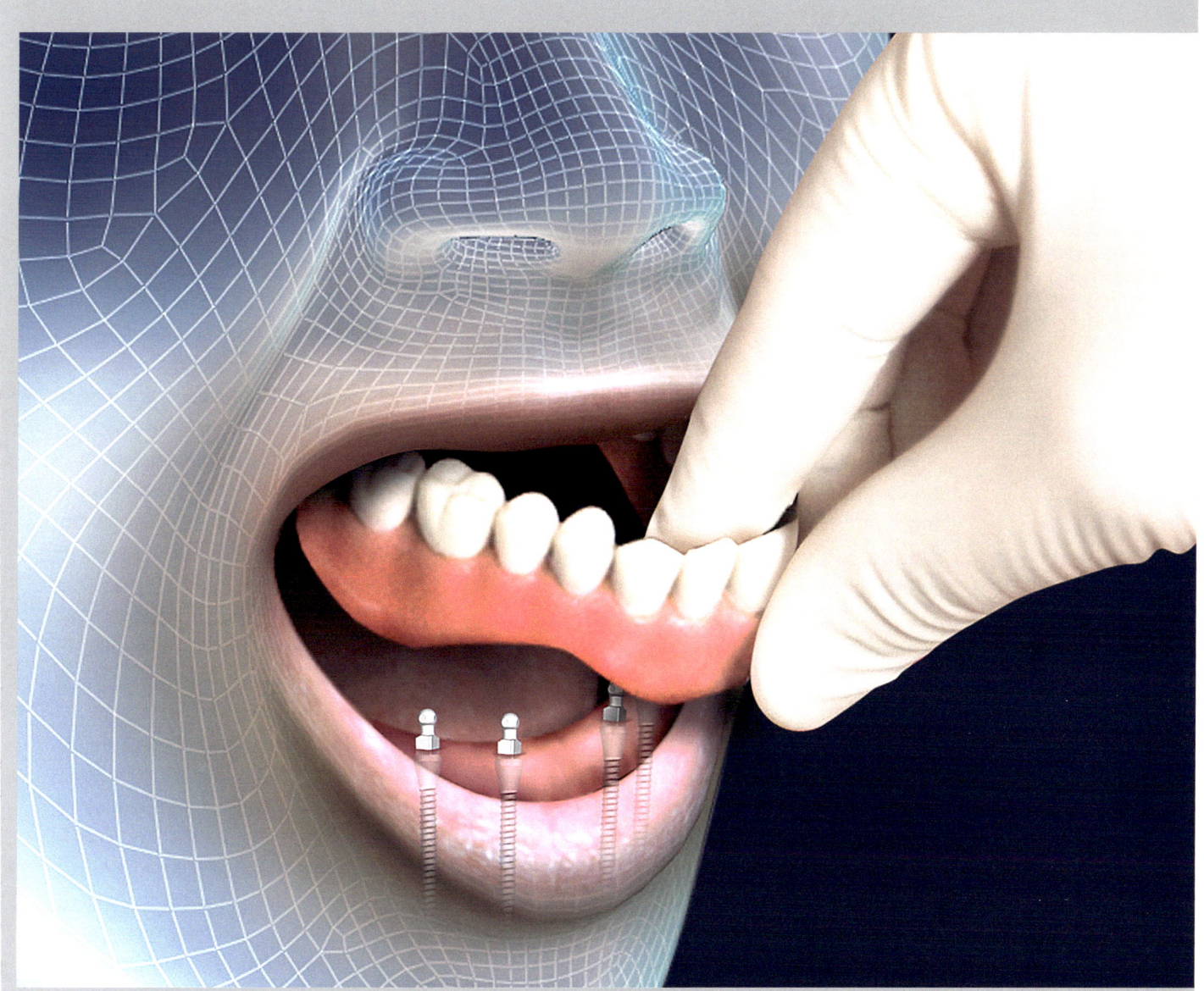

6A	6B	
6C	6D	6G
6E	6F	

Abb. 13-6 Schematische Darstellung der chirurgischen und prothetischen Arbeitsschritte.

Abb. 13-6a Bohren der Implantatbetten ohne Lappenoperation.

Abb. 13-6b Einsetzen der Mini-Implantate.

Abb. 13-6c und d Festdrehen der Implantate.

Abb. 13-6e bis g Prothetische Phasen, Eingliederung der Prothese.

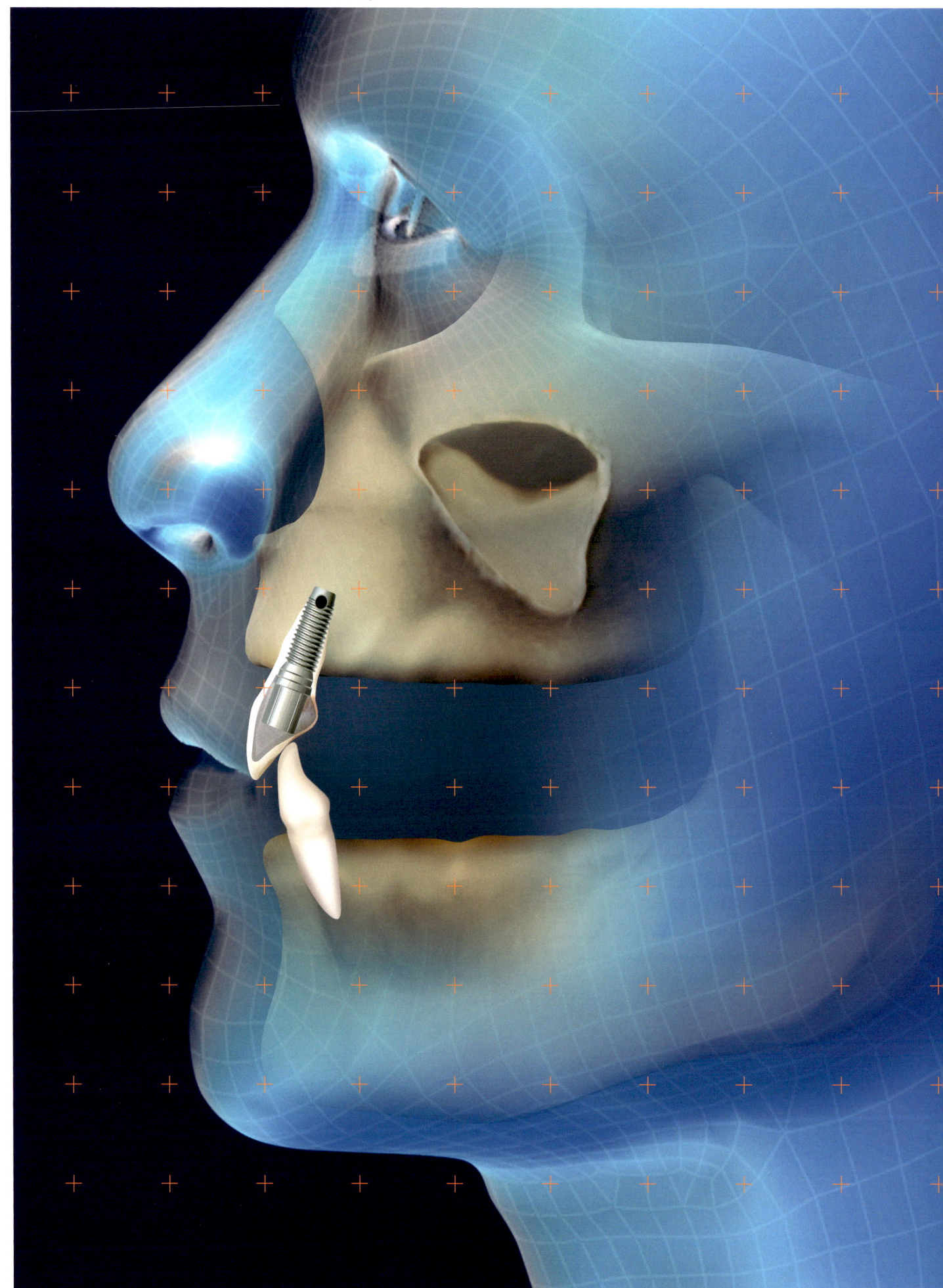

S. GRACIS
F. GALLI
L. FUMAGALLI

Okklusion implantat-gestützten Zahnersatzes unter Sofortbelastung und verzögerter Belastung

14

14

Das Erzielen einer adäquaten Okklusion bei implantatprothetischen Restaurationen zum Ersatz eines oder mehrerer Zähne ist ein kritischer Behandlungsschritt.[1–3] Dies gilt nicht nur für die Anfertigung der definitiven Restauration, sondern auch für das Provisorium, insbesondere dann, wenn im Rahmen einer Sofortbelastung die erfolgreiche Osseointegration oberstes Ziel ist.

Bei exzessiver okklusaler Belastung einer definitiven implantatgestützten Restauration sind mechanische Komplikationen möglich (z. B. Lockerung der Retentionsschrauben, Bruch von Implantatkomponenten, Chipping des keramischen Verblendmaterials, Dezementierung)[4] **(ABB. 14-1 UND 14-2)**. Außerdem sind Schäden am Knochen[5–7] sowie muskuläre und/oder Gelenkfunktionsstörungen möglich.[8] Die okklusale Überbelastung einer provisorischen Restauration unter Sofortbelastung kann die Osseointegration auch dann stören, wenn bei der Implantation eine ausreichende Primärstabilität erreicht wurde. Um einen Zahnersatz planen und anfertigen zu können, der stabil okkludiert, mit den funktionellen Bewegungen des Patienten übereinstimmt und langlebig ist, müssen daher vor Beginn der Behandlung Malokklusion, Abnutzungserscheinungen und Parafunktionen erfasst werden.

Dieses Kapitel liefert einen Überblick über die Okklusionsschemata für die unterschiedlichen Formen der Sofortbelastung von provisorischen und definitiven Restaurationen. In einigen Fällen gibt es keine wissenschaftlichen Belege für die Empfehlungen, da es objektiv unmöglich ist, zuverlässige Daten zu erheben; hier wird eine Synthese der direkten klinischen Erfahrungen der Autoren geboten. Es werden Vorschläge gemacht, wie sich eine stabile Okklusion erzielen lässt, bei der die Kräfte gleichmäßig und atraumatisch auf die abstützenden Abutments verteilt werden. Keineswegs dürfen diese Indikationen jedoch als absolut verbindliche Regeln betrachtet werden, die den Patienten (und Arzt) vor Komplikationen und Therapieversagen schützen. Vielmehr ist es wichtig, dass der Arzt die hier dargestellten allgemeinen Grundlagen auf den Einzelfall anwendet, sie anpasst und gegebenenfalls abwandelt. Inwieweit der Arzt hierzu und zur korrekten Einschätzung der Situation des Patienten in der Lage ist, hängt von seinem Wissensstand ab (s. Kap. 5). Eine gründliche und vollständige Evaluation bildet die Grundlage für eine korrekte Diagnose und das Aufstellen eines gut durchdachten Behandlungsplans mit realistischer Prognose für die einzelnen Zähne und Implantate sowie das Gebiss als Ganzes.

UNTERSCHIEDE ZWISCHEN IMPLANTATEN UND NATÜRLICHEN ZÄHNEN

Implantate unterscheiden sich in vielfacher Hinsicht von natürlichen Zähnen. Das Desmodont der natürlichen Zähne sorgt für eine gewisse Elastizität, die von der Anzahl der Wurzeln und der parodontalen Abstützung abhängt. Daher unterscheiden sich die Okklusionskontakte bei vorsichtigem von denen bei kraftvollem Mundschluss. Bei okklusaler Überlastung (Trauma) sind die Effekte dank der Vermittlung des Desmodonts reversibel.

Aufgrund des direkten Kontaktes mit dem Alveolarknochen übertragen Implantate Okklusionskräfte anders auf den Knochen (und auch der Knochen selbst verhält sich anders). Zunächst wurde in der Kieferorthopädie und später auch in der dentalen Implantologie gezeigt, dass sich funktionell belasteter periimplantärer Knochen kontinuierlich im Umbau befindet und dass es ein Gleichgewicht zwischen Knochenbildung und -resorption gibt.[9,10] Durch die Lastaufnahme entstehen im Knochen Mikrobelastungen, die das Knochenwachstum anregen, was sich an der Anwesenheit von Osteoblasten zeigt.[10] Bei über einen Zeitraum von zwölf Monaten gedeckt einheilenden (d. h. prothetisch nicht belasteten) Implantaten wurde ein jährlicher Knochenumbau von 36 % des Volumens beschrieben. Nach dreimonatiger Belastung dagegen nahm der Anteil der Regionen mit aktivem Knochenumbau auf das Jahr bezogen um 676 % zu.[11]

Diese kontinuierliche dynamische Anpassung kann nur unterhalb einer bestimmten Okklusionsbelastung stattfinden. Wird dieser Schwellenwert jedoch überschritten, beispielsweise bei Überlastung, werden Osteoklasten rekrutiert und die Knochenresorption mit nachfolgender Abnahme der periimplantären Abstützung gewinnt die Oberhand.[12] Bislang konnten wissenschaftlich keine akzeptablen Werte für die Okklusionsbelastung ermittelt werden und es besteht generelle Übereinkunft darüber, dass sie von Patient zu Patient variieren.

Trotz ihrer Ankylosierung sind Implantate nicht zwangsweise absolut unbeweglich. Durch Deformation des Knochenanteils, in den das Implantat eingesetzt wurde, sind (allerdings nur minimale) Bewegungen möglich. Das Ausmaß der Deformation unterscheidet sich vor allem abhängig von der Knochenqualität. Die Knochentypen 1 und 2 (der Klassifikation von Lekholm und Zarb[13]) sind weniger elastisch als die Knochentypen 3 und 4. Auch die Länge des Implantatkörpers beeinflusst die Festigkeit des Systems bei gleicher Knochenqualität: Lange Implantate stellen, insbesondere wenn sie auch apikal in kortikalem Knochen verankert sind, ein starreres System dar als kurze, nur in der oberflächlichen Kortikalis verankerte Implantate.[14,15]

Bei einem natürlichen Zahn hat das Desmodont auch eine propriozeptive Funktion und aktiviert Reflexkontrollmechanismen des zentralen Nervensystems. Das Fehlen von Propriozeptoren im periimplantären Bereich kann während des Kauzyklus dieses die implantatprothetische Einheit schützende neuromuskuläre Feedback verzögern. Allerdings gibt es widersprüchliche wissenschaftliche Ansichten dazu, wie sich die taktile Wahrnehmung bei Implantaten von der bei natürlichen Zähnen qualitativ und quantitativ unterschiedet.[13,16–18] Es wurde gezeigt,[19] dass Zähne bei Kontakt miteinander Interferenzen von 20 μm wahrnehmen können, während ein Implantat gegenüber einem Zahn nur 48 μm und gegenüber einem Implantat nur 64 μm wahrnehmen kann. Bei implantatgestützten Vollprothesen sind Werte bis zu 108 μm möglich. Obwohl belegt wurde,[20] dass die Wahrnehmung von raschen Lastveränderungen bei Patienten mit Implantaten im Grunde unverändert bleibt, zeigte eine andere Studie,[21] dass Implantate geringe, über längere Zeit einwirkende Belastungen weniger sensibel wahrnehmen als Zähne. Dies lässt vermuten, dass der Patient dem Arzt nicht dabei helfen kann, Vorkontakte aufzudecken.

Weitere Schwierigkeiten entspringen dem Umstand, dass das Implantat nicht aus einem, sondern aus mehreren Stücken besteht. Die Art der Verbindung dieser Implantatanteile miteinander und mit den Komponenten zur Übertragung der Implantatposition ins Labor führt zu einer unterschiedlich starken Toleranz, Ungenauigkeit, Deformation und Belastungsresistenz. Berücksichtigt man zudem, dass der Zahntechniker am starren Modell arbeitet, ist leicht zu verstehen, dass es schwer bis unmöglich ist, Okklusionskontakte zu reproduzieren, die unmittelbar mit den Verhältnissen in situ kompatibel oder in diese integrierbar sind.[22]

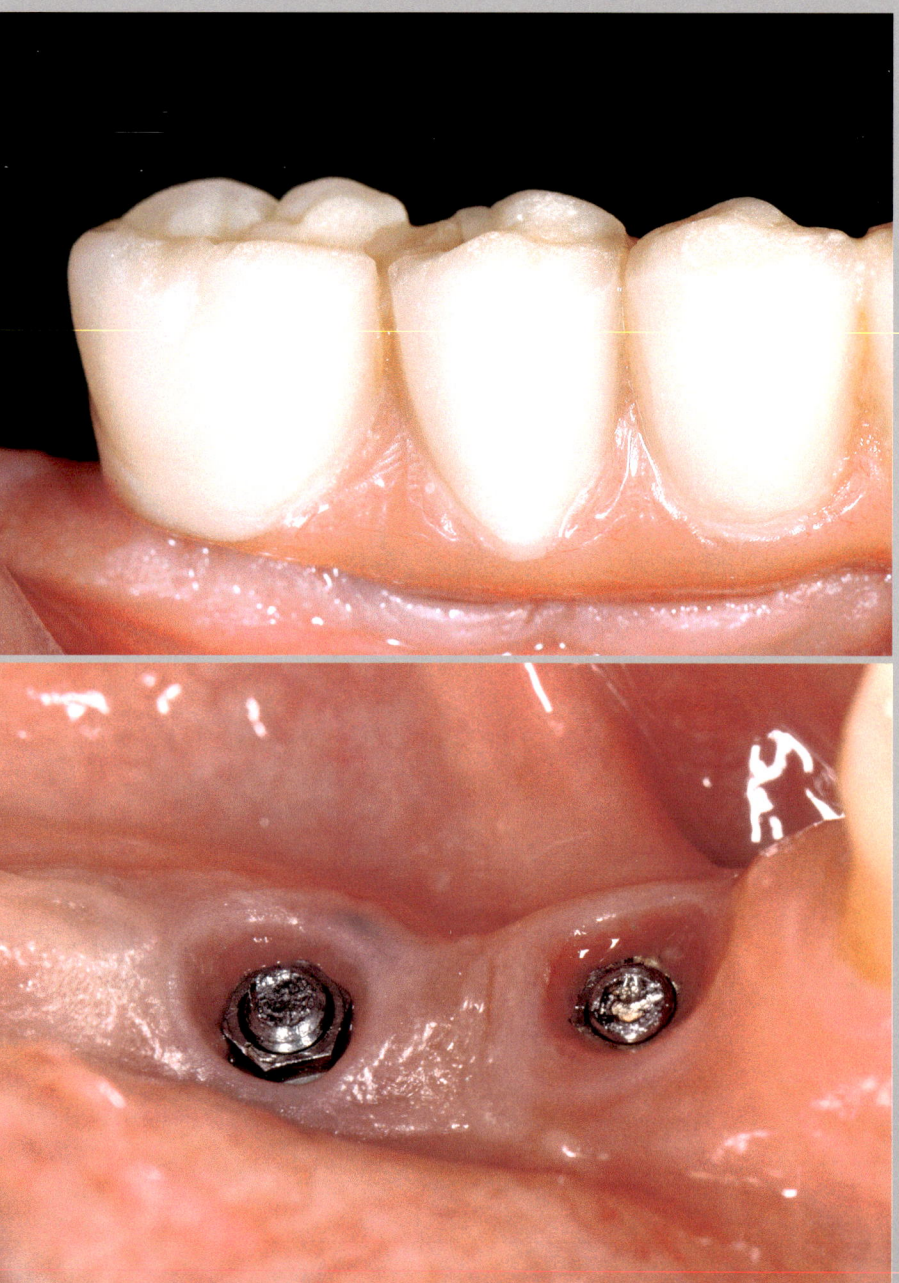

1

Abb. 14-1 Frühzeitige Abnutzung der Höcker der Kompositzähne eines definitiven implantatgestützten Zahnersatzes.

2

Abb. 14-2 Ermüdungsbruch der Abutmentschrauben einer zweigliedrigen Restauration (unterer linker zweiter Prämolar und erster Molar) bei einem Patienten mit Parafunktionen nach dreijähriger Belastung.

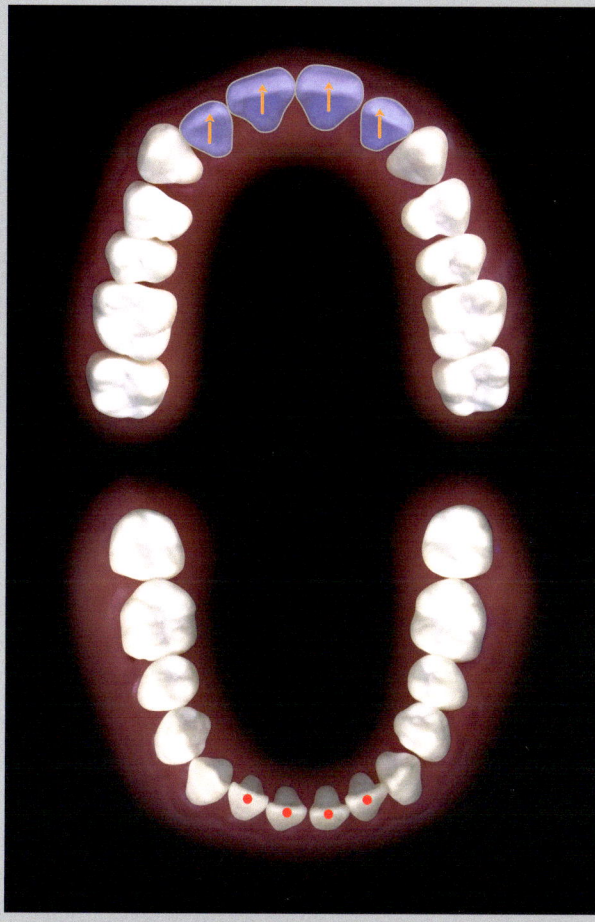

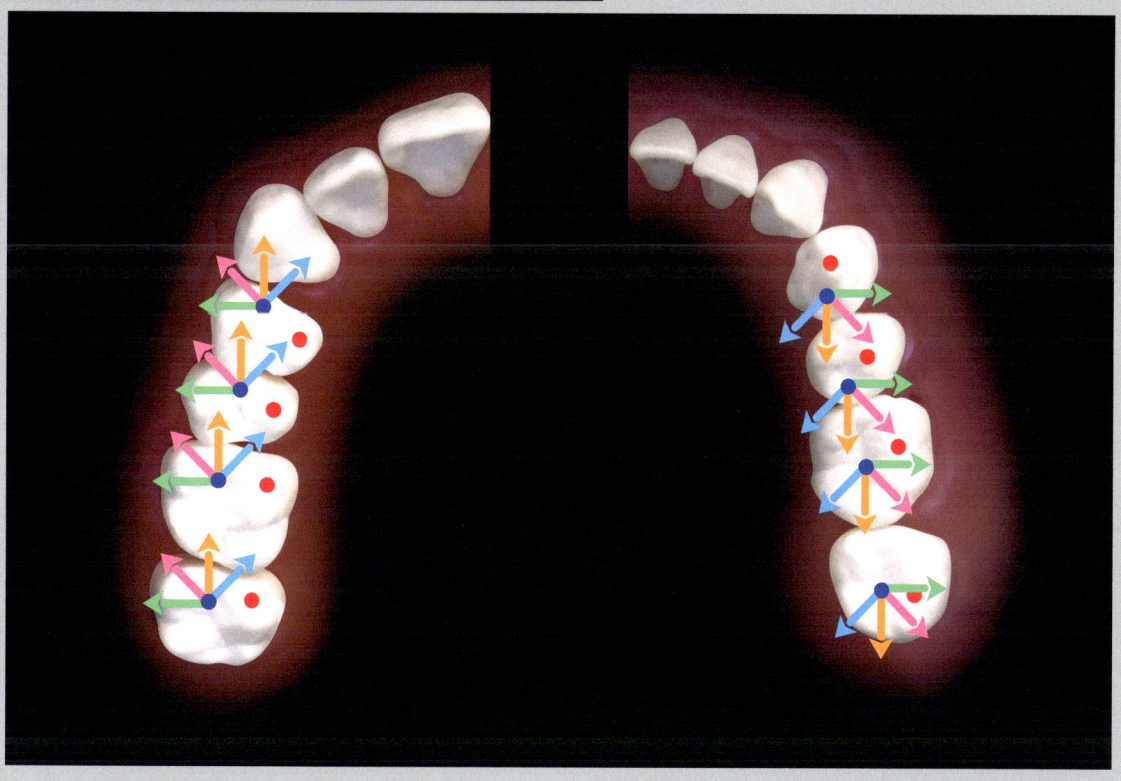

Abb. 14-3 Richtung der Protrusionswege bei maximaler Interkuspidation. Es müssen nicht unbedingt alle vier Schneidezähne während der gesamten Bewegung Kontakt haben.

Abb. 14-4 Richtung der möglichen Pfade der zentrischen Zahnhöcker ausgehend von maximaler Interkuspidation bei Exkursionsbewegungen. Bei der Planung der Okklusion müssen die Ausweichfissuren für die Okklusionsbewegungen auf der Arbeits- und der Balanceseite gestaltet und berücksichtigt werden.

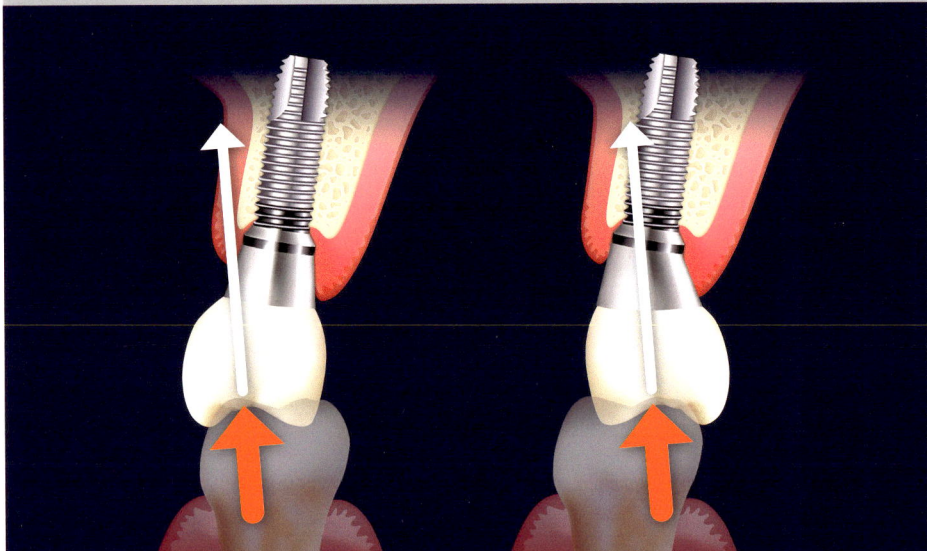

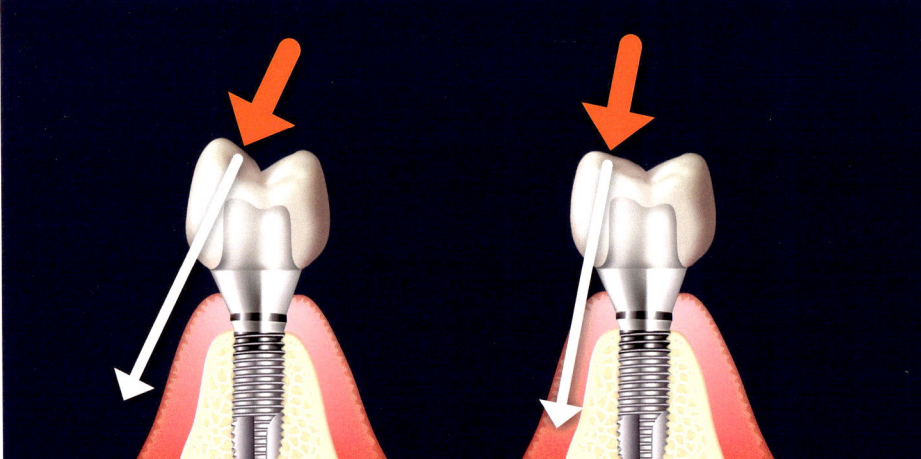

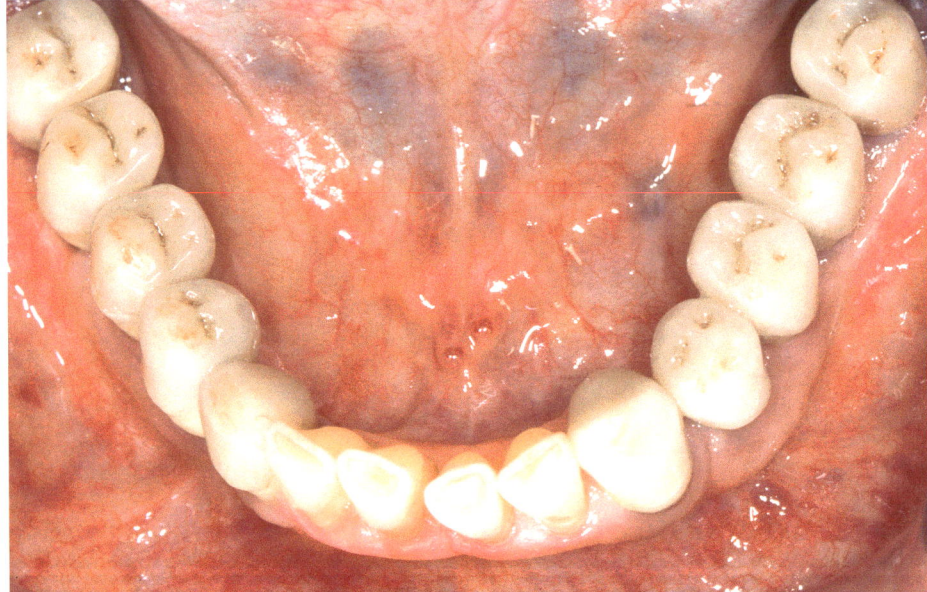

5

6

7

Abb. 14-5 Bei palatinaler Platzierung der Implantate zur
Vermeidung einer ungünstigen
prothetischen Konfiguration
(links) kann ein Okklusionskonzept
mit Kreuzbiss angelegt werden,
damit die Lastvektoren möglichst
nahe an der Implantatachse
einwirken und die Hebelarme
reduziert werden (rechts).

Abb. 14-6 Die klassische Formung
der Okklusionsfläche der Seitenzähne erzeugt oft Kraftvektoren,
die sich neben den Implantatkörper
projizieren (links). Um das Biegemoment zu reduzieren, wurde eine
Reduktion der Neigung der Höcke-
rabhänge vorgeschlagen (rechts).

Abb. 14-7 Die Kronen im Seitenzahnbereich sind implantatge-
stützt. Zur Reduktion der Okklusionsbelastung wird vorgeschlagen,
auch im Bereich der Molaren
Prämolarenformen zu wählen.

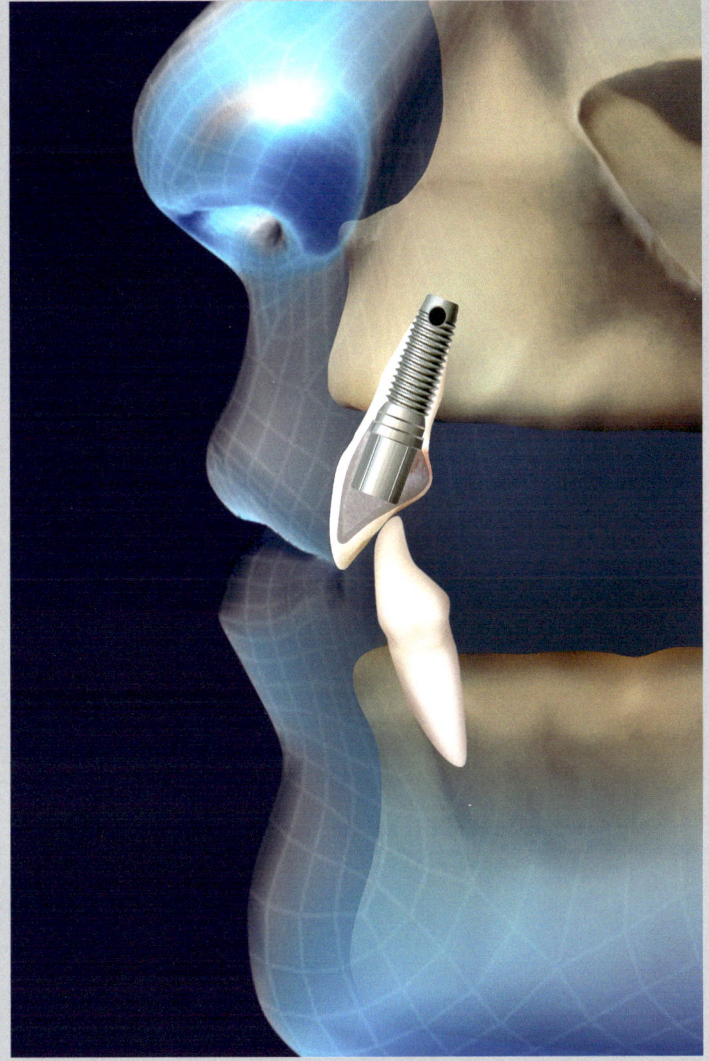

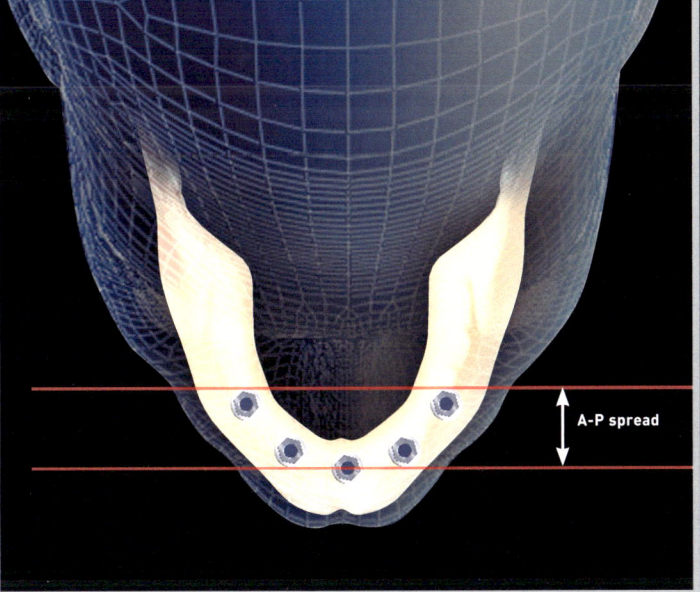

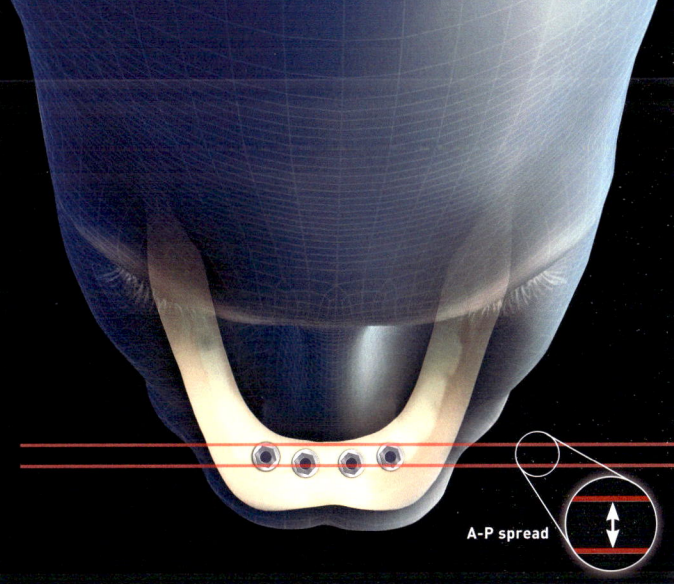

8	
9	10

Abb. 14-8 Wegen der starken Neigung dürfen sich die Frontzähne an den Kontakten kaum berühren, damit keine senkrecht einwirkenden Kräfte entstehen, welche die prothetischen Komponenten und den abstützenden Knochen überlasten würden.

Abb. 14-9 Die Unterkieferform wirkt sich auf die Anzahl und die Anordnung der Implantate aus. Für das traditionelle implantatprothetische Design mit interforaminal aufrecht eingesetzten Implantaten ist ein U-förmiger Unterkiefer mit ausgeprägtem Bogen am besten geeignet.

Abb. 14-10 Bei rechteckigem Unterkiefer wird für eine bessere Lastverteilung eine implantatprothetische Konstruktion mit nach distal geneigten Implantaten empfohlen.

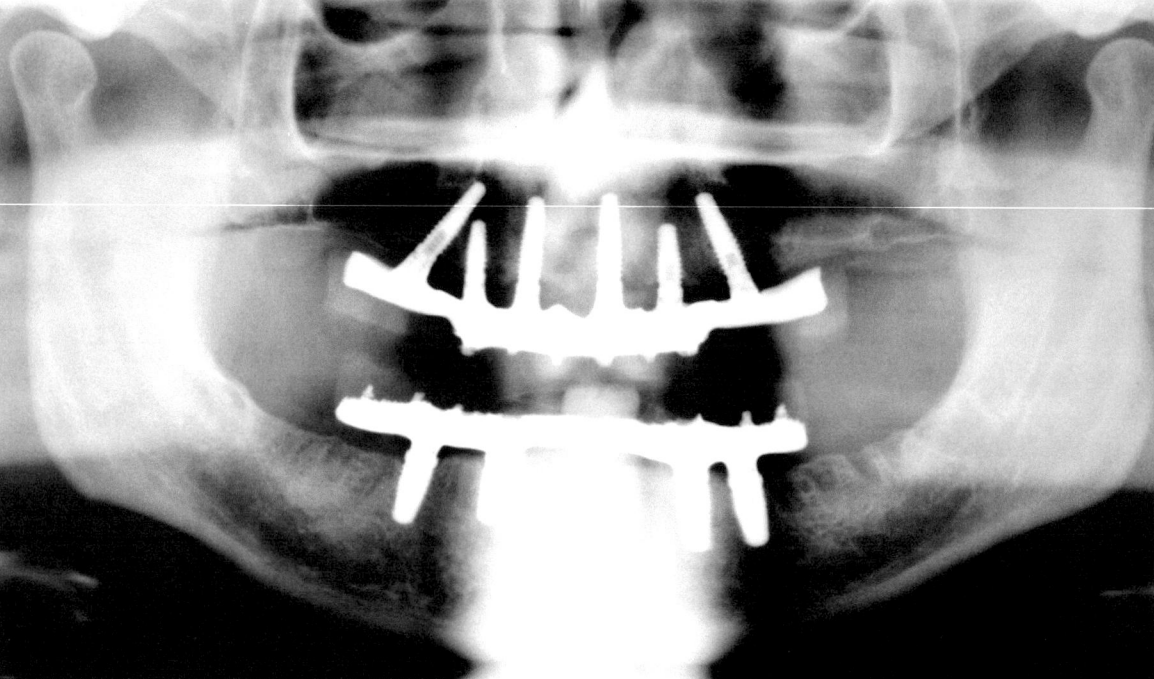

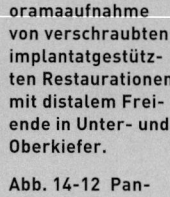

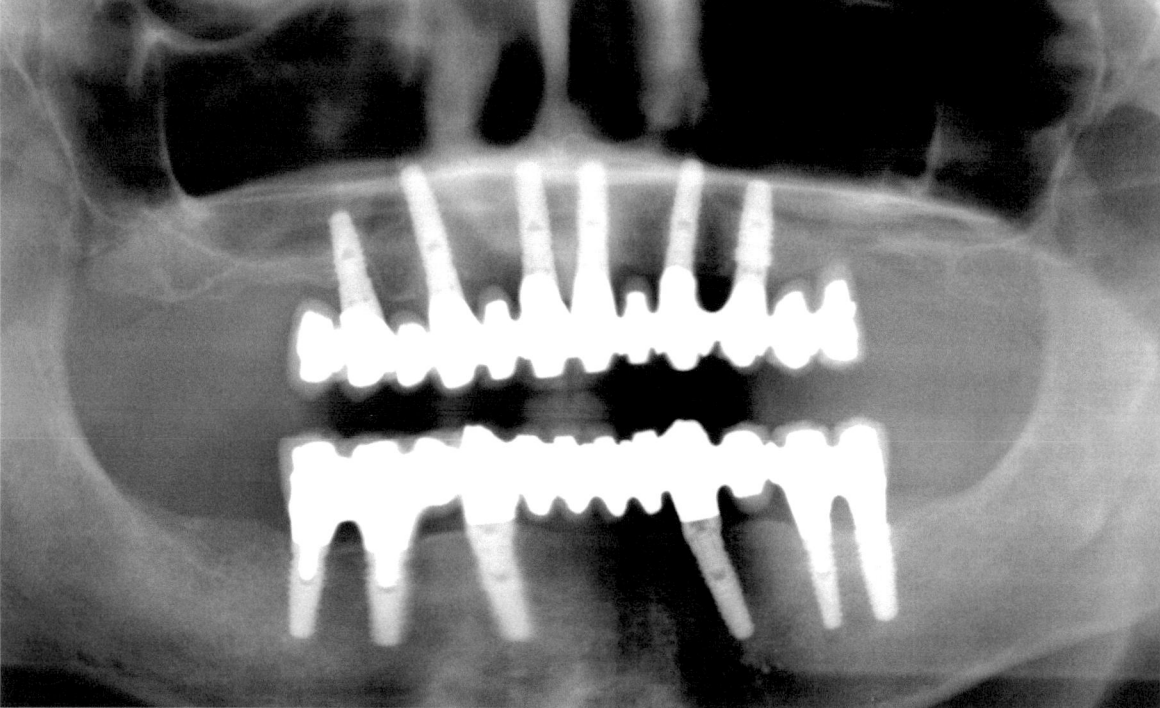

Abb. 14-11 Panoramaaufnahme von verschraubten implantatgestützten Restaurationen mit distalem Freiende in Unter- und Oberkiefer.

Abb. 14-12 Panoramaaufnahme einer zementierten Prothese ohne distale Freienden im Unterkiefer und kurzem distalem Freiende im Oberkiefer.

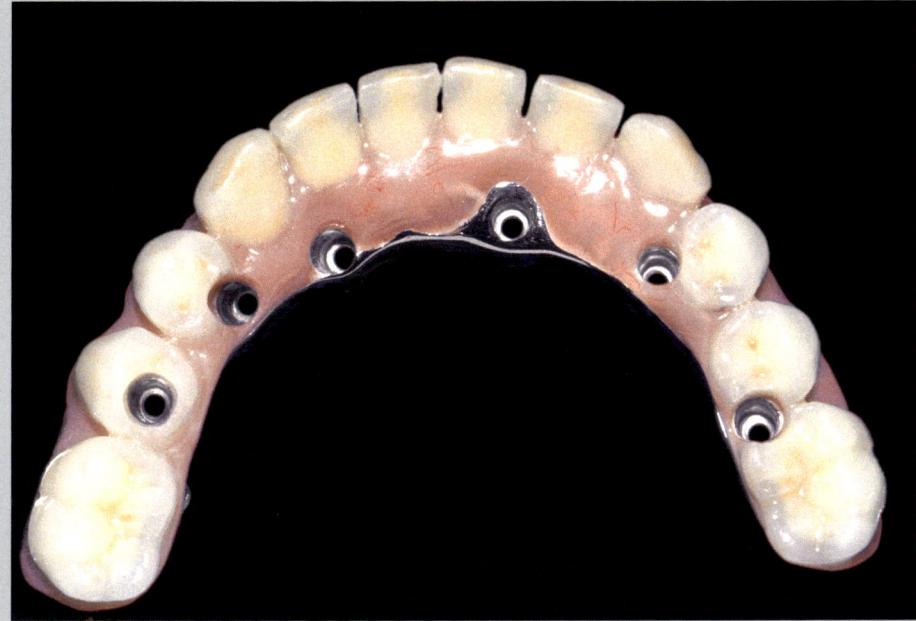

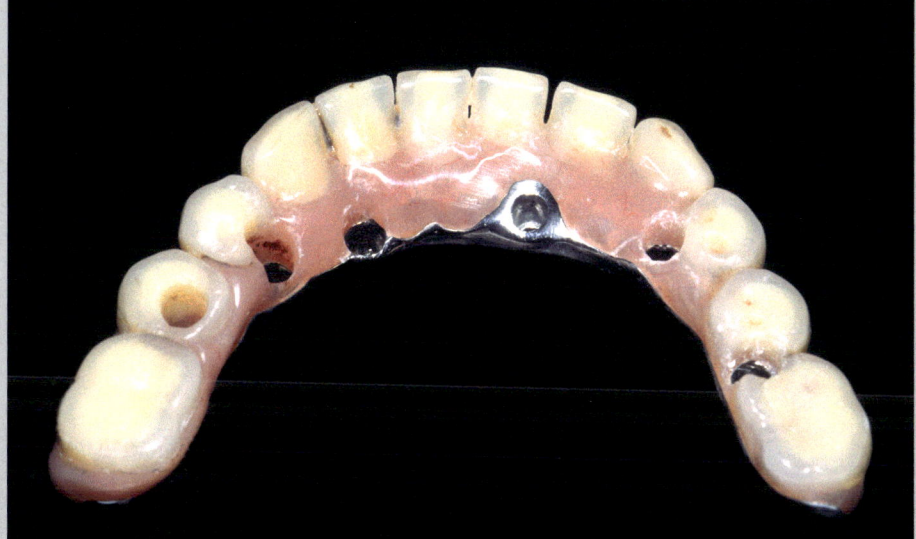

| 13A |
| 13B |

Abb. 14-13a Mit Komposit verblendete Metall-gerüstprothese zur Rehabilitation eines Patienten mit zahnlosem Unterkiefer. Die Höcker auf der Okklusionsfläche sind gut zu erkennen.

Abb. 14-13b Dieselbe Prothese nach neunjähriger funktioneller Belastung gegenüber einer Vollprothese mit Kunststoffzähnen. Beachte die starke Abnutzung der Höcker mit Vergrößerung der Okklusionsfläche.

Die genannten Unterschiede zwischen Implantaten und natürlichen Pfeilern können auch hinsichtlich der Okklusion zu großen Abweichungen führen, die zu erkennen sind, sobald die Prothese in den Mund des Patienten eingesetzt wurde. Daher muss bei der Anfertigung implantatgestützter Restaurationen stärker auf präzise Okklusionskontakte geachtet werden als bei Zahnersatz, der von natürlichen Zähnen getragen wird.

OKKLUSIONSKONZEPTE FÜR ZAHNGESTÜTZTEN ZAHNERSATZ

Ursprünglich wurden die Okklusionskonzepte zur Rehabilitation von Patienten mit Totalprothesen in bilateral balancierter Okklusion entwickelt. Bei diesem Konzept mussten zwischen allen antagonistischen Zähnen beider Zahnbögen sowohl in statischer Okklusion als auch bei lateralen und Protrusionsbewegungen simultan gleiche Kontakte hergestellt werden. Diese Form der Okklusion spielt bei herausnehmbaren Totalprothesen eine zentrale Rolle, da sie diese vor einer Dislokation im leeren Mund schützt.

Anschließend wurde die balancierte Okklusion auch auf die natürliche Dentition angewandt. Man ging davon aus, dass die Beibehaltung dieser idealisierten Okklusionskontakte während aller Bewegungen etwaige okklusale Interferenzen und damit Belastungen von Muskeln und Kiefergelenk würde ausschließen können. Zudem hielt man es für möglich, durch die Verteilung der Last auf eine größere Anzahl von Zähnen die einzelnen Zähne zu entlasten und damit die Knochenresorption zu verringern.

In der zweiten Hälfte der 1950er-Jahre berichteten Gnathologen, wie Schuyler, Stallard, Stuart und McCollum, erstmals über das Versagen von Rehabilitationen nach dem Konzept der balancierten Okklusion und stellten das Konzept damit infrage.[23–25] Es

kam zur Abkehr vom Konzept der vollständig balancierten Okklusion, bei der alle Zähne zusammenarbeiten, und stattdessen zur Hinwendung zu einem Konzept des gegenseitigen Schutzes, bei dem sich die Funktionalität der Okklusion aus den unterschiedlichen Aufgaben der Zähne sowie aus dem Antagonismus zwischen den einzelnen Zahngruppen ergibt: Frontzähne versus Seitenzähne und kauende Seitenzähne versus nicht kauende Seitenzähne. Damit sollte eine Situation geschaffen werden, in der eine Zahngruppe in allen Okklusionspositionen durch eine andere geschützt ist.

Für die Seitenzahnführung gibt es zwei Lehrmeinungen:
- Gruppenführung (funktionalistisches Konzept): In zentrischer Relation sollte ein maximaler Zahnkontakt gegeben sein, bei Lateralexkursionen dagegen ein gleichzeitiger Kontakt der Front- und Seitenzähne der Arbeitsseite ohne Kontakt der Zähne der Nichtarbeitsseite. Dieses Konzept ist indiziert, wenn der Eckzahn aufgrund reduzierter parodontaler Abstützung eine erhöhte Beweglichkeit aufweist sowie bei Patienten mit geringer Frontzahnführung (reduzierter Overbite). Die Kontakte sollten vom Front- zum Seitenzahnbereich an Intensität abnehmen.
- Eckzahngeschützte Okklusion (modernes gnathologisches Konzept): Der Eckzahn schützt alle anderen Zähne. Keiner der Seitenzähne auf der Arbeits- oder Balanceseite hat bei Lateralbewegungen Kontakt.

Beide Ansätze haben folgende Prinzipien miteinander gemein:
- In Interkuspidation müssen die Kräfte axial auf die Seitenzähne wirken und die Kontakte bilateral gleichzeitig und punktförmig sein – sowohl bei konformativem Vorgehen (maximale Interkuspidation) als auch bei einer Reorganisation (zentrische Relation). Die Entscheidung für die

Rehabilitation des Patienten in der einen oder der anderen Stellung hängt vom Umfang der prothetischen Rehabilitation (Anzahl der beteiligten Zähne) ab und davon, ob die ursprüngliche Vertikaldimension beibehalten wird oder verändert werden muss. Bei Patienten, deren Vertikaldimension vergrößert oder deren Okklusion stark verändert werden muss, sollte die Rehabilitation in zentrischer Relation erfolgen.[26]

- Die Frontzahnführung muss ausreichend steil sein, um für alle Seitenzähne in Protrusion eine Disklusion sicherzustellen [ABB. 14-3], während die Seitenzahnführung arbeitsseitig ausreichend steil sein muss, um bei Laterotrusion eine Disklusion aller Zähne der Nichtarbeitsseite zu erreichen (keine Balancekontakte im Seitenzahnbereich). Beide Bewegungen müssen linear verlaufen und dürfen nicht zu Seitenabweichungen entlang des Kauwegs führen. Das Artikulationspapier muss schmale Linien auf den Zahnoberflächen hinterlassen und darf keine breiten Kontaktflächen anzeigen.

Jeder dieser beiden Ansätze kann geeignet sein. Die Entscheidung erfolgt fallabhängig anhand der Evaluation der vorhandenen Bissrelationen, der Zahnbeweglichkeit und des Kronen-Wurzel-Verhältnisses.

Von entscheidender Bedeutung ist die Beziehung zwischen Overbite und Overjet (vertikalem und sagittalem Überbiss). Bei Patienten mit erhöhtem Overbite und reduziertem Overjet kommt es zur sofortigen Disklusion der Seitenzähne. Patienten, bei denen sowohl der Overbite als auch der Overjet erhöht sind, wie dies bei der skelettalen Klasse II,1 der Fall ist, haben eine unzureichende Schneidezahnführung. In diesem Fall sollte vor der implantatprothetischen Rehabilitation eine kieferorthopädische Korrektur erfolgen.

In maximaler Interkuspidation sollten die Okklusalkontakte idealerweise auf den bukkalen Höckern der Unterkieferzähne und entlang der Zentralfissuren der Oberkieferzähne liegen, während die palatinalen Höcker der Oberkieferzähne Kontakte entlang einer Linie durch die zentralen Fossae der Unterkieferzähne haben sollten. Unter Umständen haben die antagonistischen Zahnpaare mehr als einen Kontaktpunkt; wichtig ist jedoch, dass sie gleichzeitig und balanciert zwischen den beiden Halbbögen sind. Das Herstellen mehrerer Kontaktpunkte, d. h. Tripodisierung der Okklusionskontakte, ist zwar aus theoretischer Sicht sinnvoll, klinisch aber nur schwer zu erreichen. Ein einziger Punktkontakt per Höcker reicht aus und ist leichter zu erzielen.[27] Beim Herstellen der Okklusion muss beachtet werden, dass die Ausweichfissuren bei Arbeits- und Nichtarbeits-Bewegungen angelegt und berücksichtigt werden [ABB. 14-4]. Bei ihrem Fehlen kann es zu Abweichungen des Unterkieferwegs kommen und die Okklusionsbelastung einzelner Zähne zunehmen. Kasten 14-1 fasst die Ziele der korrekten Okklusion von natürlichen Zähnen zusammen.

Kasten 14-1 Ziele der korrekten Okklusion natürlicher Zähne

Bilaterale Punktkontakte an den Seitenzähnen

Keine Kontakte der Frontzähne in maximaler Interkuspidation

Disklusion aller Seitenzähne bei Latero- und Protrusionsbewegungen

Bei der Rehabilitation in maximaler Interkuspidation keine Vorkontakte des Zahnersatzes bei Exkursionen in die zentrische Relation

OKKLUSIONSKONZEPTE FÜR IMPLANTATGESTÜTZTEN ZAHNERSATZ

Die Okklusionskonzepte für implantatgestützten Zahnersatz sind denen für zahngestützten entlehnt. Allerdings gibt es einige Unterschiede, da Implantate unter Belastung fast keine Resilienz zeigen. So sollte bei einer Mischsituation mit Zähnen und Implantaten möglichst immer eine Führung auf den natürlichen Zähnen hergestellt werden, um nicht axiale Belastungen der implantatgestützten Restaurationen zu vermeiden. Um Biegebelastungen weitestgehend zu verhindern, sollte der Kronengröße und -form der posterioren Implantate sowie der Position und Größe der Kontakte besondere Aufmerksamkeit gewidmet werden. Die Biegebelastung implantatprothetischer Restaurationen kann auf unterschiedliche Weise reduziert werden. Zunächst sollten die Punktkontakte möglichst zentral über dem Implantat liegen. Dies gilt auch für Implantate mit interner Verbindung, die aus mechanischer Sicht besser auf Transversalkräfte reagieren und deren Verbindungsschrauben bei Okklusionskontakt weniger stark belastet werden als bei extern verbundenen Implantaten.

Je größer der Durchmesser eines Implantats im Seitenzahnbereich ist, umso höher ist der Anteil der Okklusionskräfte mit axialer Ausrichtung, die besser vom implantatprothetischen System toleriert und verteilt werden. Allerdings ist der Einsatz solcher Implantate aufgrund der anatomischen Gegebenheiten reduziert.

Wenn die Implantatposition nicht prothetisch orientiert ist, wird die Krone mit höherer Wahrscheinlichkeit exzentrische Belastungen übertragen. Bei der Rehabilitation eines mäßig stark atrophierten Oberkiefers mit zentripetaler Knochenresorption muss der Arzt beispielsweise zu stark palatinal eingesetzte Implantate austauschen, wenn der Patient Maßnahmen zur Knochenregeneration, eine chirurgisch unterstützte schnelle Gaumenexpansion oder

Le-Fort-I-Verfahren ablehnt, die zur Wiederherstellung der korrekten transversalen maxillomandibulären Relation erforderlich wären. In diesen Fällen sollte ein lingualisiertes Okklusionskonzept bevorzugt und die Form und Größe der antagonistischen Höcker entsprechend verändert werden, um seitliche Belastungen zu reduzieren [ABB. 14-5].

Eine der Strategien, die hinsichtlich der Form der Implantatkrone vorgeschlagen wurden, sieht eine Reduktion der Höckerhöhe vor. Damit wird auch die Neigung der Höcker reduziert, sodass die auf die Prothese einwirkenden Okklusionskräfte näher an der Implantatachse verlaufen[28–30] [ABB. 14-6]. Aus klinischer Sicht wurden allerdings keine nachhaltig positiven Auswirkungen dieses Vorgehens belegt.[31]

Der Faktor mit dem stärksten Einfluss auf die Höhe der Biegekräfte am Implantatkontakt ist die Konsistenz des Speisebolus: Je härter und fester die Nahrung ist, umso mehr Kraft muss zur Zerkleinerung des Bolus aufgewendet werden. Kontrollieren lässt sich dieser Faktor leider nicht.[32] Ein sinnvolles Verfahren zur Verringerung der Implantatbelastung ist hingegen die Anfertigung von Kronen mit kleinerer Okklusionsfläche (30–40 %) als bei parodontal gestützten Restaurationen.[28,31] Form und Größe der prothetischen Krone entsprechen nach diesem Konzept selbst bei Implantaten mit großem Durchmesser (5–6 mm) ungefähr denen eines Prämolaren [ABB. 14-7].

Die für Patienten mit Implantaten geeigneten Okklusionskonzepte unterscheiden sich abhängig von der Art der Zahnlosigkeit (einer oder mehrere fehlende Zähne, komplette Zahnlosigkeit), dem Belastungsprotokoll (sofort oder verzögert) und dem definitiven Zahnersatz (festsitzend oder herausnehmbar). Die Anfertigung eines Provisoriums erfolgt bei Sofortbelastung so, dass am Ende der Einheilzeit die Osseointegration als primäres Ziel erreicht wird. Tabelle 14-1 fasst die in den nachfolgenden Abschnitten beschriebenen Okklusionskonzepte zur Sofortbelastung sowie die Arten definitiven implantatgestützten Zahnersatzes für unterschiedliche Bezahnungen und Restaurationen zusammen.

EINZELZAHNERSATZ

Bei einem einzelnen Implantat empfiehlt es sich, von der sofortbelasteten provisorischen Krone alle Okklusionskontakte in maximaler Interkuspidation und bei Lateralbewegungen zu entfernen.[33–36] Insbesondere bei Einzelzahnimplantaten im Seitenzahnbereich ist es oft sinnvoll, die vestibulorale Breite der Okklusionsfläche und der Krone zu reduzieren. Nach Abschluss der Osseointegration kann dann eine definitive Restauration eingegliedert werden, mit der die Kontakte und die Führung wiederhergestellt werden, wie in den folgenden Abschnitten beschrieben.

Frontzahnbereich

Im Frontzahnbereich darf die definitive Krone in maximaler Interkuspidation keine Kontakte aufweisen oder den antagonistischen Zahn nur leicht berühren, sodass 8–12 µm Dicke Okklusionsfolie widerstandslos passieren kann. Harte Kontakte sollten wegen der reziproken Neigung von Zähnen und Implantaten vermieden werden, da sie zu nahezu lotrecht auf die Implantatachse wirkenden Kräften führen und so die einzelnen Komponenten der Restauration und den Knochen belasten würden (ABB. 14-8). Bei Latero- und Protrusionsbewegungen sollte die Krone möglichst gar keinen Kontakt haben.

Seitenzahnbereich

Die Okklusion von definitiven Restaurationen im Seitenzahnbereich muss so geplant werden, dass die auf das Implantat einwirkenden Okklusionskräfte möglichst gering sind und stärker auf die benachbarten natürlichen Zähne verteilt werden. Bei maximaler Interkuspidation sollte der Kontakt besser in der Zentralfissur liegen, nicht am Rand. Bei entspanntem Mundschluss darf kein Kontakt

vorhanden sein (d. h., die Okklusionsfolie muss widerstandslos zwischen den Zähnen gleiten) und beim Zusammenbeißen nur ein leichter Kontakt.[36] Einige Fachleute halten dieses Vorgehen hingegen für ungeeignet, da der antagonistische Zahn im Laufe der Zeit extrudieren kann, sodass auch unter normaler Funktionsbelastung ein Okklusionskontakt entsteht.

Allerdings entstehen, sofern die Krone nicht vestibulooral und mesiodistal deutlich breiter ist als der Implantatdurchmesser und deshalb exzentrisch belastet wird, durch Okklusionskontakte überwiegend axiale Kräfte, denen implantatprothetische Restaurationen am besten standhalten, da die einzelnen Komponenten sich unter Kompression eng aneinanderfügen. Axiale Lasten stellen aber nicht nur aus mechanischer Sicht die günstigste Form der Belastung dar: Auch der Knochen reagiert gut auf axial einwirkende Kräfte, da die externe Makro- und Mikrogeometrie des Implantats den Knochen komprimiert, der in die Gewindegänge der Schrauben eingewachsen ist und Kontakt mit der Implantatoberfläche hat. Deshalb achten die Autoren lediglich darauf, dass der Patient den Kontakt auf der Implantatkrone nicht spürt oder deutlich wahrnimmt.

Bei Lateralbewegungen dürfen weder auf der Arbeitsseite noch auf der Balanceseite Okklusionskontakte vorhanden sein. Solche Kontakte lassen sich oft mit Okklusionsfolie als Linie darstellen, welche die Höcker hinaufläuft, und sollten reduziert oder eliminiert werden, indem die innere Neigung der Höcker verringert und die Fissur verbreitert wird. Sofern die Höcker Exkursionsbewegungen behindern, können sie reduziert werden, nicht jedoch bevor die zentrale Fossa des Antagonisten aufgefüllt wurde. Die Modifikation des Antagonisten ist auch bei spontaner Extrusion von Zähnen nach längerer Zahnlosigkeit ein probates Mittel.

Die Dezementierung einer implantatgestützten Restauration vom Abutment ist häufig die Folge einer Überlastung der Restauration aufgrund von Vorkontakten.

Tabelle 14-1 Okklusionskonzepte für die Sofortbelastung und für definitive implantatprothetische Restaurationen (Stefano Gracis und Fabio Galli, 2009)

ART DER ZAHNLOSIGKEIT		ART DER RESTAURATION	OKKLUSIONSKONZEPT BEI SOFORTBELASTUNG
EINZELNER ZAHN	FRONT	Einzelkrone	• Kein statischer oder dynamischer Kontakt mit dem Antagonisten
	SEITE	Einzelkrone	• Kein statischer oder dynamischer Kontakt mit dem Antagonisten • Reduktion der vestibulooralen Breite der Okklusionsfläche und der Krone
MEHRERE ZÄHNE	FRONT	Verbundene Einheiten oder Einzelkronen	• Verbinden der Elemente • Kein statischer oder dynamischer antagonistischer Zahnkontakt • Möglichst die Führung der natürlichen Zähne erhalten • Andernfalls Minimierung des vertikalen Überbisses (Overbite) und möglichst flache Führung bei Disklusion der Seitenzähne
	SEITE	Verbundene Einheiten oder Einzelkronen	• Verbinden der Elemente • Möglichst kein statischer oder dynamischer antagonistischer Zahnkontakt • Andernfalls leichter Kontakt und deutliche Reduktion der vestibulooralen Breite der Okklusionsfläche und der Krone • Bei palatinal platzierten Oberkieferimplantaten lingualisierte Okklusion mit Kreuzbiss herstellen, um den Hebelarm zu verkürzen und die axiale Belastung zu verbessern
VOLLSTÄNDIGE ZAHNLOSIGKEIT	OBER- ODER UNTERKIEFER	Einteilige fest-sitzende Prothese mit distalen Freienden oder herausnehmbare, ausschließlich implantatge-stützte Prothese (Deckprothese) auf gefrästem Steg	• Freienden vermeiden oder möglichst kurz gestalten • Gleichzeitige bilaterale Punktkontakte aller Zähne, außer denen distal des letzten Implantats • Bei Laterotrusion Gruppenführung mit flachen, linearen Pfaden und minimalem vertikalen Überbiss unter Ausschluss der Zähne im Bereich des Freiendes • Bei Protrusion Verteilung der Führung auf alle Frontzähne, einschließlich der Eckzähne, mit flachen, linearen Pfaden und minimalem vertikalem Überbiss • Auch bei herausnehmbarer Prothese im Gegenkiefer Balancekontakte bei Exkursionsbewegungen vermeiden, selbst wenn die Prothese dadurch instabil wird
		Festsitzende Prothese ohne distale Freienden (ein- oder mehrteilig)	• Gleichzeitige bilaterale Punktkontakte der Eck- und Seitenzähne, kein statischer Kontakt der Schneidezähne • Bei Laterotrusion Gruppenführung mit flachen, linearen Pfaden und minimalem vertikalem Überbiss • Bei Protrusion Verteilung der Führung auf alle Frontzähne, einschließlich der Eckzähne, mit flachen, linearen Pfaden und minimalem vertikalem Überbiss • Auch bei herausnehmbarer Prothese im Gegenkiefer Balancekontakte bei Exkursionsbewegungen vermeiden, selbst wenn die Prothese dadurch instabil wird
		Herausnehmbare Implantat- und Schleimhaut ge-tragene Prothese (Deckprothese) auf einzelnen Verankerungse-lementen oder gegossenem Steg	Möglichst keine herausnehmbare Prothese zur Sofortbelastung verwenden. Falls es keine Alternative gibt, sind folgende Richtlinien zu befolgen: *Gegenüber natürlichen Zähnen oder festsitzendem Zahnersatz:* • Gleichzeitige bilaterale Punktkontakte der Eck- und Seitenzähne; kein statischer Kontakt der Schneidezähne • Bei Laterotrusion Gruppenführung mit flachen, linearen Pfaden und minimalem vertikalem Überbiss • Bei Protrusion Verteilung der Führung auf alle Frontzähne, einschließlich der Eckzähne, mit flachen, linearen Pfaden und minimalem vertikalem Überbiss *Gegenüber einer Totalprothese:* • Bei Exkursionsbewegungen einen oder mehrere balancierende Okklusionskontakte herstellen

OKKLUSIONSKONZEPT VON DEFINITIVEN PROTHESEN

- Kein oder leichter Kontakt mit dem Antagonisten in statischer Okklusion
- Kontakte bei Exkursionsbewegungen vermeiden

- Leichter Kontakt mit dem Antagonisten beim Zusammenbeißen; kein Kontakt bei entspanntem Mundschluss (Der Kontakt auf der Implantatkrone darf nicht wahrgenommen oder gar als vorherrschend empfunden werden.)
- Kein Kontakt bei Exkursionsbewegungen

- Die Entscheidung zum Verblocken der Implantate hängt von folgenden Faktoren ab: Anzahl der Implantate in Bezug auf die Anzahl der fehlenden Zähne, Kronen-Implantat-Verhältnis; Knochenqualität; transversale Relation zu den Antagonisten; Parafunktionen
- Kein oder leichter Kontakt mit den Antagonisten in statischer Okklusion
- Exkursionsführung der natürlichen Zähne möglichst erhalten
- Andernfalls Minimierung des vertikalen Überbisses (Overbite) und möglichst flache Führung bei Disklusion der Seitenzähne

- Okklusale Punktkontakte, die jene der kontralateralen Seite nicht übersteigen, aber eine exzessive Belastung der Frontzähne vermeiden (kein Fremitus)
- Keine Kontakte mit den Antagonisten bei Lateralbewegungen, sofern nicht der Eckzahn eingeschlossen ist
- Mäßige Reduktion der bukkolingualen Breite der Okklusionsfläche und der bukkolingualen Kronenbreite
- Bei palatinal platzierten Oberkieferimplantaten eine lingualisierte Okklusion mit Kreuzbiss erzeugen, um den Hebelarm zu verkürzen und die axiale Belastung zu verbessern
- Freiendsättel vermeiden

- Gleichzeitige bilaterale Punktkontakte der Eck- und Seitenzähne und leicht berührender Kontakt der Schneidezähne
- Bei Laterotrusion Gruppenführung mit flachen, linearen Pfaden und minimalem vertikalen Überbiss
- Bei Protrusion Frontzahnführung mit flachen, linearen Pfaden und minimalem vertikalem Überbiss
- Sofern der Antagonist der implantatgestützten Prothese eine herausnehmbare Vollprothese ist, wird der am weitesten distal liegende Zahn leicht außerhalb der Okklusion gelassen. Bei Exkursionsbewegungen werden einer oder mehrere balancierende Kontakte und an den Frontzähnen ein größerer anteroposteriorer Raum geschaffen

- Gleichzeitige bilaterale Punktkontakte der Eck- und Seitenzähne und leicht berührender Kontakt der Schneidezähne
- Bei Laterotrusion Gruppenführung mit flachen, linearen Pfaden und minimaler vertikaler Überlagerung
- Bei Protrusion Frontzahnführung mit flachen, linearen Pfaden und minimalem vertikalem Überbiss. Sofern der Antagonist der implantatgestützten Prothese eine herausnehmbare Vollprothese ist, wird der am weitesten distal liegende Zahn leicht außerhalb der Okklusion gelassen
- Bei Exkursionsbewegungen werden ein oder mehrere balancierende Kontakte und an den Frontzähnen ein größerer anteroposteriorer Raum geschaffen

Gegenüber natürlichen Zähnen oder festsitzendem Zahnersatz:
- Gleichzeitige bilaterale Punktkontakte der Eck- und Seitenzähne; kein statischer Kontakt der Schneidezähne
- Bei Laterotrusion Gruppenführung mit flachen, linearen Pfaden und minimalem vertikalem Überbiss
- Bei Protrusion Verteilung der Führung auf alle Frontzähne, einschließlich der Eckzähne, mit flachen, linearen Pfaden und minimalem vertikalem Überbiss

Gegenüber einer Totalprothese:
- Bei Exkursionsbewegungen einen oder mehrere balancierende Okklusionskontakte herstellen

MEHRERE FEHLENDE ZÄHNE

Das Ziel einer möglichst geringen oder ganz ausbleibenden Belastung des Provisoriums ist beim Ersatz mehrerer Zähne schwieriger zu erreichen als beim Einzelzahnersatz. Die Schwierigkeiten korrelieren mit der Anzahl und Position der fehlenden Zähne. Wenn die Implantate in einen distal unbezahnten Alveolarkamm eingesetzt werden oder der natürliche Zahn am distalen Ende keinen Antagonisten besitzt, lässt sich die okklusale Belastung auf keinen Fall verhindern. Daher ist es wichtig, die vestibuloorale Breite der Krone und der Okklusionsfläche zu reduzieren.

Bei Lateralbewegungen müssen sowohl auf der Arbeits- als auch auf der Balanceseite Okklusionskontakte der Prothese verhindert werden. Sollte dies nicht möglich sein, kann der Overbite reduziert und eine möglichst flache Führung angelegt werden, während gleichzeitig auf eine Disklusion der Seitenzähne geachtet wird.

Um die Gefahr eines Versagens durch lokale Überlastung zu reduzieren, sollten mehrere benachbarte Implantate auf jeden Fall sowohl im Front- als auch im Seitenzahnbereich mit der provisorischen Prothese verblockt werden. Nach Abschluss der Osseointegration wird in einem nächsten Schritt ermittelt, ob die Implantate auch in der definitiven Restauration verblockt werden sollen oder ob Einzelrestaurationen erfolgen. Dazu müssen folgende Parameter ermittelt werden: die Anzahl der Implantate im Verhältnis zur Anzahl der fehlenden Zähne, das Kronen-Implantat-Verhältnis, die Knochenqualität, die transversale Relation zum Antagonisten und etwaige parafunktionelle Habits.[37–39] Im Zweifelsfall sollten die Implantate verblockt werden.

Frontzahnbereich

Im Frontzahnbereich müssen alle Kontakte des Provisoriums beim Zusammenbiss und nach Möglichkeit auch bei exkursiven Bewegungen beseitigt sowie außerdem der Overbite reduziert werden. Während der Einheilphase kann es daher erforderlich sein, dass einige Seitenzähne an der Disklusion beteiligt werden. Ist dies nicht realisierbar, muss eine möglichst flache Führung angelegt werden, um die transversale Belastung zu reduzieren.

Bei der definitiven Restauration sind leichte Okklusionskontakte mit den Antagonisten akzeptabel. Eine effektive Protrusionsführung lässt sich auch mithilfe von implantatgestützten Kronen mit möglichst flacher Führung wiederherstellen. Fehlender Fremitus und flüssige Exkursionsbewegungen belegen den korrekten funktionellen Entwurf.

Wurde auch der Eckzahn durch ein Implantat ersetzt, sollte sein Implantat mit den anderen verblockt und eine eckzahngeschützte Okklusion angestrebt werden, wobei darauf zu achten ist, dass die Palatinalfläche nicht zu stark geneigt ist.

Seitenzahnbereich (Schaltlücke oder Freiende)

Auch bei der Restauration von zwei oder mehr Zähnen folgt das empfohlene Okklusionskonzept den zuvor erläuterten Kriterien: Reduktion der vestibulooralen Breite der Okklusionsfläche und der vestibulooralen Kronenbreite, Höcker-Fissuren-Verzahnung, keine Okklusionskontakte bei Lateralbewegungen auf der Arbeits- und Balance-Seite. Die Okklusionskontakte dürfen nicht stärker ausgeprägt sein als auf der kontralateralen Seite, müssen aber gleichzeitig eine übermäßige Belastung der Frontzähne vermeiden, die an einem Fremitus zu erkennen ist.

Im oberen Seitenzahnbereich werden die Implantate aufgrund der Knochenresorption nach Zahnverlust oft nach palatinal versetzt platziert, sofern nicht durch Knochenregenerationsverfahren ausreichend Knochenvolumen geschaffen wird, um sie in der Position der vestibulären Wurzeln der verlorenen Zähne einsetzen zu können. Zur

Verkürzung des vestibulooralen Hebelarms und zur Verbesserung der axialen Belastung wird in diesen Fällen ein Okklusionskonzept mit einem Kreuzbiss empfohlen, sodass die bukkalen Höcker der Oberkieferzähne Kontakt mit den Fissuren der Unterkieferzähne haben. Wichtig ist, dass Restaurationen ohne Freienden zum Einsatz kommen.

In manchen Fällen können die Implantate mit den natürlichen Zähnen verblockt werden. Ob dies im Einzelfall gerechtfertigt ist, muss jeweils sorgfältig abgewogen werden, da die Literatur eine höhere Komplikationsrate angibt als bei rein implantatgestützten Rehabilitationen.[40] In diesen Fällen müssen prinzipiell drei Empfehlungen befolgt werden: *(1)* die Auswahl von Zähnen mit optimaler Prognose und minimaler Beweglichkeit, *(2)* die starre Verbindung von Zähnen und Implantaten sowie *(3)* die Möglichkeit, die Restauration auf den Implantaten unabhängig wieder entfernen zu können. Die starre Verbindung ist von entscheidender Bedeutung, da bekannt ist, dass eine weniger feste Verbindung im Laufe der Zeit zur Intrusion der natürlichen Zähne führt, wofür allerdings kein Kausalzusammenhang hergestellt werden konnte.[41–43]

ZAHNLOSIGKEIT

Bei Sofortbelastung am zahnlosen Kiefer muss das Okklusionskonzept des Provisoriums laterale Belastungen reduzieren und sie möglichst breit über das gesamte Provisorium verteilen. Freiendsättel sollten vermieden oder stark gekürzt werden.

Alle Zähne, außer denen im Bereich von Freienden, sollten in statischer Okklusion antagonistischen Zahnkontakt haben und bei Lateralbewegungen Gruppenführung aufweisen. Während der Osseointegration kann die physiologische Anpassung des Muskel-Kondylus-Komplexes bewertet werden und gegebenenfalls können Änderungen am Provisorium erfolgen, möglichst ohne dass dieses hierzu entnommen wird. Wichtig sind regelmäßige

Kontrollen der Okklusion, während derer auch sichergestellt werden kann, dass die Retentionsschrauben fest sitzen (bzw., bei zementierten Restaurationen auf provisorischen Abutments, dass der Zement nicht ausgewaschen ist). Außerdem wird vorgeschlagen,[31] dass der Patient während der Einheilung und Osseointegration nur weiche Nahrung zu sich nimmt.

Bei der Sofortbelastung sollten besser keine herausnehmbaren Prothesen verwendet werden, um insbesondere in den ersten postoperativen Wochen unkontrollierten Druck auf die Weichgewebe zu vermeiden. Sofern es keine andere Möglichkeit gibt, sollte die Vollprothese mit starrem Kunststoff auf Heilungsabutments, die aus der Gingiva ragen, unterfüttert werden, um die periimplantären Bereiche zu entlasten.

Festsitzende Prothesen mit Freiendsätteln

Die besten Langzeitdaten existieren zu verschraubten einteiligen Restaurationen auf vier bis sechs Implantaten interforaminal im Unterkiefer oder im oberen Frontzahnbereich. Solche Restaurationen haben – abhängig von der Knochenqualität, der Vertikaldimension, der Art der Bezahnung oder Restauration im Gegenkiefer – unterschiedlich lange distale Freiendsättel.

Allgemein wird empfohlen, die Länge von Freiendsätteln so zu planen, dass sie kürzer sind als der anteroposteriore Implantatraum (AP-Spread) multipliziert mit 1,5[44,45] (ABB. 14-9 UND 14-10). Die Zähne auf dem Freiendsattel sollten eine geringe bukkolinguale Breite aufweisen, um die Okklusionsbelastung zu reduzieren. Es wurde vorgeschlagen, die Zähne entlang der Extension um 100 µm in Disklusion zu halten, um die mechanische Ermüdung des Metallgerüstes einzuschränken,[46] was die Extension jedoch nur bei parafunktionellen Habits schützt. Freiendsättel mit einer Länge von mehr als 15 mm haben im Unterkiefer eine kürzere Überlebenszeit als im Oberkiefer,[47] allerdings haben einige Langzeitstudien das

Gegenteil bewiesen.[48] Für den Oberkiefer wird die Höchstlänge von Extensionen wegen der schlechteren Knochenqualität als im Unterkiefer mit 12 mm angegeben[1,49,50] (ABB. 14-11).

Entscheidend ist, dass die apikokoronale und vestibulorale Dicke der Konnektoren distal der am weitesten distal gelegenen Implantate ausreichend groß ist, sodass es unter Belastung nicht zur Verformung oder sogar zum Ermüdungsbruch der Extension kommen kann. Bei Prothesen mit einem kunststoffverblendeten Metallgerüst sollten diese Abmessungen nicht unter 4 mm Höhe und 3 mm Dicke betragen.

Für Lateralbewegungen wird eine eckzahngeschützte Okklusion empfohlen sowie in Grenzfällen eine Gruppenführung mit flacher, linearer Führung und minimalem vertikalem Überbiss (Overbite). Dieselben Empfehlungen gelten auch für die Protrusion, bei der die Trennung der Seitenzähne ohne übermäßigen vertikalen Überbiss der Frontzähne gewährleistet sein sollte. Andernfalls würden die nach labial auf die Oberkiefer-Frontzähne wirkenden Kräfte durch die steile Führung verstärkt werden.

Wenn dem implantatgestützten Zahnersatz eine herausnehmbare Vollprothese gegenüberliegt, sollten der am weitesten distal gelegene Zahn und die Schneidezähne leicht aus der Okklusion genommen werden. Für diese Fälle wurde gezeigt, dass die Belastung der Extensionen höher ist als bei Rehabilitationen gegenüber natürlichen Zähnen.[51,52] Bei Exkursionsbewegungen hingegen sollten einer oder mehrere balancierte Okklusionskontakte angestrebt werden, um eine Verlagerung der gesamten Prothese zu verhindern.

Festsitzende Prothesen ohne Freiendsättel

Trotz der ermutigenden Ergebnisse mit Frontzahnimplantaten und langen Freiendsätteln aus der älteren Literatur[48] darf nicht vergessen werden, dass die Kraftkonzentration im Seitenzahnbereich viermal höher ist als im Frontzahnbereich.[53] Daraus folgt, dass

bei ausreichendem Knochenangebot eine bestimmte Anzahl von Implantaten in den Seitenzahnbereich eingesetzt werden sollte, um die Prothese abzustützen und Freiendsättel zu vermeiden (ABB. 14-12). Der abstützende Bereich wäre dadurch vergrößert und die Kraftübertragung stärker axial ausgerichtet. Bei Lateral- und Protrusionsbewegungen sollten dieselben Strategien verfolgt werden, wie sie für Prothesen mit Freiendsätteln vorgestellt wurden.

Herausnehmbare Prothesen (Deckprothese auf Einzelretentionselementen, gegossener oder gefräster Steg)

Implantatgestützte herausnehmbare Prothesen sind abhängig von Art und Ausdehnung der implantären Abstützung unterschiedlich resilient. Sofern mindestens vier strategisch im Zahnbogen verteilte und mit einem gefrästen Steg verblockte Implantate verwendet werden, ist die Deckprothese in jeder Hinsicht ähnlich stabil wie eine festsitzende, rein implantatgestützte Prothese. Dies gilt vor allem, wenn die Prothese Riegel enthält, mit denen sie verankert wird. In diesem Fall wird dasselbe Okklusionskonzept vorgeschlagen wie bei festsitzenden Prothesen mit Freiendsätteln.

Wenn zwei bis vier Implantate vorhanden sind, auf die einzelne Retentionselemente (z. B. Kugel-Attachments oder ERA-Attachments [Sterngold]) oder ein gegossener Steg mit einem runden oder tropfenförmigen Abschnitt (Dolder-Steg) gesetzt werden, ist die Deckprothese implantat- und schleimhautgestützt. Da solche Prothesentypen unter funktioneller Belastung in gewissem Umfang beweglich sind, werden hier abhängig davon, ob es sich bei den Antagonisten um natürliche Zähne handelt oder aber um eine festsitzende oder Vollprothese, verschiedene Okklusionskonzepte vorgeschlagen. Im ersten Fall kann eine eckzahngeschützte Okklusion oder Gruppenführung angestrebt werden. Im zweiten Fall wird eine bilateral balancierte Okklusion vorgeschlagen. Diese letztgenannte Indikation erfolgt eher aus praktischen (Stabilisierung der herausnehmbaren Prothese ohne Implantatverankerung) als aus wissenschaftlich gesicherten Gründen. Tatsächlich gibt es keine Belege dafür, dass diese Form der Okklusion besser ist als eine Eckzahnführung, wie aus der Untersuchung von Daten zur Retention, Ästhetik und Kaufunktion hervorgeht.[54] Eine korrekte Ausdehnung der Prothesenränder und ein effektiver peripherer Verschluss gewährleisten die Retention der gesamten Prothese.

Unabhängig von den Antagonisten der implantgestützten Deckprothese sollten statische Kontakte bilateral und punktförmig auf Eck- und Seitenzähnen bei minimalem Overbite vorhanden sein. Damit flüssige Bewegungen möglich sind, muss die Führung unbedingt recht flach erfolgen.

SCHLUSSBETRACHTUNGEN

Der restaurativ tätige Zahnarzt sieht täglich Patienten mit deutlicher Abnutzung ihrer natürlichen Zähne mit balancierter Okklusion und ohne Gelenkbeschwerden. Dies zeigt, dass sich das stomatognathe System an langsame Veränderungen anpassen kann. In gleicher Weise sollten große prothetische Rekonstruktionen aus Materialien geplant

werden, die dem Patienten oder der Restauration (oder beiden) eine Anpassung an die Funktion und die Abnutzung erlauben.

Bei dieser Entscheidung spielen die Antagonisten der Rekonstruktion eine entscheidende Rolle. Die Abnutzung der restaurativen Materialien (Acrylat, Komposit, Goldlegierungen, Keramiken) hängt von den physikalischen und chemischen Eigenschaften des jeweiligen Materials ebenso ab wie von den (para-)funktionellen Habits des Patienten und seiner Ernährung. Durch die unterschiedlich schnell auftretenden Abnutzungserscheinungen verändert sich im Laufe der Zeit das initial vom Arzt hergestellte okklusale Gleichgewicht [ABB. 14-13]. Daher wird neben der Auswahl von einander entsprechenden Materialien (Kunststoff gegenüber von Kunststoff, Keramik gegenüber von Keramik) oder von solchen mit ähnlichem Abrasionsindex empfohlen, die Okklusion regelmäßig zu überprüfen und etwaige Abweichungen zu korrigieren.

DANKSAGUNG

Die Autoren danken Dr. Robert Faucher für seine wertvolle Hilfe bei der redaktionellen Bearbeitung dieses Kapitels.

LITERATUR

1. Rangert B, Jemt T, Jörneus L. Forces and moments on Branemark implants. Int J Oral Maxillofac Implants 1989;4:241–247.

2. Adell R, Eriksson B, Lekholm U, Brånemark PI, Jemt T. Long-term follow-up study of osseointegrated implants in the treatment of totally edentulous jaws. Int J Oral Maxillofac Implants 1990;5:347–359.

3. Misch CE. Occlusal considerations for implant supported prostheses. In: Misch CE (ed). Contemporary Implant Dentistry. St Louis: Mosby, 1993.

4. Kreissl ME, Gerds T, Muche R, Heydecke G, Strub JR. Technical complications of implant-supported fixed partial dentures in partially edentulous cases after an average observation period of 5 years. Clin Oral Implants Res 2007;18.720–726.

5. Miyata T, Kobayashi Y, Araki H, Ohto T, Shin K. The influence of controlled occlusal overload on peri-implant tissue. Part 4: A histologic study in monkeys. Int J Oral Maxillofac Implants 2002;17:384–390.

6. Misch CE, Suzuki JB, Misch-Dietsh FM, Bidez MW. A positive correlation between occlusal trauma and peri-implant bone loss. Implant Dent 2005;14:108–116.

7. Tawil G. Peri-implant bone loss caused by occlusal over-load: Repair of the peri-implant defect following correction of the traumatic occlusion. A case report. Int J Oral Maxillofac Implants 2008;23:153–157.

8. Tartaglia GM, Testori T, Pallavera A, Marelli B, Sforza C. Electromyographic analysis of masticatory and neck muscles in subjects with natural dentition, teeth-supported and implant-supported prosthesis. Clin Oral Implants Res 2008;19:1081–1088.

9. Frost HM. Wolff's Law and bone's structural adaptations to mechanical usage: An overview for clinicians. Angle Orthod 1994;64:175–188.

10. Stanford CM. Toward an understanding of implant occlusion and strain adaptive bone modeling and remodeling. J Prosthet Dent 1999;81:553–561.

11. Trisi P, Massei G. Biological and biomechanical basis of bone healing and osseointegration of implants in sinus graft. In: Testori T, Del Fabbro M, Weinstein R, Wallace S. Maxillary Sinus Surgery and Alternatives in Treatment. London: Quintessence, 2009:45–79.

12. Barbier L, Schepers E. Adaptive bone remodeling around oral implants under axial and nonaxial loading conditions in the dog mandible. Int J Oral Maxillofac Implants 1997;12:215–223.

13. Lekholm U, Zarb GA. Patient selection and preparation. In: Brånemark GA, Zarb G, Albrektsson T (eds). Tissue-Integrated Prostheses. Chicago: Quintessence, 1985.

14. Tada S, Stegaroiu R, Kitamura E, Miyakawa O, Kusakari H. Influence of implant design and bone quality on stress/strain distribution in bone around implants: A 3-dimensional finite element analysis. Int J Oral Maxillofac Implants 2003;18:357–368.

15. Pierrisnard L, Renouard F, Renault P, Barquins M. Influence of implant length and bicortical anchorage on implant stress distribution. Clin Implant Dent Relat Res 2003;5:254–262.

16. Garrett NR, Hasse AL, Kapur KK. Comparisons of tactile thresholds between implant-supported fixed partial dentures and removable partial dentures. Int J Prosthodont 1992;5:515–522.

17. Hämmerle CH, Wagner D, Brägger U, et al. Threshold of tactile sensitivity perceived with dental endosseous implants and natural teeth. Clin Oral Implants Res 1995;6:83–90.

18. Keller D, Hämmerle CH, Lang NP. Thresholds for tactile sensitivity perceived with dental implants remain unchanged during a healing phase of 3 months. Clin Oral Implants Res 1996;7:48–54.

19. Jacobs R, van Steenberghe D. Comparative evaluation of the oral tactile function by means of teeth or implant-supported prostheses. Clin Oral Implants Res 1991;2:75–80.

20. Mattes S, Ulrich R, Muhlbradt L. Detection times of natural teeth and endosseous implant revealed by the method of reaction time. Int J Oral Maxillofac Implants 1997;12:399–402.

21. Muhlbradt L, Mattes S, Mohlmann H, Schmid H, Ulrich R. Touch sensitivity of natural teeth and endosseous implants revealed by difference thresholds. Int J Oral Maxillofac Implants 1994;4:412–416.

22. Weinberg LA. Reduction of implant loading using a modified centric occlusal anatomy. Int J Prosthodont 1998;11:55–69.

23. Schuyler CH. Factors of occlusion applicable to restorative dentistry. J Prosthet Dent 1953;3:772–782.

24. Stallard H, Stuart CE. Concepts of occlusion. Dent Clin North Am 1963;591–606.

25. McCollum BB, Stuart CE. A Research Report: Basic Text for the Postgraduate Course in Gnathology. South Pasadena: Univ of California Scientific Press, 1955.

26. Becker CM, Kaiser DA, Schwalm C. Mandibular centricity: Centric relation. J Prosthet Dent 2000;83:158–160.

27. Wiskott HW, Belser UC. A rationale for a simplified occlusal design in restorative dentistry: Historical review and clinical guidelines. J Prosthet Dent 1995;73:169–183.

28. Weinberg LA. Reduction of implant loading using a modified centric occlusal anatomy. Int J Prosthodont 1998;11:55–69.

29. Kaukinen JA, Edge MJ, Lang BR. The influence of occlusal design on simulated masticatory forces transferred to implant-retained prostheses and supporting bone. J Prosthet Dent 1996;76:50–55.

30. Curtis DA, Sharma A, Finzen FC, Kao RT. Occlusal considerations for implant restorations in the partially edentulous patient. J Calif Dent Assoc 2000;28:771–779.

31. Morneburg TR, Pröschel PA. In vivo forces on implants influenced by occlusal scheme and food consistency. Int J Prosthodont 2003;16:481–486.

32. Brunski JB, Puleo DA, Nanci A. Biomaterials and biomechanics of oral and maxillofacial implants: Current status and future developments. Int J Oral Maxillofac Implants 2000;15:15–46.

33. Testori T, Bianchi F, Del Fabbro M, Szmukler-Moncler S, Francetti L, Weinstein RL. Immediate non-occlusal loading vs. early loading in partially edentulous patients. Pract Proced Aesthet Dent 2003;15:787–794.

34. Testori T, Galli F, Capelli M, Zuffetti F, Esposito M. Immediate nonocclusal versus early loading of dental implants in partially edentulous patients: 1-year results from a multicenter, randomized controlled clinical trial. Int J Oral Maxillofac Implants 2007;22:815–822.

35. Schincaglia GP, Marzola R, Fazi G, Scapoli C, Scotti R. Replacement of mandibular molars with single-unit restorations supported by wide-body implants: Immediate versus delayed loading. A randomized controlled study. Int J Oral Maxillofac Implants 2008;23:474–480.

36. Lundgren D, Laurell L. Biomechanical aspects of fixed bridgework supported by natural teeth and endosseous implants. Periodontol 2000 1994;4:23–40.

37. Renouard F, Nisand D. Impact of implant length and diameter on survival rates. Clin Oral Implants Res 2006;17(suppl 2):35–51.

38. Tawil G, Aboujaoude N, Younan R. Influence of prosthetic parameters on the survival and complication rates of short implants. Int J Oral Maxillofac Implants 2006;21:275–282.

39. Blanes RS. To what extent does the crown-implant ratio affect the survival and complications of implant-supported reconstructions? A systematic review. Clin Oral Implants Res 2009;20:67–72.

40. Lang NP, Pjetursson BE, Tan K, Brägger U, Egger M, Zwahlen M. A systematic review of the survival and complication rates of fixed partial dentures (FPDs) after an observation period of at least 5 years. II. Combined tooth and implant-supported FPDs. Clin Oral Implants Res 2004;15:643–653.

41. Franchi I, Bortolini S, Natali A, Franchi M, Consolo U. Tooth-implant connection and tooth intrusion: Biomechanical considerations. Ital J Osseointegration 2004;3:131–135.

42. Cordaro L, Ercoli C, Rossini C, Torsello F, Feng C. Retrospective evaluation of complete-arch fixed partial dentures connecting teeth and implant abutments in patients with normal and reduced periodontal support. J Prosthet Dent 2005;94:313–320.

43. Nickenig HJ, Schafer C, Spiekermann H. Survival and complications rates of combined tooth-implant-supported fixed partial dentures. Clin Oral Implants Res 2006;17:506–511.

44. McAlarney ME, Stavropoulos DN. Determination of cantilever length-anterior-posterior spread ratio assuming failure criteria to be the compromise of the prosthesis retaining screw-prosthesis joint. Int J Oral Maxillofac Implants 1996;11:331–339.

45. Mericske-Stern RD, Assal P, Mericske E, Burgin W. Occlusal force and oral tactile sensibility measured in partially edentulous patients with ITI implants. Int J Oral Maxillofac Implants 1995;10:345–353.

46. Kim Y, Oh TJ, Misch CE, Wang HL. Occlusal considerations in implant therapy: Clinical guidelines with biomechanical rationale. Clin Oral Implants Res 2005;16:26–35.

47. Shackleton JL, Carr L, Slabbert JC, Becker PJ. Survival of fixed implant-supported prostheses related to cantilever lengths. J Prosthet Dent 1994;71:23–26.

48. Brånemark PI, Svensson B, van Steenberghe D. Ten-year survival rates of fixed prostheses on four or six implants ad modum Brånemark in full edentulism. Clin Oral Implants Res 1995;6:227–231.

49. Taylor TD. Fixed implant rehabilitation for the edentulous maxilla. Int J Oral Maxillofac Implants 1991;6:329–337.

50. Rodriguez AM, Aquilino SA, Lund PS. Cantilever and implant biomechanics: A review of the literature, Part 2. J Prosthodont 1994;3:114–118.

51. Lundgren D, Falk H, Laurell L. Influence of number and distribution of occlusal cantilever contacts on closing and chewing forces in dentitions with implant-supported fixed prostheses occluding with complete dentures. Int J Oral Maxillofac Implants 1989;4:277–283.

52. Duyck J, Van Oosterwyck H, Vander Sloten J, De Cooman M, Puers R, Naert I. Magnitude and distribution of occlusal forces on oral implants supporting fixed prostheses: An in vivo study. Clin Oral Implants Res 2000;11:465–475.

53. Lundgren D, Laurell L. Occlusal forces in prosthetically restored dentitions: A methodological study. J Oral Rehabil 1984;11:29–37.

54. Peroz I, Leuenberg A, Haustein I, Lange KP. Comparison between balanced occlusion and canine guidance in complete denture wearers. A clinical, randomized trial. Quintessence Int 2003;34:607–612.

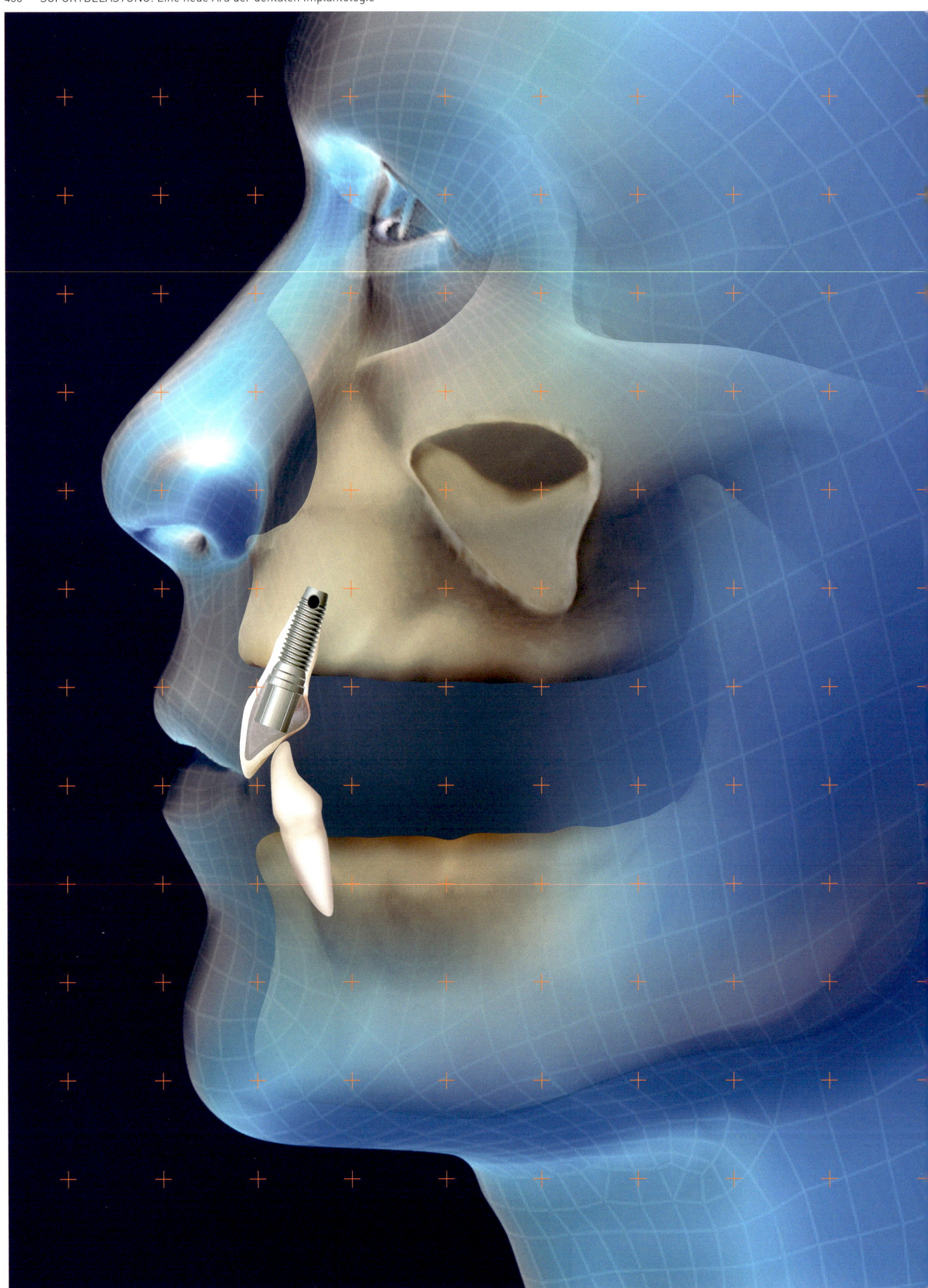

G. TARTAGLIA
C. SFORZA

Orale Rehabilitation mit Sofortbelastung: noninvasive morphofunktionelle Beurteilung

15

15

Die orale Implantologie ist eine weithin akzeptierte Behandlungsoption zur Wiederherstellung der Funktion und Verbesserung der Ästhetik bei teilbezahnten und unbezahnten Patienten. Die aktuellen Verfahren, diese Ziele zu erreichen, basieren eher auf klinischer Erfahrung als auf präziser wissenschaftlicher Methodik und viele Fragen zum Einfluss des Okklusionskonzepts auf die neuromuskuläre Stabilität, zur Mindestanzahl der für die Stabilität erforderlichen Kontakte, zu der für eine optimale Muskelleistung erforderlichen Vertikaldimension und zur korrekten Position der Zähne zur Abstützung der Lippe sind noch offen (jeweils alters- und geschlechtsentsprechend). Es besteht keine wissenschaftliche Übereinstimmung darüber, wie diese Aspekte geklärt werden könnten. Die Definition einer neuromuskulär ausbalancierten Okklusion für implantatgestützte Rehabilitationen erfolgt weiterhin qualitativ, klinisch und aufgrund von Erfahrungen. Um die Behandlungsoptionen besser auswählen zu können, sind quantitative Methoden auf Grundlage eines wissenschaftlichen Ansatzes zur Okklusion erforderlich.

Mit einem objektiven morphofunktionellen Ansatz kann sich die Lücke zwischen dem klinischen Ansatz und der Sichtweise des Patienten überbrücken lassen. Sofortbelastete Vollprothesen eines oder beider Kiefer sind nicht nur aus biologischer Sicht riskant, sondern auch in biomechanischer Hinsicht. Weiterhin können sich neuromuskuläre und ästhetische Aspekte in quantitativer und qualitativer Hinsicht als kritisch erweisen. Hier sind neue Verfahren erforderlich, mit denen sich das Risiko der neuen Protokolle besser abschätzen lässt.

In diesem Kapitel wird ein quantitatives Verfahren vorgestellt, mit dessen Hilfe der Arzt die Durchführung der klinischen Rehabilitation optimieren kann. Wir schlagen zusätzlich zu den derzeit in Implantologie und Prothetik verwendeten Instrumenten grundlegende noninvasive wissenschaftliche Untersuchungen vor, die zu objektiven quantitativen Daten führen. Mit diesen noninvasiven Verfahren lassen sich das im Einzelfall korrekte Okklusionsschema und die beste Position der Frontzähne für eine optimale Lippenabstützung bestimmen. Neben der klinischen Erfahrung liefert die noninvasive instrumentelle Evaluation dem Arzt zusätzliche Unterstützung bei der Behandlung seiner Patienten.

DIE SICHT DES PATIENTEN

Die absolute Zahl älterer Menschen wächst ebenso wie ihr Anteil an der Gesamtbevölkerung. Hauptursachen dieses Phänomens sind die höhere Lebenserwartung (reduzierte Sterblichkeit) und die reduzierte Geburtenrate. Diese Alterung wirkt sich stark auf die Gesellschaft und die Gesundheitsversorgung aus. Ältere Patienten haben funktionell und ästhetisch andere medizinische und zahnmedizinische Bedürfnisse als jüngere. Eine der altersbedingten Veränderungen des stomatognathen Systems ist der Verlust der Zähne. Zwar werden diese durch den Alterungsvorgang selbst nicht geschädigt, wohl aber unter anderem durch den reduzierten Zellmetabolismus, die progressive Freilegung der Zähne und Zahnschmelzabnutzung sowie eine schlechtere Reaktion auf bakterielle Angriffe. Aufgrund der

Fortschritte der präventiven und restaurativen Zahnheilkunde verlieren ältere Patienten in den Industrienationen ihre Zähne inzwischen weitaus später als frühere Generationen.

Vor der Einführung der Implantologie wurden verlorene natürliche Zähne durch Zahnersatz ersetzt, der auf den verbliebenen Zähnen und/oder der alveolären Mukosa abgestützt war. Implantatgestützter Zahnersatz kann die orale Funktion erfolgreich wiederherstellen und die Lebensqualität verbessern. Beispielsweise essen Patienten mit implantatgestützten Prothesen mit höherer Wahrscheinlichkeit frisches Obst und Gemüse und nehmen so gesunde Vitamine und Ballaststoffe zu sich.[1,2]

Wo sie biologisch und ökonomisch möglich ist, stellt die Sofortbelastung eine vorhersagbare Lösung dar.[3] Nach Feine und Lund[4] lassen sich 89 % der Abweichungen bei der allgemeinen Zufriedenheit von Patienten mit komplexen oralen Rehabilitationen auf Tragekomfort, Kauvermögen, Sprache, Ästhetik und Prothesenstabilität zurückführen. Auch die Auswirkungen auf die soziale und sexuelle Aktivität können eine wichtige Rolle spielen.[5] Der Vergleich zwischen Ober- und Unterkieferrehabilitationen zeigt, dass Ästhetik und Sprache im Oberkiefer eine größere Rolle spielen als im Unterkiefer. Trotzdem ist die Fähigkeit zu essen der wichtigste Faktor und hat für beide Kiefer die gleiche Bedeutung. Dies entspricht den Erkenntnissen von De Bruyn et al.[6], die feststellten, dass der Wunsch nach einer Implantatbehandlung des Unterkiefers überwiegend auf Beschwerden beim Essen zurückzuführen war. Im Oberkiefer sind auch ästhetische Probleme ein wichtiger Faktor. Ob dieses spezifische Bedürfnis nach beschwerdefreiem Essen nach Abschluss der Behandlung erfüllt ist, wirkt sich auf die allgemeine Zufriedenheit mit der Sofortbelastung einer Vollprothese aus.

Aktuell belegt die klinische Evidenz, dass die Sofortbelastung im unbezahnten Kiefer die Patientenzufriedenheit hinsichtlich Komfort, Funktion und Ästhetik deutlich verbessert.[7]

Dieser positive Effekt nimmt mit der definitiven Rehabilitation noch weiter zu. Die Zufriedenheit wächst, wenn der erreichte Esskomfort den präoperativen Wünschen und Bedürfnissen der Patienten entspricht.[6] Eine weitere deutliche Verbesserung bei Esskomfort, Sprechkomfort und Ästhetik wird erreicht, wenn die provisorische durch die definitive Prothese ersetzt und/oder eine zusätzliche Extension von einem Prämolaren beidseits an den definitiven Zahnersatz angehängt wird. Generell erfüllen kürzere Zahnbögen aus Frontzähnen und Prämolaren bereits die Bedürfnisse einer funktionellen Bezahnung.[8] Der Esskomfort scheint jedoch bei zusätzlichen distalen Extensionen zuzunehmen. In diesen Fällen geben die Patienten an, dass sie problemlos Speisen jeder Konsistenz zu sich nehmen können.

DIE SICHT DES ARZTES

Es gibt zu wenige objektive morphologische und funktionelle Kriterien bei der Behandlung unbezahnter Patienten. Mithilfe noninvasiver morphofunktioneller Methoden lassen sich im Einzelfall klinische Daten erheben, die als Bezugswerte für die stomatognathen Dimensionen herangezogen werden können.

OBERFLÄCHENELEKTROMYOGRAFIE

Die Oberflächenelektromyografie (OEMG) der Kaumuskulatur ist eines der noninvasiven, kostengünstigen Werkzeuge, mit denen der Arzt das muskuläre Gleichgewicht und die Koordination bei statischen (Zusammenbeißen, Schlucken) und dynamischen Aktivitäten (Kauen) verifizieren und quantifizieren kann.[9] Sie schließt allerdings eine Reihe technischer und biologischer Variablen mit ein, darunter Instrumentation und Messprotokoll, Fähigkeiten des Untersuchers, Hautwiderstand sowie Position der Muskeln und motorischen Punkte im Verhältnis zu den Elektroden.[10,11] Nichtsdestoweniger konnte gezeigt werden, dass das OEMG der Kaumuskulatur bei Verwendung standardisierter Protokolle eine effektive Möglichkeit zur funktionellen Beurteilung des stomatognathen Systems darstellt, die eine hohe Reproduzierbarkeit besitzt.[10,12–17]

In den 1990er-Jahren entwickelten Ferrario und seine Gruppe standardisierte Protokolle zur Überwindung der Einschränkungen der OEMG und schlugen mehrere Indizes zur Untersuchung der Koordination und des Gleichgewichts zwischen den Kaumuskeln sowie deren Beziehung zur fazialen Morphologie, zu Okklusionskontakten, zur Ermüdung und zur allgemeinen posturalen Stabilität vor.[12,18–23] In der Folge setzten sie ihre Methode zur Diagnose und Beurteilung der Ergebnisse verschiedener klinischer Behandlungsansätze ein, wobei sie sich auf Prothetik, temporomandibuläre Störungen, Kieferorthopädie und orthognathe Chirurgie konzentrierten.[9,24–33]

DREIDIMENSIONALE ANALYSE DER FAZIALEN WEICHGEWEBE

Derzeit sehen sich Mediziner und Zahnmediziner mit wachsenden Ansprüchen an die Behandlung konfrontiert (insbesondere hinsichtlich der Ästhetik), denen sie mit den modernsten Instrumenten und Methoden zur Diagnostik und Behandlungsplanung begegnen sollten. Außerdem sollten sie mit den objektiv quantifizierbaren fazialen Merkmalen vertraut sein, die derzeit von der Öffentlichkeit als attraktiv empfunden werden.

Die Beurteilung der fazialen Weichgewebe sollte dreidimensional (3-D) und möglichst

mit noninvasiven Methoden erfolgen.[34–38] Die moderne Technik bietet zahlreiche Computerbasierte Instrumente zur detailgetreuen Rekonstruktion der Gesichtsanatomie an.[39] Die mit diesen Instrumenten gewonnenen Daten können zur Darstellung und Simulation der Behandlung verwendet werden.[34] Kontaktfreie optische Digitizer (v. a. Laserscanner und Stereofotogrammetriegeräte) ermöglichen die rasche Digitalisierung des Gesichts (ein Scan von Ohr zu Ohr dauert weniger als eine Sekunde) und liefern eine ausführliche Analyse der Weichgewebeoberfläche (ABB. 15-1). Kontaktinstrumente (elektromagnetische und elektromechanische Digitizer) digitalisieren diskrete Orientierungspunkte der Weichgewebe, deren Koordinaten für mathematische und geometrische Gesichtsmodelle herangezogen werden. Außerdem können ähnlich wie in der konventionellen Anthropometrie Winkel, Abstände und Quotienten ermittelt und Berechnungen der Oberflächenbereiche und des Volumens durchgeführt werden.

Seit der Mitte der 1990er-Jahre gehörten Ferrario et al. zu den ersten Anwendern von digitalen 3-D-Instrumenten zur noninvasiven Analyse fazialer Weichgewebe bei gesunden Probanden und Patienten.[39] Zunächst wurden diese Instrumente nur in Forschungslabors eingesetzt und die Patienten mussten zur Bildgebung bewegt werden. Derzeit scheinen die computergesteuerten Instrumente ausreichend zuverlässig, einfach und schnell einsetzbar zu sein, um auch im klinischen Alltag Anwendung finden[40] und so nützliche quantitative

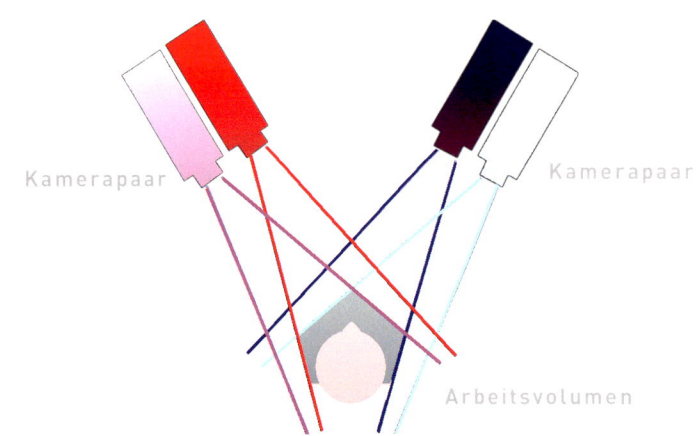

Abb. 15-1 Schematische Darstellung eines Stereofotogrammetriegeräts zur Analyse der fazialen Weichgewebe. Zwei Kamerapaare zeichnen von links und rechts die Gesichtsmerkmale auf. Das Arbeitsvolumen (grau) entspricht dem Bereich, der von mindestens zwei Kameras mit nicht parallelen optischen Achsen erfasst wird. Nach der Kalibrierung kann der Computer die 3-D-Koordinaten von jedem Punkt des Arbeitsvolumens ermitteln.

Kamerapaar   Kamerapaar

Arbeitsvolumen

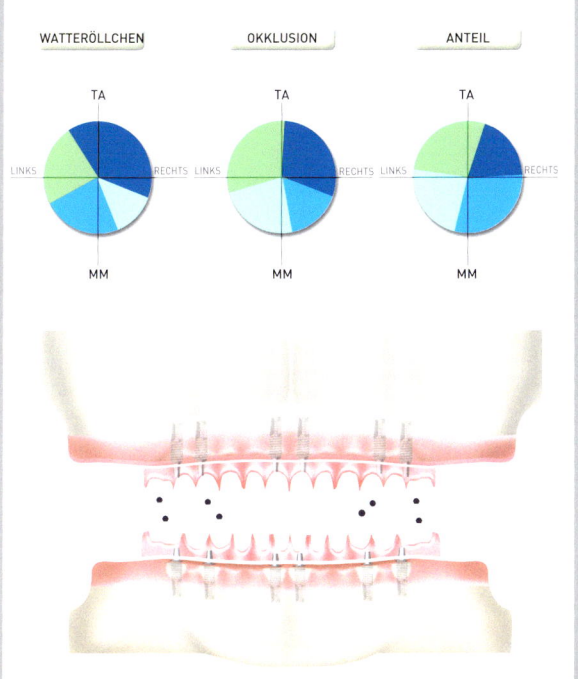

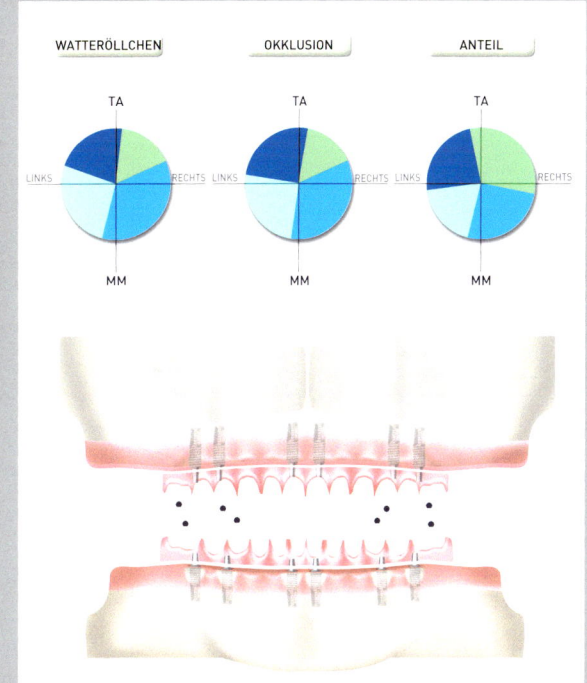

2A	2B
	2C

Abb. 15-2a Berechnung der standardisierten EMG-Indizes bei einem Patienten mit sofortbelasteter implantatgestützter Vollprothese mit Kontakten an den ersten Prämolaren und ersten Molaren. Die erste MVC-Aufzeichnung (Standardaufzeichnung) erfolgt mit Watteröllchen (linkes Tortendiagramm), die zweite MVC-Aufzeichnung in Interkuspidation (mittleres Tortendiagramm). Das rechte Tortendiagramm gibt das Verhältnis zwischen den Aufzeichnungen in Interkuspidation und der Standardaufzeichnung an. Beim vorliegenden Test beträgt der POC des M. masseter (MM) 87,2 %, des M. temporalis (TA) 85,1 % und der Drehmomentkoeffizient 92,3 %. Alle Werte liegen innerhalb des Normalbereichs. Hellgrün = M. temporalis anterior (TA) links; dunkelblau = TA rechts; blau = M. masseter (MM) rechts; hellblau = MM links.

Abb. 15-2b Bei diesem Patienten mit der gleichen prothetischen Rehabilitation mit ähnlichen antagonistischen Zahnkontakten betrug der POC des M. masseter (MM) 85,7 %, der POC des M. temporalis (TA) 88,5 % und der Drehmomentkoeffizient 91,8 %. Alle Werte liegen innerhalb des Normalbereichs.

Abb. 15-2c Im Gegensatz dazu weist dieser letzte Patient eine sehr asymmetrische standardisierte Kontraktion der Mm. temporales auf (POC M. temporalis [TA] = 22,9 %) mit Überwiegen des linksseitigen Muskels. Der POC des M. masseter (MM) liegt im Normalbereich (84,9 %), während der Drehmomentkoeffizient ein deutlich nach lateral abweichendes Paar aufweist (64,6 %). Wie im Bild zu sehen, ähneln die prothetische Rehabilitation und die antagonistischen Zahnkontakte denen der anderen Patienten.

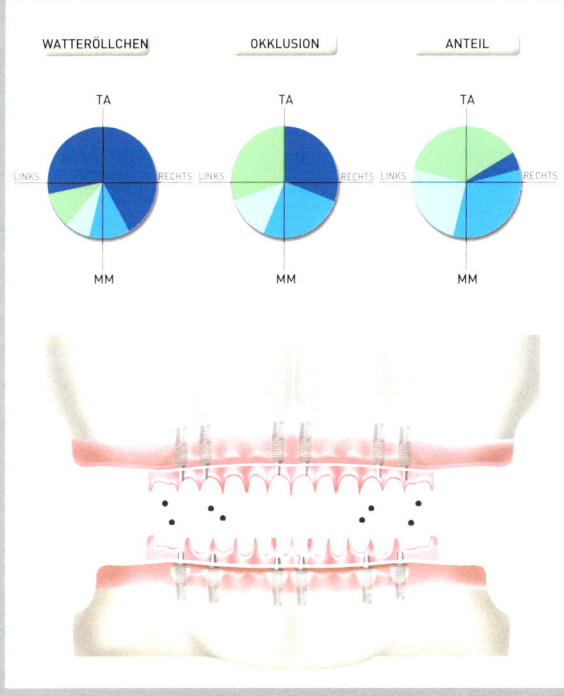

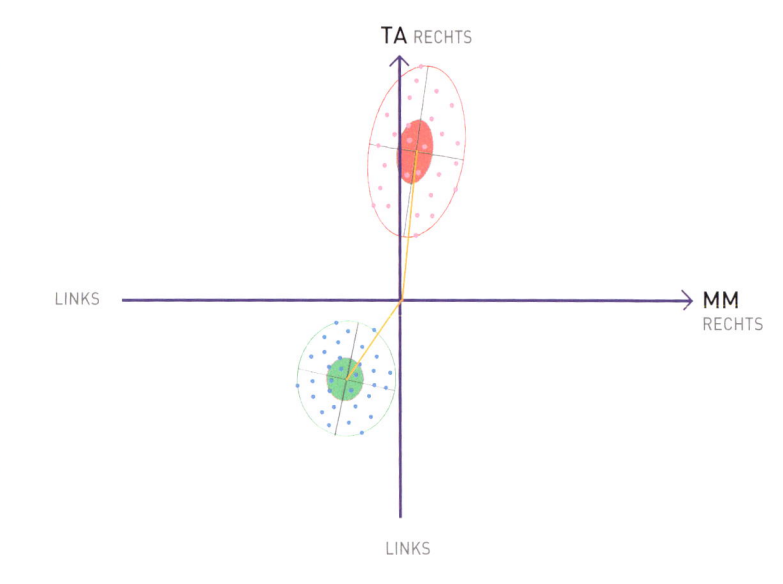

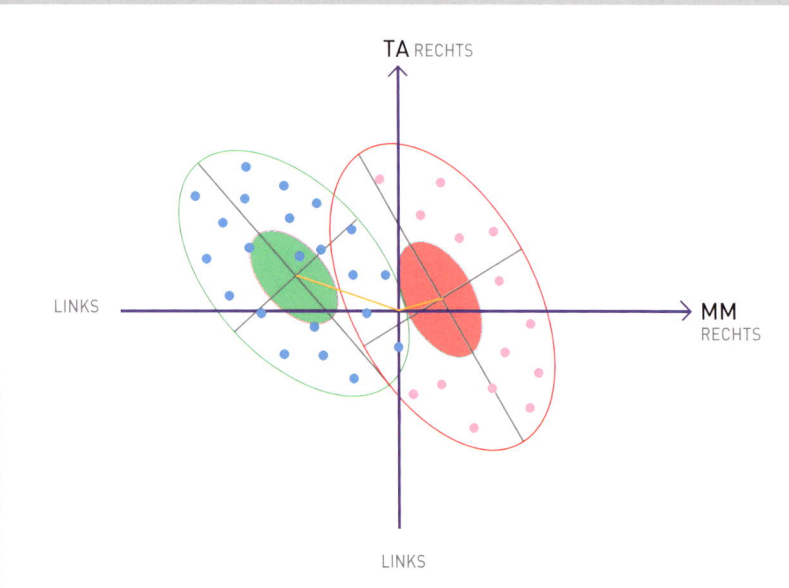

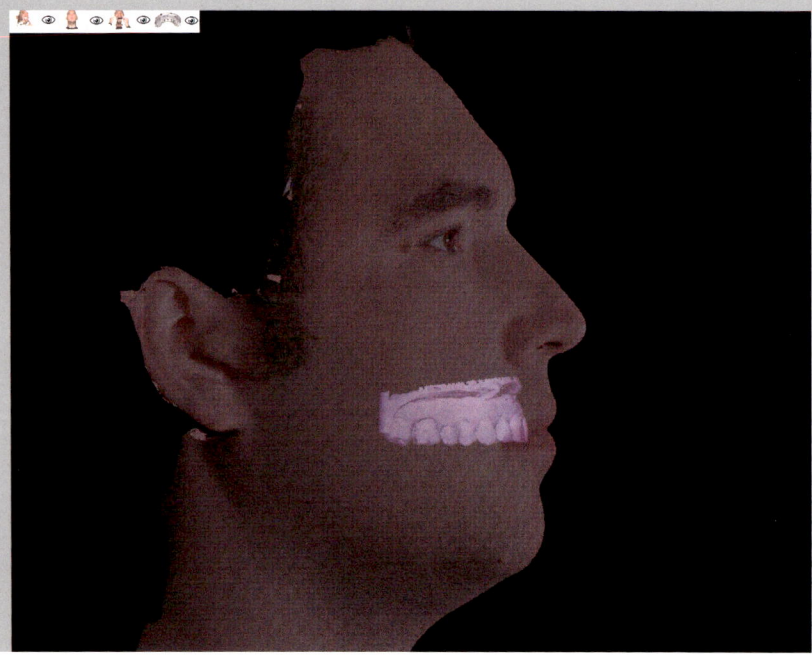

3A

3B

4

Abb. 15-3a Beispiel für die Auswertung des rechts- und linksseitigen Kauens. Die Kaubewegungen wurden während einseitiger Kaugummitests ermittelt (rechtsseitig: pinkfarbene Punkte; linksseitigen: blaue Punkte); gleichzeitig wurde die Aktivität der rechts- und linksseitigen Mm. masseteres (MM, x-Achse) und temporales anteriores (TA, y-Achse) aufgezeichnet. Jeder Punkt entspricht einer einzigartigen Kombination aus der gleichzeitigen Kontraktion der MM und TA. Ebenfalls gezeigt sind der relevante 90-%-Standard (extern) und die Konfidenzellipsen (intern). Während des rechtsseitigen Kautests überwogen die Muskeln der Arbeitsseite (Muskeln der Arbeitsseite: 67 % der standardisierten Muskelarbeit; Muskeln der Balanceseite: 33 % der standardisierten Muskelarbeit). Beim linksseitigen Kautest übernahmen die Muskeln der Arbeitsseite 76 % der standardisierten Muskelarbeit. Der Symmetrieindex beträgt 74 %. Bei beiden Tests zeigt der Patient eine gute neuromuskuläre Koordination mit kleinen Ellipsen, die mathematisch der Punktgruppe (Kauaktionen) mit ähnlichen Kombinationen der Kontraktionen der Kaumuskeln entsprechen.

Abb. 15-3b Rechts- (pinkfarbene Punkte) und linksseitiger (blaue Punkte) Kautest bei einem Patienten mit reduzierter neuromuskulärer Koordination. Während des rechtsseitigen Kautests überwogen die Muskeln der Arbeitsseite (Muskeln der Arbeitsseite: 57 % der standardisierten Muskelarbeit). Beim linksseitigen Kautest überwog der M. masseter (MM) der Arbeitsseite gegenüber demjenigen der Balanceseite, während für den Mm. temporalis anterior (TA) das Umgekehrte galt (hellgrüne Ellipse). Im Vergleich zu den Daten in Abb. 15-3a wurden beide Kautests mit reduzierter Koordination durchgeführt: Die Punkte (die einzelnen Kauzyklen) bedecken einen größeren Bereich (größere Ellipsen), weil alle Kauzyklen mit unterschiedlich starken gleichzeitigen Kontraktionen der Kaumuskeln erfolgt sind. Der Symmetrieindex beträgt 50 %.

Abb. 15-4 Dreidimensionale Reproduktion der fazialen Weichgewebe und des oberen Zahnbogens eines Gesunden. Die fazialen Weichgewebe wurden stereofotogrammetrisch erfasst und mit einem 3-D-Laserscan des Oberkiefermodells überblendet. Die relative Position der dentalen Gewebe zur Oberfläche des Gesichtes ist gut zu erkennen. Eine ausführliche Beschreibung des Verfahrens findet sich bei Rosati et al.[42]

Informationen liefern zu können, die eine bessere Patientenversorgung ermöglichen, ohne dass die Patienten potenziell schädlichen Verfahren ausgesetzt werden müssen.

Die Instrumente können auch in Kombination mit anderen digitalen Informationen zu den Zahnbögen und dem darunter liegenden Skelett ausgewertet werden, sodass eine vollständige Beschreibung des Patienten möglich ist.[41,42]

NEUROMUSKULÄRE STABILITÄT: OEMG

Das gegenwärtige Verständnis von Okklusion, Okklusionskraftverteilung und verschiedenen Okklusionskonzepten macht ein umfassenderes neurophysiologisches Wissen erforderlich, als es die derzeit verwendeten stereotypen morphologischen Standards liefern. Tatsächlich gibt es derzeit nur wenige oder gar keine ausreichenden Belege, anhand deren sich ein bestimmtes Okklusionskonzept empfehlen ließe. Deshalb wurde ein Verfahren entwickelt, mit dem ermittelt werden kann, ob die Okklusion allgemein Auswirkungen auf die neuromuskuläre Situation des Patienten hat.[12] Diese Methode ist in der Literatur gut beschrieben und umfasst eine standardisierte Aufzeichnung, bei der okklusale (dentale) Kontakte eliminiert werden, sowie mehrere statische und dynamische Aufzeichnungen mit denselben Elektroden und demselben Instrument.

Die Mm. masseteres und temporales anteriores werden auf beiden Seiten untersucht,[12,15] ihre EMG-Aktivität aufgezeichnet und das EMG-Signal über 25 ms gemittelt.

STANDARDISIERUNG VON ABLEITUNGEN UND BERECHNUNGEN

Zur Standardisierung der EMG-Potenziale der untersuchten Muskeln bei Zahnkontakt werden zwei 10 mm dicke Watteröllchen auf die Okklusionsfläche der unteren ersten und zweiten Molaren gelegt und 5 Sekunden lang bei maximalem willkürlichem Zusammenbiss (maximum voluntary clench, MVC) gemessen.[12,20] Für jeden Muskel wird das mittlere Potenzial auf 100 % eingestellt. Alle weiteren EMG-Potenziale werden als Anteile dieses Wertes ausgedrückt.

In der Folge sollten die standardisierten EMG-Werte nur von den Okklusionsflächen abhängen, da die Variabilität durch Haut- und Elektrodenwiderstand, Elektrodenplatzierung und relative Muskelhypo- oder -hypertrophie durch diese Art der Standardisierung ausgeschaltet sein sollte.

STATISCHE AUSWERTUNG (MVC): DATENERHEBUNG UND -AUSWERTUNG

Die EMG-Aktivität wird während des maximalen Zubisses (MVC) in Interkuspidalstellung ermittelt (statischer isometrischer Test). Der Patient wird aufgefordert, mit größtmöglicher Kraft die Zähne zusammenzubeißen und dieses Kontraktionsniveau für 5 Sekunden zu halten. Die während des Tests aufgezeichneten EMG-Potenziale werden für jeden Patienten und Muskel als Prozentsatz des mittleren Potenzials während des Standardisierungstests ausgedrückt (MVC auf Watteröllchen).

Zur Ermittlung der Muskelsymmetrie werden die EMG-Wellen der Muskelpaare (rechter und linker M. masseter und M. temporalis anterior) durch Berechnung eines Prozentüberlappungskoeffizienten (POC) verglichen, der einen Index für die symmetrische Verteilung der muskulären Aktivität bei Okklusion darstellt[12,20] (ABB. 15-2).

Die so aufgezeichneten EMG-Wellen werden weiter ausgewertet, um mögliche Seitenabweichungen des Unterkiefers durch nicht balancierte Kontraktionen der kontralateralen Mm. masseter und temporalis anterior zu ermitteln (z. B. des rechten M. temporalis und des linken M. masseter). Unter Berücksichtigung der Ausrichtung der Kraftwirkung der Mm. masseter und temporalis anterior kann eine

Serie mit Seitenabweichungen des Unterkiefers produziert werden. Sie wird durch die Berechnung des Drehmomentkoeffizienten bestätigt.

Zum Vergleich der standardisierten Muskelaktivitäten der Mm. masseter und temporalis anterior wird ein anteroposteriorer Koeffizient (APC) berechnet, der dem Verhältnis der nicht überschneidenden zu den überschneidenden Bereichen der Mm. masseteres und temporales anteriores auf beiden Seiten entspricht.[20] Sind die standardisierten Muskelpotenziale zwischen den beiden untersuchten Kaumuskeln nicht balanciert, ist der Okklusionsschwerpunkt (MVC der Okklusionsflächen im Vergleich zum MVC mit Watteröllchen) nach anterior (Überwiegen des M. temporalis anterior) oder posterior (Überwiegen des M. masseter) verlagert.

Für jedes der 120 beim EMG aufgezeichneten Intervalle, von jeweils 25 ms Länge, werden diese drei Indizes berechnet (POC oder Asymmetrie, Drehmoment, anteroposteriorer Koeffizient). Auf diese Weise wird die gesamte Wellenform berücksichtigt, auch wenn die EMG-Signale im Aufzeichnungszeitraum variieren. Im Gegensatz dazu vergleichen die klassischen Indizes der Asymmetrie, der Aktivität und des Drehmoments zwar die mittlere EMG-Aktivität der Kaumuskelpaare während standardisierter Aktivitäten, liefern aber nur eine grobe, ungenaue Einschätzung des Phänomens, da sie nicht die gesamte Wellenform, sondern nur einzelne Durchschnittswerte berücksichtigen.

Die mittleren Gesamtaktivitäten (Mm. masseter und temporalis anterior) während des maximalen Zusammenbisses wurden als Integralflächen der standardisierten EMG-Potenziale entlang einer Zeitachse aufgezeichnet.[12]

DYNAMISCHE BEURTEILUNG (KAUTEST): DATENERHEBUNG UND -AUSWERTUNG

Kauen ist eine komplexe neuromuskuläre Aufgabe, bei der ein externer Reiz (Nahrung) eine facettenreiche Reaktion aus willkürlichen und unwillkürlichen Aktivitäten provoziert.[43] An dieser Aufgabe sind mehrere Kopfmuskeln (Kaumuskeln, Zungen-, Lippen-, Gaumen- und Wangenmuskeln), Speicheldrüsen und Halsmuskeln beteiligt. Kauen ist ein zyklischer Vorgang, bei dem die Kaumuskeln in mehr oder weniger regelmäßigen Abständen aktiviert und gehemmt werden. Aus klinischer Sicht müssen diese komplexen Bewegungen in klinisch verwendbare Informationen umgewandelt werden.

Ferrario et al.[27] untersuchten die Koordination dieser gleichzeitigen Muskelaktivitäten mithilfe eines grafischen Verfahrens, bei dem die standardisierten Aktivitäten der rechten und linken Mm. masseteres und temporales anteriores die Koordinaten eines kartesischen Koordinatensystems sind (x-Achse: Aktivitäten des linken und rechten M. masseter; y-Achse: Aktivitäten des linken und rechten M. temporalis anterior) (ABB. 15-3).

Die OEMG-Aktivität der Mm. masseteres und temporales anteriores wird während einseitigen Kaugummikauens (links und rechts) aufgezeichnet. Die Patienten werden gebeten, bewusst einseitig mit den Seitenzähnen in der für sie normalen Frequenz zu kauen. Die in den ersten 15 Sekunden jedes einseitigen Kauvorgangs erzeugten EMG-Potenziale werden aufgezeichnet und standardisiert (wie oben beschrieben).

In diesem Intervall finden etwa 15 bis 20 Kauzyklen statt und für jeden Test wird die Kaufrequenz ermittelt. Anschließend erfolgt eine statistische bivariate Analyse der gleichzeitigen Aktivitäten der links- und rechtsseitigen Mm. masseteres und temporales.[27] Diese Auswertung liefert eine Ellipse, anhand deren sich die Wiederholbarkeit der Kontraktionsmuster der untersuchten Muskeln während des einseitigen Kaugummikauens ermitteln lässt: Kleine Ellipsen entsprechen gut wiederholbaren Muskelmustern, große sprechen hingegen für eine höhere Variabilität bei derselben Aufgabe.[9] Zum Vergleich der Symmetrie der Muskelmuster beim rechts- und linksseitigen Test wird der mastikatorische Symmetrieindex (SMI) berechnet.[27]

Die mittleren Gesamtaktivitäten (Mm. masseter und temporalis anterior) während des maximalen Zusammenbisses werden als Integralflächen der standardisierten EMG-Potenziale entlang einer Zeitachse aufgezeichnet; anschließend wird der Anteil der Arbeits- und Balanceseite zur muskulären Gesamtaktivität berechnet.[27,29]

OEMG DER NEUROMUSKULÄREN STABILITÄT VON IMPLANTATGESTÜTZTEN PROTHESEN

Der korrekte Einsatz der OEMG in der Zahnmedizin liefert dem Arzt Informationen über konkrete Auswirkung der okklusalen Rehabilitationen auf die Okklusion des jeweiligen Patienten. Durch ein besseres Verständnis der individuellen Anpassungsfähigkeit des Nervensystems (Plastizität) kann der Arzt etablierte prothetische (oder kieferorthopädische) Konzepte auf die vorhandene Kaufunktion und das Bissmuster anwenden. Wie andernorts beschrieben,[9,27,29] passt sich das Nervensystem ausgesprochen gut an Veränderungen durch zahnmedizinische Behandlungen an. Trotzdem sollten alle Rehabilitationen auf die individuelle Situation zugeschnitten werden und mit dem Ziel erfolgen, eine neuromuskulär harmonische Situation herzustellen.[25,30,31]

Implantatgestützte Prothesen verbessern unter Erhalt der Knochenstruktur und der Innervation die Zufriedenheit und die Kaueffizienz unbezahnter Patienten.[4,44] In zahlreichen Studien wurden die Kaukraft, die Kaubewegungen und die OEMG der Kaumuskeln metrisch erfasst, wobei festzustellen war, dass sich alle Parameter nach dem Abschluss der verschiedenen Rehabilitationsphasen allmählich verbessern.[2,4,9,27,29,45,46] So stellten Heckmann et al.[2] vor Kurzem in einer Longitudinalstudie fest, dass die neuromuskuläre Anpassung an eine implantatgestützte prothetische Rehabilitation nach Zahnlosigkeit allgemein

allmählich auf die Werte beim Gesunden ansteigt. Diese bessere neuromuskuläre Situation war auch zehn Jahre nach Abschluss der klinischen Behandlung noch gegeben.

Wir haben in unserem Labor Patienten mit unterschiedlichen prothetischen Rekonstruktionen untersucht und mit Probanden mit natürlicher Bezahnung verglichen. Insgesamt zeigte das OEMG, dass die neuromuskuläre Koordination beim Kauen (Wechsel aus Muskelkontraktion und -inhibition) offenbar von der Art der Abstützung der Okklusionsflächen abhängt: Das Fehlen parodontaler Rezeptoren veränderte sowohl die dynamische (Kauen) als auch die statische Leistung (MVC).[9,27] Bei Patienten ohne Zahnwurzeln fallen die Rezeptoren des Desmodonts weg, ein Mangel, der durch die in Gingiva, Alveolarmukosa und Knochen eingebetteten externen Rezeptoren ausgeglichen werden sollte.[44] Die Anzahl der Knochenrezeptoren scheint im Knochen um osseointegrierte Implantate zuzunehmen, was zum Teil das insgesamt bessere Abschneiden von implantatgestützten Prothesen im Vergleich zu schleimhautgetragenen Prothesen erklärt.

BEDEUTUNG FÜR DIE KLINIK

Die Ergänzung der konventionellen, rein morphologischen Ansicht durch eine messbare funktionelle Perspektive hilft dem Arzt dabei, bei minimaler Anzahl von Kontakten in der Horizontalebene ein komplettes Okklusionskonzept für den Patienten zu entwerfen, wie es für ein normales neuromuskuläres Gleichgewicht bei maximalem Zubiss erforderlich ist (POC der Mm. masseter und temporalis über 83 % bis 85 %, TC über 90 % und Muskelaktivität insgesamt etwa 100 %). Nach der Erfahrung der Autoren müssen mindestens vier Kontaktpunkte vorhanden sein. Auf diesen Punkten wird das individuelle Okklusionskonzept aufgebaut, wobei mindestens ein Kontaktpunkt auf der geneigten Ebene (Höcker) des jeweiligen antagonistischen Zahns vorhanden sein muss, um die Kaueffizienz zu erhalten. Die

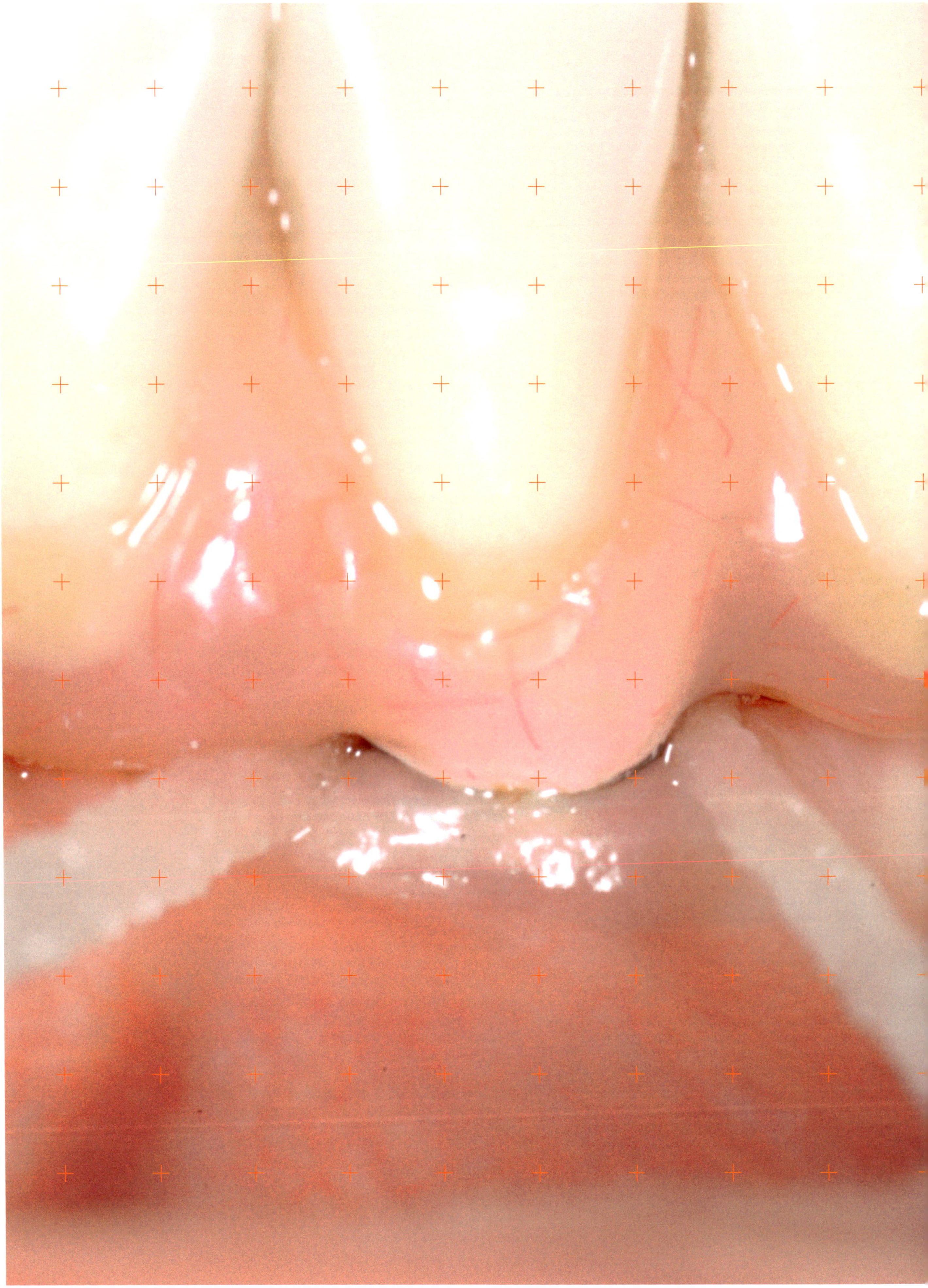

M. BASSO
F. BIANCHI

Implantatpflege

16

16

Der Begriff Implantatpflege bezeichnet eine Reihe von Verfahren, mit deren Hilfe die Gesundheit der periimplantären Strukturen, speziell der Mukosa und des Alveolarknochens, auf lange Sicht bewahrt werden soll.[1–3] Wie bei natürlichen Zähnen basiert auch die Implantatpflege auf der systematischen Plaqueentfernung und der Prävention von Zahnsteinbildung, Proliferation pathogener Bakterien und akuten oder chronischen Entzündungen.[4,5] Die korrekte Pflege wird vor allem durch die tägliche häusliche Mundhygiene sichergestellt. Allerdings ist die häusliche Mundpflege für stabile klinische Langzeitergebnisse meistens unzureichend, sodass regelmäßige Kontrollen und professionelle Zahnreinigungen geplant werden müssen. So wurde gezeigt, dass auch bei Patienten mit optimaler Compliance trotz sehr sorgfältiger Mundhygiene häufig Zahnstein und Entzündungen auftreten, wenngleich meist erst später als bei Patienten mit schlechterer häuslicher Mundpflege. Außerdem wird die Mundhygiene von vielen Faktoren beeinflusst, wie den Rauch- und Essgewohnheiten, der Geschicklichkeit, ungünstigen oralen Umgebungsbedingungen und medizinischen Aspekten. Daher scheint eine enge Zusammenarbeit zwischen Zahnarzt, Prophylaxehelferin und Patient für eine erfolgreiche Implantatpflege unabdingbar zu sein.

Die Bedeutung der professionellen Pflege wird durch die Beobachtung belegt, dass bei Patienten, die nicht regelmäßig zur Kontrolle vorstellig werden, sehr häufig eine periimplantäre Mukositis auftritt.[6–10] Allerdings lässt die gegenwärtig vorliegende wissenschaftliche Evidenz keine Aussagen über die optimale Häufigkeit regelmäßiger Kontrollen und professioneller Zahnreinigungen zu.[3] Bereits vor vielen Jahren[11] wurde berichtet, dass ein Recall-Programm in Intervallen von drei Monaten die Prävention von Karies und Parodontalerkrankungen hinsichtlich Hygiene und Plaquebildung deutlich verbesserte. Es darf jedoch vermutet werden, dass nicht alle Patienten in Abständen von drei Monaten vorstellig werden müssen und das Pflegeprogramm am besten individuell anzupassen ist. So könnte ein typisches Pflegeprogramm im ersten postoperativen Jahr dreimonatige Recalls vorsehen, während die Intervalle anschließend – abhängig von der Compliance des Patienten – auf vier bis sechs Monate reduziert werden. Da mittel- bis langfristiges Implantatversagen überwiegend durch Bakterien verursacht wird,[4,12–18] sollte der Patient auf die Bedeutung der Pflege im Rahmen des implantatprothetischen Rehabilitationsprogramms hingewiesen werden.

EINFLUSSFAKTOREN DER PFLEGE

Obwohl die Pflegeziele von sofortbelasteten und konventionellen Implantaten gleich sind, kommen bei sofortbelasteten Implantaten einige Faktoren ins Spiel, die ein modifiziertes Vorgehen verlangen. Faktoren, welche die Ausführung und Planung der Pflege bei Sofortbelastung beeinflussen, sind vor allem:
- Weichgewebeheilung
- Schmerzen
- Chirurgische Technik
- Art der Rehabilitation
- Prothetische Materialien

- Mundpflegegewohnheiten
- Lokaler und systemischer Gesundheitszustand

WEICHGEWEBEHEILUNG

Bei Rehabilitationsverfahren mit Sofortbelastung werden die implantatgestützten Prothesen innerhalb von 48 Stunden nach der Implantation eingesetzt. Dies bedeutet, dass die Weichgewebe zu dem Zeitpunkt, an dem die Prothese eingesetzt wird, noch durch das Operationsgeschehen traumatisiert und häufig noch ödematös sind [ABB. 16-1A]. Oft wird das Einsetzen der Prothese in den ersten beiden postoperativen Tagen durch das Ödem und die postoperative Schwellung erschwert, die bei der Abdrucknahme nicht vorhanden waren. Im Rahmen der Heilung verändern sich die Gingiva und das Weichgewebevolumen anschließend erheblich.

In den ersten Tagen nach der Implantation sind die Gewebe entzündlich infiltriert und ödematös geschwollen.[19] Mit dem Abklingen der Entzündung und der Adaptation der Gewebe an die Fixturen nimmt das Weichgewebevolumen ab, gelegentlich sogar so deutlich, sodass sich Spalten zwischen dem Zahnfleischsaum und der Basis der sofortbelasteten Prothese bilden [ABB. 16-1B BIS 16-1E]. Dies führt zur Akkumulation von Plaque, Zahnstein und Nahrungsresten und erschwert oft auch die Mundhygiene, insbesondere wenn der der gesamte Zahnbogen rehabilitiert wurde.

Zudem beginnt in den ersten postoperativen Stunden die Reparaturphase der Weichgewebe, die erst sechs bis acht Wochen später mit der Bildung eines stabilen periimplantären Epithel- und Bindegewebssiegels ihren Abschluss findet.[19,20] In dieser Phase, während der es ebenfalls zur Plaquebildung kommt, dürfen die heilenden, unreifen Gewebe nicht durch Hygienemaßnahmen traumatisiert und geschädigt werden. Bei der Planung der Mundhygiene muss diese empfindliche erste Phase berücksichtigt werden, in der möglichst atraumatische Maßnahmen erfolgen sollten.

SCHMERZEN

Wie nach Operationen häufig der Fall, können im Operationsgebiet für mehrere Tage, seltener auch Wochen Schmerzen auftreten. Diese lassen sich zwar mit entsprechenden Schmerzmedikamenten beherrschen, erschweren aber einige der Mundhygienemaßnahmen. Selbst geringe Einwirkungen auf die schmerzenden Gewebe, beispielsweise mit einer extraweichen Zahnbürste, wie sie oft empfohlen wird, können für den Patienten in den ersten Tagen nach der Operation unerträglich sein.

OPERATIONSVERFAHREN

Das Operationsverfahren ist zweifellos von entscheidender Bedeutung für postoperative Begleiterscheinungen, wie Schmerzen und Gewebeschwellung. Wichtig ist zunächst die Unterscheidung zwischen Techniken mit und ohne Lappenelevation.[21-23] Das Anlegen eines Lappens geht mit einem größeren Operationstrauma einher: Während der Operation werden Gewebe zertrennt, Knochen freigelegt und Nahtmaterialien eingebracht, was jeweils die Plaquebildung und postoperative Beschwerden fördert. Im Gegensatz dazu werden die Weichgewebe beim lappenlosen Vorgehen nur im Bereich der Implantation geschädigt und weder Knochen freigelegt noch Nahtmaterialien eingebracht. Dehalb entwickeln sich postoperativ nur ein sehr geringes Ödem und geringere Schmerzen[21] [ABB. 16-1F].

ART DER REHABILITATION

Die Sofortbelastung kann bei der Rehabilitation von Einzelzahnlücken, zahnlosen Kieferabschnitten oder vollständig unbezahnten Kiefern Anwendung finden. Die Art der Rehabilitation beeinflusst die Implantatpflege erheblich. Bei Einzelzahnrehabilitationen unterscheidet sich die Mundhygiene nur wenig von der normalen Mundpflege des Patienten. Oft müssen lediglich die ersten Wochen, während deren eine ödematöse Schwellung vorliegt und die Gewebe noch unreif sind, überstanden werden. Anschließend kann wieder ganz normal mit Zahnbürste, Zahnseide und Interdentalbürste gereinigt werden. Bei der Rehabilitation eines größeren zahnlosen Bereichs oder eines gesamten Zahnbogens sind andere Maßnahmen zur korrekten Entfernung von Plaque und Nahrungsresten erforderlich. Je ausgedehnter die Prothese ist, umso eher bilden sich problematische Nischen und Vertiefungen, die in der Frühphase der Gewebeheilung die Akkumulation von Plaque und Nahrungsresten fördern.

PROTHETISCHE MATERIALIEN

Die sofortbelastete provisorische Restauration wird normalerweise nur bis zum Abschluss der Osseointegration getragen, also für etwa vier bis sechs Monate. Wegen der geringen Tragedauer werden diese Prothesen oft aus Acrylat gefertigt, das gelegentlich direkt am Stuhl eingebracht wird, um die vorgefertigten Prothesen unmittelbar postoperativ einzupassen zu können.[24–27] Aufgrund der Materialeigenschaften ist die Prothesenoberfläche stark porös, und häufig lagern sich Nahrungsreste und Pigmente an, welche die Plaquebildung fördern. Außerdem ist die Langzeitbeständigkeit von Acrylaten nicht sehr gut, sodass die Gefahr eines partiellen oder kompletten Prothesenbruchs besteht, was die Mundhygiene weiter erschwert [ABB. 16-1G].

MUNDPFLEGEGEWOHNHEITEN DES PATIENTEN

Unabhängig von der Art der sofortbelasteten Rehabilitation muss schon vor der Behandlung viel Zeit darauf verwendet werden, den Patienten für eine gute Mundhygiene zu motivieren. Das einzige Mundpflegemodell, das den Patienten geläufig ist, wenn sie von natürlichen Zähnen oder Zahnlosigkeit auf ihren neuen implantatgestützten Zahnersatz wechseln, sind die zuvor im eigenen Mund durchgeführten Pflegemaßnahmen. Auch in Anbetracht der raschen Veränderungen der oralen Strukturen nach dem Einsetzen einer sofortbelasteten Prothese, ist dieses Modell nicht immer mit einer korrekten Implantatpflege vereinbar. Die Patienten müssen kontinuierlich motiviert, ihre Prognose überprüft, ihre Fähigkeiten ermittelt und die am besten für sie geeigneten Instrumente herausgesucht werden. In der ersten Phase nach dem Einsetzen der implantatgestützten Prothese ist die Geschicklichkeit der Patienten bei der Mundhygiene am schlechtesten. Anschließend werden sie durch Motivation und zunehmende Vertrautheit mit der neuen Rehabilitation kontinuierlich besser.

LOKALER UND SYSTEMISCHER GESUNDHEITSZUSTAND

Der lokale und systemische Gesundheitszustand wirken sich vermutlich ebenfalls auf die Mundpflege nach der Implantation aus. Die Abklärung der zahlreichen Krankheiten, welche die Implantatpflege beeinträchtigen können, muss bereits während der Implantatplanung erfolgen, da einige davon absolute Kontraindikationen der Implantation sein können (s. Kap. 5). Die Beschreibung dieser Krankheiten würde den Rahmen dieses Kapitels sprengen.

Auf jeden Fall muss bei der Planung der Mundpflege nach Sofortbelastung eines dentalen Implantats berücksichtigt werden, dass viele Krankheiten die Fähigkeit des Patienten zur Durchführung von Mundpflegemaßnahmen erschweren, so körperliche Behinderungen (der Hände, Arme und Augen), systemische Krankheiten wie Diabetes mellitus (mit Wundheilungsstörungen und reduzierter Immunantwort) sowie lokale Krankheiten, wie eine anamnestisch bekannte Parodontalerkrankung (mit der Gefahr von periimplantären Schleimhautveränderungen). Daher sollten in die Festlegung der Recall-Intervalle und die Auswahl der Hygieneinstrumente oder chemischen Behandlung während der Heilungsphase nach sofortbelasteter Implantation immer der lokale und systemische Gesundheitszustand einfließen.

WAHL DES PFLEGEPROTOKOLLS

Für eine korrekte Implantatpflege müssen folgende Bedingungen erfüllt sein: ein einfaches und effektives Protokoll, angemessene Planung von Recall und Kontrollen sowie geeignete Instrumente. Ein korrektes Implantatpflegeprotokoll bei Sofortbelastung muss die klinische Entwicklung des Patienten von der Implantation bis zur Gewebeheilung und zum Einsetzen der definitiven Prothese berücksichtigen. Tabelle 16-1 zeigt ein Beispiel für ein leicht anzuwendendes Mundhygieneprotokoll, das die Motivation des Patienten unterstützt und bereits vor dem chirurgischen Eingriff einsetzt.

Wichtig ist, dass alle Probleme, insbesondere parodontale, erkannt werden, die Kontraindikationen einer implantatprothetischen Rehabilitation wären.[28] Bei den für eine implantatprothetische Rehabilitation geeigneten teilbezahnten Patienten müssen vor der Behandlung ein parodontales Screening, eine ätiologische Therapie und eine Reevaluation erfolgen. Bei unbehandelten Parodontalerkrankungen kann die Restbezahnung als bakterielles Reservoir fungieren. Dennoch liegt die Erfolgsrate von Implantaten bei Patienten mit bekannter, behandelter und abgeheilter parodontaler Erkrankung ähnlich hoch wie bei parodontal gesunden Patienten.[17,29–32]

Ebenfalls wichtig ist die Evaluation der Patienten-Compliance. Eine implantatgestützte Rehabilitation darf nur Patienten angeboten werden, welche die Anweisungen des Zahnarztes und der Prophylaxehelferin für eine korrekte Mundhygiene befolgen können. Bei unmotivierten Patienten mit unzureichender Mundhygiene lassen sich die Gesundheit der periimplantären Gewebe sowie das mittel- bis langfristige Implantatüberleben kaum sicherstellen. Umgekehrt trägt ein gut motivierter Patient, der seine Mundpflege deutlich verändert hat, erheblich zum Erfolg bei.

Die Motivation und Schulung zur Anwendung der Hygieneinstrumente muss allmählich erfolgen, weil die Patienten in der Regel verwirrt sind, wenn alle Anweisungen zugleich erteilt werden. Es ist besser, bei einem neuen Instrument zu bleiben, bis der Patient dessen Anwendung voll verstanden hat, und erst dann ein weiteres einzuführen. Gemäß dem Pflegeprotokoll

	Präoperativ	Bis 14 Tage postoperativ	14–30 Tage postoperativ	Nach 30 Tagen	Definitive Prothese
Klinischer Befund	stabil, keine Schleimhautläsionen	ödematöse Schleimhaut in der Heilungsphase; Nähte in situ	stabilere, reifende Schleimhaut	abgeheilte, Kontaminationen ausgesetzte Schleimhaut; breite Prothesenspalten	stabile Schleimhaut
Chlorhexidin 0,25 % oder 0,12 %	als präoperatives Antiseptikum	nur bei klinischer Indikation			
Extraweiche Zahnbürste		■	■		
Normale oder elektrische Zahnbürste	■			■	■
Superfloss-Zahnseide				■	■
Kleine Interdentalbürste			■		
Große Interdentalbürste				■	
Personalisierte Interdentalbürste	optional				■
Einbüschelbürste	optional		■	■	■

Tabelle 16-1
Beispielprotokoll für die effektive Pflege sofortbelasteter Implantate und in diesem Zusammenhang nützliche Instrumente zur Mundhygiene

wird die Plaquebildung unmittelbar post-operativ nur durch chemische Maßnahmen bekämpft, niemals mechanisch. Dies geschieht vornehmlich durch Spülen mit Chlorhexidin-Mundspüllösung (0,2 % oder 0,12 %).[2,5,14,18,33] Chlorhexidin wird schon seit Langem angewendet, ist hocheffektiv und gilt allgemein als Goldstandard[34] bei der chemischen Plaquekontrolle. Es können auch Mundspülungen mit anderen aktiven Substanzen verwendet werden, wie fluorhaltige Mundspülungen, ätherische Öle[2] und Oxidanzien, allerdings sind sie in der postoperativen Behandlung signifikant schlechter wirksam. Normalerweise erfolgt die Behandlung mit antiseptischen Mundspülungen für 7 bis 14 Tage.[14] Während dieser Zeit kann eine atraumatische, extraweiche Zahnbürste eingeführt werden, mit der die betroffenen Bereiche zunächst ganz vorsichtig gereinigt werden.

Bei funktionell sofortbelasteten Restaurationen kann der Patient normalerweise nach dem Entfernen der Fäden wieder täglich Mundpflegemaßnahmen durchführen. In dieser Phase sind Mundspülungen mit Chlorhexidin meistens nicht mehr indiziert und sollten abgesetzt werden, auch um unangenehme Nebenwirkungen wie Zahnverfärbungen und Geschmackstörungen zu vermeiden. In Einzelfällen können die Mundspülungen auch länger erfolgen, um ergänzend zu den mechanischen Hygienemaßnahmen bestimmte Entzündungsreaktionen einzudämmen.

Sobald mit der häuslichen Mundpflege begonnen wird, ist die Empfehlung der korrekten Zahnpflegeprodukte von besonderer Bedeutung. In dieser Phase sehen sich die Patienten einer neuen prothetischen Restauration gegenüber, was für zuvor zahnlose Patienten eine plötzliche und signifikante Änderung bedeutet. Die präoperativ verwendeten Instrumente sind oft nicht für die Pflege der neuen Prothese geeignet. Andererseits sollten die empfohlenen Instrumente nicht zu kompliziert sein, da sonst die Gefahr besteht, dass der Patient unzureichende Pflegemaßnahmen durchführt.

Etwa zwei bis drei Wochen nach der Operation ist die Schleimhaut noch nicht voll ausgereift[19] und das Ödem noch nicht vollständig verschwunden. Die Spalten im Bereich der Prothese sind allgemein reduziert.

Wichtig ist die Wiedereinführung der mittelharten oder der elektrischen Zahnbürste, die der Patient zuvor benutzt hatte, um wieder einen besseren Reinigungseffekt zu erzielen, als mit der initial verwendeten extraweichen Zahnbürste. Bei Einzelzahnrehabilitationen oder Teilprothesen sollte zudem Zahnseide verwendet werden. Allgemein wird dazu statt normaler Zahnseide bei Teilprothesen und vor allem für Vollprothesen Superfloss-Zahnseide empfohlen (ABB. 16-1H UND I). Sie hat ein starres Ende, das in die Spalten unter der Prothese geschoben werden kann, und einen flauschigen mittleren Abschnitt, der die Plaque mit nachgewiesener Wirksamkeit entfernt. Bei entsprechenden klinischen Bedingungen kann auch der Einsatz von Interdentalbürsten empfohlen werden (ABB. 16-1J). Da das Gewebe in den ersten zwei bis drei postoperativen Wochen noch unreif und leicht geschwollen ist, sollten zunächst dünne Interdentalbürsten verwendet werden, da sie weniger traumatisierend sind als dickere.

Etwa 20–30 Tage nach der Operation nimmt das Gingivavolumen im Bereich der Prothese durch die fortschreitende Gewebereifung deutlich ab. Dieser Effekt ist an großen Rehabilitationen und Vollprothesen stärker ausgeprägt als an Einzelzahnrestaurationen, bei denen er eingeschränkter vorhanden ist oder fehlt. Die Volumenabnahme setzt sich in den ersten 60 Tagen fort, anschließend stabilisieren sich die Gewebe. Durch die Eröffnung der Spalten neben der sofortbelasteten Prothese ist nun jedoch eine vermehrte Anlagerung von Plaque und Nahrungsresten möglich, sodass die in der initialen Phase empfohlenen Pflegeprodukte nun ineffektiv sein können (SIEHE ABB. 16-1C). Daher bewähren sich nun Instrumente wie die Einzelbüschelzahnbürste für schwer zugängliche Räume und dickere

Interdentalbürsten für die inzwischen breiter gewordenen Interdentalräume, bei denen die dünneren Bürsten wirkungslos sind.

Etwa 60 Tage nach der Operation sind die Weichgewebe deutlich stabiler, und die zuvor empfohlenen Instrumente reichen meistens für eine korrekte Mundhygiene aus, bis die definitive Restauration eingesetzt werden kann. Obwohl der Instrumentensatz nicht mehr verändert werden muss, sollte der Patient mit monatlichen Kontrollen durch die abschließende prothetische Phase begleitet werden, um die Effektivität der Pflegemaßnahmen, den Gesundheitszustand der periimplantären Gewebe und die Integrität der provisorischen Versorgung zu überprüfen und gegebenenfalls eine professionelle Zahnreinigung durchzuführen. Die Patienten werden durch zunehmendes Vertrauen und Gewöhnung an die Prothese in den meisten Fällen im Umgang mit den Reinigungsinstrumenten immer geschickter.

Beim Einsetzen der definitiven Restauration nach vier bis sechs Monaten haben die Patienten bereits ausreichend Erfahrungen gesammelt, um selber effektiv für die Gesundheit der periimplantären Gewebe sorgen zu können. Die Dimension der periimplantären Gewebe ist inzwischen stabil (SIEHE ABB. 16-1B) und die Instrumente und das Pflegeprogramm können „personalisiert" werden: Abhängig von den anatomischen Bedingungen beim Patienten werden Einzelbüschelzahnbürste, Superfloss-Zahnseide und Interdentalbürsten empfohlen (ABB. 16-2). So muss beispielsweise die korrekte Größe der Interdentalbürsten für den zu reinigenden Zwischenraum ermittelt werden.

Interdentalbürsten gibt es in zahlreichen Formen und Stärken und oft sind sie das einzige geeignete Instrument. Viele der handelsüblichen Interdentalbürsten, die normalerweise von Supermärkten vertrieben und vom Patienten ausgewählt und gekauft werden, sind ungeeignet, da es sie in zu wenigen Stärken gibt. Außerdem sollten alle Interdentalbürsten für die periimplantäre Hygiene einen

mit einem Polymer oder Plastik überzogenen Metallkern (ABB. 16-3) oder einen Plastikkern besitzen, um Implantate und Prothesen zu schützen. So besteht bei konventionellen Interdentalbürsten die Gefahr, die Oberfläche der Implantate und der Prothese zu verletzen, da ihre Borsten und der Metallkern länger Kontakt mit diesen Strukturen haben. An so geschädigten Bereichen lagern sich bevorzugt Plaque und Bakterien an, da sie eine Oberfläche vorfinden, an der sie leicht festhaften können.[35] Im Laufe der Zeit führt dies zur chronischen Entzündung und Periimplantitis.

WAHL PROFESSIONELLER REINIGUNGSINSTRUMENTE

Die professionelle Zahnreinigung muss nicht nur Plaque und Zahnstein von den prothetischen Oberflächen und den Implantataufbauten entfernen, sondern auch die Integrität der gereinigten Oberflächen bewahren.[35,36] Wie bereits erwähnt, kann die Reinigung der Oberflächen von Implantatrehabilitation mit starren Metallinstrumenten, wie Küretten, Scalern oder der Spitze des Ultraschallscalers, zu irreparablen Schäden der Strukturen führen und günstige Bedingungen für bakterielle Ablagerungen schaffen.

Daher sollten auf diesen Oberflächen nur nicht aggressive Instrumente verwendet werden, vor allem solche aus Plastik, Karbon oder Polytetrafluorethylen[37,38] (ABB. 16-4). Diese Instrumente sind heute überall erhältlich und lassen sich im Autoklaven sterilisieren. Nicht aggressive Instrumente haben viele Vorteile bei der Reinigung von Implantatrehabilitationen, allerdings auch einige Nachteile: Die Instrumente sind materialbedingt leicht zerbrechlich und weniger zuverlässig und auch die Reinigungswirkung nimmt materialbedingt im Laufe der Zeit ab. Aus diesen Gründen lässt sich die Haltbarkeit solcher Instrumente nicht mit derjenigen von Metallinstrumenten

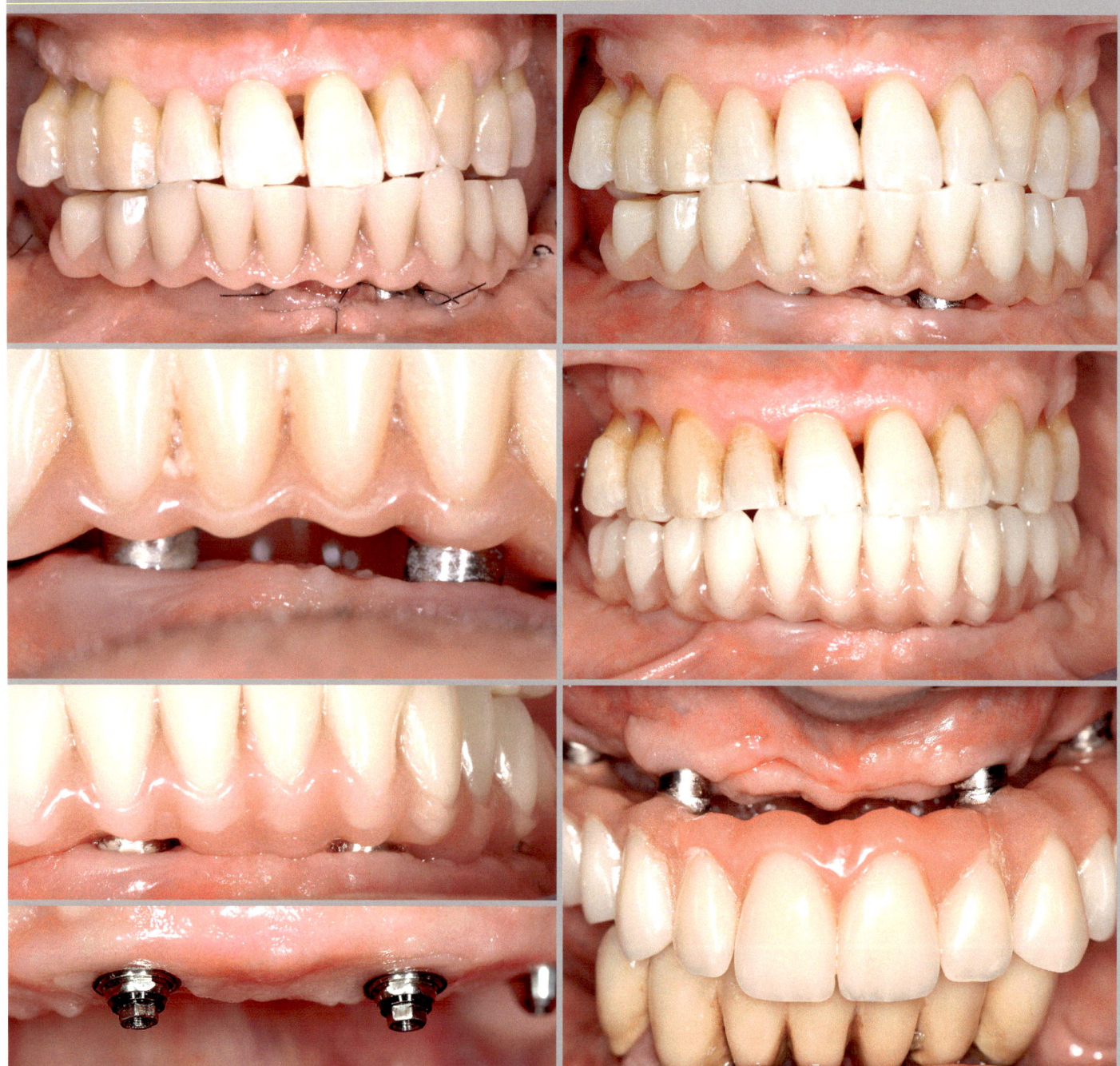

1A	1B
1C	1D
1E	1G
1F	

Abb. 16-1a Einsetzen einer sofortbelasteten Toronto-Brånemark-Prothese in den Unterkiefer. Beachte das Gewebeödem.

Abb. 16-1b Nach vier Monaten ist eine Kontraktion der periprothetischen Gewebe während der Osseointegration zu erkennen.

Abb. 16-1c Der vergrößerte Spalt zwischen Schleimhaut und Prothese erleichtert die Ansammlung von Plaque und Zahnstein auf den Fixturen.

Abb. 16-1d Inzwischen sind die Gewebe stabil, sodass eine präzise Anpassung des Prothesenrandes mit Schaffung von Reinigungskanälen möglich ist.

Abb. 16-1e Sobald der Raum zwischen Schleimhaut und Prothese geschlossen worden ist, verlangsamt sich die Ansammlung von Plaque und Zahnstein auf den Fixturen.

Abb. 16-1f Periimplantäre Schleimhaut sieben Tage nach dem Einsetzen der dentalen Implantate mit einem lappenlosen Verfahren.

Abb. 16-1g Provisorische Kunststoffprothese. Beachte neben der deutlichen Gewebekontraktion und der Plaquebildung auf den Fixturen vor allem die Fissurenlinien auf beiden Seiten der Oberkieferprothese zwischen den lateralen Schneidezähnen und den Eckzähnen.

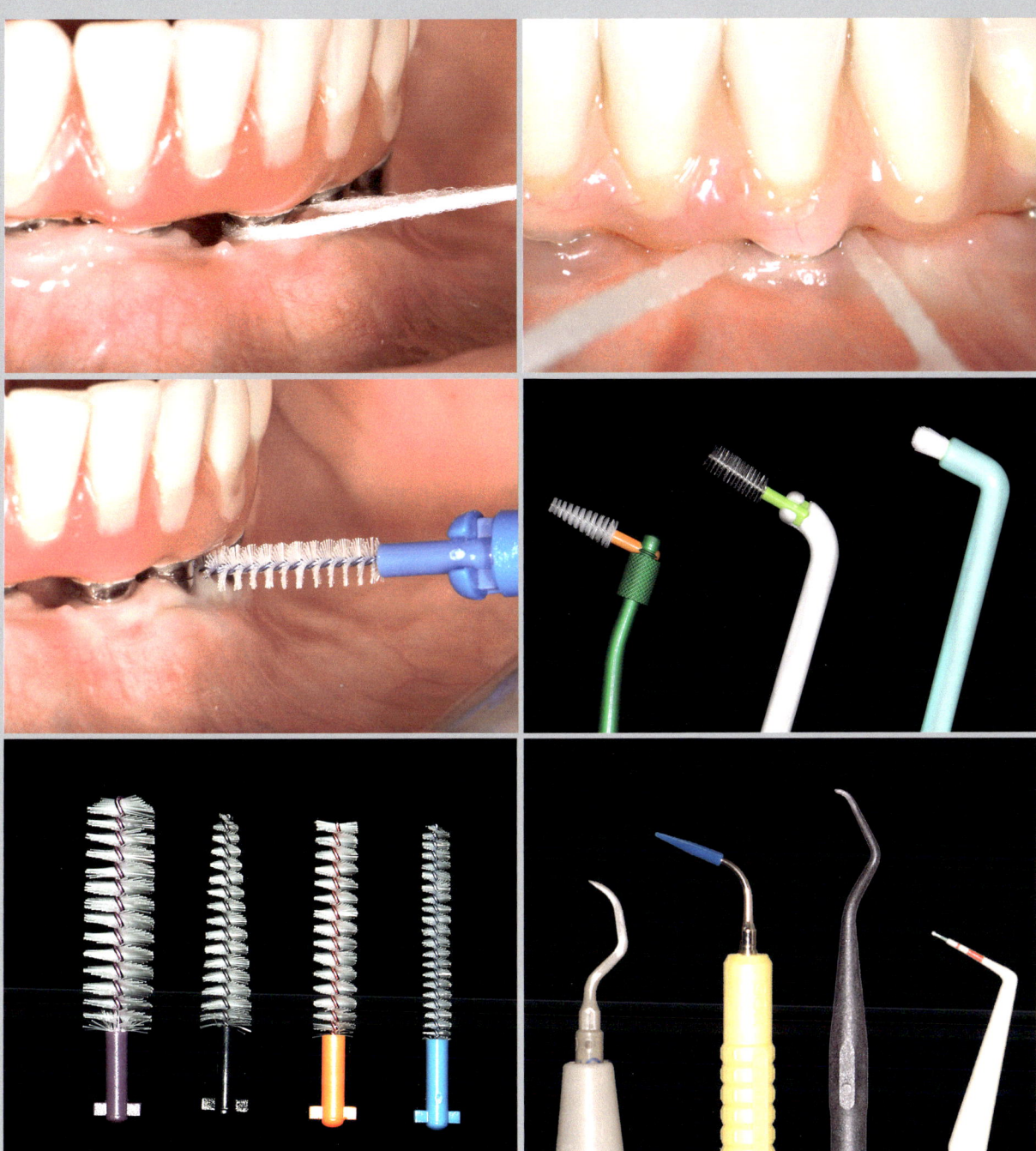

1H	1I
1J	2
3	4

Abb. 16-1h Verwendung von Superfloss-Zahnseide zur dreidimensionalen Reinigung und periimplantären Mundhygiene.

Abb. 16-1i Das starre Ende der Superfloss-Zahnseide lässt sich um die Aufbauten führen. Es ist auch bei der Pflege der definitiven implantatgestützten Prothesen hilfreich, wenn weniger Raum zur Verfügung steht als bei der provisorischen Prothese.

Abb. 16-1j Einsatz einer plastiküberzogenen Interdentalbürste. Oft sind Interdentalbürsten mit korrekter Größe am besten für die periimplantäre Reinigung bei Sofortbelastung geeignet.

Abb. 16-2 Die am häufigsten zur periimplantären Mundhygiene verwendeten Instrumente: Einzelbüschelzahnbürste und Interdentalbürsten.

Abb. 16-3 Interdentalbürsten mit kunststoffbeschichtetem Metallkern. Durch dieses Design werden die Oberflächen des Implantats und der Prothese bei der täglichen Zahnpflege vor Schäden geschützt.

Abb. 16-4 Beispiel für geeignete Instrumente zur Implantatpflege: (von links nach rechts) Plastikspitze auf einem normalen Scaler, Plastikspitze auf einem Ultraschall-Miniscaler, Kürette aus Polytetrafluorethylen, Plastiksonde.

vergleichen. In der Gesamtbilanz sind die Kosten für nicht aggressive Instrumente deutlich höher als für konventionelle Instrumente, und aufgrund der geringeren Haltbarkeit sind auch die ökonomischen Kosten höher. Da Form und Größe der professionellen Instrumente zur Implantatpflege oft nicht ideal an die implantatprothetischen Strukturen angepasst sind, sollten viele verschiedene Instrumente vorhanden sein, sodass alle beteiligten Oberflächen erreicht werden können.[38]

Nur eine Kombination der geeigneten professionellen Instrumente und die Verordnung von implantologischen Instrumenten zur häuslichen Mundreinigung gewährleistet die Integrität der prothetischen Oberflächen und garantiert ein mittel- bis langfristiges Überleben der implantatprothetischen Rehabilitation. Daher muss der Patient kontinuierlich überwacht und an die Bedeutung der häuslichen Hygiene, der regelmäßigen Kontrollen und der professionellen Zahnreinigung erinnert werden.[5]

LITERATUR

1. Cohen RE. Position paper: Periodontal maintenance. J Periodontol 2003;74:1395–1401.

2. Esposito M, Worthington HV, Coulthard P, Thomsen P. Maintaining and re-establishing health around osseointegrated oral implants: A Cochrane systematic review comparing the efficacy of various treatments. Periodontology 2000 2003;33:204–212.

3. Hultin M, Komiyama A, Klinge B. Supportive therapy and the longevity of dental implants: A systematic review of the literature. Clin Oral Implants Res 2007;18(suppl 3):50–62.

4. Brägger U. Maintenance, monitoring, therapy of implant failures. In: Lang NP, Karring T (eds). Proceedings of the 1st European Workshop on Periodontology. London: Quintessence, 1994:345–364.

5. Lang NP, Wilson TG, Corbet EF. Biological complications with dental implants—Their prevention, diagnosis and treatment. Clin Oral Implants Res 2000;11(suppl 1):146–155.

6. Pontoriero R, Tonetti MP, Carnevale G, Mombelli A, Nyman SR, Lang NP. Experimentally induced peri-implant mucositis. A clinical study in humans. Clin Oral Implants Res 1994;5:254–259.

7. Zitzmann NU, Abrahamsson I, Berglundh T, Lindhe J. Soft tissue reactions to plaque formation at implant abutments with different surface topography. An experimental study in dogs. J Clin Periodontol 2002;29:456–461.

8. Roos-Jansaker AM, Lindahl C, Renvert H, Renvert S. Nine- to fourteen-year follow-up of implant treatment. Part I: Implant loss and associations to various factors. J Clin Periodontol 2006;33:283–289.

9. Roos-Jansaker AM, Lindahl C, Renvert H, Renvert S. Nine- to fourteen-year follow-up of implant treatment. Part II: Presence of periimplant lesions. J Clin Periodontol 2006;33:290–295.

10. Roos-Jansaker AM, Renvert H, Lindahl C, Renvert S. Nine- to fourteen-year follow-up of implant treatment. Part III: Factors associated with peri-implant lesions. J Clin Periodontol 2006;33:296–301.

11. Axelsson P, Lindhe J, Nystrom B. On the prevention of caries and periodontal disease. Results of a 15-year longitudinal study in adults. J Clin Periodontol 1991;18:182–189.

12. Mombelli A, van Oosten MAC, Schurch EJ, Lang NP. The microbiota associated with successful or failing osseointegrated titanium implants. Oral Microbiol Immunol 1987;2:145–151.

13. Mombelli A, Lang NP. Antimicrobial treatment of peri-implant infections. Clin Oral Implants Res 1992;3:162–168.

14. Mombelli A, Lang NP. The diagnosis and treatment of periimplantitis. Periodontol 2000 1998;17:63–76.

15. Mombelli A. Prevention and therapy of peri-implant infections. In: Lang NP, Karring T, Lindhe J (eds). Proceedings of the 3rd European Workshop on Periodontology Implant Dentistry. Berlin: Quintessence, 1999:281–303.

16. Esposito M, Hirsch J-M, Lekholm U, Thomsen P. Biological factors contributing to failures of osseointegrated oral implants. (II) Etiopathogenesis. Eur J Oral Sci 1998;106:721–764.

17. Quirynen M, De Soete M, van Steenberghe D. Infectious risks for oral implants: A review of the literature. Clin Oral Implants Res 2002;12:1–19.

18. Roos-Jansaker AM, Renvert S, Egelberg J. Treatment of peri-implant infections: A literature review. J Clin Periodontol 2003;30:467–485.

19. Berglundh T, Abrahamsson I, Welander M, Lang NP, Lindhe J. Morphogenesis of the peri-implant mucosa: An experimental study in dogs. Clin Oral Implants Res 2007;18:1–8.

20. Lindhe J, Berglundh T. The interface between the mucosa and the implant. Periodontol 2000 1998;17:47–54.

21. Rocci A, Martignoni M, Gottlow J. Immediate loading in the maxilla using flapless surgery, implants placed in predetermined positions, and prefabricated provisional restorations: A retrospective 3-year clinical study. Clin Implant Dent Relat Res 2003;5(suppl 1):29–36

22. Becker W, Goldstein M, Becker BE, Sennerby L. Minimally invasive flapless implant surgery: A prospective multicenter study. Clin Implant Dent Relat Res 2005;7(suppl 1):S21–S27.

23. Van Steenberghe D, Glauser R, Blombäck U, et al. A computed tomographic scan-derived customized surgical template and fixed prosthesis for flapless surgery and immediate loading of implants in fully edentulous maxillae: A prospective multicenter study. Clin Implant Dent Relat Res 2005;7(suppl 1):S111–S120.

24. Cibirka R, Linebaugh ML. The fixed/detachable implant provisional prosthesis. J Prosthodont 1997;6:149–152.

25. Chee WWL. Provisional restorations in soft tissue management around dental implants. Periodontol 2000 2001;27:139–147.

26. Maló P, Rangert B, Nobre M. "All-on-four" immediate-function concept with brånemark system implants for completely edentulous mandibles: A retrospective clinical study. Clin Implant Dent Relat Res 2003;5(suppl 1):2–9.

27. Testori T, Del Fabbro M, Capelli M, Zuffetti F, Francetti L, Weinstein RL. Immediate occlusal loading and tilted implants for the rehabilitation of the atrophic edentulous maxilla: 1-year interim results of a multicenter prospective study. Clin Oral Implants Res 2008;19:227–232.

28. Mombelli A, Marxer M, Gaberthüel T, Grunder U, Lang NP. The microbiota of osseointegrated implants in patients with a history of periodontal disease. J Clin Periodontol 1995;22:124–130.

29. Karoussis IK, Salvi GE, Heitz-Mayfield LJ, Bragger U, Hammerle CH, Lang NP. Long-term implant prognosis in patients with and without a history of chronic periodontitis: A 10-year prospective cohort study of the ITI dental implant system. Clin Oral Implants Res 2003;14:329–339.

30. Karoussis IK, Muller S, Salvi GE, Heitz-Mayfield LJ, Bragger U, Lang NP. Association between periodontal and peri-implant conditions: A 10-year prospective study. Clin Oral Implants Res 2004;15:1–7.

31. Karoussis IK, Kotsovilis S, Fourmousis I. A comprehensive and critical review of dental implant prognosis in periodontally compromised partially edentulous patients. Clin Oral Implants Res 2007;18:669–679.

32. Klokkevold PR, Han TJ. How do smoking, diabetes and periodontitis affect outcomes of implant treatment? Int J Oral Maxillofac Implants 2007;22(suppl):173–202.

33. Ciancio SG, Lauciello F, Shibly O, Vitello M, Mather M. The effect of an antiseptic mouthrinse on implant maintenance: Plaque and peri-implant gingival tissues. J Periodontol 1995:66:962–965.

34. Jones CG. Chlorhexidine: Is it still the gold standard? Periodontol 2000 1997;15:55–62.

35. Fox SC, Moriarty JD, Kusy RP. The effects of scaling a titanium implant surface with metal and plastic instruments: An in vitro study. J Periodontol 1990;61:485–490.

36. Dmytryk JJ, Fox SC, Moriarty JD. The effects of scaling titanium implant surfaces with metal and plastic instruments on cell attachment. J Periodontol 1990;61:491–496.

37. Rühling A, Kocher T, Kreusch J, Plagmann HC. Treatment of subgingival implant surfaces with Teflon coated sonic and ultrasonic scaler tips and various implant curettes. An in vitro study. Clin Oral Implants Res 1994;5:19–29.

38. Chen S, Darby I. Dental implants: Maintenance, care and treatment of peri-implant infection. Aust Dent J 2003;48:212–220.

Fähigkeiten
des Arztes

Patientenwünsche

**Evidenzbasierte
Medizin**

Beste verfügbare Evidenz

M. DEL FABBRO
T. TESTORI

Patientenzentrierte Ergebnisse: die Sicht des Patienten

17

17

Die evidenzbasierte Medizin versteht sich als moderner medizinischer Ansatz, der die bestmögliche Behandlung des Patienten anstrebt, indem die beste wissenschaftliche Evidenz aus hochwertigen Studien mit den Fähigkeiten des Arztes kombiniert und auch die Vorlieben und Bedürfnisse des Patienten in die Behandlung einbezogen werden[1–3] (ABB. 17-1). Die Beteiligung des Patienten

an der Entscheidungsfindung ist in der Medizin relativ neu. Der Patient gilt nicht länger als inaktives Subjekt, das die Anweisungen des Arztes zu befolgen hat, sondern soll aktiv und bewusst an den ihn betreffenden therapeutischen Entscheidungen teilnehmen. In einigen Studien verbesserten sich dadurch Lebensqualität[4,5] und Behandlungserbgebnis[6–9] bei niedrigeren Behandlungskosten.[10,11] Durch diese Verschiebung des Arzt-Patient-Verhältnisses wurde zunehmend deutlich, dass die Evaluation von Behandlungsergebnissen anhand von patientenbasierten Parametern erfolgen sollte, sodass der Patient im Zentrum der Aufmerksamkeit steht und die analytische Einheit darstellt. Zudem werden die Patienten immer häufiger an der Evaluation des Behandlungsergebnisses beteiligt.[12] Es reicht nicht mehr, einen Behandlungserfolg allein mit klinischen und technischen Aspekten der Heilung zu belegen. Auch die Patienten müssen mit allen Aspekten der vollständigen Wiederherstellung der Funktion, der Ästhetik und des psychischen Wohlbefindens zufrieden sein.

Abb. 17-1 Die evidenzbasierte Medizin integriert die beste Evidenz aus der wissenschaftlichen Literatur, die Fähigkeiten des Arztes und die Wünsche des Patienten, sodass die bestmögliche Behandlung erfolgen kann.

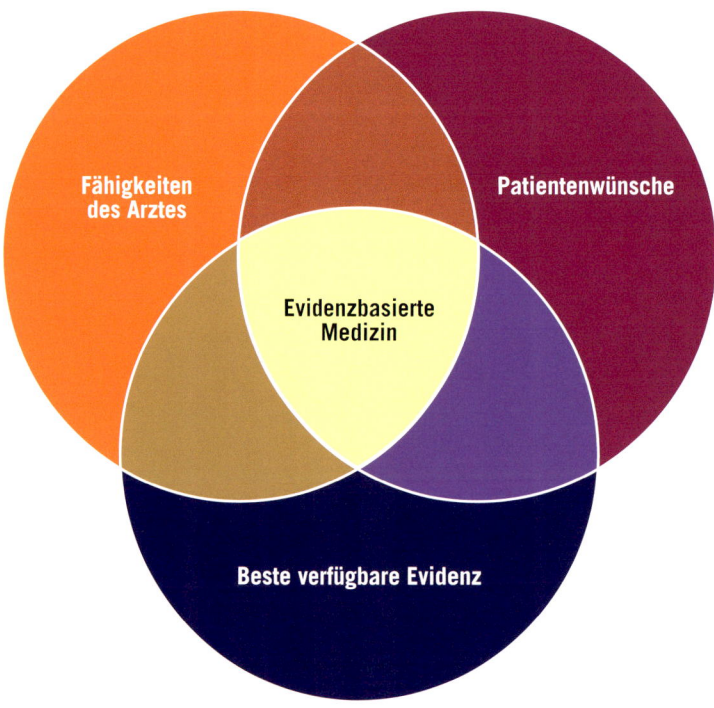

BEISPIEL: SOFORTBELASTUNG IM ÄSTHETISCHEN BEREICH

Zahnlosigkeit im Frontzahnbereich bedeutet für den Patienten oft einen erheblichen psychischen Leidensdruck. Daher hat das Interesse der Ärzte an einer Sofortrehabilitation im ästhetischen Bereich zugenommen, was sich auch in der neueren Fachliteratur widerspiegelt. Mehrere wissenschaftliche Artikel zeigten, dass nicht nur Implantate im oberen und unteren Frontzahnbereich in Extraktionsalveolen (sogenannte Sofortimplantation), sondern auch prothetische Kronen sofort eingesetzt werden können (Sofortbelastung) und dass die Erfolgsraten ähnlich denen von konventionellen Verfahren in zahnlosen Abschnitten sind. Bei der Sofortrehabilitation von Extraktionsalveolen im ästhetischen Bereich finden die Osseointegration des Implantats und die Gewebeheilung gleichzeitig statt, was den Vorteil bietet, dass die Ästhetik kaum eingeschränkt und die Wirkung der Behandlung unmittelbar als günstig empfunden wird.

Vor der Evaluation des Erfolgs der Implantatbehandlung im ästhetischen Bereich müssen jedoch zunächst einige Überlegungen angestellt werden. Zunächst muss der Begriff des ästhetischen Bereichs klar definiert werden. Diese Definition kann subjektiv erfolgen, das heißt von der Lachlinie abhängig gemacht werden oder sich auf den Bereich beziehen, der von den Patienten als ästhetisch relevant angesehen wird. Da diese Definitionen aber individuell sehr unterschiedlich erfolgen, wäre der Vergleich von Studien, die diesen Bereich betreffen, nahezu unmöglich.

Eine objektive Begriffsdefinition basiert hingegen auf intraoralen Parametern (Weichgewebe, Zahnkronen) und legt klare Bereichsgrenzen fest. Beispielsweise kann der Bereich zwischen den beiden oberen zweiten Prämolaren als ästhetischer Bereich definiert werden. Auch wenn eine derartige Definition willkürlich erfolgt und daher angezweifelt werden kann, erlaubt sie die Durchführung präziserer Vergleichsstudien.

Eine weitere Überlegung, die erfolgen muss, auch wenn sie die Definition wieder komplexer macht, betrifft die Ästhetik, die von den behandelnden Ärzten jeweils unterschiedlich eingestuft wird. So ist die Evaluation durch einen Implantatchirurgen meistens auf die intraoralen Aspekte beschränkt, während MKG- und plastische Chirurgen mit Blick auf die Wichtigkeit der dreidimensionalen Harmonie der Rehabilitation mit dem Patientengesicht normalerweise weitaus mehr Aspekte in ihre Evaluation einfließen lassen.

Dies wirft die Frage auf, ob und wie sich der Erfolg einer Implantatbehandlung mit Sofortbelastung im ästhetischen Bereich überhaupt beurteilen lässt. Für eine Antwort müssen mehrere Einzelfragen gestellt werden: Sind Implantaterfolg und -überleben bei Sofortbelastung im ästhetischen Bereich ebenso gut wie nach verzögerter Belastung? Verändern sich Weich- und Hartgewebe im selben Umfang wie bei verzögerter Belastung? Kann die Sofortrehabilitation in Extraktionsalveolen im ästhetischen Bereich das vestibuläre Knochenniveau erhalten (das bei verzögerter Belastung grundsätzlich stark abnimmt)? Sind die ästhetischen Ergebnisse zufriedenstellend? Ist eine objektive, reproduzierbare ästhetische Evaluation möglich? Genügt die ästhetische Beurteilung durch den Arzt oder sollte der Patient eingebunden werden?

Um diese Fragen zu beantworten, haben die Autoren die klinische Literatur zur Rehabilitation mit Einzelzahnersatz und Teilprothesen im ästhetischen Bereich einer systematischen Analyse unterzogen.[13] Die wichtigsten Einschlusskriterien waren die Sofortbelastung (48–72 Stunden nach der Implantation), das Einsetzen von mindestens zehn Implantaten, eine Nachbeobachtungszeit von mindestens einem Jahr und bestimmte Kriterien für Erfolg und Überleben. Hinsichtlich des experimentellen Aufbaus gab es keine

Einschränkungen. Die Ergebnisse werden aufgeschlüsselt nach den beiden fundamentalen Aspekten vorgestellt: Funktion und Ästhetik.

FUNKTION

Die Evaluation der Implantatfunktion ist relativ einfach: Es gibt objektive Kriterien, anhand deren sich ermitteln lässt, ob ein Implantat (oder eine Prothese) versagt hat und ob während der Beobachtungsphase biologische und/oder mechanische Komplikationen aufgetreten sind.

Für sofortbelastete Teilprothesen im oberen Frontzahnbereich ergab sich unabhängig von der Implantatoberfläche eine hervorragende Implantatüberlebensrate (etwa 98 % von 375 Implantaten bei 132 Patienten)[14–22] (ABB. 17-2). Dieses Ergebnis ist mit denen bei früher oder verzögerter Belastung vergleichbar.[15,18,20] Etwa 90 % der Studien untersuchten zudem radiologisch den Knochenabbau. Die mittlere Nachbeobachtungszeit betrug etwa 18 Monate.

Bei Einzelzahnersatz betrug die Gesamtüberlebensrate 94,7 % von 1 066 Implantaten bei 989 Patienten[14,16,17,21–46] (ABB. 17-3). Diese Ergebnisse waren unabhängig von der Implantatoberfläche und dem experimentellen Design. Bei ausschließlicher Berücksichtigung von randomisierten kontrollierten Studien (RCTs) und kontrollierten prospektiven Studien, das heißt solchen mit dem höchsten Evidenzniveau, beträgt die Überlebensrate 94 % (249 Implantate bei 228 Patienten). Ein Punkt sollte jedoch bedacht werden: Während RCTs weiterhin Goldstandard beim Vergleich der Wirksamkeit zweier unterschiedlicher Behandlungen sind, erbringen Einzelkohortenstudien – streng durchgeführt – bezüglich einer einzelnen Behandlungsform ebenso verlässliche Ergebnisse. Die mittlere Nachbeobachtungszeit betrug 20 Monate. In fast allen Studien erfolgte eine radiologische Evaluation des marginalen Knochenverlustes – mit Ergebnissen ähnlich denen bei früher und verzögerter Belastung. Trotz der recht kurzen mittleren Beobachtungszeit dieser Studien wurde beobachtet, dass etwa 98 % der Fälle von Implantatversagen unter Sofortbelastung im ersten Jahr stattfinden, späteres Versagen ist sehr selten.[47]

ÄSTHETIK

In etwa 50 % der Studien zum Einzelzahnersatz und 10 % der Studien zu Teilprothesen wurde auch das ästhetische Ergebnis bewertet. Allerdings waren die Evaluationskriterien für diesen Parameter recht unterschiedlich. Insgesamt zogen 25 % der Studien den Jemt-Index heran,[48] der die Papillenform berücksichtigt. Nach

Abb. 17-2 Implantatüberlebensraten in Studien zur Sofortbelastung im teilbezahnten ästhetischen Bereich (lilafarbene Balken) und Kontrollen (frühe oder verzögerte Belastung: orangefarbene Balken).

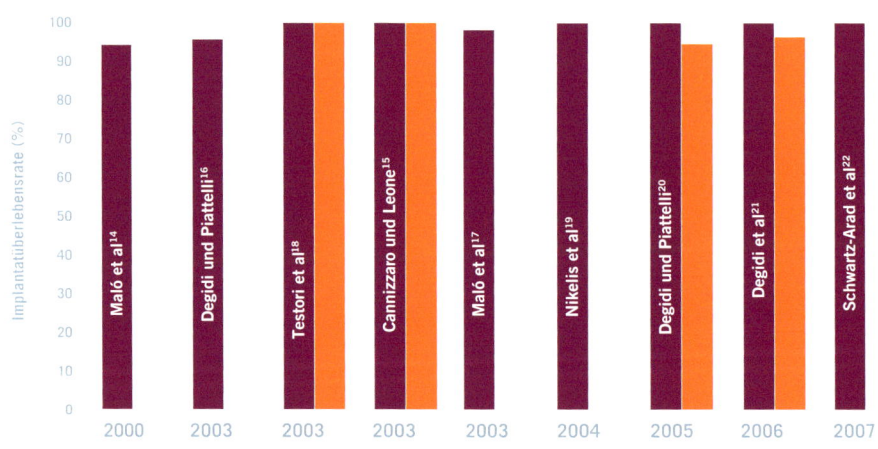

einjährigem Follow-up ergab die Ermittlung dieses Index sehr inhomogene Ergebnisse. Allerdings sollte erwähnt werden, dass der Jemt-Index nur einen der vielen Aspekte bei der Evaluation des ästhetischen Ergebnisses einer Rehabilitation betrifft.

Einige wenige Studien untersuchten die Rezession der Weichgewebe – mit Ergebnissen vergleichbar denen bei verzögerter Belastung (0,5–1 mm Rezession in einem Jahr). Nur zwei RCTs (Sofortbelastung versus verzögerte Belastung) erfassten das ästhetische Ergebnis nach einem Jahr und konnten keinen signifikanten Unterschied ermitteln.[42,43] Daher ist die wissenschaftliche Evidenz für das Verhalten der periimplantären Weichgewebe bei sofortbelasteten prothetischen Rehabilitationen im ästhetischen Bereich insgesamt schwach.

In den vergangenen Jahren sind zahlreiche Ansätze für eine rationale und objektive Bewertung der Ästhetik in der dentalen Implantologie vorgeschlagen worden. Verschiedene Autoren haben Indizes vorgestellt, die teils Weichgewebeparameter, teils das Erscheinungsbild der Krone berücksichtigen.[49–52] Allerdings lässt sich in der implantologischen Literatur kein allgemeiner Konsens zu geeigneten Instrumenten für die systematische Evaluation des ästhetischen Ergebnisses finden, obwohl die Bedeutung des Faktors

Ästhetik bei der Evaluation des Gesamterfolgs einer Implantatbehandlung bekannt ist.

In den letzten Jahren hat das Interesse an neuen Möglichkeiten zur Beurteilung der Ästhetik zugenommen, die über rein technische und objektive Aspekte hinausgehen. Aufgrund der ausgesprochen subjektiven Definition von Ästhetik sowie der psychischen und funktionellen Bedeutung, die eine sofortige Rehabilitation im ästhetischen Bereich für ihn hat, sollte der Patient an der Beurteilung des Therapieerfolgs unbedingt beteiligt werden. Möglich ist dies in Form von Fragebögen, in denen die Zufriedenheit des Patienten mit den Aspekten erfasst wird, die den therapeutischen Erfolg ausmachen.

Die Fragebögen können sich auf die Evaluation des ästhetischen Aspekts konzentrieren (Aussehen, Farbe, Form und Dimension von Prothesen und Weichgeweben), ohne andere für den Patienten wichtige Aspekte, wie Kaufunktion, Sprechfunktion und Erwartungen, auszulassen.

Außerdem sollten den Ärzten die gleichen Fragen gestellt und ihre Antworten mit denen der Patienten verglichen werden. Ein solcher Vergleich würde auch erfassen können, wie gut die Kommunikation zwischen Patient und Arzt ist und ob es dem Arzt gelungen ist, ein gegenseitiges Vertrauensverhältnis aufzubauen und die Bedürfnisse des Patienten zu verstehen.

Abb. 17-3 Implantatüberlebensraten in Studien zur Sofortbelastung von Einzelzahnimplantaten im ästhetischen Bereich (lilafarbene Balken) und Kontrollen (frühe oder verzögerte Belastung; orangefarbene Balken).

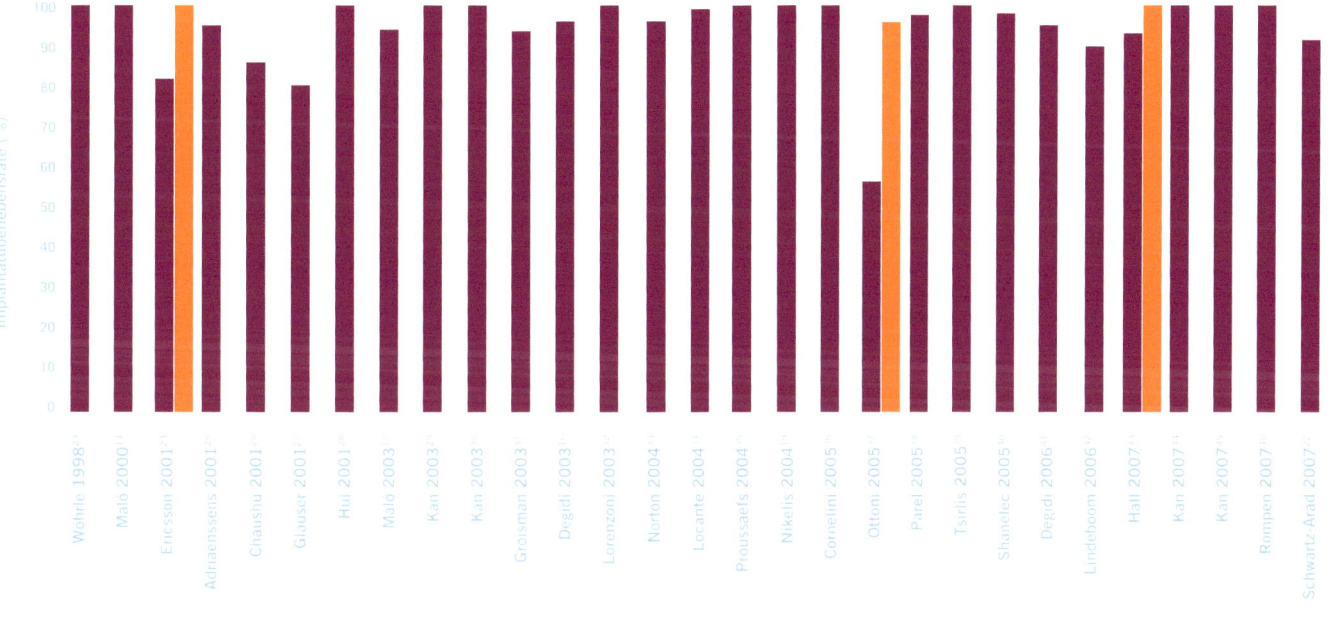

Abb. 17-4 Ergebnisse von 100 Fragebögen zur Patientenzufriedenheit mit dem Aussehen der Restauration, mit der Farbe und Größe der Kronen und mit dem Aussehen der Weichgewebe. Angegeben sind auch die Antworten des behandelnden Arztes (Arzt 1) und eines unabhängigen Arztes (Arzt 2). Die Sterne geben einen signifikanten Unterschied zwischen den Antworten von Arzt und Patient an.

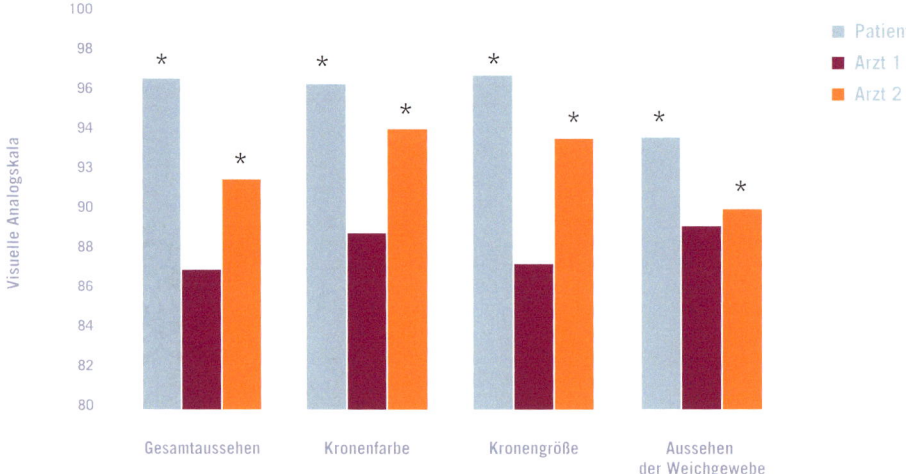

Abb. 17-5 Ergebnisse der Fragebögen zur Übereinstimmung zwischen Patient, behandelndem Arzt (Arzt 1) und unabhängigem Arzt (Arzt 2).

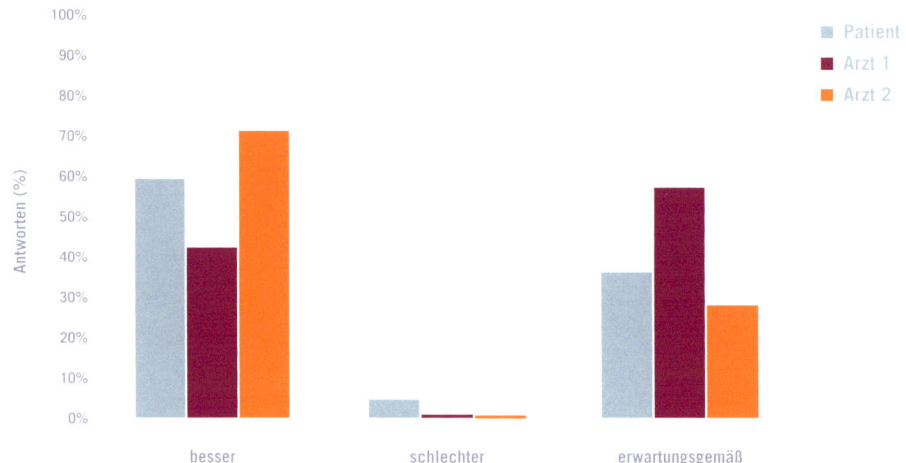

ERMITTLUNG DER PATIENTENZUFRIEDENHEIT

Die Autoren haben eine Erhebung durchgeführt, um die Patientenzufriedenheit und den Grad der Übereinstimmung zwischen Patient und Arzt hinsichtlich der ästhetischen und funktionellen Aspekte der Rehabilitation zu ermitteln. Die Fragen betrafen das ästhetische Gesamtergebnis, das Aussehen der Krone (Farbe, Form, Größe), das Aussehen der Weichgewebe, die Kaufunktion und das Ergebnis in Bezug auf die Erwartungen. Außerdem wurden die Patienten gebeten, das Ergebnis auf einer visuellen Analogskala von 0 (völlig unzufrieden) bis 100 (sehr zufrieden) einzustufen. Insgesamt wurden 52 Fragebögen ausgewertet, von denen Arzt und Patient jeweils ein Exemplar erhalten hatten sowie ein weiterer Arzt, der den Patienten zuvor untersuchen musste. Alle Beteiligten füllten die Fragebögen unabhängig voneinander aus. Bei jeder Frage wurden die Ärzte aufgefordert, ihre eigene Meinung und die mutmaßliche Meinung ihres Patienten anzugeben.

Erste Ergebnisse dieser Erhebung (ABB. 17-4) zeigen in 62,5 % der Fälle eine unterschiedliche Einstufung durch Patienten und Ärzte und eine meist schlechtere Einstufung durch die Ärzte als durch die Patienten. Im Gegensatz dazu stimmten die Antworten der Ärzte recht gut überein. Bei den Erwartungen hinsichtlich des Gesamtergebnisses (Antwortmöglichkeiten: besser, schlechter, erwartungsgemäß) waren sich Arzt und Patient in etwa 50 % der Fälle einig.

Auch hier entsprachen die Ergebnisse nach Angabe des behandelnden Arztes den Erwartungen, während die meisten Patienten und unabhängigen Ärzte das ästhetische Ergebnis als besser als erwartet einstuften (ABB. 17-5). Obwohl die kritische und sorgfältige Evaluation der eigenen Arbeit zweifelsohne eine positiv zu bewertende ärztliche Eigenschaft ist, zeigen die Daten, dass die Erwartungen der Patienten und ihre Zufriedenheit mit bestimmten Behandlungsaspekten nicht immer richtig verstanden werden.

Die Autoren sind daher davon überzeugt, dass sich die Evaluation des ästhetischen Erfolgs einer oralen Rehabilitation nicht nur auf technische Aspekte stützen darf, sondern dass eine systematische Evaluation der Patientenzufriedenheit mindestens genauso wichtig ist. Die Beteiligung des Patienten ist ein entscheidender Aspekt der modernen evidenzbasierten Medizin, sodass die dentale Implantologie der Zukunft bemüht sein muss, die implantatbasierte Erfolgsbeurteilung zugunsten einer breiter gefassten auf den Patienten bezogenen Evaluation zu verlassen, der die Beobachtungseinheit jeder klinischen Studie sein sollte.

SCHLUSSFOLGERUNGEN

Hinsichtlich des Implantatüberlebens ist die Sofortbelastung im ästhetischen Bereich – zumindest kurzfristig betrachtet – ebenso effektiv wie die frühe oder verzögerte Belastung. Auch die periimplantäre Knochenresorption ähnelt derjenigen bei früher und verzögerter Belastung.

Der Einfluss der Implantatoberfläche scheint im ästhetischen Bereich vernachlässigt werden zu können. Grund hierfür ist vermutlich die im Vergleich zum Seitenzahnbereich bessere Knochenqualität im Frontzahnbereich, denn der Vorteil von rauen gegenüber glatten Oberflächen kommt nur bei schlechter Knochenqualität zum Tragen.

Nach der Osseointegration sofortbelasteter Implantate scheint die Weichgewebereaktion hinsichtlich der parodontalen und morphologischen Aspekte ähnlich zu verlaufen wie bei verzögerter Belastung. Allerdings erfolgte in den meisten Studien nur eine begrenzte Evaluation der periimplantären Weichgewebe.

Während die funktionelle Effektivität der Sofortbelastung im ästhetischen Bereich gut belegt ist, wurde der ästhetische Aspekt nicht systematisch evaluiert. Es besteht also Bedarf an Studien, die diesen Aspekt untersuchen und möglichst auch die Patienten selbst an der Beurteilung des Behandlungsergebnisses beteiligen. Zuvor muss jedoch unter den Ärzten ein Konsens über standardisierte Kriterien zur Evaluation der ästhetischen Aspekte erzielt werden.

LITERATUR

1. Evidence-Based Medicine Working Group. Evidence-Based Medicine. A new approach to teaching the practice of medicine. JAMA 1992;268:2420–2425.

2. Gray JAM. Evidence-based Healthcare. Edinburgh: Churchill Livingstone, 1997.

3. Needleman I, Moles DR, Worthington H. Evidence-based periodontology, systematic reviews and research quality. Periodontol 2000 2005;37:12–28.

4. Greenfield S, Kaplan SH, Ware JE Jr, Yano EM, Frank HJL. Patients' participation in medical care: Effects on blood sugar control and quality of life in diabetes. J Gen Intern Med 1988;3:448–457.

5. Szabo E, Moody H, Hamilton T, Ang C, Kovithavongs C, Kjellstrand C. Choice of treatment improves quality of life: A study on patients undergoing dialysis. Arch Intern Med 1997;157:1352–1356.

6. Schulman BA. Active patient orientation and outcomes in hypertension treatment. Application of a socio-organizational perspective. Med Care 1979;17:267–280.

7. Kaplan SH, Greenfield S, Ware JE Jr. Assessing the effects of physician-patient interactions on the outcomes of chronic disease. Med Care 1989;27(3 suppl):S110–S127 [erratum 1989;27:679].

8. Stewart MA. Effective physician-patient communication and health outcomes: A review. CMAJ 1995;152:1423–1433.

9. Teutsch C. Patient-doctor communication. Med Clin North Am 2003;87:1115–1145.

10. Vickery DM, Golaszewski TJ, Wright E, Kalmer H. The effect of self-care interventions on the use of medical service within a Medicare population. Med Care 1988;26:580–588.

11. Gage BF, Cardinalli AB, Owens DK. Cost-effectiveness of preference-based antithrombotic therapy for patients with nonvalvular atrial fibrillation. Stroke 1998;29:1083–1091.

12. Nkenke E, Eitner S, Radespiel-Troger M, Vairaktaris E, Neukam FW, Fenner M. Patient-centred outcomes comparing transmucosal implant placement with an open approach in the maxilla: A prospective, non-randomized pilot study. Clin Oral Implants Res 2007;18:197–203.

13. Del Fabbro M. Implants in the aesthetic zone: Does immediate loading allow for optimal outcomes regarding function and aesthetics? Presented at the 16th Annual Scientific Meeting of the European Association for Osseointegration, Barcelona, 25–27 October 2007.

14. Maló P, Rangert B, Dvärsäter L. Immediate function of Brånemark implants in the esthetic zone: A retrospective clinical study with 6 months to 4 years of follow-up. Clin Implant Dent Relat Res 2000;2(3):138–146.

15. Cannizzaro G, Leone M. Restoration of partially edentulous patients using dental implants with a microtextured surface: A prospective comparison of delayed and immediate full occlusal loading. Int J Oral Maxillofac Implants 2003;18:512–522.

16. Degidi M, Piattelli A. Immediate functional and nonfunctional loading of dental implants: A 2- to 60-month follow-up study of 646 titanium implants. J Periodontol 2003;74:225–241.

17. Maló P, Friberg B, Polizzi G, Gualini F, Vighagen T, Rangert B. Immediate and early function of Brånemark System implants placed in the esthetic zone: A 1-year prospective clinical multicenter study. Clin Implant Dent Relat Res 2003;5(suppl 1):37–46.

18. Testori T, Bianchi F, Del Fabbro M, Szmukler-Moncler S, Francetti L, Weinstein RL. Immediate non-occlusal loading vs. early loading in partially edentulous patients. Pract Proced Aesthet Dent 2003;15:787–794.

19. Nikellis I, Levi A, Nicolopoulos C. Immediate loading of 190 endosseous dental implants: A prospective observational study of 40 patient treatments with up to 2-year data. Int J Oral Maxillofac Implants 2004;19:116–123.

20. Degidi M, Piattelli A. Comparative analysis study of 702 dental implants subjected to immediate functional loading and immediate nonfunctional loading to traditional healing periods with a follow-up of up to 24 months. Int J Oral Maxillofac Implants 2005;20:99–107.

21. Degidi M, Perrotti V, Piattelli A. Immediately loaded titanium implants with a porous anodized surface with at least 36 months of follow-up. Clin Implant Dent Relat Res 2006;8(4):169–177.

22. Schwartz-Arad D, Laviv A, Levin L. Survival of immediately provisionalized dental implants placed immediately into fresh extraction sockets. J Periodontol 2007;78:219–223.

23. Wöhrle PS. Single-tooth replacement in the aesthetic zone with immediate provisionalization: Fourteen consecutive case reports. Pract Periodontics Aesthet Dent 1998;10:1107–1114.

24. Ericsson I, Nilson H, Nilner K. Immediate functional loading of Brånemark single tooth implants. A 5-year clinical follow-up study. Appl Osseointegration Res 2001;2:12–16.

25. Adriaenssens P, Herman M. Immediate implant function in the anterior maxilla: A surgical technique to enhance primary stability for Brånemark Mk III and Mk IV implants. A randomised, prospective clinical study at the 1-year follow-up. Appl Osseointegration Res 2001;2:17–21.

26. Chaushu G, Chaushu S, Tzohar A, Dayan D. Immediate loading of single-tooth implants: Immediate versus non-immediate implantation. A clinical report. Int J Oral Maxillofac Implants 2001;16:267–272.

27. Glauser R, Rée A, Lundgren AK, Gottlow J, Hämmerle CHF, Schärer P. Immediate occlusal loading of Brånemark implants applied in various jawbone regions: A prospective, 1-year clinical study. Clin Implant Dent Relat Res 2001;3:204–213.

28. Hui E, Chow J, Li D, Liu J, Wat P, Law H. Immediate provisional for single-tooth implant replacement with Brånemark system: Preliminary report. Clin Implant Dent Relat Res 2001;3:79–86.

29. Kan JYK, Rungcharassaeng K, Lozada J. Immediate placement and provisionalization of maxillary anterior single implants: 1-year prospective study. Int J Oral Maxillofac Implants 2003;18:31–39.

30. Kan JY, Rungcharassaeng K. Interimplant papilla preservation in the esthetic zone: A report of six consecutive cases. Int J Periodontics Restorative Dent 2003;23:249–259.

31. Groisman M, Frossard WM, Ferreira HM, de Menezes Filho LM, Touati B. Single-tooth implants in the maxillary incisor region with immediate provisionalization: 2-year prospective study. Pract Proced Aesthet Dent 2003;15(2):115–122,124.

32. Lorenzoni M, Pertl C, Zhang K, Wimmer G, Wegscheider WA. Immediate loading of single-tooth implants in the anterior maxilla. Preliminary results after one year. Clin Oral Implants Res 2003;14:180–187.

33. Norton MR. A short-term clinical evaluation of immediately restored maxillary TiOblast single-tooth implants. J Oral Maxillofac Implants 2004;19:274–281.

34. Locante WM. Single-tooth replacements in the esthetic zone with an immediate function implant: A preliminary report. J Oral Implantol 2004;30:369–375.

35. Proussaefs P, Lozada J. Immediate loading of hydroxyapatite-coated implants in the maxillary premolar area: Three-year results of a pilot study. J Prosthet Dent 2004;91:228–233.

36. Cornelini R, Cangini F, Covani U, Wilson Jr TG. Immediate restoration of implants placed into fresh extraction sockets for single-tooth replacement: A prospective clinical study. Int J Periodontics Restorative Dent 2005;25:439–447.

37. Ottoni JM, Oliveira ZF, Mansini R, Cabral AM. Correlation between placement torque and survival of single-tooth implants. Int J Oral Maxillofac Implants 2005;20:769–776.

38. Parel SM, Schow SR. Early clinical experience with a new one-piece implant system in single tooth sites. J Oral Maxillofac Surg 2005;63(suppl 2):2–10.

39. Tsirlis AT. Clinical evaluation of immediate loaded upper anterior single implants. Implant Dent 2005;14:94–103.

40. Shanelec DA. Anterior esthetic implants: Microsurgical placement in extraction sockets with immediate provisionals. J Calif Dent Assoc 2005;33:233–240.

41. Degidi M, Piattelli A, Gehrke P, Felice P, Carinci F. Five-year outcome of 111 immediate nonfunctional single restorations. J Oral Implantol 2006;32:277–285.

42. Lindeboom JA, Frenken JW, Dubois L, Frank M, Abbink I, Kroon FH. Immediate loading versus immediate provisionalization of maxillary single-tooth replacements: A prospective randomized study with BioComp implants. J Oral Maxillofac Surg 2006;64:936–942.

43. Hall JA, Payne AG, Purton DG, Torr B, Duncan WJ, De Silva RK. Immediately restored, single-tapered implants in the anterior maxilla: Prosthodontic and aesthetic outcomes after 1 year. Clin Implant Dent Relat Res 2007;9:34–45.

44. Kan JYK, Rungcharassaeng K, Sclar A, Lozada JL. Effects of the facial osseous defect morphology on gingival dynamics after immediate tooth replacement and guided bone regeneration: 1-year results. J Oral Maxillofac Surg 2007;65(suppl 1):13–19.

45. Kan JYK, Rungcharassaeng K, Liddelow G, Henry P, Goodacre CJ. Periimplant tissue response following immediate provisional restoration of scalloped implants in the esthetic zone: A one-year pilot prospective multicenter study. J Prosthet Dent 2007;97:S109–S118.

46. Rompen E, Raepsaet N, Domken O, Touati B, Van Dooren E. Soft tissue stability at the facial aspect of gingivally converging abutments in the esthetic zone: A pilot clinical study. J Prosthet Dent 2007;97:S119–S125.

47. Del Fabbro M, Testori T, Francetti L, Taschieri T, Weinstein R. Systematic review of survival rates for immediately loaded dental implants. Int J Periodontics Restorative Dent 2006;26:249–263.

48. Jemt T. Regeneration of gingival papillae after single-implant treatment. Int J Periodontics Restorative Dent 1997;17:326–333.

49. Testori T, Bianchi F, Del Fabbro M, et al. Implant aesthetic score for evaluating the outcome: Immediate loading in the aesthetic zone. Pract Proced Aesthet Dent 2005;17(2):123–130.

50. Fürhauser R, Florescu D, Benesch T, Haas R, Mailath G, Watzek G. Evaluation of soft tissue around single-tooth implant crowns: The pink esthetic score. Clin Oral Implants Res 2005;16:639–644.

51. Meijer HJ, Stellingsma K, Meijndert L, Raghoebar GM. A new index for rating aesthetics of implant-supported single crowns and adjacent soft tissues – the Implant Crown Aesthetic Index. Clin Oral Implants Res 2005;16:645–649.

52. Evans CDJ, Chen ST. Esthetic outcomes of immediate implant placements. Clin Oral Implants Res 2008;19:73–80.

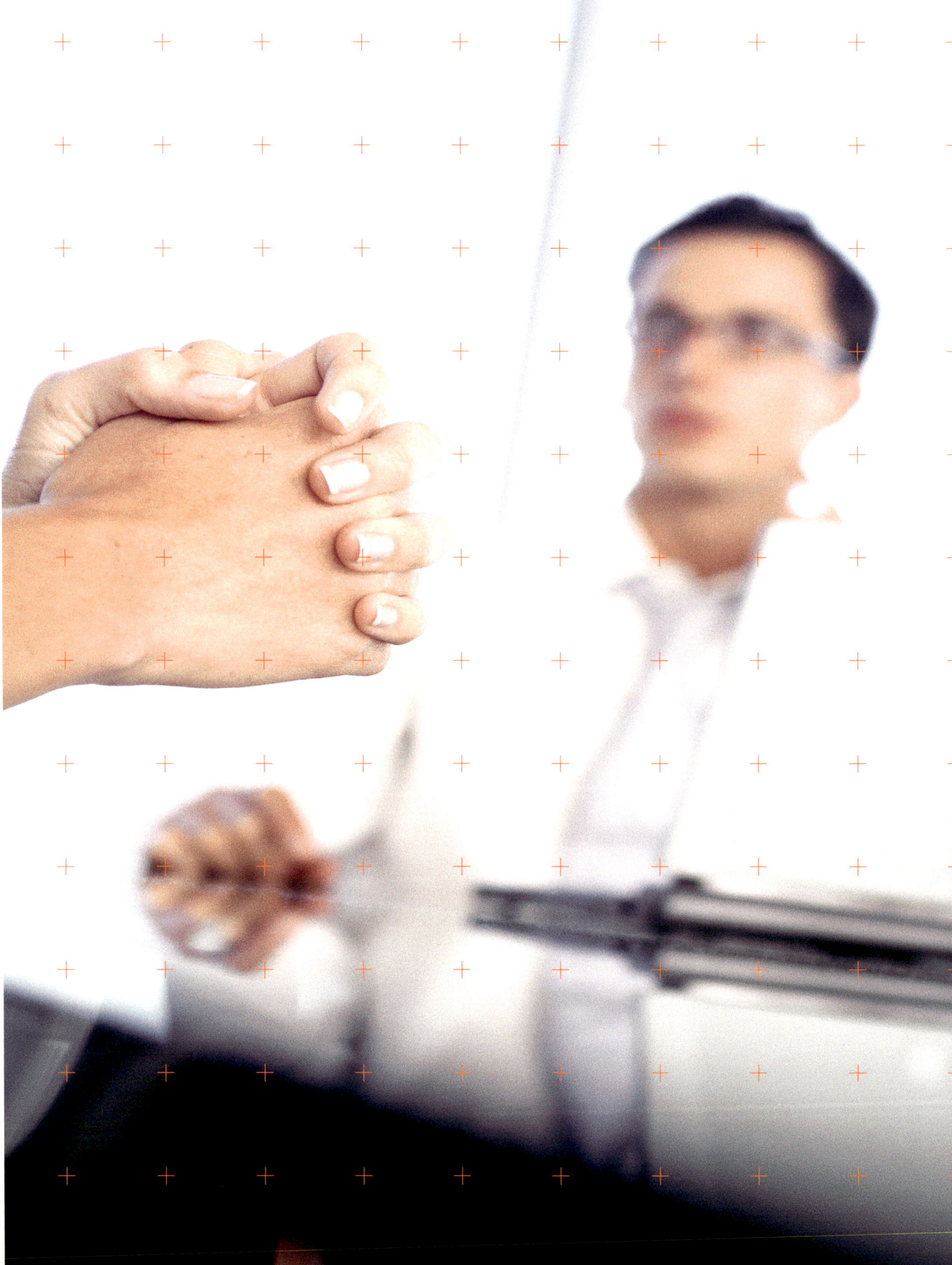

J. GANELES
F. BIANCHI
F. MANDELLI

Management von Implantatpatienten: der aktuelle Stand

18

18

die Sofortbelastung von Zahnimplantaten (in geeigneten Fällen) oft einige der Bedürfnisse der Patienten erfüllen. Außerdem schätzen und würdigen die Patienten diese Implantationsleistungen oft und suchen mitunter gezielt danach. Die Aufgabe des Zahnarztes besteht darin, die in den anderen Kapiteln dargelegten wissenschaftlichen und technischen Kenntnisse und Fähigkeiten zu beherrschen und effektiv mit ihren Patienten zu kommunizieren.

VIER HÜRDEN DER PATIENTENAKZEPTANZ

In einem ihrer Newsletters zum Praxismanagement schrieb Dr. Cathy Jameson [1] dass Patienten die Behandlungsempfehlungen vor allem aus vier Gründen nicht befolgen würden: fehlendes Wissen, Angst, ökonomische Erwägungen und Zeitdruck. Dieses Kapitel möchte diese vier Punkte für die Implantattherapie mit Sofortbelastung diskutieren und aufzudecken versuchen, warum dem Behandlungsbeginn so viele Hürden im Wege stehen und warum die Patienten oft damit überfordert sind, einer Behandlung oder deren Beginn zuzustimmen. Die Kombination mehrerer der genannten Faktoren kann den Patienten lähmen und daran hindern, nach bestimmten Leistungen zu fragen oder der Erklärung der vorgeschlagenen Behandlungen zu folgen. Nachdem die beim jeweiligen Patienten vorhandenen Umstände erkannt und analysiert wurden und ein entsprechender Behandlungsplan aufgestellt worden ist, erhöht ein gut strukturiertes und geplantes Aufklärungsgespräch die Akzeptanz der Patienten [TABELLE 18-1].

FEHLENDES WISSEN

Fehlendes Wissen des Patienten kann in mehrere Bereiche unterteilt werden. Während Zahnärzte und andere Dentalspezialisten die Details und Nuancen dentaler Pathologien, wie Karies, Parodontitis, Alveolarkammatrophie

Häufig wissen Patienten, schon lange bevor der Zahnarzt sie mit einer entsprechenden Diagnose konfrontiert, dass sie einer zahnärztlichen Behandlung bedürfen. Im Spiegel haben sie gesehen, dass Zähne verfärbt, frakturiert oder gelockert sind, oder entdeckt, dass Ihr Zahnfleisch geschwollen und gerötet ist oder blutet. Um sich einen unangenehmen Atem zu bescheinigen oder festzustellen, dass das Kauen von harten Speisen, wie Brotkrusten, frischem Obst oder Gemüse, schwerfällt, ist schließlich keine jahrelange Ausbildung erforderlich. Was also ist der Grund dafür, dass die Patienten sich nicht an ihren Zahnarzt wenden und die Behandlung in Anspruch nehmen, die sie nötig hätten?

Ein wichtiger Umstand, der dieses Problem zusätzlich erschwert, ist der, dass Zahnärzte die Bedürfnisse, Wünsche und Befindlichkeiten ihrer Patienten häufig nicht beachten. Oft sucht der Zahnarzt nur nach Defekten, Lücken oder Unregelmäßigkeiten der Zähne, ohne dabei den Gesamtkontext der Zahngesundheit und der erforderlichen Behandlung zu sehen. Meistens ignoriert er das natürlich-menschliche Bedürfnis, sofort, preisgünstig und schmerzlos zu strahlenden, geraden, festen und gesunden Zähnen zu kommen. Obwohl solche Wünsche seitens der Patienten insgesamt unrealistisch sind, lassen sich durch

Tabelle 18-1 Hauptfaktoren, die zur Ablehnung des Behandlungsplans beitragen, und Strategien für ein effektives Patientengespräch

Gründe für die Ablehnung des Plans	Faktoren, die zur Ablehnung der vorgeschlagenen Behandlung beitragen	Lösungsansätze
	die technischen Aspekte der vorgeschlagenen Behandlung	
Fehlendes Wissen über	den Zusammenhang zwischen oraler und allgemeiner Gesundheit	• Diagnose und Behandlungsoptionen sollten dem Patienten ausführlich dargelegt werden.
	die Behandlungsorganisation	• Anschauungsmaterialien reduzieren Missverständnisse und unangenehme Überraschungen am Ende der Behandlung.
	realistische Erwartungen an die Behandlung	
Angst, Sorge oder Phobie bezüglich	Schmerzen während und nach der Behandlung	Angstmanagement, Schmerzmanagement und Anästhesie besprechen. Erklären, dass die Operation schmerzfrei verläuft und die postoperativen Schmerzen durch Medikamente beherrschbar sind.
	Behandlungsversagen bzw. Verschlechterung des aktuellen Zustands	Erklären, dass es in der Zahnmedizin zwar keine 100%ige Erfolgsrate gibt, dass bei nicht zufriedenstellenden Ergebnissen aber weitere Eingriffe möglich sind. Nur vorhersagbare Verfahren empfehlen.
	Verlegenheit wegen finanzieller Eingeschränktheit und/oder des oralen Gesundheitszustandes	Das ökonomische Problem nicht herabspielen, sondern professionell angehen. Gegebenenfalls eine Finanzierung vorschlagen und auf den persönlichen, sozialen, ästhetischen, gesundheitlichen Nutzen sowie die berufliche Perspektive hinweisen. Erklären, dass oft ähnliche Fälle behandelt werden und der Patient nicht allein steht.
	mangelnde Wahrnehmung der biologischen Kosten einer Zahnpräparation	Erklären, dass die Präparation gesunder Zähne immer bedeutet, dass Teile des Zahns geopfert werden, sodass später weitere Behandlungen erforderlich sein werden. Bei der dentalen Implantologie werden oft die natürlichen Nachbarzähne erhalten, sodass dieses Problem umgangen wird und das Vorgehen sogar konservativer ist.
Kosten/ Finanzen	mangelnde Wahrnehmung der Folgekosten einer unbehandelten Parodontalerkrankung	Erklären, dass Parodontalerkrankungen zur progressiven Knochenresorption führen und mit diversen systemischen Krankheiten in Zusammenhang stehen. Eine schwere Parodontitis erhöht das Risiko für Herzinfarkte und Atherosklerose. Diabetiker haben ein höheres Risiko für Hyperglykämien mit entsprechenden Komplikationen sowie ein höheres Risiko für Gingivitis und Parodontitis. Bei Schwangeren kann eine schwere Parodontitis Risikofaktor für Komplikationen wie Frühgeburt und/oder niedriges Geburtsgewicht sein.
	mangelnde Wahrnehmung der biologischen Kosten infolge postextraktiver Knochenresorption	Den Patienten darüber aufklären, dass die Rehabilitation bei starker Knochenresorption oft teure oder invasive Augmentationsverfahren erforderlich macht, die sich eventuell verhindern lassen, wenn die Zähne kurz nach dem Verlust ersetzt werden.
	mangelnde Wahrnehmung des Wertes des eigenen Mundes	Vor Augen führen, dass der Wert der oralen Gesundheit und eines angenehmen Lächelns in der Wahrnehmung der heutigen Gesellschaft stetig wächst, insbesondere für die zwischenmenschlichen Beziehungen.
	Unvereinbarkeit mit anderen Verpflichtungen	
Zeitaufwand	Anzahl der Termine	Allgemein lassen sich die Termine in gewissem Umfang flexibel planen. Wenn es der Patient wünscht, lässt sich die Anzahl der Termine durch Verlängerung der Behandlungssitzungen reduzieren. Bei der Sofortbelastung liegt eine maximale Konzentration der Behandlung in einem begrenzten zeitlichen Rahmen vor; oft werden die funktionellen Zähne am selben Tag eingesetzt.
	Dauer der Sitzungen und Intervalle	
	Heilungsdauer	

und Okklusionsstörungen, rasch erkennen, kann nicht erwartet werden, dass die Patienten dasselbe Verständnis haben. Stattdessen kann ein Patient mit allgemein bekannten Beschwerden deren genauen Ursprung bzw. die multifaktoriellen Ursachen nicht erfassen. Manchmal ist das Verständnis des Patienten auf typische Beobachtungen beschränkt, wie: „Ich kann nicht richtig kauen" oder „Ich mag die Zwischenräume zwischen meinen Zähnen nicht." Oft zeigt sich, dass die Patienten nicht mit den Behandlungsoptionen, wie festsitzendem und herausnehmbarem Zahnersatz, vertraut sind. Können Zähne erhalten werden oder müssen sie ersetzt werden? Beeinflussen Alter und Gesundheitszustand des Patienten die Optionen? Außerdem wissen sie meistens nicht, wie sich ihr Zahnstatus auf die systemische Gesundheit auswirkt, beispielsweise eine Parodontalerkrankung auf kardiovaskuläre Erkrankungen, eine Schwangerschaft oder einen Diabetes mellitus.[2] Hier liegt es in der Verantwortung des Arztes, die entsprechenden Informationen zu liefern.

Außerdem besteht oft Unsicherheit über den Ablauf der Behandlung. Dazu gehören die Fragen, wie der Patient sein Problem lösen kann und wie sich der gegebene Zustand in das Endresultat verwandeln lässt. Häufig haben die Patienten keine genaue Vorstellung von der Art der Behandlung, z. B. von deren Dauer, von den Auswirkungen auf die Funktionen sowie von der Störung des Tagesablaufs.

Die Erwartungen an die Behandlung und deren Prognose sind ein weiterer wichtiger Aspekt, der den Patienten meistens unbekannt ist. Fast jeder Patient hat einen Freund, Bekannten oder Angehörigen mit schlechtem Behandlungsergebnis und die meisten Patienten können nicht erkennen, wie sich ihre Situation eventuell von diesen traurigen Geschichten unterscheidet oder warum bei ihnen ein anderes Ergebnis zu erwarten ist. Außerdem schätzen sie oft den finanziellen Wert der erwogenen Leistungen oder – vermutlich noch wichtiger – die Kosten infolge einer nicht durchgeführten, unzureichenden oder verzögerten Behandlung falsch ein. Klassische Beispiele solcher Kosten lassen sich dort finden, wo Patienten erkrankte Zähne extrahieren, aber nicht ersetzen lassen oder auf eine Parodontalerkrankung im Frühstadium nicht angemessen reagiert wird. Und auch wenn die Patienten eine Vorstellung von den Behandlungskosten haben, wissen sie oftmals nicht, in welchem Umfang diese durch die Krankenkassen erstattungsfähig oder anderweitig finanzierbar sind.

ANGST

Die Mehrzahl der Patienten empfindet die Behandlung beim Zahnarzt nicht unbedingt als angenehm, ein gewisser Teil jedoch hat eine echte Aversion gegen oder sogar eine Phobie vor dem Zahnarztbesuch. Zwar versuchen Zahnärzte normalerweise nicht, die Ursachen dieser Gefühle zu ergründen, doch ist es unerlässlich sich mit ihnen zu beschäftigen, wenn man mit emotionalen Patienten kommunizieren und diskutieren muss. Gesprächsführung und Behandlungsakzeptanz beruhen darauf, dass die Ängste des Patienten erahnt und erkannt werden. Da sich Zahnärzte und ihre Angestellten bei der Arbeit auf die Mundhöhle ihrer Patienten konzentrieren, vergessen sie oft, dass es sich um einen psychisch sensiblen Bereich handelt. Wird vor dem Eindringen in diesen Bereich versäumt, das Vertrauen oder die Zustimmung des Patienten zu gewinnen, sind schwere negative Gefühlsreaktionen möglich. Sofern ein Patient erst einmal negative Erfahrungen mit einem Zahnarzt gemacht hat, wird er diese viszeralen Erinnerungen behalten.

Patienten fürchten zudem oft den für zahnärztliche Behandlungen typischen Kontrollverlust, wie z. B. den Verlust der Sensibilität durch die Lokalanästhesie. Sie haben Angst vor Schmerzen, fürchten, dass ein erneuter Versuch zur Lösung eines alten Problems sich abermals als fruchtlos erweist oder dass sich ein Problem eher verschlechtert als verbessert. Sie haben Angst vor der Wahl einer schlechten Behandlungsoption, die nicht zum gewünschten Ergebnis führt.

Zudem kann es auf persönlicher Ebene äußerst unbequem sein, sich bestimmte dentale Probleme einzugestehen, weil dies als Hinweis auf Abnutzungserscheinungen und Altern empfunden wird und deutlich macht, dass das „jugendliche Lächeln" der Vergangenheit angehört. Patienten, die sich ihrer Erkrankungen bewusst sind, haben oft Angst vor peinlichen Situationen, in denen sie zugeben müssen, dass sie nicht über ausreichende finanzielle Mittel für eine Behandlung verfügen, nachlässig mit ihrer Gesundheit umgegangen sind oder selbst die Schuld an ihrem schlechten Zahnzustand tragen. Schließlich erweist es sich für viele beruflich erfolgreiche Patienten als schwierig und unangenehm, um Hilfe zu bitten oder einer Behandlung zuzustimmen, über die sie keine spezifischen Kenntnisse haben.

BEHANDLUNGSKOSTEN

Normalerweise werden die finanziellen Belastungen durch eine Behandlung als Ablehnungsgrund aufgeführt. Tatsächlich handelt es sich dabei jedoch weniger um einen direkten Faktor als vielmehr um eine Ausrede. Die finanzielle Belastung ist der am leichtesten quantifizierbare Grund für die Ablehnung einer Behandlung. Allerdings gibt es weitere Belastungen, die unbedingt mit dem Patienten angesprochen werden sollten. Hierzu zählen biologische Belastungen, zum Beispiel durch Opfern gesunder Zahnhartsubstanz bei der Präparation für einen klassischen festsitzenden Zahnersatz oder infolge einer chronischen Parodontalerkrankung mit ihren Auswirkungen auf die Allgemeingesundheit. Zudem entstehen biologische Kosten durch unterlassene Folgebehandlung, wie Alveolarkammatrophie, Verlust der Vertikaldimension und kompromittierte Ästhetik durch Nichtersatz verlorener Zähne.

Oft sind den Patienten die Auswirkungen eines schlechten Zahnstatus auf das Gesamterscheinungsbild nicht bewusst. Zwar erkennen die meisten Menschen intuitiv die Bedeutung eines gesunden Lächelns, nicht aber dessen sozialen Wert, das heißt die Bedeutung für Selbstwertgefühl, Selbstvertrauen und damit beruflichen Erfolg. Dr. Harold Slavkin, ehemaliger Direktor des National Institute of Dental and Craniofacial Research, äußerte in diesem Zusammenhang: „In unserer Kultur werden die Menschen oft nach ihren Gesichtern beurteilt – insbesondere dem Lächeln – als Indikator für Intelligenz und Kompetenz, Selbstreflexion, Gedanken und Gefühle."[2,3]

Auch wenn ein ansprechendes Lächeln allein weder Erfolg noch Glück garantieren kann, gibt es hinreichend Belege dafür, dass ein fehlerhaftes Lächeln die berufliche und soziale Weiterentwicklung beeinträchtigt und unzufrieden macht. Dies kann der Zahnarzt dem Patienten subtil veranschaulichen und erläutern, um den Zusatznutzen der vorgeschlagenen Behandlung zu unterstreichen.[4,5]

Oft ist der Preis einer elektiven zahnärztlichen Behandlung zwar absolut betrachtet hoch, nicht aber höher als der anderer Luxusartikel, die der Patient erwirbt. Nicht selten schaffen sich Patienten, bei denen eine ausgedehnte oder teure zahnärztliche Behandlung erforderlich wäre, eher Wohneigentum oder Automobile an, planen Urlaube oder gehen andere finanzielle Verpflichtungen ein, bevor sie einer zahnärztlichen Behandlung zustimmen. Die Erklärung lautet dann üblicherweise, dass der Patient den Wert der Luxusgüter als höher einstuft oder besser wahrnehmen kann, als seine Zahngesundheit, Ästhetik und Kaufunktion. Oft sind die Patienten für Dinge wie die genannten eher bereit Kredite oder Hypotheken aufzunehmen als für die zahnärztliche Versorgung. Oft ist ihnen nicht bewusst, dass bei zahnmedizinischen Leistungen eine Finanzierung möglich ist, und sie lehnen teure Behandlungsalternativen ab, wenn ihnen der Betrag zum Zeitpunkt der Behandlung gerade nicht zur Verfügung steht.

Die Kosten zahnärztlicher Behandlungen führen unweigerlich immer wieder zur Diskussion des gefühlten Wertes. Oft würdigen die Patienten nicht, dass ihre Behandlung einen deutlich positiven Einfluss auf ihre Gesundheit, ihr Selbstvertrauen, ihr Selbstwertgefühl und ihre Lebensqualität hat, und damit eine stabile Investition in sie selbst darstellt. Stattdessen sehen sie die Behandlung als Ausgabe, die sich nicht amortisiert und eine langfristige finanzielle Belastung nicht rechtfertigt.

ZEIT

Oft schließen Patienten eine bestimmte Behandlungsoption von vornherein aus, weil sie davon ausgehen, dass sie die dafür erforderliche Zeit nicht erübrigen können. Diese Entscheidung basiert oft auf unzutreffenden oder unvollständigen Informationen oder auf Einzelfallberichten von Bekannten, nicht jedoch auf professioneller Einschätzung. Ein typisches Beispiel ist die kategorische Ablehnung der dentalen Implantologie, da die Behandlung sehr zeitaufwendig sei und man sich im Laufe mehrerer Monate einer Vielzahl von Behandlungssitzungen unterziehen müsse.

Die Sofortbelastung von Implantaten kann die Wahrnehmung der Behandlungsdauer durch den Patienten komplett verändern,[6] da das unangenehme nicht funktionelle Übergangsstadium zwischen Implantation und Restauration entfällt. Oft gehen die Patienten davon aus, dass sie bis zum Einheilen der Implantate nicht vorzeigbar sein, Beschwerden haben und nicht kauen können werden. Die funktionelle Belastung von Implantaten zum Zeitpunkt der Implantation räumt mit diesen Befürchtungen meist auf: Der Patient kann seinen beruflichen und familiären Verpflichtungen bereits kurz nach der Implantation wieder nachkommen.

Die Besprechung des Zeitaufwandes sollte alle Aspekte berücksichtigen, auch die Behandlungsdauer vom Anfang bis zum Ende, die Anzahl der Termine, die Länge der Sitzungen, den Abstand zwischen den Terminen, die Erholungszeit und zu erwartende Einschränkungen nach den Terminen und die Möglichkeit der Vergabe von verbindlichen Terminen. Außerdem machen sich die Patienten oft Sorgen über mögliche Komplikationen und deren Management, sofern die Behandlung nicht reibungslos verläuft. Der Zahnarzt sollte die Zeit des Patienten genauso respektieren und wertschätzen wie der Patient selbst, die Termine sorgfältig planen und durch vorausschauendes Vorgehen die Behandlungseffizienz erhöhen. Durch diese Maßnahmen verliert der zeitliche Aufwand als Hürde für eine Behandlung an Bedeutung.

VIER FRAGEN AN DEN ARZT

Die Besprechungen zum Behandlungsplan sollten als Gespräche zwischen Arzt und Patient angelegt sein und die Zahngesundheit des Patienten, relevante medizinische Erkrankungen, bekannte und unbekannte Hürden der Behandlung, Behandlungsoptionen und -risiken sowie relevante Behandlungsdetails, wie Zeit und Kosten, umfassen. Hierbei ist es wichtig, zu berücksichtigen, dass es – außer im Fall von Patienten, deren zahnmedizinische Kenntnisse und Erfahrungen denen des Behandlers vergleichbar sind – unmöglich sein wird, dem Patienten ein detailliertes Verständnis der Behandlungsoptionen zu vermitteln. Mit anderen Worten: Der Zahnarzt muss alle wichtigen Informationen in einer für den Patienten nachvollziehbaren Weise erörtern. Den Patienten mit der Gesamtheit der Behandlungsdetails zu konfrontieren, stiftet eher Verwirrung, als dass es zum Verständnis beiträgt. In dem Maße, in dem der Patient den Überblick verliert, schwindet de facto auch seine Fähigkeit der Behandlung zuzustimmen, bis er die Behandlung aus einem oder mehreren der vorgenannten Gründe ablehnen wird.[7]

Da es natürlich weder im Interesse des Arztes noch im Sinne des Patienten ist, wenn geeignete Behandlungsoptionen abgelehnt werden, muss jeder Arzt einen effektiven individuellen Kommunikationsstil entwickeln. In diesem Abschnitt wird ein logisches Schema vorgeschlagen, das den Gesundheitszustand, die Anamnese, die psychische Situation und die Erwartungen des Patienten berücksichtigt sowie die Voraussetzungen für die Weitergabe angemessener Informationen in logischer Abfolge. Dieses Schema heißt „vier Fragen an den Arzt"[8] und wird üblicherweise in folgender Reihenfolge abgearbeitet:

1. Wie werde ich hinterher aussehen?
2. Wie lange dauert es?
3. Werde ich Schmerzen haben?
4. Wie viel wird es kosten?

Wichtig ist vor allem, dass mit der Antwort auf die erste Frage begonnen und mit der Antwort auf die vierte Frage geendet wird. Die zweite und dritte Frage können dagegen in der im jeweiligen Fall günstigeren Reihenfolge angesprochen werden. Ein solches Gespräch mit dem Patienten kann natürlich erst dann erfolgen, wenn sich alle vier Fragen zufriedenstellend beantworten lassen. Daher sollte beispielsweise kein Patientengespräch angesetzt werden, wenn der Arzt den Behandlungsplan noch nicht aufgestellt hat oder für eine ausführliche Besprechung aller Fragen momentan nicht genügend Zeit verfügbar ist. Meist ist es sinnvoller, etwas mehr Zeit für ein ausführliches Patientengespräch einzuplanen, als unvollständige oder bruchstückhafte Informationen weiterzugeben, da hierdurch Missverständnisse und Fehlinterpretationen seitens des Patienten vermieden werden.

WIE WERDE ICH HINTERHER AUSSEHEN?

Diese Frage ist der wichtigste Gesprächspunkt und umfasst die Erörterung des aktuellen Zustandes des Patienten ebenso wie die möglicher Behandlungsergebnisse. Zunächst ist es wichtig, dass der Patient das Behandlungsziel in den Blick nimmt und nicht die Frage, wie es im Detail erreicht wird. Daher ist

es beispielsweise beim Erstgespräch mit einem zahnlosen Patienten weitaus wichtiger, dass er für sich entscheidet, ob er seine fehlenden Zähne durch eine herausnehmbare Prothese, eine implantatgestützte herausnehmbare Prothese oder eine implantatgestützte festsitzende Prothese ersetzt sehen möchte. Informationen über die zeitliche Belastung, Operationsrisiken, Restaurationsmaterialien und mögliche Provisorien sind zu diesem Zeitpunkt irritierend und unwichtig. Sobald ein Behandlungsergebnis festgelegt wurde, nimmt die Bedeutung anderer Faktoren zu, da der Patient nun auf ein fassliches Behandlungsziel hinarbeitet.

Die Frage lässt sich mithilfe der sogenannten Rückwärtsplanung (Backward planning) beim Erstellen des Behandlungsplans beantworten. Dabei handelt es sich um einen mentalen Prozess ähnlich der architektonischen Planung eines Gebäudes. Dabei werden die Spezifikationen einer vorgesehenen Konstruktion festgelegt, Aufrisse gezeichnet und schließlich ein ausführliches Arbeitsschema festgelegt. In der Zahnmedizin bedeutet dies, dass vor der Besprechung des Behandlungsschemas die konkreten Behandlungsziele ermittelt werden müssen. Natürlich lässt sich das Ergebnis aufgrund biologischer Abweichungen nicht exakt vorhersagen, trotzdem sind für die Behandlungsplanung realistische Vorhersagen möglich. Wurden bei dem Patienten beispielsweise die Oberkiefermolaren durch eine herausnehmbare Teilprothese ersetzt, die versagt hat, und sollen nun stattdessen implantatgestützte festsitzende Restaurationen eingegliedert werden, sollte das initiale Behandlungsziel in festsitzenden implantatgestützten Kronen bestehen.

Hürden der Behandlung, wie eine unzureichende Knochenabstützung der Implantate, sollten zunächst nicht erwähnt werden. Sobald der Patient der Versorgung mit einer festsitzenden Restauration zustimmt, muss eventuell eine Sinusbodenaugmentation besprochen werden. Solange jedoch das Behandlungsziel noch nicht feststeht, sind die Behandlungsdetails, die Besprechung der anzuwendenden Verfahren und der Behandlungsablauf unwichtig.

Sofern noch keine Einigung über das Behandlungsziel erreicht wurde, lenkt die Besprechung des Ablaufs oder möglicher Komplikationen nur ab. Es darf nicht vergessen werden, dass es die Patienten vorrangig nicht interessiert, ob zum Erreichen des Behandlungsziels eine Sinusbodenaugmentation oder eine Implantation erforderlich ist. Die Patienten unterziehen sich einer implantologischen Behandlung nicht, um sich Titanschrauben in den Kieferknochen einsetzen zu lassen, sondern um neue Zähne zu bekommen.

Ein weiterer, für die Beantwortung der Frage nach dem Behandlungsziel wichtiger Aspekt ist die Beschreibung des Übergangs vom derzeitigen klinischen Befund zum Status bei Behandlungsende. Die Patienten müssen wissen, wie sie dann aussehen werden, wie gut sie während der Behandlung kauen und sprechen können und ob sie im Behandlungsverlauf behindert oder entstellt sein werden. Mögliche Fragen sind: Bekomme ich ein festsitzendes oder ein herausnehmbares Provisorium? Bessern sich Funktion und Ästhetik sofort? Eine Sofortbelastung der Implantate vereinfacht dieses Gespräch über die Behandlung erheblich.

Natürlich widerspricht die Philosophie der Rückwärtsplanung der üblichen Lehrmeinung der meisten zahnmedizinischen Fakultäten. Dort durchlaufen die Patienten traditionell mehrere standardisierte, festgelegte Behandlungsphasen, anschließend erfolgt eine Reevaluation zur Ermittlung und Vervollständigung des endgültigen Behandlungsziels. Beim klassischen Ansatz schieben die Zahnärzte die Prognosestellung meistens vor sich her und konzentrieren sich auf Behandlungsverlauf und -methoden – zulasten des Ergebnisses. Dieser klassische Ansatz führt oft zu überflüssigen Behandlungen, wenn beschädigte Zähne vor der Extraktion parodontologisch, endodontisch oder restaurativ behandelt

werden. Am Ende sind die Patienten dann von der Behandlung erschöpft und frustriert und verstehen die Ziele nicht. Oft verlieren sie ihre Begeisterung und ihre Geduld und stellen den Wert der zahnärztlichen Leistungen infrage.

WIE LANGE DAUERT ES?

Diese Frage lässt sich erst nach der Festlegung konkreter Behandlungsziele mit einer gewissen Präzision und Sicherheit beantworten. Die für manche Patienten wichtige Behandlungsdauer hängt vom jeweiligen Behandlungsplan ab. Daher sollte diese Frage immer gemeinsam mit den bereits erwähnten Details beantwortet werden, einschließlich der Dauer vom Anfang bis zum Ende der Behandlung sowie der Dauer und der Flexibilität der Termine. Es kann möglich sein, bestimmte Behandlungspläne zum Teil zu komprimieren, sofern die Heilungszeit keine Rolle spielt; dies trifft jedoch nicht zu, wenn der nächste Schritt erst nach Vollendung des vorherigen möglich ist. Alternativ kann die Behandlungszeit unter bestimmten Umständen verlängert werden, ohne das Endergebnis zu beeinträchtigen. Wenn man auf die Arbeit, die Reisetätigkeit und die persönlichen Verpflichtungen des Patienten eingeht, lassen sich zeitliche Einwände oft beheben. Die Organisation des Behandlungsverlaufs im Sinne einer optimalen Terminvergabe ist eine ausgezeichnete Möglichkeit, um stark eingebundene Patienten zu entlasten.

WERDE ICH SCHMERZEN HABEN?

Unabhängig davon, ob dieses Thema angesprochen wird, ist es für fast alle Patienten von besonderer Bedeutung. Für manche handelt es sich sogar um ein alles beherrschendes, lähmendes Thema. Es erfordert mehr als die Versicherung, dass das Anästhetikum für eine schmerzlose Behandlung sorgen wird. Außerdem sollte angesprochen werden, wie sich der Patient nach den einzelnen Terminen und dem Ende der Behandlung fühlen wird. Die Besprechung von Angstmanagement und Sedativa ist angemessen. Auch Temperaturempfindlichkeit, Bissveränderungen, Druckempfindlichkeit und Ernährungsumstellungen sollten angesprochen werden.

Die Patienten sollten darauf hingewiesen werden, wie lange sie jeweils brauchen werden, um sich von den invasiven Eingriffen zu erholen, wie lange die Heilung dauert und wie stark sie beeinträchtigt sein werden. Auch Vorschläge zur Einschränkung bestimmter Aktivitäten sind angebracht. Zwar verstehen die Patienten in der Regel, dass eine zahnärztliche Behandlung Anpassung und Heilung erfordert, oft stellen sie aber nicht die richtigen Fragen, um ihre Zeit entsprechend einzuteilen.

Bei ausgesprochen ängstlichen Patienten kann der Besprechung der Behandlungsziele ein Gespräch über das Angstmanagement vorausgehen, da der Patient nicht in der Lage sein wird, sich auf Einzelaspekte der Behandlung zu konzentrieren, bevor er nicht sicher ist, dass Angst und Schmerzen beherrschbar sind. Der Patient hört den Zahnarzt dann zwar sprechen, erfasst aber nicht die vermittelten Ideen und Bilder.[9] Von allen Hürden der Behandlung sind die Angst vor Schmerzen und anderen Beschwerden der häufigste „Knackpunkt", der die Patienten emotional für die Behandlung motiviert oder daran hindert.

WIE VIEL WIRD ES KOSTEN?

Dies ist normalerweise die erste Frage des Patienten, beantwortet werden jedoch sollte sie als letzte. Häufig sind die Patienten vom Behandlungsplan, den therapeutischen Optionen und den technischen Informationen, die sie erhalten, überfordert. Unabhängig von den kommunikativen Fähigkeiten des Arztes und vom Arzt-Patient-Verhältnis besteht während der Gespräche eine gewisse Spannung. Die Frage, die dem Patienten in dieser Situation als erste einfällt, ist: „Wie viel?"

Da die Gespräche durchdacht, organisiert und strukturiert ablaufen sollten, wird die Antwort auf die Kostenfrage hinausgeschoben, bis Einigung über das Behandlungsziel erreicht und die Heilungszeit sowie andere zeitliche Aspekte geklärt wurden. Zu diesem Zeitpunkt sollte der Patient eine Vorstellung davon haben, was er für sein Geld bekommen wird. Wichtig ist, dass der Zahnarzt im Rahmen der Vorbesprechungen den Wert der vorgeschlagenen Leistungen erklärt hat, sodass der Patient dazu bereit ist, über die Gesamtkosten der Behandlung zu sprechen.

Es wird nicht empfohlen, die Kosten der Einzelleistungen zu spezifizieren, weil das den Gesamtwert tendenziell schmälert. Außerdem kann durch diese Zuordnung eine Art Einkaufsliste entstehen, anhand deren der Patient die Honorare einzelner Praxen miteinander vergleicht, ohne jedoch dasselbe Behandlungsergebnis geboten zu bekommen. Die Patienten sollten einsehen, dass das Endergebnis der Behandlung mehr ist, als die Summe der Einzelleistungen. Ist eine Versicherung beteiligt, müssen die Kosten leistungsbezogen aufgeschlüsselt werden; dies sollte jedoch erst nach dem Durchsprechen des Gesamtbehandlungspakets erfolgen. Wenn mehrere Ärzte an der Behandlung beteiligt sind, wäre es zwar optimal, ein Gesamthonorar anzugeben, da dies aber praktisch kaum realisierbar ist, werden die Honorare jedes einzelnen separat aufgeführt.

Wer die Honorarfrage bespricht, sollte auch in der Lage sein, im selben Gespräch die Finanzierungsmöglichkeiten darzulegen. Auch wenn diese sich praxisabhängig unterscheiden, sollte dem Patienten grundsätzlich verständlich gemacht werden, dass mehrere Finanzierungsmodelle zur Verfügung stehen.

BESPRECHEN VON BEHANDLUNGSOPTIONEN

In der modernen Zahnheilkunde steht den Zahnärzten ein eindrucksvolles Spektrum an Materialien, Techniken und Verfahren zur Behandlung ihrer Patienten zur Verfügung.

Abb. 18-1 Diese zeichnerische Darstellung der vorgeschlagenen Behandlung durch den Arzt verdeutlicht weder die Diagnose noch das Behandlungsziel oder den Behandlungsverlauf. Außerdem vermittelt sie weder Professionalität, Wert, Raffinesse, Sorgfalt oder Können noch positive praktische Eigenschaften.

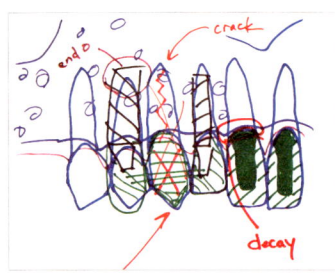

Abb. 18-2 Beispiel einer Panoramaschichtaufnahme, auf der ein Arzt versucht hat, die geplante Behandlung einzuzeichnen, um sie einem Patienten zu erklären. Der Behandlungsplan umfasste das Einsetzen mehrerer Implantate, eine Sinusbodenaugmentation und das Einsetzen festsitzender Teilprothesen. Auch wenn diese Zeichnung für den Zahnarzt informativ sein mag, können Patienten sie weder verstehen noch Inhalt, Details oder Verlauf der Behandlung daraus ableiten.

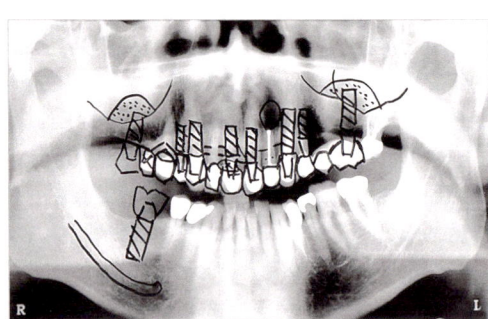

• Der Patient ist davon überzeugt, dass die Behandlung erforderlich ist, und bereit, einen weiteren Termin zu vereinbaren.

Durch Informationsmittel und Gesprächsführung lassen sich die klaren wie die unterschwelligen Ziele sowohl erreichen als auch verfehlen. Eine korrekte Gesprächsführung sorgt in der Regel auch für den Erfolg des Gesprächs. Beratungsgespräche sollten am besten in freundlichen, nicht klinischen Räumen stattfinden, wo Arzt und Patient sich ungestört unterhalten können. Viele Zahnärzte haben keinen solchen Raum, dann kann als zweite Wahl auch ein Behandlungs- oder Operationsraum verwendet werden. Da es ganz normal ist, dass Patienten bei der Konsultation eines Arztes nervös sind, sollten potenziell bedrohliche auditive und optische Dinge während des Gesprächs verborgen oder entfernt werden. In einem Behandlungsraum kann dazu das Entfernen von Handstücken, Verbandmaterial und Handinstrumenten aus dem Sichtbereich erforderlich sein. Jaulende

Handstücke, eine laute Absaugung und andere Praxisgeräusche können den Rahmen für ein produktives Gespräch empfindlich stören.

Man unterscheidet spezifische und unspezifische Informationsmittel. Unspezifische Materialien geben einen allgemeinen Überblick über die Situation des Patienten und sind nicht auf den Einzelnen zugeschnitten. Beispiele sind Broschüren, Videos, Websites, DVDs, Anschauungsmodelle, Schaubilder und Fotografien. Sie vermitteln wertvolle Hintergrundinformationen und helfen bei der allgemeinen Aufklärung. Allerdings liefern sie nur selten die für ein vollständiges und erfolgreiches Aufklärungsgespräch erforderliche individuell zugeschnittene Information. Außerdem sollte ihr Einsatz bei empfindlichen Patienten vorsichtig erfolgen, da klinische Darstellungen für diese zu plastisch sein können. So zeigen manche Filme oder Fotografien blutende Einschnitte, Plaque, Speichelblasen, freigelegte Wurzeln und Verfärbungen, die einen bereits sensiblen oder nervösen Patienten leicht entmutigen können. Während Zahnärzte routinemäßig mit Prothesen und Modellen umgehen, weigern sich die Patienten oft sie zu berühren, da sie sie als Teil des Mundes anderer Leute wahrnehmen. Auch stark vergrößerte Nachbildungen von Implantaten faszinieren zwar den Fachmann, wirken jedoch auf viele Patienten abstoßend.

Spezifische Informationsmaterialien, die während des Gespräches zum Einsatz kommen, sind Röntgenaufnahmen oder Fotografien des Patienten, patientenangepasste Ausdrucke oder Computersimulationen. Diese Materialien haben den Vorteil, dass sie auf den Patienten zugeschnitten sind, sodass die Präsentation einen persönlicheren Bezug hat. Einige der moderneren Produkte erfordern gelegentlich klinische Vorbereitungszeit, Investitionen und Übung, damit die Präsentation effektiv und professionell erfolgen kann.

Um eine länger dauernde Vorbereitung zu vermeiden, zeigen viele Zahnärzte den Patienten gerne anhand ihrer Röntgenbilder, wo das Problem liegt, was die Patienten aber meistens eher verwirrt, da sie das Gezeigte nicht umsetzen können. Digitale Röntgenaufnahmen sind zwar etwas nützlicher, weil sie ausreichend vergrößert und bestimmte Bereiche nachgezeichnet oder eingefärbt werden können, für Patienten ohne röntgenologische Vorkenntnisse aber gleichfalls wenig informativ. Auch Panoramaschichtaufnahmen (OPG) und Computertomografien (CT) können den Patienten keine für sie wertvollen Informationen vermitteln, sondern sorgen oft für Verwirrung und rasch für Langeweile.

Ein beliebtes Hobby vieler Ärzte ist die Zeichnung von Simulationen auf Papier (ABB. 18-1). Auch wenn dabei mitunter eine gewisse künstlerische Begabung aufblitzt, wirken solche Zeichnungen in der Regel amateurhaft und billig und unterwandern jeden Versuche, den Wert der Behandlung zu vermitteln. Außerdem lässt sich der Behandlungsverlauf zeichnerisch nur darstellen, wenn viele Zeichnungen angefertigt werden. Das Zeichnen ist dann jedoch zeitaufwendig und verschwendet einen großen Teil kostbarer Gesprächszeit, der besser für die Erörterung von Problemen genutzt würde.

Gelegentlich zeichnen die Ärzte die geplante Behandlung in Röntgenbilder ein (ABB. 18-2). Während diese Form der Kommunikation zwischen Zahnärzten durchaus sinnvoll ist, ist es aus den bereits genannten Gründen zweifelhaft, ob die Patienten daraus in irgendeiner Weise Nutzen ziehen können. Daneben gibt es zwar Computerprogramme, welche die Behandlungsoptionen anhand eingescannter Röntgenbilder eleganter simulieren, aber auch hier gelten die gleichen Einschränkungen im Hinblick auf die Patienten. Mit Sicherheit erreicht keine dieser grafischen Darstellungen die oben vorgegebenen Gesprächsziele.

Manche Zahnärzte verwenden digitale Fotografien, um eine Diashow für den Patienten zu erstellen. Zudem gibt es zahlreiche Software-Pakete, mit deren Hilfe sich digitale Mock-ups der Patienten erstellen lassen. Auf diese Weise lassen sich die Gesprächsziele zwar äußerst effizient und zufriedenstellend erreichen, doch ist die Vorbereitung der Bildsequenzen zeitaufwendig und auch die Bedienung der Simulationssoftware muss zunächst erlernt werden. Außerdem werden auf diesem Wege nicht selten unrealistische Erwartungen beim Patienten geweckt, wenn dessen Voraussetzungen das idealisierte Ergebnis unerreichbar machen.

Die Autoren[10] führen Aufklärungsgespräche vorzugsweise in einem eigens dafür eingerichteten Raum durch, der die Gesprächsführung erleichtert und die Ablenkungen durch den Praxisbetrieb minimiert. An den Wänden hängen Diplome und Fachzeugnisse sowie Familienfotos. Während des Gesprächs werden die im Laufe der Untersuchung angefertigten digitalen Fotografien des Patienten mit einer Software zur vereinfachten Simulation des Befundes und der Behandlungsschritte kombiniert (DentalImplan; ABB. 18-3). Die erzeugten digitalen Bilder lassen sich speichern, ausdrucken und zur Erläuterung oder Beschreibung beschriften. Repräsentative Digitalfotografien werden mit einer einfachen Fotoalbum-Software archiviert und präsentiert. Auch diese Fotos werden dem Patienten gezeigt, um die Präsentation stärker zu personalisieren. Die Fotos werden mit einem dentalen Digitalkamerasystem mit Blitz und Objektiv aufgenommen, wie sie von zahlreichen Herstellern angeboten werden.

Während des Gesprächs werden die Digitalfotos oft gezeigt, um den Patienten mit seinem Problem vertraut zu machen und zu zeigen, dass alle verfügbaren Informationen ausgewertet wurden, um das Problem in allen Aspekten zu erfassen. Anschließend wird das Problem mittels Software simuliert, die aktuelle Situation und deren Entwicklung gezeigt. Oft wird ein Screenshot vom „aktuellen Zustand" gespeichert und für den Patienten ausgedruckt, sodass darauf später wieder Bezug genommen werden kann.

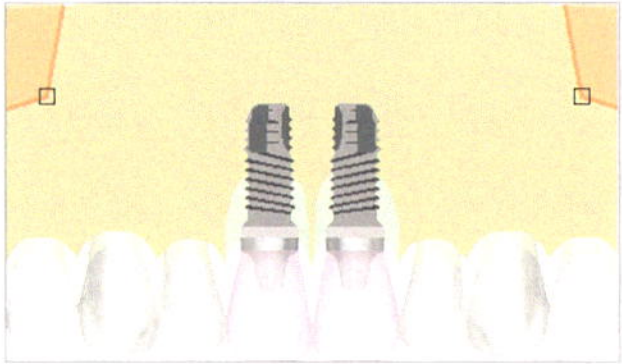

Abb. 18-3 Dental-Implan: Simulation des Zahnstatus einschließlich fehlender mittlerer Schneidezähne mit begleitendem Knochenverlust mittels Software.

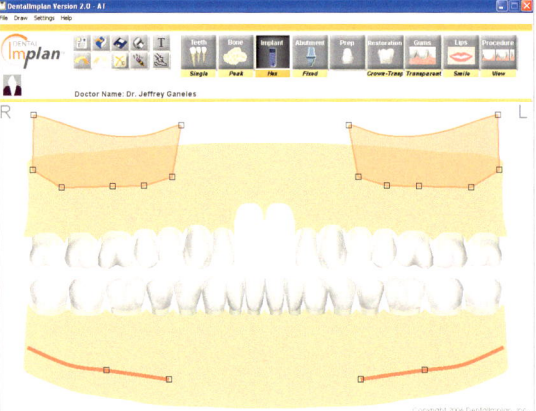

Abb. 18-4 Simulation der ersetzten mittleren Schneidezähne mit Knochentransplantation und implantatgestützten Kronen.

Abb. 18-5 Simulation einer hohen Lachlinie, anhand deren die ästhetische Bedeutung der Knochentransplantation für die korrekte Implantatposition deutlich wird.

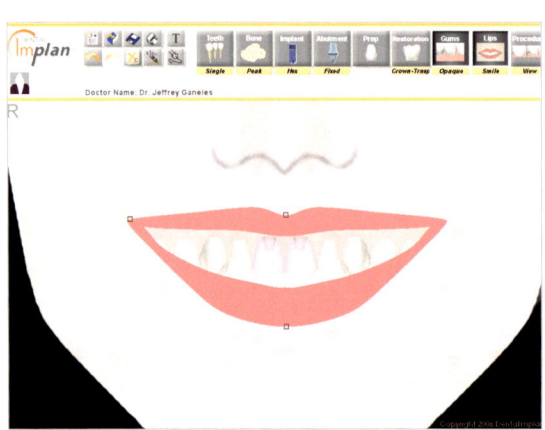

Anschließend werden mit der Simulationssoftware die vorgeschlagenen idealen Behandlungsendpunkte erzeugt und computergenerierte Ansichten des Patienten nach Abschluss der Behandlung gezeigt, um die Behandlungsziele festzulegen [ABB. 18-4 UND 18-5]. Zu diesem Zeitpunkt muss die Aufmerksamkeit des Patienten auf die Behandlungsergebnisse gelenkt werden und nicht auf Behandlungsverlauf oder -methoden. Soll beispielsweise ein fehlender Zahn ersetzt werden, muss besprochen werden, ob dies mit einer zahngestützten Brücke, einer implantatgestützten Krone oder einer herausnehmbaren Teilprothese erfolgen soll. Für jede Option werden die Vor- und Nachteile besprochen, ohne das Gespräch durch Hinweise auf den Behandlungsverlauf oder die Kosten zu belasten. Das Erarbeiten der Optionen erfolgt gemeinsam mit dem Patienten, der sie auf einem großen Monitor betrachten kann. Jede

Option wird gespeichert und ausgedruckt, um die verschiedenen Ergebnisse zu dokumentieren und personenbezogenes Informationsmaterial zum Mitnehmen zur Verfügung zu stellen. Für diese Art der Gesprächsführung muss die Software schnell, flexibel und eindeutig sein. Sobald ein Wunschergebnis erarbeitet wurde, wird der Behandlungsverlauf dargestellt, einschließlich Behandlungsdauer, Honoraren, Versicherungsleistungen und Finanzierungsoptionen.

Eine solche Gesprächsführung erfordert Vorbereitung und aktives Zuhören. Üblicherweise will der Patient recht schnell über die Kosten sprechen, weit bevor dies sinnvoll ist. Deshalb wird ihm versichert, dass die Kosten nach der Einigung auf das Was und Wie angesprochen werden. Außerdem wird er darauf hingewiesen, dass sich das Honorar erst dann benennen lässt, wenn feststeht, was gemacht werden soll und wie. Üblicherweise werden die Kosten für drei verschiedene Behandlungen dargelegt: eine ideale Behandlung, einen gutem Kompromiss und ein absolutes Minimum, selbst wenn es noch mehr Möglichkeiten gibt. Allgemein ist es für die Patienten recht schwierig, die oft minimalen Unterschiede zwischen den zahlreichen Vorschlägen zu behalten, sodass es Sache des Arztes ist, geeignete Vorschläge zu unterbreiten. Auch die Risiken und Kosten einer nicht durchgeführten Behandlung werden erörtert.

DIE ROLLE EINES BEHANDLUNGSKOORDINATORS

Die Patientenaufklärung und das Patientengespräch gehören zu den wichtigsten Aufgaben in der Zahnarztpraxis. Eine effektive Konsultation erfolgt in mehreren Schritten, an denen der Zahnarzt jeweils teilnehmen muss. Er muss den Patienten untersuchen, eine Diagnose stellen und Behandlungsoptionen erarbeiten. Allerdings ist er häufig nicht in allen Belangen des Patientenkontaktes die optimale Gesprächs- und Bezugsperson:

Da Zahnärzte sich tagtäglich mit zahnmedizinischen Verfahren und Zähnen beschäftigen, sind sie nicht selten gegenüber den emotionalen Belastungen desensibilisiert, die mit einer zahnärztlichen Behandlung einhergehen. Obwohl viele Zahnärzte positive Langzeitbeziehungen zu ihren Patienten entwickeln, haben sie das Gefühl, dass länger dauernde Gespräche über Behandlungen nicht ausreichend vergütet werden. Oft scheuen sie sich auch, im direkten Gespräch mit den Patienten über ihr Honorar zu sprechen oder bewerten ihre Leistungen zu gering.

Außerdem sind Patienten in Gegenwart eines Arztes häufig eingeschüchtert und tendieren dazu, häufig zustimmend zu nicken, um intelligent und verständig zu wirken. Sie fühlen sich gedrängt, wollen lieber keine Fragen stellen oder glauben zu spüren, dass der Arzt sich

jetzt gern einem anderen Patienten zuwenden oder einen „wichtigeren" oder lukrativeren Eingriff durchführen würde. Oft verfallen Ärzte im Gespräch in den Medizinerjargon und die Patienten hinterfragen die Begrifflichkeiten nicht genug. Schließlich ist es den Patienten auch peinlich, dem Arzt gegenüber zugeben zu müssen, dass sie sich eine Behandlung nicht leisten können, eine Finanzierung benötigen oder sich vor dem Treffen einer Entscheidung mit dem Lebensgefährten besprechen wollen. All diese Probleme können dazu beitragen, dass die Patienten dem Gespräch nicht mehr aktiv folgen oder eine Behandlung ablehnen.

Eine Gegenmaßnahme ist die Bestimmung eines Behandlungskoordinators, der bei der Patientenaufklärung und den Konsultationen behilflich ist. Dabei handelt es sich um einen Praxismitarbeiter, der über ausreichendes Wissen, gute Kommunikationsfähigkeiten sowie Sensibilität und Zeit für Patientengespräche verfügt. Unter anderem muss ein guter Behandlungskoordinator folgende Eigenschaften besitzen:

- Wissen über die technischen Aspekte der Zahnheilkunde
- Wortgewandtheit, um die technischen Verfahren auf einfache Weise zu erklären
- Sensibilität gegenüber den Emotionen und persönlichen Belangen des Patienten sowie den Hürden seiner Behandlung
- Sicherheit bei der Besprechung von Kosten und Finanzierungen
- Verfügbarkeit für den Patienten in der Praxis oder telefonisch

Grundsätzlich unterstützt der Behandlungskoordinator den Arzt bei den Konsultationen und setzt sich für ihn ein. Er sollte bei allen Arzt-Patient-Gesprächen anwesend und dazu in der Lage sein, wichtige vom Arzt angesprochene Punkte zu vertiefen oder zu verdeutlichen. Dazu muss er oft die Fachsprache übersetzen oder die angesprochenen Aspekte erneut mit anderen Worten erläutern. Außerdem sollte der Koordinator die gleichen Anschauungsmaterialien verwenden können wie der Arzt, um Einzelaspekte oder Konzepte zusammenzufassen, zu vertiefen oder zu erklären, die initial nicht verstanden wurden. Erleichtert wird dies durch die Verwendung digitaler Anschauungsmaterialien, vorausgesetzt, der Koordinator kann gut mit ihnen umgehen.

Schließlich muss der Behandlungskoordinator entweder alle Fragen des Patienten beantworten oder zumindest alle Informationen beschaffen können, die der Patient für die Entscheidung über die Behandlung benötigt, einschließlich der finanziellen Aspekte, der Terminplanung und der Koordination innerhalb der Praxis und mit anderen Dienstleistern. Der Koordinator sollte über ausreichendes Wissen, Selbstvertrauen und Autorität verfügen und angemessen lange mit dem Patienten über die wichtigsten Aspekte sprechen. Im Gegensatz zum niedergelassenen Zahnarzt muss er sich nicht sofort wieder anderen Patienten zuwenden. Eventuell sind zusätzliche Gesprächstermine zwischen dem Arzt und/oder Behandlungskoordinator und dem Lebensgefährten des Patienten oder anderen Entscheidungsträgern erforderlich. Die bessere Verfügbarkeit und größere Gesprächsbereitschaft des Koordinators stärkt die Beziehung zwischen dem Patienten und der Praxis und vermittelt dem Patienten ein Gefühl von Sicherheit, Geborgenheit und Wertschätzung, was für eine aufwändige und teure Behandlung wichtig ist. Da der Koordinator meist häufiger mit dem Patienten spricht als der Arzt, kann der Koordinator leichter verborgene Behandlungshürden und emotionale „Knackpunkte" aufdecken, welche die Behandlungsakzeptanz verhindern. Die besten Koordinatoren werden so ausgebildet, dass sie diese Punkte kennen und abklären oder zumindest dem Arzt gegenüber erwähnen, damit sie später berücksichtigt werden können.

Der berufliche Hintergrund von Behandlungskoordinatoren ist unterschiedlich. Meistens verfügen sie über gutes zahntechnisches Basiswissen, wie beispielsweise Zahnarzthelfer,

Prophylaxehelfer, dentale Pharmareferenten oder Außendienstmitarbeiter für dentale Produkte. Wichtige zusätzliche Qualifikationen sind überdurchschnittliche Kommunikationsfähigkeiten sowie die Fähigkeit, mit fast allen Menschen intelligente und verbindliche Fachgespräche über die zahnmedizinischen Behandlungsaspekte führen zu können. Ein Koordinator sollte das Erscheinungsbild, die Arbeitsweise und die Persönlichkeit des Arztes und der Praxis widerspiegeln oder ergänzen. Er sollte über Verkaufserfahrung verfügen, organisiert und logisch denken und problemlos auch die finanziellen Aspekte der Behandlung durchsprechen können.

ZUSAMMENFASSUNG

Die sorgfältige Planung und Organisation von Aufklärungs- und Behandlungsgesprächen bietet zahlreiche Vorteile. Konsultationen werden immer terminlich vereinbart, sodass weder der Arzt noch der Patient dabei unter Zeitdruck steht. So wird dem Patienten vermittelt, dass er respektiert wird, dass seine Zeit wertgeschätzt und sein Problem ernsthaft durchgesprochen und erörtert wird. Am erfolgreichsten verlaufen solche Gespräche in einem Besprechungsraum in Anwesenheit eines professionellen Behandlungskoordinators bei möglichst geringer physischer und psychischer Ablenkung. Aufmerksames Zuhören und eine positive Einstellung werden so gefördert.

Die Veranschaulichung des Befundes mithilfe anschaulicher Computersimulationen erhöht die Effizienz des Zahnarztes und Behandlungskoordinators und ist für den Patienten leichter verständlich. Visuelle Präsentationswerkzeuge erlauben die präzise, akkurate, verständliche und harmlose Darstellung direkt vor den Augen des Patienten und sorgen auf subtile Weise dafür, dass sich auch nervöse Patienten im Gespräch wohlfühlen. Die Beteiligung des Patienten an der Behandlungsplanung garantiert zudem das Erreichen einer Reihe unterschwelliger Gesprächsziele. Zahnarzt und Behandlungskoordinator wirken technisch gewandt, wenn sie die Computerprogramme fachkundig bedienen können. Der rasche Wechsel zwischen verschiedenen Ansichten des Status quo und der möglichen Behandlungsoptionen trägt dazu bei, dass der Patient die Unterschiede der Behandlungsansätze erkennt. Zusammengenommen führen diese Elemente dazu, dass der Befund und die Behandlungsoptionen besser verstanden werden und der Wert der Behandlung erkannt wird. Dies führt zu einer höheren und schnelleren Behandlungsakzeptanz und weniger telefonischen Rückfragen nach den Gesprächen. Die Patienten erhalten die Behandlung, die sie benötigen und wünschen. Die Ärzte vereinbaren effektive Termine mit aufgeklärten, vorbereiteten Patienten, sodass Effizienz und Produktivität insgesamt zunehmen.

SCHLUSSFOLGERUNGEN

- Eine Behandlungspräsentation sollte so geplant werden, dass sie an die beim Patienten vorhandene Situation angepasst ist (einschließlich der dentalen/medizinischen Probleme, der psychischen Bedürfnisse, der Werte und persönlichen Ziele sowie der besten fachlichen Empfehlungen des Arztes) und in einer harmlosen, gesprächsfördernden Umgebung erfolgen.
- Patientenaufklärung und Behandlungsgespräch sollten sich auf die vier in diesem Kapitel vorgestellten Fragen konzentrieren und positive, nutzenorientierte Behandlungsziele verfolgen.
- Um den Patienten nicht mit einzelnen Verfahren und dem Behandlungsverlauf zu verwirren, sondern eine Konzentration auf die Behandlungsziele zu ermöglichen, sollte ein Backward Planning erfolgen.
- Die Umgebung, in der die Behandlungsvorschläge unterbreitet werden, ist oft genauso wichtig wie der Inhalt dieser Empfehlungen.

- Die Wertermittlung ist für die Akzeptanz von teuren oder aufwendigen Behandlungsoptionen essenziell.
- Bei Verwendung von digitalem Anschauungsmaterial kann der Patient den Gesprächsinhalt besser verstehen, werden technisches Verständnis und Kompetenz signalisiert, Vertrauen auf- und Angst abgebaut, sodass sich der Patient auf die wichtigen Themen konzentrieren kann und nicht emotional abgelenkt ist.
- Oft fehlt es den Ärzten an Sensibilität, Zeit, Einfühlungsvermögen oder Motivation, komplexere Empfehlungen weiter zu vertiefen, damit die Patienten der für sie sinnvollsten Behandlung zustimmen. Für diese Aufgabe sind Behandlungskoordinatoren meist besser geeignet.
- Eine systematische Gesprächsplanung im Team erhöht die Behandlungsakzeptanz.

LITERATUR

1. Jameson C. Great Communication = Great Production, ed 2. Tulsa, OK: PennWell, 2002.

2. Williams RC. Understanding and managing periodontal diseases: A notable past, a promising future. J Periodontol 2008;79:1552–1559.

3. Slavkin HC. The significance of a human smile: Observations on Bell's palsy. J Am Dent Assoc 1999;130:269–272.

4. Patzer GL. Understanding the causal relationship between physical attractiveness and self-esteem. J Esthet Dent 1996;8:144–147.

5. Patzer GL. Improving self esteem by improving physical attractiveness. J Esthet Dent 1997;9:44–46.

6. Ganeles J, Norkin FJ, Sekler J. Immediate loading and restoration of dental implants: An economic rationale. Dental Econ 2004;94(5):140–149.

7. Levin RP. Cardinal rules of implant case presentation. Implant Dent 2006;15:323.

8. Ganeles J. 4 questions for successful consultations. Dental Econ 2009;99(10):99–101.

9. Eli I, Schwartz-Arad D, Bartal Y. Anxiety and ability to recognize clinical information in dentistry. J Dent Res 2008;87:65–68.

10. Ganeles J. Adding technology to patient consultations: How to enhance case acceptance and office efficiency. Inside Dent 2010;6:28–30.

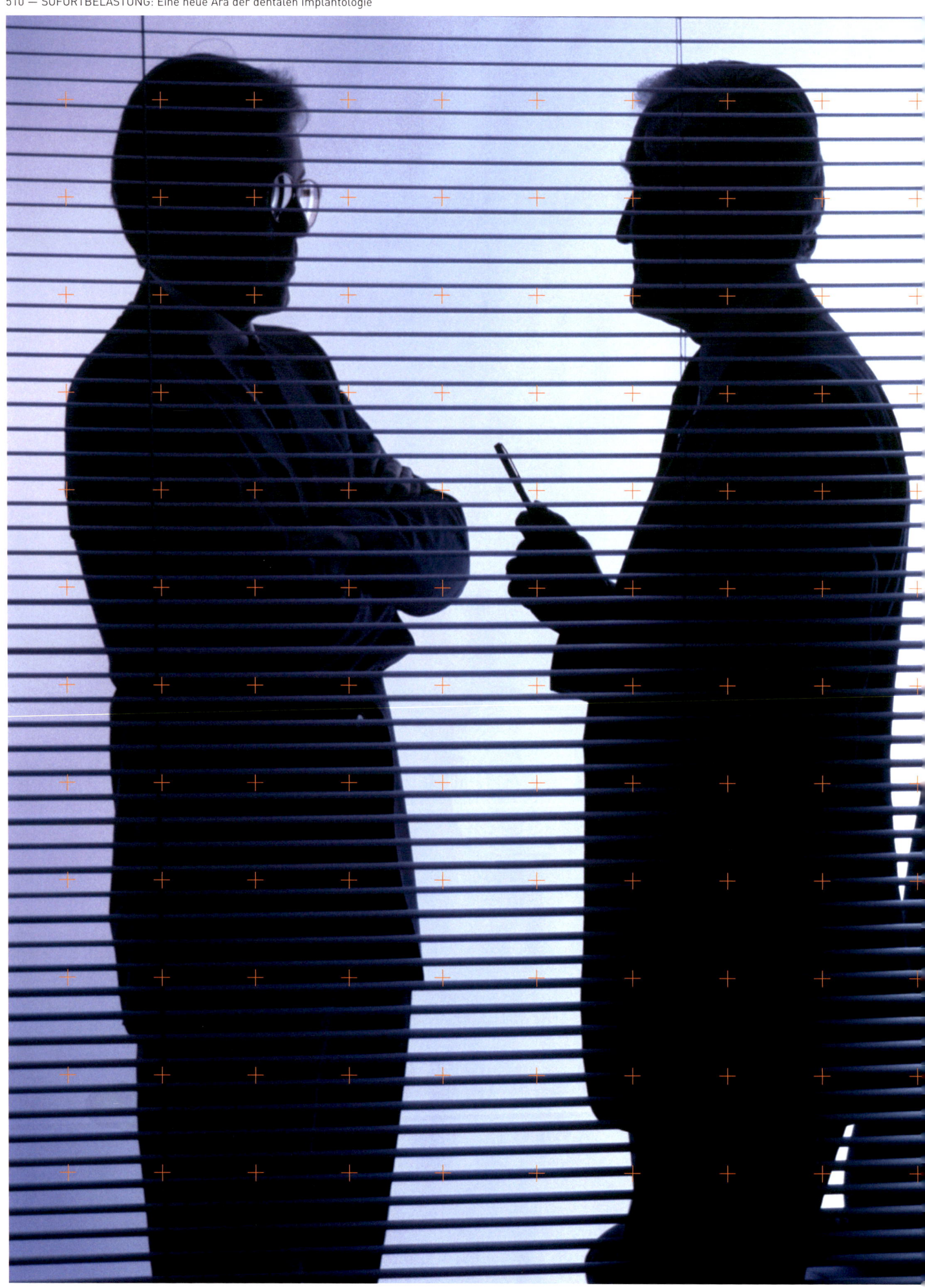

M. L. SCARPELLI
L. FUMAGALLI
M. DEL FABBRO

Arzthaftungsrechtliche Aspekte und klinische Leitlinien der Sofortbelastung

19

19

Der zahnmedizinische Sachverständige befasst sich mit den praktischen sowie den ethischen, deontologischen und medizinrechtlichen Aspekten der Zahnheilkunde[1,2]; allerdings ist der zahnmedizinische Sachverständige nicht für das Erstellen von Leitlinien für die Sofortbelastung zuständig. Diese werden normalerweise von einem Ausschuss erarbeitet, der sich aus Ärzten und Fachleuten für methodologische Fragen zusammensetzt, und basieren auf der aktuellen wissenschaftlichen Evidenz. Sie sollen das klinische und organisatorische Vorgehen systematisch rationalisieren und die theoretische Erfolgsrate (oder Versagensrate) etablieren.

Angenommen, die Sofortbelastung ist – auch bei therapeutischem und klinischem Vorgehen nach dem aktuellen Stand der Medizin (d. h. bei Befolgung der vorgenannten Leitlinien der jeweiligen wissenschaftlichen Gesellschaften) – mit einer gewissen Versagensrate behaftet. Dann lässt sich die Frage: „Ist der Zahnarzt verantwortlich, wenn ein Implantat unter Sofortbelastung versagt?" klären, doch muss die Antwort in mehrere Einzelpunkte unterteilt werden. Kann der Zahnarzt nachweisen, dass die folgenden Voraussetzungen erfüllt wurden, ist er nicht für das Implantatversagen verantwortlich:

- Die Erfolgsrate (oder entsprechend die Versagensrate) des gewählten Verfahrens wurde mit dem Patienten besprochen.

- Der Behandlungsverlauf wurde umfassend dokumentiert.
- Der Zahnarzt hat geeignete Mittel verwendet, um den Behandlungserfolg sicherzustellen, sodass der fehlende Erfolg (fehlendes Ergebnis) nicht Folge von Verfahrensfehlern, sondern von Komplikationen ist, die zwar eventuell vorhersehbar, nicht aber zu verhindern waren. (Dieser Punkt muss durch Überprüfung der Mittel nachgewiesen werden.)

Natürlich werfen diese Antworten mehrere Fragen auf, die aus medizinethischer Sicht zentrale Aspekte der Zahnheilkunde betreffen: Aufklärung und Einwilligung, Mittelverpflichtung und Ergebnisverpflichtung, korrekte klinische Dokumentation, Interpretation von Leitlinien und Überprüfung der Arbeit eines Kollegen nach dem Schadensereignis. Dieses Kapitel versucht die Fragen zu beantworten und geht auf jeden der Punkte im Detail ein.

AUFKLÄRUNG UND EINWILLIGUNG

In den letzten Jahren wurde immer wieder die große Bedeutung der Befolgung der Regeln bei der schriftlichen Einwilligungserklärung betont. Die Grundidee ist, dass die Patienten Anspruch auf eine ausführliche und verständliche persönliche Aufklärung über die geplante Behandlung haben und ausdrücklich im Vorwege erklären müssen, dass sie der vorgeschlagenen Behandlung zustimmen. Dadurch entstehen zahlreiche heikle Situationen, wie das Problem der Abwandlung einer bereits im Gange befindlichen therapeutischen Maßnahme. Theoretisch ist bei jeder Veränderung eines laufenden Behandlungsplans eine kurze Unterbrechung erforderlich, während deren der Patient ausführlich über die Veränderung aufgeklärt werden muss.

Nimmt man beispielsweise den Fall eines Patienten, bei dem im Rahmen eines klinischen

Eingriffs vier Zähne extrahiert und vier Implantate eingesetzt werden sollen. Können aus anatomischen Gründen nur drei der vier Implantate platziert werden, reicht es aus, dies in der Patientenakte mit einer Begründung zu vermerken. Stellt sich jedoch während des Eingriffs heraus, dass noch ein fünftes Implantat erforderlich ist, muss diese Option präoperativ reevaluiert werden, was bedeutet, dass die laufende Operation abgebrochen werden muss, da die Aufklärung und dementsprechend auch die Einwilligung zu aktualisieren ist. In klinischen Zweifelsfällen sollten daher von Anfang an mehrere Optionen genannt werden, damit der Arzt einen Ermessensspielraum behält (in diesem Fall die Einwilligung für drei bis fünf Implantate).

MITTELVERPFLICHTUNG UND ERGEBNISVERPFLICHTUNG

Allgemein besteht bei der ärztlichen Tätigkeit nur eine Mittelverpflichtung und keine Ergebnisverpflichtung,[3,4] da sich der Arzt dazu verpflichtet, eine bestimmte Tätigkeit durchzuführen, um ein gewünschtes Ergebnis zu erzielen, nicht aber dazu, ein bestimmtes Ergebnis zu erreichen. Daher kann nicht einfach von einer Nichterfüllung ausgegangen werden, bloß weil das gewünschte Ergebnis verfehlt wurde, sondern es muss eine Pflichtverletzung bei der Durchführung der ärztlichen Tätigkeit nachgewiesen werden (Vernachlässigung von Sorgfalt und Umsicht, Kunstfehler, Abweichung von rechtlichen Vorgaben, von Vorgaben der Ärzteschaft oder wissenschaftlichen Gesellschaften oder vom üblichen Vorgehen, von der medizinischen Wissenschaft allgemein, vom Konsensus der wissenschaftlichen Gemeinschaft und der Literatur).

Im Gegensatz zur Mittelverpflichtung würde eine vertraglich zugesicherte Ergebnisverpflichtung bedeuten, dass die Aufgabe in der Erfüllung eines bestimmten Ziels des Klienten liegt. Daher gilt die

Ergebnisverpflichtung erst dann als erfüllt, wenn das gewünschte Ergebnis erzielt wurde.

Das Gesetz unterscheidet bei der ärztlichen Tätigkeit zwischen dem allgemeinen ärztlichen Behandlungsvertrag, der eine Mittelverpflichtung festschreibt, und dem Vertrag beispielsweise mit einem plastischen Chirurgen, der eine Ergebnisverpflichtung sanktioniert. Dieser Unterschied berücksichtigt den Umstand, dass sich der Patient des plastischen Chirurgen nur deswegen dem Operationsrisiko aussetzt, weil er ein bestimmtes ästhetisches Ergebnis erzielen will, das ihm der Chirurg vor der Vertragsunterzeichnung zugesichert hat. Daher sieht der Vertrag vor, dass das Ergebnis erzielt werden muss.

Bei der Mittelverpflichtung muss der Patient beweisen, dass der Arzt seine Sorgfaltspflicht verletzt hat, nicht sachkundig oder nicht umsichtig gehandelt hat, während der Arzt beweisen muss, dass bei der durchgeführten Operation im konkreten Fall bestimmte Probleme aufgetreten sind, die ohne ein Verschulden seinerseits den Fehler bedingt haben.

Bei der Ergebnisverpflichtung reicht es aus, wenn der Patient beweist, dass der Arzt das vereinbarte Ziel nicht erreicht hat, um ein Verschulden zu beweisen, und der Arzt müsste dann das Gegenteil beweisen. Daraus wird deutlich, wie wichtig eine korrekte klinische Falldokumentation im zahnmedizinischen Alltag ist.

KLINISCHE DOKUMENTATION

Heutzutage ist die Dokumentation ein zentrales Element der klinischen Praxis, das zudem häufig in Arzthaftungsfällen herangezogen wird. In den vergangenen Jahren wurde mehrfach versucht, die idealen Merkmale von Patientenakten festzulegen.[5] Die Patientenakte selbst muss definiert werden: Es kann sich um einen echten oder virtuellen „Ordner" handeln (Papier oder digital), in dem der klinische Verlauf, der initiale Behandlungsplan mit Angabe der Kosten (und zur möglichst zweifelsfreien Darstellung nach Ansicht der Autoren auch der Zeitrahmen) sowie die klinischen Hilfsmittel festgehalten werden (z. B. Modelle, Fotografien, Röntgenaufnahmen, Durchzeichnungen). Diese Akte kann an die spezifischen Bedürfnisse des Arztes angepasst werden, der sie benutzt.

Die Patientenakte hilft bei der Rekonstruktion des gesamten Behandlungsverfahrens, und zwar nicht nur bezüglich der technischen Aspekte, sondern auch hinsichtlich der Diagnose und etwaiger Probleme mit der Einwilligung und dem Umgang mit sensiblen Daten.

MINDESTANFORDERUNGEN FÜR PATIENTENAKTEN

Nachfolgend werden die Informationen aufgelistet, die gemäß der Konsensuskonferenz zu diesem Thema[6], die 2001 im Rahmen des Kongresses der International Dental Ethics and Law Society (IDEALS) in Amsterdam stattfand, auf jeden Fall in der Patientenakte gesammelt sein müssen:

- Name, Identifikations- oder Sozialversicherungsnummer, Adresse und Arbeitsstätte
- medizinische und zahnmedizinische Anamnese
- klinische Dokumente
- Röntgenaufnahmen
- Diagnose
- Behandlungsplan einschließlich Präventivmaßnahmen
- Kostenvoranschlag
- Zielbereich der Behandlung
- am besten geeignete Behandlungsverfahren
- verwendete dentale Materialien
- verordnete Medikamente
- Überweisungen von anderen Zahnärzten, Ärzten oder Einrichtungen
- Einwilligungserklärung des Patienten (ABB. 19-1)
- Unterschrift und Datum

EVALUATION

Wie geht der Zahnarzt seine Verteidigung an, wenn ein unzufriedener Patient die Ergebnisse – z. B. nach Zahnextraktion und Einsetzen eines sofortbelasteten Implantats – anficht?

Er muss seine klinische Dokumentation zur Verfügung stellen und seine Arbeit begutachten lassen. Sofern er sorgfältig und fachgerecht gearbeitet hat, wird kein Verschulden festgestellt und die Schadenersatzforderung abgewiesen.

Der Zahnarzt ist nur dann für das Versagen eines sofortbelasteten Implantats verantwortlich, wenn er einen der folgenden Punkte nicht beachtet hat:

- die vorherige angemessene Aufklärung des Patienten auch über die Risiken und die Versagensraten bei Sofortbelastung
- das sorgfältige Führen der Patientenakte und die Aufbewahrung der erläuternden Unterlagen
- das Einhalten der Leitlinien und allgemein der zahnmedizinischen Empfehlungen (von wissenschaftlichen Gesellschaften und aus der Literatur)

Sofern diese drei Punkte erfüllt wurden, kann der Zahnarzt die Schadenersatzforderung mithilfe eines guten Anwalts (und eines zahnmedizinischen Sachverständigen) erfolgreich abwehren.

VERFAHREN ZUR LEITLINIENERSTELLUNG

Leitlinien zur Rationalisierung der klinischen und organisatorischen Arbeitsweise sind systematisch erarbeitete Empfehlungen, die den Gesundheitsdienstleistern und Patienten bei der Entscheidungsfindung hinsichtlich der adäquaten Behandlung bestimmter Krankheiten helfen sollen. Sie sind nützliche Hilfen, um klinische Entscheidungen auf Grundlage des aktuellen Standes der Wissenschaft zu treffen.

Einwilligungserklärung für osseointegrierte Implantate

Vor- und Nachname ....

Ich, der Unterzeichnende, ermächtige hiermit die Zahnarztpraxis zur Durchführung folgender Eingriffe:

....

....

....

Ich wurde ausführlich über die Operation(en) und alternative Verfahren informiert.

Insbesondere wurde ich auf folgende Risiken der Operation(en) hingewiesen:

- frühes oder spätes Implantatversagen

- Infektionen

- Nervläsionen

- Hämatome

Mir ist bewusst, dass das Operationsergebnis nicht absolut garantiert werden kann, da die Reaktionen meines Körpers erfolgsentscheidend sind und sich nicht vorhersagen lassen.

Ich wurde darüber aufgeklärt, dass meine Allgemeingesundheit und meine Mungesundheit ein günstiges und dauerhaftes Ergebnis erwarten lassen.

Ich wurde außerdem über die Bedeutung der Langzeitbehandlung aufgeklärt, in deren Rahmen regelmäßige zahnärztliche Kontrollen erforderlich sind.

Die häufigsten während der Operation und der Heilungsphase möglichen Komplikationen wurden mir erklärt, und ich habe sie verstanden.

Ich gebe meine Einwilligung dazu, dass ich vor, während und nach der Operation fotografiert werde und dass die Dokumentation meines Falls, die das Eigentum des Zahnarztes bleibt, zu folgenden Zwecken verwendet werden darf:

1. wissenschaftliche Veröffentlichungen
2. Präsentation im Rahmen von Schulungen und Vorträgen

Ich erkläre, dass ich diese Einwilligungsbogen gelesen und verstanden habe und dass alle Teile vor der Unterzeichnung ausgefüllt wurden.

Datum ....   Unterschrift des Patienten ....

Abb. 19-1 Beispiel für einen Einwilligungsbogen.

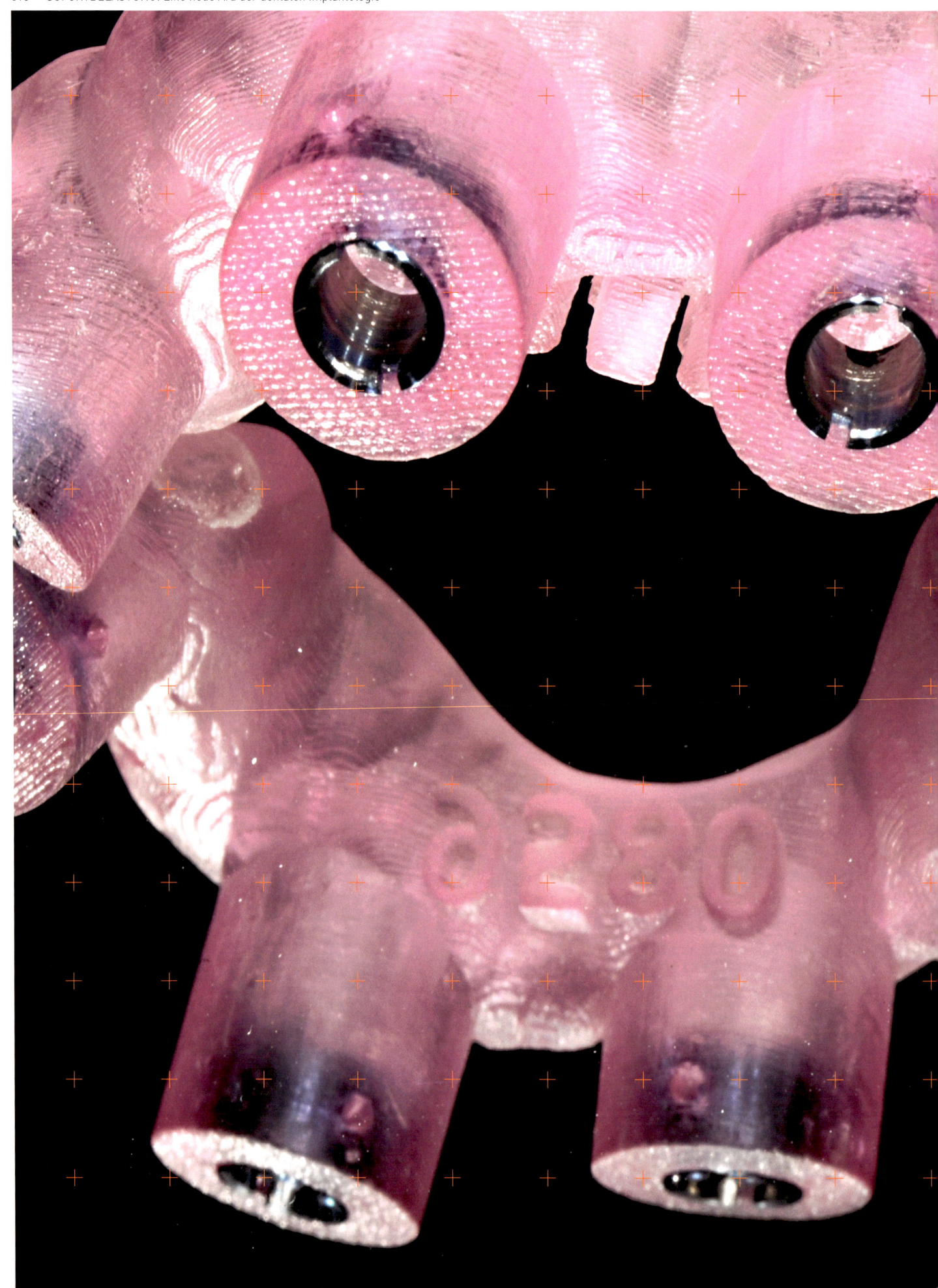

T. TESTORI
L. FUMAGALLI
M. DEL FABBRO

Die Bedeutung der computerassistierten Chirurgie

20

20

Jede implantologische Arbeitsgruppe, die zur dentalen Implantologie klinische Studien mit hohem Einflussfaktor veröffentlichen will, muss aus Ärzten und Forschern bestehen, die Experten bei der Planung klinischer Protokolle und bei der Auswertung der gewonnenen Daten sind.

Heutzutage werden die Erwartungen der Patienten, die immer anspruchsvoller sind und sich der Qualität der erbrachten Dienstleistungen immer bewusster werden, am besten durch ein exaktes klinisches Vorgehen erfüllt, dass durch streng angewandte wissenschaftliche Forschung gestützt wird. Der Implantatpatient hat normalerweise hohe ästhetische und funktionelle Erwartungen und möchte in möglichst kurzer Zeit durch ein möglichst wenig invasives Verfahren und bei möglichst geringen postoperativen Beschwerden zum gewünschten Ergebnis gelangen.

Durch die Kombination ausgefeilter chirurgischer Instrumente und rigoroser Operationsprotokolle haben die Zahnärzte erstaunliche Fortschritte dabei gemacht, einen Teil der Ziele der Patienten, wie zum Beispiel die sofortige Restauration, zu erreichen. Allerdings war es erst die Einführung moderner Planungssoftware gemeinsam mit der Möglichkeit zur Herstellung von stereolithografischen Ober- und Unterkiefermodellen zur Operationssimulation und

Herstellung von Operationsschablonen, die die traditionelle dentale Implantologie durch Reduktion der Invasivität und Verbesserung des postoperativen Verlaufs revolutioniert hat.[1–6]

Zahnärzte können heute die diagnostischen Informationen aus der Computertomografie und der dreidimensionalen Planung wesentlich besser nutzen, da sie sich per Operationssimulation oder, im Fall der Sofortbelastung, durch Anfertigung des Provisoriums vor dem Eingriff unmittelbar in die klinische Praxis überführen lassen (ABB. 20-1A BIS 20-1U). Die computerassistierte Navigation hat folgende Ziele: *(1)* das präoperative Erstellen eines präzisen Plans für den speziellen Fall, *(2)* die Planung der technischen Aspekte des chirurgischen Eingriffs und die Herstellung von Modellen, um eine akkurate Operationsschablone anfertigen zu können, sowie *(3)* das Einsetzen des Provisoriums unmittelbar nach der Operation.[5,6]

Seit dem Ende der 1990er-Jahre haben sich tomografische Geräte und Datenverarbeitungsprogramme deutlich weiterentwickelt. Inzwischen lassen sich dreidimensionale Modelle der zu untersuchenden Objekte erstellen und mit im Submillimeterbereich liegender Präzision in die Realität übertragen, sodass der Zahnarzt den Fall anhand eines dreidimensionalen Modells untersuchen kann, das die anatomische Situation des Patienten präzise wiedergibt.[7–9]

Zunächst werden die Zahnbögen für ein diagnostisches Wax-up abgeformt, das die Morphologie und Ästhetik der definitiven Rehabilitation prävisualisiert. Anschließend fertigt der Zahntechniker eine Röntgenschablone, damit die Daten erfasst und durch entsprechende Software verarbeitet werden können. Zur vollen Nutzung des Potenzials dieser neuartigen Bildverarbeitungsprogramme müssen die Eigenschaften der Schablonen der Planungssoftware entsprechen. Daher existieren bis heute drei Generationen von Schablonen. Die erste gab nur die Zahnkrone wieder und war durch Radioopazität gekennzeichnet, da sie mit einem Überzug aus Bariumoxid versehen war.[10,11] Diese Art von Schablonen hatte den Nachteil, dass nur der zu implantierende Bereich untersucht werden konnte. Die Schablonen der zweiten Generation ähnelten strukturell denen der ersten, waren aber in der Zahnmitte ausgestanzt, sodass sich wichtige zusätzliche Informationen zur Neigungsachse des Implantats ergaben. Die Schablonen der dritten Generation reproduzieren den dentalen Anteil der künftigen prothetischen Rehabilitation ebenso wie den Weichgewebeanteil. Durch Verwendung unterschiedlicher Bariumkonzentrationen für die Zähne (30 %) und die Weichgewebe (10 %) lassen sich diese beiden Gewebetypen leicht bei der Datenerfassung unterscheiden. Dies ist der große Vorteil der modernen Softwaregeneration: die Möglichkeit zur selektiven Elimination der Zähne, des Knochens oder der Weichgewebe zur Auswertung der Beziehungen zwischen diesen Strukturen in dreidimensionalen Rekonstruktionen.

Nach der Erfassung und Auswertung der anatomischen Daten kann der Arzt die Operation planen, die Position, die Abmessungen und die Achse der Implantate festlegen. In einem nächsten Schritt werden Kunststoffmodelle oder Stereolithografien angefertigt, die zwei Funktionen haben: Sie spiegeln den anatomisch interessanten Bereich wider, den der Arzt in vivo untersuchen kann, und dienen als Modelle für die Operationsschablonen zur Implantation und für die Herstellung des Provisoriums vor der Operation.[12]

Es gibt verschiedene Arten von Operationsschablonen: *(1)* zahngestützte Schablonen für teilbezahnte Patienten; *(2)* Knochen-Schleimhaut-gestützte Schablonen, wenn keine Lappenelevation erforderlich ist, und *(3)* kombinierte Knochen-Zahn-gestützte oder Zahn-Mukosa-gestützte Schablonen. Allen Operationsschablonen gemein sind Präzision und Stabilität, sodass die Information präzise vom Modell auf den Patienten übertragen werden kann. Dies bedeutet, dass

der Arzt während der Operation nicht nur bezüglich der Insertionsachse des Implantats geführt wird, sondern auch hinsichtlich der Präparationstiefe und der apikokoronalen Ausrichtung der Implantatplattform.[13]

Daraus ergibt sich die Bedeutung dieses technologischen Fortschritts. Er erhöht die handwerkliche Präzision der Ärzte während der Operation und verkürzt die Operation; zudem kann der Patient sofort mit einem festsitzenden Provisorium versorgt werden.

Diese Technologie hat den Fokus von der Ausführung der Operation, wo er noch in den 1980er- und 1990er-Jahren lag, auf die diagnostische Phase und die Planung verschoben. Sobald eine korrekte Diagnose gestellt und der Fall sorgfältig geplant ist, lassen sich Hilfsmittel anfertigen, die die Operation vereinfachen und sicher machen. Anschließend kann sich der Arzt auf die prothetische Phase konzentrieren und den Patienten unmittelbar nach der Operation mit einem Provisorium versorgen.

Die moderne Planungssoftware ist zu einem wichtigen diagnostischen Hilfsmittel geworden. Sie hilft jungen Ärzten am Beginn ihrer Karriere, ihre dreidimensionale Vorstellungskraft im Hinblick auf die Operation zu schärfen, und beschleunigt dadurch die Lernkurve. Auch für erfahrene Ärzte ist sie nützlich, weil sie *(1)* die weniger invasive Behandlung komplizierter Fälle ermöglicht und *(2)* das Indikationsspektrum der Implantatbehandlung erweitert.

Stereolithografische Modelle ermöglichen die Simulation der Operation und geben dem Arzt mehr Sicherheit beim operativen Eingriff, wovon zweifelsohne sowohl der Patient als auch das Behandlungsteam profitieren. Außerdem können die festsitzenden provisorischen oder definitiven Prothesen in ausgewählten Einzelfällen bereits präoperativ angefertigt werden, sodass die Implantatbehandlung effektiver wird. Die Verwendung von Operationsschablonen erhöht die Präzision der Implantation und ist bei der Sofortbelastung

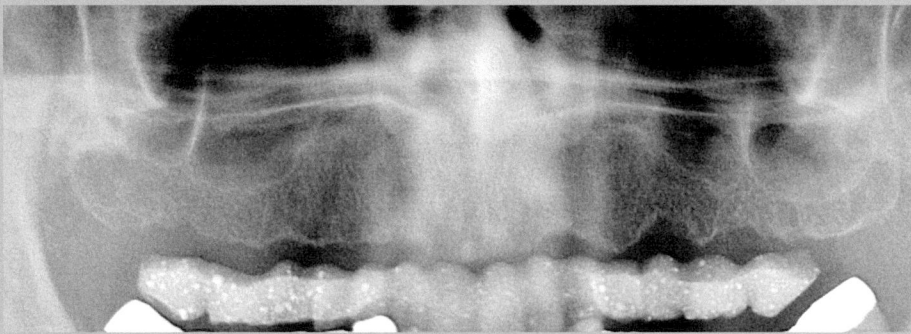

1A

1B

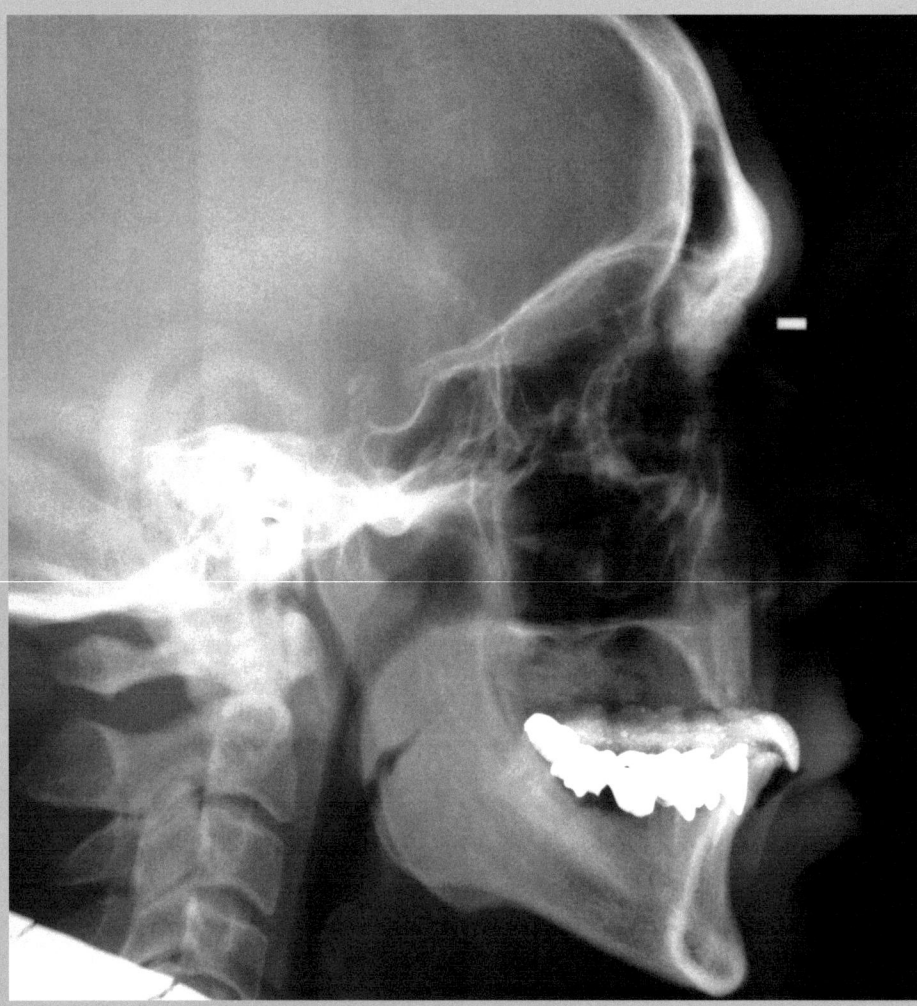

Abb. 20-1a und 20-1b Panorama-schichtaufnahme (a) und Fernrönt-genseitenbild (b) des präoperativen Zustands mit zahnlosem Oberkiefer und der Röntgenschablone in situ. Zur Erleichterung des intraoperati-ven prothetischen Vorgehens sollte die Okklusionsebene unter Berück-sichtigung der verlorenen Zähne hergestellt werden. Nach Abschluss der Osseointegration der Oberkie-ferimplantate folgt die komplette Rehabilitation des Unterkiefers.

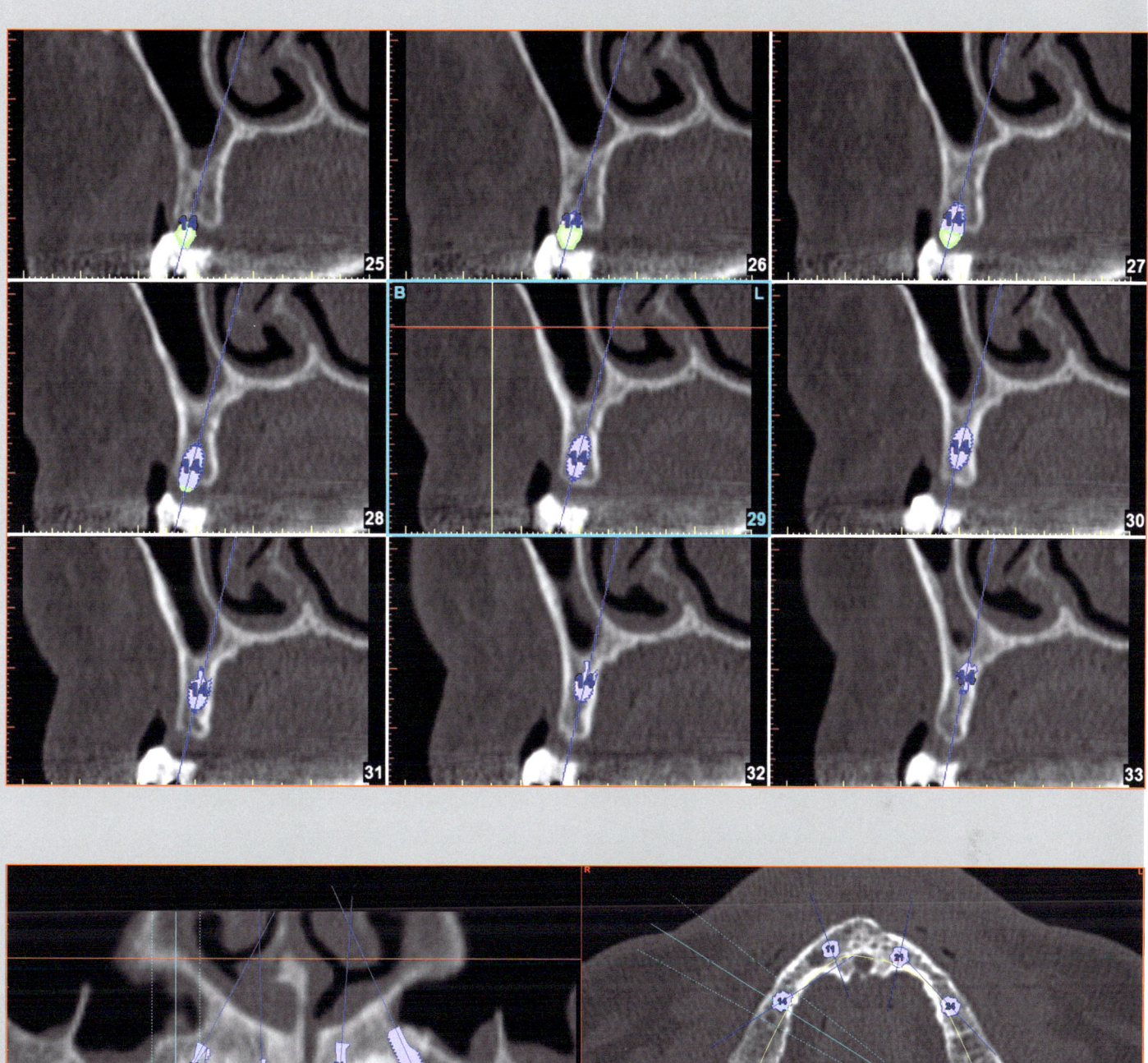

1C

1D

Abb. 20-1c Sagittalbilder nach Abschluss der Implantatplanung. Länge und Durchmesser der Implantate sind auf das Knochenangebot beim Patienten abgestimmt.

Abb. 20-1d Dreidimensionale computerassistierte Planung mit der künftigen Operationsschablone in situ.

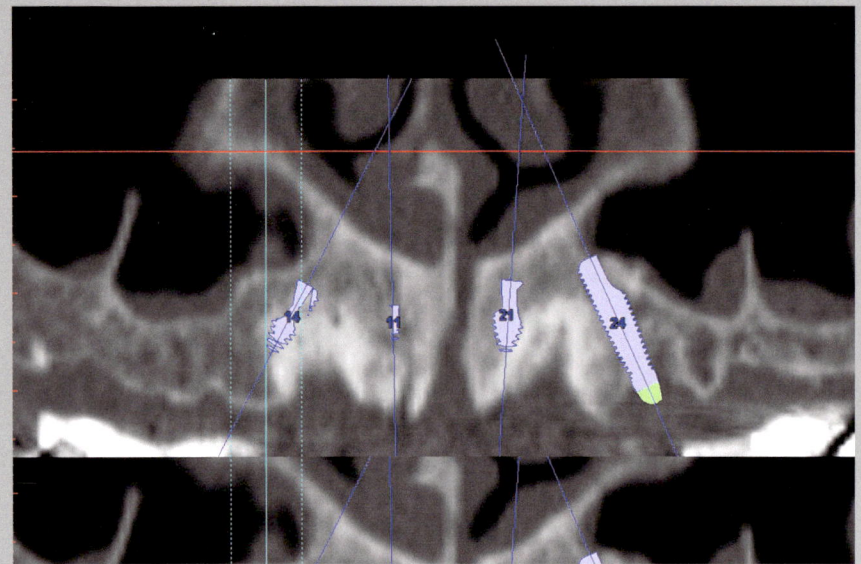

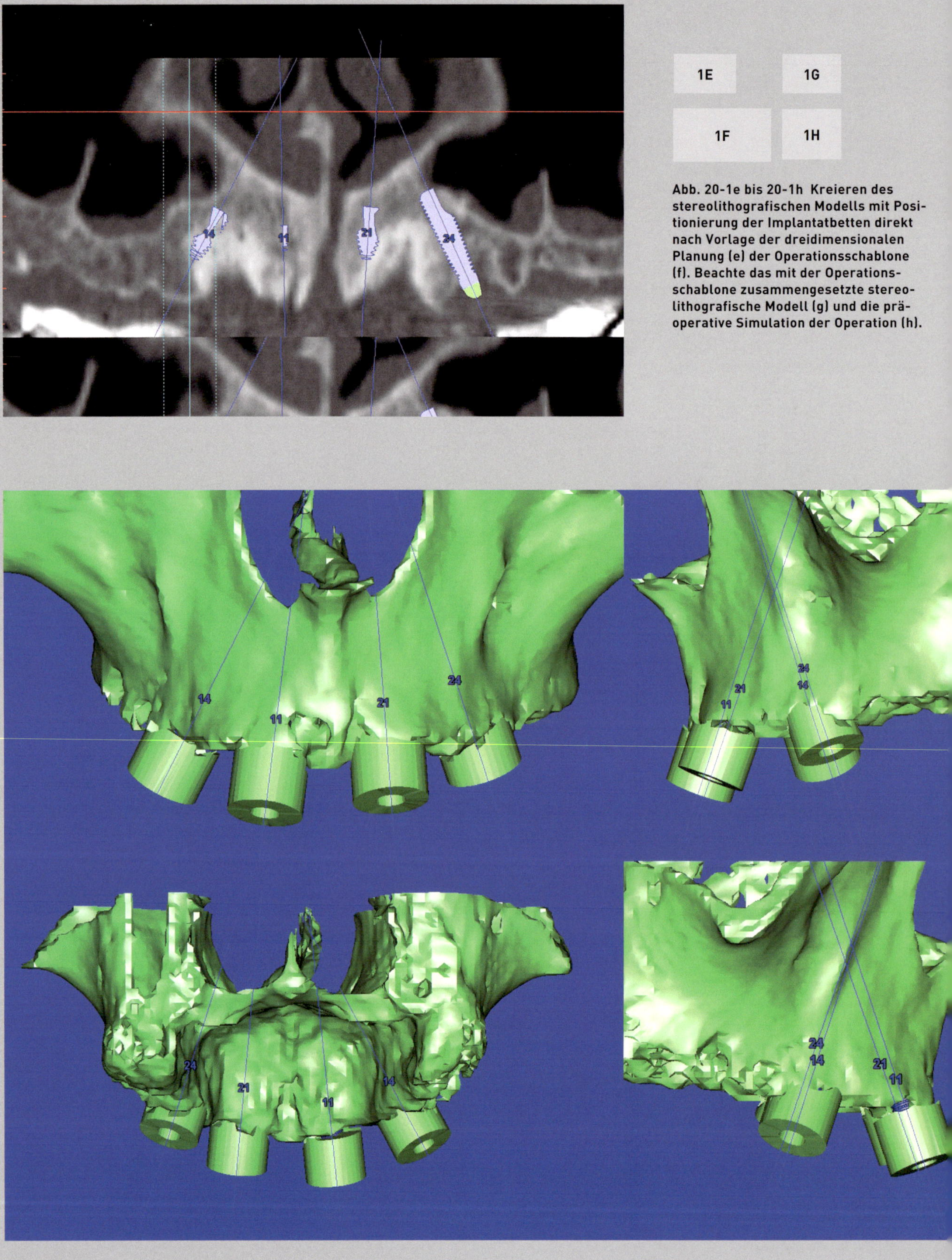

1E   1G

1F   1H

Abb. 20-1e bis 20-1h Kreieren des stereolithografischen Modells mit Positionierung der Implantatbetten direkt nach Vorlage der dreidimensionalen Planung (e) der Operationsschablone (f). Beachte das mit der Operationsschablone zusammengesetzte stereolithografische Modell (g) und die präoperative Simulation der Operation (h).

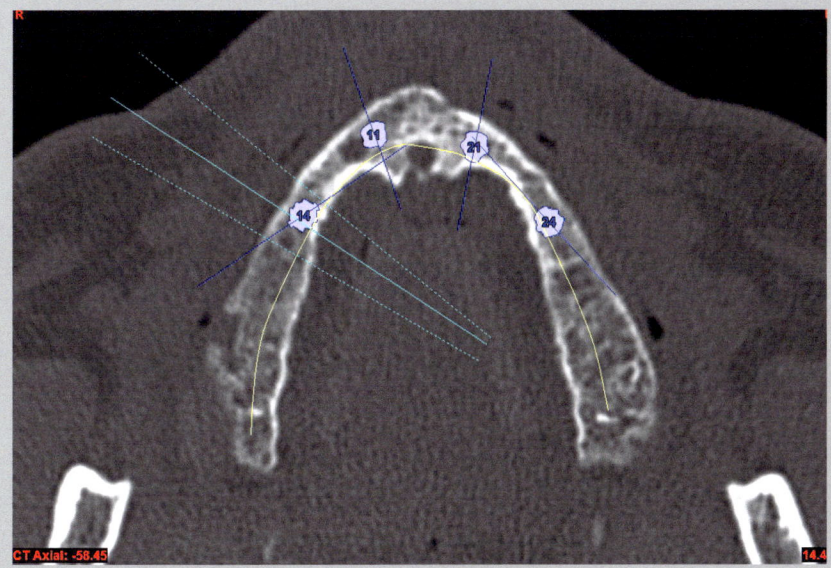

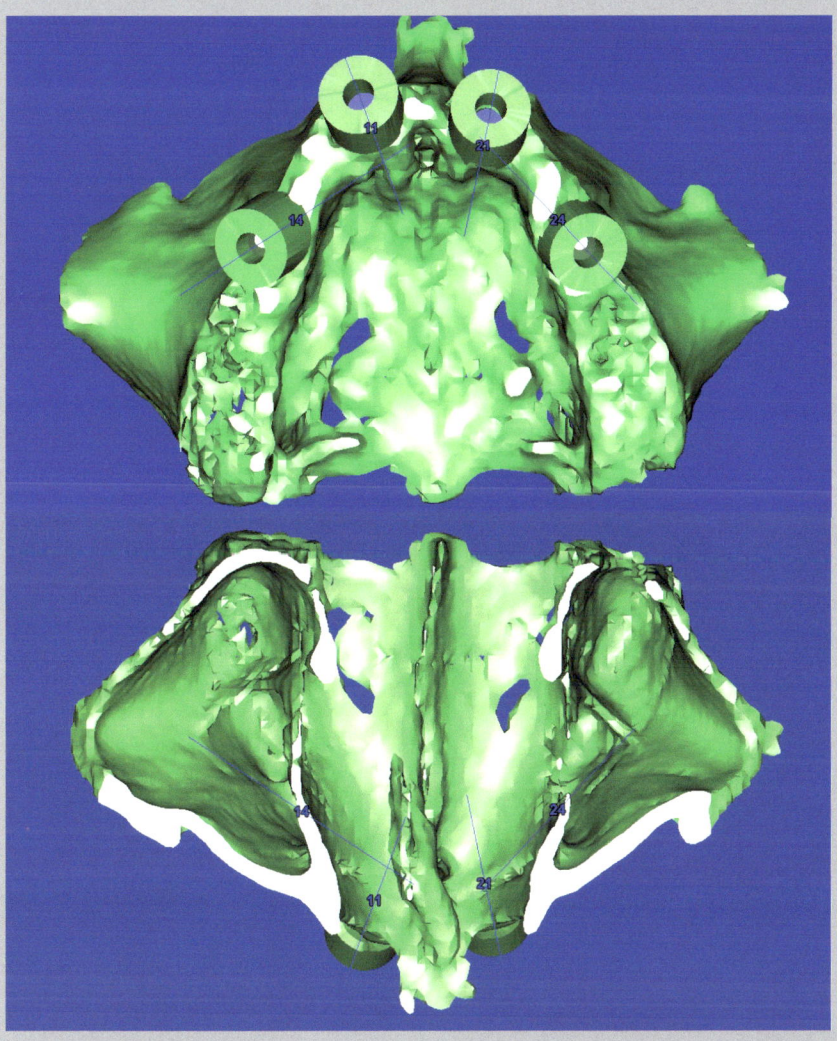

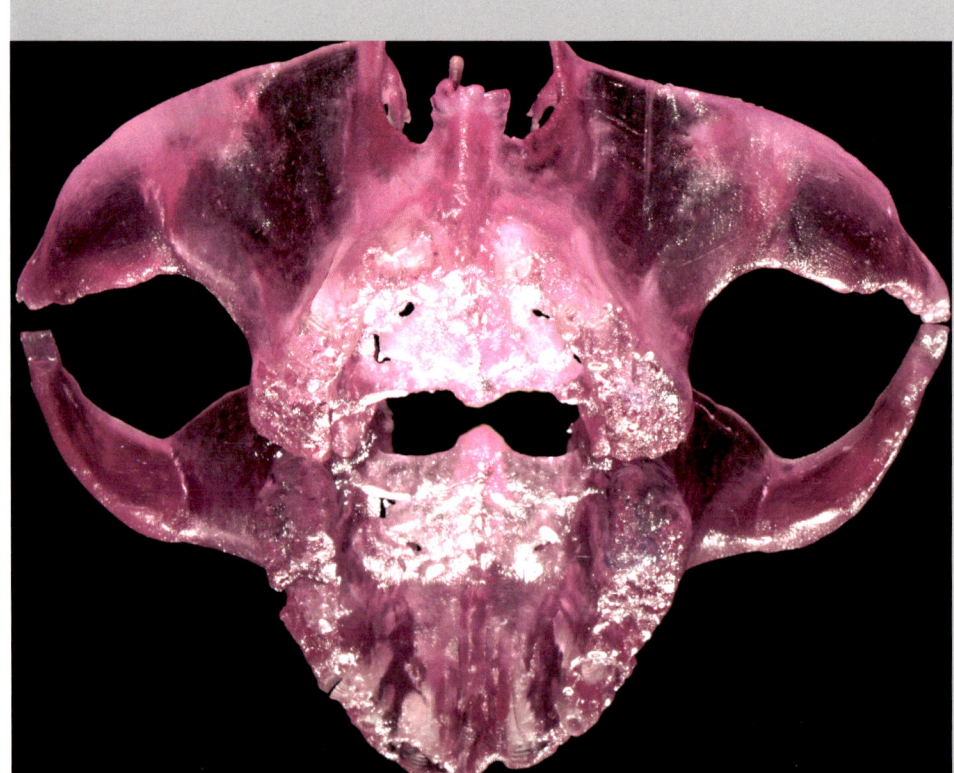

1I   1K

1J   1L

Abb. 20-1i bis 20-1l
Stereolithografische Modelle.

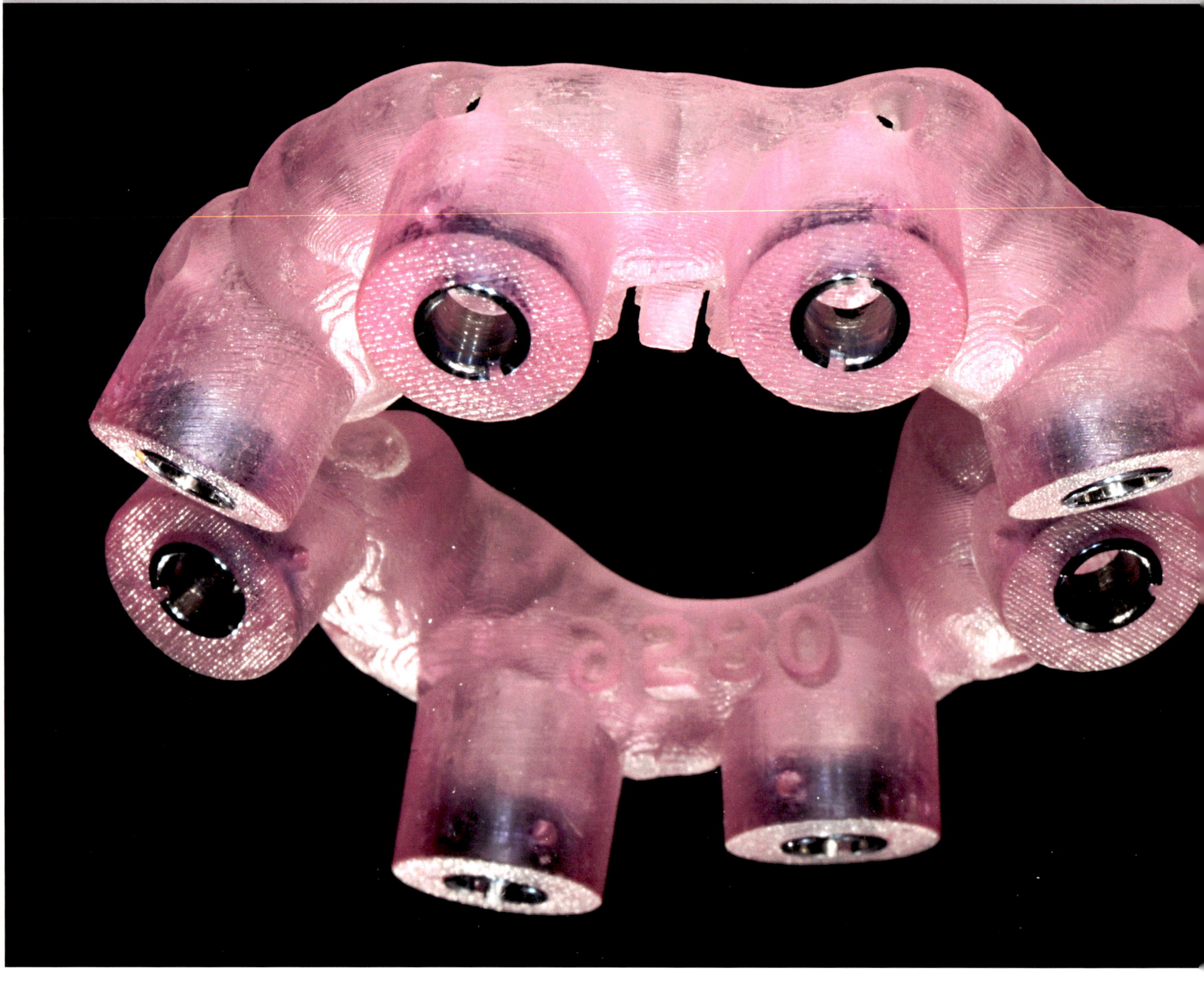

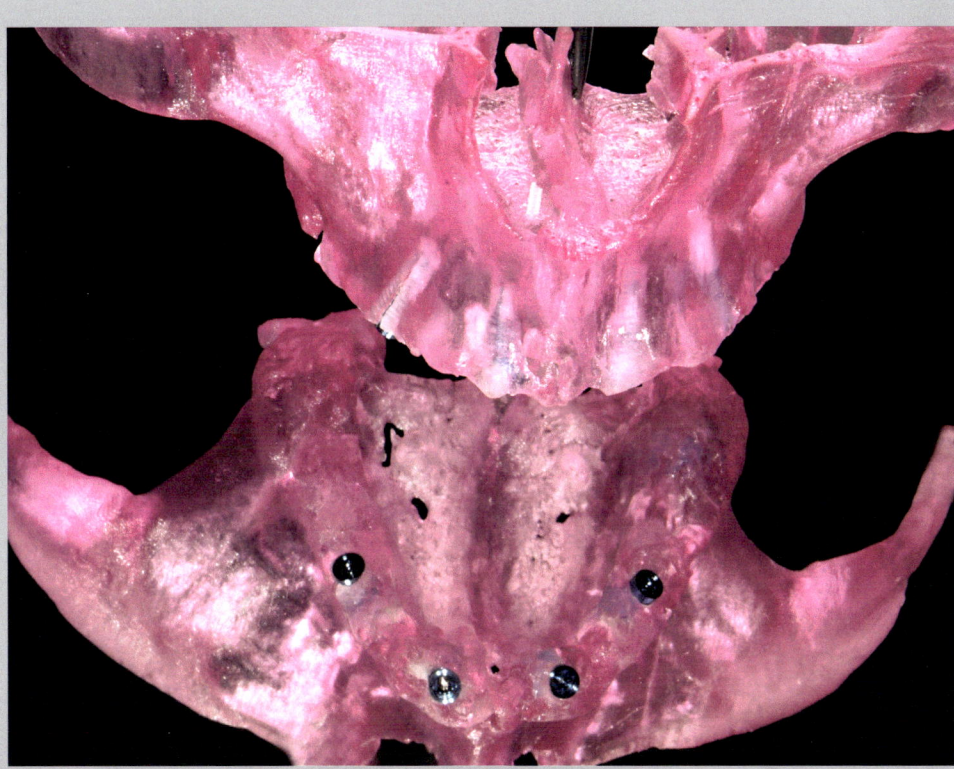

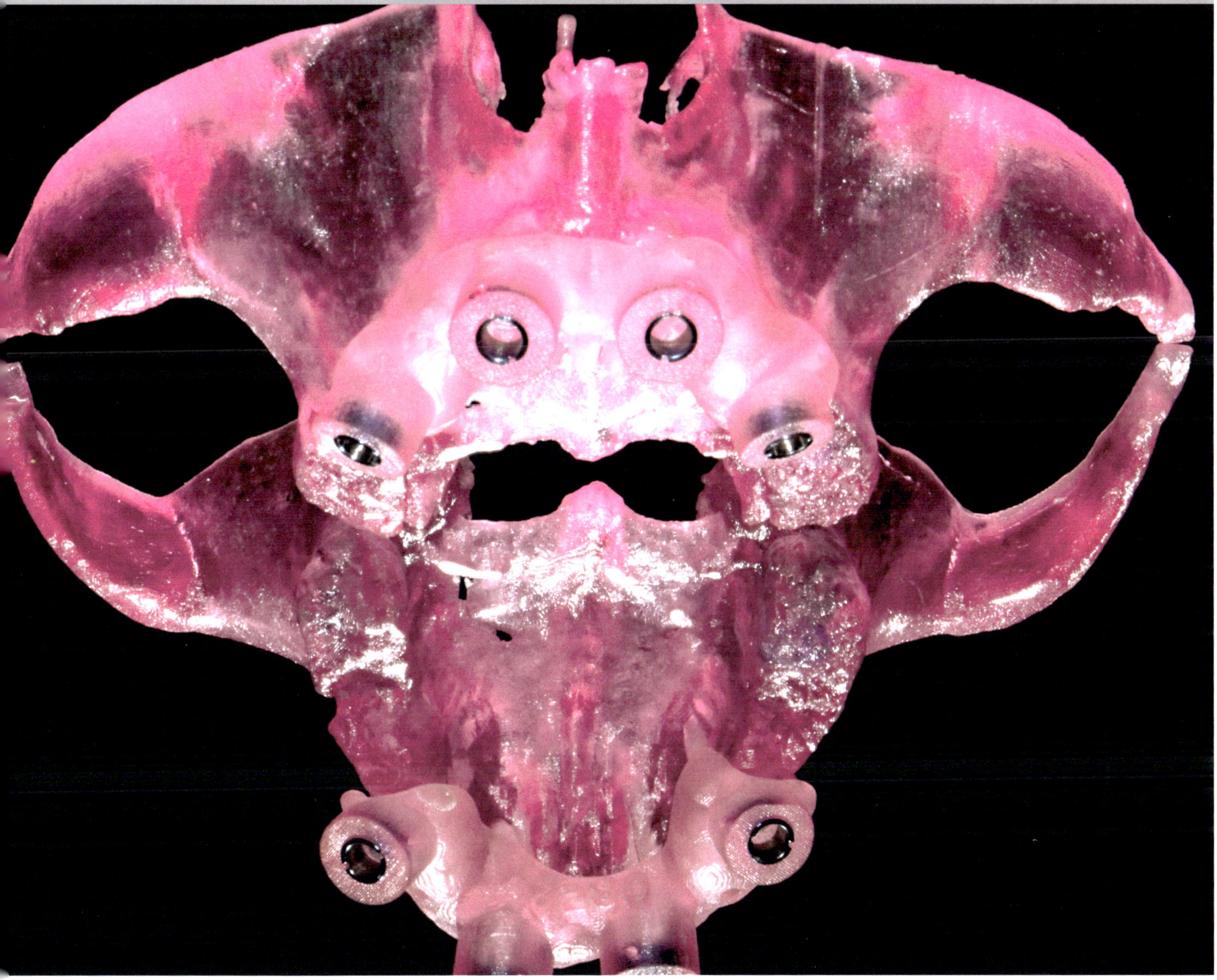

1M

1N

Abb. 20-1m und 20-1n Einartikuliertes stereolithografisches Modell (m) und präoperative Anfertigung des sofortbelasteten festsitzenden Provisoriums (n).

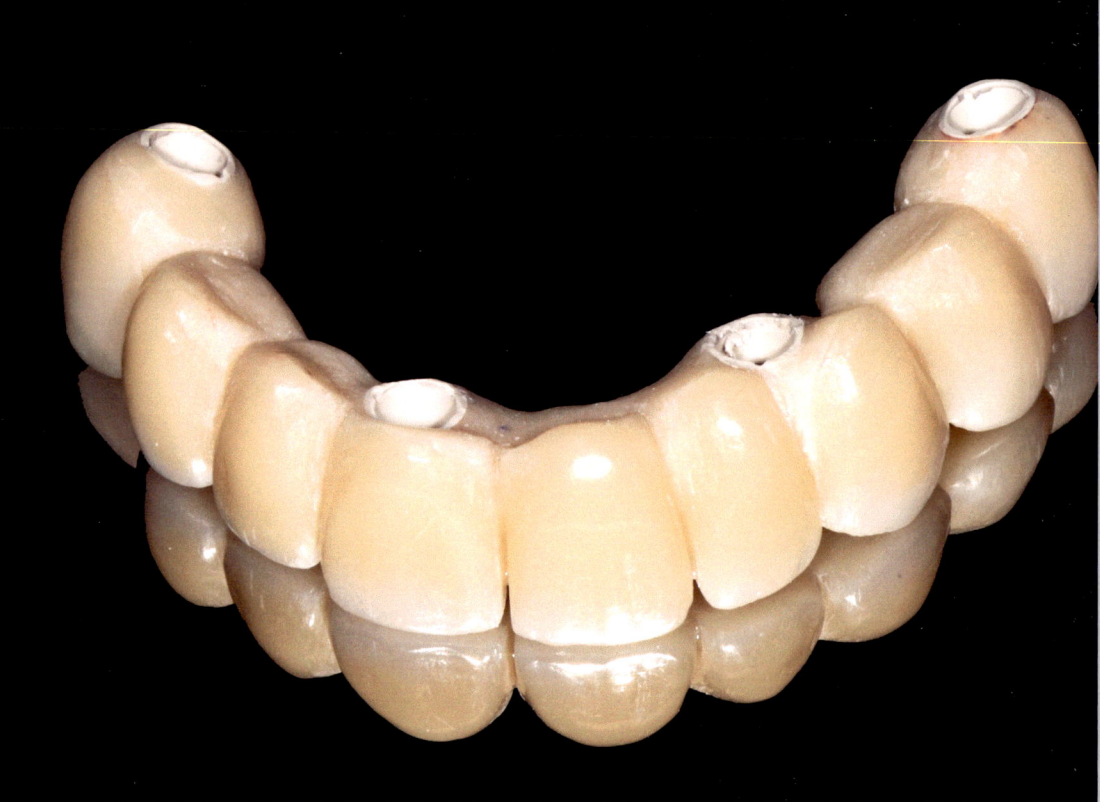

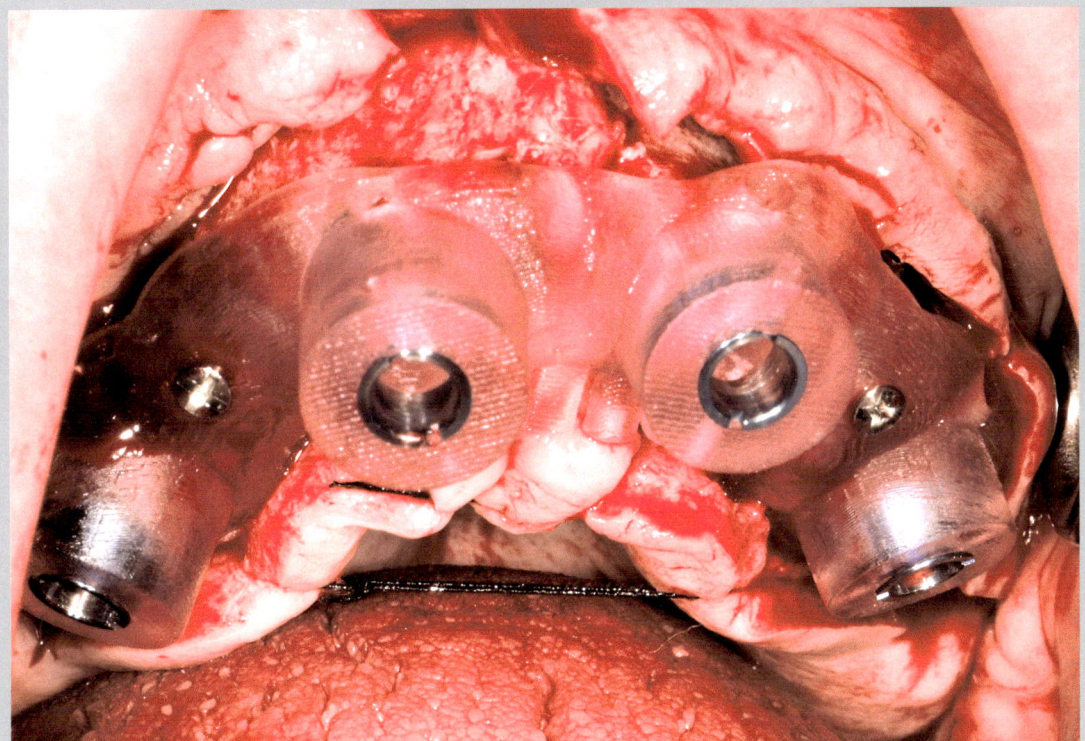

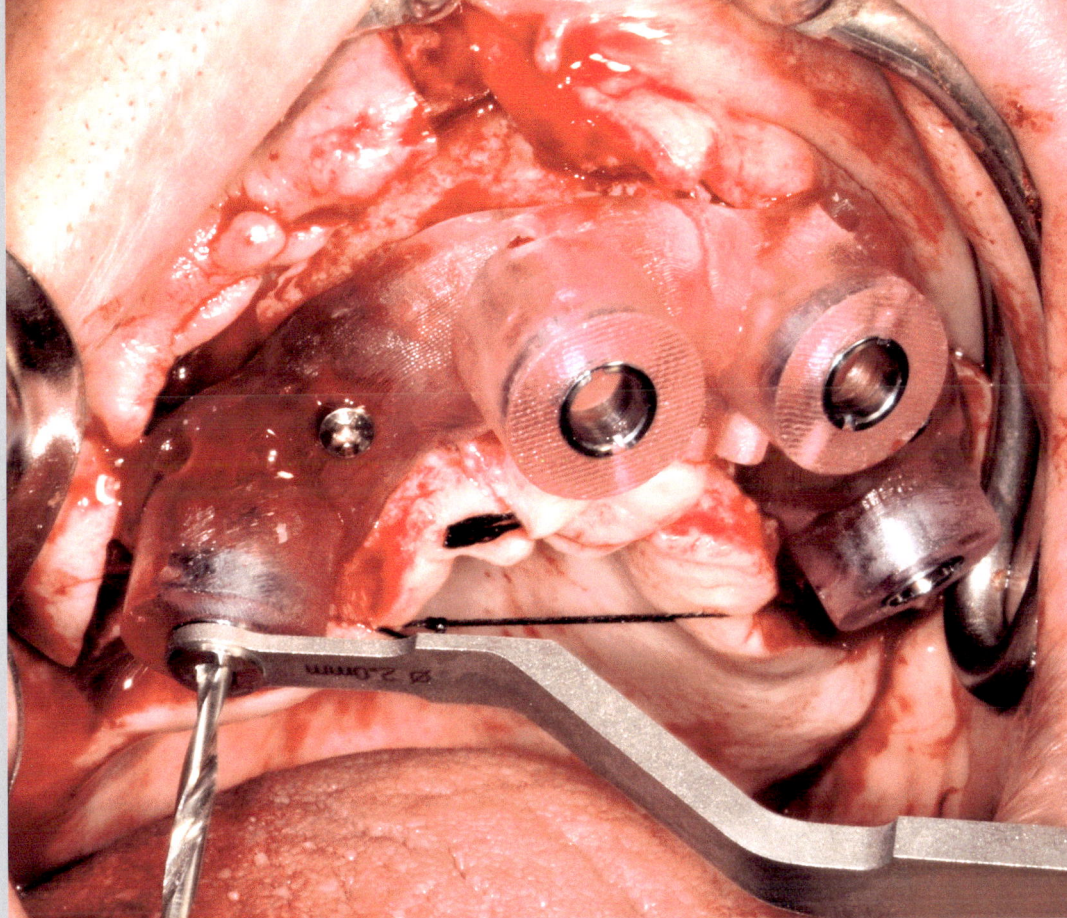

10

1P

Abb. 20-1o und 20-1p
Intraorale klinische Phase:
Lappenpräparation,
Befestigen der Operationsschablone mit
Osteosyntheseschrauben
(o) und Präparation des
Implantatbetts unter Verwendung des Navigator-System (Biomet 3i) (p).

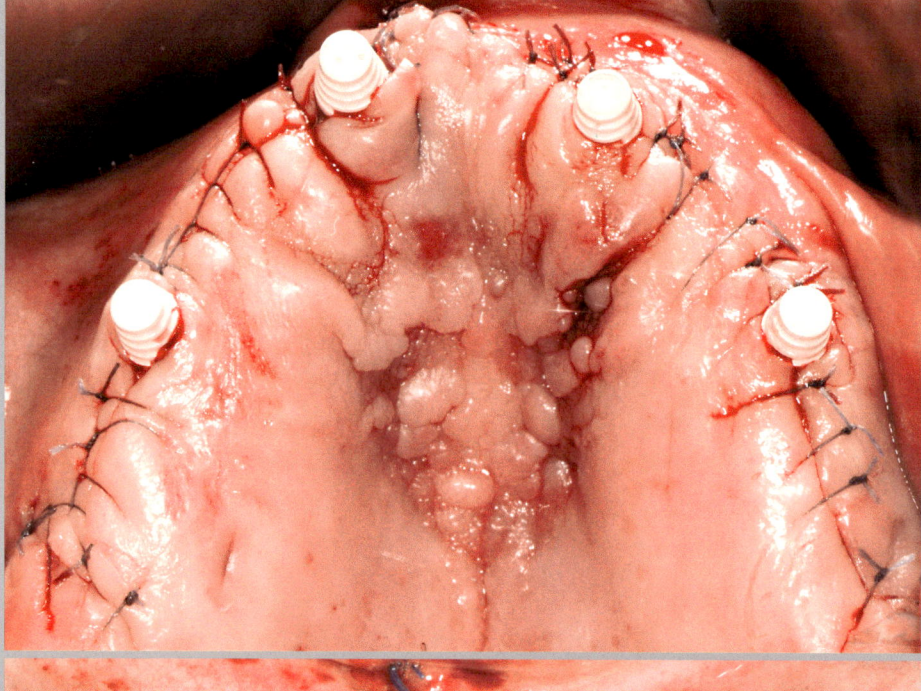

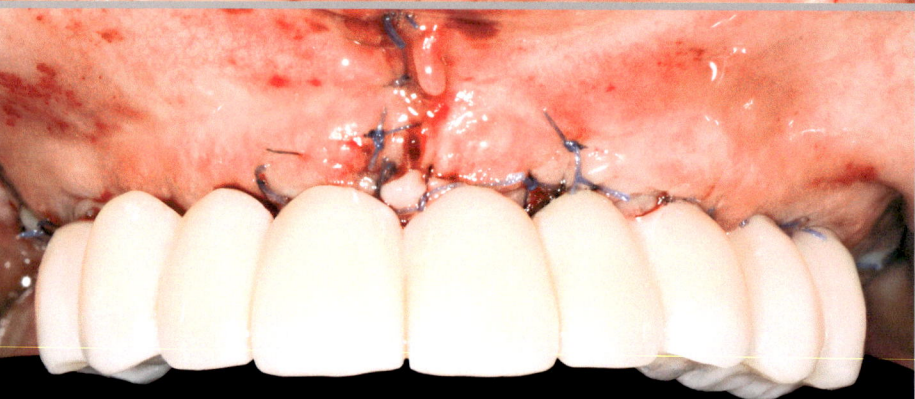

1Q	1T
1R	1U
1S	

Abb. 20-1q bis 20-1s Nach dem Einsetzen der Implantate werden die Titanzylinder mit den Implantaten verbunden. Anschließend werden Quickbridge-Abdruckkappen (Biomet 3i) aufgesetzt (q) und an der provisorischen Restauration befestigt, die bereits vor der Operation aus selbsthärtendem Kunststoff hergestellt wurde. Frontal- (r) und Okklusalansicht (s).

Abb. 20-1t und 20-1u Panoramaaufnahme (t) und Fernröntgenseitenbild (u) des sofortbelasteten Provisoriums.

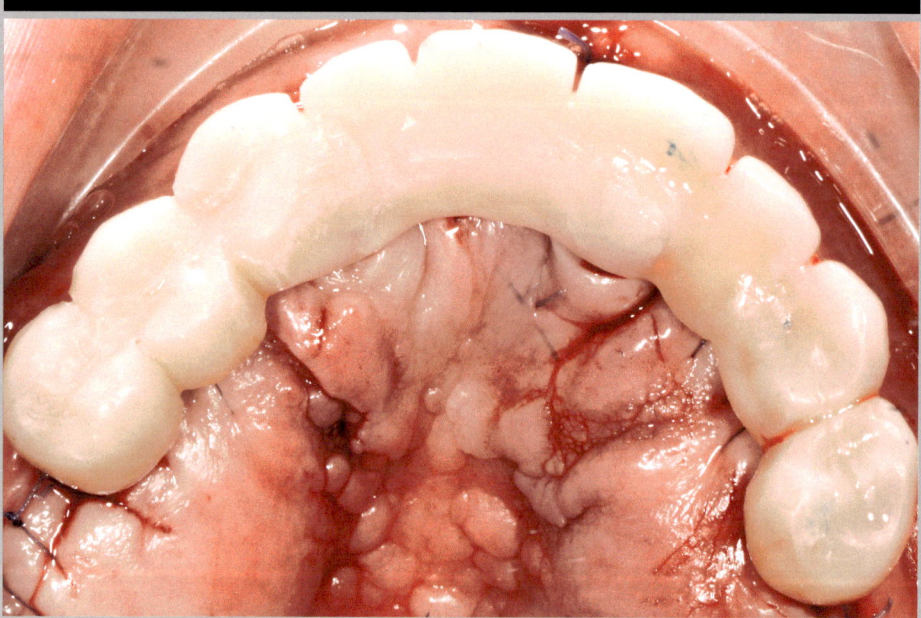

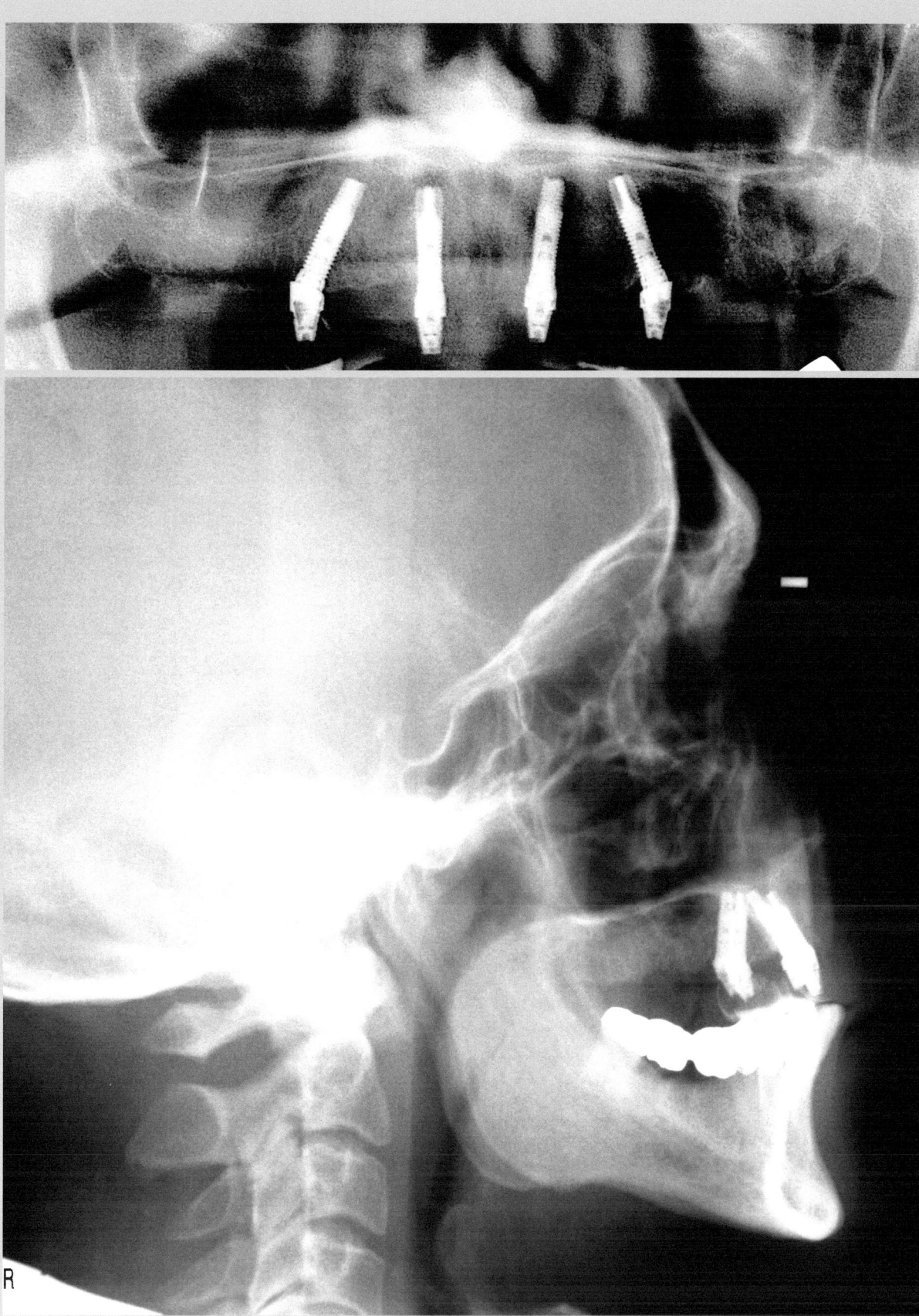

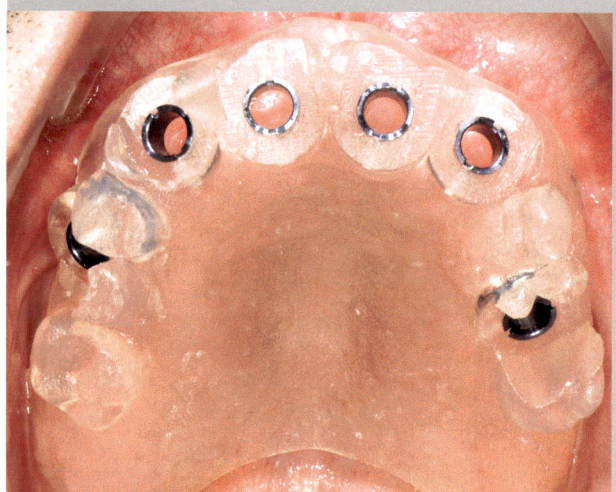

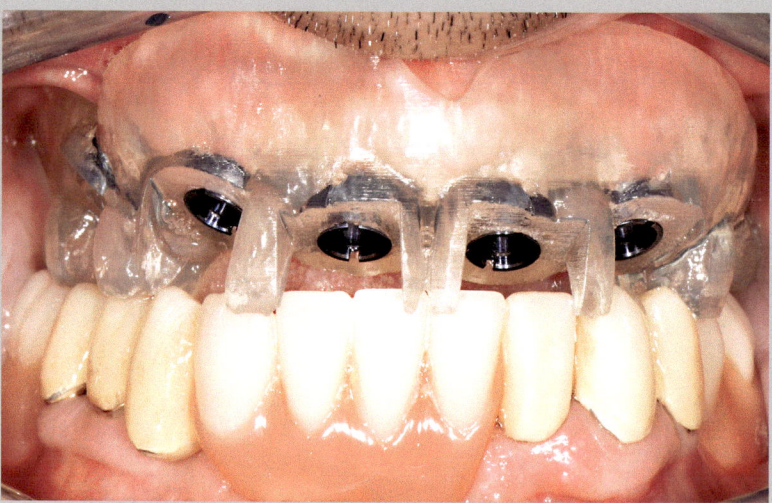

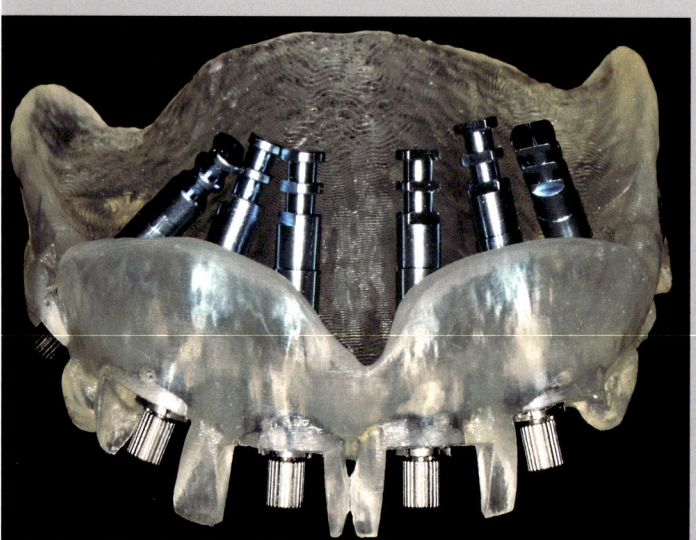

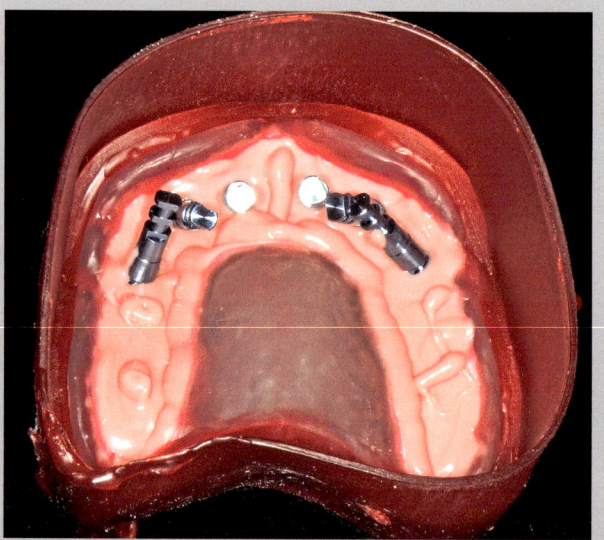

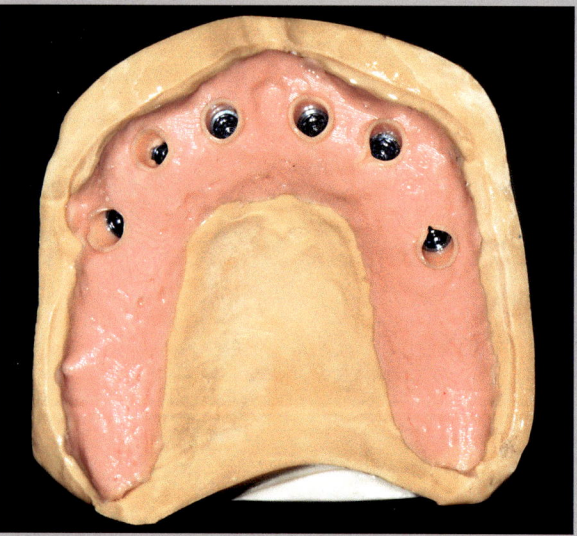

2J	2K

Abb. 20-2j und 20-2k Intraorale Ansichten der Operationsschablone.

2L	2M
2N	

Abb. 20-2l bis 20-2n Herstellung des Meistermodells im Labor.

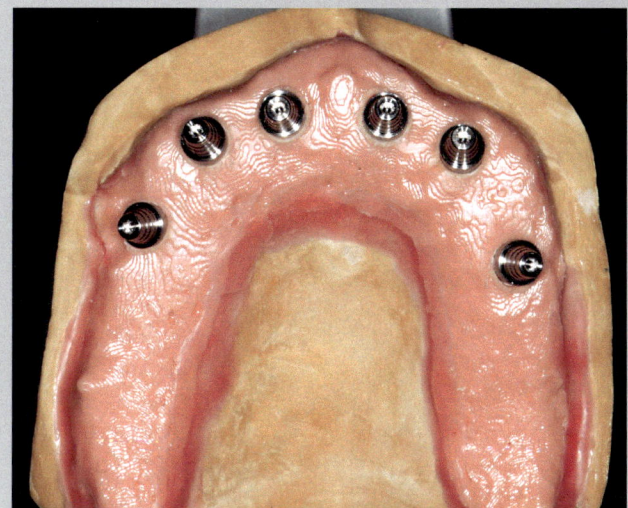
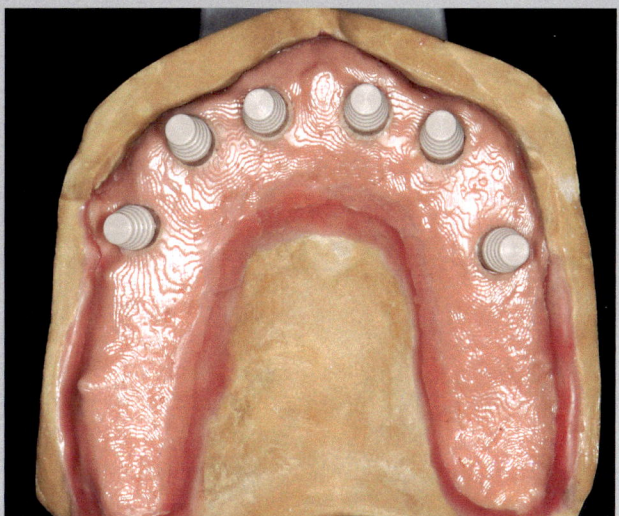
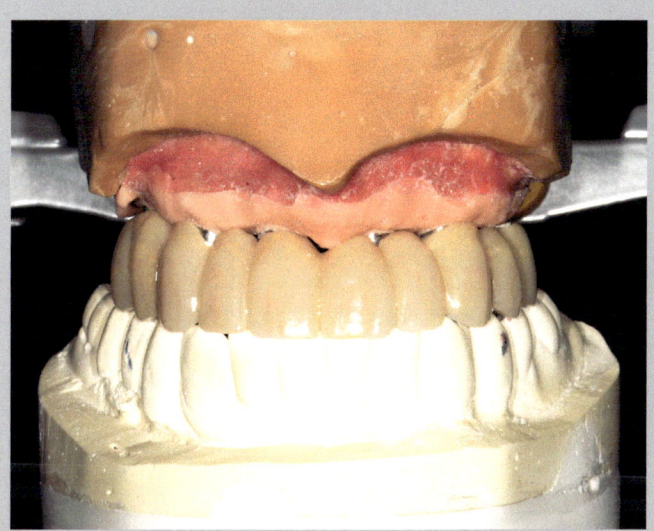

20 | 2P
2Q

Abb. 20-2o bis20-2q Simulation der prothetischen Phase mit Quickbridge-Komponenten und Anfertigung der provisorischen Restauration.

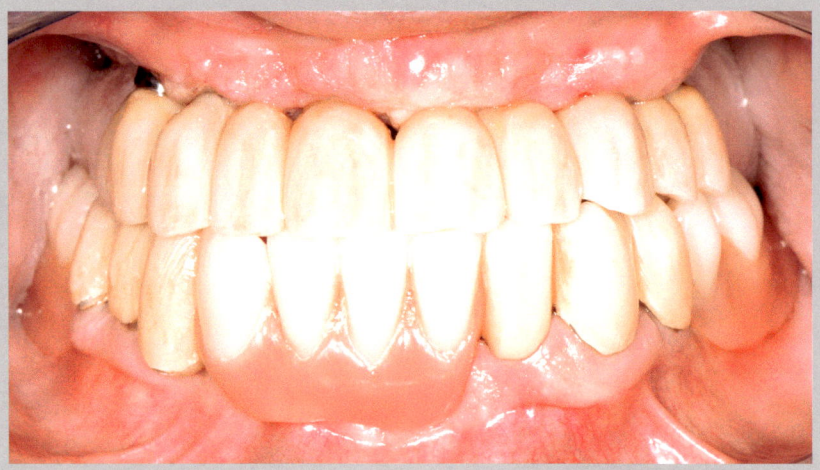

2R

2S

2T

Abb. 20-2r bis 20-2t Klinischer Befund (r), Zahnfilme (s) und Panoramaschichtaufnahme (t) der provisorischen Restauration unmittelbar postoperativ.

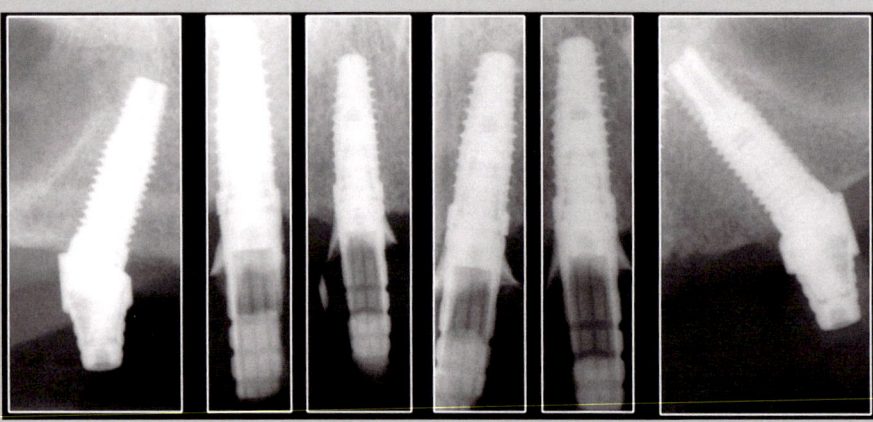

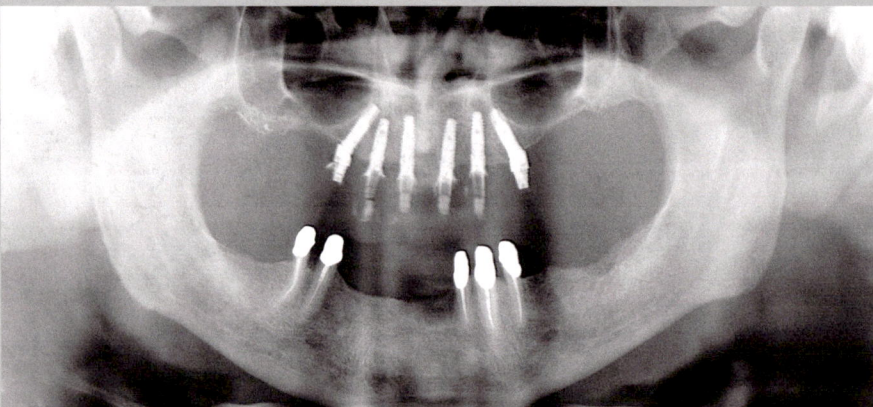

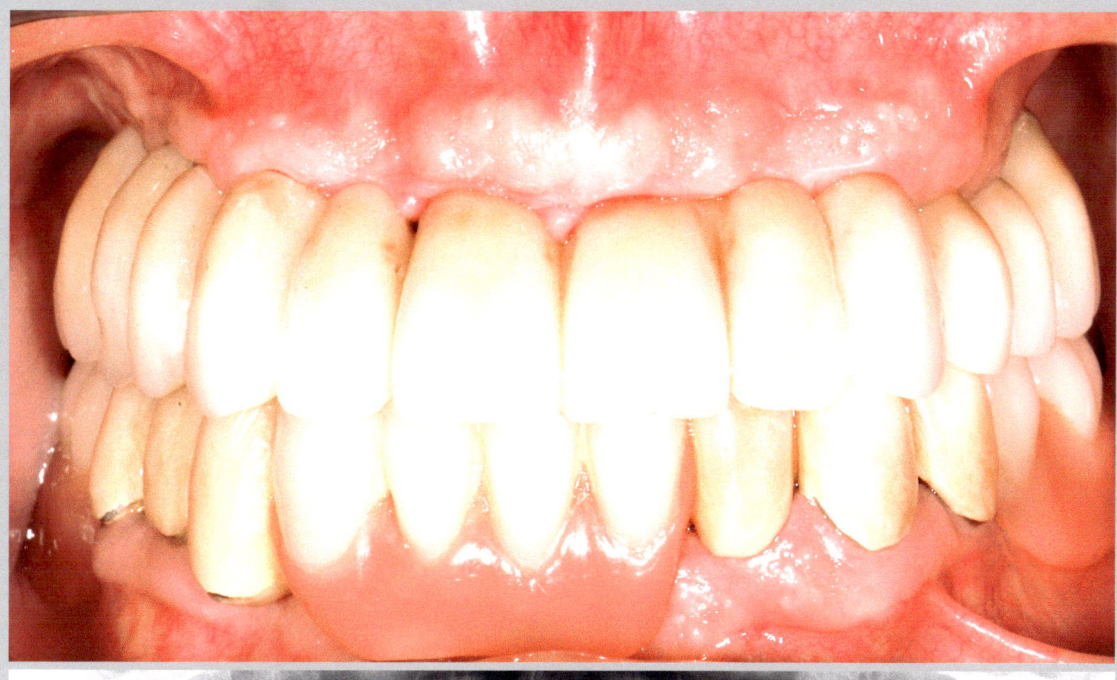

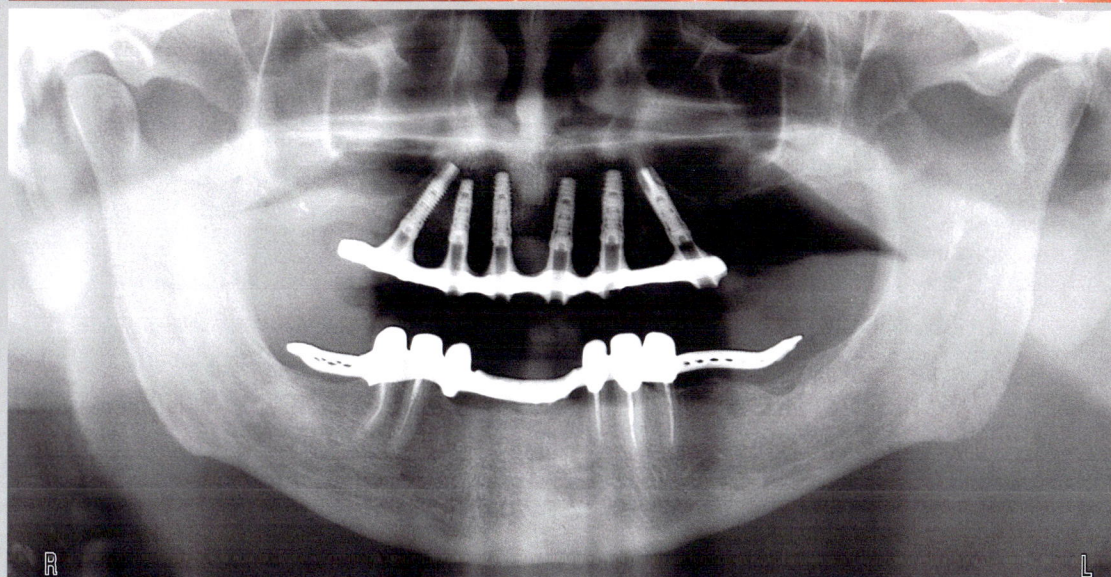

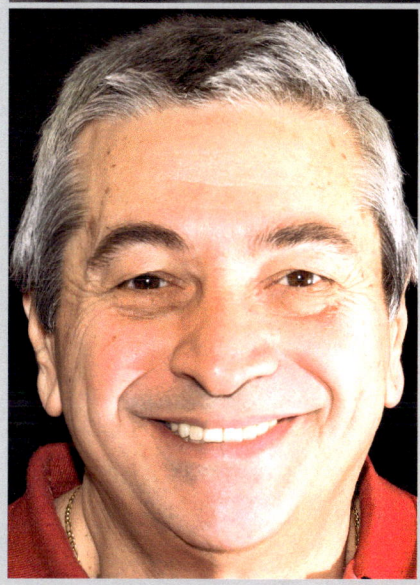

Abb. 20-2u bis 20-2w Intraoraler klinischer Befund (u),
Panoramaschichtaufnahme
(v) und extraorale Ansicht
(w) ein Jahr postoperativ.

2U

2V

2W

Receipts

Immediate Loading List

Investmen

Den
Denta

M. DEL FABBRO
T. TESTORI

Leitlinien zur Sammlung und Organisation wissenschaftlicher Daten

21

21

Klinische Arbeit, die nicht wissenschaftlich validiert ist, kann der wissenschaftlichen Gemeinschaft nicht verfügbar gemacht werden und widerspricht den Prinzipien der evidenzbasierten Zahnheilkunde. Daher halten die Autoren eine kurze Erörterung der Vorteile einer korrekten Datenerfassung und -auswertung für die Qualität wissenschaftlicher Artikel, die zum weiteren Fortschritt der dentalen Implantologie beitragen könnten, für angebracht. Es ist die Anwendung standardisierter Methoden zur Erfassung von Patientendaten, die dem Arzt hilft, die Qualität seiner Arbeit zu überprüfen und klinische Studien durchzuführen, aus denen wissenschaftliche Veröffentlichungen entstehen können.

Eine grundlegende Voraussetzung für die klinische Datenerfassung und/oder die Durchführung einer klinischen Studie ist die absolute Transparenz und Genauigkeit der Daten. Auch die Art der klinischen Studie ist von entscheidender Bedeutung. Bereits vor der Datenerfassung muss feststehen, ob die Studie retrospektiv oder prospektiv sein soll. Anschließend wird unter Berücksichtigung von Studiendesign und Zielsetzung ein geeignetes Protokoll zur Datenerfassung erarbeitet. Auch über die Aufnahme histologischer Daten muss sofort entschieden werden, um die dafür notwendigen Biopsien einplanen zu können.

Ebenso wichtig wie die Standardisierung der Operationsverfahren ist eine standardisierte Erfassung der Patientendaten, was oft vernachlässigt wird. Die Zusammenstellung der klinischen Patientendaten liefert Informationen über die initiale Erkrankung und individuelle Besonderheiten, die bei der Entscheidungsfindung und Behandlungsplanung, aber auch später von erheblicher Bedeutung sein können, um die Heilung und den Zustand des Patienten im Laufe der Zeit beurteilen zu können.

Idealerweise sollte die Krankenakte leicht auszufüllen sein. So sollte sie Multiple-Choice-Fragen enthalten, sodass der Arzt nur ein Kreuz setzen oder ein paar Wörter aufschreiben muss. Ein solcher Vordruck beschleunigt die Erfassung, vereinfacht den Vergleich der klinischen Unterlagen und erleichtert dem Arzt, der so nur sehr wenig schreiben muss, die Arbeit.

Zudem sind einheitlich zusammengestellte Krankenakten die Grundlage für das Verfassen wissenschaftlicher Artikel, da alle für eine quantitative Auswertung der Ergebnisse erforderlichen Informationen vorhanden sind. Außerdem können so Zusammenhänge zwischen klinischen Parametern und individuellen Eigenheiten ermittelt werden. Besonders wichtig ist, dass die Krankenakte sofort und nicht zu einem späteren Zeitpunkt ausgefüllt wird, da sonst wichtige Informationen in Vergessenheit geraten sein können.

Das Ziel einer wissenschaftlichen Veröffentlichung sollte es sein, dem Leser ausreichend Hintergrundinformationen zu liefern, um die Forschungsergebnisse verstehen und beurteilen zu können und andere Ärzte in die Lage zu versetzen, die Studie reproduzieren zu können. Namhafte wissenschaftliche Verlage halten Dokumente vor, in denen ausführlich die wichtigsten Grundlagen für das Erstellen wissenschaftlicher Artikel besprochen werden, weswegen diese Dokumente auf jeden Fall konsultiert werden sollten.[1] Ferner gibt es Leitlinien dafür, wie randomisierte kontrollierte Studien (RCTs) durchzuführen und zu publizieren sind – der Studientyp mit der besten wissenschaftlichen Evidenz, der nur noch von Metaanalysen und systematischen Literaturreviews übertroffen wird[2,3] **(SIEHE ABB. 7-24)**. Diese Leitlinien sollten bekannt sein und als Modell für Studien mit einfacherem Design als RCTs gelten, die nichtsdestoweniger mit höchstmöglicher wissenschaftlicher Genauigkeit durchzuführen sind.

Jeder, der in einer wissenschaftlichen Veröffentlichung über die Ergebnisse einer Studie berichten will, sollte bestimmte grundsätzliche Empfehlungen befolgen. Der Titel der Arbeit sollte möglichst kurzgefasst sein, aber trotzdem einen klaren Eindruck des besprochenen Themas vermitteln, weswegen eher spezifische als allgemeine Formulierungen zu wählen sind. Nach Möglichkeit sollte die Überschrift keine Verben, Artikel und Abkürzungen enthalten, da es sich um eine Bezeichnung handelt und nicht um einen vollständigen Satz.

Die *Einleitung* muss Interesse erzeugen, das Problem zusammenfassen, die Studienziele erklären und beim Leser das Bedürfnis wecken, weiter zu lesen. Sie sollte angepasst an die Zielgruppe verfasst werden und keine Daten oder Schlussfolgerungen vorausgreifen, die erst in den entsprechenden Abschnitten geliefert werden. Die Einleitung sollte folgende Abschnitte enthalten: *(1)* eine kurze Übersicht über das Thema und das spezifische Problem, das klar beschrieben werden muss, *(2)* eine kurze Literaturübersicht, die den aktuellen Wissensstand zum untersuchten Thema widerspiegelt, und *(3)* eine klare Zielsetzung und die zu untersuchende Arbeitshypothese.

Der Abschnitt über *Material und Methoden* muss so ausführlich sein, dass die klinische Studie von anderen reproduziert werden kann. Dieser Abschnitt muss präzise und ausführlich gestaltet werden. Wichtigster Inhalt ist die Beschreibung des Versuchsaufbaus mit Zielen, untersuchter Hypothese, Berechnung der Probengröße, Kriterien für die Patientenauswahl, Erfolgskriterien, gemessenen Variablen und Messmethoden sowie deren Präzision. Die durchgeführten Verfahren müssen präzise und in zeitlicher Reihenfolge beschrieben werden; hierzu eignet sich die Formulierung im Passiv und Präteritum. Ergebnisse dürfen dabei nicht mit den Verfahren vermischt werden: Unter Material und Methoden dürfen nur die bei Studienbeginn bekannten Informationen aufgeführt werden. Da aus diesem Abschnitt des Aufsatzes die Qualität des Studiendesigns erhellt, ermöglicht er dem Leser die Beurteilung der inneren Validität der Studie.

Bei der Vorstellung der *Ergebnisse* sollten die Worte von John Wesley Powell beherzigt werden: „Der Narr sammelt Fakten, der Weise wählt sie aus." Wichtig ist, dass nur die für den Leser interessanten Daten ausgewählt werden. Die Präsentation sollte mithilfe entsprechender Tabellen und Diagramme erfolgen, möglichst ohne darin bereits im Text aufgeführte Daten zu wiederholen. Tabellen und Diagramme sollten selbsterklärend und für den Leser sofort verständlich sein. Es sollten nur Abbildungen zu den entscheidenden Studienphasen aufgenommen werden; klinische Abbildungen sollten scharf und qualitativ hochwertig sein. Abbildungen mit schlechter Qualität hinterlassen auch bei einer sonst validen Veröffentlichung schnell einen negativen Eindruck. Insbesondere bei Vergleichsstudien ist in der Regel ein Flussdiagramm zur Entwicklung der Patienten vom Studienbeginn bis zum Studienende nützlich, da es einen raschen Überblick über die Studiengröße und den Fortschritt vermittelt. Dieses Flussdiagramm muss für jede Studienphase die Anzahl der weiterhin an der Studie teilnehmenden Patienten und die Anzahl der Abbrecher (mit Grund) enthalten **(ABB. 21-1)**. Das Signifikanzniveau der statistischen Auswertung sollte als P-Wert (Wahrscheinlichkeit) angegeben werden; alle Kommentare zu den Ergebnissen sollten dem nächsten Abschnitt vorbehalten bleiben.

In der *Diskussion* erfolgt eine kritische Bewertung der Arbeitsergebnisse. Auch ausgezeichnete Ergebnisse erweisen sich als wertlos,

Abb. 21-1 Beispiel eines Flussdiagramms für eine randomisierte Studie.

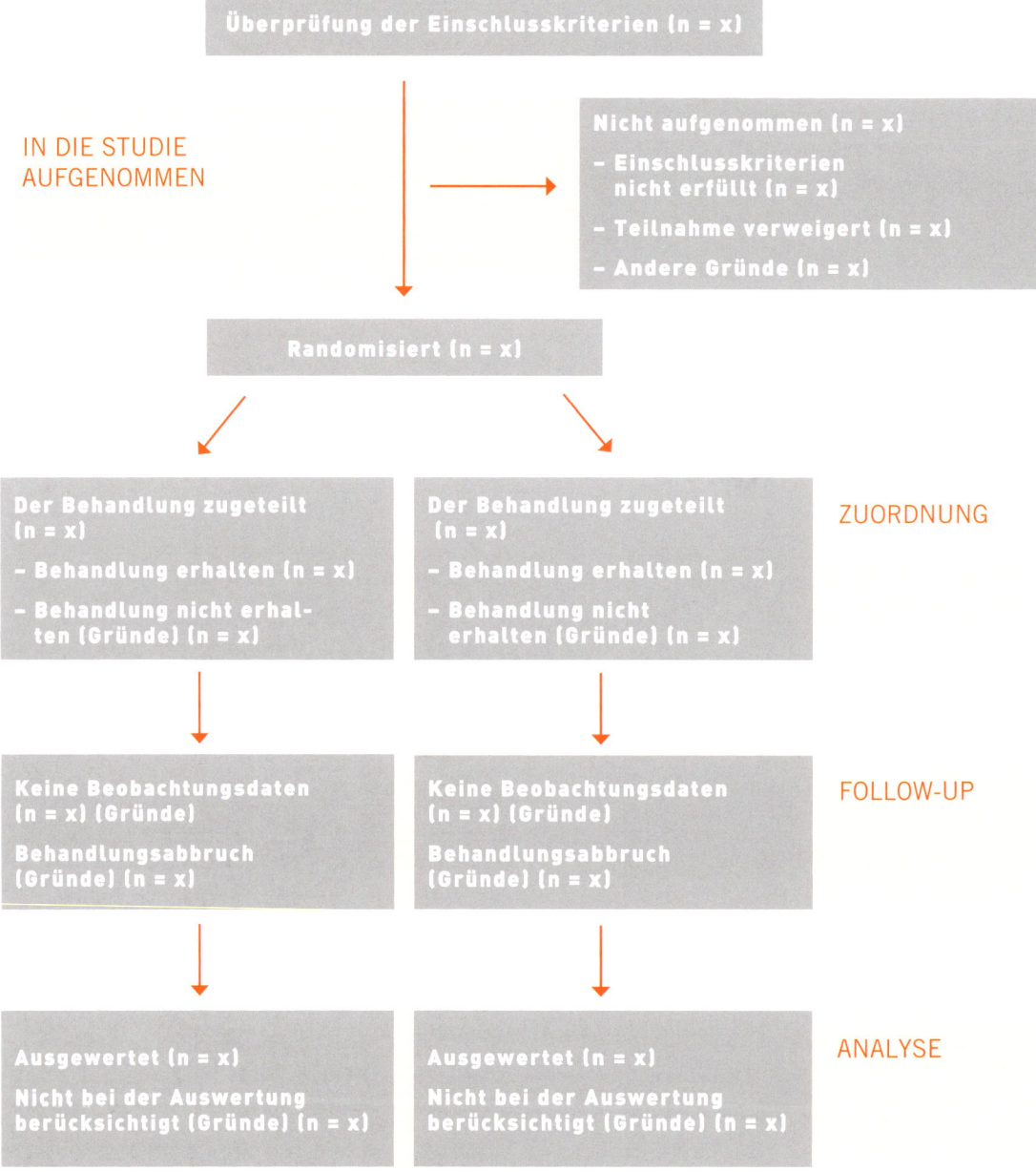

wenn sie ohne Bewertung präsentiert werden. Dabei sind folgende Grundlagen zu beachten:

- Die Ergebnisse sind zu verallgemeinern.
- Inkompatible Daten müssen erklärt werden.
- Nicht untersuchte Punkte und Fragen müssen benannt und es muss erklärt werden, warum sie nicht berücksichtigt wurden.
- Die erzielten Ergebnisse müssen mit denen anderer Studien verglichen werden; Abweichungen sind zu erklären.

- Die theoretische und praktische Bedeutung der Arbeit muss benannt, ihre Einschränkungen müssen besprochen werden.
- Jede Verallgemeinerung muss durch Argumente belegt werden.
- Vermutungen, für die es keine Evidenz, sollten stark eingeschränkt werden.

Unter *Schlussfolgerungen* werden die wichtigsten Punkte der Diskussion klar und deutlich zusammengestellt. Dieser Abschnitt ist besonders wichtig, da man davon ausgeht, dass „bequeme" Leser erst den Titel der Arbeit lesen und dann gleich zu den Schlussfolgerungen springen. Am Ende der Schlussfolgerungen kann gegebenenfalls eine neue, deutlich gekennzeichnete Hypothese stehen.

Metaanalysen und systematische Literaturreviews gelten als die wissenschaftlichen Artikel mit dem höchsten Evidenzgrad [SIEHE ABB. 7-24], da sie die Ergebnisse zahlreicher klinischer Studien miteinander kombinieren und dadurch in einem Artikel einen insgesamt weitaus größeren Datensatz auswerten als Einzelartikel. Der Evidenzgrad dieser Reviews hängt von der Qualität der ausgewerteten Studien ab. Wie bereits erwähnt, sind RCTs die reliabelsten klinischen Studien, da ihr Protokoll systematische Fehler nahezu ausschließt. Daher fließen sie auch bevorzugt in Metaanalysen ein. Allerdings geben manche RCTs ihre Ergebnisse als Mittelwerte mit Standardabweichung an, um die Originaldaten zusammenzufassen und dem Leser kompaktere Informationen zu liefern. Die Daten der einzelnen Patienten werden in RCTs nur selten angegeben. Während zusammengefasste Daten zwar Rückschlüsse aus einer einzelnen RCT erlauben, sind sie für eine weitere Auswertung, zum Beispiel im Rahmen einer Metaanalyse der Literatur, ungeeignet, insbesondere wenn diese Zusammenhänge zwischen dem Therapieeffekt und den einzelnen Patientenmerkmalen untersuchen soll. Metaanalysen, die auf zusammengefassten Daten beruhen, sind weniger konsistent und können zu irreführenden Ergebnissen führen, insbesondere wenn die zusammengefassten Daten wie individuelle Daten behandelt werden.[4,5]

Für die Auswertung der Zusammenhänge zwischen klinischen Variablen und somit auch für den Vergleich unterschiedlicher Studien müssen die individuellen Patientendaten vorhanden sein. Ein Beispiel für solche klinischen Register gibt Tabelle 21-1. Erhebungsbögen zur Datensammlung und zur Erfassung von Implantatversagen finden sich in den Abbildungen 21-2 und 21-3. Die Kenntnis der Merkmale der einzelnen Patienten einer jeden Studie macht es bei Abweichungen der Studien voneinander möglich, das Gewicht dieser Abweichungen im Endergebnis zu bewerten, was die Reliabilität der Analyse deutlich erhöht. Bei Kombination mehrerer Studien besteht die einzige Möglichkeit zur reliablen Untersuchung der Korrelation zwischen den Patientenmerkmalen und der Wirksamkeit der Behandlung in der Erfassung der Daten der einzelnen Patienten.

Ideal geeignet hierfür sind klinische Register; das sind Zusammenstellungen von bestmöglich standardisierten klinischen Unterlagen, die zu wissenschaftlichen Zwecken (frei zugänglich oder auf Nachfrage) hinzugezogen werden können.[6] Solche klinischen Register werden in den USA und in Schweden verwendet, wo sie Multicenter-Langzeitstudien an dentalen Implantaten ermöglicht haben, die an sehr großen Serien erfolgen müssen.[7,8] Inzwischen stellen einige Verlage zu Zeitschriftenartikeln, die auch im Internet auf der Verlagsseite veröffentlicht wurden, die Tabellen mit den Patientendaten aus den klinischen Unterlagen zur Verfügung.[9] Dank solcher Daten nimmt die Genauigkeit systematischer Reviews zu und ihr Vorhandensein dürfte bald zu den Qualitätskriterien eines Artikels gehören. Dies könnte ein zusätzlicher Anreiz sein, Artikel vollständig und ungekürzt zu veröffentlichen, sodass sie möglichst die Kriterien der evidenzbasierten Medizin erfüllen.

Tabelle 21-1 Beispiel eines klinischen Registers, in dem die Datensammlung auf Implantatniveau erfolgt und anschließend auf das Patientenniveau übertragen wird. t – Test; c – Kontrolle; d – dicht; n – normal; s – weich; v-l – vestibulär-lingual; p – palatinal.

Zentrum	Patienten-nummer	Fall-nummer	Patien-ten-ID	Datum (T/M/J)	Art des Zahnersatzes (Anzahl Implantate)	Regio	Postex, (J/N)	Implantat-typ (T/C)	Durch-messer (mm)
1	1	1	IG	08/05/2008	Teilzahn (2)	14	j	t	3,75
				08/05/2008		15	n	c	3,75
1	2	2	CS	12/05/2008	Teilzahn (2)	14	j	c	3,75
				12/05/2008		15	j	t	3,75
1	3	3	ZP	17/07/2008	Teilzahn (2)	24	n	c	3,75
				17/07/2008		25	n	t	3,75
1	4	4	BG	16/10/2008	Teilzahn (2)	36	n	t	3,75
a				16/10/2008		37	n	c	3,75
1	5	5	CT	11/03/2009	Teilzahn (2)	14	n	c	4,75
				11/03/2009		15	n	t	4,75
1	6	6	BL	18/03/2009	Teilzahn (2)	25	n	c	3,75
				18/03/2009		26	n	t	4,25
1	7	7	PTE	16/03/2009	Einzelzahn	12	n	c	3,75
1	8	8	PTE	16/03/2009	Teilzahn (2)	14	n	t	3,75
				16/03/2009		15	n	c	3,75
1	9	9	PTE	16/03/2009	Teilzahn (2)	24	n	t	3,75
				16/03/2009		25	n	c	3,75
1	10	10	GV	02/04/2009	Teilzahn (2)	24	n	t	3,75
				02/04/2009		25	n	c	3,75
1	11	11	GV	02/04/2009	Einzelzahn	35	n	t	3,75
1	12	12	IA	08/04/2009	Einzelzahn	41	n	c	3,75
1	13	13	BD	16/04/2009	Teilzahn (2)	24	n	t	3,75
				16/04/2009		25	n	c	3,75
1	14	14	GE	20/04/2009	Teilzahn (2)	24	n	t	3,75
				20/04/2009		25	n	c	3,75
1	15	15	Fe,G	20/04/2009	Teilzahn (2)	14	n	t	3,75
				20/04/2009		15	n	c	3,75
1	16	16	NC	22/04/2009	Teilzahn (2)	44	n	t	3,75
				22/04/2009		46	n	c	3,75
1	17	17	Fo,G	28/04/2009	Teilzahn (2)	34	n	t	3,75
				28/04/2009		36	n	c	3,75
1	18	18	PM	22/04/2009	Einzelzahn	16	n	c	4,75
1	19	19	PM	22/04/2009	Teilzahn (2)	34	n	t	3,75
				22/04/2009		36	n	c	3,75
1	20	20	FC	29/04/2009	Teilzahn (4)	22	n	c	3,75
				29/04/2009		23	n	t	4,25
				29/04/2009		24	n	c	3,75
				29/04/2009		25	n	t	4,25
1	21	21	VF	04/05/2009	Einzelzahn	46	n	c	4,75
1	22	22	DA	11/05/2009	Einzelzahn	37	n	c	4,75
1	23	23	CA	14/05/2009	Einzelzahn	15	n	c	3,75
1	24	24	SM	27/05/2009	Teilzahn (2)	44	n	t	4,25
				27/05/2009		46	n	c	3,75

Länge (mm)	Knochen-qualität (D/N/S)	Eindreh-moment (Ncm)	Dehiszenz (V-L/P)	Rest-knochen (mm) (V-L/P)	Mesiale Knochen-höhe (mm)	Distale Knochen-höhe (mm)	Gedeckt (S/NS)	Komplikationen (J/N)	Postop. Follow-up (Mon.)
11,5	n	20	v	6	0,00	0,00	s	n	21,64
11,5	n	32	n	5	0,28	0,62	s		21,64
11,5	s	20	p	6	0,25	0,50	ns	n	21,51
10	s	20	p	5	0,54	0,38	ns		21,51
11,5	n	20	n	1	0,20	0,61	s	n	19,34
10	n	20	n	1	0,44	0,34	s		19,34
10	s	20	v	3	0,40	0,17	ns	n	16,35
10	s	20	n	3	0,57	0,74	ns		16,35
11,5	n	32	n	2	0,00	0,00	ns	n	11,55
11,5	n	32	n	2	0,00	0,00	ns		11,55
11,5	s	20	n	1	0,42	0,70	ns	n	11,32
11,5	s	20	n	1	0,42	0,00	ns		11,32
13	n	25	n	2	0,72	0,21	ns	n	11,06
11,5	n	25	n	2	0,33	0,79	ns	n	11,06
10	n	30	n	2	1,65	1,12	ns		11,06
11,5	n	25	n	1	0,00	0,00	ns	n	11,06
8	n	25	n	2	0,74	0,00	ns		11,6
11,5	n	32	n	1	0,27	0,54	ns	n	10,83
10	s	20	n	2	0,41	1,24	ns		10,83
11,5	d	32	n	1	0,60	0,94	ns	n	10,83
13	n	30	n	1	1,61	1,61	ns	n	10,63
13	s	15	n	1	1,12	0,25	ns	j	10,37
10	s	15	n	1	0,00	0,00	ns		10,37
11,5	n	30	n	1	0,00	0,40	ns	n	10,24
10	s	25	n	1	0,54	0,48	ns		10,24
13	n	20	n	1	0,00	0,00	ns	n	10,21
11,5	n	20	n	1	0,80	1,06	ns		10,21
11,5	s	20	n	2	1,12	0,25	s	n	10,17
10	n	30	l	0	0,00	0,00	ns		10,17
13	n	25	n	1	0,00	0,00	ns	n	9,98
10	s	20	n	1	0,00	0,00	ns		9,98
10	n	20	n	2	0,00	0,50	ns	n	10,17
13	n	20	n	1	0,00	0,00	ns	n	10,17
10	d	30	n	2	0,41	0,34	ns		10,17
11,5	s	20	n	1	1,30	1,65	ns	n	9,94
11,5	s	20	n	1	1,23	2,25	ns		9,94
11,5	s	20	n	1	1,53	1,71	ns		9,94
8	s	20	n	1	1,53	1,23	ns		9,94
11,5	n	32	n	1	0,00	0,76	ns	n	9,78
11,5	n	30	n	1	0,41	0,46	ns	n	9,55
10	n	20	n	1	0,26	1,24	ns	n	9,45
10	n	20	n	1	0,00	0,00	s	n	9,02
10	n	20	v-l	1	0,00	1,07	ns		9,02

ERHEBUNGSBOGEN IMPLANTATDATEN

PATIENT: *(Nachname)*_____ *(Vorname)*_____ Geburtsdatum:_____

Straße:_____ Ort:_____ Telefonnummer:_____

IMPLANTATION: *(Operationsdatum)* _____

☐ **EINZEITIG** *(offene Einheilung)*
☐ **ZWEIZEITIG** *(gedeckte Einheilung)*
☐ **SOFORTBELASTUNG**

NÄCHSTE KLINISCHE MASSNAHME:

☐ **FREILEGUNG**   .... JAN FEB MÄR APR MAI JUN JUL AUG SEPT OKT NOV DEZ 201 .....

☐ **PROTHETISCHE PHASE** .... JAN FEB MÄR APR MAI JUN JUL AUG SEPT OKT NOV DEZ 201 .....

Operationsdauer *(Stunden)* von .... *bis* ....

Prämedikation: ☐ NEIN   ☐ JA *(Art und Dosis)*: ....

Lokalanästhetikum *(Art und Anzahl der Ampullen)*: ....

....

Inzision *(auch Entlastungsinzisionen)*: ....

....

IMPLANTATE

Nr.	Ort	Typ (Etikett)	Knochenqualität: I II – III IV dicht normal weich		Primär-stabilität (Ncm) (Drehmoment)	ISQ	Vertikale Implant-positionen: krestal (1), subkrestal (2), suprakrestal (3)	Weich-gewebs-dicke (mm)	Anmerkungen
			CT	klinisch					
1									
2									
3									
4									
5									
6									
7									
8									

Membran: ☐ NEIN   ☐ JA *(falls ja, Typ und Verfahren):*

....

....

Knochentransplantat: ☐ NEIN   ☐ JA *(falls ja, Typ und Verfahren):*

....

....

Intraoperative Komplikationen: ....

....

Naht: ....

1. Operateur *(Unterschrift):* .... *(Name in DRUCKSCHRIFT):* ....
2. Operateur *(Unterschrift):* .... *(Name in DRUCKSCHRIFT):* ....
Ausgefüllt am: ....

Bitte unbedingt ausfüllen!		
Ursache des Zahnverlusts:	☐ Parodontalerkrankung	☐ Karies
Raucher:	☐ Ja ☐ Starker Raucher ≥ 10 täglich ☐ Leichter Raucher < 10 täglich	☐ Nein
Systemische Erkrankung:	☐ Ja Welche: .... PS: Bei stark erkrankten Patienten Gesundheitserhebungsbogen ausfüllen	☐ Nein

ERHEBUNGSBOGEN IMPLANTATVERSAGEN

PATIENT: *(Nachname)*_____*(Vorname)*_____Geburtsdatum:_____

Straße:_____Ort:_____Telefonnummer:_____

VERSAGEN VOR DER BELASTUNG............................☐ ***Frühversagen, Datum***...

VERSAGEN NACH DER BELASTUNG...........................☐ ***Spätversagen, Datum***..

IMPLANTATVERSAGEN:

Art: .... Datum des Versagens: .... Grund: ....

Datum der Implantation: ....

Primärstabilität bei der Implantation: ☐ NEIN ☐ JA ☐ Ncm ....

Datum der Belastung: ....

☐ ORTSSTÄNDIGER KNOCHEN ☐ NEIN ☐ JA

☐ KNOCHENTRANSPLANTAT ☐ NEIN ☐ JA

Bemerkung ....

VERSAGENSGRÜNDE:

☐ MOBILITÄT

☐ PERIIMPLANTÄRE AUFHELLUNG

☐ SCHMERZEN

☐ PARÄSTHESIE

☐ INFEKTION

☐ ANDERE ....

Wirkt sich das Versagen auf den prothetischen Behandlungsplan oder den Zahnersatz aus?

☐ NEIN ☐ JA *(falls ja, wie):* ....

Alternative prothetische Lösung : ....

....

Gleichzeitig ersetztes Implantat? ☐ NEIN ☐ JA

Implantattyp: ....*(Etikett)* Primärstabilität:......................................

1. Operateur *(Unterschrift)*: .... *(Name in DRUCKSCHRIFT)*: ....

2. Operateur *(Unterschrift)*: .... *(Name in DRUCKSCHRIFT)*: ....

Ausgefüllt am: ....

LITERATUR

1. International Committee of Medical Journal Editors. Uniform Requirements for Manuscripts Submitted to Biomedical Journals: Writing and Editing for Biomedical Publication. http://www.ICMJE.org. Accessed 25 May 2010.

2. Altman DG, Schulz KF, Moher D, et al; CONSORT Group. The revised CONSORT statement for reporting randomized trials: Explanation and elaboration. Ann Intern Med 2001;134:663–694.

3. The CONSORT Group website. http://www.consort-statement.org/. Accessed 25 May 2010.

4. Berlin JA, Santanna J, Schmid CH, Szczech LA, Feldman HI. Individual patient- versus group-level data meta-regressions for the investigation of treatment effect modifiers: Ecological bias rears its ugly head. Stat Med 2002;21:371–387.

5. Nieri M, Clauser C, Pagliaro U, Pini Prato G. Individual patient data: A criterion in grading articles dealing with therapy outcomes. J Evid Based Dent Pract 2003;3:122–126.

6. Weyant RJ. Short-term clinical success of root-form titanium implant systems. J Evid Based Dent Pract 2003;3:127–130.

7. Albrektsson T, Dahl E, Enbom L, et al. Osseointegrated oral implants: A Swedish multicenter study of 8,139 consecutively inserted Nobelpharma implants. J Periodontol 1988;59:287–296.

8. Department of Veterans Affairs. Dental implant registry history and findings. Int J Oral Implantol 1991;8:81–92.

9. Clauser C, Nieri M, Franceschi D, Pagliaro U, Pini Prato G. Evidence-based mucogingival therapy. Part 2: Ordinary and individual patient data meta-analyses for surgical treatment of recession using complete root coverage as the outcome variable. J Periodontol 2003;74:741–756.

SACHREGISTER

(Hinweis: Der Buchstabe A nach Seitenzahlen verweist auf Abbildungen, der Buchstabe T auf Tabellen und Kästen.)